实用造血干细胞移植

第2版

主　编　黄晓军
副主编　吴德沛　刘代红

人民卫生出版社

图书在版编目（CIP）数据

实用造血干细胞移植 / 黄晓军主编 . —2 版 . —北京：人民卫生出版社，2019

ISBN 978-7-117-28438-7

Ⅰ. ①实… Ⅱ. ①黄… Ⅲ. ①造血干细胞 – 干细胞移植 Ⅳ. ①R457.7

中国版本图书馆 CIP 数据核字（2019）第 077164 号

实用造血干细胞移植

第 2 版

主　　编： 黄晓军
出版发行： 人民卫生出版社（中继线 010-59780011）
地　　址： 北京市朝阳区潘家园南里 19 号
邮　　编： 100021
E - mail： pmph @ pmph.com
购书热线： 010-59787592　010-59787584　010-65264830
印　　刷： 三河市宏达印刷有限公司
经　　销： 新华书店
开　　本： 787 × 1092　1/16　　**印张：** 40　　**插页：** 4
字　　数： 973 千字
版　　次： 2014 年 6 月第 1 版　　2019 年 5 月第 2 版
2025 年 2 月第 2 版第 4 次印刷（总第 7 次印刷）
标准书号： ISBN 978-7-117-28438-7
定　　价： 198.00 元

编委名单（按姓氏拼音排序）：

主编简介

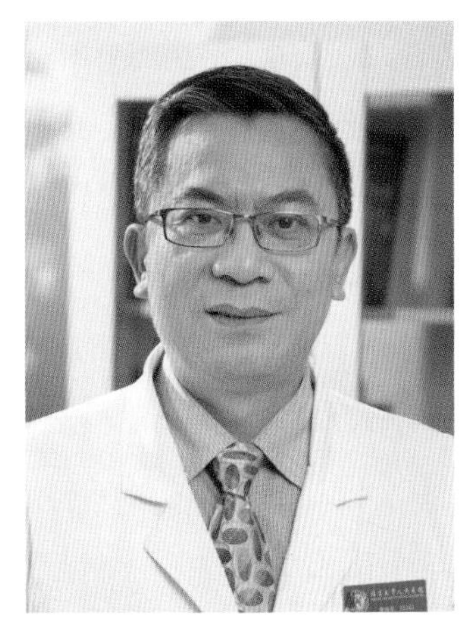

黄晓军，博士生导师，教授，北京大学人民医院血液病研究所所长，血液病专家。国家血液系统疾病临床医学研究中心负责人，国家基金委创新群体、科技部、教育部创新团队带头人，国家重点学科、国家临床重点专科负责人；兼任亚太血液联盟常委会主任、第四届中国医师协会血液科医师分会会长、第九届中华医学会血液学分会主任委员、美国血液学会国际常委会委员、国际白血病比较研究组织（IACRLR）全球委员会委员。

主持“国家重点研发计划”“863”项目、重点项目等国家课题；以通讯或第一作者发表 SCI 论文 300 余篇，包括 *New Engl J Med*、*Lancet Oncol*、*J Clin Oncol*、*Blood*、*Leukemia*、*BBMT* 和 *BMT* 等，入选 2014—2018 年中国高被引学者榜单（医学）；移植领域的相关成果被美国、英国骨髓移植协会、美国国家癌症研究所等共 28 项国际指南或共识引用；获国家科学技术进步奖二等奖 2 项、省部级一等奖 4 项、何梁何利科学技术与进步奖，吴阶平医药创新奖、国家杰出青年科学基金。

任《中华血液学杂志》总编辑、*British Journal of Haematology* 副主编，*Journal of Hematology and Oncology* 副主编，*Chin Med J*（*Engl*）副主编，*Annals of Hematology* 高级编委；*Blood*，*BMT* 及 *Blood Reviews* 的 Editorial Board。牵头制定 17 项指南 / 共识，培养博士后 6 名、博士生 58 名，硕士生 10 名，北京市拔尖人才 2 名、科技新星 1 名，省级突出贡献专家 1 名。

前　言

造血干细胞移植在临床医学中仅有半个世纪左右的发展历史，但其应用现已遍及全球，是恶性血液疾病、重症骨髓衰竭性疾病及先天性遗传代谢病等最有效的根治方法。近三十年来，移植技术体系的进步，使得造血干细胞的供者来源更加多样化，除了传统的同胞全相合供者，非血缘供者、人类脐带血造血干细胞及亲属单倍体供者的移植疗效不断提升，大部分已接近同胞供者移植的疗效；靶向药物及免疫治疗的应用，使得过去那些对传统化疗无效的恶性血液系统疾病获得缓解与移植的机会；移植预处理方案的改进，使得移植可以安全有效地应用于 60~70 岁甚至更高龄、脏器功能损伤的患者；感染诊治等支持治疗技术的完善，使得移植的安全性大幅提高；近年来，移植治疗恶性血液疾病数量持续增长的同时，移植治疗再生障碍性贫血、遗传代谢性疾病等数量也在大幅增加。其间，中国血液科医生为移植技术的进步与完善做出了令世人瞩目的贡献，尤其是单倍体移植体系“北京方案”的建立，使移植进入了“人人都有供者来源”的新时代。近十年我国移植规模持续扩大，2017 年达 8000 余例，疗效逐年改善。

集免疫学、分子生物学、细胞遗传学以及多临床学科特点于一体的造血干细胞移植，其内涵广泛而专业性强。其专业内涵涉及临床医学的诸多领域，譬如，移植中心的会诊，常常需要若干临床科室专家参与，血液科以外的其他临床学科也已经开始系统性探索移植相关并发症。为展示造血干细胞移植领域近年来的巨大进展，澄清专业概念，规范性地描述，探讨移植临床问题，2014 年出版了本书第一版，书中注重引用国内同道的最新研究成果；此书的发行在国内血液科医生中反响强烈，受到广泛欢迎，被国内同道认同为全面介绍移植技术体系、有助于奠定移植相关临床研究基本概念与方法、可读性强的专业参考书。鉴于近几年来移植领域基础与临床研究进展迅速，为更新、整合新近的临床及相关基础研究成果，改进第一版中的不足，在人民卫生出版社的积极支持下，本书第二版即将与同道们见面。

秉承结合国情，重点展示、传扬中国特色技术体系的原则，再版中的专业观点尽可能归于国内专业共识/指南的框架之下，但仍难免限于个人专业色彩。因此，诚恳期待同道们对此书不吝批评指正。

借此机会感谢笔者们的辛苦付出，并向为此书校对、审核辛苦工作的高晓宁、霍明瑞等医生致谢！

再次以此书向为中国血液学事业的发展与进步而辛勤耕耘的前辈们致敬！并与今天仍处临床、科研一线，弘扬先辈传统、开拓进取的同道们共勉！

黄晓军

2018 年 12 月

英文缩写词

(-) negative　阴性
(+) positive　阳性

A

AA　aplastic anaemia　再生障碍性贫血
ABMTR　Autologous Bone Marrow Transplant Registry　自体骨髓移植登记处
AD　autoimmune disease　自身免疫病
ADV　adenosine　腺病毒
ADA　adenosine deaminase　腺苷脱氨酶
AE　adverse event　不良事件
Ag　antigen　抗原
aGVHD　acute graft versus host disease　急性移植物抗宿主病
AI　alloimmunization　同种异体免疫
AL　acute leukaemia　急性白血病
ALCL　anaplastic large cell lymphoma　间变性大细胞淋巴瘤
ALDP　adrenoleukodystrophy protein　肾上腺脑白质营养不良蛋白
ALL　acute lymphoblastic leukaemia　急性淋巴细胞白血病
allo-HSCT　allogeneic haematopoietic stem cell transplantation　异基因造血干细胞移植
ALWP　Acute Leukaemia Working Party　急性白血病工作组
AmB　amphotericin B　两性霉素 B
AML　acute myeloid leukaemia　急性髓系白血病
AMN　adrenomyeloneuropathy　肾上腺髓质神经病
ANC　absolute neutrophil count　中性粒细胞绝对计数

AP accelerated phase 加速期

APC antigen presenting cell 抗原递呈细胞

APL acute promyelocytic leukaemia 急性早幼粒细胞白血病

APTT activated partial thromboplastin time 活化部分凝血活酶时间

ARA-C cytosine arabinoside 阿糖胞苷

ATG antithymocyte globulin 抗胸腺细胞球蛋白

ATRA all-trans retinoic acid 全反式维甲酸

auto-HSCT autologous haematopoietic stem cell transplant 自体造血干细胞移植

B

BAL broncho-alveolar lavage 支气管肺泡灌洗

BC blast crisis 原始细胞危象，急变期

BCNU 1，3-bis(2-chloroethyl)-1-nitrosourea 卡莫司汀；氯化亚硝脲；卡氮芥

BCR B-cell receptor B 细胞受体

BFM Berlin-Frankfurt-Munster(Study Group) 柏林-法兰克福-明斯特(学术组)

BM bone marrow 骨髓

BMF bone marrow failure 骨髓衰竭

BMDW Bone Marrow Donor Worldwide 世界骨髓供者库

BMT bone marrow transplantation 骨髓移植

BNLI British National Lymphoma Investigation 英国国立淋巴瘤研究组

BO(S) bronchiolitis obliterans 闭塞性细支气管炎(综合征)

BOOP bronchiolitis obliterans with organizing pneumonia 伴有机化性肺炎的闭塞性细支气管炎

BTLA B and T lymphocyte attenuator B，T 淋巴细胞衰减子

Bu busulfan 白消安/马利兰

BUN blood urea nitrogen 血尿素氮

C

CAR chimeric antigen receptor 嵌合抗原受体

CARD15 caspase recruitment domain family member 15 半胱天冬蛋白酶家族 15 号基因

CB　cord blood　脐带血
CBT　cord blood transplantation　脐带血移植
CC　complete chimerism　完全嵌合
CD　cluster designation　集群标记
CFU-GM　colony forming unit granulocyte macrophage　粒细胞 / 巨噬细胞集落形成单位
CGPs　cytokine gene polymorphisms　细胞因子基因多态性
cGVHD　chronic graft versus host disease　慢性移植物抗宿主病
CHL　classical Hodgkin lymphoma type　经典霍奇金淋巴瘤
CI　cranial irradiation　颅脑照射
CIR　cumulative incidence of relapse　累积复发率
CJD　Creutzfeld-Jakob disease　克雅病
CLL　chronic lymphocytic leukaemia　慢性淋巴细胞白血病
CLWP　Chronic Leukaemia Working Party　慢性白血病工作组
CLS　capillary leak syndrome　毛细血管漏综合征
CML　chronic myeloid leukaemia　慢性髓系白血病
CMP　common myeloid progenitor　共同髓系祖细胞
CMV　cytomegalovirus　巨细胞病毒
CNI　calcineurin inhibitor　钙调神经磷酸酶抑制剂
CNS　central nervous system　中枢神经系统
COP　cryptogenic organizing pneumonia　隐源性机化性肺炎
CP　chronic phase　慢性期
C-PI　coordinating principle investigator　主要协调研究者
CR　complete remission　完全缓解
CR1　first complete remission　首次完全缓解
CsA/CSA　cyclosporin A　环孢素 A
CSF　colony stimulating factor　集落刺激因子
CSI　craniospinal irradiation　全脑全脊髓照射
CSP　cyclosporine　环孢素
CT　chemotherapy　化学疗法
CTA　Clinical Trial Authorization　临床试验授权
CT/RT　chemo-radiotherapy　同步放化疗
CTL　cytotoxic T-lymphocyte　细胞毒性 T 淋巴细胞
CTLp　cytotoxic T-lymphocyte precursor　细胞毒性 T 淋巴细胞前体
cTnT/cTnI　cardiac troponin T/cardiac troponin I　心肌肌钙蛋白 T/ 心肌肌钙蛋白 I

CVC central venous catheter 中心静脉导管
Cy cyclophosphamide 环磷酰胺

D

DAH diffuse alveolar haemorrhage 弥漫性肺泡出血
DBA Diamond-Blackfan anaemia 先天性纯红细胞再生障碍性贫血
DC dendritic cell 树突细胞
DF defibrotide 去纤维蛋白多核苷酸
DFS disease-free survival 无病生存
DHA diffuse alveolar hemorrhage 弥漫性肺泡出血
DIC disseminated intravascular coagulation 弥散性血管内凝血
DKC dyskeratosis congenital 先天性角化不良
DLBCL diffuse large B-cell lymphoma 弥漫大 B 细胞淋巴瘤
DLI donor lymphocyte infusion 供者淋巴细胞输注
DMSO dimethylsulfoxide 二甲基亚砜
DSA donor-specific HLA antibody 供者特异性 HLA 抗体

E

EBMT European Group for Blood and Marrow Transplantation 欧洲血液和骨髓移植组
EBV Epstein-Barr virus EB 病毒
EC Ethics Committee 伦理委员会
ECIL European Conference on Infections in Leukaemia 欧洲白血病相关感染联盟
EFS event-free survival 无事件生存
EMA European Medicines Agency 欧洲药物管理局
EPC endothelial progenitor cell 内皮祖细胞
EPO erythropoietin 促红细胞生成素
ERT enzyme replacement therapy 酶替代治疗
ES embryonic stem cell 胚胎干细胞
ES engraftment syndrome 植入综合征
ET essential thrombocythaemia 原发性血小板增多症

EU　European Union　欧盟

EULAR　European League against Rheumatism　欧洲抗风湿病联盟

EWOG-MDS　European Working Group On Myelodysplastic Syndromes　欧洲骨髓增生异常综合征工作组

F

FA　Fanconi anaemia　范可尼贫血

FAHCT　Foundation for Accreditation of Hematopoietic Cell Therapy　造血细胞治疗资格认定基金会

FFP　fresh frozen plasma　新鲜冰冻血浆

FFS　failure free survival　无失败生存率

FFTF　freedom from treatment failure　无治疗失败生存

FHCRC　Fred Hutchinson Cancer Research Centre　弗雷德哈钦森癌症治疗中心

FISH　fluorescent in situ hybridization　荧光原位杂交

FL　follicular lymphoma　滤泡淋巴瘤

FLC　free immunoglobulin light-chain　免疫球蛋白游离轻链

FLIPI　Follicular Lymphoma International Prognostic Index　国际滤泡淋巴瘤预后索引

FLT3-ITD　Fms-like tyrosine kinase-internal tandem duplication　FMS 样的酪氨酸激酶 3- 内部串联重复突变

Flu　fludarabine　氟达拉滨

FNHTR　febrile non-haemolytic transfusion reactions　非溶血性输血后发热反应

FSH　follicle stimulating hormone　卵泡刺激素

G

GC　germinal centre　生发中心

GCP　good clinical practice　优质临床规范

G-CSF　granulocyte colony stimulating factor　粒细胞集落刺激因子

GCT　germ cell tumour　生殖细胞肿瘤

GCV　ganciclovir　更昔洛韦

GF　graft failure　植入失败

GH growth hormone 生长激素
GHD growth hormone deficiency 生长激素缺乏症
GI gastrointestinal 消化道的
GITMO Gruppo Italiano Trapianto di Midollo Osseo Italian Group for Bone Marrow Transplantation 意大利骨髓移植工作组
GM-CSF granulocyte macrophage colony stimulating factor 粒细胞 / 巨噬细胞集落刺激因子
GMP good manufacturing practice 优质操作规范
GnRH gonadotrophin releasing hormone 促性腺激素释放激素
GOELAMS Groupe Ouest Est d'étude des Leucémies et Autres Maladies du Sang 法国白血病工作组
GSH glutathione 谷胱甘肽
GT granulocyte 粒细胞
GVHD graft versus host disease 移植物抗宿主病
GVL graft versus leukaemia 移植物抗白血病
GVT graft versus tumor 移植物抗肿瘤

H

HBV hepatitis B virus 乙肝病毒
HC haemorrhagic cystitis 出血性膀胱炎
HCMV human cytomegalovirus 人巨细胞病毒
HCR hematologic complete remission 血液学完全缓解
HCV hepatitis C virus 丙肝病毒
HD Hodgkin's disease 霍奇金病
HDCT high-dose chemotherapy 大剂量化疗
HDM high-dose melphalan 大剂量美法仑
HDT high-dose therapy 大剂量治疗
HEPA high efficiency particle extraction 高效粒子萃取
HHV human herpes virus 人类疱疹病毒
HID haploidentical donor 单倍体供者
HIV human immunodeficiency virus 人免疫缺陷病毒
HL Hodgkin's lymphoma 霍奇金淋巴瘤
HLA human leukocyte antigen 人类白细胞抗原

HLH　haemophagocytic lymphohistiocytosis　噬血细胞性淋巴组织细胞增生症
HmR　hormone receptor　激素受体
HR　high-risk　高危
HS　Hurler's syndrome　胡尔勒综合征
HSC　haematopoietic stem cell　造血干细胞
HSCT　haematopoietic stem cell transplantation　造血干细胞移植
HSV　herpes simplex virus　单纯疱疹病毒
HTLV　human T-leukaemia virus　人类 T 白血病病毒
HUS　haemolytic uraemic syndrome　溶血性尿毒综合征
HVGP　hepatic venous gradient pressure　肝静脉梯度压力

I

IA　invasive aspergillosis　侵袭性曲霉菌病
IBD　inflammatory bowel disease　炎症性肠病
IBMTR　International Bone Marrow Transplant Registry　国际骨髓移植登记处
ICOS　inducible co-stimulator　诱导共刺激分子
IDWP　Infectious Diseases Working Party　感染性疾病工作组
IEM　inborn errors of metabolism　先天性代谢缺陷病
IFD/(I)　invasive fungal disease/(infection)　侵袭性真菌病 /(感染)
IFN　interferon　干扰素
Ig　immunoglobulin　免疫球蛋白
IGF　insulin-like growth factor　胰岛素生长因子
IGFBP-3　insulin-like growth factor binding protein 3　类胰岛素生长因子结合蛋白 3
IL　interleukin　白细胞介素
IL-1Ra　interleukin-1 receptor antagonist　白介素 1 受体拮抗剂
IMP　investigational medicinal product　研发用药物产品
IP　interstitial pneumonia　间质性肺炎
IPS　induced pluripotent stem cell　诱导多能干细胞
IPS　interstitial pneumonia syndrome　间质性肺炎综合征
IPSS　International Prognostic Scoring System　国际预后评分系统
IR　immune reconstitution　免疫重建
ISD　identical sibling donor　同胞全相合供者

IST　immunosuppressive therapy　免疫抑制治疗
ITAM　immunoreceptor tyrosine activation motif　免疫受体酪氨酸活化基序
ITIM　immunoreceptor tyrosine-based inhibition motif　基于免疫受体酪氨酸的抑制基序
Iv　intravenous　静脉注射
IVIG　intravenous immunoglobulin　静脉用免疫球蛋白

J

JACIE　Joint Accreditation Committee EBMT-ISCT Europe　欧洲 EBMT-ISCT 联合认证评审委员会
JIA　juvenile idiopathic arthritis　幼年特发性关节炎
JMML　juvenile myelomonocytic leukaemia　青少年粒单核细胞白血病

K

KGF　keratinocyte growth factor　角化细胞生长因子
KIR　killer-cell immunoglobulin-like receptor　杀伤细胞免疫球蛋白样受体

L

LAP　leukaemia-associated phenotype　白血病相关表型
LC　immunoglobulin light-chain　轻链免疫球蛋白
LCT　long chain triglycerides　长链甘油三酯
LD　leucodepletion　去白细胞
LDH　lactate dehydrogenase　乳酸脱氢酶
LFA　lymphocyte function associated antigen　淋巴细胞功能相关抗原
LEWP　Late Effects Working Party　移植后晚期效应工作组
LFS　leukaemia-free survival　无白血病生存
LGL　large granular lymphocytes　大颗粒淋巴细胞
LH　luteinising hormone　黄体生成素
LIF　leukaemia inhibitory factor　白血病抑制因子

LMD/MS　laser microdissection with mass spectrometry　激光显微解剖与质谱分析
LSC　leukaemic stem cell　白血病干细胞
LSD　lysosomal storage disease　溶酶体贮积病
LTC-IC　long term culture-initiating cell　长期培养启始细胞
LVEF　left ventricular ejection fraction　左心室射血分数

M

MAC　myeloablative conditioning　清髓性预处理方案
MAPC　multipotent adult progenitor cell　成人多能干细胞
MBL　mannose binding lectin　甘露聚糖凝集素
MC　mixed chimerism　混合嵌合
MCT　medium chain triglyceride　中链甘油三酯
MD　matched donor(family or unrelated)　相合供者(家族或非血缘)
MD　oral melphalan and pulse dexamethasone　口服美法仑和泵入地塞米松
MDC　mixed donor chimerism　混合嵌合状态
MDS　myelodysplastic syndrome　骨髓增生异常综合征
Mel　melphalan　美法仑,马法兰
MG　Myasthenia Gravis　重症肌无力
MHA　microangiopathic haemolytic anaemia　溶血性微血管病
MHC　major histocompatibility complex　主要组织相容性复合体
MHA　minor histocompatibility antigen　次要组织相容性抗原
MLC　mix lymphocyte culture　体外混合淋巴细胞培养
MMF　mycophenolate mofetil　吗替麦考酚酯
MM　multiple myeloma　多发性骨髓瘤
MMM　myelofibrosis with myeloid metaplasia　骨髓纤维化伴骨髓化生
MMR　major molecular response　主要分子生物学缓解
MNC　mononuclear cell　单核细胞
MoAb　monoclonal antibody　单克隆抗体
MODS　multiple-organ dysfunction syndrome　多器官功能障碍综合征
MOF　multi-organ failure　多器官衰竭
MP　M.Pneumonia　肺炎支原体
MPDN　methyl prednisolone　甲泼尼龙

MPN　myeloproliferative neoplasma　骨髓增殖性肿瘤
MPO　myeloperoxidase　髓系过氧化物酶
MPS　mucopolysaccharidosis　黏多糖病
MRD　minimal residual disease　微小残留病变
MRA　magnetic resonance angiography　磁共振血管造影
MRI　magnetic resonance imaging　磁共振成像
MS　multiple sclerosis　多发硬化症
MSC　mesenchymal stem cell　间充质干细胞
MSD　matching sibling donor　匹配同胞供者
MTD　maximum tolerated dose　最大耐受量
MTX　methotrexate　甲氨蝶呤
MUD　matched unrelated donor　相合无关(非血缘)供者
MVA　modified vaccinia Ankara　改良牛痘疫苗
Myd88　myeloid different factor 88　髓样分化因子 88

N

NBS　Nijmegen breakage syndrome　奈梅亨断裂综合征
NHL　non-Hodgkin's lymphoma　非霍奇金淋巴瘤
NIS　non-interventional observational studies(clinical trials)　非干预性研究(临床试验)
NK　natural killer cell　自然杀伤细胞
NKT　natural killer T-cell　自然杀伤 T 细胞
NMDP　National Marrow Donor Program　国立骨髓供者组织
NOD2　nucleotide-binding oligomerisation domain containing 2　核苷酸结合寡聚域样受体 2
NOD/SCID　non-obese diabetic/severe combined immunodeficiency(mice)　非肥胖糖尿病 / 重症联合免疫缺陷
NRM　non-relapse mortality　非复发死亡
NT-proBNP　N-terminal pro-brain natriuretic peptide　N 端脑钠肽前体

O

OAS　optimal additive solution　优化添加剂

OM　oral mucositis　口腔黏膜炎
OP　organizing pneumonia　机化性肺炎
OS　overall survival　总体生存

P

PAMP　pathogen-associated molecular patterns　病原相关分子模式
PASAGM　paraaortic splanchnopleure/aorta-gonad-mesonephros　副主动脉脏层 / 主动脉 - 性腺 - 中肾
PAI-1　plasminogen activator inhibitor-1　血纤维蛋白溶酶原激活体抑制剂 1
PB　peripheral blood　外周血
PBPC　peripheral blood progenitor cell　外周血祖细胞
PBSC　peripheral blood stem cell　外周血干细胞
PBSCT　peripheral blood stem cell transplantation　外周血干细胞移植
PC　platelet concentrate　血小板凝集素
PCR　polymerase chain reaction　聚合酶链式反应
PCV　packed cell volume　血细胞比容
PDN，Pred　prednisone　泼尼松
PFS　progression-free survival　无进展生存
PFT　pulmonary function tests　肺功能检测
Ph　Philadelphia　费城染色体
PGD　preimplantation genetic diagnosis　植入前遗传学诊断
PI　principal investigator　首席调查员
PML　promyelocytic leukemia　早幼粒细胞白血病
PID　primary immunodeficiency　先天性免疫缺陷
PIV　parainfluenza virus　副流感病毒
PLS　Passenger Lymphocyte Syndrome　过客淋巴细胞综合征
pNET　primitive neuroectodermal tumour　原始神经外胚层肿瘤
PNH　paroxysmal nocturnal haemoglobinuria　阵发性睡眠性血红蛋白尿
PNP　purine-nucleoside-phosphorylase　核苷磷酸化酶
p.o.　per os　口服
PR　partial remission　部分缓解
PR　pathogen reduction　病原体灭活

PRB plasma-reduced blood 少浆全血
PRCA pure red cell aplasia 纯红细胞再生障碍性贫血
PRCT prospective randomised controlled trial 前瞻性随机对照试验
PRD primary refractory disease 原发性难治性疾病
PRR pattern recognition receptor 模式识别受体
PS performance status 体力状态
PT prothrombin time 凝血酶原时间
PTCL peripheral T-cell lymphoma 外周 T 细胞淋巴瘤
PTLD post-transplant lymphoproliferative disorder 移植后淋巴增生性疾病
PV polycythaemia vera 真红细胞增多症
PVD peripheral vascular disease 周围性血管病

Q

QOL quality of life 生活质量

R

RA rheumatoid arthritis 类风湿关节炎
RAEB refractory anaemia with excess of blasts 难治性贫血伴原始细胞增多
RAEB-t refractory anaemia with excess of blasts in transformation 难治性贫血伴原始细胞增多向白血病转化
RFS recurrence-free survival 无复发生存
RI relapse incidence 复发率
RIA radioimmune assay 放射免疫分析
RIC reduced intensity conditioning 减低剂量预处理
RMS rhabdomyosarcoma 横纹肌肉瘤
RQ-PCR real-time quantitative PCR 实时定量聚合酶链反应
RR relapse risk 复发风险
RSV respiratory syncytial virus 呼吸道合包病毒
RT radiotherapy/irradiation 放射疗法
RTE recent thymic emigrants 胸腺近期输出功能

S

SAA　severe aplastic anaemia　重度再生障碍性贫血
SAE　serious adverse event　严重不良事件
SC　stem cell　干细胞
SCC　squamous cell carcinoma　鳞状细胞癌
SCD　sickle cell disease　镰状细胞病
SCF　stem cell factor　干细胞因子
SCID　severe combined immunodeficiency　重度联合免疫缺陷
SCID-X1　X-linked form of severe combined immunodeficiency　X 染色体连锁重度免疫缺陷
SD　standard deviation　标准差
SEC　sinusoidal endothelial cell　肝窦内皮细胞
SHRT　sex hormone replacement therapy　性激素替代治疗
SIB　sibling　同胞（供者）
SLE　systemic lupus erythematosus　系统性红斑狼疮
SMC　stable mixed chimerism　稳定的混合嵌合状态
SNPs　single nucleotide polymorphisms　单核苷酸多态性
SOS　sinusoidal obstruction syndrome　肝窦阻塞综合征
SSc　scleroderma (systemic sclerosis)　硬皮病（系统性硬皮病）
SSL　small lymphocytic lymphoma　小淋巴细胞淋巴瘤
SSOP　sequence-specific oligonucleotide probe　序列特异性寡核苷酸探针
SSP　sequence-specific primer　序列特异性引物
STRs　short tandem repeats　短串联重复序列
SUSAR　suspected unexpected serious adverse reaction　非预期严重不良事件

T

TA　transfusion-associated　输血相关
TBI　total body irradiation　全身照射
TCD　T-cell depleted　去 T 细胞的
TCR　T-cell receptor　T 细胞受体
TEC　thymic epithelial cell　胸腺上皮细胞

TGF-beta　tumour growth factor beta　肿瘤生长因子 β

Th-1　T helper cells-1　辅助性 T 细胞 1

TKI　tyrosine kinase inhibitor　酪氨酸激酶抑制剂

TLI　total lymphoid irradiation　全淋巴结照射

TLR　toll-like receptor　类铎样受体

t-MDS/AML　therapy-related MDS/AML　治疗相关 MDS/AML

TMA　thrombotic microangiopathy　血栓性微血管病

TMC　transient mixed chimerism　瞬时混合嵌合状态

TMP-SMZ　co-trimoxazole (trimethoprim-sulphamethoxazole)　复方磺胺甲噁唑(甲氧苄啶-磺胺甲氧异噁唑)

TNF　tumor necrosis factor　肿瘤坏死因子

TPN　total parenteral nutrition　全肠外营养

Treg　regulatory T-cell　调节性 T 细胞

TRM　transplant/treatment related mortality　移植 / 治疗相关死亡

TSH　thyroid stimulating hormone　促甲状腺激素

TT　thiotepa　噻替派

TTP　thrombotic thrombocytopenic purpura　血栓性血小板减少性紫癜

U

UCBT　umbilical cord blood transplantation　脐带血移植

URD　unrelated donor　非血缘(无关)供者

V

VDR　vitamin D receptor　维生素 D 受体

VNTRs　variable number tandem repeats　可变串联重复序列

VOD　veno-occlusive disease　静脉闭塞症

VP/VP16　etoposide　依托泊苷

vs.　versus　相对于

VZV　varicella zoster virus　水痘带状疱疹病毒

W

WBC　　white blood cell　白细胞

WHO　　World Health Organization　世界卫生组织

WMDA　　World Marrow Donor Association　世界骨髓捐献者协会

WP　　working party　工作组

Y

yrs　　years　年

目 录

第一篇 造血干细胞移植的理论基础

第二篇 造血干细胞移植前的准备

第三篇 造血干细胞移植的相关技术

第四篇 造血干细胞移植并发症

第五篇　异基因造血干细胞移植各论

第六篇 自体造血干细胞移植各论

第七篇 造血干细胞移植展望

第一篇

造血干细胞移植的理论基础

第一章

造血干细胞移植的历史与现状

骨髓是人出生后的主要造血器官，存在其中的造血干细胞具有自我更新、增殖、分化的功能，从而维持正常成熟血液细胞数量及功能的稳定。造血干细胞移植（HSCT）是将他人或自身的造血干细胞移植到患者体内，起到重建造血及免疫系统，用来治疗疾病的一种治疗方法。HSCT 可根据干细胞来源分为三类：造血干细胞来自患者自身的为自体 HSCT，来自同卵双生的同胞供者为同基因 HSCT，来自非同卵双生的其他供者为异基因 HSCT。

第一节　造血干细胞移植的发展历史

一、HSCT 的早期实验研究和探索

人类对于骨髓功能的了解尚不足两百年，而对于 HSCT 的认识更是仅仅六十余年。自 1939 年起，人们开始尝试给患者静脉注射骨髓用于治疗血液疾病。然而，仅静脉注射数毫升的骨髓并不是真正意义上的移植，也未获得期待的效果。第二次世界大战期间，在日本广岛和长崎的原子弹爆炸，产生了大量的核辐射受害者，放射损伤主要涉及造血及免疫系统，推动了 HSCT 实验性研究工作的快速进展。许多 HSCT 实验研究的科学家进行了大量的动物实验，做出了开创性的贡献。

Jacobson 及同事于 1949 年首次发表了开创性的研究结果，他们发现小鼠接受致死剂量的照射时，如果遮蔽小鼠脾脏，则小鼠能够存活；而腹腔内注射脾细胞（小鼠的造血器官）能达到同样的效果。与此同时，Rekers 和同事们于 1950 年发表的研究报告中，将正常犬的骨髓输注给受 350R（308rad）辐射的犬，结果发现此项措施对于改善犬全血细胞减少和生存无显著影响。由于当时他们没有意识到至少需要两倍的照射剂量才能提供足够的免疫抑制来实现骨髓植入，因此，他们希望通过静脉注射骨髓实现造血功能重建的努力没有成功。1951 年 Lorenz 等人证明受照射的小鼠输注同基因骨髓细胞可促进造血重建，起到保护作用。此后的一些研究同样发现来自异基因供鼠的输注物有利于提高受辐照小鼠的 30 天生存率。当时科学家提出这种“辐射防护”的效果是由于输注物中含有某种激素或生长因子，认为这样的结果支持体液机制假说，但是忽略了其中细胞的作用。1954 年，Barnes 和 Loutit 的研究

报道显示输注同基因骨髓的小鼠存活可超过 100 天，而输注异基因骨髓的小鼠在 30 天时存活，此后却死于“继发性疾病”，提出“辐射保护”现象不能排除细胞假说的可能。此后，1955 年 Main 和 Prehn 发表了他们的研究结果，他们发现，给予小鼠致死量照射，再输注异基因小鼠的骨髓，随后存活的受体小鼠接受供体小鼠的皮肤移植可获得供鼠皮肤的耐受。Trentin 随后的研究进一步证实移植皮肤的耐受性是特异针对供体骨髓的，移植皮肤的存活只能被解释为导致耐受的供体细胞系的持久存在。此后在 1956 年，Nowell 等人描述了经 X 射线照射小鼠体内供鼠骨髓细胞的增长和功能。而 Ford 等人的发现最有说服力，给予受致死剂量照射的小鼠同基因骨髓细胞输注，标记输注的供鼠骨髓细胞 T6 染色体，检测受体小鼠的细胞遗传学类型表达为供者型。至此，体液机制假说逐渐销声匿迹，细胞假说逐渐形成。

二、HSCT 的重要临床研究和探索

在 HSCT 被用于放射后骨髓保护后，1955 年开始，Thomas 和 Ferrebee 及他们的同事开始在终末期血液恶性肿瘤患者中进行临床试验研究。在 1957 年，他们报告了 6 例通过放射和静脉输注正常供者骨髓治疗的病例，但只有一例病例表现为一过性骨髓植入。许多研究者重复这种治疗方法均未成功。1959 年，Thomas 等人报道终末期白血病患者给予钴 -60 全身照射 850R（748rad）后，静脉输注同卵双生健康供者骨髓（同基因移植）。这个照射剂量预计将产生长期的全血细胞减少，导致患者死亡。然而，实际上患者却表现为迅速造血恢复，白血病缓解达 4 个月。这项研究表明，患者经致死剂量照射后静脉输注相合的骨髓可以恢复造血功能。同样在 1959 年，Mathe 等人报告了在南斯拉夫核反应堆事故中受到致命辐射的患者骨髓输注治疗的结果。尽管随后的分析对这种治疗方法是否有效提出了质疑，但这些结果引起了众多研究者对 HSCT 领域的浓厚兴趣。然而早期临床 HSCT 并未获得成功，在 1970 年 Bortin 汇总了 1958 年至 1968 年期间 203 例试行异基因 HSCT 病例，截至文章发表时，仅有 3 例病例存活，主要死亡原因是植入失败、移植物抗宿主病（GVHD）和复发。

早期临床 HSCT 的失败使人们意识到立即开展临床人体 HSCT 尚存在很多困难。因此，许多科学家开始进行大量动物实验，寻求解决临床应用前实际问题的方法。人类组织抗原检测技术在造血干细胞移植的发展中是至关重要的。1954 年，Fauconnet 和 Miescher 发现了通过输血或怀孕诱导的抗体，可与白细胞表面抗原发生反应。1957 年，Uphoff 等通过实验证明，HSCT 后“继发性疾病”的严重性是受遗传因素控制的。Uphoff 和 Lochte 及同事发现甲氨蝶呤（MTX）可以预防或改善 HSCT 后的“继发性疾病”。1958 年，Dausset 和 van Rood 等发现了人类白细胞抗原（HLA）及其遗传规律。Burent、Medawar、Billingham 等人研究了诱导新生小鼠免疫耐受的现象，证明辐射小鼠的“继发性疾病”与人的移植物抗宿主病相同，提出选择 HLA 相合的同胞供者可以减少移植物排斥和 GVHD 的发生率。1960 年，Medawar 和 Burnett 因为发现“获得性免疫耐受”得到了诺贝尔奖。1966 年，Billingham 详细描述了移植物抗宿主反病的生物学特点：同基因细胞并不会导致移植物抗宿主病；异基因细胞在受者体内持续性存在是发生移植物抗宿主病的必需条件；移植物抗宿主病发病和严重程度是由供者和受者之间的抗原差异决定的；当没有移植物抗宿主病时可能发生免疫耐受；移植物抗宿主病的严重程度可能与接触宿主细胞而致敏的供体细胞功能增强有关。

三、HSCT 的临床应用和发展

在 20 世纪 60 年代晚期，随着输血医学和感染治疗的进步，尤其是对 HLA 配型重要性的进一步认识，研究者开始了新一轮 HSCT 临床应用尝试。最早成功的报告来自于对免疫缺陷儿童移植的研究。由于疾病的特点，这些儿童不会对外源性移植物产生排斥，因此，移植前不需要给予免疫抑制。在 1968 年 11 月，Gatti 等第一次成功地给一名严重联合免疫缺陷症患儿实行了异基因移植，获得免疫功能重建。1969 年初，西雅图移植中心 Thomas 等成功为一名慢性粒细胞性白血病（CML）急变期患者实行了同胞相合异基因 HSCT 术。1972 年，Thomas 等人首次报告了异基因 HSCT 成功治疗重型再生障碍性贫血（SAA）。1975 年，西雅图移植中心在《新英格兰医学杂志》发表了关于 HSCT 的综述，这篇文章回顾了 HSCT 的基本原理和实验背景，强调了组织相容性的重要性和使用非亲属供者的可能性，并描述了患者移植前的准备、HSCT 的技术方法和支持性措施的重要性。1977 年，Thomas 等报告 100 例化疗失败的晚期急性白血病患者经 10Gy 的全身照射和 2 天共 120mg/kg 环磷酰胺预处理后进行 HLA 相合同胞异基因 HSCT 结果，13 例患者不需要维持化疗获得长期生存 1~4.5 年，部分患者在疾病终末期移植获得了长期生存。基于以上结果，Thomas 进一步提出了在疾病早期进行 HSCT 的可能性。1979 年，Thomas 和 Blume 等分别报告了 HSCT 治疗处于第一次疾病缓解期（CR1）的急性髓性白血病（AML）的临床研究，结果显示约 50% 接受 HSCT 的患者可获得长期生存，证实急性白血病早期进行 HSCT 可以明显提高生存率。自此，HSCT 治疗急性白血病在全世界范围广泛开展。

在国内，北京大学血液病研究所于 1964 年成功完成国内首例同基因 HSCT 治疗再生障碍性贫血（AA）后，又于 1981 年成功地进行了国内首例同胞异基因 HSCT 治疗急性白血病。1996 年我国成功地开展了首例外周血 HSCT 及首例非血缘 HSCT。我国 HSCT 事业经历半个世纪的发展，在许多领域取得长足的进步。近 20 余年来，我国在 HSCT 领域建立了诸多国际先进原创技术，逐渐形成了有特色的中国 HSCT 体系，包括亲属间单倍体移植体系、移植后 GVHD 防治、移植后复发的防治等。中华医学会血液学分会造血干细胞移植应用学组的资料显示，我国 HSCT 例数逐年上升，2008—2016 年间，累计完成 HSCT 21 844 例，近年来每年约完成 HSCT 达 5000 例以上。同时，HSCT 的适应证也从最初的治疗急、慢性白血病拓展到以治疗急性白血病为主，综合治疗淋巴瘤、多发性骨髓瘤（MM）、再生障碍性贫血（AA）及多种遗传性疾病。2017 年一项来自国内 76 家主要开展 HSCT 医院的资料显示采用异基因 HSCT 治疗的血液肿瘤性疾病包括急性髓细胞白血病（AML，34%）、急性淋巴细胞白血病（ALL，26%）、骨髓增生异常综合征（MDS，9%）、慢性粒细胞白血病（CML，8%）、淋巴瘤（3%）等。此外，HSCT 模式及供者选择多样化，同样是来自 2017 年的资料显示移植的主要类型包括同胞相合 HSCT（30%）、亲属间单倍体 HSCT（32%）、非血缘 HSCT（14%）和自体 HSCT（21%）。

四、HSCT 技术的进步

（一）HSCT 适应证的变化

HSCT 适应证的含义狭义上指适合接受移植的疾病类型、病期以及移植与非移植治疗措施利弊的比较与权衡。广义上还包含患者的身体与精神状态评估、供者因素、HLA 配型、患者经济来源甚至家庭成员与社会环境的支持等。

随着HSCT技术体系的进步，移植适应证与30年前相比发生了巨大变化：造血干细胞来源的多样化使得传统的同胞全相合供者来源之外，非血缘供者、人类脐带血造血干细胞及亲属单倍体供者都可以用于移植，并且各类供者来源移植的疗效逐渐接近同胞供者移植；酪氨酸激酶抑制剂（TKI）等靶向药物的应用使得过去那些不易达到完全缓解的急性白血病（如费城染色体[Ph，t（9；22）]阳性的ALL）获得缓解与移植的机会；以减低剂量预处理方案为代表的预处理改进技术使得过去那些无法耐受常规剂量移植的高龄患者、脏器功能不全的可以接受移植；支持治疗技术的完善使得移植的安全性与疗效大幅提高，过去需要移植而不具备移植条件的患者得以接受移植；近年来随着移植治疗恶性血液疾病的比例不断提高，移植治疗非恶性血液病的比例有所下降，但移植治疗AA、范可尼贫血（FA）、阵发性血红蛋白尿（PNH）、遗传性疾病等的数量大大增加，相应技术不断完善。根据EBMT最新中国移植登记数据资料，儿童和老年患者接受异基因HSCT的比例逐年提高，小于18岁的患者接受移植的比例由2008年的20%上升至2015年的接近33%，年龄大于55岁的患者接受移植的比例由2008年的不足5%上升至2015年的接近7%。虽然近年来自体HSCT在移植总体的比例不断增加（2008年为10.5%，2015年为24.3%），但移植数量仍小于异基因HSCT。对于我国异基因HSCT供者来源而言，单倍体供者占全部异基因移植的比例由2008年的29.5%逐步上升至2015年的48.8%，2016年上半年更是增加到51.7%。相反，亲缘全相合占全部异基因移植的比例逐年递减，由2008年的48.1%下降至2015年的33.0%。无关供者异基因移植的比例也从2008年的20.4%下降至2015年的13.6%，脐血移植的比例由2008年的2.1%增加到2015年的4.2%。

同时，非移植治疗措施的进展使某些过去将移植作为首选治疗方式的疾病不再是移植的主要适应证：急性早幼粒细胞白血病（APL）全反式维甲酸和砷剂协同靶向治疗，使APL成为第一个可基本治愈的AML；伊马替尼的临床应用结束了初诊CML以移植作为一线治疗方式的时代；乳腺癌病理分型、个体化手术与非移植治疗技术的进展使得该病的患者长期存活显著延长，生活质量显著改善，乳腺癌已不再是自体移植的适应证。移植适应证与禁忌证之间并非不可融合，疾病危险度分层远非确定HSCT适应证的唯一依据。确定移植适应证必须权衡移植早期死亡威胁与非移植方法治疗后的生存率及生存质量的利弊。

（二）HSCT移植方式的进步

1. HSCT移植物的变迁　在20世纪70年代和80年代初，基本上所有的HSCT均采用骨髓干细胞。随后有实验和临床研究表明，脐血（UCB）富含造血祖细胞，对没有HLA相合供者的患者来说，是良好的异基因造血干细胞来源。1988年Gluckman报告首例同胞脐带血移植（UCBT）治疗FA获得成功，证明了脐带血移植临床应用的巨大潜能。此后脐血移植（CBT）日益受到重视。CBT的优势是可快速获得移植物，节省了查询、配型和采集细胞的时间；另外大多数的临床数据表明，即使有某种程度的供受者HLA不相合，CBT发生严重GVHD的可能性较低。但CBT的劣势是移植后造血恢复较慢，尤其是在成人和青少年，回输的干细胞数量（细胞数/千克受者体重）可能有限。目前CBT已成为儿童血液病移植的良好选择，但因细胞数限制，对成人疗效仍待提高，多份脐血和脐血扩增是其主要发展方向。

近年来，HSCT一个重要的技术进步是在经化疗和粒细胞集落刺激因子（G-CSF）或粒细胞-巨噬细胞集落刺激因子（GM-CSF）动员后，通过白细胞分离术从外周血采集造血干细胞移植物。由于获得的外周血细胞的采集物含有大量的祖细胞，使得移植后造血恢复更快。

但是外周血干细胞采集物中含有大量的介导 GVHD 的成熟 T 淋巴细胞，早期人们对采用外周血干细胞移植存在顾虑。然而，1995 年，Schmitz、Korbling 和 Bensinger 等三个研究组同时在 Blood 上发表研究报告，证实应用动员的外周血干细胞（PBSC）进行配型相合的同胞异基因移植，可获得与自体移植相同的快速持久植活，并且不增加急性 GVHD 发生率。随后异基因外周血干细胞移植（PBSCT）快速增长，近年来 PBSC 已逐渐成为干细胞的主要来源。一些随机临床试验比较了同胞外周血和骨髓移植的结果，部分结果提示对于疾病进展期患者 PBSCT 具有早期生存优势。然而，大多数研究也表明 PBSCT 使得慢性 GVHD 的风险增加，进而使得后期死亡率增加。

2. HSCT 移植模式的变迁　HSCT 更重要的技术进步是移植模式的多样性。因为仅有 25%~30% 的患者具有 HLA 相合的同胞供者，HSCT 的临床推广及应用受到限制。为解决这个难题，在 1979 年，Hansen 等人成功进行了第一例非血缘关系供者 HSCT。此患者移植的成功促进了美国国家骨髓捐献者计划（NMDP）中心的建立。在 20 世纪 80 年代中期，一些国家和国际团体发起成立了非血缘骨髓捐献者登记资料库。我国大陆地区的非血缘造血干细胞捐赠始于 1992 年，原卫生部批准建立“中国非血缘关系 HSCT 供者资料检索库”。1996 年 9 月首例非血缘供者 PBSCT 成功实施。2001 年中国红十字会重新成立了“中国造血干细胞移植捐赠者资料库”。我国台湾“慈济基金会”于 1993 年 10 月成立“台湾骨髓捐赠中心”，2002 年更名为“慈济骨髓干细胞中心”；截至 2018 年 5 月，造血干细胞志愿捐赠者超过 42 万人，提供造血干细胞超过 5001 余份，其中向大陆地区提供造血干细胞 2142 份。随着大型捐献者资料库的建立，非血缘供者干细胞移植显著地增加。1985 年只有不到 10% 的 HSCT 来自非血缘供者，2006 年非血缘移植超过 40%。

随着 HLA 高分辨技术的发展，HLA 相合的非血缘供者疗效逐渐提高，对于某些疾病的疗效已经与同胞相合的移植无差异。但是，仍有相当部分的患者不能查到合适的供者，一些高危、复发的急重症患者往往没有充分的时间等待供者的查询，这些都制约了非血缘关系移植的发展。近年来，HLA 单倍型相合的亲缘供者移植很好地解决了以上问题。1979 年 O’Reilly 等首次报告采用父亲 HLA 单倍型相合 HSCT 治疗患重症联合免疫缺陷（SCID）的子女，重建免疫功能，证明了 HLA 单倍型相合移植的可行性。成功实施 HLA 单倍型相合 HSCT 要解决两个关键问题，首先是保证异基因造血干细胞的植入，同时避免致死性 GVHD；其次是移植后达到良好的免疫功能重建。20 世纪 70 至 90 年代，欧美移植中心主要采用体外去除移植物中的 T 淋巴细胞来减少致死性 GVHD，但早期的临床结果显示，异基因造血干细胞的植入率极低，并与 HLA 不相合程度呈正相关。20 世纪 90 年代初开始，意大利 Ruggeri 研究组开始以增加输入造血干细胞数量来促进体外去除 T 淋巴细胞移植的植入率，80% 的患者获得了干细胞植入，且 GVHD 发生率显著低于未去除 T 淋巴细胞组，但感染和复发成为移植相关死亡（TRM）的主要原因。北京大学血液病研究所经过多年的探索成功建立了 HLA 单倍型移植模式，采用供受者同时诱导免疫耐受，联合使用 G-CSF 动员的 PBSC 和 BM，移植后给予系列的免疫抑制进一步诱导免疫耐受，很好地解决了 HLA 不合移植受者对造血干细胞的排斥及 GVHD 问题，使得亲缘 HLA 不合移植的疗效与同胞 HLA 相合及非血缘移植相当，彻底解决了造血干细胞来源匮乏的问题（详见第五篇第八章）。国际上去 T 细胞、不去 T 细胞等多种 HLA 不合移植模式的发展进一步巩固了亲缘 HLA 不合移植的地位。中华医学会血液学分会造血干细胞移植应用学组资料显示，自 2013 年起，单倍型移植数量已经跃居为中国骨髓移植所有供者来源的第一位；2016 年上半年 HLA 单倍体相合移植占中国骨髓移植登记组登记的 51.7%。同时，美国 2014 年单倍型移植的例数已首次超过 CBT，占异基因移植例数的 11%。单倍体移植体系的建立使得“人人都有干细胞来源”的时代到来了，其必将在未来的造血干细胞移植体系中发挥更为重要的作用。

（三）HSCT 相关并发症防治进展

1. GVHD 防治　移植后 GVHD 的防治进展得益于免疫抑制药物的发展。在 20 世纪 70 年代和 80 年代早期，甲氨蝶呤（MTX）作为免疫抑制剂被广泛用于移植后 GVHD 的防治；到 80 年代中期，钙调磷酸酶抑制剂环孢素（CSP）在许多移植中心替代了 MTX；随后 CSP 联合 MTX 开始用于临床，证明预防 GVHD 效果优于单独使用 MTX 或 CSP；此后，一些新的免疫抑制剂不断用于临床，如他克莫司、吗替麦考酚酯（霉酚酸酯）、抗 CD25 单抗及肿瘤坏死因子（TNF）-α 受体拮抗剂等，为移植后 GVHD 的防治提供了更多的药物选择。近年来以间充质干细胞（MSC）、调节性 T 细胞（Treg）为代表的过继免疫细胞输注为 GVHD 的治疗开启了新的篇章。如今移植后 GVHD 的防治更加精准化，GVHD 发病机制中一系列具有潜在病理生理作用的免疫细胞或分子正被有效用于 GVHD 的预警预测，根据 GVHD 风险分层进行及时有效的干预体系正逐渐形成（详见第四篇第二章）。

2. 移植后复发的防治　移植后复发是移植失败和患者死亡的主要原因之一，包括血液形态学复发、细胞遗传学和（或）分子生物学复发。传统的复发防治手段包括减停免疫抑制剂、放化疗、供者淋巴细胞输注（DLI）、分子靶向药物使用、细胞因子及二次移植等。近年来 NK 细胞、CAR-T 细胞、肿瘤特异性淋巴细胞等过继回输技术的迅速发展为移植后复发提供了新的治疗手段。尽管如此，目前移植后血液形态学复发，尤其是早期复发患者的预后仍很差。积极寻找早期复发的预警标志，连续动态监测移植后微小残留病灶（MRD），根据 MRD 进行复发危险分层及个性化干预，减少移植后血液形态学复发，同时有效地增强移植物抗白血病（GVL）效应而不增加 GVHD 发生发展，是目前在移植后复发防治的重点（详见第四篇第七章）。

3. 感染的防治　移植后患者免疫功能低下，感染（包括细菌、真菌和病毒感染）是移植后常见的并发症及又一主要死亡原因。移植后感染的防治包括预防 / 经验性、抢先性及治疗性应用抗菌药物。随着对感染发病机制的深入研究、感染流行病学的进一步了解以及抗感染药物的发展，近年来移植后感染的发病率和死亡率均显著下降。值得一提的是，近年来病毒特异性 T 细胞技术的发展，使对传统药物耐药的病毒感染致死率显著降低，大大改善了这类患者的临床预后。

4. 其他并发症防治　移植后并发症还包括预处理毒性、植入失败 / 不良、脏器损伤等，详见第四篇相关章节。

第二节　造血干细胞移植国际及国内现状

一、全球血液和骨髓移植网络（WBMT）

WBMT 是一个与世界卫生组织相关联的非政府、非营利性的科学组织，其使命是加强国际间造血干细胞移植、干细胞捐献和细胞治疗的合作。这种合作的目的是专门推动科学和教育活动的发展和协调。WBMT 于 2007 年成立，四个创始成员为亚洲 - 太平洋地区血液和骨髓移植组（APBMT），国际血液和骨髓移植研究中心（CIBMTR），欧洲血液和骨髓移植学会（EBMT）和世界骨髓捐献者协会（WMDA）。目前 WBMT 下设多个组织成员，旨在完成全球造血干细胞调研报告、组织学术会议及制定造血干细胞移植的相关共识。

二、国际血液和骨髓移植研究中心

1972 年，首例 HSCT 成功后 4 年，美国 HSCT 领域的专家们意识到 HSCT 工作的意义以及移植中心相互合作的重要性，由 Bortin 医生和同事在威斯康星医学院发起建立国际骨髓移植登记处（IBMTR）。当时全世界仅有 12 个 HSCT 中心，每年移植病例数不超过 50 例。1986 年，在美国明尼苏达州建立了国立骨髓供者组织（NMDP），由美国红十字会管理，明尼苏达大学提供计算机数据支持。1987 年 9 月提供首例供者查询服务，同年 12 月第一例 HLA 相合非血缘供者移植成功实施。2004 年，为了加强两个具有重大影响力的组织间的研究合作，进一步改善移植的疗效，IBMTR 与 NMDP 合并组成国际血液和骨髓移植研究中心（CIBMTR）。目前有超过 500 个移植中心参加，登记有超过 475 000 份移植患者的数据。该组织下属许多研究小组，如急性白血病、慢性白血病、自身免疫性疾病、AA、GVHD、感染和免疫重建、移植晚期并发症及生活质量、实体肿瘤等研究工作组。该组织利用积累的大量病例数据，总结了 HSCT 的各种临床经验，对 HSCT 在世界上的发展起到了推动和指导的作用。

三、欧洲血液和骨髓移植学会

为了加强科学家和临床医生在 HSCT 方面的研究协作及分享临床经验，1974 年由 Van Rood 和 Speck 教授组织发起建立欧洲血液和骨髓移植学会（EBMT），在瑞士 Saint Moritz 召开首次会议，当时参加成员不超过 10 名。随着 HSCT 的快速发展，截止到 2018 年，EBMT 成员包括超过 55 个国家的 650 个 HSCT 中心，登记移植病例数超过 500 000 例。EBMT 的工作致力于促进有关造血干细胞移植的基础和临床研究、工作人员的培训、移植的质量控制和移植单位资质认证等。EBMT 设有白血病、AA、海洋性贫血、先天性免疫缺陷病及自体 HSCT 等专题研究组，共同协作研究，取得丰富成果。他们提出的减低预处理剂量的 HSCT 概念已被国际大多数 HSCT 专家接受并用于临床治疗，获得良好的效果。

四、亚洲 - 太平洋地区血液和骨髓移植组

亚太血液和骨髓移植组（APBMT）于 1990 年在北京成立，目的是为亚太地区从事造血干细胞移植的医生分享临床治疗经验及开展基础和临床研究合作提供交流的平台。APBMT 现有成员包括 21 个国家或地区。自 2004 年，每年召开一次成员会议，交流国际及本地区 HSCT 的进展和经验，对亚太地区 HSCT 的应用和发展起到了重要的推动作用。APBMT 于 2006 年开始对协作组成员每年的移植病例进行登记。2009 年，APBMT 修订了协作组章程，确认 APBMT 为世界 HSCT 联盟（WBMT）创始成员之一。

五、美国血液和骨髓移植学会

在 20 世纪 70 年代初，世界上只有少数医疗中心进行干细胞移植。随着移植成功率的提高以及 20 世纪 80 年代和 90 年代移植的广泛进行，美国血液和骨髓移植学会（ASBMT）于 1993 年成立。ASBMT 是致力于血液和骨髓移植的科学和专业协会，其在血液和骨髓移植的

许多进展以及干细胞移植的指南和标准的制定方面发挥了重要作用。1996 年，ASBMT 与国际细胞治疗学会共同创立了细胞治疗认证基金会。目前 ASBMT 已经拥有 2200 多名成员。

六、中国造血干细胞捐献者资料库

中国造血干细胞捐献者资料库(简称“中华骨髓库”)，前身是 1992 年经原卫生部批准建立的“中国非血缘关系骨髓移植供者资料检索库”。2001 年，在政府有关部门的支持下，中国红十字会重新启动了建设资料库的工作。同年 12 月，中央编办批准成立中国造血干细胞捐献者资料库管理中心，统一管理和规范开展志愿捐献者的宣传、组织、动员，以及 HLA(白细胞抗原)分型，为患者检索配型相合的捐献者及移植相关服务等。截至 2017 年年底，中华骨髓库总库容超过 242 万人份；累计为临床提供造血干细胞超过 7000 例，其中向国(境)外捐献超过 280 例；共向世界骨髓库上传数据 96 万多人份。

(黄晓军)

参考文献

1. Thomas ED.A history of allogeneic hematopoietic cell transplantation//Appelbaum FR, Forman SJ, Negrin RS, et al. Thomas' Hematopoietic cell transplantation.4th ed. Oxford: Blackwell Publishing Ltd, 2009: 3-7.
2. Horowitz MM. Uses and growth of hematopoietic cell transplantation//Appelbaum FR, Forman SJ, Negrin RS, et al.Thomas' Hematopoietic cell transplantation.4th ed. Oxford: Blackwell Publishing Ltd, 2009: 8-14.
3. Gluckman E.A brief history of HSCT//Apperley J, Carreras E, Gluckman E, et al. The EBMT Handbook.6th ed. 2012: 21-26.
4. Lowsky R, Negrin RS. Principles of hematopoietic cell transplantation//Kaushansky K, Lichtman M, Beutler E, et al. Williams Hematology.8th ed. New York: McGraw-Hill Companies, Inc., 2010: 389-427.
5. Xu LP, Wu DP, Han MZ, et al. A review of hematopoietic cell transplantation in China: data and trends during 2008-2016. Bone Marrow Transplantation, 2017, 52(11): 1512-1518.

第二章

造血干细胞移植免疫学概述

异基因造血干细胞移植(allo-HSCT)是血液系统疾病，尤其是恶性血液病有效乃至唯一的根治手段。涵盖免疫耐受和免疫重建等在内的免疫学问题是 allo-HSCT 的核心科学问题。免疫学在临床上涉及造血干细胞(HSC)植入和(或)移植排斥、病原微生物感染的发生及转归、移植物抗宿主病(GVHD)、移植物抗白血病(GVL)效应以及移植后的固有和适应性免疫重建等诸多问题。明确供者免疫细胞对受者细胞上表达的主要和(或)次要组织相容性抗原发生的免疫识别和免疫反应的本质对于解决移植过程中的免疫问题至关重要。关于免疫学的基础知识已经有多部相关专著详细阐述，本章内容主要涉及 HLA、自然杀伤(NK)细胞同种反应性、T 细胞对同种抗原的识别和免疫耐受诱导以及供者特异性 HLA 抗体在移植排斥中的作用等移植免疫学相关内容及其在 allo-HSCT 治疗恶性血液病中的应用。

第一节　造血干细胞移植免疫学基础

一、移植抗原

1958 年，Dausset 和 Van Wood 等学者认识到 HLA 的存在，这就是后来学者们所谓的移植抗原，即人类主要组织相容性复合体(MHC)。通过 MHC 分子识别异体抗原是供者移植物进入受者体内后引发免疫反应的基础。人类的 MHC 位于 6 号染色体上一段长度约为 4Mb 的区域，包含一系列基因，编码两类具有高度多态性的细胞表面糖蛋白，主要包括 HLA Ⅰ类和Ⅱ类抗原分子。HLA Ⅰ类分子由单一的多态性 α 链(重链)构成，含有 338~341 氨基酸残基，与 β2 微球蛋白的轻链非共价结合；包括 HLA-A、HLA-B 和 HLA-C。其他Ⅰ类区域基因编码的抗原目前尚未确定。HLA Ⅱ类抗原由 3 个位点的基因编码而成，包含一条单一的 α 链和一条 β 链，两者非共价结合。DRA、DQA1 和 DPA1 分别编码 HLA-DR、-DQ、DP 抗原，9 个特征性的 DRB 基因编码多态性的 HLA-DRβ 链，这些抗原在移植过程中可以激发免疫反应。截至 2013 年 4 月，被确认的 MHC 等位基因数量为 9310 个。其中，HLA-A 位点的等位基因为 2244 个、HLA-B 位点为 2934 个、HLA-C 位点为 1788 个；HLA-E、F 和 G 位点的等位基因数量分别为 11、22 和 50 个；HLA-DRB1 等位基因位点为 1317 个、HLA-DQB1 为 323 个、

HLA-DPB1 为 185 个、HLA-DQA 1 50 个、HLA-DPA 137 个(http://www.ebi.ac.uk/ipd/imgt/hla/stats.html)。(详见本篇第三章)

编码 HLA Ⅰ类和Ⅱ类抗原的基因密切相连,在家庭成员中呈"单倍体"方式遗传,重组的频率很低。HLA 相合的同胞供者在家庭成员中很易鉴别,尤其是家庭成员的 HLA 为杂合型、父母单倍体能够被可靠地标记和鉴定时。对于一个患者而言,他有能找到与父母单倍体完全相合的同胞供者的概率为 25%,称为"HLA 基因型相合"。因此,同胞全相合不仅是在配型分析的HLA分子多态性方面,而且在其他MHC多态性方面均相合。对于无关供者而言,HLA 相合的含义则不同,相合仅指检测位点的多态性相合,而其他 MHC 分子可能不相合。由于 HLA 抗原高度多态性的免疫学特性,两个无关供受者在 HLA-A、B、C、DR、DQ、DP 的位点完全相合的概率微乎其微;这也构成了 HLA 相合同胞移植与 HLA 配型相合无关供者移植后 GVHD 发生率不同的免疫学基础。

MHC Ⅰ类和Ⅱ类抗原具有相似的结构,均由 8 个反向平行的 β 片层和 2 个 α 螺旋组成抗原结合槽。HLA 分子的多态性残基主要位于β- 片层和α螺旋,这些残基都指向两个螺旋。MHC Ⅰ类和Ⅱ类分子结合短片段肽转移到细胞表面并被 T 细胞识别;多肽主要通过 N′末端和 C′末端与 MHC Ⅰ类分子结合槽中的氨基酸之间的氢键和疏水作用而结合。MHC Ⅰ类分子结合的多肽通常为 8~11 个氨基酸,可以是内源性蛋白,也可以是细胞内吞的外源性蛋白。内体蛋白酶(如组织蛋白酶)可以将内化的蛋白降解为肽,然后与 MHC 分子结合。内化的蛋白也可被转移到细胞质。泛素化修饰的内源性或外源性蛋白可以在细胞质被蛋白酶体降解为 C′端含疏水残基的短肽。降解的短肽片段以三磷酸腺苷依赖途径被转移至内质网。与 MHC Ⅰ类分子不同,MHC Ⅱ类分子的多肽结合槽中的氨基酸与整条多肽的主链形成氢键,其两端是打开的,所以对于多肽长度的限制不大,递呈的抗原肽长度可为 8~30 个氨基酸残基,在多肽中部通常有 3~4 个锚定残基。此外,MHC 相关分子 CD1 家族分子提供脂类或糖脂类抗原,这些抗原通常是亲水基团暴露在外,为 T 细胞受体(TCR)所识别。抗原递呈细胞(APC)通过 MHC 分子向 $CD4^{+}$T 细胞和 $CD8^{+}$T 细胞递呈抗原是 T 细胞活化的前提和关键环节。

二、固有免疫反应和适应性免疫反应

Allo-HSCT 同时激活固有免疫和适应性免疫反应,固有免疫细胞针对病原能做出即刻反应,适应性免疫细胞反应较慢,需要几天时间。固有免疫细胞表面的模式识别受体(PRR)能识别病原相关分子模式(PAMP)。Toll 样受体(TLR)作为一种重要的 PRR,主要表达在 DC 和巨噬细胞表面,在识别 PAMP 中起重要作用,构成机制抵御微生物入侵的第一道屏障。适应性免疫的受体(如 TCR 和 BCR 等)可识别非己的外源性"表位"。固有免疫反应通常通过一种常用的信号途径活化,此途径涉及适应因子 Myd88(myeloid different factor 88),固有免疫反应发生没有效应细胞的增殖,而适应性免疫反应需经祖细胞克隆扩增为效应细胞并分化。固有免疫反应可以通过活化 APC(树突状细胞)来调节 $CD4^{+}$T 细胞和 $CD8^{+}$T 细胞介导的适应性免疫反应。因此,固有免疫是微生物入侵的"危险信号警报器",激活适应性免疫反应抗微生物。此外,屏障器官,如消化道、皮肤、肺脏等具有高度复杂的机制来调节固有和适应性免疫系统的相互作用,抑制入侵病原,避免造成局部破坏。下面重点介绍 NK 细胞和 T 细胞,后者在 allo-HSCT 免疫中起着核心和关键作用。

（一）自然杀伤细胞反应的调节

NK 细胞是一种大颗粒淋巴细胞，大约占外周血淋巴细胞总数的 10%~15%，同时也广泛分布于外周组织，如肝脏、腹腔等部位。NK 细胞主要的表型特征是表达 CD56 和 CD16，不表达 CD3。NK 细胞是固有免疫系统的重要组成部分，不需要预先致敏便可杀伤侵入机体的病毒、微生物及侵袭的肿瘤细胞，主要通过分泌细胞因子，如干扰素 -γ（IFN-γ）、肿瘤坏死因子 -α（TNF-α），穿孔素 / 颗粒酶途径以及死亡受体（Fas-FasL）途径来发挥作用。根据 NK 细胞表面 CD56 表达强度的不同可以将 NK 细胞分成 $CD56^{bri}CD16^{dim}$ 及 $CD56^{dim}CD16^{bri}$ 两个亚群。$CD56^{dim}$NK 细胞表面的 CD56 表达强度较低，但 CD16 的表达强度较高，这群细胞大约占 NK 细胞的 90%；而 $CD56^{bri}$NK 细胞与之相反，CD56 表达高、CD16 表达低甚至不表达，大约占 NK 细胞 10%。除了表型及比例的差别外，这两群细胞在细胞表面各种受体的表达及细胞的功能均存在差异。

$CD56^{bri}CD16^{dim}$ 是一类免疫调节细胞，主要通过分泌各种细胞因子发挥其功能，如 IFN-γ、TNF-α、GM-CSF、白细胞介素 -5（IL-5）、IL-10 和 IL-13 等。静息的 $CD56^{bri}CD16^{dim}$ 其杀伤功能远远低于 $CD56^{dim}CD16^{bri}$ 细胞，细胞表面表达高亲和力的 IL-2 受体，在体内或者体外用低剂量的 IL-2 可以使其增殖、活化，活化后的这类细胞的杀伤能力明显增强可高于或与 $CD56^{dim}CD16^{bri}$ 细胞相当；相比而言，$CD56^{dim}CD16^{bri}$ 是一群以杀伤功能为主的 NK 细胞，其因子分泌能力明显低于 $CD56^{bri}CD16^{dim}$，细胞表面只表达中到低级亲和力的 IL-2 受体，在体外只能用高剂量的 IL-2 才能使其激活并扩增，但杀伤力并未增强。除此之外，$CD56^{bri}CD16^{dim}$NK 亚群表面表达高水平的 C 型凝集素样、CD94/NKG2 家族受体，只有一小部分细胞表达杀伤细胞免疫球蛋白样受体（KIR 家族）；而静息的 $CD56^{dim}CD16^{bri}$NK 细胞，其 KIR 和 C 型凝集素受体表达强度相对都比较高。在移植过程中 NK 细胞通过识别 MHC Ⅰ类同种抗原发挥作用。

人类 NK 细胞表达至少 4 种不同类型的活化受体和至少 2 种抑制性受体。KIR 的胞质尾部含有免疫受体酪氨酸活化基序（ITAM）和免疫受体酪氨酸抑制基序（ITIM）。CD94 家族中除了 NKG2C 和 NKG2D 成员外，可抑制 NK 细胞活化。编码活化和抑制性 KIR 的基因均位于 19 号染色体短臂，而编码 CD94 家族成员的基因位于 12 号染色体短臂。细胞表面受体介导的活化和抑制信号的平衡调节 NK 细胞的功能，其中抑制信号占主导地位。成熟 NK 细胞通过表达至少一种能识别自身细胞上相应配体的抑制性受体形成免疫耐受。表达抑制配体的通常是 MHC Ⅰ类分子，通过这种途径，抑制性配体保护自体细胞免受 NK 细胞攻击。如果与 NK 细胞受体结合的靶细胞上自身 MHC 分子表达缺失（如肿瘤细胞或病毒感染的细胞），NK 细胞就会活化，进而杀伤靶细胞。

NK 细胞同种反应性在 allo-HSCT 中的作用备受关注，定义同种反应性 NK 细胞的有如下几种模式：①配体 - 配体模式，被 KIR 识别的 HLA Ⅰ类分子的抗原决定簇，称为 KIR 配体。供受者间 KIR 配体不合可引发 NK 细胞的同种反应性，其中 HLA-C 分子是决定 NK 同种反应性的主要 KIR 配体。配体 - 配体模式只单独考虑供受者的 KIR 配体，可判断供受者间是否存在同种反应性 NK 细胞。简单来说，当受者不表达供者所表达的 KIR 配体时存在宿主抗移植物（HVG）方向的 NK 同种反应性；供者缺乏受者所表达的 KIR 配体时存在移植物抗宿主（GVH）方向的 NK 同种反应性。通常分别考虑 GVH 方向与 HVG 方向的 NK 同种反应性与移植预后的关系。但是，Ruggeri 等人通过临床及动物试验均证明，GVH 方向的 NK 同种反应性可提高移植预后，因此，GVH 方向的 NK 同种反应性与移植预后的关系更受关注。②受体 - 配体模式，尽管配体 - 配体模式是比较公认的判断是否存在 NK 同种反应性的定义模式，随着对 NK 细胞同种反应性的认识越来越清晰，另外一种模式相应而生，即受体 - 配体模式。应用 PCR-SSP 技术分析供者 NK 细胞 KIR 基因型或流式细胞仪技术检测供者 NK 细胞上 KIR 蛋白的表达，若受者缺乏识别供者 KIR 的配体时，即存在潜在的同种反应性 NK 细胞，而不考虑供受者间配体 - 配体模式是否不合。③基因 - 基因模式，定位于 19 号染色体的 KIR 基因，通过编码 KIR 受体影响 NK 细胞的同种反应性。决定 KIR 多样性的因素有两个，其一不同的单倍体上所含基因数目和种类不同，其二是 KIR 基因具有等位基因多态性。单独考虑供受者的 KIR 基因型，而不考虑供受者间 KIR 配体是否不同，提出了基因 - 基因模式来定义供受者间是否存在同种反应性 NK 细胞。受者缺乏供者所表达的 KIR 基因时存在 HVG 方向的 NK 同种反应性；供者缺乏受者所表达的 KIR 基因时存在 GVH 方向的 NK 同种反应性。近年来，由于在不同的移植模式下得出的 NK 细胞同种反应性对移植预后的结论颇具争议，这一问题仍是 allo-HSCT 领域研究的热点。

最近，在小鼠和人的黏膜系统（如肠道、扁桃体等）中发现了一群以分泌 IL-22 为主的固有免疫细胞亚群，其表型与 NK 细胞有很多共同之处，可分泌 IL-22、LIF 等多种黏膜免疫相关细胞因子，但不分泌 IL-17，这群细胞被称为 NK-22。另外，NK 细胞根据其分泌因子可以分为以下几类亚群：分泌 IFN-γ 的 NK1 细胞，主要行使对 CTL、Th 和 γσT 细胞的正调控，在抗肿瘤和抗病毒免疫应答中发挥重要作用；分泌 IL-10 的 NK2 细胞和分泌 TGF-β 的 NK3 细胞，它们主要行使对 T 细胞的负向调控，在自身免疫疾病发生过程中扮演重要角色。目前，上述 NK 细胞亚群在 allo-HSCT 中的作用还不清楚。

（二）T 细胞对同种抗原识别的基本原理

1. T 细胞的发育　T 细胞发育过程可分为骨髓内发育和胸腺内发育两个阶段：其一是 HSC 在骨髓微环境中发育、分化为多能祖细胞（MPP），MPP 进一步分化为髓系（CMP）和淋巴系前体细胞（CLP），CLP 再分化为 T 前体细胞（ETP），ETP 在 CCL21、CCR7 等趋化因子及其受体的参与下，迁移至胸腺；其二是 ETP 在胸腺微环境发育过程中分为 DN1 到 DN4 四个阶段，经历 TCR 受体重排和阳性选择后，分化和形成为 $CD3^+CD8^+$ 细胞毒 T 细胞或 $CD3^+CD4^+$ 辅助性 T 细胞。人体 T 细胞发育与小鼠 T 细胞发育极其相似，都经历祖细胞从骨髓向胸腺迁移，经历双阴性（double negative，DN；包括 DN1 到 DN3）、双阳性和单阳性阶段，也经过 TCR 重排、阳性选择，分别成熟为 $CD8^+$ 细胞毒 T 细胞或 $CD4^+$ 辅助性 T 细胞。在 αβ T 细胞中有少量从 $CD4^+CD8^+TCR\alpha\beta$ 分化来的“非常规”细胞，如 NKT 细胞和 CD8α 内皮淋巴细胞等。

2. T 细胞的胸腺选择　在胸腺内，表达能识别外源性微生物抗原肽以及自身 MHC 分子复合物受体的 T 细胞可以存活，并被选择输出至外周血淋巴结、脾脏和其他器官，这个过程称为“阳性选择”，该过程主要由胸腺皮质的上皮细胞介导。在输出到外周前，表达高亲和力，能识别肽 -MHC 分子复合物或邻近细胞上自身抗原的 T 细胞被淘汰，这个过程称为“阴性选择”。阴性选择主要由骨髓来源的树突状细胞，也可由胸腺髓质上皮细胞介导。需要指出的是，胸腺髓质上皮细胞通过广泛表达胸腺外器官的组织特异性蛋白介导自身反应性 T 细胞的阴性选择。胸腺内皮细胞与发育中的 T 细胞结合可使 T 细胞失去反应或对自身 MHC 分子“无能”；胸腺皮质内皮还可诱导调节性 T 细胞（Treg）产生，抑制针对自身 MHC 分子的免疫反应。在胸腺发生的阴性选择、诱导免疫无能和产生免疫调节细胞是中枢自身耐受产生的主要机制，尽管如此，还是有一些自身反应性T细胞从胸腺外逃。

胸腺以外的静息DC和淋巴结基质细胞在缺乏固有免疫系统“警报信号”的情况下可以向T细胞递呈抗原，这被认为是外周免疫耐受形成的主要机制，同时也解释了逃脱胸腺阴性选择的T细胞在正常生理情况下不引发自身免疫损伤或疾病。静息DC给T细胞递呈抗原后，T细胞快速增殖，但由于持续自身抗原暴露，这些T细胞或被清除或变得“免疫无能”，也就是形成免疫耐受。固有免疫细胞提供的“警报信号”可诱导APC活化，并将耐受信号转化为适应性免疫反应信号。

3. 同种抗原活化的T细胞免疫反应　T细胞对同种抗原的识别可以分为直接识别和间接识别：前者指供者APC将其表面MHC分子后抗原肽-MHC分子复合物直接递呈给受者同种反应性T细胞，使其产生免疫应答，无需经过APC处理；后者指供者移植物中的细胞或MHC抗原经过受者APC加工处理后，以供者抗原肽-受者MHC分子复合物的形式递呈给受者T细胞使之活化、产生免疫应答。

APC包括DC、B细胞和巨噬细胞等，其中DC是专职APC，它的抗原递呈能力最强。骨髓中的细胞可通过不同途径发育为不同类型的DC，在其他组织中DC也以由相应的祖细胞发育、分化而来。DC在外周组织的感染部位获取抗原，然后迁移到淋巴结。迁移至淋巴结后，DC直接将抗原递呈给T细胞或将抗原转给其他细胞，再递呈给B细胞和T细胞。同种免疫反应始于APC上的MHC抗原肽复合物与T细胞上的TCR结合。在这一过程中，分别位于T细胞和DC上的黏附分子，如CD11a/CD18、CD2/CD54，帮助T细胞和DC克服细胞极性相斥的力量。

为了诱导抗原特异的免疫反应，T细胞必须接受APC传递的信号。二者相互作用的过程被依次分为：黏附、识别和激活三个阶段。第一阶段为黏附：APC与T细胞在外周血与淋巴组织中随机碰撞，通过细胞表面黏附分子及其配体（包括LFA-3及其配体CD2、ICAM-1、LFA-I等）相互作用发生接触；第二阶段为识别：T细胞可通过TCR识别APC表面的MHC呈递的抗原。这一过程被称为第一信号系统，具有抗原特异性和MHC限制性，内源性抗原肽通过MHC Ⅰ类分子呈递给TCR，外源性抗原肽通过Ⅱ类分子呈递给TCR。第三阶段为T细胞的激活：需要两个信号系统的共同参与。第二信号系统又称协同刺激，不受抗原特异性和MHC的限制。CD28仅局限表达于T淋巴细胞和浆细胞，CD28在APC表面的配体为B7.1（CD80）、B7.2（CD86）等；B7家族途径可能传递不同的共刺激信号。T细胞表面表达的另一个分子为CTLA-4。作为第一信号系统的补充，通过信号相互作用，来促进T细胞激活、增殖和分泌细胞因子。若阻断黏附分子或TCR受体与抗原的接触，则T细胞不发生抗原识别，最终结果是免疫抑制；但当这些细胞再次遇上特异性抗原，仍会发生免疫反应。但若调控过程发生在B7-CD28阶段，则这些细胞由于已与特异性抗原发生接触，必须通过第二信号发生增殖，此时阻断B7-CD28，则细胞进入一长久的特异性免疫无反应状态，即使再次遇上此抗原仍无法发生免疫应答反应。

T细胞适度活化涉及APC、CD4、CD8之间的相互作用。DC上MHC Ⅱ类分子递呈同种抗原给$CD4^+$T细胞或DC递呈与自身MHC Ⅱ类分子结合的次要组织相容性抗原（mHA），APC上的MHC Ⅱ类与T细胞上的CD4结合促进这一相互作用。$CD4^+$T细胞活化后CD154表达增加，CD154为CD40或gp39的配体，其与APC上的CD40结合，使APC的CD86表达增加，后者与T细胞上的CD28结合提供共刺激信号，促进T细胞免疫反应。APC上的

MHC Ⅰ类分子提供同种抗原或与自身MHC Ⅰ类分子结合的mHA给$CD8^+$T细胞，并活化后者；APC上的MHC Ⅰ类与T细胞上的CD8结合促进这一相互作用。某些TNF家族成员与T细胞上的相应的受体结合也可提供共刺激信号。$CD4^+$T细胞可通过分泌IL-2或增加APC上的共刺激分子表达辅助$CD8^+$T细胞的免疫反应；在某些情况下，$CD8^+$T细胞也可分泌IL-2及其他有辅助功能的细胞因子。

4. T细胞活化的信号传导　T细胞信号传导可导致活化蛋白-1（AP-1）、核因子-κb（NF-κb）以及活化T细胞核因子（NF-AT）等介导的许多基因转录活化。T细胞信号传导始于TCR-CD3复合物、CD2与CD4或CD8在细胞表面很小的区域形成“免疫突触”。TCR-CD3复合物和CD4或CD8分子的胞质部分组合成“脚手架”样结构，启动蛋白激酶磷酸化级联反应，导致p21ras和水解磷脂酶Cγ活化。p21ras途径活化Fos的表达，后者与AP-1组成促进子复合体，促进IL-2等T细胞活化相关基因的转录。水解磷脂酶Cγ剪切质膜上的磷脂酰肌醇-4,5-二磷酸（PI4,5-P2），并形成甘油二酯（DAG）和肌醇-1,4,5-三磷酸（IP3），DAG活化蛋白激酶C异构体，后者调节p21ras和NFκb。在细胞核内，NFκb家族成员在功能上作为转录调节子，调节IL-2等多种细胞因子基因转录。IP3促进胞内储存的Ca^{2+}释放使胞外Ca^{2+}内流，进而活化钙调神经磷酸酶（一种具有丝氨酸和苏氨酸磷活性的酶），活化的钙调神经磷酸酶使NF-AT去磷酸化，后者随即从细胞质进入胞核，并与AP-1结合活化靶基因转录。环孢素A和他克莫司结合胞内蛋白，形成药物蛋白复合体，后者抑制钙调神经磷酸酶活性，进而干扰抗原活化后的T细胞信号传导。共刺激分子介导的T细胞信号传导目前还不十分清楚，似乎是通过活化Jun，后者与AP-1形成促进子复合体促进T细胞分泌细胞因子。此外，CD28信号途径可以通过稳定IL-2的信使RNA增加IL-2的产生。

5. T细胞活化的结果　外周T细胞活化至少可以产生以下几种性质不同的结果：①TCR信号和适当的共刺激信号可以导致T细胞产生IL-2，并分化为效应和记忆T细胞；②在细胞周期的S期，TCR信号与Fas-FasL相互作用可导致凋亡或活化诱导的细胞死亡；③低于适度刺激的TCR信号或共刺激信号，T细胞活化后会处于一种缺乏IL-2产生的无能状态；④通过一致性受体介导的低于适度刺激的共刺激信号或强烈信号可导致产生适应性免疫耐受，其特征是酪氨酸激酶活化被阻滞，Ca^{2+}外流，对IL-2刺激无反应。此外，在IL-10存在的情况下可诱导活化T细胞分化为具有调节特性的T细胞。

在免疫反应过程中，共刺激信号的调节涉及复杂的机制。共刺激静息状态的T细胞涉及CD28，共刺激活化状态的T细胞涉及诱导共刺激分子（ICOS）蛋白。T细胞活化可诱导CD152（CTLA-4）的表达，后者是CD80分子的第二种配体。CD152和CD80结合的高亲和力抑制了活化T细胞通过CD28传导的共刺激信号。此外，CD152传导的信号抑制T细胞活化，通过诱导磷酸活性拮抗TCR信号介导的酶级联反应。T细胞反应也可被其他分子抑制，如PD-L及B和T细胞衰减子（BTLA）等，这些分子具有CD28同源结构。

6. T细胞效应功能　活化T细胞可以分化为效应细胞，后者分泌细胞因子介导细胞毒活性。在体外条件下，$CD4^+$和$CD8^+$T细胞可依据产生细胞因子的免疫学特征被诱导分化。在单核或活化的DC分泌的IL-12存在的条件下，T细胞被刺激活化并分化为产生Ⅰ型细胞因子（如干扰素-γ和淋巴素）的效应细胞，这些Ⅰ型因子可活化巨噬细胞。在IL-4存在的条件下，活化的T细胞分化为产生Ⅱ型细胞因子（IL-4和IL-5）的效应细胞，IL-4和IL-5活化B细胞增殖和分化。近年来发现，在IL-6和转化生长因子-β（TGF-β）存在的条件下，可使活化的 T 细胞表达独特的转录因子 ROR-γt、分泌白细胞介素 -17A（IL-17A）和 IL-17F，形成 Th17 细胞。近年来研究还发现 Th9、Th22 细胞可能是两类新型的 $CD4^+$ 辅助性 T 细胞亚群，其在移植免疫方面的作用值得关注。$CD4^+$ 和 $CD8^+$T 细胞均可分化为细胞毒效应细胞。T 细胞的细胞毒效应可以由两种机制介导：其一是 CTL 细胞表面表达的 FasL 和靶细胞表面表达的 Fas 结合导致靶细胞裂解；另一种途径是穿孔素促进颗粒酶进入 CTL 识别的靶细胞的细胞质；两种机制都可诱导靶细胞的凋亡。

T 细胞在体内表现为两种类型的免疫反应。“初级”反应发生在初始 T 细胞第一次遇到特定抗原时。T 细胞第一次遇到特定抗原后，发育 1 周左右的时间，扩增为特性的效应细胞克隆，具有识别该抗原的受体。当抗原消失后扩增的克隆会减少。初始 T 细胞受到刺激后，非对称分裂为效应或记忆 T 细胞。记忆 T 细胞至少可以分为中心记忆 T 细胞和效应记忆 T 细胞。中心记忆 T 细胞像未经历抗原接触的初始 T 细胞一样，迁移到淋巴组织，长期存活；而效应记忆 T 细胞像经历抗原的效应细胞群一样，迁移到非淋巴组织，寿命较短。记忆细胞通常经过高 TCR 亲和力选择，黏附分子表达增加，迁移特性改变，表达特征性的细胞因子。记忆细胞再次接触抗原后反应迅速。“次级”免疫反应由记忆 T 细胞介导，需要数天时间，比初级免疫反应更强烈。$CD4^+$ 细胞是 $CD8^+$ 记忆 T 细胞存活和功能维持必需的。IL-7 在维持 $CD8^+$ 记忆 T 细胞存活方面发挥重要作用。IL-15 是 $CD8^+$ 记忆 T 细胞增殖必需的。

目前已经鉴定出一系列的具有免疫调节功能的 T 细胞亚群，这些细胞亚群包括 $CD4^+CD25^+Foxp3^+$Treg、$CD3^+TCR^+CD4^-CD8^-$Treg、$CD3^+CD8^+CD28^-$Treg 以及 $CD4^+CD25^-CD69^+$ Treg 等。其中 $CD4^+CD25^+Foxp3^+$ Treg 是研究最深入的一个亚群，分为天然 Treg 和诱导 Treg，$CD4^+CD25^+Foxp3^+$Treg 表达 LFA-1、CD103、CCR2、CCR4、CCR6、CCL5、CXCR3，以及 E 选择素和 P 选择素配体等黏附分子和趋化分子受体。$CD4^+CD25^+Foxp3^+$Treg 主要通过 IL-10、TGF-β 或通过 CTLA-4 发挥其免疫调节作用。此外，该类 Treg 还有其他作用：①在次级淋巴器官通过抑制 Th 细胞间接抑制抗体产生，或在淋巴组织的生发中心直接抑制 B 细胞增殖、抗体产生；②通过抑制 APC 抗原递呈，抑制 T 细胞的活化；③通过颗粒酶或穿孔素途径杀死靶细胞。$CD4^+CD25^+Foxp3^+$Treg 是诱导移植免疫耐受的主要细胞之一。

7. T 细胞免疫耐受　免疫耐受是指对抗原特异性应答的 T 细胞与 B 细胞，在抗原刺激下，不能被激活，不能产生特异性免疫效应细胞及特异性抗体，从而不能执行正免疫应答的现象。T 细胞免疫耐受的产生机制包括克隆清除、克隆无能以及活化抑制。在 allo-HSCT 中，供者 T 细胞免疫耐受的诱导方法有：①利用细胞因子处理供者，如 G-CSF、IL-11、GM-CSF 等；②阻断供者 T 细胞与受者 APC 相互作用所需的黏附分子或共刺激分子；③调节性免疫细胞，如 $CD4^+CD25^+Foxp3^+$Treg、$CD8^+CD28^-$Treg、$CD3^+CD4^-CD8^-TCR\alpha\beta^+$Treg、NKT 细胞、γσT 细胞、间充质干细胞、调节性巨噬细胞、浆细胞样树突状细胞、髓系来源的抑制性细胞等；④其他方法，如 CXCR-4 拮抗剂等。

第二节　造血干细胞移植中的免疫学问题

一、造血干细胞植入

HSC 植入是 allo-HSCT 成功的前提和关键环节之一。目前，HLA 单倍体相合移植后植入失败(GF 或 GR)的发生率约为 2% 左右。新的移植模式的建立使单倍体相合移植后的 GF 由原来的 20% 左右降低到 2% 左右,但其背后的机制仍不明了。动物实验表明 NK 细胞和 T 细胞都可介导 GF。NK 细胞介导的排斥不需要免疫预激,多发生在移植后的 1~2 天左右。NK 细胞生存期不足一周,但对放疗不敏感。在啮齿类动物,NK 介导的移植排斥可以应用环磷酰胺预处理受者来克服。因为 NK 细胞祖细胞对放疗敏感,因此可以采用分次放疗(两次放疗间隔 1 周时间)的方法克服 NK 介导的 GF。T 细胞介导的 GF 需要预激或移植前输血诱导的免疫致敏。效应 T 细胞的生存期显著长于 NK 细胞,且较 NK 细胞对放疗敏感。动物实验表明 T 细胞、NK 细胞单独或两种细胞联合均可导致 GF。

GF 风险增加与输血诱导的免疫致敏相关。因为放疗可以杀灭受者体内的效应 T 细胞,后者是介导 GF 的效应细胞,所以移植前给予高剂量的全身放疗可以降低 GF 风险。在 HLA 不合移植后发生 GF 的受者体内,可以分离出抗供者 HLA 特异细胞毒活性的受者来源的 T 细胞。目前受者 NK 细胞或 T 细胞介导移植排斥的机制仍不清楚。尽管 T 细胞介导的细胞毒作用参与其中,但是缺乏穿孔素、颗粒酶或 FasL 功能的受者仍可排斥异基因移植物,这些结果表明受者效应细胞杀伤供者 HSC 在 GF 发生中的机制似乎是多余的。这一假说的证据是某些品系的小鼠如果同时缺乏穿孔素和 FasL 介导的细胞毒作用时不能排斥骨髓移植物。因为稳态骨髓中的 HSC 不表达 Fas,任何涉及 FasL 介导的移植排斥的机制都需要诱导供者 HSC 表达 Fas,可能通过将 HSC 暴露于 IFN-γ 或 TNF-α 诱导。另一种可能是 CTL 或 NK 细胞释放的 TNF-α 可能对供者 HSC 具有直接抑制或细胞毒效应。用供者来源的同种抗原免疫受者后,$CD8^{+}$ 细胞介导 GF 似乎由穿孔素或 FasL 以外的机制参与。

GF 的风险与供受者 HLA 不合程度相关。在无关供者移植中,尤其是与 HLA Ⅰ类抗原的不合程度有关。HLA Ⅰ类抗原与移植排斥的关系最初是在 CML 和其他疾病接受移植后发现的,这些患者移植前没有接受强烈的化疗。GF 风险还与输血或妊娠导致的受者对供者同种免疫反应的产生有关。致敏后的 GF 可能由预处理后存活的记忆 T 细胞或抗体介导的供者细胞破坏所致。此外,Ciurea 等发现受者体内存在的供者特异性 HLA 抗体(DSA)也参与 allo-HSCT 后 GF 的发生。

克服移植排斥后,供者 HSC 植入受者体内,发育成熟为具有功能的各种免疫细胞。这些免疫细胞可分别针对受者非造血组织细胞、造血组织细胞和异常细胞(如白血病细胞或其他恶性肿瘤细胞)发动免疫攻击,进而导致以下几种效应:①对三类受者细胞均发挥作用,即 GVHD 效应和 GVL 效应共存;②仅对受者的非造血组织细胞和(或)造血组织细胞发挥作用,即为 GVHD 效应;③仅对白血病或其他恶性肿瘤细胞发挥作用,即 GVL 效应。

近年来的研究发现,DSA 介导的体液免疫在 HLA 单倍型相合移植、无关供者移植以及脐血移植中发挥重要作用。供受者之间 HLA 不合的 allo-HSCT 候选患者体内 HLA 抗体阳性率约为 40% 左右,DSA 阳性率约为 10%~21% 左右。在北京大学血液病研究所的一项回顾性研究中,入组的 1663 例接受单倍体 HSCT 的患者中有 349 例患者 HLA 抗体阳性,多因素分析显示:①Ⅰ类或Ⅱ抗体阳性的危险因素包括女性、输血史、怀孕史;与其他患者相比,ALL 患者Ⅰ类或Ⅱ抗体阳性比例显著降低,MDS 患者显著增高。②Ⅰ类和Ⅱ抗体同时阳性的危险因素包括女性、输血史、怀孕史;与其他患者相比,MDS 患者Ⅰ类和Ⅱ抗体阳性比例显著增高。③1663 患者中,针对 HLA-A、-B、-C、-DP、-DQ 和 -DR 位点的抗体阳性比例分别为 15.6%、17.3%、10.5%、5.6%、8.5% 和 9.7%,针对上述抗体的危险因素包括女性、输血史、怀孕史和诊断为MDS。该结果既有助于指导HLA配型不合allo-HSCT候选患者的HLA抗体检测，又有助于最佳供者的选择。

对于DSA阳性的HLA不合allo-HSCT候选患者，应该更换DSA阴性的供者。如无其他供者可以替换，则需对DSA阳性候选患者进行处理。目前常用的策略是：①血浆置换或免疫吸附方法去除DSA；②采用针对B细胞表面CD20抗原的单克隆抗体以及针对产生抗体浆细胞的蛋白酶体抑制剂杀伤B细胞和浆细胞，阻止或抑制抗体产生，如硼替佐米、卡非佐米等；③应用人血免疫球蛋白或供者抗原（经过辐照的供者血小板或白细胞采集物）中和抗体；④抑制补体反应，如抗补体C5a的单抗Eculizumab等。目前，关于allo-HSCT过程中DSA阳性患者的处理主要是个例或小样本回顾性报道，仍缺乏前瞻性、循证资料。因此，结合当前研究进展和自己中心的经验将候选单倍型相合移植、无关供者移植或脐血移植，且DSA阳性患者处理方案总结如图1-2-1。

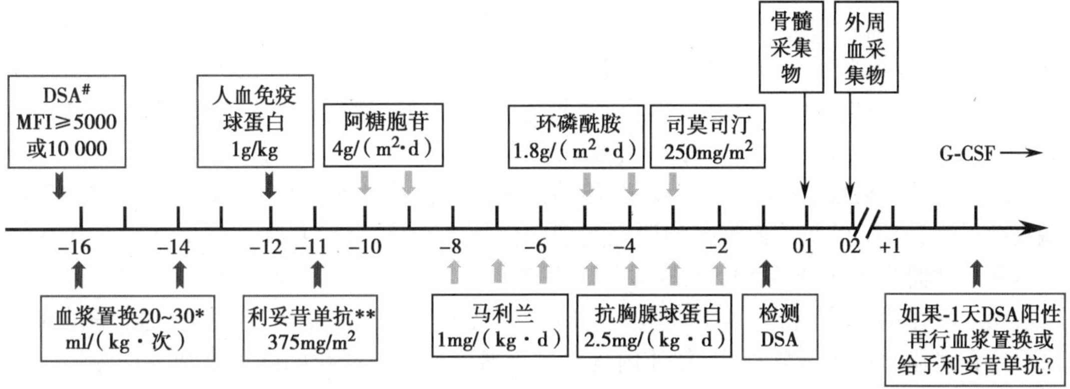

图1-2-1　供者特异性HLA抗体阳性的单倍型相合移植、无关供者移植或脐血移植候选患者处理方案

注：# 关于DSA的MFI阈值目前尚有争议，多数学者赞同5000，笔者所在中心由于DSA MFI 2000~10 000的患者进入临床试验，所以更换供者的阈值为10 000；* 欧洲骨髓和血液移植登记组（EBMT）推荐血浆置换的血浆量为患者总体血浆量的1~1.5倍；** 可以应用硼替佐米1.3mg/m²，4~6次替代或联合利妥昔单抗

二、急性移植物抗宿主病

全面认识急性GVHD的免疫学机制必须考虑以下两个基本原则：其一是急性GVHD反映的是输入受者体内的供者淋巴细胞遇到外来抗原后接到的“扩大”的正常炎症反应机制；其二是刺激供者淋巴细胞活化的受者组织通常被原发病、感染和（或）预处理所损伤，这些组织产生的分子（有时也被称作“危险”信号）促进供者免疫细胞活化、增殖。基于动物实验结果，Ferrara等学者将急性GVHD的发生分为三个阶段：APC活化阶段、供者T细胞活化阶段以及细胞和细胞因子介导的效应阶段。三个阶段相互联系，构成急性GVHD发生的复杂免疫学机制。

预处理等损伤的受者组织释放“危险信号”，这些“危险信号”包括细胞因子IFN-γ、IL-1、TNF-α等以及趋化因子CXCL-9、CXCL-10等，并促进受者APC表达MHC、黏附分子和共刺激分子，肠道损伤释放的脂多糖进一步活化APC。预处理后6小时内，受者DC表达CD86增加，类似固有免疫预警信号导致的DC活化；移植后1天内受者APC将同种抗原递呈给供者 CD4⁺ 或 CD8⁺T 细胞。另外,APC 表面的模式识别受体(TLR4)识别感染,其他 TLR 可识别病毒 DNA,活化 APC,增加 GVHD 发生率,进而为 CMV 感染加重 GVHD 提供了免疫学证据。肠道刺激淋巴组织可能是活化的受者 APC 与供者 T 细胞相互作用的最初场所,这一发现激发了学者们建立减低预处理方案来降低 GVHD 的临床移植模式。此外,控制特定的 APC 亚群也可降低移植后 GVHD 的发生率。

供者 T 细胞识别受者 MHC Ⅰ、Ⅱ类抗原和预处理后残存的受者 APC 递呈的 mHA 后开始活化。供者 CD8⁺T 细胞活化是通过识别 MHC Ⅰ类分子携带的同种抗原和受者 MHC Ⅰ类递呈的 mHA 内源肽。DC 上的 MHC Ⅰ类分子还可通过吞噬坏死细胞交互递呈外源性肽。然而,供者 APC 向受者 CD8⁺T 细胞交互递呈 mHA 只加重 GVHD 并参与 GVHD 病理生理过程的启动。供者 CD4⁺T 细胞活化细胞识别受者 APC 上 MHC Ⅱ类分子携带的同种抗原。尽管供受者之间存在大量的 mHA 不合,然而只有少数受者同种抗原能参与 GVHD CD4⁺ 或 CD8⁺T 细胞活化。最近的研究利用啮齿类动物模型发现记忆 T 细胞不引发 GVHD 。活化后的记忆 T 细胞,随后发生 IL-2 依赖的克隆性扩增并分化为效应细胞。在急性 GVHD 的起始阶段,供者 T 细胞的活化发生在脾、淋巴结或派伊尔结。然后迁移到次级淋巴器官,T 细胞迁移需要选择素 CD62L、整合素 α4β7 以及趋化因子和(或)趋化因子受体 CCL2-5、CXCL-2、CXCL9-11、CCL-17 和 CCL27 等的参与。

进入急性 GVHD 的效应阶段后,活化的供者 T 细胞迁移至皮肤、肝脏、消化道等部位,导致靶器官 / 组织损伤。近年来的研究发现中枢神经系统、骨髓及肺等也是急性 GVHD 的靶器官。靶器官表达的趋化因子与供者活化 T 细胞上的趋化因子受体结合,趋化细胞到相应组织。活化的 CD4⁺ 和 CD8⁺T 细胞产生前炎症因子,形成"因子风暴"。导致因子风暴的原因还有消化道内皮细胞损伤,促使内毒素进入血液循环。活化的同种 T 细胞预激的巨噬细胞对内毒素高度敏感,产生前炎症因子,如 TNF-α 和 IL-1,导致组织损伤。动物实验表明抗体阻断 TNF-α 和 IL-1 可缓解急性 GVHD。细胞因子在急性 GVHD 发病过程中起着复杂的作用。例如,活化的 T 细胞产生 IFN-γ,后者使巨噬细胞对内毒素高度敏感。另一方面,中和 IFN-γ 或应用不产生 IFN-γ 的 T 细胞可加重 GVHD。这些结果提示 IFN-γ 在促进和控制小鼠 GVHD 过程中发挥复杂的双重作用。最近研究发现 Th1、Th2 和 Th17 细胞均参与急性 GVHD 的发生,只不过不同的亚群介导不同靶器官的损伤。细胞介导的细胞毒机制参与急性 GVHD 的发生,尤其是在接受减低剂量预处理的受者。在 mHA 不合引发的 GVHD 模型中,供者 T 细胞缺乏 FasL 可导致消瘦等,但不引发皮肤和肝脏的损伤。在 Fas 缺乏的受者,肝脏 GVHD 程度减轻,但是皮肤、消化道 GVHD 加重。拮抗 FasL 可阻止 GVHD 累及肝脏,但对消化道 GVHD 无作用。中和 TNF-α 对肠道 GVHD 有效,但对肝脏 GVHD 无影响。同时中和 FasL 和 TNF-α 可防止所有靶器官损害。可见,导致急性 GVHD 不同靶器官损害的机制不同。

NK 细胞也是急性 GVHD 的效应细胞之一。然而,在特定情况下,活化的供者 NK 细胞可减轻 GVHD 程度。机制可能涉及供者 NK 产生 TGF- 和 IL-4 或 NK 清除受者 DC。供者 CD4⁺CD25⁺Treg 也能减少小鼠模型 GVHD 程度。Treg 阻止急性 GVHD 发生与他们分泌 IL-10 有关。此外,髓系来源抑制性细胞、调节性 B 细胞(Breg)、调节性单核细胞以及 MSC 在急性 GVHD 发病中的作用也备受关注。近年来,对急性 GVHD 发病机制认识的进展使以下方法成为可能:①选择性去除移植物中能识别受者同种抗原的供者 T 细胞预防 GVHD;②移

植物中超大量 $CD34^+$ 造血干细胞对同种反应性 T 细胞的免疫否决作用；③干扰 T 细胞活化所需的共刺激分子信号；④针对 T 细胞体内迁移的抗体；⑤应用促使识别受者同种抗原的供者 T 细胞凋亡的药物；⑥过继回输 $CD4^+CD25^+Foxp3^+$Treg、MSC；⑦保护胃肠道黏膜完整性的手段及中和内毒素的抗体等。

三、慢性移植物抗宿主病

与急性 GVHD 不同，慢性 GVHD 发病机制知之较少，而且急性 GVHD 和慢性 GVHD 之间的关系也不清楚。在小鼠，胸腺阴性选择功能缺陷可导致慢性 GVHD 发生。在小鼠模型中慢性 GVHD 的临床表现类似系统性红斑狼疮，但临床移植后慢性 GVHD 表现个体差异很大。慢性 GVHD，皮肤增厚、Ⅰ型胶原纤维沉积发生在供者 T 细胞和活化的巨噬细胞浸润前，这些细胞高表达 TGF-β1。在这个模型中，应用 TGF-β 中和抗体可以阻止纤维化的发展。在人类，慢性 GVHD 患者与非慢性 GVHD 患者相比，前者 $CD4^+$ 和 $CD8^+$T 细胞中涉及 TGF 途径的基因表达下调。对这个矛盾现象的解释是 TGF-β 在移植后早期可以抑制免疫反应，但是晚期可以引发纤维化。

在人类和小鼠，慢性 GVHD 与自身抗体的产生有关。Ⅱ期临床显示应用 B 细胞特异单克隆抗体可以改善慢性 GVHD 临床表现。关于 Treg 与慢性 GVHD 的关系的结论不一致。其他研究显示慢性 GVHD 患者分泌 IL-4 的 CD8 细胞数量增多，$CD4^+$ 记忆 T 细胞以效应记忆 T 细胞为主，中枢记忆型减少。近年来，Breg 在慢性 GVHD 发病过程中的作用的机制也越来越受到关注。总之，这些结果显示 T 细胞、B 细胞、非淋巴细胞、Breg 和 Treg 均可能参与慢性 GVHD 的发病。

四、移植物抗白血病效应

Allo-HSCT 治愈疾病不仅依赖于预处理（强烈的放化疗）对肿瘤细胞的杀伤，而且还依赖于移植物介导的抗肿瘤效应，即 GVL 效应。临床研究发现复发患者停用免疫抑制剂后部分患者能获得缓解。多种机制和细胞可能与 GVHD 相关的 GVL 效应有关：①表达同种抗原的肿瘤细胞可能作为 GVHD 效应细胞的直接靶细胞；②GVHD 可活化的 NK、淋巴因子活化的杀伤细胞等效应细胞发挥抗白血病作用；③GVHD 发生过程中的某些细胞因子，如 TNF-α 可能起到 GVL 效应。供者 $CD4^+$T 细胞是控制 GVL 的主要细胞，该细胞需要被 MCH Ⅱ类抗原活化。一些非肿瘤细胞表达的 MHC Ⅱ类抗原也可活化 $CD4^+$T 细胞发挥 GVL，提示 $CD4^+$T 细胞可以通过间接途径杀伤肿瘤。除了 $CD4^+$T 细胞和 $CD8^+$T 细胞外，在单倍体相合移植模式中，Ruggeri 等学者发现供者来源的同种反应性 NK 可以杀伤白血病细胞发挥 GVL 效应。此外，NKT 细胞、T 细胞在 GVL 中的作用近年来也备受关注。此外，宿主 DC 是 GVL 效应必需的，尽管供者 DC 也参与抗白血病作用的发挥。髓系来源的 DC 不仅能活化 Th 细胞，而且还能通过 HLA Ⅰ类分子限制性抗原肽刺激 $CD8^+$ 细胞毒性 T 细胞活化。活化的 DC 给 CTL 提供“允许杀伤”信号。APC 表达 HLA Ⅱ类分子刺激 $CD4^+$T 细胞活化，参与 $CD8^+$CTL 介导的 GVL 效应。

临床上，移植学者们关心的一个重要问题是能否实现 GVHD 和 GVL 效应分离。目前分离 GVHD 和 GVL 的策略包括降低受者环境中的前炎症因子的水平以及增加具备肿瘤特异性的供者 T 细胞数量。针对以上策略采取的方法有：①减低预处理剂量（RIC）联合 DLI；

②用肿瘤抗原免疫供者或受者；③体外用肿瘤抗原刺激供者 T 细胞。然而，这些方法中只有 RIC+DLI 成为临床移植的常规方法。借助小鼠模型，Couturier 等学者发现不表达 IL-22 的供者 T 细胞在缓解移植后 GVHD 发生的同时保留了 GVL 效应。Yu 等的研究表明靶向 T 细胞转录因子 T-bet 和 RORγt 可阻断辅助 T 细胞向 Th1 和 Th17 分化，促使其向 Th2 和 Treg 分化，从而有效降低了 MHC 不合小鼠移植后 GVHD 的发生率，并保留了颗粒酶阳性 $CD8^{+}$T 细胞介导的抗肿瘤活性。可见，实现 GVHD 和 GVL 的分离仍有很长的路要走。

五、移植后免疫重建

Allo-HSCT 后在受者体内，供者来源的细胞的免疫功能的正常重建决定着移植预后。重建良好的 T 细胞、B 细胞和 NK 细胞等可有效防御细菌、真菌和病毒感染，并控制白血病复发。移植后免疫细胞的重建有两种途径：其一是来自于移植物中的成熟免疫细胞；其二是移植物中的 HSC 在受者体内植入，随后发育分化为成熟的免疫细胞。以 T 细胞重建为例，T 细胞重建可分为非胸腺依赖和胸腺依赖。前者指移植物中的初始 T 细胞、记忆 T 细胞以及同种反应性 T 细胞等在受者体内的分化；后者指 HSC 在骨髓发育成 T 前体细胞后，迁移到胸腺发育、分化为功能形成的 T 细胞。不同的移植模式中，免疫重建的规律各异。此外，免疫重建的良好与否与移植预后密切相关(详见第三篇第九章移植后免疫重建)。

综上所述，造血干细胞移植免疫不仅涉及植入 / 移植排斥、GVHD、GVL 效应以及免疫重建，而且还涉及移植细菌、真菌和病毒的感染防治等。目前移植免疫领域还有诸多问题尚未解决，例如移植后植入不良 / 植入失败的机制仍不清楚；慢性 GVHD 的发病机制亟待阐明；在小鼠等动物模型上发现的诱导免疫耐受的方法仍未能很好地转化临床等等。令人欣喜的是，近 10 年来国内外学者在跨越 HLA 不合移植屏障的机制研究方面取得了诸多进展，并建立了多种 HLA 单倍体相合造血干细胞移植模式，彻底解决了供者来源问题，使我们迎来了人人都有移植供者的时代。因此，对移植免疫学认识的不断深入必将为 allo-HSCT 的不断完善奠定坚实的理论基础，使患者受益于移植带来的 GVL 益处的同时免受 GVHD、感染等其他并发症之苦，将移植治疗人类疾病的安全性、有效性提高到一个新水平。

(常英军　黄晓军)

参考文献

1. Thomas ED, Lochte HL, Jr., Lu WC, Ferrebee JW. Intravenous infusion of bone marrow in patients receiving radiation and chemotherapy. New Eng J Med, 1957, 257(11): 491-496.
2. 周光炎 . 免疫学原理 . 第 4 版 . 北京：科学出版社，2018.
3. 黄晓军 . 实用造血干细胞移植 . 北京：人民卫生出版社，2014.
4. Cooper MA, Fehniger TA, Caligiuri MA. The biology of human natural killer-cell subsets. Trends Immunol, 2001, 22(11): 633-640.
5. Zhao XY, Chang YJ, Huang XJ. Conflicting impact of alloreactive NK cells on transplantation outcomes after haploidentical transplantation: do the reconstitution kinetics of natural killer cells create these differences? Biol Blood Marrow Transplant, 2011, 17(10): 1436-1442.
6. Ciurea SO, Cao K, Fernadez-Vina M, et al. The European Society for Blood and Marrow Transplantation (EBMT) Consensus Guidelines for the Detection and Treatment of Donor-specific Anti-HLA Antibodies (DSA) in

Haploidentical Hematopoietic Cell Transplantation. Bone Marrow Transplant, 2018, 53(5): 521-534.

7. Ferrara JLM, Levine JE, Reddy P, Holler E. Graft-versus-host disease. Lancet, 2009, 373(9674): 1550-1561.
8. Zeiser R, Blazar BR. Acute Graft-versus-Host Disease - Biologic Process, Prevention, and Therapy. N Engl J Med, 2017, 377(22): 2167-2179.
9. Zeiser R, Blazar BR. Pathophysiology of Chronic Graft-versus-Host Disease and Therapeutic Targets. N Engl J Med, 2017, 377(26): 2565-2579.

第三章

人类白细胞抗原及其在造血干细胞移植中的作用

MHC 也被称为人类白细胞抗原(HLA)复合体,位于人第 6 号染色体短臂 6p21.31,DNA 片段长度约为 4Mb。MHC 的基因产物是参与抗原递呈和 T 细胞激活的关键分子,在免疫应答的启动和调节中发挥重要作用。在免疫过程中,T 细胞特异性识别 APC 所递呈的抗原肽 -MHC 分子复合物,即外来抗原需要经过 APC 的处理并与“自己”的 MHC 分子结合后才能被 T 细胞识别,从而引发一系列免疫反应。MHC 在抗原递呈过程中的作用也就解释了 MHC 在人群中的高度多态性:MHC 的多态性越广,免疫系统能处理的抗原肽就越多。因此,MHC 通过选择能够结合并递呈给 T 细胞的抗原影响 T 细胞的免疫反应。鉴于此,MHC 分子在移植中也具有重要的作用。

20 世纪 50 年代初人们发现多次输血患者的血清能够使献血者的白细胞凝集,直到 1958 年 Dausset 检出了第一个人类白细胞抗原。因为该抗原首先在白细胞表面被发现,因此人类 MHC 被称为人类白细胞抗原。1964 年举行了第一届国际性组织相容性讨论会(IHWS),通过国际间的协作,大大加快了 HLA 的研究进展,同时也将 HLA 分型方法和 HLA 命名标准化。

第一节　人类白细胞抗原的结构、功能和特征

HLA 基因位于人第 6 号染色体短臂 p21.31,按照其在染色体上的排列分为 3 个区:HLA Ⅰ、HLA Ⅱ和 HLA Ⅲ类基因区,这段区域在 1999 年首次被测序。虽然Ⅰ类和Ⅱ类的序列和结构有所不同,但其编码的蛋白结构和功能类似,都属于免疫球蛋白基因超家族的成员,在控制 T 细胞识别及在移植中决定组织相容性都具有重要的作用。HLA Ⅰ类和Ⅱ类分子结构上的差异决定了它们在活化不同 T 细胞所起的作用不同。细胞毒性 T 淋巴细胞识别 HLA Ⅰ类分子 - 抗原肽复合物,而辅助性 T 细胞识别 HLA Ⅱ类分子 - 抗原肽复合物。HLA Ⅰ类和Ⅱ类分子主要是由不同的 α 链和 β 链组成的二聚体组成。Ⅰ类分子最初是由血清学方法分型,而Ⅱ类分子是由功能分析如混合淋巴细胞反应进行分型。

一、HLA 的结构和功能

(一) HLA Ⅰ类区域

位于Ⅰ类基因区的 HLA-A、HLA-B 和 HLA-C 基因属于经典 HLA Ⅰa 类基因，编码的 HLA-A、B 和 C 抗原构成了决定移植成功与否的主要Ⅰ类分子。HLA-A、B 和 C 基因都具有高度的多态性。截至 2018 年 8 月，HLA-A 位点有 4340 个等位基因，HLA-B 位点有 5212 个等位基因，HLA-C 位点有 3930 个等位基因，HLA-B 位点在人类基因组是最具多态性的位点。HLA-A、HLA-B 和 HLA-C 基因都由 8 个外显子和 7 个内含子组成。1 外显子是一个引导序列；2、3 和 4 外显子分别编码Ⅰ类分子胞外区的 α1、α2 和 α3 结构域；5 外显子编码穿膜区；6、7 和 8 外显子编码胞质区。α1 和 α2 结构域构成与抗原肽结合及被 T 细胞 TCR 识别的肽结合槽，Ⅰ类分子的多态性主要位于该区域，决定了不同Ⅰ类分子所结合、递呈抗原肽的差异。Ⅰ类分子均含有两条多肽链，一条是由 HLA 基因编码的 α 链或重链，另一条为第 15 号染色体上非 HLA 基因所编码的 β 链或轻链，即 β2 微球蛋白。β 链与 α3 结构域结合，与 α 链的胞外部分相互作用。从空间结构上来说，Ⅰ类分子由 2 个 α 螺旋和 8 股反向平行的 β 折叠共同组成与抗原肽结合的功能槽构成。

(二) 非经典 HLA Ⅰ类基因

除经典Ⅰ类基因外，Ⅰ类区域还包括许多其他基因，如 HLA-E、HLA-F、HLA-G 和Ⅰ类链相关基因 -MICA 和 MICB。HLA-E、F 和 G 位点的基因称为 Ⅰb 基因，在免疫应答中具有特殊的作用，其编码产物在获得性和固有免疫途径都具有重要的作用。经典Ⅰa 分子和非经典Ⅰb 分子区别主要是其产物分布不同：Ⅰa 分子广泛表达于所有有核细胞表面，在所有组织中都有表达；Ⅰb 分子组织分布有限，具有组织特异性。在这三种 Ⅰb 分子中，HLA-E 的表达最广泛；HLA-G 主要表达于胎盘组织；HLA-F 主要表达于膀胱、肝脏和胎盘。三种分子的功能尚未完全清楚，但是它们至少部分作为 NK 细胞受体的配体，调节 NK 细胞的功能。HLA-E 分子与 NK 细胞抑制性受体 CD94/NKG2A/C 相互作用，调节 NK 细胞和部分 T 细胞的杀伤活性。HLA-G 可与 NK 细胞抑制性受体 KIR 结合，发挥抑制效应。MICA 和 MICB 基因的编码产物与经典Ⅰ类分子具有高度的同源性，主要表达于肠黏膜上皮细胞，不与 β2 微球蛋白结合，也不与抗原肽结合，作为配体与激活性受体 NKG2D 结合。

(三) HLA Ⅱ类区域

位于Ⅱ类基因区的 HLA-DR、HLA-DP 和 HLA-DQ 属经典Ⅱ类基因，与Ⅰ类基因一样，也具有高度的多态性，在 DRB1 位点具有超过 2268 个等位基因。Ⅱ类分子均为双肽链分子，由 α 和 β 链组成。HLA-DR、HLA-DQ 和 HLA-DP 抗原的 β 链分别由 DRB、DQB 和 DPB 基因编码，多态性的 HLA-DR β 链由四个不同的 DRB 基因(DRB1、DRB3、DRB4 和 DRB5)编码，多种 HLA-DRB 基因作为一个基因单位或单倍型遗传。例如，DR1 包括四个基因：一个多态性 DRB1 基因，一个非多态性 DRA 基因和两个假基因。而 DR3 包括五个基因：一个多态性 DRB1 基因、一个非多态性 DRA 基因、一个多态性 DRB3 基因和两个假基因。另外 HLA-DQ 基因的编码产物可出现反式组合，即 HLA-DQ α 和 β 链分别由不同染色体上的 DQA1 和 DQB1 基因所编码。因此，HLA Ⅱ类分子在个体水平具有极为丰富的多样性。

(四) HLA Ⅲ类区域

HLA Ⅲ类区域位于 HLA Ⅱ类和Ⅰ类之间，包括 C2、C4、Bf 基因、TNF-α、TNF-β 基因、热

休克蛋白等。Ⅲ类基因与许多疾病密切相关，如 Graves 病、Crohn 病和系统性红斑狼疮。

二、HLA 的特征

(一) 连锁不平衡

截至 2018 年 8 月，超过 4340 个 HLA-A、5212 个 HLA-B、3930 个 HLA-C、2268 个 HLA-DRB1、1257 个 HLA-DQB1 和 1014 个 HLA-DPB1 等位基因被发现(http://www.ebi.au.uk/imgh/hla)。假如每一个 HLA 等位基因随机组合，人群中将会有超过 9.26×10^{17} 个 HLA-A、B、C、DRB1、DQB1 的组合，寻找一个相合的供者无异于大海捞针。然而 HLA 基因并非完全随机组合，某些基因比其他基因能更多地连锁在一起，从而出现连锁不平衡。例如，在中国南方人中 HLA-A2 和 HLA-B46 频率分别为 0.3153 和 0.1113。若随机组合，则 A2-B46 的预期频率为 $0.3153 \times 0.1113=0.03509$。但实际所测得 A2-B46 的频率为 0.08123。实测频率与预期频率间的差值为连锁不平衡参数。

HLA-B 和 HLA-C 之间、HLA-DR 和 HLA-DQ 之间存在强连锁不平衡，如果患者和供者的 HLA-A、HLA-B 和 HLA-DR 位点全相合，那 HLA-C 和 HLA-DQ 也可能相合；相反，如果 HLA-B 或 HLA-DR 不相合，则 HLA-C 或 HLA-DQ 不相合的几率也会大大增加。

(二) 单倍型遗传

HLA 等位基因在遗传过程中作为一个完整的遗传单位由亲代传给子代，即是以单倍型形式连锁遗传的。对某个个体的单倍型的确认，严格来说只能通过家系调查确认分离标记。家系分析对准备进行 allo-HSCT 的患者具有重要的作用。只有通过家系分析才能确定与患者基因型相合的同胞能否作为供者。HLA 等位基因的遗传规律遵从孟德尔遗传定律，子代可随机地从亲代双方各遗传一个 HLA 单倍型。因此在同一家庭内的同胞兄弟姐妹们中，两个单倍型完全相同的概率为 25%，一个单倍型相同的概率为 50%，两个单倍型完全不同的概率为 25%。父母与子女之间则必然有一个单倍型完全相同(图 1-3-1A)。因此，在临床 allo-HSCT 选择合适的供者时，从家庭内寻找到合适供者的概率比无血缘关系大的多。HLA 基因型全相合的同胞之间不但 HLA 的等位基因完全相同，所有与 HLA 单倍型连锁的基因也完全相同；单倍型相同的同胞之间的一个单倍型相同，另外一个单倍型虽然不同，但实际工作中会发现有相同的 HLA 等位基因，这取决于父亲或母亲是否有纯合子的位点(图 1-3-1B)。另外实际工作中还会发现父亲或母亲的某个 HLA 等位基因在遗传给子代的过程中发生重组，从而导致本应该两条单倍型相合的同胞之间某个等位基因不相同(图 1-3-1C)。图 1-3-1A~图 1-3-1C 显示了 HLA 家系调查中可能出现的情况。

当非血缘志愿者作为供者，不能进行家系分析时，单倍型的确认只能采用统计学方法，通过人群中已知 HLA 等位基因或抗原的频率计算单倍型的频率。表 1-3-1 显示了世界主要种族人群中占优势的 HLA 单倍型。全世界不同国家的学者都已经对供者骨髓库中 HLA 基因和单倍型的频率进行了研究，这不仅有助评估寻找到合适供者的几率，对估算合适的骨髓库规模及构成也具有重要的意义(http://www.allelefrequencies.net)。

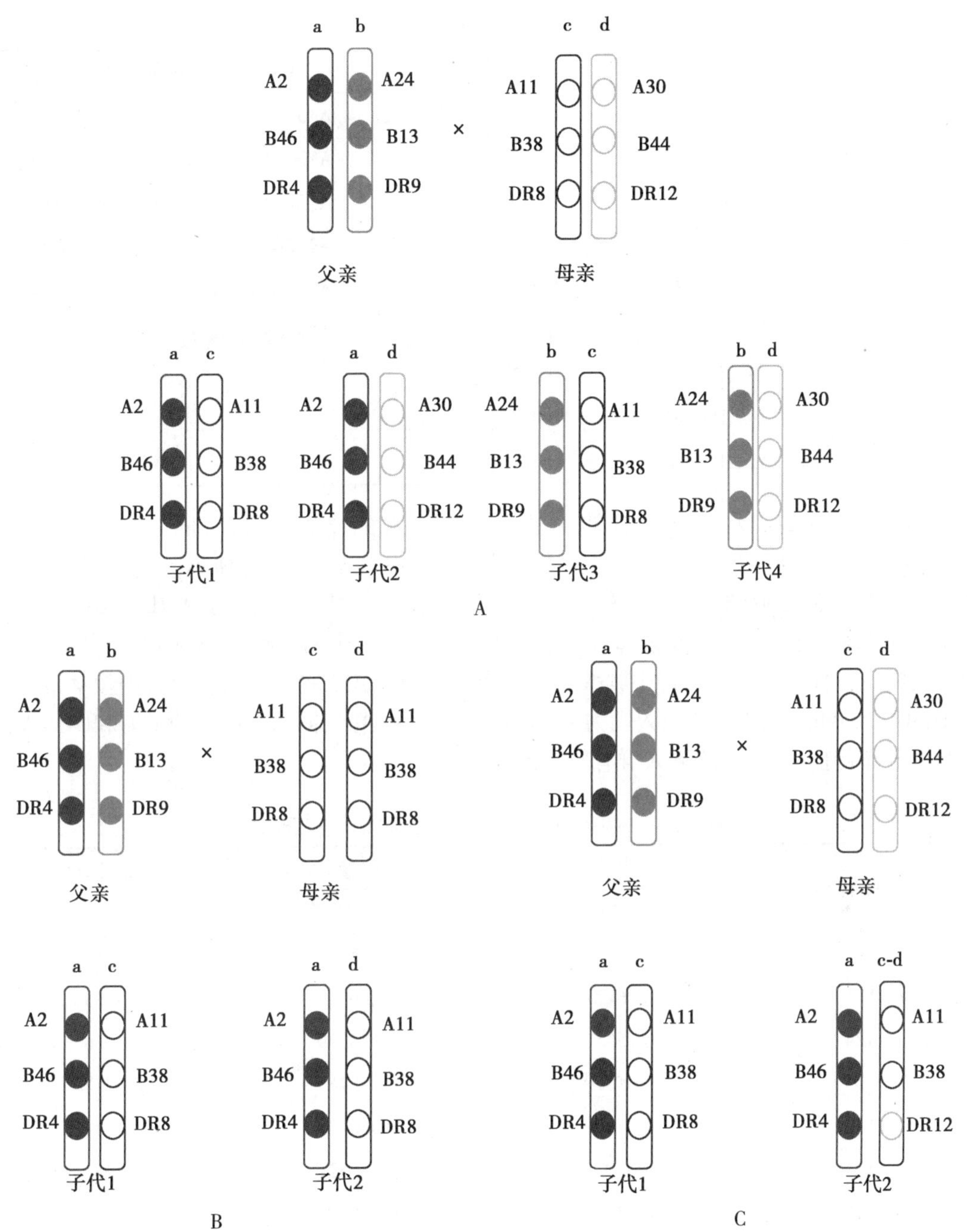

图 1-3-1　HLA 家系调查中可能出现的情况

表 1-3-1　不同人群中 HLA 单倍型的频率

人群	HLA-A、-B、-DR 单倍型	频率	人群	HLA-A、-B、-DR 单倍型	频率
北美高加索人	A1、B8、DR3	0.0518	北美非洲人	A30、B42、DR3	0.0168
	A3、B7、DR2	0.0263		A1、B8、DR3	0.0124
	A2、B44、DR4	0.0215		A3、B7、DR2	0.0076

续表

人群	HLA-A、-B、-DR 单倍型	频率	人群	HLA-A、-B、-DR 单倍型	频率
意大利人	A1、B8、DR3	0.0277	日本人	A*3303、B*4403、DR*1302	0.098
	A2、B18、DR5	0.0174		A*2402、B*5201、DR*1502	0.083
	A2、B51、DR5	0.0155		A*2402、B*5401、DR*0405	0.036
德国人	A1、B8、DR3	0.0624	中国人	A2、B46、DR9	0.0456
	A3、B7、DR15	0.0344		A30、B13、DR7	0.0451
	A2、B7、DR15	0.0223		A33、B58、DR17	0.0325
韩国人	A33、B44、DR13	0.0433			
	A33、B58、DR13	0.0303			
	A24、B7、DR1	0.025			

HLA 抗原/基因在不同的种族中的分布有较大的差异。另外，同一种族，不同地域、不同数量的调查对象也导致一定的差异。例如 HLA-B8 在高加索人群中非常普遍(5.1%~13.5%)，而在亚洲人群中比较少见(0.67%~1.3%)。中国人群的 HLA 基因频率分布则显示出了明显的南北差异、东西差异。表 1-3-2 显示了中国不同地域主要的 HLA 基因频率分布的特点。如中国北方人群中频率最高的为 HLA-A2、B13 和 DR15；上海人中频率最高的为 HLA-A2、B46 和 DR9，四川人则为 HLA-A11、B46 和 DR9；同属于南方的上海和四川人群的频率分布趋向一致，与北方人群有较大差异。

表 1-3-2　中国人群不同地域主要的 HLA 基因频率

基因型	北方	南方 - 上海	南方 - 四川
	频率	频率	频率
A2	0.316554	0.31339	0.2913
A11	0.162273	0.226357	0.3165
A24	0.155573	0.173399	0.1716
A33	0.055105	0.088765	0.0814
A30	0.072798	0.060021	0.0247
A31	0.040284	0.035521	0.0251
A26	0.034914	0.026308	0.0283
A1	0.057465	0.02448	0.023
A3	0.056357	0.019036	0.0163
A32	0.01971	0.009499	0.006
B46	0.059289	0.111665	0.1667
B13	0.117842	0.105421	0.0898
B60	0.062128	0.100891	0.0898
B62	0.075782	0.082178	0.0607

续表

基因型	北方	南方 - 上海	南方 - 四川
	频率	频率	频率
B58	0.031559	0.06832	0.0755
B51	0.075738	0.06794	0.0571
B61	0.073332	0.058326	0.0361
B75	0.038981	0.050579	0.0654
B35	0.06059	0.043136	0.0378
B54	0.030623	0.035426	0.0288
B27	0.016785	0.0305091	0.0168
B55	0.013826	0.029925	0.0393
B39	0.015667	0.028002	0.0243
DR9	0.12463	0.187295	0.1802
DR12	0.110349	0.141114	0.1237
DR4	0.103225	0.12718	0.1031
DR15	0.183206	0.119127	0.121
DR7	0.124661	0.08728	0.0437
DR8	0.49074	0.080598	0.0783
DR11	0.079134	0.061867	0.0641
DR17	0.040241	0.055052	0.0538
DR14	0.066093	0.049113	0.0864
DR13	0.04564	0.04561	0.0633
DR16	0.024954	0.018122	0.0427
DR1	0.030453	0.014486	0.0203
DR10	0.01761	0.013154	0.0166
DR18	0.000042	0	0

第二节　人类白细胞抗原的分型技术及其临床应用

1958 年发现了第一个 HLA 抗原之后，人们对 HLA 系统的基因结构和生物学功能的兴趣与日俱增。由于早期的 HLA 抗原都是科学家在各自的实验室采用自己的试剂、抗血清及细胞板发现的，因此各个实验室需要交换各自的试剂用于比较各自的抗血清、实验方法并建立统一的名称和标准化的试验方法。于是 1964 年成立了国际 HLA 协作组，为各实验室交换试剂和未发表的数据提供了一个交流的平台。

一、HLA 的分型技术

（一）血清学方法

在 PCR 技术发明之前，HLA Ⅰ类抗原是由补体依赖的微量细胞毒试验和一些含有 HLA 抗体的抗血清检测。这些抗血清都具有 HLA 特异性，通常从经产妇的外周血提取获得。使用血清学方法检出的 HLA 抗原存在交叉反应现象。比如一位个体受到 HLA-A2 抗原的免疫刺激后产生 HLA 抗体，该抗体不仅能与 A2 抗原反应，还能与 A28、A68 等抗原反应。交叉反应抗原可分为交叉反应组。早期推测同属于一个交叉反应组的抗原具有共同的抗原决定簇。近年对 HLA 的 DNA 序列分析发现，交叉反应抗原具有非常类似的氨基酸序列。由于交叉反应抗原之间的免疫原性较接近，因此早期的非血缘移植，当没有找到 HLA 全合的供者时，具有交叉反应抗原的供者将被优先选择。

（二）细胞学方法

体外混合淋巴细胞培养技术（mix lymphocyte culture，MLC）用于检测供受者间 HLA-D 抗原的相容性。如果供受者间 HLA-D 抗原不相容，则 MLC 方法中淋巴细胞将被活化并产生增殖，增殖程度与个体的 HLA-D 抗原的不相容程度成正比。MLC 有两种方法，一种是双向 MLC，两个个体的淋巴细胞不作任何处理，直接混合培养，这时双方相互识别，均被激活；另一种是单向 MLC，一个细胞不作处理，另一个细胞用丝裂霉素 C 或照射处理，使其不能活化增殖，但具有刺激能力。在 HLA-D 分型中，将已知型的纯合子分型细胞，经过处理使其失去应答能力后，和不作处理的受检细胞混合培养，如受检细胞无应答说明它具有和已知型的纯合子细胞相同的 D 抗原。由于 MLC 并不能预测临床上重度急性移植物抗宿主病（aGVHD）的发生风险，因此在 20 世纪 80 年代后期，随着分子分型技术的发展，DNA 分型技术逐渐取代了 MLC 技术在Ⅱ类分子分型中的应用。

（三）DNA 分型技术

进入 20 世纪 80 年代后期，PCR 技术的发明将 HLA 的分型技术带入了 DNA 分型研究阶段。Bidwell 等利用限制性片段长度多态性分析（restriction fragment length polymorphism，RFLP）对 HLA Ⅱ类抗原在 DNA 水平进行分型，随后利用该项技术发现了Ⅱ类区域许多以往未检测出的多态性。众多的 DNA 分型技术相继被发明，目前有三种主要的技术应用于临床及科研：序列特异性引物（sequence-specific primer，SSP）方法、序列特异性寡核苷酸探针（sequence-specific oligonucleotide probe，SSOP）杂交和 DNA 序列测定（sequence-based typing，SBT）。SSP 技术是一种简单、低成本的用于 HLA 低、中分辨分型的方法；SSOP 和 SBT 方法是一种 HLA 高分辨、大通量的分型方法。随着这些技术在研究及临床应用的增多，促使了新 HLA 等位基因的发现。

（四）第二代测序技术

第二代测序技术通过捕捉新合成的末端标记来确定 DNA 的序列，即边合成边测序。第二代测序技术是一种高通量测序技术，具有检测速度快、准确率高、实验周期短等优点。另外第二代测序可以直接获得唯一的等位基因分型结果，解决了 SBT 分型中模棱两可的分型结果，也有利于新 HLA 等位基因的发现。虽然目前第二代测序技术并不是主流的 HLA 分型技术，但是随着技术的进一步发展及成本的降低，其临床应用也会更加普遍。

二、HLA 分型的临床应用

(一) 在 DNA 水平的 HLA 分型

目前在临床和实验室采用的 HLA 分型方法都是基于 PCR 技术的对基因组 DNA 中特异性 HLA 基因的扩增。以 PCR 技术为基础的分型方法可分为两大类:一种是确定每一个等位基因的所有编码区的序列,如 SBT;另一种是确定编码区的部分序列,如 SSOP 或 SSP。这些方法揭示了 HLA 基因和其所编码的抗原之间的关系。如 HLA-A 位点的等位基因由两个分别来自亲代的基因组成,称为基因型(如 A*02:01,11:01)。每一个等位基因由特定的核苷酸序列组成,编码表达于细胞表面的 HLA 分子。每一个 HLA 分子与 HLA 抗体相互作用发挥功能,因此 HLA 分子被称为 HLA 抗原。一个位点的两个 HLA 抗原称为表型(如 HLA-A2,A11)。由血清学方法命名的表型(如 HLA-A2)可以有两个或更多的基因型(如 HLA-A*02:01,02:07 和 02:05)。目前越来越多的 HLA Ⅰ类和Ⅱ类基因都不是由血清学方法,而是由 DNA 分型方法发现的。为了将血清学的命名和 DNA 分型方法的命名相互转化,定义了"等价血清学方法"。由于新的 HLA 等位基因不断被发现,2010 年采用了新的 HLA 命名方法,如 HLA-A*02:101:01:02N,* 号后面的 2 位数指等位基因的名称;第 1 个冒号后面指 HLA 特异性蛋白序列;第 2 个冒号后面指 DNA 编码区的无义突变;第 3 个冒号后面指非编码区序列的不同,N 指不表达基因(http://hla.alleles.org/nomenclature/naming.html)。

DNA 分型方法可有 3 种分辨水平的分型结果。一种是低分辨(low resolution)分型,分型结果可以指定到 * 号后第 2 位数,相当于血清学分型的抗原水平,如 HLA-A*02;第二种是高分辨(high resolution)分型,分型结果是特定的表达等位基因的组合,它们编码 HLA 分子上抗原结合位点的蛋白质序列。包括分别编码Ⅰ类分子胞外区的 α1、α2 结构域的 2、3 外显子,编码Ⅱ类分子胞外区的 α1、β1 结构域的 2 外显子。其表达格式有①NMDP 的 Code 码命名系统,如 A*02:GNZC 代表 A*02:01/02:07/02:09 等 3 个等位基因组合。②美国组织相容性和免疫遗传学协会(ASHI)制定的 P 编码命名系统,如 A*02:05P 代表 A*02:05:01/ A*02:05:02/ A*02:05:03/ A*02:05:04/ A*02:05:05/ A*02:05:06 等 6 个等位基因。③第三种是等位基因分型,分型结果是独一无二的 DNA 核苷酸序列,可以指定到 * 号后 4~8 位数,如 A*02:07 和 A*02:01:01:01。我们常用的 SBT 方法和 SSOP 方法都可以获得高分辨水平的分型结果,但是要得到唯一的等位基因分型,只能通过 SBT 的方法。清楚分型结果是低分辨还是高分辨有助于选择合适的供者。患者和供者在低分辨水平的相合,可能高分辨水平不相合。

(二) 不相容的方向性

1994 年,Anasetti 等提出了在亲缘性单倍体相合 HSCT 中 HLA 不相容的方向性对植入失败和 aGVHD 的重要意义。在 allo-HSCT 中,同种反应性的方向有 HVG 方向和 GVH 方向。当受者不具有供者的 HLA 抗原或等位基因,即为 HVG 方向的同种识别;当供者不具有受者的 HLA 抗原或等位基因,即为 GVH 方向的同种识别。

如果在一个 HLA 位点的 HVG 和 GVH 方向的同种识别都存在,则供受者间的不相容为"双方向"。如果只存在一种,则称为"单方向"。当供者为纯合子而受者为杂合子,并且其中一个等位基因或抗原与供者相合,则只有 GVH 单方向不相容(如受者为 A*02:01,A*11:01;供者为 A*02:01,A*02:01)。当受者为纯合子而供者为杂合子,并且其中一个等位基因或抗原与受者相合,则只有 HVG 单方向不相容(如供者为 A*02:01,A*1101;受者为 A*02:01,A*02:01)。

(三)亲缘供者的 HLA 分型检测

对于准备进行 HSCT 的患者来说,首先在家庭成员中寻找合适的供者。父亲、母亲、同胞及其他近亲都是潜在的供者。通过 HLA 分型检测及家系分析确定患者的基因型、单倍型以及其他家庭成员的基因型、单倍型。当存在两个及以上的亲缘供者符合条件,其他因素如 HLA 不相合的数量、性别、年龄等因素就要详加考虑。

HLA 不相合/单倍体相合同胞的 HLA 相合程度取决于母亲或父亲的两条 HLA 单倍体是否编码相同的 HLA 抗原或等位基因。一个孩子的两条单倍体分别来自母亲和父亲,称为遗传性母系 HLA 抗原(IMA)和遗传性父系 HLA 抗原(IPA)。那么非遗传性母系 HLA 抗原(NIMA)和非遗传性父系 HLA 抗原(NIPA)分别指未遗传给子代的母系和父系单倍体。人们认为胚胎在子宫内发育过程中因暴露于 NIMA 而获得了免疫耐受,而对 NIPA 却没有。北京大学血研所及其他学者都发现 NIMA 不相合的同胞供者移植后 aGVHD 的发生率低于 NIPA 不相合的同胞供者。

(四)非血缘供者的 HLA 分型检测

1990 年以前,非血缘供者选择的标准只需要 HLA-A、B 和 DR 抗原相合即可,但是血清学定义的 HLA 抗原相合等位基因水平并不一定相合。因此在 90 年代早期,DRB1 的分型已经由血清学分型改进为 DNA 水平的分型,并逐渐应用于 HLA-A 和 HLA-B 位点的分型。学者们通过回顾性分析 HLA 基因水平的不相合对移植预后的影响,发现了 HLA-C 和 HLA-DQB1 对移植预后也有重要的影响。因此供者的选择标准开始增加至 5 个位点:HLA-A、B、C、DRB1 和 DQB1。供受者 5 个位点的 10 个等位基因完全相同称为“10/10 相合”;“8/8 相合”指 HLA-A、B、C 和 DRB1 4 个位点等位基因完全相同;“6/6 相合”指 HLA-A、B 抗原水平相合,DRB1 抗原水平或基因水平相合,主要用于脐血移植。除了非血缘供者的 HLA 相合,移植前检测受者血清中的抗 -HLA 抗体也很重要。当有两个或多个非血缘供者具有同等 HLA 相合程度,则需要考虑其他如 CMV 血清状态、供者年龄、供者性别和 ABO 血型等选择标准。

(五)供受者 HLA 不相合对移植预后的影响

1. 非血缘 HSCT　对 3857 例 NMDP 的患者资料分析后发现,8/8 相合的 OS 最高,HLA 错配程度越高死亡率越高。日本骨髓捐献者登记中心(JMDP)的研究表明,单一位点的错配(7/8 相合)死亡率高于 8/8 完全相合。中华骨髓库(CMDP)835 例供受者对的资料显示,HLA 不相合(包括 9/10、8/10)的患者移植后 OS(73.15%)略低于全相合(79.83%)的患者,但并没有统计学的差异;一个等位基因及一个抗原水平都不合的患者移植后 OS、DFS 显著降低,移植相关死亡明显增高。对于 HLA-A、B、C、DRB1 和 DQB1 这 5 个位点,NMDP 的资料显示,HLA-B 或 HLA-C 位点错配的生存率高于 HLA-A 或 HLA-DRB1 的错配;HLA-A、B 或 C 位点抗原错配的 aGVHD 的发生率明显增高。JMDP 1298 例的资料显示,HLA-A 或 HLA-B 位点不相合 OS 较差,而 HLA-C 或 HLA-DRB1 位点的错配并没有这一现象;HLA-A、B、C 和 DRB1 任一位点的错配都是重度 aGVHD 的危险因素。CMDP 的资料显示,HLA-A、B 或 C 位点不相合 OS 降低。单一 HLA-DQ 位点错配对移植预后没有影响,但是 HLA-DQ 同时联合 1 个或 2 个其他位点的错配降低了 OS,增加 aGVHD 的发生率。HLA-DP 位点错配增加了 aGVHD 的发生率,降低了复发率,因而对生存率没有影响。鉴于此,HLA-DP 位点的错配被认为是“可容许”的错配。虽然目前还没有在其他位点发现“可容许”的错配，但是中国和日本的学者都提出 A*02:01 与 A*02:06 等位基因错配相较与 A*02:01 与 A*02:05 或 A*02:07 增加了 aGVHD 发生率和死亡率，是“不可容许”的错配。

2. 非血缘脐血移植　以往的研究发现 HLA-A、B、C、DRB1 和 DQB1 在等位基因水平的全相合并没有改善移植预后，因此对 HLA 的相容程度要求较低，只需要 HLA-A 和 HLA-B 抗原水平相合、HLA-DRB1 等位基因水平≥4/6 相合即可。近年来，NMDP 的最新研究发现 HLA-C 位点错配移植相关死亡明显增加，HLA-C 和 HLA-DRB1 同时错配是死亡的高危影响因素。对于双份脐血移植，目前还没有匹配标准，一般认为 2 份脐血达到 HLA-A 和 HLA-B 抗原水平相合、HLA-DRB1 等位基因水平相合的移植效果最佳，最低 4/6 相合。

3. 单倍体相合　HSCT 在非清髓的单倍体移植中 HLA（A、B、C 和 DRB1）错配程度的增加并没有明显影响 aGVHD 的发生率和无病生存率。DRB1 抗原错配、2 个或 2 个以上Ⅰ类等位基因错配显著降低复发率，增加无病生存率；DQB1 抗原错配无影响。在清髓的单倍体移植中，Kanda 等对日本人的资料分析后发现，HLA（A、B、DRB1）抗原 / 等位基因错配是较低生存率和重度 aGVHD 的危险因素；一个位点等位基因错配移植后的生存率与非血缘全相合移植并无差异；Ⅰ类与Ⅱ类错配对预后的影响并没有区别。北京大学血液病研究所对 756 例供受者对比分析后发现，HLA（A、B、DRB1）抗原错配的程度与 aGVHD、生存率等预后都没有影响。虽然以往的资料显示 HLA-B 位点抗原水平不合与移植后 aGVHD 和移植相关死亡有关，但最近的研究显示 B 位点基因水平不合的移植相关死亡率降低，从而提高了生存率。与以往研究相一致的是供受者 HLA 错配程度仍然不影响预后，无论是抗原水平还是基因水平，无论是 3 个位点（A、B、DRB1）还是 5 个位点（A、B、C、DRB1、DQB1）。这些研究结果提示北京大学血液病研究所原创的非体外去 T 细胞的单倍体移植体系克服了 HLA 位点不合程度对预后的影响，但是具体到某个单独位点的作用需要进一步的研究和验证，同时其他非 HLA 因素，如 KIR 配型、供者年龄、供者性别、移植前疾病状态等可能起主导作用。

最近的研究发现，在不同的移植模式下，非血缘、同胞全相合及单倍体移植中，KIR 配型为 B/x 时，可大大改善 AML 患者的生存。因此，未来有可能将 KIR 配型纳入供者选择的标准。

（六）抗 HLA 抗体对移植预后的影响

近期的研究证实抗 HLA 抗体，尤其是供者特异性抗体（DSA）在 HSCT 中也发挥重要的作用。白血病患者常因输血而产生抗体，如果受者在移植前预存的特异性抗体正好针对供者基因型特异表达的抗原，这种抗体称为预存 DSA。NMDP 的研究发现植入失败的患者约 20% 都有 DSA，而对照组只有 1% 的患者有 DSA。Ciurea 等在非血缘相合移植中发现，DSA 是与植入失败唯一一个密切相关的因素。同样在脐血移植中也发现 DSA 明显降低中性粒细胞和血小板植入率，在双份脐血移植也发现 DSA 与植入失败、较低的生存率密切相关。Ciurea 等在单倍体相合移植中也发现 DSA 与植入失败相关。北京大学血液病研究所对 345 例进行单倍体相合移植的患者分析后也同样发现 DSA 与原发性植入失败密切相关。基于此项研究结果已将 DSA 的检测作为常规检测项目。NMDP 也推荐在无关供者错配移植和 CBT 前进行抗 HLA 抗体的检测。

HLA 编码的一系列分子在机体的免疫反应中具有非常重要的作用，决定了移植的成败。最初进行 HLA 分型的检测是为了寻找到最适合患者的 HLA 相合供者，以减少移植后的并发症。DNA 分型技术的快速发展使等位基因水平的 HLA 分型更加快速和精确。最近的研究发现在没有同胞全相合的供者时，供受者间“可容许”的错配并不影响移植预后，“可容许”的错配也大大增加了患者进行移植的几率，因此如何定义这种“可容许”的错配成为众多学者研究的热点。而相对于非血缘HLA全相合供者，单倍体相合的供者更具有优势，因为可能与HLA基因紧密连锁的未检测的基因也与患者相合，从而更加有利于移植预后。总之，如何选择最合适的供者、进一步提高移植效果使更多的患者获益，需要对MHC系统进行更加深入的研究。

（霍明瑞　常英军）

参考文献

1. Nunes E, Heslop H, Fernandez-Vina M, et al. Definitions of histocompatibility typing terms. Blood, 2011, 118(23): e180-183.
2. Lee SJ, Klein J, Haagenson M, et al.High-resolution donor-recipient HLA matching contributes to the success of unrelated donor marrow transplantation.Blood, 2007, 110(13): 4576-4583.
3. Eapen M, Klein JP, Sanz GF, et al.Effect of donor-recipient HLA matching at HLA-A, B, C, and DRB1 on outcomes after umbilical-cord blood transplantation for leukaemia and myelodysplastic syndrome: a retrospective analysis.Lancet Oncol, 2011, 12(13): 1214-1221.
4. Kasamon YL, Luznik L, Leffell MS, et al.Nonmyeloablative HLA-haploidentical bone marrow transplantation with high-dose post-transplantation cyclophosphamide: Effect of HLA disparity on outcome.Biol Blood Marrow Transplant, 2010, 16(4): 482-489.
5. Wang Y, Liu DH, Liu KY, et al.Long-term follow-up of haploidentical hematopoietic stem cell transplantation without in-vitro T-cell-depletion for the treatment of leukemia: nine years of experience at a single center.Cancer, 2013, 119(5): 978-985.
6. Huo MR, Pei XY, Li D, et al. Impact of HLA allele mismatch at HLA-A, -B, -C, -DRB1, and -DQB1 on outcomes in haploidentical stem cell transplantation. Bone Marrow Transplant, 2018, 53(5): 600-608
7. Cooley S, Trachtenberg E, Bergemann TL, et al.Donors with group B KIR haplotypes improve relapse-free survival after unrelated hematopoietic cell transplantation for acute myelogenous leukemia.Blood, 2009, 113(3): 726-732.
8. Spellman S, Bray R, Rosen-Bronson S, et al.The detection of donor-directed, HLA-specific alloantibodies in recipients of unrelated hematopoietic cell transplantation is predictive of graft failure.Blood, 2010, 115(13): 2704-2708.
9. Ciurea SO, Thall PF, Wang X, et al.Donor-specific anti-HLA antibodies and graft failure in matched unrelated donor hematopoietic stem cell transplantation.Blood, 2011, 118(22): 5957-5964.
10. Chang YJ, Zhao XY, Xu LP, et al. Donor-specific anti-human leukocyte antigen antibodies were associated with primary graft failure after unmanipulated haploidentical blood and marrow transplantation: a prospective study with randomly assigned training and validation sets. J Hematol Oncol, 2015, 10, 8: 84.

第四章

造血干细胞及其微环境的生物学特征

第一节　造血干细胞

造血干细胞是各种血细胞的原始细胞，具有自我更新和多系分化潜能。造血干细胞经过增殖和定向分化为红细胞、粒细胞、血小板、单核巨噬细胞和淋巴细胞等各系成熟血细胞，以保证机体对血细胞的生理需要和应激状态时的大量需求，是目前能安全有效地用于临床移植治疗的成体干细胞。

人体造血过程分为三个阶段，胚胎外造血期——卵黄囊造血期（人胚胎第 13~16 天）、胎肝造血期（人胚胎第 6 周至第 5 个月）和骨髓造血期（胚胎第 4 个月开始至终身）。但有少数新近研究发现，副主动脉脏层 / 主动脉 - 性腺 - 中肾（PASAGM）区是最早能检测到早期多能祖细胞和造血干细胞活性的部位，而人卵黄囊的细胞在血液循环建立后才具有淋系和髓系的造血潜能。出生后，造血干细胞主要存在于骨髓，在应用动员剂后也能迁移到外周血液并穿梭于骨髓和外周血液之间，为造血干细胞的采集和输注提供了方便。临床上 HSCT 技术已经比较成熟，成为治疗难治性血液病、免疫缺陷性疾病和恶性肿瘤等的重要手段。近年对造血干细胞研究取得的进展，为造血干细胞的来源和临床应用提供了新的思路。

一、造血干细胞的表面标识

目前普遍认为，人造血干细胞表达 $CD34^-$、$c\text{-}kit^+$、$Thy\text{-}1^+$、$Sca\text{-}1^+$、$CD133^+$、Lin^-、$CD38^-$、$HLA\text{-}DR^-$、$CD45RA^-$ 和 $CD71^-$。需要指出的是，$CD34^+Lin^-$ 造血细胞又起源于 $CD34^-Lin^-$。通过筛选 $CD34^+$ 细胞可以使造血干细胞得到富集。

形态学上，造血干细胞具有不成熟细胞的共同特征：类似小淋巴细胞，胞核大而胞质少，核染色质呈开放状态并有明显的核仁，胞质中 RNA 丰富使瑞特染色显深蓝色。故单凭细胞形态难以鉴别造血干细胞。

二、造血干细胞的自我更新和增殖分化

在生理条件下，造血过程实际上是造血干 / 祖细胞增殖、分化、形成血细胞的动态平衡

过程。造血干细胞的生物学特性，尤其是自我更新的能力和多向分化潜能，是维持正常造血的重要因素。

（一）造血干细胞的自我更新

造血干细胞是造血祖细胞的来源，它在体内数量极少，且95%以上处于静止期（G0期）。每日都会有少量的造血干细胞随机进入细胞增殖周期，最终分化成大量的终末细胞以维持机体正常血液学状态。造血干细胞在不断产生造血祖细胞的同时能使自身的数量和特性保持不变，维持了成熟动物体内造血干细胞总数的相对恒定，这种特性称为自我更新（self-renewal）。它使干细胞池的大小和质量保持不变，又称自我维持（self-maintenance）。

自我更新通过以下两种方式完成：①单个细胞的不对称分裂（individual asymmetric cell division）：产生一个子代干细胞和一个迅速分化为祖细胞的子代细胞。②群体性不对称分裂（populational asymmetric cell division）：干细胞分裂产生的两个子代细胞均具有成为干细胞和定向祖细胞的能力，它们分别成为干细胞和定向祖细胞。在稳态状态下，每个干细胞平均产生一个干细胞和一个祖细胞，它的不对称分裂是建立在细胞群而不是单个细胞的基础上。其细胞命运决定机制和调节因子与微环境相关。

自我更新的特性使造血干细胞既维持了机体整个生存期的造血又不被耗竭。但造血干细胞的连续移植实验及体内克隆水平定量检测均提示：造血干细胞所具有强大的自我更新能力是有限的。在造血发生过程中，造血干细胞池不断扩大，但在成人骨髓和脾脏中并非如此，说明造血干细胞的自我更新能力和系定向分化可能也受到空间上暂时的调控。某些胚胎期的细胞具有成体造血干细胞所不具备的特性可能解释这一现象。

近年研究发现，骨髓间充质干细胞（BMSC）的分化达到动态平衡亦是造血功能正常的关键。BMSC是造血干细胞的造血支持基质，是造血干细胞的重要组成部分和调节因子。BMSC的成骨作用在造血过程中起着核心作用，而BMSC的成脂分化对造血组织的恢复和重建有负调控作用。BMSC的成骨成脂达到平衡对于造血是非常重要的。多种因素，包括衰老、肥胖、放疗和化疗等均可导致BMSC分化异常及相关造血系统功能紊乱。因此，纠正BMSC分化失衡是促进骨髓造血功能恢复的一个关键。

（二）造血干细胞的多向分化潜能

在分化成一个成熟的血细胞过程中，造血干细胞要进行17~19次的细胞分裂，细胞的净增量为1.7×10^5~7.2×10^5之间。造血干细胞生成共同淋系祖细胞（CLP），共同髓系祖细胞（CMP），通过祖细胞边增殖边分化最终实现多系造血。CLP能生成B、T、DC和NK细胞，而CMP生成红细胞、巨核细胞、血小板、粒细胞和单核细胞。最终生成的终末分化细胞不能进行分裂，完成其生命周期后即发生凋亡。

在造血干/祖细胞向不同类型的血细胞分化的过程中，许多关键的生长因子起诱导作用。它们之间通过复杂的相互作用形成了一个体系，以精确地控制和协调血细胞的生成。目前人们已经可以将表型和功能不同的造血细胞亚群加以区分。但是，决定造血干/祖细胞的分化的机制存在两种模型争议，即：细胞固有基因表达所决定的随机过程即随机性模型和由细胞外信号分子所决定的指导性过程即指导性模型。前者认为造血细胞固有的整套基因按所编程序在正常调控下逐一展开表达，决定细胞的形态、行为和功能的有序变化，进而决定细胞定向于各自的方向分化。对单一细胞而言这种定向分化的决定是随机的过程。外部环境如造血生长因子对单个细胞的命运不起决定作用。而造血干/祖细胞分化的指导性模型认为所有造血细胞内的基因及其表达程序都是相同的。对单一细胞而言，外部环境中生长刺激或抑制因子的作用决定其分化方向，这种定向是非对称非随机的。

细胞因子作为造血细胞命运的调节者，支持造血干细胞系定向分化是一指导性过程。体外培养环境下，GM-CSF 促进其向中性粒细胞分化，而 M-CSF 则促进其分化成巨噬细胞。这表明特殊的细胞因子决定祖细胞分化的命运，似乎支持造血干细胞分化的指导性模型。然而这一结果也可能说明细胞因子仅仅促进了已经要定向分化成某一系列细胞的祖细胞亚群的生长。事实上，GM-CSF 基因敲除的小鼠具有接近正常的 GM-CFC 和中性粒细胞，而 G-CSF 基因缺乏的小鼠虽然中性粒细胞严重减少(仍存在一些中性粒细胞)，但 GM-CFC 数仍接近正常水平。说明虽然缺乏 GM-CSF 和 G-CSF 对造血祖细胞的刺激，但这对 GM-CFC 的定向分化并未有明显的影响。基因敲除小鼠中可能存在着代偿途径使以上实验并不能完全排除造血干细胞分化的指导性模型。但携带修饰的生长因子受体的转基因小鼠模型和生长因子受体基因错义表达的小鼠模型的研究均发现和证实，生长因子虽然可影响已定向的各系列细胞的成熟和分化，但并不决定造血干细胞的分化命运，祖细胞所表达的全部生长因子受体可能是祖细胞定向分化的结果而不是原因。这些提示造血细胞固有基因的表达决定着造血干 / 祖细胞的分化和命运。

有研究显示转录因子在造血干 / 祖细胞的系定向分化中发挥作用。如转录因子 SCL/tal-1 基因敲除导致小鼠胚胎期因完全的造血细胞缺乏而死亡，并且这种缺陷可能发生于中胚层的细胞定向向造血细胞系分化时，处于造血干细胞发育的上游。PU.1 仅表达于造血细胞，当其表达异常时阻碍淋巴系和髓系细胞的发育。并且不表达 PU.1 的祖细胞缺乏对生长因子 GM-CSF、M-CSF 和 G-CSF 的反应性。此外，其他一些转录因子 C/EBP(CCAAT enchancer binding protein)、Pax5、E2A、Jak/STAT、GATA-1 等也参与了造血干 / 祖细胞命运的决定。这些转录因子往往并非单独起作用，而是多个转录因子相互作用、共同调控转录。

基质细胞因子的不同组合可调控不同的造血干细胞的分化、增殖和自我更新。具有重建造血功能的造血干细胞可通过鉴定体内维持长时间的造血生成能力而获得。最近证据表明持久自我更新的造血干细胞亚型具有持久的自我更新，但具有不同的自我持续的分化功能。体内持久自我更新的造血干细胞保留了造血组织扩增能力，然而这些研究缺乏体外实验研究的分子基础。体外可能需要多种因素共同促进造血干细胞的生存、维持和自我更新。含有不同的调节因子组合可显著地支持造血干细胞的存活和维持持久自我更新功能。此外，基质细胞产生多种因子，包括神经生长因子和胶原蛋白，可抵御原始成体造血干细胞的凋亡，并与 SF 和 IL-11 结合，在 7 天内产生 15 倍的持久自我更新细胞。这些发现揭示了造血干细胞控制和扩增的分子机制。

三、造血干细胞的异质性

在造血发育过程中由于自我更新能力的差异导致了造血干细胞的异质性，即造血干 / 祖细胞并非均一的细胞群体。血液和免疫细胞来源于多能造血干细胞。以往干细胞及祖细胞群体被认为是源于同质群体。然而，最近的新技术进展揭示了造血干细胞具有明显的异质性，从早期造血干细胞谱系到造血组织分化的多谱系都提示造血干细胞具有明显的细胞异质性。这些发现从多方面挑战了以往有关造血干细胞的生物学观念。纵览最近研究发现：进一步探索造血干细胞异质性的起因和结局具有深远意义。新技术研究揭示了造血干细胞异质性特征，包括且不局限于细胞内谱系的复杂分子调控，细胞转录水平多层次的调控，和早期造血干细胞差异等。这些发现丰富了我们对造血干细胞如何进入血液系统及维持造血代谢平衡的认识，也满足了人体器官造血组织重建与功能恢复的重大临床需求。

造血干细胞异质性的系列研究将为血液病的发生机制和治疗提供依据。在研究人类疾病演变背景下，造血干细胞异质性不仅涉及了一系列的造血干细胞肿瘤的发生发展，以及造血干细胞分化发育，造血干细胞异质性同样广泛地涉及了造血干细胞功能与疾病进程，如造血干细胞骨髓衰竭综合征或衰老过程。造血干细胞异质性具有许多重要特征，表现出与经典造血模型树不一致，包括细胞固有谱系差异、转录谱系启动和早期造血干细胞谱系分离异质。

根据造血干细胞的高增殖分化潜能，功能验证可作为判别造血干细胞的证据。鉴别造血干细胞的金标准是体内移植后能重建损伤的造血和免疫功能。据此，将多潜能的造血干/祖细胞分为三个不同的细胞群：长期造血干细胞（LT-HSC）、短期造血干细胞（ST-HSC）和多潜能祖细胞（MPP）。实验结果证明长期培养启动细胞（LTC-IC）在体外培养 12 周后还有重建造血和免疫的能力，可作为体外判别造血干细胞的依据，其自我更新能力可保持整个生命过程。而 ST-HSC 的自我更新能力只能维持约 8 周，MPP 则丧失了自我更新能力。成体小鼠中每天约 8% 的 LT-HSC 随机进入细胞周期，当 LT-HSC 分化为 MPP 时，处于细胞周期中增殖的细胞比例增加。年老小鼠中，大多数的 LT-HSC 均处于细胞周期中。小鼠所有的造血干细胞在 1~3 个月内完成一次细胞周期。当机体发生缺氧、失血、感染、创伤等应激状态时，较多的造血干细胞从静止期转至增殖周期以满足机体对造血的需求。说明随着造血干细胞的发育，其自我更新能力逐渐丧失。

细胞有丝分裂的次数称为细胞的代龄，不同代龄的造血干细胞构成了干细胞群体的代龄结构，也参与形成了造血干细胞的异质性。代龄的增大即细胞有丝分裂次数的增多使造血干细胞自我更新和自我维持的能力有所下降。稳态时这并不影响正常造血，但遇到应激情况时，代龄小的造血干细胞重建造血的能力要强于代龄大的造血干细胞。正常胎肝、脐血来源的造血干细胞的代龄较骨髓或未经动员剂动员的 PBSC 代龄小，因而前者重建造血潜能强于后者。同时，代龄大的造血干细胞经历了多次细胞分裂，如果发生了不可逆的基因突变，可能在 p53 等基因及其产物的作用下诱导细胞发生凋亡。这也是造血干细胞防止基因突变导致细胞恶性转化的自我保护机制。

四、造血干细胞的代谢特征

出生后，骨髓造血干细胞动力学研究结果证明骨髓中存在相对恒定的造血干细胞池，保持着具有长期重建造血和免疫功能的 LT-HSC。这是一些处于静止状态的细胞，它们受造血微环境的调控，长期处于静止状态或进入增殖周期。LT-HSC 保持静止的机制，除微环境因素外也有其内在特点。它们是一些定位于骨内膜低氧化区的细胞，低氧化压迫使它们选择无氧糖酵解和脂肪酸氧化方式获取必要的能量 ATP。其分子基础是 LT-HSC 能感受细胞内 O_2 和 ATP 的变化，通过缺氧诱导因子 HIF-1a 活化糖酵解和脂肪酸氧化的相关基因。例如，丙酮酸脱氢酶激酶 PDK1 基因活化，产生大量 PDK1 阻止丙酮酸进入三羧酸循环；同时 HIF-1a 活化乳酸脱氢酶基因，使乳酸脱氢酶增加，促进丙酮酸生成乳酸和 ATP。这种无氧糖酵解代谢方式不但耗氧量少，还能快速生成 ATP 和提供合成蛋白质和核酸所必需的原料。而丙酮酸进入三羧酸循环在线粒体中通过氧化磷酸化途径生成 ATP，不但耗氧，还会生成活性氧分子 ROS。ROS 是细胞的内源性杀手，选择无氧糖酵解代谢方式的细胞可少受 ROS 的损伤。已有大量研究结果证明各种干细胞和肿瘤细胞都选择无氧糖酵解代谢方式在体内长期生存。造血干细胞的代谢特征是造血干细胞能在体内长期生存的内在因素。

五、造血干细胞的迁移、归巢和动员

(一) 造血干细胞的迁移

发育过程中，造血干细胞在骨髓和身体的其他部位之间存在着动态的迁移运动。这种迁移主要依赖趋化因子 - 基质细胞衍生因子 -1（SDF-1）和其受体 CXCR4 的相互作用。生理情况下，SDF-1 组成性表达于人和小鼠的骨髓内皮及富集造血干细胞的骨内膜区域。许多基质细胞如成骨细胞、脂肪细胞、成纤维细胞和内皮细胞等都能分泌 SDF-1。而它的 7 次跨膜 G 蛋白偶联受体 CXCR4 表达于神经元、上皮细胞、内皮细胞、许多淋巴系和髓系细胞及成熟和不成熟的造血细胞，人 $CD34^+/CD38^-$ 细胞及小鼠的 $Sca\text{-}1^+/c\text{-}kit^+/Lin^-$ 细胞表面也有其表达。

SDF-1 或其受体 CXCR4 基因敲除的小鼠均无骨髓造血功能，但胎肝的造血活性却完全保留，说明 SDF-1/CXCR4 在小鼠胚胎造血干细胞的迁移和发育中发挥发挥重要作用。而在成体造血干细胞迁移研究中发现，位于骨内膜区的成骨细胞分泌 SDF-1，造血干细胞表达 SDF-1 受体而定位于骨内膜区，在该环境下维持静息状态。

(二) 造血干细胞的归巢和动员

HSCT 后造血干细胞由静脉输入，经外周血液循环进入受体后，必须在骨髓内准确地识别和定位并与造血微环境相结合，进行增殖、分化，才能发挥重建宿主造血和免疫功能，这一过程称为归巢。Oostendorp 等发现，移植后 22 小时，外周血、肝、脾中的细胞约半数发生第 1 次有丝分裂，骨髓中 90% 以上还未分裂，提示骨髓造血组织是主要归巢部位。只有归巢至骨髓的造血细胞才能进一步的增殖和分化，进而重建宿主造血和免疫功能。

造血干细胞的归巢能力反映了 HSCT 的植入效率，目前其机制尚不完全清楚。但多认为造血干细胞的归巢是一个多步骤的级联效应过程，由黏附分子和趋化分子介导，有骨髓内皮细胞、造血干细胞、骨髓造血微环境及其分泌或表达的分子共同参与。造血干细胞归巢的基本路径为：①造血干细胞借助自身特异性表达的细胞黏附分子与髓窦微血管内皮细胞接触，并穿越内皮孔径进入其血管外间隙的骨髓造血微环境；②造血干细胞进一步通过细胞黏附分子与细胞因子间作用，结合并定植于骨髓造血微环境的基质细胞和 ECM，并在它们所分泌的细胞因子调控下增殖和分化。

造血干细胞的动员包括细胞与细胞间、细胞与基质间以及细胞内的信号传导途径之间的相互作用，它们影响着造血干细胞的增殖、分化、迁移和凋亡。临床上应用 G-CSF 和 GM-CSF 等作为造血干细胞动员剂刺激造血干细胞从骨髓释放。分析 G-CSF 和环磷酰胺的动员效应发现：应用这些动员剂后骨髓的造血干细胞进入细胞周期，但是动员出的造血干 / 祖细胞绝大多数是非增殖的，这表明静止的造血干细胞优先被动员。FLIP 等提出了启动 - 增殖 - 外迁 - 适应的动员模型。将动员过程人为地划分为 4 个阶段：①动员剂和细胞因子直接或间接地激活整个体系；②激活信号作用于造血干 / 祖细胞，使其发生表型的改变并增殖；③造血原始细胞因其与骨髓基质细胞相互黏附作用的减弱以及在化学诱导改变的作用下，穿越血管内皮细胞层，进入外周血；④动员后细胞表面物质的表达发生了改变，能够更好地适应新的生存环境，凋亡和归巢的趋向性都大大减弱。

造血干细胞的归巢和动员是一对矛盾，前者需要造血干/祖细胞对骨髓的黏附能力增加而后者则要求这种能力降低。但是较多的研究均发现，一些共同的因素如：造血微环境、细胞黏附分子、趋化因子、细胞周期状态等均参与了造血干细胞的归巢和动员。

六、造血干细胞的可塑性

随着干细胞生物学研究的不断深入，已经发现组织特异性干细胞的分化潜能并非局限于特定组织器官的细胞，它们在特定环境下可被诱导为其他类型组织或器官的细胞，即具有跨系甚至跨胚层分化发育的能力。成体干细胞这种跨系统分化的能力称为可塑性。

造血干细胞的可塑性是指除可以分化为各系血细胞外，还可以分化为多种非造血组织的细胞，如神经细胞、骨骼肌细胞、心肌细胞、肝脏细胞、血管内皮细胞以及多种组织的上皮细胞等。Lagasse 等报道，将纯化的正常小鼠骨髓造血干细胞植入先天性肝酶代谢异常的小鼠体内，在肝内可检测到供体细胞分化而来的具有白蛋白分泌功能的肝细胞，其细胞表达小鼠造血干细胞的表型，即为：c-kit^{+} Thy-1^{+} Lin^{-}Sca-1^{+}，因此这些肝细胞仅来源于供体骨髓中的造血干细胞。Theise 等在对辐射致骨髓破坏的小鼠进行骨髓移植中也发现，供体来源的骨髓细胞能分化成肝细胞，其表型为 CD34^{+} Lin^{-}，与造血干细胞表型基本相符。同样，在骨髓来源的干细胞分化为心肌细胞、上皮细胞等的研究中也证实这些细胞为造血干细胞的来源，这些均表明造血干细胞能向以上类型的细胞转化。

可塑性分化的机制目前尚不清楚，横向分化、脱分化或细胞重新程序化等都被用来解释这一现象，但目前都缺乏相关的实验研究和验证。对于成体干细胞可塑性的一个合理的解释是成体组织中存在未定向的干细胞，它们能分化为许多或所有的组织，而局部的环境因素可能指导这一分化途径。

第二节　造血微环境

造血微环境（niche）是机体的造血干细胞赖以生存的场所。造血微环境主要包括微血管系统、神经成分、基质细胞（成纤维细胞、内皮细胞、脂肪细胞、成骨细胞、巨噬细胞、网状细胞等）和多种造血生长因子，共同组成了一个高度复杂而有效的调节网络，对造血干细胞的自我更新和定向分化、增殖及归巢和定位有重要作用。因此，造血干细胞和造血微环境以及调节造血的细胞因子被形象比喻为“种子”、“土壤”和“肥料”，以表示三者之间的密切关系。

来源于间充质干细胞的成骨细胞、血窦内皮细胞和窦间网状细胞，以及其细胞外基质共同构成造血微环境的主体。它们通过生成细胞因子、黏附因子和细胞表面受体与造血干细胞相互作用，调节造血干细胞的增殖分化和迁移，以及成熟血细胞释放。髓腔中血窦与骨内外血管系统的沟通，交感神经纤维与血窦间网状细胞表面受体的直接接触与信号传递，又形成了造血微环境反映外环境变化的通道。此外，从骨髓腔中央到骨内膜表面逐渐增高的钙离子梯度和逐渐减低的氧分压梯度，对造血干细胞归巢、定位和代谢方式的选择有至关重要的作用。

一、造血微环境细胞发育生物学

骨髓中除造血细胞外还有间充质干细胞及其后代。追忆到19世纪70年代，Friedenstein等首先发现小鼠骨髓中存在的基质细胞具有高增殖能力，它们黏附塑料培养板，通过增殖形成集落CFU-F，在扩散盒培养体系中能自发向骨和软骨细胞分化，也能向纤维组织分化。这些骨髓基质细胞因有向间充质细胞谱系分化潜能而有间充质干细胞之称。将包含间充质干细胞的骨髓基质移植到小鼠骨被膜下能形成小骨，小骨中央有骨髓腔和造血细胞，提示间充质干细胞可能是构成造血微环境的主要细胞成分。以后发现间充质干细胞在培养过程中会老化，随着传代次数增多而CFU-F数减少，多向分化能力减弱，端粒逐渐变短，提示间充质干细胞并非均一的细胞群体，可能包含不同分化阶段细胞。由于间充质干细胞具有临床应用前景，相关研究日益增多。为了统一对间充质干细胞的认识，2006年由国际细胞治疗协会的组织干细胞委员会宣布了间充质干细胞的定义，指出间充质干细胞的表型为$CD73^{+}$ $CD90^{+}$ $CD105^{+}$ $CD45^{-}$ $CD34^{-}$ $CD14^{-}$ $CD116^{-}$ $CD79^{-}$ $CD19^{-}$，能黏附塑料培养板，能在体外分化为成骨细胞、软骨细胞和脂肪细胞。此后数年来的研究结果更加丰富了人们对间充质干细胞的认识。

我们通过一系列基础研究，拓展了前期对间充质干细胞的科学认识，在国际上首次提出“间充质干细胞系统”的理论概念，指出间充质干细胞是一个复杂混合的细胞群体，包含了源自胚胎不同发育胚层和整个生长发育过程的多个不同阶段及不同组织来源的间充质干细胞。这些细胞均具有自我复制多系分化特性、平衡机体组织微环境与组织代谢及突出的免疫调控功能的三大重要生物学特征。它们通过三胚层多谱系分化、调控组织微环境及代谢平衡、调控免疫三大功能方式来维持组织更新、代谢、损伤修复和免疫平衡。该理论概念为扩展可用于临床治疗的间充质干细胞群体来源范围、制定分化调控策略和开发干细胞治疗难治性疾病关键技术提供了理论依据。骨髓中的间充质干细胞具有高度异质性，既体现在细胞等级分化形成不同发育阶段细胞方面，也体现在间充质干细胞发育来源方面。构成造血微环境的间充质干细胞可能来自中胚层。小鼠或人胚胎干细胞在ESC/EB培养体系中能产生具有造血分化潜能的细胞集落BL-CFC，也产生具有向脂肪细胞、成骨细胞和软骨细胞分化潜能的间充质干细胞集落MS-CFC。在MS-CFC生成过程中，细胞相继表达中内胚层基因Brachyury、MixL1和Eomes，侧板中胚层和胚外中胚层基因FOXF1、Gata2和HAND1、HAND2等，提示MS-CFC是胚胎发育过程中由内细胞团向中胚层分化的后代。追查骨髓中间充质干细胞基因表达，的确有中内胚层特征的Brachyur和中胚层特征基因FLK-1。但是也有些间充质干细胞表达神经嵴干细胞标志Nestin，提示它们来自神经外胚层。这些Nestin阳性细胞有间充质干细胞特征，能向成骨细胞、软骨细胞和脂肪细胞分化，在体外培养中也能形成可传代的球状集落，移植到体内能形成小骨。人骨髓中的Nestin阳性细胞有明显的等级分化阶段性，其早期分化阶段细胞的免疫表型为$CD271^{+}$ $CD146^{-}$，相继分化为$CD271^{+}$ $CD146^{+}$细胞和$CD271^{-}$ $CD146^{+}$细胞。不同分化阶段Nestin阳性细胞在骨髓中的定位不同，调节造血的功能也有差别，并随年龄的增长而老化。青少年人骨髓中的Nestin阳性细胞以早期分化阶段为主，$CD271^{+}$ $CD146^{-}$和$CD271^{+}$ $CD146^{+}$细胞占90%以上，而55岁以上老年人骨髓中很少$CD271^{+}$ $CD146^{-}$细胞。中胚层来源的造血微环境细胞也有等级分化阶段性和随年龄增长而老化的现象。实验结果证明老化的造血微环境支持造血细胞的功能减弱。造血干细胞在分化过程中产生所有的血细胞,分化过程中也涉及了广泛的表观遗传学调控。最新研究提出了造血干细胞相关DNA甲基化动力学的全基因组参考图谱。该研究即使用大数据表观基因组学方法,将DNA甲基化谱结合在许多小细胞池上,并进行单细胞甲基测序,以评估细胞与细胞的异质性。所得数据不仅鉴定了来源于胎儿肝脏、脐带血、骨髓和外周血的造血干细胞之间的特征差异;还观察到髓系和淋巴祖细胞、特异性的未成熟多淋巴祖细胞的谱系特异性DNA甲基化,并发现了成熟巨核细胞的进行性DNA甲基化差异。研究将这些基因与基因表达、组蛋白修饰和染色质重塑联系起来,用机器学习方法从DNA甲基化数据中直接推导出人类造血分化的模型。这些结果有助于更好地了解人类造血干细胞的分化,并为研究血液相关疾病提供了一个指导框架。

二、造血微环境的细胞学组成和功能

造血干细胞自我更新和增殖分化调节一直是血液学领域的核心研究课题。早在1977年Schofield提出了壁龛“niche”假说,认为由骨髓基质细胞构成的壁龛细胞是造血干细胞自我更新的必要结构,只有定位于壁龛内的造血干细胞才能进行不对称分裂,分裂后的子细胞留在壁龛中能保持未分化状态,离开壁龛的子细胞则进入增殖分化程序。多年来有大量研究验证壁龛假说,结果证明壁龛结构有细胞学基础,由不同间充质干细胞传代后形成的各种壁龛,其表面分子和分泌因子不同,对造血干细胞自我更新和增殖分化的调节也各有侧重。已经发现骨髓中至少有两种功能不同的壁龛,即由成骨细胞为主要细胞成员的骨内膜壁龛和由血窦内皮细胞为主要成员组成的血管壁龛。

(一)骨内膜壁龛

学术界对骨内膜壁龛的认定较早。2003年在*Nature*杂志同时发表了两篇报道,证明由成骨细胞构成的骨内膜壁龛能调节体内造血干细胞池大小。他们用棘基因小鼠分别观察了骨形成蛋白和副甲状腺素对骨内膜壁龛数量的影响。结果发现骨形成蛋白通过结合成骨细胞表面的骨形成蛋白受体负性调节造血,减少骨内膜壁龛数量,使造血干细胞减少,重建骨髓造血的功能减弱;副甲状腺素则通过结合骨细胞表面的副甲状腺素受体而减少骨内膜壁龛数量,从而增加造血干细胞胞池大小和骨髓造血功能。此后关于骨内膜壁龛的细胞学组成的功能完整性的研究日益增多。有报道指出,骨内膜表面的钙离子浓度是血清钙离子浓度的30倍,从骨髓腔中央到骨内膜表面的钙离子浓度梯度是调节造血干细胞归巢和定位到骨内膜壁龛的重要因素,只有表达钙离子敏感受体的造血干细胞才能定位于骨内膜壁龛。有报道指出,骨内膜壁龛的功能完整性还需要CD169阳性巨噬细胞的参与,清除巨噬细胞会减弱骨内膜壁龛的贮留造血干细胞的能力,造成大量造血干细胞迁移出壁龛。定位于骨内膜壁龛的造血干细胞是少数静止状态的LT-HSC,骨内膜壁龛的主要功能是保存LT-HSC于静止状态。近期对骨内膜壁龛中的骨髓内皮干细胞研究较多。

骨髓内皮干细胞可以促进培养中的造血干细胞长期重建。骨髓窦状脉管系统对辐射敏感,但在亚致死辐射暴露后3~4周内可恢复和重建。辐射后在骨髓内皮干细胞共培养下可以营救辐射损伤的造血干细胞,且移植后具有多种造血系统重建能力。此外,Chute等人证明,在没有移植造血细胞的情况下,将自体或异基因小鼠的骨髓内皮干细胞注入致死性辐射小鼠,可以加速骨髓血管和造血再生,显著提高存活率。Salter等人认为移植的骨髓内皮干细胞不能移植归巢到骨髓血管系统中，提示再生效应是通过间接作用或由骨髓内皮干细胞衍生的可溶性因子介导发挥的功能。这与临床研究表明的骨髓脉管系统的重建主要源自宿主骨髓内皮干细胞，而非供者来源的内皮干细胞观点相一致。

最近研究证据表明骨髓内皮干细胞在造血干细胞再生中发挥必要的作用。采用VEGFR2的基因缺失或抗体介导的血管内皮-cadherin介导的血管生成模型证实了可阻断辐照小鼠的骨髓血管再生，导致长时间的造血毒性作用和延迟的造血干细胞再生。功能增益模型研究也表明了，骨髓内皮干细胞促进了造血干细胞的维持和更新：Tie2Cre、Bak1$^{2/2}$、Baxf$^{1/2}$小鼠，与Tie2^{+}内皮干细胞中保留BAX外源介导细胞的小鼠相比，Tie2^{+}内皮干细胞中BAK和BAX具有骨髓血管系统和造血系统的辐射保护作用。同样，人类主要靠骨髓内皮干细胞中Akt-mTOR通路的基因激活发挥增强造血干细胞自我更新能力，而促分裂素原活化蛋白激酶（MAPK）有利于造血干细胞在共培养中的分化。最近研究证实，在表达干细胞因子的小鼠模型中内皮干细胞也发挥了促进脾脏内髓外造血作用。同一研究中也证实，Tcf21^{+}基质细胞通过分泌CXCL12等在维持脾脏髓外造血中具有必要作用。

（二）血管壁龛

血管壁龛主要由VEGFR2^{+} VEGFR3^{+} VE-Cadherin^{+}Sca-1^{-}血窦内皮细胞组成，血窦外还有a-SMA^{+}周细胞和Nestin^{+}网状基质细胞外见于内皮细胞单层。造血干细胞迁移出入骨髓腔时要定位于血窦中，因此血管壁龛是造血干细胞归巢的门户。有研究报道血窦内皮细胞支持LT-HSC自我更新。作者将永生化的血窦内皮细胞E4ORF1^{+} EC单层与Sca-1^{+}Lin^{-}造血干细胞共培育于无血清体系，增补干细胞因子SCF 10ng/ml，每周分离Sca-1^{+}Lin^{-}造血干细胞到新的E40RF1 EC单层，发现4周后仍有Sca-1^{+}Lin^{-}造血干细胞扩增，并向成熟血细胞分化。从培养3周的细胞群中分离1000个造血干细胞移植到致死量辐射小鼠，观察竞争性嵌合，结果发现在移植后12个月的受者体内有经过培育的细胞；取受者骨髓细胞作二次移植，仍有嵌合的培育细胞，证明血窦内皮细胞能支持造血干细胞自我更新和增殖分化。骨髓中遍布血窦，定位于血管壁龛的造血干细胞远比定位于骨内壁龛的造血干细胞多，而且也比较活跃地增殖分化，说明血管壁龛是造血干细胞应对外周血需求的场所，而骨内膜壁龛则是静止状态造血干细胞的贮留场所。

分布在骨内膜壁龛和血管壁龛之间的nestin阳性网状细胞被认为是正宗的“niche”细胞，它们为造血干细胞提供龛位。Nestin阳性CD271^{+} CD146^{-}网状细胞靠近骨内膜，表达成骨细胞特异性转录因子osterix，具有成骨细胞分化潜能。靠近血窦内皮的nestin阳性网状细胞多为CD271^{+} CD146^{+}细胞，可表达周细胞特征性分子a-SMA。这些广泛分布于骨髓腔的nestin阳性网状细胞都生成大量趋化因子CXCL12和干细胞因子SCF，能吸引和保持大量造血干/祖细胞，调节造血干细胞归巢和释放，也调节造血干细胞增殖分化，可视为独立的壁龛结构，也可作为骨内膜壁龛或血管壁龛的组成部分。Nestin阳性网状细胞也表达肾上腺能受体β3-AR，并有交感神经纤维与之直接接触，传递信号减少CXCL12表达，促进造血干细胞释放出壁龛。因此，nestin阳性网状细胞也是交感神经系统节律性调节造血干细胞的生物钟组成部分。

在胚胎内部，造血系统的发育发生在多个不同的部位，包括胚外卵黄囊、胎肝、脾脏，最后是成体骨髓。在发育后期，造血干细胞存在于胎儿肝脏。关于胎儿肝脏血管壁龛仍然存在许多问题，特别是关于出生后造血干细胞从胎儿肝脏向骨髓迁移的过程。最近的一项研究表明，nestin 阳性的 $NG2^+$ 周细胞与门静脉血管相关，形成了促进造血干细胞扩张的胎儿血管壁龛。在出生后肝脏中造血干细胞的快速丢失与出生后门静脉血管循环的剧烈变化有关——在出生时确定了脐入口。因为门静脉血管经历了从 ephrin-$B2^+$ 动脉到 $EphB4^+$ 静脉表型的转变，相应的基质细胞丢失，包括 nestin 阳性的 $NG2^+$ 周细胞。这表明，出生后血液循环和血流动力学的变化改变了肝脏的脉管系统，并与造血干细胞支持细胞的丢失有关。造血干细胞随后迁移到骨髓，在这种情况下，长期造血持续到出生后。

大多数哺乳动物造血发生在扁平骨的轴向骨架（即所谓的红骨髓），如骨盆、胸骨、颅骨、肋骨、椎骨，以及长骨的干骺端和骺端。其他的骨髓，由高脂肪含量（“黄骨髓”）组成，可以在长骨的二联体（轴）的中空内部找到。动脉通过骨皮质进入，终止于骨内膜（结缔组织 - 位于致密骨内壁的结缔组织），并在长骨的干骺端或深部分支。大部分的分支动脉位于干骺端，而中央骨干中几乎没有分支动脉。一些远端在内膜终止于毛细血管，虽然大部分终止点在骨干骺端。在骨头附近，小动脉打开并与静脉窦丛吻合。这些静脉窦通过收集小静脉排出，并集中到中央纵向静脉。这些小动脉与内皮细胞联系更紧密，并被罕见的 $NG2^+$（也被称为 $CSPG4^+$）、nestin 阳性周细胞所包裹，这种细胞与窦状相关的 leptin 受体（LepR）$^+$ 或 nestin 弱阳性血管周细胞不同。静脉位于中枢性骨干，在那里它们与干骺端毛细血管相连。静脉窦是薄壁的，由一层几乎没有基底膜的扁平鳞状上皮细胞组成，覆盖着周细胞和血管周间质细胞，包括 C-X-C motif chemokine ligand 12（CXCL12）的 CAR 细胞和 $Lepr^+$ 细胞。骨髓没有淋巴引流，所有血管都在小梁骨网内。这个解剖建立了一个循环的血液流动模式，从骨髓腔的中心向外周，然后再返回。

三、造血微环境调节造血的分子途径

（一）骨内膜壁龛调节造血功能

骨内膜壁龛的主要功能是保持龛内 LT-HSC 静止。实验结果证明由成骨细胞生成的 TPO 和 Aug-1 通过结合 LT-HSC 表面受体 MPL 和 Tie 传递信号，上调周期素激酶 lyclinD1 的抑制分子 P21cip1 和 P57kin2，同时抑制 C-Myc，使定位于骨内膜壁龛的 LT-HSC 退出增殖周期，保持静止状态。此外，骨内膜壁龛亦参与 Wnt 和 Notch 信号调节造血功能。

（二）血管壁龛调节造血功能

血管壁龛的主要功能是调节造血干细胞迁移和增殖。骨髓中的造血干细胞 70% 以上定位于血管壁龛，黏附于血窦内皮细胞。窦周 $nestin^+$ 网状细胞和一些 nestin 受体阳性周细胞生成的趋化因子 CXCL1 和膜结合型干细胞因子 SCF，不但通过结合其相应受体 CXCR4 和 c-kit 把造血干细胞定位于龛内，而且调节造血干细胞增殖。实验结果证明膜结合型干细胞因子是造血干细胞在骨髓内扩增不可缺少的因子。血窦内皮细胞条件性缺失 SCF 的转基因小鼠骨髓中造血干细胞明显减少，骨髓移植后不能重建受者骨髓造血的功能。由血窦周网状细胞高表达的 CXCL12，不但是吸引和贮留造血干细胞的重要分子，也可通过结合造血干细胞表面受体 CXCR4 传递信号，控制造血干细胞的扩增。实验结果证明 CXCL12-CXCR4 信号轴能直接促进 P57kip2 表达，使细胞保持 G 期，说明血窦周网状细胞通过 CXCL12- CXCR4 信号途径调节造血干细胞的增殖状态，避免过度扩增而衰竭。骨髓移植后进入血窦周龛位的造血干细胞，经条件缺失 CXCR4 阻止 CXCL12-CXCR4 信号途径，会显示过度扩增，对 5-Fu 的杀伤作用十分敏感，乃至失去重建造血的能力。

（三）Wnt 信号通路

Wnt 基因编码长度为 350~400 个氨基酸的分泌型糖蛋白，其特征为含有 22~24 个保守型半胱氨酸残基。Wnt 蛋白家族作为一种分泌型信号分子，参与胚胎形成、组织器官发育和生殖系统发生。Wnt 蛋白、Frizzled（Fzd 或 Frz）、Dishevelled（Dsh 或 Dvl）、GSK3、CK1、β-Catenin 和 TCF/LEF 是 Wnt 信号通路中的重要蛋白。最近研究发现，经典 Wnt 信号 Wnt3a 导入 OP9 基质细胞后，与造血干细胞共培养，则其向 B 细胞、NK 细胞和树突状细胞分化和增殖均受阻。能抑制造血祖细胞进入细胞周期，而使其保持静止状态。而 OP9 细胞同时向成骨系分化，其有关间充质干细胞特性的 angiopoietin-1、c-Kit 配基和 VCAM-1 细胞因子表达下降。说明经典 Wnt 信号抑制造血祖细胞的增殖。另有研究发现，N-cadherin^{+} 成骨细胞表达非经典 Wnt 配体，并抑制稳态条件下经典 Wnt 信号。而在应激条件下，激活的 LT-HSC 非经典 Wnt 信号被削弱，同时经典 Wnt 信号被增强。因此，骨髓微环境中成骨细胞参与了非经典 Wnt 信号维持 LT-HSC 静息状态的调节。也有报道发现，当成骨细胞过表达可同时阻滞经典及非经典 Wnt 信号的抑制因子 Wlf1 时，前者能够打破造血干细胞的静止状态，造成自我更新能力的缺失，促使造血干细胞和祖细胞在骨髓和脾增殖。

（四）Notch 信号通路

Notch 通路是在进化上高度保守的信号转导通路，通过调节细胞 - 细胞间的相互作用使细胞的分化和自我更新处于平衡状态进而控制分化过程。几乎所有组织和器官中都有表达。Notch 家族成员共有 4 个（Notch1、Notch2、Notch3、Notch4）。目前在哺乳动物发现 5 种 Notch 配体，分别为 Delta-like1、Delta-like3、Delta-like4（Dl11、Dl13、Dl14）和 Jagged1、Jagged2（与果蝇 Serrate/Lag 2 蛋白同源），亦可被共同称为 DSL（Delta/Serrate/Lag2）。研究发现，Notch 信号通过 Hes 或 Hey 蛋白抑制 Runx2 转录活性，从而抑制成骨细胞分化而维持骨髓间充质干细胞池。研究表明，Notch 信号调节造血干细胞处于未成熟状态，减少其分化。Notch 受体（Notch1~Notch4）以及配体（Delta-like1、Delta-like4 和 Jagged1）同时表达于造血干细胞和基质细胞，说明 Notch 信号能够在造血干细胞或者邻近造血干细胞或造血微环境中的基质细胞中活化，从而发挥调节造血功能的作用。临床研究发现，骨髓增殖性疾病发生与骨髓微环境中造血细胞的 Notch 信号启动受阻密切相关。

（安星燕　赵春华）

参考文献

1. Lallemand-Breitenbach V.Hematopoietic stem cells burn fat to prevent exhaustion. Cell stem cell，2012，11（4）：447-449.
2. Ambrosi TH，Scialdone A，Grajaetal A. Adipocyte accumulation in the bone marrow during obesity and aging impairs stem cell-based hematopoietic and bone regeneration. Cell Stem Cell，2017.20（6）：771-784.e6.
3. Wohrer S，Knapp DJ，Copley MR，et al. Distinct Stromal Cell Factor Combinations Can Separately Control Hematopoietic Stem Cell Survival，Proliferation，and Self-Renewal. Cell Reports，2014，7（6）：1956-1967.
4. Notta F，Zandi S，Takayama N，et al. Distinct routes of lineage development reshape the human blood hierarchy across ontogeny. Science，2016，351（6265）：aab2116.
5. Takubo K，Nagamatsu G，Kobayashi CI，et al. Regulation of glycolysis by Pdk functions as a metabolic checkpoint for cell cycle quiescence in hematopoietic stem cells. Cell stem cell，2013，12（1）：49-61.

6. Zhao CHR. Essentials of Mesenchymal Stem Cell Biology and Its Clinical Translation. New York: Springer, 2013.
7. Farlik M, Halbritter F, Muller F, et al. DNA methylation dynamics of human hematopoietic stem cell differentiation. Cell stem cell, 2016, 19(6): 808-822.
8. Méndez-Ferrer S, Michurina TV, Ferraro F, et al. Mesenchymal and haematopoietic stem cells form a unique bone marrow niche. Nature, 2010, 466(7308): 829-834.
9. Inra CN, Zhou BO, Acar M.A perisinusoidal niche for extramedullary haematopoiesis in the spleen. Nature, 2015, 527: 466-471.
10. Sugimura R, He XC, Venkatraman A, et al. Noncanonical Wnt signaling maintains hematopoietic stem cells in the niche. Cell, 2012, 150(2): 351-365.

第二篇

造血干细胞移植前的准备

第一章

造血干细胞移植前评估

HSCT 通过重建造血系统和免疫系统治愈血液系统疾病，作为一种成熟的治疗手段广泛。HSCT 相关的并发症导致了不同程度的死亡率，即移植风险。为了确认患者可以耐受移植，在原发病所有治疗结束后、预处理开始之前要完成评估。HSCT 前评估是医生通过对患者和供者的全面了解，预测患者的移植风险和获益，从而保证每个患者移植的合理性，使患者受益 / 风险比值最大化。

HSCT 对脏器功能的影响表现在以下几个方面：①预处理药物毒性可能直接导致对脏器的严重损伤，如：胃肠道黏膜、心脏、肺脏、肝脏、肾脏、膀胱、中枢神经系统等；②粒细胞缺乏和免疫抑制可能导致严重的感染；③供者免疫重建后可能导致严重的急性和慢性 GVHD；④长期的免疫抑制剂应用和 GVHD 增加继发肿瘤和慢性疾病的风险；⑤对生育能力、生长发育方面的影响。

通过系统评估回答以下问题：患者为什么需要做移植？什么时间移植最合适？患者是否可以耐受？哪种形式的移植最适合？所谓系统评估包括从患者病情角度和身体状况角度的评估，从供者角度的评估。

第一节　患 者 评 估

一、从患者疾病角度评估最佳移植时机及移植后复发风险

评估所遵循的原则：按照移植经验丰富的单位大宗病例随访结果的资料预测移植疗效，按照最规范的化疗预测化疗效果。只有当移植收益大于非移植收益时，移植才是值得实施的。针对特定患者的评估，一定要结合该医院自己的数据资料，告知患者在某个单位接受移植的风险和收益，以及接受非移植方式治疗的风险和收益。

评估的项目取决于患者的基础疾病。一些必做的项目在预处理开始之前必须得到结果。评估的结果可能影响移植的预处理方案选择、移植供者选择和移植时机选择。仔细询问和复习病史，详细了解初诊情况及对化疗的效果、初始诊断、预后分层及疗效预测，决定是否选择移植。

（一）急性白血病患者

了解初始白细胞水平、骨髓形态、染色体核型、免疫分型、分子生物学异常以及有无髓外浸润，CNSL 预防及治疗情况等。

如成人 ALL，无论标危和高危患者，完全缓解率高达 60%~80%，而化疗的长期存活率不足 20%；HSCT 后的存活率 50%~70%。如果有合适条件，患者选择移植优于单纯化疗。而标危儿童和青少年 ALL 患者因为化疗的长期存活率可达 70%~80%，所以不急于在 CR1 期行 HSCT。儿童高危 ALL，移植的疗效优于化疗，应该争取移植。

急性白血病，需要了解患者是经历几个疗程达到完全缓解的，如果化疗 3 个以上疗程才缓解，移植后复发的风险增加，争取尽早移植。如果 1 个疗程达到 CR，需强化 2~3 个疗程后移植，以使肿瘤负荷降得更低。

了解 CNSL 预防情况：ALL 预防鞘内化疗 6 次，AML 2~4 次。如确诊为 CNSL，需要达到 CR。了解其他髓外白血病浸润的部位、治疗及效果。

根据移植单位的资料预测移植后的白血病复发的风险。除了初始诊断时的参数，对治疗的反应速度和深度以及是否复发，可以预测移植后白血病的复发风险。如北京大学人民医院定义：不具备高危染色体核型、CR1/CR2 期移植为移植后复发的标危因素，而具备预后不良的染色体核型、CR2 以上或移植时非 CR 期为移植后复发的高危因素。AML 标危患者移植后的复发率约 10%~20%，高危患者复发率约 25%~35%；ALL 标危患者复发率 20%~30%，高危患者复发率 46%~50%；通过移植前的甄别，对高危复发患者进行预防性 DLI 干预，使移植后的复发率降低了 20%。对于复发标危的患者在严密监测下进行针对性干预，减低了 GVHD 风险。

（二）慢性髓性白血病患者

了解患者所处的分期以及 TKI 的疗效，有无附加染色体异常和基因突变。

CML 慢性期（CML-CP）患者对至少包括二代 TKI 的所有药物治疗失败或者不能耐受时，再考虑造血干细胞移植。

CML 加速期（CML-AP）患者观察 TKI 的疗效，决定是否移植；在应用 TKI 过程中进展为加速期的患者根据基因突变情况，选择应用合适的 TKI 桥接移植。AP 患者，在 CP2 或 AP 期移植疗效相当，所以评估疗效后移植或直接选择移植均可。

如果是急变期患者，经过 TKI 或 TKI 联合化疗达到完全缓解或达到第二次缓解期后，争取在 1~3 个月内尽早行造血干细胞移植。如果患者出现 T315i 基因突变，无论处于哪个阶段，都具有移植指征，争取在慢性期或加速期移植。

（三）骨髓增生异常综合征患者

复核诊断并进行危险度分层。复查骨髓形态、染色体核型、免疫分型、分子生物学，计算 IPSS 积分或 WPSS 积分。对于 IPSS 中危 -Ⅱ或高危患者应该尽早移植；对于低危或中危 -Ⅰ的患者，如果骨髓衰竭导致严重粒细胞和血小板减少或输血依赖，也具有移植指征。对于已经转为白血病的患者，按照白血病化疗方案争取缓解后移植。如果是处于 RAEB 阶段的患者，可以直接移植，而一般不主张化疗，去甲基化药物桥接移植也可以考虑（见适应证相关章节）。

（四）多发性骨髓瘤患者

了解疾病分期及既往治疗。

（五）再生障碍性贫血患者

行骨髓形态、活检、免疫分型、染色体和 MDS 相关基因等检查，以再次确定诊断。了解有无 PNH 克隆；既往治疗及疗效，尤其是否应用 ATG 治疗，输血史，输注血是否辐照。检查血清铁蛋白，了解有无血色病。对于儿童或年轻患者，应首先除外先天性贫血如范可尼贫血等，了解生长发育和智力状况，有无畸形和咖啡牛奶斑，检查染色体脆性和彗星试验，必要时进行基因突变筛查。

（六）实体瘤如淋巴瘤话患者

了解病理结果及疾病分期，染色体或融合基因异常情况，既往治疗及效果。患者是否接受放射治疗及免疫治疗，如果有放疗史，应了解放疗的累积剂量、照射野及照射时间。

二、了解移植前疾病所处的现状及微小残留病状态

尽量在肿瘤负荷低或微小残留病阴性的时期移植，如果不能选择移植时机，也应评估移植后复发的危险程度，以便移植后早期干预以降低疾病复发。移植前的疾病状况与移植的无事件生存（EFS）、总体生存（OS）、无复发生存（RFS）有关。4 周以前的骨髓结果已经不能准确反映现在的病情，所以在预处理开始前（1~3 周），都需要再评估骨髓情况，了解 AL/MDS 患者是否仍处于疾病的稳定期及微小残留白血病情况。对于 AA 患者，了解有无骨髓恢复或疾病进展。髓外浸润同样影响移植疗效，在移植前要根据临床表现采用适当的检查手段除外髓外白血病的浸润。

如已经处于完全缓解状态的患者初诊时 MICM 资料不全，移植前要补充，选择性检查 MRD、BCR/ABL、AML1/ETO、NPM1、MLL、c-Kit 突变等，一旦监测到阳性，可以调整治疗方案或将 MRD 作为移植后监测或指导干预的标志。

对于 Ph^+ALL 缓解期的患者，移植前如果 MRD 为阴性，移植后复发的风险降低。如果患者 MRD 呈下降趋势但仍在 10^{-3} 以上，可以争取转阴后移植；如果已经在 10^{-3} 以下或未继续下降，争取尽早移植而不必强求 MRD 转阴。

血液病移植治疗和非移植治疗均进展迅速，随时会有新药或大的临床试验结果发表。评估患者是否需要移植时，不能只依据很久以前的治疗该病的效果而是要不断检索最新的疗效信息。移植适应证及时机选择参见《中国异基因造血干细胞移植治疗血液系统疾病专家共识——适应证、供者选择、预处理方案 2018 年版》。

三、HLA 分型及 DSA 确认

在其他单位已经进行的 HLA 配型，在移植前，移植单位要负责核实。配型确认可以在任何时间，但必须重新取血样，在预处理前要得到最终结果。移植近期预处理开始之前完成抗群体抗体和 DSA 筛查。（见供者选择章节）

四、从患者身体状况角度评估患者耐受移植情况及非复发死亡风险

评估应该基于患者生理状况而不仅仅是生物年龄，关于 HSCT 患者的年龄并无固定的上限或下限，随着移植技术的发展，移植患者的年龄也在拓宽。过去一般规定异基因移植患者的年龄不超过 50 岁，近年减低毒性的移植更使移植的年龄上限扩展至 60~75 岁。如在北京大学人民医院，HLA 单倍体相合移植患者最大年龄为 66 岁，最小的移植患者年龄只有 1

岁半。患者既往所患疾病，如高血压、冠心病或糖尿病等，加之化疗或放疗造成的伤害，都会增加移植相关并发症的风险。要结合患者身体功能、并发症、移植方式和疾病的类型综合分析。对于器官功能进行评估。

(一) 心脏和血管系统

每个移植患者都要做心电图和超声心动图进行心脏评估。清髓移植前的超声心动(EHCO)短轴缩短率不低于28%。如果心功能降低或有心脏异常，请专科会诊。必要时行心脏冠脉成像或冠脉造影检查。移植过程中致命性心脏毒性发生率并不高，一般小于2%。患者年龄在50岁以上或既往接受了蒽环类药物是心脏并发症的高危因素；二维超声显示EF值低于50%、既往有充血性心功能不全病史是严重心脏功能不全的高危因素。文献报道，柔红霉素的累积量超过550mg/m^2，发生急性心功能不全的机会明显增加。尤其预处理中应用大剂量环磷酰胺的患者更要注意。移植前应计算患者应用蒽环类药物的累积量，必要时调整预处理方案。莫晓冬等报告移植前化疗5次以上和具有两个以上的移植相关并发症是致命性心脏毒性的高危因素。对于高危患者应采用RIC方案(尤其避开心脏毒性药物)。移植时要严密监测并控制输液速度。北京大学人民医院曾为6例患冠心病(3例陈旧心肌梗死，3例因心绞痛放置了心脏支架)的血液病患者，采用BuCy+ATG或BuFlu的RIC方案，进行了移植，没有1例发生心脏功能不全。各种蒽环类药物的心脏毒性转化系数见表2-1-1。

表2-1-1　各种蒽环类药物的心脏毒性转化系数

ANT类药物的转化系数		
药物	转化系数	致5%AC发生率剂量(mg/m^2)
多柔比星	1	450
柔红霉素	0.5	900
表柔比星	0.5	935
去甲氧柔红霉素	2	225
米托蒽醌	2.2	200

注：*AC：anthracycline-related cardiotoxicity，蒽环类药物相关心脏毒性

了解既往患者有无高血压病史以及高血压的原因，有无高血压相关的心脏病和肾脏病，高血压控制情况。

(二) 肺脏

完成肺部CT和肺功能检查。了解患者吸烟及肺脏病史、移植前肺的弥散功能和FEV/FVC是否降低，这些可用于预测移植后肺的并发症，如肺部的cGVHD。清髓性移植要求PFT、FVC和DLCO均在60%以上的，否则需要专科会诊并采用减低毒性的预处理方案。小患儿无法做肺功能，一些儿童医院虽然能做，但小儿患者的肺功能检查在移植中的价值并不清楚。对于不能做肺功能的患者，氧饱和度和症状可以作为肺功能的替代指标。对于有严重肺病病史的患者，影像学检查和儿科肺病专家的会诊通常有用。

(三) 既往感染或潜在感染

通过病史采集、体格检查、影像及其他辅助检查、相关专业会诊等，除外活动性感染或潜在感染灶。接受多次化疗的患者，多数经历过不同程度的感染，以肺部感染最常见，感染病

原多为细菌、真菌、病毒、PCP等。既往细菌性肺炎在治愈后一般不会影响移植的疗效。但是，真菌感染需要治疗的时间长，免疫功能低下时容易复发，因此在移植前应认真评估。在移植前评估肺部真菌感染时，应了解真菌感染的诊断依据和级别、治疗用药情况和所用药物的疗效。治疗有效的药物是移植过程中二级预防的首选药物。如果病灶不易清除，与外科一起评估手术切除感染病灶的可能性。诊断和治疗可照参照《血液病/恶性肿瘤患者侵袭性真菌病的诊断标准与治疗原则(第五次修订版)》。

诊断为活动性肺结核的患者应推迟移植，抗结核治疗3~6个月，并请结核专业医师评估病情。如为陈旧结核，既往经过正规治疗，在移植过程中应积极预防，一般采用异烟肼、乙胺丁醇和喹诺酮类抗生素三联预防。需要强调的是，有些肺部感染的患者可以没有明显的症状和体征，移植前的末次肺部CT检查应该安排在预处理前1~2周内，而不应该是化疗之前或4周之前的。对于在移植前不需要化疗的SAA或MDS患者也必须强调是近期的肺部CT。

口腔的感染灶需要专科评估，牙科检查通常是需要的，如果不是反复感染的坏死牙，尽量修补保留。如果患者血象偏低，也不要太过积极洗牙。是否需要拔牙，还要结合既往粒细胞缺乏期间是否反复感染来决定。

既往认为HIV感染患者不能做造血干细胞移植，但有报道联合应用强力的抗病毒药物后进行HSCT可成功治疗HIV相关的淋巴系统恶性肿瘤。目前认为HIV感染不是移植的绝对禁忌。

(四) 消化道疾病

了解既往消化系统病史，有无溃疡病。对慢性阑尾炎反复发作的患者，建议行阑尾切除术。如果是急性阑尾炎，没有反复发生，可以保守治疗。肛周感染是中性粒细胞缺乏伴发热时主要的感染来源，应请肛肠科会诊，清除肛周脓肿、肛裂、窦道或瘘管内外痔。对于经常慢性腹泻的患者，应进行纤维结肠镜检查，了解有无克罗恩病、溃疡性结肠炎、肠结核或VRE定植。

(五) 肝脏

移植过程中的多种药物和GVHD都可能对肝脏造成损伤，最严重的肝脏并发症是VOD，又称为肝窦阻塞综合征(SOS)。如果患者有肝硬化或肝脏纤维化，移植后VOD的发生率明显增加，禁做清髓性移植，减低毒性预处理或非清髓移植也要慎重考虑。

乙型病毒性肝炎和丙型肝炎均不是移植的禁忌证。但是，HBV肝炎活动期患者应先治疗肝炎并适当推迟移植；HBsAg阳性的携带者，如HBV-DNA阴性可以接受HSCT，移植期间采用抗病毒药物预防；如果患者HBV-DNA阳性肝功能正常，应该在移植前采用抗病毒治疗，病毒转阴后进行HSCT，移植期间服用抗病毒药物预防。HBsAg阳性的患者移植后抗病毒预防至免疫抑制剂停用后半年；如果移植后HBsAg转阴，HBsAb阳性，抗病毒药物的疗程可以酌情缩短。

对HCV阳性的肝炎患者，可以采用Havoni(来地帕韦和索非布韦的复方制剂)治疗，待肝功能正常后甚至HCN-RNA转阴后移植，移植期间抗病毒药物预防。

肝功能检测是移植前最常用的评估指标。病毒阴性的肝功能异常患者，要求移植前的转氨酶不超过正常上限的2.5倍，胆红素不超过正常上限的1.5倍。

(六) 肾脏

移植前要完善肾脏功能和尿常规检查。因为移植后需要应用的多种药物具有潜在的肾脏毒性，如环孢素、普乐可复、万古霉素、两性霉素 B、磺胺甲噁唑等，所以移植对于肾功能要求比较高。移植前患者的血肌酐水平成人宜小于 1.5mg/L，肌酐清除率高于 60ml/min。而多发性骨髓瘤的患者，肾功能损害可能是疾病本身所致，肾功能异常不是多发性骨髓瘤患者自体移植的禁忌，但需要密切监测。

（七）耳鼻喉科会诊

移植前需要进行耳朵和鼻的基础检查。儿童患者或者用到耳毒性药物的患者要进行听力测试。

（八）神经认知评估

对儿童患者在预处理之前进行神经认知评估。造血干细胞移植对于儿童患者的神经认知发育的影响是父母和医生共同关注的。如果有可能，应该对所有儿童患者在预处理之前进行神经认知评估。基础评估为将来的评估提供基线对比。很明显，那些接受 TBI 和（或）CNS 照射作为预处理方案的儿童最易出现神经认知的损伤。对于代谢物异常蓄积的患者，可能导致神经认知的恶化。神经认知检测是很重要的评估。如果神经认知表现差的患者预测移植疗效不好，应该建议取消移植。

（九）营养状况

营养状况可以由经验丰富的营养师评估，也可通过测量患者身高、体重、体质指数、体表面积了解营养状况。理想体重（kg）= 身高（cm）–105 或理想体重（kg）= ［身高（cm）–100）］× 0.9（男）/0.85（女），体质指数（kg）= 体重（kg）/［身高（m）］^{2}。肥胖指实际体重≥理想体重的 20% 或体质指数≥25。

恶病质和病态的肥胖等极端情况都需要特别关注。FHCRC 大宗异基因移植资料分析结果显示，实际体重在理想体重的 95%~145% 之间，移植相关死亡率是相似的，低于 95% 和超过 145% 的患者预后不好，低于 85% 的患者最差。斯坦福大学对 473 例恶性血液病行自体移植的连续成人病例做了分析，结果显示营养不良和极度肥胖的患者预后差。营养不良患者在移植前尽量改善营养状况。肥胖患者往往有脂肪肝并伴转氨酶升高。肥胖伴随的代谢综合征（高血压、高血脂和高血糖）通常和成人的心血管疾病有关。肥胖患者应在营养师指导下减重。如果病情许可，可以适当推迟移植。在儿童和青少年患者，用皮质激素和门冬酰胺导致的高血糖比较常见，往往是父母或监护人疏于限制高热量的食物所致。

对于肥胖患者移植，如按理想体重计算药物剂量可能导致药量不足，从而影响免疫抑制的效果和抗肿瘤活性；如果按照实际体重计算，可能药物毒性增加；所以对于肥胖患者需要校正体重。校正公式为：校正体重 =1/2（理想体重 + 实际体重）；或校正体重 = 理想体重 + 1/2（实际体重 – 理想体重）。校正体表面积：根据校正体重和身高计算。如果所用药物已经提供了肥胖患者的药物剂量调整公式，可以按照药品说明书提供的公式计算。如白消安计算方法：肥胖患者：根据调整后的理想体重（AIBW）计算：AIBW= 理想体重（IBW）+0.25 ×（实际体重 – 理想体重），理想体重（IBW）=50（男）/45（女）+0.91 ×［身高（cm）–152］。

成人消瘦患者用药剂量按实际体重计算。

小儿体重及体表面积计算法：

体重计算法：≤6 个月的患者，体重 = 出生体重（kg）+ 月龄 ×0.7；7~12 个月患者，体重 = 出生体重（kg）+6 × 0.7+（月龄 –6）× 0.4，或 =6kg+ 月龄 ×0.25；2~12 岁患者体重 = 年龄 × 2+8kg。超标的儿童体重按：实际体重和理想体重的均值计算。

根据体重查询体表面积或根据身高及体重计算体表面积(m^2)= [身高(cm)× 体重(kg)] 1/2 ÷ 60。

(十) 输血史

了解和记录患者输血量、是否辐照以及输注血制品的来源种类,输血反应及效果,是随机供者还是来自亲属的血,是否进行除铁。对于 SAA 患者输注亲属的血或供者的血,可能导致移植后不植入率增加。宣教应该提示患者输辐照血,不要输注来自亲缘供者的血制品。

频繁输血除了异源性致敏,还导致铁过载。肝脏的铁过载会增加肝脏的预处理相关毒性,心脏的铁蓄积可以影响心脏储备功能导致急性心功能不全发生。所以对于输血过多的患者如 AA 或 MDS 患者,移植前谈话必须交代因预处理毒性增加移植相关死亡增高的风险。目前还没有很满意的方法分析脏器的铁沉积情况,一般检测血清铁蛋白含量并结合 MRI,必要时心脏核磁检查或脏器活检。通过 UCG 检测的心功能正常的患者一般不会发生心脏铁过载。

(十一) 过敏史

详细了解药物过敏史及其表现。如果为过敏性休克,应禁用同一药物;如为皮试阳性,需再重复皮试;如果是迟发型皮疹,慎用。磺胺甲噁唑被广泛用于预防 PCP,如患者有明确的磺胺严重过敏史,取消预防性用药;移植后如果遇到必须应用的情况,要采取脱敏疗法。

(十二) 心理评估

移植是一个艰难辛苦的过程,需要患者和家庭、社会密切配合。患者及家属的心理承受能力非常重要,在决定是否移植前应该认真评估患者及其主要家庭成员是否能很好配合。心理评估的目标是了解患者的个性,以便最大限度地调动患者的主观能动性。具体包括患者既往处理突发事件或危机的方法,有无特殊嗜好(如烟酒或药物),对原发病的诊断、治疗和预后的理解程度,对既往治疗的认可度和依从性,患者求生愿望是否强烈,宗教信仰和文化程度等。其他还有主要家庭成员对疾病治疗的理解程度、对预后的期望值是否客观、来自家庭成员的情感方面的支持力度、治疗经费是否充足、是否有来自社会和单位的支持、是否有合适的陪护等。对于儿童患者,更要与患者的主要家长充分沟通,就治愈的愿望和机会,移植后的生活质量,对生长发育的影响程度以及家长的心理承受能力进行客观评估。如果患者本人具有抑郁焦虑或其他精神方面的问题,需要专科医生评估。重度的抑郁焦虑或精神分裂症病史者为移植的禁忌,患者往往在漫长的治疗期间不能自制甚至自杀。主要监护人或家属如果有严重的心理问题或精神疾病,也不适合移植。有抑郁倾向的患者和家属要就进行焦虑抑郁状态评估监测。

(十三) 多个指标综合评估

很难孤立地依据单一脏器功能或指标来评估对移植相关并发症的影响。一直以来,人们试图将多个指标归纳到一个评分系统(表 2-1-2)。 Karnofsky 积分系统应用于 HCT 受者移植评估。一般认为,移植的成人患者 Kanofsky 应该不低于 70 分,儿童患者 Lansly Play-Performace 评分不低于 60 分。

另外,既往的药物或放疗可能有长时间的累积毒性。如蒽环类药物是白血病和淋巴瘤常用的药物,其累积毒性影响心脏功能。所幸,新药如格列卫或利妥昔单抗等没有累积毒性,可以用于移植后复发的预防。

移植应该符合的条件见表 2-1-3。

表 2-1-2 HCT 后受者状态评估表

分值	Kanofsky 评分标准(适于成人)	Lansky Play-Performance 评分标准(适于 1~14 岁儿童患者)
100~80 分	正常活动,无需看护	
100 分	正常,无不适主诉,无疾病的体征	完全主动,正常
90 分	能够正常活动,具有轻微的症状和体征	需要强体力活动的玩要轻度受限
80 分	正常活动吃力,有疾病的一些症状和体征	能活动但很快疲乏
70~50 分	不能工作,能够居家生活,大部分自理。需要不同程度的协助	
70 分	自理,不能进行正常活动,不能做家务	玩要活动明显受限和活动时间缩短
60 分	大部分自理,偶尔需要别人照顾	能起立和活动,很少玩要,忙于做安静一点的活动
50 分	需要别人照顾,经常需要就医	起床但整个白天卧床,能参加所有安静的玩要,没有主动玩要
40-20 分	不能自理,需要住院。疾病可能快速进展	
40 分	失去行动能力,需要特殊的护理和协助	绝大部分时间卧床,参与安静的活动
30 分	严重伤残,有住院指征,尚无马上死亡危险	卧床,即便安静的活动也需要协助
20 分	病重,需要住院,需要强力的支持治疗	经常睡觉,活动完全限于被动运动
10 分	垂死的	无反应
0 分	死亡	死亡

表 2-1-3 移植应该符合的条件

	自体移植	异基因移植
患者年龄(岁)	0~75	0~60
患者体重 /IBW(%)	95%~145%	95%~145%
心脏(EF 值)	≥45%	≥45%
肺功能		
用力肺活量	≥60%	≥60%
弥散功能	≥60%	≥60%
肝功能		
GPT	≤正常值上限的 2 倍	≤正常值上限的 2 倍
GOT	≤正常值上限的 2 倍	≤正常值上限的 2 倍
T-Bil	≤2mg/dl	≤2mg/dl
肾功能		
血肌酐	≤1.5mg/dl	≤1.5mg/dl
一般情况(Karnofsky 积分)	≥60 分	≥60 分

CCI（Charlson Comorbidity Index）也是移植前预测临床疗效的常用指标，它包括了对19种并发症的评估。通过对它的临床应用价值的研究，发现似乎更适合应用于亲缘非清髓移植，而在非亲缘移植中，相关性很弱。CCI并非特异性针对HSCT人群，未包括HSCT人群一些常见的并发症如感染，所以在HSCT患者中敏感性较低。MDACC提出用年龄校正的CCI，51例患者资料分析显示，0~2分组患者相比于>2分组患者，移植相关死亡率低，存活率高。FHCRC提出了造血干细胞并发症指数HCT-CI，标准见表2-1-4。

表2-1-4　造血干细胞并发症指数（HCT-CI）

合并症	具体疾病	积分
心律失常	心房颤动 *	1
	心房扑动 *	
	病窦综合征 *	
	室性心律失常 *	
心血管疾病	冠状动脉粥样硬化性心脏病 *	1
	充血性心衰 *	
	心肌梗死 *	
	射血分数<50%§	
炎症性肠病	克罗恩病 *	1
	溃疡性结肠炎 *	
糖尿病	需要胰岛素和（或）口服降糖药治疗 *	1
脑血管疾病	一过性脑缺血（TIA）*	1
	缺血性或出血性卒中 *	
心理异常	需要心理咨询和（或）特殊治疗 §	1
肝脏疾病——轻度	慢性肝炎 §	1
	胆红素：>ULN，但<1.5×ULN§	
	AST/ALT：>ULN，但<2.5×ULN§	
肥胖	BMI≥35kg/m^2（成人）§	1
	BMI≥该年龄95%上百分位数（儿童）§	
感染	预处理前需要持续抗生素治疗 §	1
风湿免疫性疾病	需要治疗 *	2
消化性溃疡	内镜证实且需要治疗 *	2
肾病——中重度	血肌酐>2mg/dl（177μmol/l）§	2
	需要血液透析 §	
	前期肾移植 *	
肺脏疾病——中度	血红蛋白纠正的DLco 66%~80%预计值 §	2
	FEV_1 66%~80%预计值 §	

续表

合并症	具体疾病	积分
肺脏疾病——重度	血红蛋白纠正的 DLco≤65% 预计值 §	3
	FEV_1≤65% 预计值 §	
心脏瓣膜病	无症状的二尖瓣脱垂除外 §	3
前期实体肿瘤	需要手术、化疗和(或)放疗(非黑色素瘤的皮肤肿瘤除外)*	3
肝病——重度	肝硬化 §	3
	胆红素 > 1.5 × ULN§	
	AST/ALT > 2.5 × ULN§	
		总分:

注:总分:* 在患者既往的任何时间诊断;§ 取预处理开始前最近的一次检验值或疾病情况;ULN:正常值上限;DLco:一氧化碳弥散率,血红蛋白纠正的 DLco%= 未纠正 DLco% (0.06965 × 血红蛋白 g/dl);FEV_1:一秒用力呼气容积;AST:天冬氨酸氨基转移酶;ALT:谷氨酸氨基转移酶;BMI:体质指数;危险分级(总分):低危:0 分;中危:1~2 分;高危:3 分及以上

第二节　供者评估

一、从供受者 HLA 配型角度进行患者移植前的受益 / 风险评估

供受者的配型结果应该出自有相应资质的同一实验室,原则上有条件的单位应对配型进行复核或确认。

首先根据 HLA 分型结果判断是否是最佳供者:

1. 当供者和受者是同性别的双胞胎,HLA 完全相合时,要鉴别是否为同基因供者。同基因供者必须经过权威部门如法医鉴定中心认定;因为同卵双生的同基因供者移植后不会发生移植物抗宿主病,移植物中也没有肿瘤细胞污染,应该作为首选的供者。但也缺乏移植物抗白血病效应,需要加强移植后复发的检测和预防。

2. 一般认为 HLA 完全相合的同胞供者是异基因移植供者的首选,在高危复发的患者中,单倍体移植具有更强的 GVL 效应。

3. 非血缘关系供者,当 A、B、DRB1 高分辨满足 5/6 或 6/6 相合时,可以选择作为供者。即便骨髓资料库不断扩容,也只有少部分患者可以检索到合适的供者。因为查询需要 3~6 个月的时间,是否等待需要结合患者的病情和意愿共同决定。

4. 单倍体相合的移植供者选择余地大。因为患者的同胞、父母、子女、患者父母的同胞(叔叔伯伯姑姑舅舅姨)及其各自的子女(堂亲、表亲)均可能成为候选的供者,这样几乎每个患者都可以在很短的时间内找到供者。配型不完全相合的同胞供者,需要父母参加配型以确定是 NIMA 还是 NIPA 供者。子女作为供者,或父母作为供者,父母亲均需要参加配型,用以推导和确认单倍体相合。

5. 脐带血。对于儿童患者,检索到 A、B、DRB1 4/6 以上相合的脐带血,MNC 达到 2.7×10^7/kg 或以上,可以应用。但如果患者病情是复发高危,因为不能再得细胞进行细胞治疗,选用脐带血移植要慎重。对于 SAA 患者,因为不植入率高,也不建议应用。

北京大学人民医院的资料显示，在治疗恶性血液病方面，单倍体相合的 HSCT 能够获得和配型相合同胞供者、无血缘关系供者或脐带血移植供者相同的疗效，而亲缘供者在时效性上优于非血缘供者，在再次可得性上优于脐带血。可根据患者意愿，决定是否寻找非血缘供者或脐带血。在 HLA 匹配程度相同的多个供者中，选择年轻男性。在单倍体相合的同胞供者中，北京大学血液病研究所的资料显示选择顺序为年轻男性、子女、父亲、非母系遗传抗原(NIMA)不合的同胞、母亲、旁系亲属，并结合 DSA 情况选择供者(见供者选择章节)。

二、从供者身体状况评估是否合适做供者

供者在捐献造血干细胞移植前的 3 个月内，要全面评估身体状况，除外血液系统疾病，是否可以耐受麻醉、骨髓采集和 G-CSF 动员，是否有心脏、肝脏、肺脏和肾脏方面的其他疾病。HIV 阳性、精神病没有得到很好控制、没有行为能力的供者均为捐献造血干细胞的禁忌。患有结核病供者在控制结核后可以捐献。乙型肝炎患者在 HBV-DNA 阴转后可以捐献。如果配型相合的供者具有心脑血管病史，尽量不注射细胞因子动员剂，如果无供者可替换可以采用静态的骨髓，以避免 G-CSF 应用后可能的高凝状态。如果供者有麻醉药物过敏史，或脊柱畸形或不适合采集骨髓的其他情况，可以单独采集外周血造血干细胞。供者的年龄没有明确界定。北京大学人民医院曾成功地为 6 岁和 72 岁的供者采集到造血干细胞。女性育龄期供者，在捐献干细胞前，做妊娠检查。孕妇不宜捐献造血干细胞。

第三节　知情同意与医疗文书

经过多次沟通，患者已经充分理解了移植的必要性和风险，移植前需签署书面的知情同意书，同时指定病情委托人。患者在治疗过程中，可能会出现一些需要紧急实施的有创性治疗，需要委托人知晓病情并代替患者作出决定。出于对患者的保护，或患者已经没有能力自己做出决定时，委托人的意见等同于患者本人意见。

供受者评估结束之后，经集体讨论确定治疗方案，医师向患者及其授权委托人或监护人详细解释病情及评估的情况，客观地提供患者决策需要的信息。需要强调的是，一定要向患者讲清所患疾病的诊断和治疗现状，非移植治疗的效果，以及患者是否具有移植的适应证和移植风险。通过向患者及其家人讲解移植的原理和过程、风险、收益、长期预后和注意事项，可以消除他们的焦虑和恐惧。患者可能通过医师介绍或通过其他患者推荐而来到移植单位，这种投奔本身就是一种信任。有经验的单位移植疗效也确实较好。最近包括美国 163 个移植中心的资料显示明显的“中心效果”，如：在医师与患者比例高的中心和医生下班后能接咨询电话的中心，100 天移植相关死亡率低。重要的是，医师要以适合患者家庭文化和社会背景的方式讨论医疗问题。有的家属希望了解细节；有的家属了解得越详细就越糊涂和焦虑，干脆表示充分相信医师，医师尽最大努力就可以了。如果愿意，家庭成员都可以参加谈话。对于单亲家庭，鼓励带领爷爷奶奶或其他家庭成员参加。

讲解时一定要说明移植后的长期影响，如生长发育、生育和第二肿瘤等。对于儿童患者生育能力是需要强调的。在清髓性移植后，多半患者青春期发育延迟。当接受 TBI 后，很少能恢复生育能力。对于恶性血液病患者，移植前的治疗可能已经导致了生育能力的丧失，家属未必能意识到这种可能性。有的父母可以接受移植的风险，却难以面对孩子不能生育的

结果。北京大学人民医院的 BUCY 方案移植后的部分患者恢复了生育能力。

如对于一个初诊的或未曾应用酪氨酸激酶抑制剂的 CML 患者，无论是否具有配型相合的供者，都必须告知患者可以先用伊马替尼治疗。对于有生育要求的患者和儿童患者，告知移植对于生长发育和生育的影响，尤其是采用放疗方案做预处理时。要求患者及其亲属在移植前参加移植宣教培训课程。对于儿童患者，应该和儿科医师共同评估移植指征，至少患者家属应该从儿科医生处获得非移植治疗的预后信息。

移植前谈话或告知的内容应该包括以下方面(具体可以根据患者情况删减或扩充)：

1. 移植的根据(最好结合本单位的数据)　与非移植疗法的比较。

2. 移植方法　选择自体或异基因移植。

3. 移植时机　尽早移植或数周至数月后或择期移植。

4. 预处理方案选择　常规还是减低预处理方案，化疗或放疗。

5. 预处理毒性　口腔和黏膜炎，恶心、呕吐、腹泻，VOD，心脏并发症，间质性肺炎，出血性膀胱炎，皮炎，全血减少和粒细胞减低期间感染，严重出血，生育能力影响，白内障，第二肿瘤。

6. 移植物

(1) 骨髓、外周血或骨髓加外周血。

(2) 输注相关的风险：过敏，冻存保养液导致的不适。

(3) 植入不良或植入失败。

7. 并发症

(1) GVHD：急性 GVHD 和慢性 GVHD 风险，临床表现和对预后的影响；治疗和预防用药。

(2) 移植后白血病复发概率及其对策。

(3) 感染：细菌，真菌，病毒(CMV、EBV、ADV、PTLD)，卡氏肺孢子虫，结核等。

8. 预测移植后的疗效　移植后疗效与以下多种因素有关：基础疾病和疾病状态，供受者 HLA 匹配程度，患者年龄，并发症，既往感染史，营养状态，输血等。

9. 其他　指定病情告知委托人；精子或卵子冻存；患者有无特殊嗜好；家属是否能全程主动配合和参与；住院时间；出院随访；康复时间；生活质量；支持治疗的费用是否充足。

HCT 要求患者具有强烈的求生欲望、经过培训能充分主动地配合医护。通过移植团队的教育和知情同意的过程，患者应该获得高水平的理解和知识，在院内和以后的随访过程中能积极参与治疗。白细胞升至正常并不是移植的完成，免疫功能的恢复需要数月甚至数年。在随访过程中，患者遇事一定要咨询，有时一个及时的电话可能挽救一个生命，对患者一定是教育教育再教育。患者及委托人充分知情同意后，签署知情同意书，样稿见附 1~ 附 5。

附 1　骨髓移植患者术前检查清单

患者情况		供者情况	
姓名:	性别:	姓名:	性别:
年龄:	身高:	年龄:	身高:
血型:	体重:	血型:	体重:
原发病:	校正体表面积:	配型:	高分辨:
病情摘要:		特殊情况: 单倍型审核:	
一个月内	两周内(之前异常者)	三个月内	
ABO 及 Rh 血型		ABO 及 Rh 血型	
血常规:		血常规:	
尿常规:		尿常规:	
便常规:		便常规:	
血型抗体滴度:		血型抗体滴度:	
生化电解质:		生化:	
CRP:		电解质:	
ESR:		CRP:	
凝血分析:		ESR:	
抗 HAV:		凝血分析:	
乙肝 2 对半:		抗 HAV:	
HBV DNA:		乙肝 2 对半:	
抗 HCV:		HBV DNA:	
HCV RNA:		抗 HCV:	
CMV 抗体:		HCV RNA:	
EBV 抗体:		CMV 抗体:	
TPHA:		EBV 抗体:	
抗 HIV:		TPHA(梅毒抗体):	
HLA 和 DSA:		抗 HIV:	
心电图:		心电图:	
肺功能(2m 内):		胸片:	
肺部 CT:		50 岁以上或血象曾经不正常供者骨穿:	
头颅 MRI(2m 内):		腹部 B 超	
腹部 B 超:		β-HCG:	
超声心动图:		HLA 复核	
血气分析:			
骨穿:			
腰穿(白血病患者):	β-HCG:		
口腔科会诊:	心理门诊:		
耳鼻喉科会诊:	DSA:		
肛肠外科会诊:			
眼科会诊:			
妇科会诊(女患者):			
生育咨询(今后有生育需要者):			
蒽环类药物累积量:			

注:①供、受者 ABO 血型不合时需要进一步查血型抗体滴度;②骨髓检查包括形态学检查、染色体分析、DNA 倍体 - 免疫标志分析、基因分析(如 APL 的 PML/RAR 基因、CML 的 bcr/abl 基因等具有特异融合基因标志者、所有恶性血液病如未查过 WT1,入院前查 WT1)。供者只查骨髓形态;③生育咨询:如为男性无孩子患者,可建议储存精子;育龄妇女尿妊娠反应;④血气分析:若患者移植前存在肺部疾病,应进行血气分析;⑤头颅 MRI:急性白血病患者需查

附 2 知情同意书范本

骨髓及(或)外周血造血干细胞移植患者知情同意书

患者姓名: 性别: 年龄:岁 病历号:
床 号: 诊断(及原发病分期):

※ 以下为向患者及其家属交代内容:
1. HSCT 术前讨论参加人员:________教授、主治医师及移植病房全体主治医师、住院医师及研究生。
2. 目前治疗患者本病的方法:化疗、HSCT。
3. 骨髓及(或)外周血造血干细胞移植(以下简称 HSCT)的适应证:
 (1) 患者疾病诊断明确;
 (2) 结合患者的具体情况,目前 HSCT 为治愈疾病的较合适选择;
 (3) 患者查体无 HSCT 的禁忌证,符合 HSCT 要求;
 (4) 有可以采用的造血干细胞来源及必要的经济支持。
4. HSCT 前的准备:
 (1) 已对患者病情进行评估,已完成供患者查体,并再次确认 HSCT 的适应证及移植时机。
 (2) 根据需要对患者、供者及其家属提供必要的指导。
 (3) 患者与供者关系:__________,HLA 相合情况:相合。
 (4) 预处理方案为:____________,移植方案为:____________。
5. HSCT 的一般流程:
 (1) 患者药浴,进洁净室,行中心静脉插管。
 (2) 进行移植前预处理(方案如上所述)。
 (3) 按常规进行骨髓和(或)外周血造血干细胞输注。
 (4) 防治脏器损害、感染及移植物抗宿主病(GVHD)。
 (5) 残存白血病监测、免疫重建、远期并发症的防治与随访。
6. HSCT 可能发生的主要并发症及防治措施:
 (1) 主要脏器损害:原因包括既往化疗药物累积毒性、预处理药物毒性、感染、贫血、出血等因素和其他具有使用适应证的药物可能的副作用。心脏、肝、肾、肺、脑等主要脏器的重度损害可危及生命,轻度脏器损害可恢复。相应防治措施会尽可能减少上述因素的损害程度,但不能完全杜绝上述损害的发生。
 (2) 骨髓或外周血造血干细胞输注过程中可能会发生过敏反应和急性左心衰竭;预防措施为输注前应用抗过敏药物、监测出入量及输液速度。
 (3) 感染:接受移植患者属免疫功能低下人群,易患各种病原导致的感染,内源性病原可活化为活动性感染。感染的临床表现不典型,不同于免疫功能正常患者,病情变化快,抗感染治疗难度大。各种抗感染药物及支持措施的应用大大改进了疗效,但重度感染仍可危及生命。
 (4) 移植物抗宿主病(GVHD):异基因移植急性 GVHD 发生率 50%~70%,重度 GVHD 死亡率较高。慢性 GVHD 对生活质量有一定影响,少数严重者可危及生命。抗 GVHD 措施包括各种免疫抑制剂、相关感染防治措施和支持治疗。
 (5) 未植入:现行移植方案下异体造血干细胞不植入率约为 1%~4%。
 (6) 复发:HSCT 后血液病仍存在复发风险。相应措施包括:定期随访;调整免疫抑制剂;供者淋巴细胞输注(DLI);化疗;二次移植等。
 (7) 其他并发症:出血,贫血,不育,继发肿瘤等。应对措施包括血象监测,输血,酌情提前保存生殖细胞,相应化疗等。
7. HSCT 后的效果:预计非复发死亡率约 20% 左右,复发率约 8%~10%。
8. 其他特殊交代事项:____。

※ 以下为患者(或其委托人)听取上述病情交代后的意见:
请您用“是”或“否”回答以下问题:
1. 您是否已经认真听取并充分理解了医生对本患者 HSCT 所做的上述告知:
2. 您提出的所有问题(包括治疗和费用等)是否得到了满意的答复:
3. 经慎重考虑您是否决定接受骨髓移植治疗:
4. 住院期间,您是否能够配合医护人员根据病情所做的整体安排:

患者(或委托人)签名: 日期: 年 月 日
工作单位:
住 址:
联系人及电话:
主治医生: 日期: 年 月 日

附 3　中心静脉置管知情同意书

患者姓名：　　　　性别：　　　　年龄：　　岁　　　　病历号：
床　　号：　　　　诊断(及原发病分期)：
为方便造血干细胞移植期间的治疗，需要为患者进行锁骨下中心静脉置管。中心静脉置管为一项创伤性操作，向患者及其家属告知如下。
于穿刺过程中可能会出现如下危险：
1. 穿刺部位局部血肿。
2. 纵隔损伤，大血管、心脏壁穿破。胸腔、纵隔积液，气胸(发生率 1%~2%)、血气胸，甚至心脏压塞。
3. 心悸、心律失常，甚至心脏骤停。
4. 其他损伤：如淋巴管(胸导管)、神经损伤，皮下气肿等。
5. 穿刺失败，届时可能需要进行多次或双侧穿刺。
于中心静脉插管后，在使用过程中可能出现的并发症：
1. 静脉炎、血栓形成、栓塞。
2. 空气栓塞、导管堵塞。
3. 导管滑脱。
4. 继发于导管的感染等。
5. 如有上述情况发生，可能需要拔除导管。但为进一步治疗需要，可能需要更换并再次置管。
※ 以下为患者(或其委托人)听取上述病情交代后的意见。
请您用“是”或“否”回答以下问题：
1. 患者及其家属是否对上述风险及置管后可能的并发症已有了充分了解：
2. 患者及其家属对于中心静脉置管的意见：
患者(或委托人)签名：
签署日期：　　　年　　月　　日
主治医生：
日　　期：　　　年　　月　　日

附 4　患者授权委托书

尊敬的患者：
根据国务院颁布实施的《医疗事故处理条例》，我院已实行由患者本人签署有关的知情同意书，但在实施保护性医疗措施或受病情限制时，您可委托亲属或者关系人签署意见，故请您填写以下“知情同意授权委托书”。
委托人(患者本人)姓名：　　　　性　　别：　　　　年龄：　　岁
病房床号：　　　　病历号：　　　　联系电话：
工作单位或住址：
身份证明文件及号码：
本人于年月日因行骨髓 / 外周血造血干细胞移植术住入北京大学人民医院。现委托作为我在骨髓 / 外周血造血干细胞移植术诊疗期间的代理人，代我行使诊疗中涉及病情、医疗措施、医疗风险等事宜的知情同意权。
代理人签署同意书所产生的后果，由本人承担，并豁免医护人员和医疗机构对此的任何责任。

代理人姓名：　　　　性　　别：　　　　年龄：　　岁
与委托人关系：　　　　联系电话：
工作单位或住址：
身份证明文件及号码：
委托人签名：　　　　签字时间：　　年　　月　　日　　时　　分
(附有身份证、有效证件复印件)
代理人签名：　　　　签字时间：　　年　　月　　日　　时　　分
(附有身份证、有效证件复印件)

附 5　供者骨髓采集术知情同意书

供者姓名：　　　　　性　　别：　　　　　年龄：　　　岁　　　　病历号：
床　　号：　　　　　手术名称：骨髓采集术及外周造血干细胞采集术
术前讨论参加人员：________教授，病房全体主治医师及研究生、住院医师。
1. 手术适应证：
(1) 患者有接受造血干细胞的适应证和意愿；
(2) 供者与患者配型显示可以作为供者；
(3) 供者自愿为患者提供造血干细胞；
(4) 经查体无采集造血干细胞的禁忌证。
2. 手术前准备：
(1) 再次确认无提供骨髓及外周血造血干细胞的禁忌证；
(2) 根据需要，使用细胞因子；
(3) 已循环采集自体血______ml，准备术中回输；
(4) 术前禁食、禁水 12 小时，留置导尿管。
3. 麻醉方式：常规硬膜外麻醉。
4. 手术并发症：
(1) 麻醉意外：积极抢救；
(2) 出血：已循环采血 ml，术中回输；
(3) 出血性休克：积极输血、补液等治疗；
(4) 感染：术中无菌措施；
(5) 伤口疼痛；
(6) 其他罕见并发症：文献报道有梗死并发症等。
※ 以下为患者(或其委托人)听取上述病情交代后的意见。
请您用“是”或“否”回答以下问题：
1. 您是否已经认真听取并充分理解了医生所做的上述告知：
2. 您提出的所有问题(包括对供者的影响等)是否得到了满意的答复：
3. 经慎重考虑您是否决定接受骨髓造血干细胞采集术：
供者签名：　　　　日期：　　　年　　月　　日
单位 / 住址：
联系人或本人电话：
　　　　　　　　　　　　　　　　　主治医生：　　　　日期：　　　年　　月　　日

(许兰平)

参考文献

1. National Comprehensive Cancer Network.NCCN clinical practice guidelines in oncology: chronic myelogenous leukemia.Version 2, 2018, NCCN.org.
2. Appelbaum FR, Forman SJ, Negrin RS, et al.Thomas' Hematopoietic Cell Transplantation: Stem Cell Transplantation.4th ed. Oxford: Blackwell Publishing Ltd, 2009.
3. Recommended Timing for Transplant Consultation.National Marrow Donor Program.http://www.marrow.org.
4. Xu LP, Wu DP, Han MZ, et al. A review of hematopoietic cell transplantation in China: data and trends during 2008-2016. BMT, 2017, 52(11): 1512-1518.
5. Xu LP, Chen H, Chen J, et al. The consensus on allogeneic hematopoietic cell transplantation for hematological

diseases in China—focused on indication, conditioning regimen, and donor selection—on behalf of HSCT workgroup in Chinese Society of Hematology, Chinese Medical Association. JHO, 2018.

6. Wang Y, Chang YJ, Xu LP, et al Who is the best donor for a related HLA haplotype-mismatched transplant? Blood, 2014, 124(6): 843-850.
7. Chang YJ, Zhao XY, Xu LP, et al. Donor-specific anti-human leukocyte antigen antibodies were associated with primary graft failure after unmanipulated haploidentical blood and marrow transplantation: a prospective study with randomly assigned training and validation sets. J Hematol Oncol, 2015, 8: 84.
8. Wang Y, Wu DP, Liu QF, et al. Donor and recipient age, gender and ABO incompatibility regardless of donor source: validated criteria for donor selection for haematopoietic transplants. Leukemia, 2018, 32: 192-498.
9. Chang YJ, Luznik L, Fuchs EJ, et al. How do we choose the best donor for T-cell-replete, HLA-haploidentical transplantation? J Hematol Oncol, 2016, 9: 35.

第二章

供者的选择

合适的造血干细胞供者是进行异基因 HSCT 的前提。HLA 完全相合的健康同胞是最理想的造血干细胞来源。但同胞间 HLA 相合的几率为 25%~30%，由于我国实行计划生育政策，同胞间 HLA 相合的供者将越来越少。非血缘志愿供者、脐带血和 HLA 不合或单倍体相合亲属供者是造血干细胞的重要来源。随着移植技术的进步，HSCT 已经告别了供者来源困难的时代，从早期 HLA 全相合同胞发展到非血缘和单倍型供者等多种供者选择。随着单倍型移植技术的迅猛发展，单倍型供者的选择以及不同供者来源间的选择原则，近几年国内外达成了一些共识。供者的选择应在专家共识的基础上，结合患者和备选供者具体情况，并结合移植单位的经验决定。

根据供受者的关系可分为异体和自体移植（ASCT）；异体移植又可分为同基因和同种异基因移植。同基因供者的认定仅有 HLA 配型相合是不够的，要检测 DNA 序列；同种异基因又包括 HLA 配型相合或不合的血缘或非血缘移植。根据移植物的来源可分为骨髓、外周血和脐带血移植。

第一节　不同供者来源的现状

一、国际现状

根据国际骨髓移植登记中心（IBMTR）2017 年公布的最新数据，2016 年美国 HSCT 例数超过 23 000，其中自体 HSCT 例数在 15 000 左右，约占 64%；异基因 HSCT 例数为 8539，约占 36%。根据欧洲骨髓移植登记组（EBMT）的资料，2016 年欧洲 HSCT 例数为 43 636，其中自体 HSCT 例数为 22 806，占 58%；异基因 HSCT 例数为 16 507，占 42%。

在异基因 HSCT 中，从供受者关系来看，IBMTR 的数据显示，2016 年美国非血缘关系 HSCT 约 4000 例，同胞 HLA 全相合 HSCT 约 2500 例，亲缘 HLA 不合移植约 1500 例，占 11%，超过脐带血移植（500 余例）。EBMT 的资料显示，2016 年欧洲非血缘关系 HSCT 约 8000 例，同胞 HLA 全相合 HSCT 接近 6000 例，亲缘 HLA 不合移植 2000 余例，脐带血移植 400 余例。世界范围内有超过 2630 万的非血缘志愿者登记，最大的登记中心 NMDP 拥有超过 1300 万的非血缘志愿者；已建立的脐带血库有超过 30 万份冻存的脐带血干细胞。

二、国内现状

根据 CBMTR 的数据，2017 年共有 102 家医院进行了登记，完成 HSCT 例数 8186 例，其中自体 HSCT 1576 例，占 19%；异基因 HSCT 6601 例，占 81%。在异基因 HSCT 中，从供者来源来看，亲缘 HLA 不合移植 3723 例，占 56%；同胞 HLA 全相合 HSCT 1803 例，占 27%；非血缘关系 HSCT 791 例，占 12%；脐带血移植 284 例，占 4%。截止到 2018 年 7 月 31 日，中国造血干细胞捐献者资料库（中华骨髓库，CMDP）有 2 508 307 例的非血缘志愿者登记，捐献造血干细胞例数总计 7507 例。国家批准建立的脐带血库共有 6 个，有上万份冻存的脐带血干细胞。

三、各类供者来源的优缺点

（一）自体与同基因移植

自体与同基因移植的优点是几乎没有 GVHD 的风险，感染的几率也较异基因移植少得多；缺点是移植后复发率高，因此仅适用于多发性骨髓瘤、非侵袭性淋巴瘤、低中危急性髓系白血病和自身免疫病及某些实体瘤。恶性血液病接受自体移植治疗后往往需要采取进一步防止复发的措施，详见本书第六篇。

（二）HLA 相合的同胞供者

在目前的移植模式下，HLA 相合的同胞移植不植入率约 1%~3%，重度 GVHD 发生率在 10% 以内，目前 HLA 相合的同胞仍是 allo-HSCT 供者的首选。但是，一方面同胞中 HLA 完全相合的几率是 25%，由于我国实行计划生育政策，同胞间 HLA 相合的供者远远不能满足临床的需要；另一方面，随着对各供者选择的研究的深入，任何时候都首选同胞全合供者的传统法则正在并将不断面临挑战。

（三）HLA 不合 / 单倍型相合的亲属供者

对无合适 HLA 相合同胞的患者，找到 HLA 一个位点不合的亲属供者的机会约为 10%，1~3 个位点不合亲属供者的机会几乎为 100%。HLA 不合亲属做供者的优点尤其表现在：干细胞方便易得、不受时间制约、如需要在移植后进行细胞治疗可以再次获得供者细胞。同非血缘骨髓或脐带血相比，HLA 不合亲属供者作为造血干细胞来源具有以下特点：①供者来源更加广泛：几乎使所有需要移植的患者能够迅速找到供者；②成本低：建立及维持非血缘库需要大量投资，而亲属部分相合的供者则不需要特殊费用；③从伦理及技术上讲，具有更强的可操作性：由于亲情关系的存在，供者的意愿会更强；且当再次需要供者来源的干细胞或淋巴细胞，以解决植入不良及复发等时，操作性更强，有利于总体生存率提高。因此，HLA 不合的 HSCT 越来越受到国内外学者的广泛重视和采用。

近年来，北京大学血液病研究所证实了健康供者体内应用 G-CSF 改变骨髓 / 外周血采集物细胞构成和功能，从而诱导免疫耐受，并将上述研究结果创造性地运用于临床非体外去除 T 细胞的移植，结合其他技术，建立了以 G-CSF 和抗胸腺免疫球蛋白（ATG）为基础的“北京方案”，成功跨越 HLA 不合免疫屏障，使 HLA 不合 HSCT 的无病生存率（DFS）达 60%~70%，取得与 HLA 完全相合同胞 HSCT 相同的疗效，彻底解决了供者来源问题，迎来了“人人有供者”的时代。近 5 年来，HLA 配型不合移植约占北京大学血液病研究所移植总数的 75%。至 2017 年底完成 HLA 不合亲属供者 HSCT 3800 多例，其疗效不仅与 HLA 相合供者 HSCT 相同，而且排斥发生率也未见明显上升，总的急性 GVHD 发生率虽有一定程度增加，但在多因素分析中对 GVHD 发生率没有影响，且对重度急性 GVHD 或慢性 GVHD 的发生均无影响。该项新型的免疫耐受技术为血液恶性疾病的根治提供了良好的技术平台，是国际 allo-HSCT 领域具有原创的突破性进展，同时开创了细胞因子诱导免疫耐受成功进行 allo-HSCT 的先河。因此中国异基因 HSCT 治疗血液系统疾病专家共识推荐 HLA 不合亲属可作为常规供者。有关此技术体系的具体阐述详见第五篇第八章。

（四）非血缘志愿供者

对无合适 HLA 相合同胞的患者，HLA 相合的非血缘关系志愿供者是 HSCT 的另一选择。在过去几十年里，世界上许多国家已经建立了非血缘志愿供者骨髓资料库。但建立及维持志愿者骨髓库，国家及社会每年需花费大量资金（目前国家每年需拨款近 1 亿元人民币）。此外，非血缘供者的查询过程耗时长，使得许多急需治疗的患者无法在最适宜的时机接受移植，且并发症较多，总体疗效稍差。能否寻找到 HLA 相合的非血缘供者的概率差别较大，可能与以下几点有关：

1. 库容大小　志愿者资料库越大，找到相合供者的机会越大。

2. 受者 HLA 单倍体表型、种族的基因多态性　如果患者的 HLA 单倍体表型在人群中常见，找到合适供者的机会就越大。白种人找到相合供者的几率远远大于亚洲人和黑种人。

3. 患者病情　容许寻找无关供者的时间越长，可能找到供者的机会越高。如果能查询到 HLA 相合的供者，从查询到移植大概需要 3~6 个月。所以非血缘关系供者对需要尽早移植的患者不如择期移植的患者更合适。对移植后复发高危的患者，需要采用细胞治疗或预防时，往往不能再次获得供者细胞。

尽管各单位报告的非血缘关系移植结果有所不同，一般认为与同胞相合的 HSCT 相比，GVHD 发生率有所增加，生存率与前者相当或者逊于前者。

（五）脐带血

脐带血移植（UCBT）主要病例集中于儿童。非血缘脐带血具有易收集、查询迅速、HLA 要求较低等优点（表 2-2-1）。非血缘脐带血（UCB）与无关供者的骨髓或外周血干细胞相比具有两个明显的优势：冻存的脐带血很快就可以获得，可以更好地根据病情而不是根据何时获得无关供者来决定移植时机；但脐带血单个核细胞数量较低，限制了在成人和高体重患者中的应用，一旦移植失败或病情复发，因脐带血干细胞来源所限，不能进行再次移植或细胞治疗。所以 HLA 相合的非血缘移植和脐带血移植在恶性血液病治疗方面的成功应用也未能彻底改善造血干细胞来源困难的现状。移植物中细胞数量和 HLA 相合程度是影响 UCBT 疗效的关键因素。因而对于成人来说，利用双份脐带血来增加细胞数可能是其中一项可行的措施。因为 UCBT 对 HLA 相合程度要求低，使得大多数的患者都能查到 4-6/6 相合的脐带血。目前 UCBT 已经作为无合适供者患者的一个实用性选择，有些移植中心已经把 UCBT 作为儿童移植的首选。

四、各供者来源的对比研究结果

单倍型移植技术的进展使得供者来源缺乏问题得到根本解决，同时使得许多患者拥有不止一个供者，这意味着许多情况下面临供者选择的问题。供者选择也受到受者疾病和身体状态以及供者特征等多方面因素的影响。各供者来源的对比研究多为同期回顾性研究或前瞻对照研究，由于伦理和实际操作性问题，几乎没有随机对照研究。

表 2-2-1　不同造血干细胞来源移植方式的优缺点

种类	优点	缺点	可能的解决方案
非血缘	治疗易接受 技术较成熟 外周干细胞数量多	进行需要的时间长 高移植相关死亡率 GVHD 发生率高且严重	减低剂量预处理
单倍体	高细胞数 供者容易找到 移植物调整 方便进行 DLI	高移植相关死亡率 免疫重建延迟 机会性感染发生机会高 T 细胞去除导致复发率增高	细胞调整 间充质干细胞 抗原特异的细胞治疗
脐血	HLA 不合的耐受性好 可在多个中心进行	低细胞数量导致植入失败 高移植相关死亡率 高复发率 不能进行 DLI	体外扩增

(一) 自体、同胞全合与非血缘供者的比较

相关内容详见移植各论。

(二) 脐带血与非血缘、亲属单倍型供者的比较

与无关供者 BMT 相比，在 HLA 相合程度相同的条件下，UCBT 后 GVHD 的发生率低，同时又保留了 GVL 作用。一项对于 <16 岁白血病儿童的回顾性研究比较证明：6/6 相合 UCBT 的 5 年 DFS 优于 8/8 相合骨髓移植，而 5/6 或 4/6 相合的 UCBT 的疗效与 8/8 相合骨髓移植相似，支持应用 UCBT 治疗儿童白血病。北京大学血液病研究所的单中心资料显示，单倍型移植治疗儿童急性白血病获得比 UCBT 更好的疗效：前者造血恢复优于后者，急性 GVHD 发生率较后者高，OS 为 65% vs. 50%（P=0.037），非复发死亡率（NRM）为 20% vs. 38%（P=0.010），复发率和 LFS 差异无显著性；对于高危患者，单倍体供者（HID）移植 OS 高于 UCBT（52% vs.20%，P=0.037）。随后，北京大学血液病研究所与安徽省立医院进行了一项单倍型和 UCBT 治疗儿童高危 ALL 的同期对比研究，2 年复发率分别为 16.1% 和 24.1%（P=0.169），NRM 分别为 12.8% 和 18.8%（P=0.277），OS 分别为 82.0% 和 69.6%（P=0.071），LFS 分别为 71.0% 和 57.2%（P=0.040）。

(三) 亲属单倍型与同胞全合、非血缘供者的比较

在非体外去 T 的单倍型移植模式下，不论是北京方案还是移植后环磷酰胺（PTCY）方案，单倍型移植取得了与同胞全合和非血缘移植相同的疗效。北京大学血液病研究所的资料显示，HID 或非血缘供者（URD）移植后Ⅱ～Ⅳ度急性 GVHD 分别为 47% 和 31%（P=0.033），慢性 GVHD 无统计学差异（P=0.17）；移植相关死亡率（TRM）和复发率分别为 20% vs.18%（P=0.98）和 12% vs.18%（P=0.12）；四年 OS 和 LFS 分别为 74% vs.74%（P=0.98）和 67% vs.61%（P=0.74）。对儿童高危白血病的治疗，HID 也取得了和同胞全相合供者（ISD）同样的疗效。有意思的是，同一单位的研究发现，HID 移植后健康相关生活质量（HRQoL）的评估优于 ISD 移植，体现在前者体能和精神情感评分高于后者。黄河等报道单倍体相合 HSCT 与非血缘移植治疗恶性血液病，4 年 OS 分别为 64.2% 和 67.5%。

随后，对于单倍型和全合供者的比较，北京大学血液病研究所牵头进行了一系列疾病特异性的多中心前瞻、对照研究。结果显示，单倍体及同胞全合移植治疗中高危 AML-CR1 的

3 年 LFS 分别为 74% 和 78%（P=0.34），从而确立了单倍型移植的一线治疗地位。同样，单倍型移植和同胞全合移植治疗 ALL（前瞻）和 MDS（全国登记组资料）的疗效相当，证实在没有同胞全合供者的情况下，单倍型移植可以作为最佳的替代供者选择。并且，北京大学血液病研究所单倍型移植与 EBMT 非血缘移植治疗恶性血液病的配对研究数据显示：HID 或 URD 移植后重度急性 GVHD 分别为 9.2% 和 9.4%（P=1.0），慢性 GVHD 无统计学差异（P=0.39）；TRM 和复发率分别为 13.8% vs. 15.7%（P=0.96）和 12.7% vs. 24.0%（P=0.08）；OS 和 LFS 分别为 78.2% vs. 63.2%（P=0.15）和 73.5% vs. 60.3%（P=0.15）。

对于难治/复发 AL，北京大学血液病研究所的单中心回顾数据显示，单倍型移植获得比同胞 HLA 全合移植更好的抗白血病作用：HID 或 ISD 移植后Ⅱ~Ⅳ度急性 GVHD 分别为 49% vs. 24%（P=0.014），慢性 GVHD 无统计学差异；TRM 和复发率分别为 34% vs. 38%（P=0.85），和 26% vs. 49%（P=0.008）；3 年 OS 和 LFS 分别为 42% 比 20%（P=0.048）和 42% vs. 15%（P=0.029）。随后，这一结论在移植时微小残留病阳性的 AML 患者中得到了印证，即单倍型移植与同胞 HLA 全合移植相比，降低了复发率，提高了生存率。

单倍型移植不仅治疗恶性血液病取得了与全合移植相同的疗效，而且对于 SAA，北京大学人民医院牵头的全国多中心前瞻研究显示，不论是作为二线治疗还是作为一线治疗，也同样取得了与同胞全合移植相同的疗效。

五、供者选择的普遍原则

在非体外去 T 的单倍型移植模式下，不论是北京方案还是移植后环磷酰胺（PTCY）方案，多项研究证实，其临床预后不受 HLA 不合位点数的影响；这表明根据 HLA 不合位点数选择供者的传统观点已经不再适合单倍型移植模式。因此，非 HLA 因素，如供者年龄、性别、供受者关系、供者特异性抗体（DSA）、血型以及 NK 细胞同种反应性等在供者选择方面的作用越来越受到国内外学者的关注。

（一）供者年龄

非血缘供者要求 18~45 岁。NMDP 的资料显示，重度急性 GVHD 的发生率随着供者年龄的增加而增加，供者年龄每增加 10 岁，相对危险度增加 1.08（P=0.002）。在“北京方案”中，北京大学血液病研究所单中心 1210 例的回顾数据显示，与年龄 >30 岁的供者相比，年龄≤30 的供者移植后 GVHD、NRM 降低、OS 提高；且发现对年龄≤30 的供者进行采集容易获得高剂量的 $CD34^+$ 细胞和 $CD3^+CD4^-CD8^-$T 细胞，而且证实移植物中高剂量的 $CD34^+$ 细胞加速血小板植入，$CD3^+CD4^-CD8^-$T 细胞有助于降低移植后急性 GVHD 的发生率。随后，1199 例的单倍型（n=685）和同胞全合（n=514）移植治疗 AL 的多中心前瞻数据，发现年龄 <30 岁的患者和年龄≤40 岁的供者移植后 NRM 降低、OS 提高。年龄对异基因移植（包括单倍型）预后的影响也被 IBMTR（包括 PTCY 模式）、EBMT 及韩国学者证实。

（二）供者性别

很多研究显示，供受者性别不同增加急性 GVHD 的发生率，尤其是女供男更为突出。对于女性供者而言，年龄大还意味着有过妊娠史，其对移植预后也会产生负面影响。在非体外去 T 的单倍型模式中，国内外多个团队的资料均显示女性供男性增加移植后Ⅱ~Ⅳ度急性 GVHD 的发生风险。北京大学血液病研究所的上述临床研究显示男性供者移植后 GVHD、NRM 低，OS 高。鉴于潜在生存获益的优点，应该优先选择男性供者。

(三) ABO 血型

ABO 血型对移植终点的评估存在争议,没有统一结论。CIBMTR 的数据显示,双向 ABO 不合的移植重度急性 GVHD 的发生率明显增加(相对危险度 1.869,P=0.006);EBMT 的数据显示,小不合急性 GVHD 发生率高(P=0.04),而大不合 OS 降低(P=0.09);但其他登记组研究未能复制出此结果。在上述 1199 例的单倍型和同胞全合移植治疗 AL 的多中心前瞻数据中,大不合及双向不合 NRM 高,OS 低。

(四) 基于供受者年龄、性别、血型相合为核心的供者选择积分体系

在上述 1199 例单倍型和同胞全合移植治疗 AL-CR1 前瞻、多中心临床研究中发现:①供受者年龄偏大、女性供男性、供受者 ABO 血型不合为 TRM 的 3 个危险因素,与是否为 HLA 全合无关;②累积 0~1 个、2 个、3 个危险因素的 TRM 分别为 8%、15% 和 31%,3 年 LFS 为 78%、74% 和 58%;③危险积分高的全合同胞供者移植疗效差于危险积分低的单倍型供者。从而建立了以供受者年龄、性别、血型相合为核心的积分体系,对 HLA 全合同胞始终作为首选造血干细胞供者的经典法则提出挑战。

(五) 供受者亲属关系

单倍型相合移植时代的到来使得父母、子女、半合同胞以及旁系亲属都可能成为移植供者,常常有多个供者。在上述北京大学血液病研究所单中心 1210 例的回顾数据中发现:①年轻、男性供者移植组"TRM 低、OS 高";②父亲较母亲供者组"GVHD 低、TRM 低、OS 高";③子女较同胞供者组"GVHD 低";④父亲较年长的姐姐供者组"TRM 低、OS 高";⑤非母系遗传抗原(NIMA)不合同胞较父亲、非父系遗传抗原(NIPA)同胞供者组"GVHD 低",从而建立了单倍型移植供者"优化选择法则"。北京大学血液病研究所的数据还显示,旁系供者移植后,LFS 和 OS 虽然与直系亲属无显著统计学差异,但 2 年广泛性慢性 GVHD 发生率明显增加。因此,供受者关系选择的先后顺序是子女、同胞、父亲、母亲或旁系亲属。在上述 1199 例的单倍型和同胞全合移植治疗 AL 的多中心前瞻数据中,对于年龄大于 50 岁的患者,同胞全合供者与子女供者相比,TRM 更高,OS 更低。

(六) DSA

在非体外去 T 的单倍型移植模式下,不论是北京方案还是 PTCY 方案,多项研究证实,DSA 阳性与移植排斥密切相关。在"北京方案"中,常英军等发现 DSA MFI≥10 000 与移植排斥密切相关,DSA MFI≥2000 与植入不良密切相关;无论移植排斥还是植入不良都是导致预后差的重要原因之一。

(七) NIMA/NIPA

小鼠模型研究发现 $CD4^{+}CD25^{+}$ 调节性 T 细胞参与 NIMA 不合诱导的免疫耐受形成。在单倍型移植中,多个研究证实 NIMA 不合的供者移植后Ⅱ~Ⅳ度急性 GVHD 的发生率显著低于 NIPA 不合的供者。北京大学血液病研究所的研究发现,$CD4^{+}CD25^{+}$ 调节性 T 细胞重建在 NIMA 移植后更快,并与其更低的 GVHD 相关。因此,应该优先选择 NIMA 不合的同胞供者。

(八) 杀伤免疫球蛋白样受体(KIR)不合与 NK 细胞同种反应性

在不同的移植模式下研究结论不同。意大利的学者发现供者来源的同种反应性 NK 细胞由于供受者之间的 KIR 不合而被活化,活化的 NK 细胞发挥三种作用:①通过杀伤预处理残留的白血病细胞发挥 GVL 作用;②通过杀伤受者骨髓中的 T 和(或)NK 细胞,促进植入;

③通过杀伤受者体内的 APC 降低移植后 GVHD 发生率。然而，在"北京方案"中，KIR 不合（NK 同种反应性）导致移植后 GVHD 发生率增加、复发增加、预后差。

第二节　移植物的选择

早期 BMT 一直是 HSCT 的主要形式。自 1989 年 Kessinger 等成功完成首例异基因 PBSCT 以来，由于其具有造血干细胞采集简单方便、患者易于接受、造血恢复快等优势，近年应用病例逐年上升。各自优缺点详见表 2-2-2。国内的非血缘供者均捐献外周血造血干细胞。auto-HSCT 时更多采用 PBSCT。除考虑患者的病情，也要结合供者本身的条件和意愿，如患者有不能耐受手术的疾病或供者不肯接受采髓术时，也可进行 PBSCT。北京方案单倍型移植目前多采用骨髓和外周血混合移植的方法，这种方法有以下优点：①可以采集到数目较多的干细胞，利于植入；②骨髓和外周血干细胞经 G-CSF 动员后淋巴细胞亚群发生了变化，使 GVHD 的发生率有所降低；③可以获得骨髓的基质细胞也可以获得 PBSC 的高 GVL 效应；④经过临床实践发现供者的耐受性良好。IBMTR 统计 2016 年美国单倍型移植，外周血移植占到 65% 的比重。

表 2-2-2　异基因 PBSCT 与 BMT 的比较

项目	BMT	PBSCT
采集	需麻醉，较麻烦	无需麻醉，较简单
造血恢复	一般	造血恢复较快
ABO 血型不合的处理	需进行处理	不需进行处理
急性 GVHD	两者无明显区别	
慢性 GVHD	较轻，生活质量好	发生率较高，影响生活质量
抗白血病作用		PBSCT 优于 BMT
CMV 感染	PBSCT 发生多于 BMT	
免疫性并发症	PBSCT 发生多于 BMT	
总体评估	两者无明显差别	

骨髓和外周血是 HSCT 的两个传统的干细胞来源，哪个更好仍存在争议。骨髓加外周血干细胞与单纯外周血干细胞移植比较哪个更好？北京大学血液病研究所的资料显示，对于难治 / 复发未缓解急性白血病，单纯外周血干细胞移植后 30 天粒细胞植入率明显低于骨髓加外周血干细胞移植（89.9% vs. 100%，P=0.04）；OS 前者低于后者（26.8% vs. 43.2%，P=0.052）。最近又在非难治 / 复发急性白血病接受同胞全合移植的患者中进行了干细胞来源的回顾性比较研究。结果显示，65 例骨髓加外周血干细胞移植患者 5 年 LFS 明显高于 33 例单纯外周血干细胞移植患者（77.8% vs. 57.6%，P=0.023）。另一方面，黄文荣等报道，单倍型外周血干细胞移植治疗 21 例具有高危因素的恶性血液病（CR1 和 CR2 为主），急性和慢性 GVHD 累计发生率分别为 52.7% 和 39.5%，2 年 OS 和 DFS 分别为 62.1% 和 55.6%。由此可见，虽然北京大学血液病研究所的资料显示，单纯外周血干细胞移植的疗效不如骨髓加外周血干细胞移植，但是这些研究或为历史对照，或为回顾性研究，有其局限性；而且另一些移植

中心的单倍型外周血干细胞移植的疗效也比较令人鼓舞。因此，我们需要前瞻、平行对照研究的结果来说明干细胞来源选择的问题。

单倍型移植的广泛开展，非血缘关系移植和 UCBT 的推广，使得 HSCT 彻底告别了供者来源困难的时代。移植患者不仅迎来了"人人都有供者"的时代，而且可能面临多个备选供者。移植疗效不再依赖于 HLA 不合程度，供者选择应考虑年龄、性别、ABO、DSA、NIMA、KIR 等（图 2-2-1），单倍型低积分供者优于同胞全合高积分供者；对于高龄患者，子女可能优于同胞全合供者；单倍型比同胞全合有更强的 GVL 效应；这些研究结论在不同疾病不同移植模式下需要进一步验证。

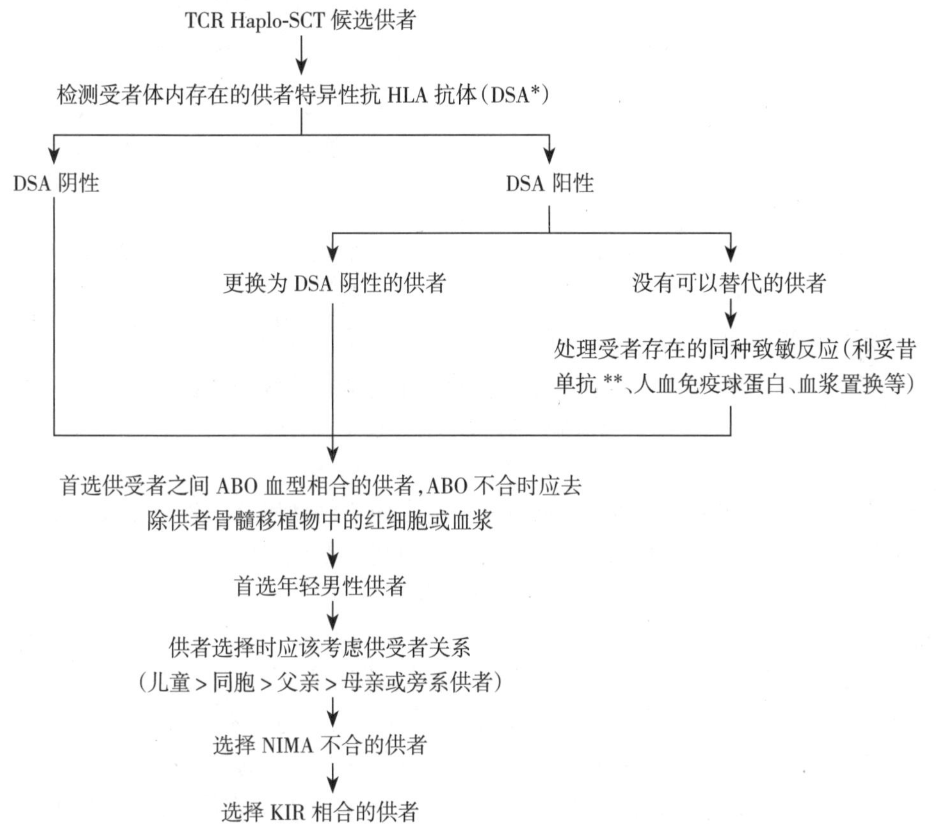

图 2-2-1　供者特异性 HLA 抗体阳性的单倍型相合移植、无关供者移植或脐血移植候选患者处理方案

注：TCR Haplo-SCT= 非体外去除 T 细胞的单倍型相合移植；HLA= 人类白细胞分化抗原；NIMA= 非遗传母系抗原；KIR= 杀伤免疫球蛋白样受体；关于 DSA 的 MFI 阈值目前尚有争议，多数学者赞同 5000，笔者所在中心由于 DSA MFI 2000~10 000 的患者进入临床试验，所以更换供者的阈值为 10 000；* 欧洲骨髓和血液移植登记组（EBMT）推荐血浆置换的血浆量为患者总体血浆量的 1~1.5 倍；** 可以应用硼替佐米 1.3mg/m^2，4~6 次替代或联合利妥昔单抗

基于上述结果提出了 HLA 相合同胞供者和其他供者的选择原则（图 2-2-2）。此外，还应考虑以下因素：①影响预后的因素因移植模式不同而异，应考虑患者所处的移植模式。②各自中心的优势和特色，例如，安徽省立医院的特色是 UCBT，所以当没有同胞相合供者时

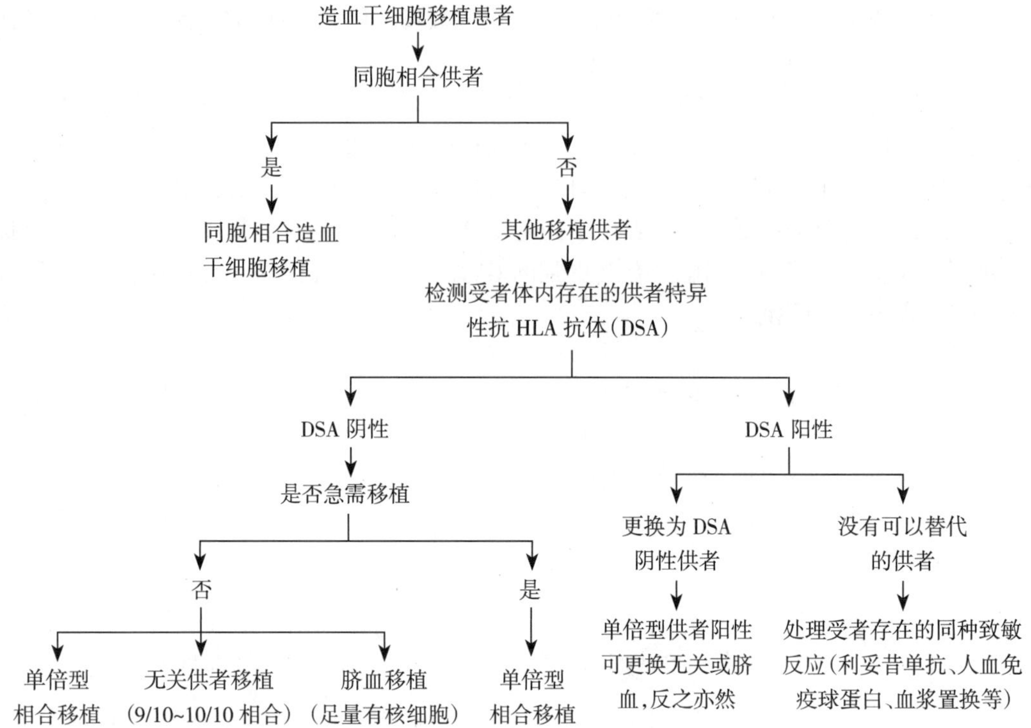

图 2-2-2　同胞相合供者移植和其他移植的供者选择原则

注:无论选择同胞相合、无关供者还是脐血都应考虑 ABO 血型是否相合这个因素

会优先考虑 UBCT;而北京大学血液病研究所优先考虑单倍型移植。③考虑东西方人群的差异,例如西方国家供者选择时考虑供受者之间巨细胞病毒(CMV)血清学是否相合,但我国人群 CMV 血清学阳性率在 90% 以上,这一点无需考虑。

虽然供者选择的研究有了长足的进展,我们仍然面临如何根据患者的年龄、病情选择最优的供者,又如何结合患者的病情和供者的类型选择移植的最佳时机等问题。选择合适的供者已经是分层治疗、改善移植预后重要环节之一。因此,国内学者应积极开展多中心合作,寻找与移植预后相关的生物学特性或标志,完善符合我国国情的 HSCT 供者选择原则。结合影响预后的供者因素,选择合适的供者应成为各个移植中心的常规,并成为临床试验的组成部分。应用发展的眼光看待供者选择原则,且不断更新。

(王　昱　黄晓军)

参考文献

1. Mo XD, Tang BL Zhang XH, et al. Comparison of outcomes after umbilical cord blood and unmanipulated haploidentical hematopoietic stem cell transplantation in children with high-risk acute lymphoblastic leukemia. Int J Cancer, 2016, 139:2106-2115.

2. Wang Y, Liu QF, Xu LP, et al. Haploidentical vs identical-sibling transplant for AML in remission: a multicenter, prospective study. Blood, 2015, 125:3956-3962.

3. Wang Y, Liu Q, Xu LP, et al. Haploidentical versus Matched-Sibling Transplant in Adults With Philadelphia-

negative high-risk Acute Lymphoblastic Leukemia: A biologically phase 3 randomized study. Clin Cancer Res, 2016, 22: 3467-3476.

4. Wang Y, Wang HX, Lai YR, et al. Haploidentical transplant for myelodysplastic syndrome: registry-based comparison with identical sibling transplant. Leukemia, 2016, 30: 2055-2063.
5. Sun Y, Beohou E, Labopin M, et al. Unmanipulated haploidentical versus matched unrelated donor allogeneic stem cell transplantation in adult patients with acute myelogenous leukemia in first remission: a retrospective pair-matched comparative study of the Beijing approach with the EBMT database. Haematologica, 2016, 101: e352-354.
6. Xu L, Chen H, Chen J, et al. The consensus on indications, conditioning regimen, and donor selection of allogeneic hematopoietic cell transplantation for hematological diseases in China-recommendations from the Chinese Society of Hematology. J Hematol Oncol, 2018, 11: 33.
7. Wang Y, Chang YJ, Xu LP, et al. Who is the best donor for a related HLA haplotype-mismatched transplant? Blood, 2014, 124: 843-850.
8. Chang YJ, Luznik L, Fuchs EJ, et al. How do we choose the best donor for T-cell-replete, HLA-haploidentical transplantation? J Hematol Oncol, 2016, 9: 35.
9. 常英军. 我如何选择异基因 HSCT 供者. 中华血液学杂志, 2016, 37: 643-649.
10. Wang Y, Wu DP, Liu QF, et al. Donor and recipient age, gender and ABO incompatibility regardless of donor source: validated criteria for donor selection for haematopoietic transplants. Leukemia, 2018, 32(2): 492-498.

第三章

骨髓干细胞的采集、冻存及回输

大剂量化疗是治疗多种恶性肿瘤的重要方法，但往往造成严重的骨髓抑制，甚至导致造血功能不能恢复，增加死亡率。输注 HSC 可以使患者尽快恢复造血功能，度过骨髓抑制期。正常情况下，HSC 主要存在于骨髓中，因此直接抽取骨髓即可获得干细胞进行移植。1962 年 Goodman 和 Hodgson 首次证实血液中的 HSC 可以使受照射小鼠重建造血功能，只是干细胞比例很低，如何从外周血中获得足够数量的 HSC，是成功实施移植的难题。化疗、集落刺激因子、细胞因子等的应用可以明显提高外周血干细胞（PBSC）数量，而血细胞单采技术的出现与完善，使 PBSC 的获取简便易行，G-CSF 或与化疗联合是最为常用的动员方案。由于 HSC 在室温下不能长期保存，低温冻存技术使长期保存干细胞成为现实，方便根据需求随时复苏回输。目前 PBSC 已逐渐取代骨髓成为干细胞的主流来源。2005 年来自 EBMT 的统计数据显示，在 15 278 例自体移植患者中，98% 的干细胞来源于 PBSC，仅有 2% 来源于骨髓；而异基因移植共 8890 例，其中骨髓移植占 21%，PBSC 占 74%。

第一节　骨髓采集术

骨髓中含有充足的造血干细胞，骨髓移植时所采集的骨髓实际上是骨髓和血液的混合产物。由于一次采集骨髓血的量较多，因此为保证患者 / 供者的安全，需在开始采集前的 10~14 天分次采集自体外周血，总量约 600~800ml，在手术过程中回输给捐髓者。自体血回输可以减少供者采髓术中的绝对失血量，且避免使用库存血，避免各种血源传染性疾病，如肝炎等的发生。手术过程中应严密监测捐髓者的血压、心率、呼吸等生命体征，予以充分补液，采用晶体液和胶体液交替使用，总补液量为骨髓量的 2.5~3 倍。

骨髓采集术要严格遵守无菌操作规则，一般在无菌手术室进行，以免发生采髓部位感染或者所采集的骨髓被污染。

一、麻醉

国外以全麻为主，国内多选择硬膜外麻醉，后者可保持捐髓者在清醒状态下进行骨髓采集过程，便于观察，手术更为安全，而且方便，痛苦小。近年来采用静脉诱导麻醉联合局部麻醉进行供者骨髓采集，静脉应用瑞芬太尼每分钟 0.03~0.05μg/kg 持续泵入，局部采用罗哌卡因浸润麻醉，镇痛效果好，耐受性好，术后不需卧床，不需留置尿管，如无不适，可即刻出院，减轻了供者的痛苦和负担。

二、部位及采集方法

一般选择双侧髂前上棘和髂后上棘为穿刺点，必要时，也可加采胸骨。采髓时可选择普通骨穿针或者 Thomas 针，采用多部位、多点穿刺，每个位点上抽吸的骨髓量一般不超过 10ml。也可以采用不同深浅层面抽吸法，但也需要注意抽吸量不宜过大，否则容易引起骨髓被血液稀释。一般可先采集髂前上棘约 400~500ml，然后翻身，再采集髂后上棘，可以减少翻身时发生休克的可能，如果采集量不大，可直接采集髂后上棘。所采集的骨髓血中含有一些骨髓小颗粒，需采用过滤措施将其去除。国内外很多单位采用 Thomas 技术过滤，即二次钢网过滤，网孔分别为 0.307mm（62 目）和 0.201mm（88 目），但是采用该方法，骨髓处理的全过程处于开放环境中，容易污染。北京大学血液病研究所采用二次针头过滤法（先采用 12 号针头过滤，然后经 9 号针头二次过滤直接注入血液采集袋中备用），方法简便实用，可单人操作，且处理过程为半封闭，减少污染机会。

北京大学血液病研究所曾报道 408 例供者主要采用连续硬膜外麻醉进行骨髓采集术，术中回输预先采集的供者自体血，术中抽取骨髓血的中位数为 1108ml，输血输液量的中位数为 4000ml，采集术中术后无严重并发症，主要不良反应包括低血压、骨痛和发热，发生率分别为 2.5%、100% 及 26.5%。证实采用连续硬膜外麻醉下进行骨髓采集术安全可靠，并发症发生率低，但是穿刺部位疼痛非常常见，一般难以避免。

三、抗凝

采集的骨髓血需进行抗凝，一般以含肝素钠的无菌生理盐水或 RPMI-1640 培养液与骨髓以 1∶3 体积混合抗凝。肝素钠无菌生理盐水的配制：每 500ml 生理盐水加入 31 250U 肝素，即每 ml 含有 62.5U 肝素。在输注骨髓时，由于骨髓血中含有肝素，因此需应用鱼精蛋白中和肝素（50mg 鱼精蛋白中和 5000U 肝素），根据回输的骨髓血量计算所需鱼精蛋白的量。

四、采集量

采集骨髓的同时需要进行细胞计数，异基因移植所需的有核细胞数应不少于 1.0×10^8/kg 受者体重，一般建议采集量达到 3.0×10^8/kg。如果所采集的骨髓需进行进一步处理，如行红细胞沉降、去除 T 细胞或者体外培养等，应根据需要调整 / 增加采集量。

自体骨髓移植时，如果不进行处理，有核细胞数达到 1.0×10^8/kg 体重即可，如低温保存，需分离骨髓中的单个核细胞，则所采集的骨髓有核细胞数量应不低于 2.0×10^8/kg 体重；如果需要进行体外净化，则建议有核细胞数达到 3.0×10^8/kg 体重以上（表 2-3-1）。

表 2-3-1　建议采集自体骨髓的剂量

患者	非体外净化			体外净化		
	总量(ml)	有核细胞数 ×10⁸/kg	CFU-GM	总量(ml)	有核细胞数 ×10⁸/kg	CFU-GM
成人	10	>1.0	>10³/ml	20	>3.0	>10³/ml
儿童	7	>1.0	>10³/ml	14	>3.0	>10³/ml

五、不良反应

骨髓采集过程中的不良反应以疼痛、失血引起的贫血、一过性低血压等最为常见，其次是麻醉过程伴发的恶心、呕吐等，但通常无严重不良反应。注意采髓的速度、及时补液、输血等均可减少或避免不良反应。一些研究比较了供者采集 PBSC 和骨髓过程的不良反应，结果显示没有致命性不良反应，常见不良反应发生率及比较见表 2-3-2。这些不良反应在 PBSCT 供者中多数与 G-CSF 的应用有关，而在骨髓移植供者中则多数与骨髓采集过程相关。

表 2-3-2　供者采集干细胞过程中常见的不良反应及发生率

	骨髓供者(n=166)(%)	外周血干细胞供者(n=164)(%)
副作用总体发生率	57	65
采集过程相关副作用		
疼痛	23	2
贫血	17	0
背痛	10	2
恶心	6	1
关节痛	5	1
呕吐	5	0
骨痛	2	6
G-CSF 相关		
肌肉骨骼疼痛		43
头痛		12
LDH 升高		9
碱性磷酸酶升高		5

第二节　外周血干细胞动员和采集

正常情况下，HSC 存在于骨髓中特定的“壁龛”里，与周围的骨髓基质细胞、成骨细胞、内皮细胞等紧密连接，而在外周血中的含量极低，必须经过“处理”才能获得足够数量的 PBSC。使 HSC 自骨髓释放至外周血的过程即为动员，再通过血细胞分离采集技术即可得到满足临床应用的 PBSC，进行移植。涉及外周血造血干细胞移植，需要解决以下问题：

以什么指标监测造血干细胞?

采用何种方法能有效地动员外周血干细胞?

什么时候进行采集?

采集多少数量的细胞能够满足临床移植的需要,以确保患者能够及时、持久地恢复造血功能?

如何减少副作用?

采集失败怎么办?

一、造血干细胞的监测指标

长程培养可以用于评价干细胞的增殖能力,但费时较长,方法不稳定,重复性差,各实验室间的结果缺乏可比性。还有一些反映干细胞功能的实验方法,可以间接反映干细胞的数量,并且与植入速度相关,如集落形成单位(CFU)、爆裂型集落形成单位(BFU)、粒 - 巨噬细胞集落形成单位(CFU-GM),粒 - 红 - 巨核 - 巨噬细胞集落形成单位(CFU-GEMM),以及红细胞集落形成单位(BFU-E)等,但是这些方法同样具有费时和缺少标准化评价方法的缺陷。

人 HSC 表面高表达 CD34 和 Thy1,低表达 c-kit,不表达系别抗原标志和 CD38,随着干细胞的逐渐分化成熟,CD34 表达逐渐减弱。流式技术的广泛应用为快速检测干细胞数量提供了便捷的方法。多项研究证实以流式技术测定外周血采集物中的 $CD34^+$ 细胞含量的高低,与中性粒细胞植活及血小板植活时间相关,而且也与 CFU-GM、BFU-E 以及 CFU-GEMM 等结果相吻合。因此直接测定 $CD34^+$ 细胞数可以作为检测采集物中干细胞数的可靠指标。虽然 $CD34^+$ 细胞测定方法也存在着实验室间差异,但是采用标准化的测定方法可以弥补这一缺陷,因此 $CD34^+$ 细胞测定是目前检测干细胞的最常用指标之一。此外还有一些学者致力于研究 $CD34^+$ 细胞亚群与造血重建的关系,如 $CD34^+CD38^-$ 细胞数对造血恢复的预测优于 $CD34^+$ 细胞群,也与血小板的长期植入有关。

二、外周血干细胞的动员

怎样才能使 HSC 自骨髓释放至外周血中呢?在骨髓中除基质细胞、成骨细胞、内皮细胞等与干细胞密切相关外,还有多种细胞表面黏附分子及蛋白酶等也参与其中,包括基质细胞衍生因子 -1(SDF-1/CXCL12)、人迟现抗原 -4(VLA-4)、c-kit,CD62 配体(CD62L)、P- 选择素、E- 选择素以及中性粒细胞弹性蛋白酶(NE)、cathepsin G(CG)、金属蛋白酶 -9(MMP-9)等。针对上述各种不同环节,出现了多种动员方法。

另外人们发现化疗后,骨髓抑制恢复时,干细胞出现反应性增生,可出现于外周血中,因此化疗曾单独用于动员。硫酸葡聚糖、糖皮质激素等都曾经用于动员,但动员效率低,不能满足临床需要,现已被淘汰。集落刺激因子出现后,迅速成为应用最为广泛的动员剂,可单独应用,也可与化疗联合。这些方法通过不同机制使 HSC 进入循环,如直接刺激干细胞的增殖;改变细胞表面黏附分子的表达,减弱与骨髓基质的紧密连接;或者通过各种蛋白酶裂解细胞外基质分子,减弱干细胞与基质细胞的相互黏附等。近期出现的趋化因子受体类似物,普乐沙福(plerixafor,也曾称为 AMD3100),可以竞争性抑制分子之间的结合,减弱黏附,其应用也正在逐渐增多,尤其适用于常规动员方案失败的患者。目前临床上应用最广泛的动员方案包括化疗联合细胞因子,以及静态单独应用细胞因子的方法。

（一）细胞因子

细胞因子可以使外周血 HSC 浓度迅速升高，达 50~100 倍，广泛用于外周血干细胞动员，其中最为常用的是 G-CSF 和 GM-CSF。可以单药或多种细胞因子联合，多采用皮下注射，也有少数采用静脉给药方式，甚至有连续性静脉输注给药的方式。目前单独应用细胞因子动员的方法最常用于健康供者，以及多发性骨髓瘤等浆细胞疾病患者。

1. 细胞因子的剂量　关于 G-CSF 和 GM-CSF 的剂量，虽然各中心差别很大，从 3μg/(kg·d) 至 24μg/(kg·d) 不等，但与静态比较都可以明显提高循环中的 $CD34^+$ 细胞数、$CD34^+$ 细胞峰值或者 CFU-GM 数量。其动员效果与剂量呈正相关，高剂量 G-CSF 可以采集到更高的 $CD34^+$ 细胞数，减少采集次数，但是相应的副作用和费用增加。

Anderlini 等回顾性分析了正常供者采用 G-CSF 2~16μg/(kg·d) 动员，随着 G-CSF 用量的增加，获得 $CD34^+$ 细胞的数量也越高。Andre 等和 Demirer 等在两项随机对照试验中分别比较化疗联合不同剂量的 G-CSF[10μg/(kg·d)vs. 5μg/(kg·d)，及 16μg/(kg·d)vs. 8μg/(kg·d)]，均证实高剂量细胞因子具有更好的动员效果，且可以缩短植入时间。高剂量 GM-CSF 也可增加 $CD34^+$ 细胞数。此外，Lefrere 等在经化疗 + 低剂量细胞因子[G-CSF 5μg/(kg·d)]动员失败的 138 例患者中，再次应用高剂量细胞因子[G-CSF 10μg/(kg·d)，5 天]动员，65.2% 获得采集成功，也证实提高细胞因子剂量可能获得更好的动员效果。

淋巴瘤或骨髓瘤患者单独应用 G-CSF 5-16μg/(kg·d) 动员，动员失败率因患者基础状态不同，最高可达 38%。但相对于包含化疗的动员方案，避免了化疗相关副作用，采集的可预测性强。

2. G-CSF 单次给药与分次给药　在健康供者中，每日给予 G-CSF 总量 10μg/kg，分 2 次给药或每日 1 次用药，分次给药的动员效果更好，可减少单采的次数。但是在其他临床研究中也有不同的结论，日本学者未能证实在健康供者的动员过程中，哪种方案更有优势。同样，Kim 等在淋巴瘤和骨髓瘤患者中，应用化疗联合 G-CSF 方案动员，随机比较了 G-CSF 一次给药和分次给药，也未能发现二者之间存在差异。目前临床上采用这两种方式都可以。

3. GM-CSF 动员　GM-CSF 也可以单独用于干细胞动员，但无论其动员 $CD34^+$ 细胞的作用，还是移植后造血恢复、输血支持、感染的发生率及住院天数等，均劣于 G-CSF。目前已很少单独用于动员，可联合化疗或与其他细胞因子联合应用。

4. 细胞因子联合　Spitzer 等证实 G-CSF 联合 GM-CSF，可以采集到更高的 $CD34^+$ 细胞，加快植入，优于单独应用 G-CSF。也有作者比较了化疗后单独应用 G-CSF 或 GM-CSF 以及二者联合用药，证实 G-CSF 与 GM-CSF 序贯动员的方案优于同时应用 G-CSF 和 GM-CSF，也优于单独应用任意一种细胞因子；但是也有其他研究的结果未能证实各种用药方式之间存在差异。此外还有尝试应用 G-CSF 联合 IL-3、或 IL-12 等细胞因子来优化动员方案的报道。但是这些细胞因子仅处于临床试验阶段，未能证实优于 G-CSF 或者 GM-CSF。

5. 副作用　一般患者对 G-CSF 动员均能很好地耐受，常见的副作用包括骨痛、头痛、贫血、血小板降低，但是也有罕见病例报道致命性脾破裂的。在正常供者中，需要注意血栓形成倾向，尤其是曾经发生过血栓病史或有家族史的健康供者，曾有报道 G-CSF 动员的供者发生血栓。

6. 聚乙二醇化重组人粒细胞集落刺激因子(pegylated G-CSF)　聚乙二醇化 G-CSF 是一种长效 G-CSF，被用于儿童患者的动员，血浆半衰期长达 33 小时，应用一剂即可获得满意的动员效果，而无须像普通 G-CSF 一样每日用药。Costa LJ 等比较骨髓瘤及淋巴瘤患者应用 Peg G-CSF 12mg 与 G-CSF G-CSF 10μg/(kg·d)，第 4 天外周血 $CD34^+$ 细胞计数分别为 28.7×10^6/L 和 18.1×10^6/L，前者高于后者。还有很多报道其与化疗联合用于动员，总体动员失败率 0~21%，采集细胞数、移植后效果等与 G-CSF 联合化疗相比没有明显差异，安全性相似。

迄今为止，应用细胞因子动员的最佳动员方案还没有定论，以 G-CSF 最为常见，多用于健康供者或少数肿瘤患者。虽然提高剂量可以在一定程度上改善动员效果，但在用量过大时副作用也增多。目前国外比较常用的剂量是 G-CSF 10μg/(kg·d)，分 2 次给药。北京大学血液病研究所常规应用 G-CSF 5μg/(kg·d) 动员，同样获得良好的动员效果，而且减少了药物副作用。

（二）化疗联合细胞因子动员

首先人们发现患者在化疗结束后，从骨髓抑制期恢复时，干细胞呈数十倍增长，可出现在外周血中，利用这一特性从外周血中获取 HSC。1986 年 Korbling 等报道采用化疗方法动员一例 Burkitt 淋巴瘤患者，经过 7 次单采共获得单个核细胞数 0.77×10^8/kg，CFU-GM 0.21×10^6/kg 和 CFU-GEMM 0.06×10^6/kg，获得自体移植成功。化疗药物作为动员剂，在尽可能杀灭患者体内的肿瘤细胞的同时，也损害了正常造血细胞，但是正常造血细胞的恢复快于肿瘤细胞。在没有细胞因子的年代，化疗是主要的动员方式，常用的有环磷酰胺(Cy)、依托泊苷、阿糖胞苷、柔红霉素和顺铂等。随着细胞因子的出现，单纯采用化疗动员的方案已成为历史，目前多采用化疗联合细胞因子动员。

1. 化疗联合细胞因子的动员方案优于单独应用细胞因子或者单独化疗　化疗联合细胞因子的动员方案多用于肿瘤患者，如淋巴瘤、白血病、骨髓瘤等。不过化疗方案和剂量，以及细胞因子的种类和剂量等各不相同。Narayanasami 等在 47 例淋巴瘤患者中，随机比较了环磷酰胺 5.0g/m^2 联合 G-CSF 10μg/(kg·d)与单独应用等量细胞因子的动员效果，前者明显优于后者，采集的 $CD34^+$ 细胞产量提高约 3 倍(2.5×10^6/kg vs. 7.2×10^6/kg)，不过移植后植入时间并无差异。Martinez 等也证实在多发性骨髓瘤患者中，Cy 联合 GM-CSF 5μg/(kg·d)的动员效果也优于单独 Cy 化疗组，且在进行移植的患者中，白细胞及血小板的植入更快。

2. 化疗联合 G-CSF 优于化疗联合 GM-CSF　Demuynck 等在骨髓瘤患者中进行的随机对照研究，证实了化疗联合 G-CSF 的动员效果优于化疗联合 GM-CSF 组，中位 $CD34^+$ 细胞产量分别为 23.7×10^6/kg 和 12.7×10^6/kg。Weaver 等也对化疗联合 G-CSF［6μg/(kg·d)］、GM-CSF［250μg/(m^2·d)］以及二者序贯(先应用 GM-CSF 6 天，后续 G-CSF 直至采集结束)的三种动员方案进行了随机对照研究，所有细胞因子于化疗结束即开始应用至采集结束。结果证实，从粒细胞缺乏恢复时间、输血、抗生素使用、住院时间、血栓发生几率等各方面，G-CSF 组均优于 GM-CSF 组，两组 $CD34^+$ 细胞产量分别为 7.1×10^6/kg 和 2.0×10^6/kg，达到目标采集量的患者比例分别为 94% 和 78%，单采次数分别为 2 次和 3 次，细胞因子使用时间分别为 12 天和 14 天；而 G-CSF 组与序贯动员组之间没有明显差异。随后，作者又对这三组患者动员过程的整体花费进行了比较(包括 30 天内的住院及门诊费用)，GM-CSF 组花费最高，而 G-CSF 组和序贯动员组之间没有差别。因此，不论从治疗效果还是治疗花费上，化疗联合 G-CSF 组，或序贯动员组均优于化疗联合 GM-CSF。虽然联合两种细胞因子组采集的 $CD34^+$ 细胞数增多，但是没有加快植入，且花费较多，副作用相对更大。这些结果均提示 G-CSF 动员效果优于 GM-CSF。

3. 化疗方案的选择与剂量　大剂量化疗可以作为对化疗敏感的恶性肿瘤患者的动员方法。上述药物常单独大剂量应用或联合应用，既可作为白血病、恶性淋巴瘤、多发性骨髓瘤等原发病的治疗，也可同时动员干细胞。理论上化疗可以减少干细胞采集物被肿瘤细胞污染的机会，但是尚无确切证据显示对移植的结果产生影响，如复发率、至疾病进展时间、无病生存等。

增大化疗剂量可以改善动员效果。Ahn 等在以淋巴瘤为主的患者中对两组不同剂量环磷酰胺（Cy 1.5g/m^2 与 4.0g/m^2）联合 G-CSF 的动员效果进行了随机对照研究，采集中位 $CD34^+$ 细胞数分别为 9.9×10^6/kg 和 22.4×10^6/kg，中位单采次数分别为 3 次和 2.5 次；进行移植的患者中，4.0g/m^2 组的白细胞和血小板植入更快，但无统计学差异。Stewart 等在 152 例实体瘤患者中也证实了这一结论，他们比较了标准剂量化疗 +G-CSF、强化疗（DICEP 方案，Cy 5.25g/m^2，依托泊苷 1.05g/m^2，顺铂 1.05g/m^2）+G-CSF 以及单独应用 G-CSF 的动员效果，发现标准剂量化疗组比单独应用 G-CSF 组的 $CD34^+$ 细胞数提高 2.1 倍，而强化疗组则比单用 G-CSF 组提高 5.5 倍，证实强化疗具有更佳的动员效果。

有作者尝试应用更高剂量的 Cy（7.0g/m^2）进行动员，可以采集到更多 PBSC，但是副作用增加，且不能缩短植入时间及改善总体生存。也有作者比较了 Cy 4g/m^2 和 7g/m^2 的动员效果，证实增大剂量不能改善采集效果，反而增加了感染性发热的机会，此外高剂量组同样无法克服动员失败。大剂量 Cy 动员失败的患者，可以尝试应用大剂量阿糖胞苷、依托泊苷或二者联合的动员方案，可以获得成功。在选择化疗方案时，应注意尽量选择对血小板抑制较小的药物组合，否则也影响采集。此外，骨髓抑制程度过重，容易发生感染，也会影响采集效果。至目前为止，没有证据表明哪种化疗方案更具有优势，因此可根据恶性肿瘤的类型和患者的具体情况确定。目前在淋巴瘤、骨髓瘤等患者中，以大剂量 Cy 为主的动员方案较为常用（2~4g/m^2），而 AML 以中大剂量阿糖胞苷 ± 蒽环类药物为主的方案较为多见，也可以选择原来有效的化疗方案，如 R-CHOP、大剂量依托泊苷、异环磷酰胺等。PBSC 动员宜放在缓解后并经过 2~3 个疗程的巩固治疗后进行，不宜超过 3~6 疗程。

4. 化疗后何时开始应用 G-CSF？对于化疗后何时开始应用 G-CSF 效果最佳，至今也仍无定论。有的在化疗停止后即开始应用，或者停化疗后固定时间开始注射，也有在白细胞降至低点时再开始注射。

（三）其他细胞因子的应用

除 G-CSF 与 CM-CSF 外，还有其他一些细胞因子尝试用于干细胞动员，某些也已开始试用于临床。

1. 人类造血干细胞因子（SCF）　SCF 与 G-CSF 联合能够增加 PBSC 的动员效率，提高干细胞的单采效率，减少采集次数。Facon 等报道在骨髓瘤患者应用 Cy+G-CSF 动员的基础上，增加安塞司亭（干细胞因子，SCF）20μg/（kg·d），可使 $CD34^+$ 细胞产量从 8.2×10^6/kg 提高至 12.4×10^6/kg，单采次数由中位 2 次降至 1 次。但是，也有相反报道，认为 SCF 不能进一步优化采集效果。SCF 的不良反应是活化肥大细胞，诱发变态反应的发生，这也在一定程度上限制其使用，可预先服用抗过敏药物，避免或减少这类不良反应。

2. FLt3 配体　Flt3 配体与 SCF 有相似的生物活性，对于原始和定向分化的 $CD34^+$ 细胞有强烈的直接刺激作用。动物实验表明，单独使用 Flt3 配体对于 CFU-GM 的动员作用比较温和(较静止期上升2.3倍),但联合使用G-CSF可使外周血CFU-GM增加了645倍,同时可以刺激早期造血干细胞的增殖,增强外周血干细胞的移动能力及细胞黏附分子活化。在一项健康受试者的随机研究中,大剂量使用Flt3后可以观察到外周血白细胞,尤其是单核细胞明显升高;皮下给予Flt3后,Flt3持续存在于受试者外周血中达1周时间;Flt3具有持续的祖细胞动员作用,最后一剂Flt3后,外周血树突状细胞(DC)的数量升高30倍。使用Flt3的副作用少,仅少数受试者出现输注部位红肿及淋巴结肿大,停药后不良反应消失,无后遗症。

3. 重组人血小板生成素(rhTPO)　人血小板生成素(TPO)也可以促进骨髓祖细胞向外周血动员。一项非随机研究表明,联合使用rhTPO+G-CSF动员可以增强$CD34^+$细胞的动员量,加速移植后的造血恢复,尤其是粒细胞及血小板的恢复。不良反应轻微,偶有报道供者出现轻度血小板栓塞症、房性心律失常、水潴留及C反应蛋白增高等。

4. 其他细胞因子　如前所述白细胞介素I(IL-I、IL-3、IL-8、人巨噬细胞炎症蛋白(MIP-Ict)等均有动员干细胞作用,但由于它们的动员效率较低或不良反应较大,多数仅处于临床试验阶段,目前临床应用经验较少。

(四) 新型动员剂Plerixafor

尽管有上述诸多动员方法,仍有部分患者动员失败,因此需要新的有效的动员方案进行挽救。Plerixafor最初作为HIV感染患者的抗病毒治疗应用于临床试验,后发现可使HIV患者和肿瘤患者的中性粒细胞及造血干细胞增加,因此被用于PBSC的动员。

趋化因子受体4(CXCR4)和基质细胞衍生因子(SDF-1)通路对干细胞在骨髓中的正常黏附和释放至关重要。Plerixafor是小分子CXCR4类似物,可以竞争性抑制CXCR4与SDF-1的结合,减弱黏附,使$CD34^+$细胞从骨髓释放入外周血,用于动员。与G-CSF或GM-CSF等细胞因子不同,应用plerixafor可产生快速动员效果,其动员的峰值与用药方式有关,在静脉注射后4小时左右,而皮下注射则约为用药后的10~12小时,一般用量在240μg/kg。24小时后,其动员效果恢复至或接近基线水平。由于其快速动员效果,所以可以根据患者需要随时应用,而无须像细胞因子一样提前计划。不论在健康供者中,或淋巴瘤及骨髓瘤患者中,plerixafor单独应用或联合G-CSF都可以明显改善动员效果,主要副作用是胃肠道反应和注射部位局部不适,总体耐受性好。2008年plerixafor已被美国FDA批准,与G-CSF联合用于淋巴瘤和骨髓瘤患者的干细胞动员。

1. 挽救性应用　在一组曾经发生动员失败的恶性肿瘤患者中,再次应用G-CSF联合Plerixafor动员,分别有60%的NHL患者、71%MM患者和76%HL的患者获得成功。欧洲的数据也证实在动员失败的淋巴瘤和骨髓瘤患者中应用该方案可使约75%的患者采集到足够的HSC。

2. 一线应用　2期临床试验证实,plerixafor联合G-CSF动员与单独应用G-CSF相比,可提高动员成功率,降低单采次数。另一项有302例MM患者参与的随机双盲对照试验,也证实了上述结论。患者每日注射G-CSF 10μg/(kg·d)直至采集结束(最多8天),于第4天开始注射plerixafor 240μg/(kg·d)或安慰剂至采集结束(最多4天),实验组和对照组分别有71.6%和34.4%的患者达到终点,即满足采集$CD34^+$细胞6.0×10^6/kg,实验组54%的患者1次单采即可达到终点,而对照组54%的患者需采集4次后才达到。结果表明plerixafor联合G-CSF可以明显增加$CD34^+$细胞产物(分别为13×10^6/kg和7.3×10^6/kg),减少单采次数及采集失败的病例数，优于单独应用 G-CSF。在另一组淋巴瘤患者中，同样证实 plerixafor 联合 G-CSF 比单独应用 G-CSF 获得更好的动员效果（$CD34^+$ 细胞分别为 5.7×10^6/kg 和 2.0×10^6/kg）。

另一项研究回顾性比较了 plerixafor 联合 G-CSF 与化疗联合 G-CSF 的动员效果，两组中位 $CD34^+$ 细胞数相当，花费相当，但是前者单次采集成功率更高，住院天数减少，输血量减少，G-CSF 总量减少。其他类似研究证实 plerixafor 联合 G-CSF 与常规化疗联合 G-CSF 动员方案相比，采集失败率低，花费相当或更少。目前也有将 plerixafor 用于健康供者的报道。

3. 抢先应用或基于危险分层应用　临床上可根据患者应用 G-CSF 后外周血 $CD34^+$ 细胞计数，或者根据第一天单采的细胞产物计数，来预测动员效果，对预计动员效果不佳的患者可抢先加用 plerixafor。Maziarz 等在一项随机试验中证实预计动员不佳的 NHL 患者，抢先应用该药，可改善动员效果。所有患者应用 G-CSF 动员 4 天后，将外周血 $CD34^+$ 细胞计数低于 10×10^6/L 的患者随机分为两组，分别联合应用 plerixafor 或安慰剂，于第 5 天进行采集，结果显示 Plerixafor 可以显著提升第 5 天外周血中 $CD34^+$ 细胞数，分别为基线的 6 倍和 1.6 倍；2 次单采所获得的 $CD34^+$ 细胞数也明显高于单用 G-CSF 组，分别为 2.92×10^6/kg 和 0.94×10^6/kg；plerixafor 可使更多患者达到采集终点（即 $\geqslant 5 \times 10^6$/kg），两组分别为 78% 和 34%。这一结果提示，对预测动员效果不佳或可能发生采集失败的患者进行提前干预，联合应用 Plerixafor，可使大部分患者获得动员成功。尽管各研究中心采用的判断标准各不相同，但是研究结果均显示采用这一策略，可将动员失败率有效降低至 2%~5%，而化疗联合 G-CSF，或者单独应用 G-CSF 的动员失败率约为 20%~30%。另外可根据患者基线状态进行危险度分层，高危患者采用 plerixafor 联合 G-CSF 动员。Shapiro 等依据既往化疗的强度分层，显示 plerixafor 联合 G-CSF 与单独应用 G-CSF 动员的历史对照组比较，显著改善动员效果，其中一组为应用 4 疗程以上来那度胺的患者，两组采集失败率分别为 0 和 61%。

4. 化疗联合 plerixafor 及 G-CSF 动员　在化疗联合 G-CSF 动员之外，增加 plerixafor 是否也可以进一步改善动员效果呢？ Dugan 等的数据显示给予 plerixafor 后外周血 $CD34^+$ 细胞数增加 1.7 倍，且耐受性良好，不过其中多数患者并非预测动员不佳的患者。而在曾经动员失败或预测不佳的患者中，同样证实 plerixafor 与化疗和 G-CSF 联合有效。不过，也有一些数据显示在部分外周血白细胞计数过低的患者，plerixafor 也可能无效。因此，过早加用 plerixafor 可能无法实现改善动员效果的目的，此时可再等待 1~2 天，或许可以获得更好的采集效果，尤其是外周血白细胞或外周血 $CD34^+$ 细胞数还在上升时。但是，如果过晚应用，有可能错过化疗联合 G-CSF 的动员高峰，同样不能获得更好的动员效果。究竟何时是最佳的用药时机，目前尚未明确的结论，仍有待进一步深入研究。

上述这些数据均显示，Plerixafor 有很好的干细胞动员作用，这一方式采集的干细胞应用于移植，可以获得快速持久植入，随机对照试验也证实白细胞和血小板的植活时间与未应用 plerixafor 的患者没有差别。有些研究中还提出 plerixafor 动员所获得的干细胞中，可能具有更多的 $CD34^+CD38^-$ 细胞，NK 细胞及 T 细胞，这些细胞组分的改变，对未来的免疫功能重建及长期预后的意义究竟如何尚不明了，有待进一步研究。但至少在骨髓瘤和淋巴瘤患者中，未发现增加采集物中肿瘤细胞的比例。由于其快速高效的动员效果，在动员过程中需要监测外周血 $CD34^+$ 细胞数。对预测采集不佳的患者，或者对曾经采集失败、采集困难的患者，采用 plerixafor 联合 G-CSF 可能是比较理想的动员方案，但在儿童患者中尚无应用经验。由于 plerixafor 可以动员白血病细胞进入血液循环，因此，不建议在 AML 患者中应用。

(五) 其他新型动员剂

干细胞在骨髓中与多种细胞密切相关,另有多种细胞表面黏附分子及蛋白酶等参与其中,针对这些不同环节,涌现了多种新型动员剂,在表 2-3-3 中列举了一些目前仍处于研究阶段的新型动员剂。

表 2-3-3　新型动员剂

药物 / 通路	作用机制	药品名称	临床试验阶段
CXCL12/CXCR4 调节剂	CXCR4 类似物	POL6326	1 期临床试验
		BKT-140	1、2 期临床试验完成
		TG-0054	1、2 期临床试验
	中和 CXCL12	NOX-A12	2 期临床试验
S1P 激动剂	改变 PB 和 BM 之间的 S1P 梯度,后者可消除 BM 中 HSC 滞留保留	SEW2871	动物试验
VCAM/VLA-4 抑制剂	抑制由 VLA-4 所介导的,HSC 对骨髓基质中 VCAM-1 的黏附作用	BIO 5192	动物试验
甲状旁腺素	刺激壁龛中的成骨细胞,以释放内源性 G-CSF		1 期临床试验完成
蛋白酶体抑制剂	可能改变 VLA-4/VCM-1 通路	硼替佐米	3 期临床试验
Groβ	释放蛋白酶,改变 HSC 的黏附	SB-251353	动物试验
稳定低氧诱导因子	在 BM 血窦中的表达血管内皮生长因子 A,导致血管舒张	FG-4497	动物试验

三、外周血干细胞的采集

(一) 采集的时机选择

一旦开始动员,需要根据外周血中 HSC 的数量高低,确定进行外周血分离的时间和次数,以获得最大采集量。

单用细胞因子进行动员的患者采集时机相对固定。单用 G-CSF 动员的患者,连续用药 4~5 天后,外周血中 $CD34^+$ 细胞数量达到高峰,较静止期升高 15~35 倍,多于此时采集,到第 7 天时即开始逐渐下降。也有研究比较第 5 天和第 6 天的采集结果,前者收获的 $CD34^+$ 细胞数高 3 倍。单用 GM-CSF 动员的患者多数于动员后的 4~6 天,外周血干祖细胞数达到峰值,即可以采集,不过目前已较少应用。来自 IBMTR 和 EBMT 的联合调查数据显示在 1488 例异基因 PBSCT 中,绝大多数供者选择 G-CSF 作为动员剂,85% 的供者经 1~2 次采集即可获得所需的 PBSC,仅有 11% 的供者需要第三次采集。西班牙供者登记组的数据也显示 466 例供者应用 G-CSF 动员,中位剂量 10μg/(kg·d)[4~20μg/(kg·d)],中位应用时间 5 天(4~8 天),平均采集 $CD34^+$ 细胞 6.9×10^6/kg($1.3 \sim 36 \times 10^6$/kg),仅有 2.9% 的供者 $CD34^+$ 细胞数 $<2 \times 10^6$/kg。另一项包括 400 例供者的单中心研究也得到类似结果。目前比较公认的方法为应用 G-CSF 5~16μg/(kg·d),连续 5~7 天,在第 4 或第 5 天,开始采集,一般共采集 1~3 天。

而采用化疗联合细胞因子动员时,多于化疗结束后 2~3 周进行采集。但是由于化疗所带来的骨髓抑制期长短不等，具体采集时间常常发生变化，不好预测。一般临床上可以参考以下指标，进行综合评估，确定采集时机，但具体采集时机尚要根据患者的具体情况而定：①外周血白细胞数恢复至 2×10^9/L（$1\sim3\times10^9$/L）以上时开始采集；②单个核细胞数比例上升时，但是白细胞或单个核细胞的数量与 PBSC 的关联性较差，其变化趋势不能完全反映 PBSC 的变化；③血小板升到≥50×10^9/L 时；④如果条件允许监测外周血 $CD34^+$ 细胞数可以更好的预测采集效果。有研究提示当外周血 $CD34^+$ 细胞比例≥0.5%（正常时为 0.2% ± 0.1%），是提示获得采集成功和早期植入的预测指标，也有认为外周血 $CD34^+$ 细胞≥1% 时，可以获得比较理想的采集效果。此外有研究证实基线状态下外周血中 $CD34^+$ 细胞数的高低，与是否能够获得成功采集相关。当动员后外周血 $CD34^+$ 细胞数达到≥50×10^6/L 时，进行单次采集的产物中 $CD34^+$ 细胞数即可高达≥2.5×10^6/kg 体重；如果 <20×10^6/L，患者就可能出现采集失败。在儿童患者中，同样也证实外周血 $CD34^+$ 细胞数≥40×10^6/L 时采集，更多患者可以采集到较为理想数量的外周血干细胞。

北京大学血液病研究所也曾采用 Sysmex XE-2100 血细胞分析仪的幼稚细胞信号（IMI）检测通道监测 HPC。对 25 例行异基因 PBSCT 动员的供者和 11 例自体外周血干细胞动员的患者的外周血造血干 / 祖细胞进行动态观察，证实外周血标本中 HPC 与 $CD34^+$ 细胞和 CFU-GM 均呈良好的正相关性，也可以用于预测 PBSC 的采集时机和预测采集效果。

采用 plerixafor 动员的患者，由于其快速高效的动员作用，可以根据患者需要随时开始，无须提前准备。

（二）采集方法

PBSC 采集是利用血细胞分离机将患者外周血分离成不同组分，采集其中的单个核细胞层，这层细胞中即富含动员的 PBSC。目前常用的血细胞分离机有 COBE Spectra、Fenwal CS3000、费森尤斯等。没有研究表明哪种机器更有优势，不过 Abdelkefi A 等曾报道在小样本多发性骨髓瘤患者中采集自体 PBSC，应用 COBE Spectra，采集更快速，$CD34^+$ 细胞数产量更高。采集前患者需进行静脉穿刺建立流出及流入的双侧静脉通道或仅建立单侧通道，以保证循环血流速可以达到 60~100ml/min。一般穿刺部位可选取双侧肘静脉，采用 16~18G 的流出针和至少 19G 的流入针。若肘静脉条件较差或血流量小时，可选用双腔中心静脉导管行股静脉、颈内静脉或锁骨下静脉穿刺置管术，以确保循环血流速。通常成年人选用 10~12F 的中心静脉导管，儿童则选用 7~9F。采集前设定相应采集程序（一般为淋巴细胞采集程序），输入供者 / 患者外周血单核细胞和红细胞比积参数，调整单次循环血量 7~15L（一般 150ml/kg 或总血量的 2~3 倍），流速 50ml/min（30~70ml/min），离心速度为 1400r/min，每次采集时间约 3~6 小时。可以每天分离 1 次，共分离 3~4 次，直至采集到造血功能重建所需的细胞数。健康供者多数经过 1~2 次采集即可获得充足的 PBSC。在采集 PBSC 时，尽量以最少的采集次数获得目标治疗量，但是迄今为止，到底循环多少能获得最佳采集效果尚未确定。许多研究认为，$CD34^+$ 细胞产量与单次循环血量相关，可以根据患者的情况进行个体化的采集。有单位采用大流量外周血单采技术（>15L），单次循环血量可以达到 15~25L，可以降低采集次数。起初人们担心这样会影响所采集的 $CD34^+$ 细胞质量。但是 Desikan KR 等证实，在 MM 患者中采用该方法进行采集，在开始采集的第 1 小时和最后 2 小时所收获的 $CD34^+$ 细胞质量没有差别，而且也未影响随后数天所采集的 $CD34^+$ 细胞量。之后有学者证实，在采集过程的后半程中，$CD34^+$ 细胞从骨髓中补充至外周血中，从而使外周血中的 $CD34^+$ 细胞保持恒定比例。因此，提高循环血量可以在单次采集中获得更高的 $CD34^+$ 细胞数。但是，也有相反的报道，两项随机对照研究分别比较了循环 7L 和 10L，以及 8L 和 12L 两组患者，增加循环血量并没有获得更多 $CD34^+$ 细胞，也没有减少采集次数，反而使采集时间延长。因此，最佳的采集方式仍有待进一步研究，除与 G-CSF 的剂量、采集时机、循环血量等有关外，还受到性别、年龄、体重、$CD34^+$ 细胞基线值等的影响。

（三）干细胞的剂量阈

采集多少 PBSC 能够满足临床需要呢？由于受个体差异和患者病情等诸多因素的影响，差异较大，但临床上常用的评价标准包括：

1. 外周血单个核细胞数（MNC）　一般需 $(6\sim8)\times10^8$/kg，但也有输入 $(1.3\sim1.9)\times10^8$/kg 而取得移植成功的报告。MNC 是最为方便简单的计量方法，不需特殊仪器，但是由于其中干细胞含量高低不等，有时并不能很好地直接反映植活情况。

2. 细胞集落形成检测（如 CFU 和 LT-CIC 等）　CFU-GM 一般需 $(15\sim50)\times10^4$/kg，但也有多至 400×10^4/kg、少至 2.3×10^4/kg 的报道。CFU-GEMM 有一定自我更新能力，较接近于多能造血干细胞，约需 $10^4\sim10^6$/kg。但是这些方法由于培养时间长，影响因素多，测定方法差异较大，目前已较少应用。

3. $CD34^+$ 细胞数　$CD34^+$ 细胞数已获得绝大多数单位的认同。尽管很多研究试图确立能够快速恢复持久造血功能的 $CD34^+$ 细胞最低阈值，但至今尚不明确，多数介于 $(1\sim3)\times10^6$/kg 体重，以 2×10^6/kg 的标准最为常用，可保证大部分患者获得造血重建。比较理想的 $CD34^+$ 细胞数为 $(4\sim6)\times10^6$/kg，这一标准同样适用于儿童患者。许多研究证实提高输注的 $CD34^+$ 细胞数，可以使患者获得更为迅速的中性粒细胞和血小板植入，且减少输血、抗感染等支持治疗，而且输注细胞数较高的患者比输注细胞数低的患者有更好的无病生存和总生存。但是也有人认为提高 $CD34^+$ 细胞数并不能改变中性粒细胞和血小板的中位植入时间，不过可以减少延迟植入的患者比例（图 2-3-1）。因此，在许多移植中心进行采集时，更倾向于达到最佳 $CD34^+$ 细胞数，而非最低标准。此外，还有一些研究者致力于 $CD34^+$ 细胞亚群与造血重建的关系，如认为 $CD34^+CD33^-$ 细胞和 $CD34^+CD38^-$ 细胞计数可以更好地预测持久植入，但是，临床上还是以 $CD34^+$ 细胞计数最为可靠、常用，且具有很好的可比性。

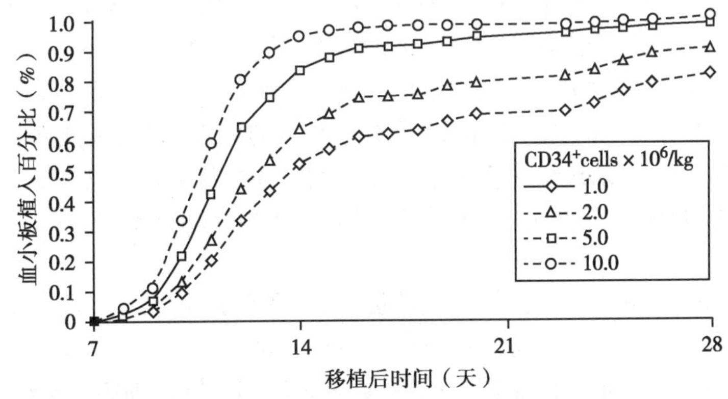

图 2-3-1　输注不同数量 $CD34^+$ 细胞数，对移植术后血小板恢复 >50×10⁹/L 的时间的影响

中位时间没有变化，但是当 $CD34^+$ 细胞 >5×10⁶/kg 时，延迟植入的患者比例明显下降

4. 健康供者　即使是健康供者，应用 G-CSF 动员后外周血 HSC 数的个体差异也非常大。目前得到大多数移植单位认同的 MNC 数 $>5\times10^8$/kg［$(4\sim8)\times10^8$/kg］，CD34$^+$ 细胞数最低标准为$(2\sim4)\times10^6$/kg(受者体重)。大量研究证实低于这一数量，移植的植入失败率将大大增加。但是输入细胞数过高同样可能带来不良反应，这是由于 PBSC 中不仅含有大量的 CD34$^+$ 细胞，同时也含有大量 T 细胞，可能导致移植后 GVHD 发生率增高。Przepiorka 等发现输入的 CD34$^+$ 细胞数量超过$(6.3\sim10)\times10^6$/kg 时，aGVHD 的发生率会明显提高；Mohty 等发现 HLA 相合亲缘供者移植时，当输入的 PBSC 中若 CD34$^+$ 细胞数量 $>8.3\times10^8$/kg，慢性 GVHD 的发生率也会大大增加。这就提示在异基因移植中 CD34$^+$ 细胞数也不是多多益善。

与自体 HSCT 不同，异基因 HSCT 除与干细胞数量相关外，还与预处理方案的组成、供受者 HLA 配型相合程度、移植物细胞组分和比例，以及 GVHD 预防方案等因素密切相关。一般来说，异基因移植比较理想的 MNC 计数为$(6\sim10)\times10^8$/kg，CD34$^+$ 细胞数在$(4\sim10)\times10^6$/kg。中华骨髓库推荐的目标采集量为 MNC 数 $>5\times10^8$/kg 且 CD34$^+$ 细胞数 $>2\times10^6$/kg。有报道提示单倍型移植所需细胞数相对较高，但是北京大学血液病研究所的数据显示，目标采集量 MNC$(6\sim8)\times10^8$/kg，CD34$^+$ 细胞数 $>2\times10^6$/kg，已足以保证绝大部分患者获得持久快速的造血重建。

（四）动员失败

即使是健康供者仍然存在一定比例不能采集到上述理想的 PBSC。因判断标准不同，这一比例可达到 2%~7%。而对于自体 HSCT 患者，“动员不佳”的患者比例约为 5%~40% 不等，因不同的判定标准、诊断以及动员采集程序而异。动员前曾经接受过细胞毒药物或放疗对干细胞造成损伤，是影响采集的重要原因之一，常见药物包括氮芥、卡莫司汀、美法仑，大剂量环磷酰胺(>7.5g)等；化疗周期长、疗程多、动员与之前的化疗间隔时间短(<65 天)等也提示动员效果不佳；此外，由于来那度胺等新药加入骨髓瘤的初始治疗，对骨髓干细胞也可造成损害，一般建议采集前不超过 4 个疗程来那度胺，同时动员前停药 2~4 周。造血功能恢复不良、骨髓低增生、基础疾病、高龄、原发病累及骨髓、血小板减少等也都是预示采集不佳的因素。此外，是否合并感染、细胞因子受体的基因多态性等也影响采集效果。有些患者即使外周血中 CD34$^+$ 细胞峰值非常理想，但由于采集时机把握不佳也可能导致采集不佳。

很多研究尝试确立预测指标，能够提前发现这些采集不佳的患者。常见的判定标准包括外周血 CD34$^+$ 细胞数、循环中 CD34$^+$ 细胞增高比例或 CD34$^+$ 产物等。意大利干细胞移植工作组(GITMO)提出将动员不佳分为“确证动员不佳”和“预计动员不良”(表 2-3-4)。该工作组一致公认采集前外周血 CD34$^+$ 细胞数是预测采集效果的良好指标，>20 个 /μl 预示可获得满意的动员效果；并确定保证粒细胞和血小板快速植入的 CD34$^+$ 产物最低阈值为 2×10^6/kg；在骨髓瘤和淋巴瘤患者中，通过最多 3 次单采应达到上述最低阈值。这一标准适用于化疗动员和 G-CSF 单药动员的所有患者，详见表 2-3-4。对于预计动员不佳的患者，应考虑是否采用新的动员策略。

对于这些动员不佳的患者，需要再次动员、增加采集次数，甚至不得不放弃自体干细胞移植。即使勉强进行了移植，也可能造成植入不良或延迟植入。改善动员效果的方法包括提高化疗剂量、增大 G-CSF 等细胞因子的用量、联合应用不同的细胞因子组合，或者应用新的动员药物如 plerixafor 等(详见表 2-3-5)。

表 2-3-4　GITMO 动员不佳的判断标准

确证动员不佳	预计动员不佳
1. 外周血 $CD34^+$ 细胞峰值 <20/μl 2. $CD34^+$ 产物 <2×10^6/kg（最多经 3 次单采）	主要标准： 1. 曾接受细胞毒化疗 2. 骨髓曾接受放疗 3. 曾经发生采集失败 次要标准： 1. 疾病处于进展期（至少接受 2 线细胞毒化疗） 2. 难治性疾病 3. 动员时骨髓广泛受累 4. 动员时骨髓容积 <30% 5. 年龄 >65 岁

表 2-3-5　对动员不佳的患者可以采取的策略

1. 增大化疗剂量：环磷酰胺 4~7g/m^2 可能优于 2~4g/m^2
2. 增加细胞因子用量 / 或细胞因子联合：G-CSF 可以提高剂量至 10~24μg/kg，或 G-CSF 联合 GM-CSF
3. 采集骨髓
4. 延长末次化疗与计划动员之间的间隔时间
5. 应用新的药物：如 SCF、IL-11、plerixafor 等

（五）安全性

动员采集过程中可能出现多种并发症，大多数患者和供者均可以耐受。常见不良反应包括采集过程和 G-CSF 所带来的副作用。骨痛、头痛、乏力、低热等是应用 G-CSF 最为常见的急性期不良反应。其他还包括：肌痛、胸痛、焦虑、失眠、体重增加、恶心呕吐、注射部位肿痛等。多数副作用轻微，能很好耐受，停用 48 小时后可自行消失，部分供者可以给予解热镇痛药对抗。实验室异常包括一过性 LDH、碱性磷酸酶、转氨酶、尿酸升高，血清钾、镁离子降低等。此外，还有引起轻度凝血功能异常的报道。有人认为这些副作用的发生率和严重程度与 G-CSF 的剂量相关。因此，在满足移植需要的前提下，应尽量减少 G-CSF 的用量。

采集过程中需要进行体外抗凝。所加入的抗凝剂 ACD-A 在体内结合钙离子，可使患者出现口周麻木、QT 间期延长等低血钙症状，甚至抽搐、惊厥等，需补充葡萄糖酸钙预防。血细胞减少也是采集过程中比较常见的。在经过单采后血小板通常会降低 20%~30%，但呈自限性，仅在反复采集或者循环血量较大时，出现显著的血小板下降，需引起注意。NMDP 规定：若经过第一次单采后血小板低于 80×10^9/L，不应该再进行第二次采集，另外要求供者在采集前血红蛋白 >100g/L。进行中心静脉插管的患者或供者还可因为穿刺引起局部血肿、神经、动脉损伤等，单采中也有空气栓塞的潜在危险，不过目前的单采仪器上均有监控报警。其他少见不良反应包括脾破裂、急性虹膜炎、急性肺损伤、化脓性感染、痛风性关节炎、心肌梗死、肺栓塞等，其中致命性的不良反应多数与心血管和脾破裂相关，应引起临床医生的重视。此外，还有远期并发症的相关报道，包括恶性肿瘤如急性白血病、慢性淋巴细胞白血病、淋巴瘤等。

第三节　外周血干细胞的冻存和回输

一、外周血干细胞的冻存

所采集的造血干细胞(骨髓或PBSC)需根据不同移植需求,在不同时间回输。如异基因移植时,在回输前再进行采集即可,直接回输新鲜采集的产物,无须保存;而自体移植患者,从采集到回输可能经历数日至数月,需选择恰当的体外保存方式,才能保持其活性(表2-3-6)。

表2-3-6　造血干细胞保存方法及原则

	原则	实践
冷藏	去除不能保存的成熟血细胞	如提取"白膜层"细胞
冷冻	使细胞脱水并在冷冻状态下保存,冻存剂有渗透性和非渗透性冷冻保护剂	渗透性保护剂:渗透到细胞内,主要包括二甲基亚砜、甘油、乙二醇等 非渗透性保护剂:一般是大分子物质不能渗透到细胞内,主要包括羟乙基淀粉、葡聚糖、白蛋白等
血浆蛋白	减轻冷冻损失	自体血浆或加入血浆蛋白浓缩物
溶剂	使形成细胞悬液并稀释冻存剂	盐溶液
降温	降温速度取决于细胞和所使用的冻存剂	使用DMSO冻存造血干细胞,一般每分钟降温1~3℃
储存	储存温度需防止冰晶形成,从而损害细胞	一般储存在液氮中。采用聚合物冻存剂冷冻时,存储温度可稍提高

(一)非冷冻保存

非冷冻保存,是一种比较便捷、经济的保存方式,不需要特殊设备,适合短期储存干细胞,一般可采用室温或4℃冰箱保存。采用这种方式,干细胞活性可保存数小时至数天。如采集非血缘供者骨髓或外周血造血干细胞移植,需要经过长距离运输,往往24~48小时后才能给患者输注,多采用这种保存方式。部分患者自体干细胞采集后,随即进行预处理,如果预处理方案短且药物半衰期短,也可选择这种方法保存干细胞。文献报道4℃保存造血干细胞24小时和72小时后,cFU-GM的回收率分别为81%和57%,BFU-E为45%和28%,随时间延长下降。Pettengell等也报道,在4℃时保存24、48和72小时后,外周血和骨髓干细胞的CFU-GM回收率相当,分别平均为90%、72%和68%,提示4℃短期保存干细胞可有效用于移植。但是也有其他作者报道保存96小时后,骨髓CFU-GM仅下降3%,但是PBSC则降低高达95%,具有明显差异。一般公认4℃条件下保存,在48小时内HSC活力无明显下降,但不能采用这种方法长期保存。

(二)外周血干细胞的低温保存技术

为了采集到满足临床所需数量的PBSC,患者往往需要经过3~5次的分离,甚至再次动员采集,这样每次采集到的细胞必须先经低温保存备用。在低温保存过程中,为了防止细胞内冰晶形成、渗透压改变、细胞结构紊乱等导致细胞损伤,冷冻保护剂的使用是必要的。二甲基亚砜（DMSO）具有渗透性，进入细胞后使细胞内水分溢出，减少细胞内冰晶形成从而减少细胞损伤。DMSO 是最常用的细胞冷冻保护剂。通常在每次分离后将血细胞悬液浓缩至 50ml 左右，在 4℃冰箱内预冷后，缓慢加入含 DMSO 的 RPMI 1640 营养液，使 DMSO 的终浓度为 10%，然后分装于血液冻存袋内（100ml/ 袋），经程控冷冻系统降温至 -80℃，再投入液氮中（-196℃）贮存。程控降温、液氮保存已被证明是保存 HSC 的有效方法。Humpe 报道 PBSC 经 -196℃液氮保存后，$CD34^+$ 细胞无明显减少。Farle 等也报道，PBSC 经一次冷冻 - 解冻过程，$CD34^+$ 细胞活力和 cFU-GM 的回收率分别为 71% 和 51.5%，经第二次冷冻 - 解冻过程，细胞活力和 CFU-GM 回收率保持与第一次近似。单用 DMSO 有较好的保存效果，但 DMSO 常温下对细胞有毒性作用，大量输入体内可引起的严重不良反应，如恶心、呕吐、过敏反应、剧烈头痛、血压急剧升高、心率缓慢、呼吸困难等，应尽可能减少其用量。羟乙基淀粉（HES）、右旋糖酐（Dextran）等也能够减少结晶物产生，作为冻存保护剂。Hernandez 等报道用 6%HES 和 5%DMSO 作为 PBSC 的冷冻防护剂，不经程控降温直接在 -80℃冰箱中保存。结果显示 CFU-GM 和 BFU-E 回收率分别为 86.6% ± 12.3% 和 71.8% ± 14.7%，台盼蓝拒染率 >80%，用该法冻存的 PBSC 进行移植，全部显示早期植活。Takaue 等比较了两组进行 PBSCT 的患者，分别采用上述冻存方法或程控降温方法保存，移植后两组患者粒细胞和血小板的恢复时间无差异，提示合用两类保护剂是有效可行的。Katayama 等也报道 -80℃也可长期保存 PBSC，5 年后测定 cFU-GM 和 bFU-E 回收率都在 70% 以上。目前该方法广泛应用于 PBSC 的保存。

二、外周血干细胞的回输

PBSC 回输前需解冻复温，这一过程同样也可影响到细胞活性。大量研究证明合理的解冻方法是快速复温，可避免重结晶现象的发生，减少细胞破坏，即在 40℃水浴中经快速解冻，解冻后的 PBSC 一般不需洗涤和稀释可直接回输，以减少细胞损失。为尽可能保持细胞活力、减少回输及大量输入 DMSO 引起的不良反应，以不超过复苏后 5~10 分钟回输最佳。PBSC 输注可采用中心静脉快速滴注或静脉推注。曾有学者认为静脉输注后大部分 HSC 滞留于肺部，仅有少量细胞到达骨髓，完成重建造血功能，建议采用髓腔注射。虽然有动物实验及临床试验支持采用髓腔内注射可以缩短植入时间，但是，HSC 的归巢由特异的黏附分子介导，恐非简单局部注射可以解决的，但是否可以减少所需细胞数还需进一步研究证实。目前还是以中心静脉快速输注最为常用。

（王峰蓉）

参考文献

1. Ahn JS, Park S, Im SA, et al. High-dose versus low-dose cyclophosphamide in combination with G-CSF for peripheral blood progenitor cell mobilization. Korean J Intern Med, 2005, 20: 224-231.
2. Hopman RK, and Dipersio JF. Advances in StemCell mobilization. Blood Rev, 2014, 28: 31-40.
3. Giralt S, Costa L, Schriber J, et al. Optimizing autologous mobiliazation strategies to improved patient outcomes: Consensus guideline and Recommendations. Biol Blood Marrow Transplant, 2014, 20: 295-308.
4. Costa LJ, Miller AN, Alexander ET, et al. Growth factor and patient adapted use of plerixafor is superior to CY and growth factor for autologous hematopoietic stem cells mobilization. Bone Marrow Transplant, 2011, 46: 523-

528.

5. Fu P, Bagai RK, Meyerson H, et al. Premobilization therapy blood CD34$^+$ cell count predicts the likelihood of successful hematopoietic stem cell mobilization. Bone Marrow Transplant, 2006, 38: 189-196.
6. Olivieri A, Marchetti M, Lemoli RM, et al. Proposed definition of "poor mobilizer" in lymphoma and multiple myeloma: An analytic hierarchy process by adhoc working group Gruppo Italiano Trapianto di Midollo Osseo. Bone Marrow Transplantation, 2012, 47: 342-351.

第三篇

造血干细胞移植的相关技术

第一章

大剂量化疗的药物学基础

预处理是 HCT 过程中的重要环节。一方面,通过预处理可以清除体内的恶性肿瘤细胞,为正常造血干细胞的植入提供足够的生长空间;另一方面,预处理可抑制受者的免疫系统,预防排斥移植物而使移植成功。早在 40 多年前,动物实验证明了利用大剂量化疗药物进行异基因骨髓移植(BMT)预处理优于全身照射(TBI)。随后不久,应用大剂量环磷酰胺联合或不联合 TBI 的预处理方案进行骨髓移植治疗再生障碍性贫血及急性白血病,首次在临床上取得了成功。大剂量化疗药物的药代动力学及药效学特征是使用高于标准剂量的化疗药物的重要依据。表 3-1-1 中列举了 HSCT 预处理的大剂量化疗药物的药代动力学及药效学特点。

表 3-1-1　大剂量化疗药物的药代动力学和药效学特点

药物	代谢途径	药代动力学	剂量强度	药效学(剂量限制性毒性)
环磷酰胺	肾	非线性	8 倍	心脏
美法仑	水解	线性;30~120 分钟	6 倍	黏膜炎
塞替派	肝	线性;1~3 小时	8~10 倍	黏膜炎,CNS
白消安	肝	线性;3 小时	8 倍	SOS
卡莫司汀	水解 / 肝	线性;30 分钟	3 倍	肺,SOS
顺铂	肾	线性;30~45 分钟	3 倍	肾脏,神经毒性
卡铂	肾	线性;7~20 小时	4~5 倍	耳毒性,肾脏毒性
依托泊苷	肾	线性;4~8 小时	3~6 倍	黏膜炎
多柔比星	肝 / 胆汁	线性;12~20 小时	3~4 倍	黏膜炎

注:CNS:central nervous system,中枢神经系统;SOS:sinusoidal obstructive syndrome,血窦阻塞综合征

第一节　大剂量化疗的药理学原理和耐药机制

大量体外数据证明，在人体肿瘤细胞模型中，化疗药物可以引起药物特异的、浓度依赖的细胞毒和（或）凋亡作用。肿瘤细胞遗传和表型的异质性以及生长动力学差异决定了强烈化疗策略的成功与否。肿瘤细胞群的异质性是联合不同作用机制的高剂量化疗药物的基础。

预处理中大剂量化疗失败的原因，其一是许多种人类肿瘤中潜伏着一小部分本来就对治疗有内在耐药性或在治疗过程中获得了耐药性的肿瘤细胞，其二是预处理药物剂量不足以对肿瘤细胞产生致命性损伤或者不能在肿瘤的所有部位达到足够的药物浓度。肿瘤细胞对大剂量化疗耐药的机制主要包括：肿瘤细胞减少药物摄取或增强药物外排导致细胞内药物浓度降低；加强了 DNA 或其他重要靶点的损伤的修复；肿瘤细胞生长关键代谢产物合成旁路的形成；过表达靶向化疗药物的基因产物，或产生一种异常的能够保证肿瘤细胞生长却不受化疗影响的分子靶标；肿瘤干细胞对细胞毒药物先天不敏感；增加药物在细胞内的代谢和解毒，以限制对肿瘤细胞的杀伤；过度表达细胞保护基因产物，改变肿瘤细胞对药物诱导凋亡的敏感性；改变肿瘤的血液供应或组织因子，减弱药的活性。

某些肿瘤细胞的遗传学特征导致其分布于化疗药物难以到达的身体部位，因此提高药物的剂量及渗透，有利于获得有效的治疗浓度。药物在身体各个组织器官分布的不均一性也是促使耐药发生的原因之一，如血脑屏障阻止了药物进入中枢神经系统，细胞与血脑屏障上高水平的药物转运体蛋白的紧密结合，保护了肿瘤细胞，逃逸了细胞毒作用。

第二节　大剂量化疗药物的药代动力学和药效学

一、烷化剂

烷化剂是最早用于 HCT 预处理的化疗药物。烷化剂属于细胞毒类药物，氮芥和氯乙胺是最早的非激素类化疗药，用于临床并取得突出疗效，而环磷酰胺和异环磷酰胺是目前临床上另外两个常用的烷化剂。烷化剂在当今化疗中起中心作用，因其在细胞试验中的线性剂量 - 效应关系，使其在多种疾病的 HCT 中起重要作用。烷化剂最普遍的抗肿瘤机制是进入细胞，在体内能形成碳正离子或其他具有活泼的亲电性基团的化合物，进而与细胞中的生物大分子（DNA、RNA、酶）中的亲核基团（如氨基、巯基、羟基、羧基、磷酸基等）发生烷化反应，烷化剂与 DNA 的两条互补链发生烷化，形成交叉联结，从而抑制 DNA 复制和转录，导致肿瘤细胞死亡。

（一）环磷酰胺（Cy）

环磷酰胺是氮芥的磷酰胺基衍生物，由于其广泛的抗肿瘤活性和免疫抑制特性，成为最广泛用于 HCT 预处理的烷化剂。在造血干细胞支持情况下，环磷酰胺可加量至 8~10 倍于标准间歇性静脉输注剂量（600~1000mg/m^2 至 4000~7000mg/m^2）。大剂量环磷酰胺联合白消安是急性白血病或慢性粒细胞白血病 HSCT 的常用预处理方案，联合大剂量依托泊苷和 TBI 是非霍奇金淋巴瘤 HCT 常用的预处理方案。

环磷酰胺的前体药物在体外无抗肿瘤活性，必须进入体内经肝脏细胞色素 P450 酶代谢活化后才能发挥烷化作用。环磷酰胺在体内最主要的生物转化器官是肝脏，肝微粒体混合功能氧化酶系是代谢活化的主要酶系。在该酶系的作用下，环磷酰胺首先发生 4 位 C 羟化，生成初级代谢产物 4- 羟基环磷酰胺，该产物可自发生成其同分异构体醛磷酰胺，两者处于动态平衡之中。这种平衡混合物相对无极性，进入血液后可分布到全身的各个部分，易于以扩散的形式进入靶细胞。它们本身具有较低的细胞毒性，无烷化作用。一些 4- 羟基环磷酰胺和醛磷酰胺被醛氧化酶或醛脱氢酶分别氧化生成 4- 酮环磷酰胺和羧基磷酰胺，两者无细胞毒作用，是从尿中排泄的失活产物。未经氧化的醛磷酰胺可在细胞内外部分进行自发降解，生成活性代谢产物磷酰胺氮芥（PM）和丙烯醛。3′ 5′ 核酸内切酶可加速活化过程。前两种代谢物在尿中的排泄极少，与后两种相比几乎可以忽略，因此几乎所有被活化的 Cy 都转化为磷酰胺氮芥和丙烯醛。羧基磷酰胺在储存和释放过程中还可产生去甲氮芥，该物质在生理条件下几乎没有烷化活性。Cy 在体内的另一条代谢途径是氯乙基侧链氧化，其代谢产物为氯乙醛（CA）和单氯乙基环磷酰胺，前者有神经毒性、肾毒性和膀胱毒性，后者非常稳定，无烷化作用，由肾脏排出体外。

重要的药物相互作用包括：塞替派抑制 Cy 的代谢，白消安或苯妥英钠可以增加 Cy 的清除率，另外微粒体代谢的诱导剂如苯巴比妥或地塞米松能增加 Cy 的清除率。但肝功能损伤的患者不需要调整 Cy 的剂量。

Cy 的常见副作用包括恶心、呕吐、斑秃、肝肾功能损害、神经系统毒性等。Cy 联合 TBI 或其他烷化剂时易造成肝损害。Cy 还可引起性腺功能减退，导致不育。大剂量 Cy 应用的主要限制性毒性是心脏毒性，当剂量大于 150mg/kg 时发生几率更高。大剂量 Cy 造成血管内皮损伤与导致心肌坏死和致命性充血性心脏衰竭明显相关。此外，大剂量 Cy 还可造成严重的出血性膀胱炎，通过加强利尿及应用美司钠可明显减少这种毒性反应的发生率。

（二）美法仑（Mel）

1953 年美法仑（马法兰）首次合成成功，最初合成它是基于用苯丙氨酸基取代氮芥的甲基后可以使药物选择性地在黑色素瘤细胞内聚集，因为该肿瘤细胞在多个代谢途径中利用苯丙氨酸。事实上，美法仑能主动转运到黑色素瘤细胞和其他多种肿瘤细胞，在淋巴瘤、多发性骨髓瘤、神经母细胞瘤以及乳腺癌的高剂量化疗应用上取得了突出疗效。在 HCT 支持下美法仑的单药使用剂量为 180~200mg/m^2，约 6 倍于标准剂量范围。

美法仑是细胞周期特异性药物。作为氮芥的类似物，美法仑在细胞内水解，并通过两个羰基基团自发地失去氯离子形成的活性中间体的途径而产生链间和链内的 DNA 交联。在体外，美法仑的细胞毒性与总药物暴露相关（浓度 × 时间）。美法仑通过两种不同的能量依赖的药物载体输送到肿瘤细胞。一种是高亲和力的 L- 氨基酸的转运体系，也携带亮氨酸和谷氨酰胺，在美法仑浓度较低时另外一种效率较低的转运蛋白会加强转运。在体外，高浓度的亮氨酸可以通过竞争机制降低药物摄取，保护细胞免受美法仑的细胞毒作用，此机制很有可能亦在体内存在；另一方面，在体内试验中发现低氨基酸饮食可以使肿瘤组织摄取美法仑增强。

Albert 等研究 0.6mg/kg 静脉注射美法仑的药代动力学，HPLC 测定的血药浓度峰值为 4.5~13μmol/L，药物血浆末期平均半衰期为 1.8 小时。5%~13% 的美法仑从尿排泄。食物减慢美法仑的吸收，口服 0.6mg/kg 美法仑，血药浓度峰值为 1μmol/L，发生在服药后 6 小时。因为胃肠道吸收不完全，生物利用度低，20%~50% 的药物通过粪便排出。静脉用药在粪便中未见药物及代谢产物。虽然静脉制剂不断发展进步，但在应用高剂量美法仑化疗中，患者间药代动力学的差异仍是巨大的，就系统暴露而言经常相差超过10倍以上。美法仑分布服从双指数衰减，先有一个短的分布相即α半衰期，持续5~15分钟，随后有一个β半衰期持续30~120分钟。目前未发现美法仑在儿童与成年人清除率上的差异。由于β消除相短，高剂量美法仑给药后12~24小时后回输骨髓或外周血造血干细胞是安全的。因为肾排泄对美法仑的药物清除作用并不显著，因此，大剂量治疗可应用于伴有明显肾功能损害（肌酐清除率<40ml/min）的多发性骨髓瘤患者。且现已证实肾功能不全对大剂量美法仑清除无显著影响。美法仑的剂量限制性毒性为黏膜炎和SOS。胃肠道黏膜损伤的副作用限制了美法仑的最大用药剂量，单药使用时不超过200mg/m^2，当与其他产生黏膜炎毒性的药物合用时不超过140mg/m^2。美法仑化疗可致SOS，尤其是当大剂量美法仑与其他大剂量的烷化剂联合应用时。另外与其他烷化剂相同，高剂量美法仑也可导致弥漫性肺损伤。

（三）白消安（Bu，马利兰）

Bu是使用历史最长的烷化剂之一，目前仍作为清髓预处理方案用药之一在异体或自体骨髓移植治疗恶性血液病中发挥重要作用，预处理使用剂量为16mg/kg，是标准剂量的8~9倍。Bu属双甲基磺酸酯类的双功能烷化剂，为细胞周期非特异性药物。Bu的作用机制是通过DNA的烷基化，从而导致鸟嘌呤-腺嘌呤的核酸链交联。这个过程是通过双分子亲核取代反应进行的，其中亲核的鸟嘌呤7位氮原子进攻甲磺酸离去基团相邻的碳原子。这种对DNA的损害无法被细胞所修复，因此导致癌细胞的凋亡。

Bu为高度亲脂性，母体分子主要由肝脏代谢，小于5%原药经过尿液排泄。关于Bu在灵长类动物的组织分布研究发现，肝脏中的药物浓度最高；Bu可穿越血脑屏障进入脑脊液，大约20%标准剂量的药物可进入脑脊液，这种特性有利于治疗中枢神经系统白血病和淋巴瘤，也可解释大剂量Bu需应用抗惊厥药物预防癫痫发生。虽然只有一小部分Bu通过尿液排出体外，但是血液透析仍可部分清除药物，多次透析可降低药物的全身暴露。Bu在患者中的生物利用度差异很大。成人的药物消除半衰期为1~7小时（平均3小时），血浆峰浓度出现在口服给药后1~3小时，并随年龄增大清除率降低，儿童的平均半衰期为2小时或更少。在成人和儿童中均已观察到Bu口服给药后的代谢存在广泛的个体差异，部分原因是由于年龄、肝功能异常、药物间相互作用、昼夜节律以及生物利用度。在成人，口服生物利用度差异在2倍范围内，而儿童差异程度达6倍，相比而言，静脉给药具有更稳定的血药浓度。可能与BU发生相互作用的药物包括环磷酰、塞替派、美法仑、苯妥英钠、甲硝唑、伊曲康唑等有关。BU与TKI或mTOR抑制剂如西罗莫司联用时会增加后者的药物毒性。大剂量Bu用于HCT预处理的最重要的限制性毒性是肝脏VOD。口服Bu发生VOD几率是静脉给药的6倍，此现象与BU经过肝脏首过消除相关。此外，预处理过程中大剂量Bu的剂量限制毒性还包括神经毒性、黏膜炎、肺纤维化、皮肤色素沉着、不可逆的性腺功能减退。

（四）卡莫司汀（BCNU，卡氮芥）

BCNU是一种亲脂性连接到亚硝基脲基团上的双功能烷化剂。最初是在20世纪60年代初发现其能够透过小鼠血脑屏障的特点而被发展应用。BCNU在200mg/m^{2}的标准剂量时可以用于治疗原发性中枢神经系统恶性肿瘤，当使用BEAC方案（BCNU、依托泊苷、阿糖胞苷和环磷酰胺），或BEAM方案（BCNU、依托泊苷、阿糖胞苷和美法仑）用于治疗复发性或难治性淋巴瘤时剂量可增加至300mg/m^2。BCNU联合高剂量环磷酰胺，顺铂用于实体肿瘤患者 HCT 预处理时剂量可加到 600mg/m^2。

BCNU 在血浆中或输液中的生理 pH 下发生自发水解，因此溶解后必须迅速使用。自发水解导致形成羰基碳正离子，这些碳正离子能进一步形成烷化大分子。双官能团的分步 DNA 烷化能产生链间和链内 DNA 交联以及细胞毒性相对较小的 DNA- 蛋白质交联。除了自然分解，BCNU 可能在肝微粒体中经谷胱甘肽转移酶进行去亚硝基化。苯巴比妥诱导的微粒体可以降低亚硝基脲治疗效果，增加亚硝基脲的清除率。BCNU 服从双指数衰减，会有一个 5~10 分钟的 α 半衰期和一个 10~30 分钟的 β 半衰期。BCNU 蛋白结合率高（>75%）。患者间 BCNU 清除率差异巨大。给药剂量的 80% 左右以代谢产物形式通过尿液排泄。可与 BCNU 发生相互作用的药物包括：西咪替丁、地高辛、来氟米特、那他珠单抗、苯妥英钠、匹美莫司、罗氟司特、他克莫司和曲妥珠单抗。在大剂量化疗方案中环磷酰胺和顺铂是最常与 BCNU 联合应用的药物，在模式系统中环磷酰胺和顺铂都能增加 BCNU 的 AUC 和药代动力学可变性。这种药代动力学的可变性有助于解释环磷酰胺、顺铂和 BCNU 联合预处理方案的肺毒性。这种潜在的严重肺毒性的发生可能与肺 GSH 水平的消耗有关。除了肺毒性作用，大剂量 BCNU 治疗增加了 SOS、低血压和心肌缺血的发生风险，当累积剂量超过 1200mg/m^2 后迟发性肾毒性风险增加，较为罕见的副作用是发生脑病。

二、铂类

1969 年 Rosenberg 等在以大肠埃希菌为对象的研究中发现了铂类药物的抗细胞复制作用。此后的一系列的基础和临床研究促成了 FDA 批准铂类药物用于治疗睾丸癌。铂类药物的原型是顺铂，其目前仍在睾丸癌、卵巢癌等生殖细胞肿瘤的临床治疗中发挥重要作用，也作为联合用药用于部分复发和难治性霍奇金和非霍奇金淋巴瘤的挽救性治疗，以及乳腺癌的姑息治疗，肺癌、头颈部癌的治疗。大剂量顺铂与大剂量环磷酰胺和美法仑，环磷酰胺和塞替派，环磷酰胺和依托泊苷的联合预处理方案用于各种实体肿瘤的自体造血细胞移植。顺铂的常用剂量范围 150~250mg/m^2，是标准剂量的 3 倍，可以 72~96 小时连续输注或分剂量超过 1 周给药。顺铂通过与 DNA 双链的嘌呤碱基共价结合破坏 DNA 正常功能而发挥细胞杀伤作用。顺铂与 DNA 相互作用时易形成 DNA 链间交联和 DNA- 铂 - 蛋白质交联。

顺铂的清除主要是通过结合生物大分子（包括蛋白质巯基）和肾排泄等内源性清除失活。顺铂与血浆蛋白结合率高。它的清除指数包括开始的、游离的或未与蛋白结合的顺铂，代谢半衰期为 30~45 分钟，而与蛋白结合药物的终末半衰期超过 24 小时。患者间的药代动力学的差异是巨大的。在大剂量顺铂治疗过程中使用止吐药可能会影响药物的清除。昂丹司琼似可减少顺铂的 AUC。在临床前模型系统，TBI 已被证明可减少顺铂的肾清除率。大剂量顺铂对大剂量美法仑或依托泊苷的药代动力学似无影响。大剂量顺铂的剂量限制性毒性主要为肾功能障碍，使用顺铂前后充分水化有利于预防肾毒性发生。此外，大剂量顺铂的毒性还包括耳毒性（主要是高频听力损失）、周围神经病变、骨髓抑制等。

三、依托泊苷

早在 1950 年，一系列的鬼臼毒素衍生物被合成，其中一种名为 4′ - 去甲氧基表鬼臼毒素苯亚甲基糖苷（DEPBG）的物质最为有效，随后两种有着更强抗癌活性的 DEPBG 衍生物被研制出，分别是在 1966 年被合成的依托泊苷（etoposide）和 1967 年被合成的替尼泊苷。

依托泊苷在 1983 年由美国 FDA 批准上市，是最常用的干细胞移植的预处理化疗药物之一，还被用来治疗多种生殖细胞肿瘤及实体瘤，包括肺癌、睾丸癌、卡波西肉瘤、尤文肉瘤、淋巴瘤、多形性成胶质细胞瘤等。在造血细胞移植预处理方案中，依托泊苷的常用剂量范围是 25~60mg/kg，作为单次剂量或分次给药，通常超过 3 天，此剂量约是标准化疗剂量的 3~6 倍。一直以来，依托泊苷因为其抗肿瘤作用及相对温和的髓外副作用，而被广泛地使用在 HCT 预处理方案中。依托泊苷为细胞周期特异性抗肿瘤药物，作用于 DNA 拓扑异构酶Ⅱ，形成药物 - 酶 -DNA 稳定的可逆性复合物，阻碍 DNA 复制。拓扑异构酶Ⅱ α 是一个 170kD 的二聚体，通常是负责产生瞬时 DNA 单链断裂，这个断裂是 DNA 在转录、复制和修复过程中为释放扭转应变所必需的。这是一个 ATP 依赖的过程。实验发现这种复合物可随药物的清除而逆转，使损伤的 DNA 得到修复，降低了细胞毒作用。依托泊苷与酶的相互作用抑制了拓扑异构酶催化产生的 DNA 裂隙再连接。在 DNA 裂隙再连接前依托泊苷与拓扑异构酶Ⅱ形成了可逆的复合物；在蛋白质消化酶的存在下，蛋白质相关的 DNA 链断裂变得明显。当通过与其他拓扑异构酶Ⅱ催化抑制剂竞争使得依托泊苷相关的可逆复合物的形成减少时，细胞毒性就被减弱。

依托泊苷主要在肝脏中代谢为葡萄糖醛酸苷，约 1/3 的药物是以没有变化的母体分子形式通过肾脏排泄的，另外 10%~20% 以依托泊苷葡萄糖醛酸苷的形式通过肾脏排泄。由于肾清除率在高胆红素血症或肝转移酶存在时增加，当肝功能障碍时无需调整剂量。然而，依托泊苷的全身清除与肌酐清除率密切相关。在肾功能受损时依托泊苷必须减量，因此即使对轻微肾功能不全者也不应常规使用大剂量依托泊苷。此外，在使用大剂量顺铂后立即使用大剂量依托泊苷应格外谨慎，因为急性顺铂的暴露可以使依托泊苷的全身清除减少约 25%，从而使依托泊苷实际的 AUC 和毒性反应大大超过预期。相反大剂量卡铂暴露却可能不改变大剂量依托泊苷的代谢。依托泊苷蛋白结合率高，代谢呈双指数衰减，大剂量治疗的平均终末半衰期为 4~8 小时。即使大剂量应用（30~60mg/kg），所有可检测的药物在 36~48 小时后全部从血浆中消失。尽管不同患者间药代动力学差异很大，然而依托泊苷的药代动力学的线性仍使其可以预测毒性，还可通过治疗药物水平检测控制具体的依托泊苷系统暴露。在剂量达到 800mg/m^2 之前，血浆峰值浓度及 AUC 与治疗剂量是呈比例的。环孢素可降低依托泊苷清除从而增加其暴露。抑制肝脏 P450 CYP3A4 的药物（如伏立康唑）可降低依托泊苷的代谢而增加其血浆浓度。依托泊苷常见的副作用包括斑秃、腹泻 / 便秘、继发恶性肿瘤、心脏毒性、乏力等。大剂量依托泊苷的毒性反应可能与造血细胞移植预处理联合用药有关。即使作为单药应用，黏膜炎仍是大剂量依托泊苷的限制性毒性反应，这使得同时联合应用其他剂量限制性毒性同为胃肠道损伤的药物联合应用受到制约。

四、蒽环类药物

多柔比星（阿霉素，adriamycin，ADM）属于蒽环类抗生素，发现于 30 多年前，是目前在临床实践中广泛应用的抗肿瘤药物之一，是治疗恶性血液肿瘤联合化疗方案的重要组成部分，对实体瘤如乳腺癌、肺癌、卵巢癌、胃癌、甲状腺癌以及各种儿童实体肿瘤都有广泛的抗肿瘤作用。大剂量多柔比星联合大剂量环磷酰胺或大剂量依托泊苷，或三者联合被用于 HCT 治疗转移或高危乳腺癌的预处理方案。多柔比星既含有脂溶性的蒽环配基，又有水溶性的柔红糖胺，并有酸性酚羟基和碱性氨基，因此具有很强的抗癌药理活性。多柔比星通过下列机制发挥它的抗增殖作用：与 DNA 拓扑异构酶Ⅱ结合形成可逆的复合物，复合物的形成会干扰有丝分裂期发生的该酶催化 DNA 结旋的过程；产生活性氧自由基(包括羟自由基)，这些活性氧自由基可以破坏线粒体电子传递链阻碍细胞能量产生，同时还可以使 DNA 碱基被氧化；激活信号传导通路最终导致程序性细胞死亡。多柔比星为细胞周期非特异性药物，对癌细胞增殖各期均有杀伤作用，但对 S 期的早期最为敏感，M 期次之，而对 G1 期最不敏感，对 G1、S 和 G2 期有延缓作用。多柔比星在肝脏代谢，循环中主要是母体药物，多柔比星醇是主要代谢产物，部分患者从多柔比星 7- 脱氧糖苷转化为多柔比星醇 7- 脱氧糖苷，在生物转化上患者存在明显差异。由于主要由肝脏代谢，肝功能障碍患者使用蒽环类药物因药物清除延迟可出现毒性增强。有一点对于多柔比星在大剂量化疗的使用尤其重要，150~165mg/m^2 持续静脉滴注 96 小时以上(约 3 倍于标准治疗方案)产生的稳态血浆浓度甚至比 50~60mg/m^2 推注的血药浓度峰值低 90%，此外在很宽的剂量范围内多柔比星的药代动力学是线性的，这表明在多柔比星进行大剂量化疗时药物活化和解毒通路没有饱和。多柔比星的剂量限制性毒性除了累积心脏毒性外，常见的是口腔和胃肠道黏膜炎，可能导致可逆的严重口腔炎和腹泻。在应用大剂量多柔比星或依托泊苷的患者中发现约 5% 发生可逆性盲肠炎，经过肠外营养、镇痛药、保持水电解质平衡等保守治疗可恢复，为自限性，不需要手术治疗并且在造血功能恢复后会快速自愈。多柔比星最独特的毒性是其累积的、剂量依赖性的心肌损害，研究发现，如果通过短时静注给药，当累积剂量超过 350~400mg/m^2(传统上认为这个剂量是 450~500mg/m^2)时可检测到的心脏损伤快速增加。接受大剂量化疗的患者，多柔比星应该通过 96 小时连续输注的方式给予 150mg/m^2 或更高的剂量。利用心内膜心肌活检发现，最大的推注多柔比星暴露不应超过 200mg/m^2。然而，对于那些有高血压性心脏病或既往较高的累积多柔比星暴露的患者，大剂量多柔比星的安全性仍有待证实。

五、核苷类似物

氟达拉滨(Flu)是阿糖腺苷的氟化核苷酸类似物，即 9-β-D- 阿拉伯酸 - 呋喃基腺嘌呤(9-β-d-arabinosyl-2-fluoroadenine，F-Ara-A)，被 FDA 批准用于接受过至少一个标准的含烷化剂方案，且在治疗期间或治疗后病情无改善或持续进展的慢性 B 淋巴细胞白血病的治疗。Flu 广泛用于非清髓性或减低毒性清髓性 allo-HSCT 预处理。由于磷酸基团的存在，Flu 在生理 pH 下带负电荷，无法通过细胞膜。静脉输注后，磷酸氟达拉滨快速去磷酸化，后者可被摄取进入细胞，在细胞内经过多次磷酸化后成为有活性的三磷酸盐 F-Ara-ATP。F-Ara-ATP 通过抑制核苷酸还原酶、DNA 聚合酶、DNA 引物酶和 DNA 连接酶等抑制 DNA 的合成。Flu 的细胞毒作用与细胞内 F-Ara-ATP 的浓度有关。30mg/m^2 的 Flu 共输注 30 分钟，输注结束后 4 小时白血病细胞内 F-Ara-ATP 的浓度达到峰值 20~60μmol/L。细胞内 F-Ara-ATP 浓度与其血浆浓度和输注时间呈线性相关。Flu 与喷司他丁联用可能引起严重的毒性反应。双嘧达莫可降低 Flu 的有效性。Flu 常见的副作用包括发热、寒战、恶心、呕吐、食欲不振、乏力和周围神经病变。Flu 以超过 125mg/m^2 的剂量连续输注 4~7 天会引起致死性神经毒性，临床表现类似吉兰 - 巴雷综合征。

(江 倩)

参考文献

1. Saijo N.Chemotherapy:the more the better? Cancer Chemother Pharmacol,1997,40(Suppl):S100-106.
2. Porrata LF,Adjei AA. The pharmacologic basis of high dose chemotherapy with haematopoietic stem cell support for solid tumours. Br J Cancer,2001,85:484-489.
3. Demirer T,Buckner CD,Appelbaum FR,et al. Busulfan,cyclophosphamide and fractionated total body irradiation for autologous or syngeneic marrow transplantation for acute and chronic myelogenous leukemia:phase I dose escalation of busulfan based on targeted plasma levels. Bone Marrow Transplant,1996,17:491-495.
4. Buser AS,Stern M,Bucher C,et al.High-dose chemotherapy using BEAM without autologous rescue followed by reduced-intensity conditioning allogeneic stem-cell transplantation for refractory or relapsing lymphomas:a comparison of delayed versus immediate transplantation. Bone Marrow Transplant,2007,39:335-340.
5. Lichtman SM,Etcubanas E,Budman DR,et al.The pharmacokinetics and pharmacodynamics of fludarabine phosphate in patients with renal impairment:a prospective dose adjustment study.Cancer Invest,2002,20:904-913.
6. Morgan RJ Jr.,Doroshow JH,Venkataraman K,et al.High-dose infusional doxorubicin and cyclo-phosphamide:a feasibility study of tandem high-dose chemotherapy cycles without stem cell support.Clin Cancer Res,1997,3:2337-2345.

第二章

预处理的原则及方案改进

预处理是造血干细胞移植(HSCT)技术体系中的重要环节,一般指患者在造血干细胞回输前接受的全身放射治疗(TBI)和(或)细胞毒药物及免疫抑制剂的联合治疗。对于自体HSCT(auto-HSCT),目的是尽可能地清除基础性疾病;对于异基因HSCT(allo-HSCT),其作用还包括提供造血龛和抑制患者免疫功能以确保移植物的植入。理想的预处理方案在具备上述功能同时,还需最大限度地降低毒副反应,以减少并发症,保证移植成功率、生存率和生存质量。

设计预处理方案应充分考虑放疗以及药物药效学及药代动力学的特点,选择作用机制有协同,而不良反应重叠率小的的预处理方式或药物,能够穿透组织屏障,覆盖可能隐藏肿瘤细胞的特殊器官,此外也需注意药物的活性半衰期以减少对回输造血干细胞的细胞毒作用。

预处理方案的选择受患者疾病类型、移植时疾病状态、合并症、脏器功能、体能状况、移植方式等因素影响。如auto-HSCT预处理无须免疫抑制,而非血缘供体或单倍型移植的免疫抑制强度需强于同胞HLA相合移植;非去除T淋巴细胞的移植也需要较强的免疫抑制;再生障碍性贫血(AA)预处理主要侧重于免疫抑制,而恶性血液病需兼顾抗肿瘤活性。由于患者个体差异性,因此没有一种方案适用于同一疾病的所有患者,需根据具体情况选择合理方案。

第一节　预处理的分类及方案改进

一、预处理方案分类

根据预处理强度目前大致分为3类:清髓性方案(MAC)、非清髓性方案(NMAC)和减低强度的预处理方案(RIC)。早期主要借鉴动物移植模型的经验,基本都采用清髓性方案;之后基于对HSCT机制的深入认识,尤其是对移植物抗白血病(GVL)效应的理解,新型降低强度的预处理方案也逐渐在临床开展,预处理方案呈现多元化。需要指出的是:①由于多数allo-HSCT患者最终都将转化为完全供者型,因此所谓"清髓与否"是指预处理造成的直接结果，而非 HSCT 的最终结局，同时，定义“清髓性”的出发点是指患者造血功能在预处理后能否自我恢复，而非细胞学意义上的完全清除。②自体和同基因 HSCT，因没有 GVL 效应，移植后并发症少，预处理剂量应尽量加强，并不适用这样的分类。

预处理强度的界定一度比较模糊，相应移植的命名也比较混乱，包括非清髓移植、小移植、减低强度移植等等。为了科学比较不同研究的结果，近年国际上逐步规范了有关分类定义。一般认为：MAC 指预处理后 1~3 周内，患者因预处理出现不可逆性的骨髓抑制和全血细胞减少，恢复造血功能必须经造血干细胞支持；NMAC 指预处理后患者仅有轻度的全血细胞减少，甚至可不需输血支持；RIC 强度则介于两者之间。因为以能否恢复自身造血功能来区分，有时划分一些临界水平的方案仍比较困难。

NMAC 和 RIC 的出现和成功，证明对于 allo-HSCT 而言，预处理的“清除基础性疾病功能”并不是移植成功的必需条件，有可能通过后期的免疫调节来实现，而预处理的“植入功效”也可以通过“骨髓造血功能清除”和“免疫功能清除”两个角度来实现，两方面紧密联系，又有所区别。同时预处理的功能也同移植体系中其他方面，如 GVHD 预防，有着直接或间接的关联，最终评价预处理方案是否合适，取决于多方面利弊的平衡。

（一）清髓性方案

经典的 MAC 剂量界于正常脏器最大耐受量和最大程度杀伤肿瘤细胞之间的“治疗窗口”，这一所谓相对安全的窗口很窄，高龄和原有脏器功能损害的患者往往不能耐受。由于高强度预处理往往同时导致严重的黏膜屏障损伤，患者发生重度感染和急性 GVHD 的几率明显增加。因感染、GVHD、VOD 等原因导致的治疗相关死亡率（TRM）在成人患者甚至可能超过 30%。早期 allo-HSCT 仅限于年龄小于 50 岁、一般状况良好的患者，但得益于 HLA 配型技术、支持手段和预处理方案的进步，清髓性 HSCT 的 TRM 已明显下降，多数专家认为患者年龄限制可以放宽到至少 55 周岁。

TBI 具有良好的免疫抑制和肿瘤杀伤作用，一定程度上还可克服肿瘤耐药和中枢神经系统及睾丸处的药物屏障，早期动物模型也基本都以 TBI 进行预处理，因此 TBI 是最早的预处理方法。TBI 作用强度取决于总剂量、剂量率和是否分次。历经多年临床实践，逐步形成了以单次 8Gy 或分次 12Gy TBI 联合 120mg/kg 环磷酰胺（Cy）的经典方案。一般而言，对于恶性血液病 allo-HSCT 患者，预处理增加放疗剂量或联合其他药物，如依托泊苷、美法仑（Mel），虽有可能降低复发率，但因同时增加 TRM，并不能真正有效提高患者总体生存（OS）。西雅图中心进行的 AML 患者同胞相合移植的随机对照研究，随访 11 年，TBI 15.75Gy 剂量组的复发率为 10%，显著低于 12Gy 组的 40%，但高剂量组过高的早期 TRM 抵消了获益，两组长期 OS 并无差异，均为 51%。

为了避免 TBI 的诸多毒性反应，扩展移植的适用范围（如有放疗史患者），20 世纪 80 年代后，逐渐应用白消安（Bu）联合 CTX 的替代方案（Bu/Cy）。与 TBI 不同，Bu 缺乏直接的免疫抑制作用。Bu 系统暴露量（一般以 AUC 表示）与疗效和毒副作用密切相关，剂量不足，移植物排斥和复发风险增加，浓度过高则增加癫痫、VOD 等风险。目前国内常用预处理方案中静脉 Bu 用量为 0.8mg/kg，q6h × 4d。

有数项随机对照或多中心大样本回顾性研究比较 TBI/Cy 和 Bu/Cy 方案在 allo-HSCT 中的疗效。早期研究显示，TBI/Cy 似乎有更好的抗肿瘤作用，患者复发率相对较低，差异在 ALL 患者更明显，但对能否转化为提升 OS，不同研究的结果不尽相同。相对而言，Bu/Cy

似乎有更高的复发率和 VOD 风险,但可能与早期研究中口服 Bu 致药代动力学不稳有关。EBMT 一项 1479 例 CR 期 AML 研究表明,TBI/Cy 组和 Bu/Cy 组 2 年 TRM、复发率分别为 18% vs. 16% 和 21% vs. 25%,DFS 为 61% vs. 59%,并没有显著性差异。目前多数学者认为对 ALL 患者,TBI/Cy 有更好的抗肿瘤作用,对 AML 患者两者疗效基本等同,具体可据患者病情相应选择。

(二) 非清髓性方案和减低强度方案

随着 HSCT 发展,人们逐步意识到单纯放化疗并不能确保肿瘤清除和供者 HSC 植入,免疫机制在移植中发挥着更为重要的作用:植入需要移植前后给予免疫抑制来克服宿主抗移植物反应(HVG),可以通过供体淋巴细胞输注(DLI)将混合嵌合状态转化为供体完全嵌合,恶性克隆的清除很大程度上依赖于供体免疫细胞发挥 GVL 效应。同时减低预处理强度将明显提高患者耐受性,降低 TRM,扩展移植应用。基于这些移植理念的转变,20 世纪 90 年代后期开始尝试新的预处理方案。

1. 非清髓性方案 与 MAC 不同,NMAC 不强调对肿瘤细胞的直接杀伤作用,主要依靠免疫抑制诱导受者对供者的免疫耐受,使供者细胞能顺利植入,形成稳定嵌合体,继而通过移植物中的或由供者 HSC 增殖分化而来的免疫活性细胞,以及 DLI 发挥 GVL 作用,从而达到治愈目的,因此这类移植更像过继性细胞免疫治疗的平台。NMAC 具有以下特征:①低强度;②含有强效免疫抑制剂;③多为混合嵌合或逐步达到完全植入。

最具代表性和应用相对广泛的 NMAC 方案为 2Gy TBI ± Flu 和全淋巴结照射(TLI)+ 抗胸腺细胞球蛋白(ATG)。前者最早由 Fred Hutchinson 癌症中心设计,Gyurkocza 等报道了多中心 274 例 AML 移植资料,中位年龄 60 岁,96% 患者成功植入,+100 天、1 年和 5 年 TRM 分别为 4%、16% 和 26%,5 年累计复发率 42%,OS 为 33%。Stanford 医学中心报道 TLI+ATG 方案,包括 10 天的 TLI(0.8Gy)和 4 天 1.5mg/(kg·d)的 ATG,同样采用 CSA 联合 MMF 进行免疫抑制,37 例恶性血液病患者,中位年龄 52 岁,短期内所有患者均获得植入,仅发生 2 例急性 GVHD,中位随访 1 年时,OS 大于 70%,10 例死亡(其中病情进展 6 例)。

20 余年的临床研究表明,尽管 NMAC 方案对肿瘤细胞的直接杀伤作用轻微,但与同期非移植患者相比,多数研究显示患者预后得以改善,尤其是部分进展期患者,充分显示 NMAC 通过“免疫清除”而非“清髓”达到供体 HSC 植入是可行的,并可依靠后续 GVL 效应有效治疗恶性血液病。另一方面,NMAC 虽然明显降低了 TRM,尤其是早期 TRM,但复发、GVHD 及感染仍是影响患者 OS 和生存质量的主要问题,尤其对高度恶性肿瘤患者,复发仍是移植失败的首因。目前认为,NMAC 移植主要适用于肿瘤负荷小、疾病进展慢、对 GVL 敏感,且不适合常规移植的患者。NMAC 仍有诸多问题,例如移植时机、何时开始 DLI、DLI 剂量和疗程,以及如何防治 DLI 后 GVHD 等,都有待继续研究。

2. 减低强度方案 RIC 方案的强度介于 MAC 和 NMAC 之间,通常认为符合下述标准:单次 TBI<5Gy 或分次 TBI 总量 <8Gy;BU 总剂量或 MEL 总剂量低于 MAC 用量。RIC 方案的骨髓抑制虽非不能自行恢复,但通常需要供者 HSC 支持,以避免长期重度血细胞减少导致严重并发症。理论上,RIC 方案较 MAC 脏器损伤小,患者输血要求低,早期感染风险下降,组织损伤和炎症反应相对轻微,从而降低 GVHD 风险;同时 RIC 强度又大于 NMAC,有利于降低复发率。RIC 方案繁多,通常含 90~180mg/m^2 的 Flu 作为基本的免疫抑制手段,此基础上联合减量 TBI 或烷化剂(如 Bu、Mel)以发挥抗肿瘤作用,部分方案还包括 ATG 或阿仑单抗,

以降低 GVHD 发生率和严重程度。

移植后病情进展的 ALL 患者进行 DLI 往往难以获得满意的疗效，提示 ALL 对 GVL 效应欠敏感，因此绝大多数 ALL 患者不选择 RIC 移植。RIC 移植疗效与患者疾病状态显著相关，CR 期患者疗效要显著优于进展期。非缓解状态患者因肿瘤负荷高，一般状态又多不理想，移植后更易出现复发和 TRM。

与 NMAC 一样，RIC 较好地提高了患者的预处理耐受性，对不适合传统 MAC 移植的患者，早期 TRM 可明显降低。来自 CIBMTR 一项 1080 例、中位年龄 >40 岁、MDS 或 CR1 的 AML 患者行 RIC 或 NMAC 移植回顾性分析显示，年龄不再是独立的预后危险因素，患者最大年龄可以放宽至 78 岁。即便如此，仍不能忽视 RIC 的相关毒副作用，也需注意 RIC 移植有自身的特点，如迟发型急性 GVHD，中晚期 TRM 有可能增加。

二、预处理方案的选择

目前尚缺少全面的前瞻性随机对照研究来比较不同预处理方案间（不同 MAC 方案、不同强度方案、不同 RIC 方案）的优劣，现有的一些结论主要来自 EBMT 和 CIBMTR 的大系列回顾性分析或Ⅱ期临床研究。因患者特征、具体方案的异质性，以及难以避免的选择性偏倚，比较文献间的结论需要格外谨慎。多数研究表明，与 MAC 相比，NMAC/RIC 也能保障稳定的植入，TRM 下降，但复发率增加，对 MDS 或缓解期 AML 患者而言，移植后无病生存（DFS）和 OS 无显著性差异。考虑到方案选择时 RIC 患者其他危险因素相对更多，推论 RIC 的疗效甚至有可能略高于 MAC。2004—2009 年德国 AML 协作组在成人 CR1 期 AML 患者中进行 RIC 方案（8Gy TBI/Flu）与标准 MAC 方案（TBI/Cy）的随机对照研究，入组 195 例患者随访分析表明，两种预处理方式在 TRM、复发、DFS、OS 等重要指标上都没有明显差异。2018 年此研究的长期随访结果（中位随访时间 9.9 年）：随访期内两组复发率相同（30%），10 年 DFS 无差异（MAC：43%，RIC：55%，P=0.19），RIC 组 10 年 NRM 为 16%，MAC 组为 26%（P=0.10），第二肿瘤发生率两组均为 6%，此项研究的结果说明与 MAC 相比，RIC 并没有增加晚期复发的风险。2015 年发表的 BMT CTN 0901 研究是针对缓解期 AML 或原始细胞低于 5% 的 MDS 患者进行的另一项前瞻性、多中心、随机对照研究。纳入 272 例患者（80% 为 AML，MAC=135，RIC=137），中位年龄 54.8（21.9~66.0）岁，18 个月 OS 分别为：MAC 组 77.4%，RIC 组 67.7%（P=0.07），PFS 分别为：MAC 组 68.8%，RIC 组 47.3%（P<0.01）。对 AML 患者而言，MAC 组具有较好的总生存（76.4% vs. 63.4%，P=0.04）及无复发生存（65.2% vs. 45.3%，P<0.01）。但 MAC 组的 TRM 亦高于 RIC 组（15.8% vs. 4.4%，P<0.02）。尽管 RIC 具有低 TRM 优势，但其过高的移植后复发率明显削弱了这一优势对生存的获益，使得 RIC 移植后 OS 明显差于 MAC。因此，对于年轻及耐受情况较好的 AML 和 MDS 患者应选择 MAC，年龄较大、不能耐受 MAC 者可考虑 RIC。上述两项研究得出不一样的结论，究其原因，可能与不同研究中 MAC 或 RIC 的具体方案组成不一致有关。一项 meta 分析纳入了 6464 例接受 MAC 或 RIC 的 AML/MDS 患者（BMT CTN 0901 研究未纳入），尽管 RIC 组患者往往年龄较大、高危患者较多、HCT-CI 较低，但分析显示两组在 OS、EFS 及 NRM 方面均无差异。

多数比较 MAC 和 NMAC/RIC 的临床研究，主要针对 GVL 效应相对明确的 AML、MDS、CML、CLL、MM 或惰性淋巴瘤。一项以色列的研究回顾性分析了 112 例 AML/MDS 移植资料，其中 45 例 MAC 方案（Bu/Cy），26 例 RIC 方案（FB4），41 例减量 RIC 方案（FB2）。结果提示移植时 CR 期患者 3 种方案的 2 年 OS 无明显差异，但进展期高危患者仅有可能从 Bu/Cy 或 FB4 方案受益。西雅图中心根据患者原发病和并发症危险指数进行分组，比较 AML/MDS 患者 MAC 或 NMAC（2Gy TBI ± Flu）移植疗效，结果显示两种预处理方案的 OS 无明显差异，MAC 组 TRM 高，尤其是移植时并发症较多患者，但复发率较低。EBMT 和 CIBMTR 的大系列回顾性分析也得出了类似的结果，但 CIBMTR 研究中，单独与 MAC、RIC 对比时，NMAC 组患者 OS 要差一些。

ALL 患者较少进行 NMAC 和 RIC 移植，相关对照研究也鲜有报道。CIBMTR 回顾性分析了 93 例 RIC 和 1428 例 MAC 移植患者资料(均为 Ph 阴性 CR 期 ALL)。RIC 组年龄更大(中位年龄分别为 45 岁、28 岁)，更多比例患者接受外周血干细胞移植。多因素分析显示，预处理强度和 TRM、复发无显著相关性，两组 3 年 DFS 分别为 32% 和 41%（P=0.12)。EBMT 的类似研究，576 例年龄 >45 岁的 CR 期 ALL 患者，接受同胞 HLA 相合移植（RIC 127 例，MAC 449 例)，与 CIBMTR 结论不同的是，研究发现 RIC 组 TRM 低，复发率高，但最终两组 2 年 DFS 亦无显著差异(32% vs. 38%，P=0.07)。上述两项研究中 RIC 组样本量均明显小于 MAC 组，一定程度上削弱了统计学意义。

一些研究者也对比分析了不同 NMAC/RIC 方案的疗效。De Lima 等在 AML/MDS 患者中比较了 32 例 NMAC 方案（FAI）和 62 例 RIC 方案（FM）的移植结果，中位随访 40 个月，强度更大的 FM 方案组患者复发率明显低于 FAI 组（30% vs. 61%)，但综合 TRM 后，两组 3 年 OS 并没有明显差异（35% vs. 30%)。同样，欧洲协作组进行的一项 2Gy TBI+Flu 与 Flu 联合 Bu/ATG 的Ⅱ期随机对照临床研究，结果类似：RIC 方案 Flu/Bu/ATG 复发率低，但 TRM 高，最终 OS 没有明显差异。前述 CIBMTR 的 1080 例 CR 期 AML/MDS 患者回顾性分析中，预处理强度和预后也同样没有显著关系。但是 Shimoni 等回顾性分析 72 例 FM 和 79 例 FB2 两种不同 RIC 方案的移植资料，结果显示 FM 方案骨髓抑制重，急性 GVHD 发生率更高，TRM 也更高（40% vs.16%，P=0.003)，最终 CR 期患者 FM 组 OS 明显低于 FB2 组（36% vs. 72%，P=0.03)。

三、预处理方案的优化

（一）降低预处理毒性

HSCT 的最终疗效除取决于疾病性质、患者年龄、体质等不可控因素外，预处理方式和强度等也会对预后产生影响。降低预处理强度可获得与 MAC 类同的疗效，但复发率上升仍是亟须解决的关键问题。如何在保持清髓性强度同时而降低相关毒性一直是研究热点之一。

高剂量 Bu 是 VOD 的重要危险因素，其发生率与 Bu 浓度正相关。静脉 Bu 制剂解决了肠道吸收对血药浓度的影响，但年龄、联合用药及个体差异等原因仍可能造成不同患者间药物代谢存在较大差异。研究显示相同剂量下成人间的药物系统暴露量可以有 3 倍以上的差距，儿童因代谢功能发育不完全而使差异更明显。Malr 等检测了 34 例儿童患者 Bu 血药浓度，7 例（20%）患儿应用过程中至少需要减一次剂量。所以，应对所有应用高剂量 Bu 的患者进行药物浓度监测，实时和个体化地进行剂量调整。

预处理方案中 Cy 的抗肿瘤作用较弱，高剂量应用时有心脏毒性、出血性膀胱炎等并发症风险，且因经肝脏代谢，在与 Bu 合用时会导致 VOD 风险增加。而 Flu 在 RIC/NMAC 方案中显示了良好的免疫抑制效应，不良反应相对轻微。因此，在 MAC 方案中采用 Flu 替代

Cy或有利于降低毒性。M.D.Anderson癌症中心在AML/MDS移植患者回顾性比较了148例FB4±ATG与67例Bu/Cy方案，Flu组年龄相对较大，非血缘供体比例也更多，结果两组3年预计TRM分别为14%和34%(P=0.02)，复发率相当，最终Flu组患者OS优于CTX组。Dana-Farber癌症中心的回顾性资料则显示在恶性血液病、包括<55岁AML/MDS患者亚组中，FB4方案与TBI/Cy方案相比，在急性GVHD发生率、NRM及3年OS方面均有优势，而慢性GVHD发生率及复发率在两组间无差异。意大利多中心前瞻性Ⅲ期随机对照研究显示：40~65岁AML患者中FB4方案与BU/CY相比，1年TRM显著下降(7.9% vs. 17.2%，P=0.026)，而1年累积复发率、OS及LFS方面两组无显著性差异。对于年龄>60岁AML患者，美国的一项Ⅱ期多中心前瞻性研究也显示Flu(总量150mg/m^2)联合减量Bu(总量6.4mg/m^2)预处理方案，2年NRM及复发率分别为15%和44%，而2年DFS和OS达到42%和48%，生存情况明显优于既往报道的化疗患者。Pidala等对100例成人AML(22~69岁)采用Bu药物浓度指导的FB4方案预处理，1年TRM为15%。Shimoni等报道也显示FB4方案适用于原本认为难以耐受Bu/Cy方案的患者，并发症严重程度与RIC方案FB2接近。但FB4方案应用历史尚短，很多观点尚需进一步验证。多数报道采用Flu总量150~160mg/m^{2}的方案，但Flu最佳剂量和用法并不明确(如前述Dana-Farber研究中总量为120mg/m^2)；其次，尽管CTX本身的抗肿瘤作用并不强，但也有研究提示Bu/Cy方案复发率低于FB4；再者，含Flu方案入组患者多数为AML/MDS，结论能否推广至ALL并不确定。Lee等报道了一项年轻成人患者的Ⅲ期随机对照研究，128位MDS和AL(包括ALL)患者入组，64例Bu/Cy，62例FB4，结果显示Bu/Cy组严重感染和肠道并发症略多，但急慢性GVHD和VOD风险两组并无明显差异，Bu/Cy组2年TRM虽略高，但也无显著差异，而在植入率、植入速度，尤其复发率、OS和DFS等指标上，Bu/Cy组均明显优于FB4组。除了采用Flu替代CTX，也有研究以VP16取代CTX。波兰一项回顾性研究显示，经单因素及多因素分析，TBI/VP16作为预处理方案较TBI/Cy方案均显著降低了非Ph$^+$-ALL患者的复发率。除了对Cy进行替代以外，对Bu/Cy方案的调整还体现在对Bu剂量的调整，如国内大部分移植中心往往将静脉Bu总量从12.8mg/kg减至9.6mg/kg，而在Bu前另加用2~4剂高剂量阿糖胞苷。

此外前期临床提示一些新型药物，如苏消安(treosulfan)，氯法拉滨(clofarabine)等，具有更广谱的抗肿瘤特性和更好的免疫抑制作用，用于尝试作为预处理用药的临床研究正在进行中，初期结果令人鼓舞。2012年欧洲协作组报道75例成人CR期AML患者采用Treosulfan/Flu预处理的随访结果，2年TRM为11%，CR1期患者仅7%，并不逊于RIC移植，2年复发率20%，与MAC方案相当。2016年希腊一项研究显示AML及MDS患者中，Treosulfan/Flu方案与Bu/Flu方案相比，1年DFS及OS均明显获益(DFS P<0.001；OS P=0.026)，多因素分析显示Treosulfan/Flu是唯一使DSF及OS获益的独立因素。M.D.Anderson癌症中心报道ALL患者以Clofarabine联合Bu进行预处理，耐受良好，100天和2年NRM为10%和31%，CR1、CR2及进展期患者2年PFS和OS分别为62%、34%、35%和70%、57%、35%。

(二) 复发/难治高危患者的预处理

疾病进展是复发/难治的高危血液肿瘤患者移植失败的首要原因。未缓解状态下移植的急性白血病患者，长期生存往往不足20%。这类患者需要更强的预处理方案以最大限度降低肿瘤负荷，但这样势必会增加相关毒性，导致TRM增加。由于肿瘤负荷高，患者一般状态多较差,这使矛盾更为突出。需要采用个体化的预处理方案和综合措施,在治疗相关毒性和肿瘤杀伤效应间寻找一个合适的平衡点。较为理想的模式是科学评估患者的脏器功能,预测预处理的耐受性,在此基础上,设计个体化的预处理方案并综合其他手段,尤其注意结合新的治疗方法,如靶向药物、细胞免疫治疗等,发挥各自的优点来实现疗效最优化。

对一般状况良好的患者,设计更强烈的预处理来提高抗肿瘤作用是最直接的方法。高剂量阿糖胞苷(HD-AraC)是复发 / 难治急性白血病患者的常用挽救方案,临床实践提示在预处理中联合应用并不明显增加毒副作用。国内道培医院报道 57 例高危患者 Bu/Cy 联合 HD-AraC 超强度预处理,中位随访 17 个月,移植时处进展期的患者 DFS 达 70%。除 HD-AraC 外,也有部分移植中心尝试对高危 / 进展期 AML 患者在 Bu/Cy 基础上加用去甲氧柔红霉素进行所谓强化预处理。Zohren 等将总量 $8g/m^2$ 的 AraC 与 12Gy TBI 作为高危 ALL 预处理的一部分,中位随访 3 年,DFS 达 60%。Russell 等在相对低毒的 FB4 方案基础上联合 4Gy TBI 用于高危 AML 患者预处理,与单纯 FB4 相比,联合方案没有明显增加 TRM,3 年复发率由 79% 下降至 33%,DFS 由 15% 上升为 46%(P=0.02)。此外,M.D.Anderson 临床研究则提示对于复发 / 难治 AML/MDS 患者,新药氯法拉滨与 BU 联合方案较 FB4 方案能提供更强的抗肿瘤作用。

对不能耐受 MAC 的患者,降低预处理强度是唯一的选择,尽管这样的移植疗效通常不令人满意。就移植时处进展期的 AML/MDS 患者而言,最佳的结果来自德国 Marks 等人的报道:预处理方案为 5 天 $30mg/(m^2·d)$ 的 Flu、2 天 $200mg/(m^2·d)$ 的卡莫司汀联合单次 $140mg/m^2$ 的 Mel,100 天 TRM 为 15.8%,1 年和 3 年的 DFS 分别为 47% 和 39%。Schmid 等则设计了一种不同的策略来处理这一棘手问题,通过化疗(Flu+AraC+ 胺苯吖啶 AMSA)、RIC 移植(4Gy TBI/Cy/ATG)和预防性 DLI 的序贯疗法,在化疗和预处理之间安排了 3 天间歇期,以期胃肠道等脏器有可能从化疗急性损伤中部分恢复,最大限度地分离化疗和预处理的叠加毒副作用,103 例难治 AML 移植后 100 天 TRM 为 10.6%,2 年 DFS 为 37%。2018 年法国多中心研究报道了类似的序贯疗法结果,复发难治 AML 患者 2 年 OS 为 33%、复发率为 50%、NRM 为 15%,疗效与 MAC 相比无显著性差异,但可降低 aGVHD 发生率(P<0.001)。

(三) 抗 T 细胞抗体

ATG 是具有多样免疫调节活性的多克隆抗体,作为强效免疫抑制剂不仅抑制患者免疫功能,保障供体细胞植入,还可体内去除移植物中 T 细胞来降低 GVHD 风险,在非血缘和单倍体移植及 NMAC/RIC 预处理中都占有重要地位。ATG 主要副作用包括增加感染和复发风险,ATG的功能为剂量依赖性。目前有关ATG类型、剂量和具体使用方案仍存在不同意见。

数项Ⅲ期随机对照研究比较分析了非血缘患者清髓性方案中包含 ATG 与否的优劣。与对照组相比,含 ATG 方案可显著降低移植后急慢性 GVHD 发生率,但可能由于同时增加感染和复发,ATG 方案并没有显著改善 TRM 和 OS,尽管这些指标略优于对照组。单倍体移植供受者间存在更大的 HLA 屏障,发生植入失败和 GVHD 的风险也更大,理论上预处理中增加 ATG 可以有效地降低相应风险。国内多中心经验表明含总量 10mg/kg 兔源 ATG 的预处理方案可在非体外去 T 单倍体移植中获得满意疗效。

ATG 在 NMAC/RIC 方案中运用广泛,但随机对照研究较少,结论基本来自回顾性分析或小规模的Ⅱ期临床研究。CIBMTR 回顾性分析了 1676 例 RIC 移植资料,与对照组相比,含 ATG 组慢性 GVHD 显著减少,但不能有效降低重度急性 GVHD 发生率,同时由于更高的复发率，含 ATG 组 3 年 OS 也显著低于对照组（38% vs. 46%，P=0.008），提示需慎重考虑 ATG 在 RIC 预处理方案中的可能不良作用。来自比利时的多中心前瞻随机研究显示 RIC 移植时，TLI/ATG 方案与 TBI/Flu 相比，虽然急性 GVHD 发生率无差异，但可有效降低慢性 GVHD 发生率，而 NRM 的获益（虽然合并 CMV 活化率升高）最终被复发率升高所抵消，故而 5 年 OS 和 PFS 两组无显著差异。需要指出的是，ATG 剂量和输注时间可以显著影响 GVHD 发生率和严重程度。多数研究提示移植物回输近期内使用 ATG 可以获得更强的疗效，而 4.5~6.0mg/kg 的“中等剂量”似乎更能平衡预防 GVHD 和增加感染 / 复发之间的得失，疗效相对较好。

CD52 抗原广泛表达于淋巴细胞表面，以 CD52 为靶点的阿仑单抗（alemtuzumab）同样有很好的体内去 T 作用。前述 CIBMTR 的 RIC 移植回顾性研究中，213 例含阿仑单抗预处理者Ⅱ～Ⅳ度急性 GVHD 和慢性 GVHD 发生率显著降低，但因影响免疫重建，复发率相应增加，DFS 反低于对照组。对于遗传性非恶性血液病患者，有研究显示，接受含有阿伦单抗而不含 ATG 的清髓性预处理（阿伦单抗 +Bu/Flu/Cy）后行非血缘供体移植，患者 2 年 OS 及 DFS 可达 93.3% 和 73.3%。

（四）新型靶向药物及细胞免疫治疗

随着新型分子靶向药物、CAR-T 等免疫治疗手段在肿瘤治疗领域的开拓和成熟，将上述方法融入预处理方案成已为研究热点且已初步显示良好的应用前景，有可能成为优化方案、提高疗效的新途径。但在评估其积极意义的同时，也不能忽视安全性问题（如联合抗 CD33 单抗将显著增加 VOD 风险），谨慎的方案设计和长期的临床观察显得尤为必要。

利妥昔单抗是第一个获 FDA 批准上市治疗肿瘤的单克隆抗体，作为人源化的抗 CD20 抗体，显著改善了 B 淋系血液肿瘤的预后。有研究显示 auto-HSCT 预处理前后联合利妥昔单抗可以发挥体内净化作用。鉴于其高效、低毒特性，以及 B 淋巴细胞在急慢性 GVHD 发生机制中的潜在作用，预处理中加用利妥昔单抗理论上不仅可提高肿瘤杀伤效应，还有可能降低 GVHD 风险。M.D.Anderson 肿瘤中心报道了 47 例复发滤泡淋巴瘤患者 RIC 移植的 8 年随访资料，预处理方案包括 Flu、Cy 和高剂量利妥昔单抗（375mg/m^2 –13d，1000mg/m^2 –6d、+1d 和 +8d），结果仅有 2 例移植后复发，5 年 PFS 达 83%，Ⅱ~Ⅳ度急性 GVHD 发生率为 11%，慢性 GVHD 累计发生率 60%。意大利Ⅱ期前瞻性研究显示：复发难治 B 细胞 NHL 患者行 RIC 移植，预处理中加用利妥昔单抗后，3 年 OS 及 PFS 达 50%、61%，急性 GVHD 和慢性广泛型 GVHD 分别为 21%、17%。对于利妥昔单抗是否能影响 GVHD 严重程度，不同研究因异质性而结果迥异。但现有资料已表明预处理中即使联合高剂量利妥昔单抗也是安全的，预后与历史对照相比有不同程度的进步。在非恶性血液病，如再生障碍性贫血，也有研究显示移植预处理中加入利妥昔单抗，患者生存较历史对照有改善趋势。

以单抗作为载体，偶联放射性核素的放射免疫治疗（RIT）则结合了两种治疗的优点：除单抗直接作用外，RIT 还可以在肿瘤局部进行高强度的内照射治疗，而对正常组织损伤较小。钇 -90、碘 -131 是最常用的两种核素，已进入临床研究的靶向抗原则包括淋系的 CD20、CD22 以及髓系的 CD33、CD45、CD66 等。RIT 与 HSCT 结合，一方面避免了大剂量 RIT 的骨髓毒性，另一方面有可能提升预处理疗效，初期研究在急性白血病、MDS、淋巴瘤等疾病，以及 MAC、RIC 移植都显示了良好的效果和耐受性。Pagel 等报道了因各种原因难以耐受常规预处理的 50 例未缓解 AML/MDS 患者，在 FLU +2Gy TBI 联合 ^{131}I 标记的抗 CD45 单抗预处理后接受 allo-HSCT，所有患者均能耐受，并获得短期缓解和 100% 供体植入，1 年 OS 达 41%。

新型蛋白酶体抑制剂硼替佐米也极大地改善了 MM 预后。体内外试验提示硼替佐米和 Mel 具有协同作用，因此除作为诱导和维持治疗外，部分中心尝试将两者联合用于 MM 患者 auto-HSCT 预处理。数个Ⅱ期临床研究结果都提示，与同期单用 Mel 患者相比，联合方案似有更好的抗肿瘤作用，且不明显增加副作用。此外动物实验提示硼替佐米有可能通过抑制抗原递呈细胞和 T 细胞活化而影响 GVHD，他克莫司、MTX 基础上联合短程硼替佐米的Ⅱ期临床研究结果也提示这是一个有前景的 GVHD 预防方案，MM 患者 RIC allo-HSCT 预处理中联合硼替佐米能否起发挥双重效应值得期待。在非浆细胞疾病的移植预处理中，硼替佐米也显示了价值。Dana-Farber 癌症中心的Ⅱ期研究发现，在髓系肿瘤患者非血缘或非全合单倍型移植的 MAC 方案中加入 3 剂硼替佐米，耐受良好，即使包括了非全合供者，Ⅱ ~ Ⅳ度及Ⅲ ~ Ⅳ度急性 GVHD 与全合供者的历史对照组相比，仍呈下降趋势。

第二节　再生障碍性贫血、淋巴瘤与多发性骨髓瘤的预处理

一、再生障碍性贫血

同胞 HLA 相合 HSCT 是年轻 SAA 患者的首选治疗方式。与其他疾病不同，SAA 患者移植时骨髓已呈空虚状态，也不存在恶性克隆，预处理仅需适宜的免疫抑制以保障稳定植入和降低后期 GVHD 风险。早期发现 Cy 200mg/kg 联合 TBI/TLI 可以促进植入，但增加 GVHD 及其他不良反应，后应用 Cy 联合 ATG 强化免疫抑制的预处理方式获得疗效进步。西雅图中心 94 例 SAA 进行同胞全相合 HSCT，应用 Cy+ATG 预处理方案，移植后短程 MTX 联合 CsA 免疫抑制，植入失败率仅 4%。目前 200mg/kg Cy ± ATG 也是同胞相合 HSCT 常用预处理方案。Flu+ Cy + ATG/ 抗 CD52 单抗的预处理方案或可进一步提高疗效，欧美学者多推荐用于年龄较大患者（>30~40 岁）。此方案也常用于非血缘 HSCT，也可加用低剂量 TBI（2Gy）。AA 单倍型移植尚无统一预处理方案，目前国内常用方案包括 BuCy+ATG、BuCy+Flu+ATG 及 Flu+Cy+ATG 等。脐血移植治疗 AA 的植入失败率较高，RIC 与 MAC 何者更优尚有争议。近期一项国际多中心研究显示，26 例难治性 SAA 脐血移植，预处理方案为 Flu 30mg/m^2 × 4d（-6d~-3d）+ Cy 30mg/kg × 4d（-6d~-3d）+ ATG 2.5mg/kg × 2d（-3d~-2d）+ TBI 2Gy（-2d），23 例（88%）成功植入。

二、淋巴瘤与多发性骨髓瘤

BEAM 方案是淋巴瘤患者 auto-HSCT 最常用的预处理方案，有禁忌的患者也可选择 BEAC、CVB 等方案，目前尚没有前瞻性研究比较这些方案孰优孰劣。进入靶向及细胞免疫治疗时代后，虽然 auto-HSCT 在淋巴瘤治疗体系中的地位受到挑战，但仍有必要开展相应研究确定哪些患者有可能从 auto-HSCT 中收益，尤其鼓励开展 auto-HSCT 与靶向药物 / 细胞免疫治疗相结合的临床研究。复发 / 难治淋巴瘤患者也可考虑 allo-HSCT，多数研究选择 Flu 为基础的 RIC 方案。

Auto-HSCT 在 MM 患者的整体治疗中地位明确，能有效降低患者肿瘤负荷，延长生存时间尤其无病生存时间。年龄、肾功能不全均非绝对禁忌证。高剂量 Mel（200mg/m^2）是经典

预处理方案，以此为基础又存在部分改良方案。相关研究显示在HD-Mel基础上加用其他烷化剂可能进一步改善生存，如加用卡莫司汀或口服Bu，可延长PFS，OS亦有延长趋势，但口服Bu可增加TRM，另一项单臂前瞻研究则显示加静脉Bu未增加TRM。也有部分临床试验尝试应用其他烷化剂组合取代HD-Mel，如Bu/Cy基础上联合VP16或噻替派，与HD-MEL相比，PFS及OS均显示无显著差异，无法应用Mel时或可考虑。目前国内多尝试Bu/Cy方案，苏大附一院等已开展相关研究。硼替佐米、卡非佐米等也被尝试加入预处理方案。有研究显示硼替佐米加入BuMel方案较HD-Mel可降低复发率、延长PFS，并不增加TRM。对复发难治患者卡非佐米联合HD-Mel显示了较好的疗效和安全性。此外，auto-HSCT后进行RIC allo-HSCT有可能成为根治部分MM患者的手段，常用的预处理方案为2Gy TBI/Flu或Flu联合中等剂量Mel。和Bu类同，也越来越强调研究中国人群Mel的体内代谢特点，在药代动力学监测下个体化用药。

HSCT疗效受患者原发病及缓解状态、年龄、合并症、身体状况、预处理方案、移植物来源，GVHD预防方案等诸多因素的影响。随着移植技术的进步，适应证不断扩大，如何实现预处理最大程度促进GVL效应，同时保持低毒性，最大限度地降低TRM，减少后期并发症发生和严重程度，仍将是临床难题。目前，MAC仍是年轻患者的首选方案，但今后NMAC、RIC的发展更值得期待。尽管前瞻性随机对照研究非常困难，实现真正意义的预处理优化还有很长的路要走，但多元化、个体化的预处理方案一定是今后发展的方向。

（陈 峰 吴德沛）

参考文献

1. Forman SJ, Negrin RS, Antin JH, et al. Thomas' Hematopoietic cell transplantation .5th ed. Oxford: Wiley Blackwell, 2016.
2. Bacigalupo A, Ballen K, Rizzo D, et al. Defining the intensity of conditioning regimens: working definitions. Biol Blood Marrow Transplant, 2009, 15(12): 1628-1633.
3. Lee JH, Joo YD, Kim H, et al. Randomized trial of myeloablative conditioning regimens: busulfan plus cyclophosphamide versus busulfan plus fludarabine.J Clin Oncol, 2013, 31(6): 701-709.
4. Scott BL, Pasquini MC, Logan B, et al. Results of a phase Ⅲ randomized, multi-center study of allogeneic stem cell transplantation after high versus reduced intensity conditioning in patients with myelodysplastic syndrome (MDS) or acute myeloid leukemia (AML): Blood and Marrow Transplant Clinical Trials Network (BMT CTN) 0901. Blood, 2015, 126(23): LBA-8.
5. Scott BL, Pasquini MC, Logan BR, et al. Myeloablative versus reduced-intensity hematopoietic cell transplantation for acute myeloid leukemia and myelodysplastic syndromes. J Clin Oncol, 2017, 35: 1154-1161.
6. Fasslrinner F, Schetelig J, Burchert A, et al. Long-term efficacy of reduced-intensity versus myeloablative conditioning before allogeneic haemopoietic cell transplantation in patients with acute myeloid leukaemia in first complete remission: retrospective follow-up of an open-label, randomised phase 3 trial. Lancet Haematol, 2018, 5(4): e161-e169.
7. Killick SB, Bown N, Cavenagh J, et al. Guidelines for the diagnosis and management of adult aplastic anaemia. Br J Haematol, 2016, 172(2): 187-207.
8. Peffault de Latour R, Chevret S, Jubert C, et al. Unrelated cord blood transplantation in patients with acquired refractory aplastic anemia: a nationwide phase Ⅱ study. Blood, 2018, doi: 10.1182/blood-2018-01-829630.[Epub ahead of print]

9. Rambaldi A, Grassi A, Masciulli A, et al. Busulfan plus cyclophosphamide versus busulfan plus fludarabine as a preparative regimen for allogeneic haemopoietic stem-cell transplantation in patients with acute myeloid leukaemia: an open-label, multicentre, randomised, phase 3 trial. Lancet Oncol, 2015, 16(15): 1525-1536.
10. Kebriaei P, Bassett R, Lyons G, et al. Clofarabine plus Busulfan is an Effective Conditioning Regimen for Allogeneic Hematopoietic Stem Cell Transplantation in patients with Acute Lymphoblastic Leukemia: Long-Term Study Results. Biol Blood Marrow Transplant, 2017, 23(2): 285-292.

第三章

放疗与造血干细胞移植

目前传统的放疗技术为X(γ)线全身照射技术TBI,这项技术于20世纪40年代开始治疗白血病、淋巴瘤等,同时也用于例如晚期乳腺癌、肺癌、肠癌等肿瘤全身播散的疼痛缓解。1963年Dr.Mathe首次将TBI用于BMT,主要用于治疗某些白血病、恶性淋巴瘤和对射线敏感的晚期实体瘤。实践证明应用大剂量化疗药物联合TBI的预处理方案进行BMT或HSCT,可以达到根治白血病和淋巴瘤的目的,其5年存活率可达50%以上。HSCT被认为是目前治疗某些白血病和淋巴瘤的首选方案,而TBI作为HSCT前预处理手段之一而发挥着重要作用。TBI的主要目的为:①杀灭机体内残存的恶性肿瘤干细胞;②免疫抑制,可作为一种免疫抑制手段避免排斥反应,使移植物能被受体接受;③杀灭骨髓细胞,使骨髓腔空虚,以利于移植的骨髓细胞存活。

第一节　全身放疗的方式

一、照射方式

(一)全身照射技术

TBI技术虽然已有几十年的历史,但由于它涉及放射医学、放射生物学和剂量学等方面问题较多,同时照射方式受到设备、场地等因素的制约,因此各医疗单位治疗方法差异很大。这里简要介绍几种主要照射方式。除了传统的放疗方式,调强全身放疗,因其可降低危及器官照射剂量,保护重要器官,提高靶器官受照剂量,也成为全身放疗发展的趋势。螺旋断层放疗可以更加精准地到达靶向部位,并保护关键结构,在此基础上出现的全骨髓放疗、全骨髓全淋巴结区放疗是目前该领域研究的重点之一。

1. 双机照射法　美国西雅图哈清森肿瘤研究中心采用双钴-60治疗机相对同时照射。患者置于两机之间,从而可以缩短照射时间,避免了因患者变换体位造成的剂量误差。

2. ARC照射法　美国Buffalo癌症研究中心及加拿大Montral总医院采用此方法。患者取仰、俯卧位,加速器给予0°角、±一定角度的三野照射或两夹角照射野,在射野衔接处做技术上处理使其剂量均匀一致。该方案较好地解决了单野TBI技术所要求的治疗空间。

3. 射野移动法 在一张特殊的治疗床上，患者取仰、俯卧位，通过计算机控制治疗床的移动，使身体各部均受到照射，以达到 TBI 的目的。

4. 单野方法 被国内大多数医疗单位采用，患者取仰卧位或侧卧位，在 AP、PA 或 AP、PA、LR 和 RL 四方向开展 TBI。

（二）螺旋断层技术下的静态调强适形全身照射

应用定位 CT 进行扫描，应用计算机软件进行靶区和风险器官勾画，然后传至螺旋断层技术工作站进行设计，将设计好的计划放疗区域分别对应叠加在一起。

（三）容积旋转调强全身照射

照射靶区包括除前臂和手以外的全身骨髓，采用软件系统计划系统自动勾画模块进行靶区勾画并外放，并生成处方剂量，采用单弧多中心衔接的方法设计旋转调强放射治疗计划。治疗计划的剂量验证采用 Arc CHECK 验证系统，通过剂量体积直方图，评价和分析靶区和危及器官的剂量分布，并评估治疗计划的总机器跳数和治疗时间。

二、治疗方案

TBI 分为单次 TBI（STBI）、分次 TBI（FTBI）二种治疗方式。STBI 总剂量一般不超过 12Gy，国内控制在 10Gy 以下，主要是因为在同等剂量时，STBI 比 FTBI 的临床症状及并发症的发生率高，间质性肺炎（IP）的发生尤为明显。

目前国内外常用 FTBI 方案，其原因主要有：分次照射较单次照射有相对高的治疗增益，可适当提高总照射剂量；剂量误差小，每次照射时间较短，许多单位可作为常规治疗；患者临床反应轻，易保持体位，并发症少，易接受。关于其治疗方案国内外有很多报告，其中以 12Gy 分 3 天分次照射的方案较多，如军事医学科学院附属医院、日本东海大学附属医院等单位采用的 3 天、2 次 / 天、2Gy/ 次的总剂量为 12Gy 的分次照射。

TBI 技术照射剂量率可分为低、高剂量率两种方案，过去采用的低于 0.025Gy/min 的剂量率已逐渐被淘汰，目前逐渐倾向于 0.04~0.06Gy/min 低剂量率方案。其方案特点为：IP 的发生率和白血病复发率较低；患者临床反应较缓和。国外也有较高剂量率方案的报告，但一般控制在 0.1Gy/min 以下。管迅行等建议 TBI 剂量率≤10cGy/min，大于 20cGy/min 慎用。高剂量率方案即剂量率超过 0.2Gy/min，照射后患者反应剧烈。有证据表明当剂量率 <0.05Gy/min 时 IP 发生率只有 6%；剂量率为 0.06~0.3Gy/min 时 IP 发生率为 30%，将此剂量率定为发生 IP 的阈值。因此，使用高剂量率方案时，IP 发生的阈值势必降低，这方面的工作需进一步研究。

第二节 全身放疗和非放疗预处理方案的比较

CyTBI 和 BuCy 是目前最广泛使用的两个预处理方案，主要在 ALL 中，体现出明显的优势。在此基础上增加其他药物的预处理方案包括 Cy/TBI/VP16、BuCy/Ara-C、Mel/VP16 等在不同的移植中心被采用，临床结果也各不相同。Gupta T 等应用 meta 分析对 15 个移植中心的 CyTBI 和 BuCy 数据进行比较研究，该研究包括 730 例随机配对患者，结果显示：CyTBI 组 OS 和白血病复发率没有明显不同，TRM 较 BuCy 组相对低，但 CyTBI 组晚期并发症包括儿童的生长发育较 BuCy 组严重。Tracey J 等对 CyTBI 和 CyTBI+VP16 预处理方案治疗 ALL

的疗效和TBI剂量进行了研究，其将ALL患者分为4组：①Cy+TBI≤1200cGy（304例）；②Cy+VP16+TBI≤1200cGy（108例）；③Cy+TBI≥1300cGy（327例）；④Cy+VP16+TBI≥1300cGy。结果显示：4组5年白血病复发率分别为30%、28%、35%和31%，但TRM组3和组4明显增高，分别为36%和48%（P=0.03），提示较标准CyTBI方案，不论TBI剂量大于1200cGy还是增加VP16药物对ALL并不能提高OS。意大利11个研究中心对507例白血病患者预处理方案进行了分析，其中318例ALL，188例AML，128例自体移植，192例同胞相合移植，74例血缘不合移植，113例非血缘相合移植，中位随访40.1个月。结果显示：TBI剂量和GVHD是复发的高危因素，TBI分次照射总剂量12Gy（6次3天）患者复发率低，总生存和无病生存高。

欧洲多中心研究显示：至今没有一个预处理方案优于CyTBI和BuCy。但随着移植方式的不同，包括非血缘移植、单倍型移植及RIC的移植等，预处理方案应采取个体化原则并进行大规模临床试验。CyTBI和BuCy预处理方案疗效相似，副作用略有差别，如BuCy方案VOD和脱发较CyTBI发病率高；对ALL，CyTBI方案的OS可能有优势。目前的研究看来TBI可减少复发及减低复发相关死亡，但TBI可导致严重的放射性肺炎及GVHD，导致患者生活质量下降、增加HSCT后非复发死亡。

TBI在AML中的应用一直存在争议。欧洲多中心、大样本同胞全合allo-HSCT的多变量研究分析中：BuCy（795例），CyTBI（864例），调整两组之间的差异，接受BuCy的患者急性和慢性GVHD较低，复发率较高，NRM较低，LFS在两种预处理方案之间没有统计学差异。北京大学人民医院对28例高危急性白血病病例，进行了巢式对照研究（选取病例77例）显示CyTBI+ATG（TBI 700cGy）与改良BuCy+ATG方案相比植入稳定，2年OS、DFS及复发率相当，肝毒性和膀胱炎发生相对较低（有显著性差异），3~4度GVHD发生率较低但无显著性差异。

当前另一个研究热点为在原有预处理方案中增加低剂量TBI（2~4Gy），以减少复发或增加植入。这方面的研究重点主要在RIC的移植和CBT等方面，目前的结论认为低剂量TBI可增加植入、减少复发率，并不增加NRM。

第三节　全身放疗后并发症

对大剂量放、化疗造成的机体损伤必须引起高度警惕，特别是肺组织和眼晶状体对放疗更为敏感，TBI时需要采取适当的保护措施。肺组织的损伤主要是由于其组织密度较低（0.3~0.5g/cm^3），在相同条件照射时其受照剂量会超出腹部7%~15%，因此，IP是其主要的并发症。主要危险因素包括：肺部剂量、总剂量、分次剂量、环磷酰胺剂量和是否应用美法仑。神经系统并发症主要包括出血、真菌感染、脑病和外周神经病变。如果TBI剂量大于12Gy，则HSCT后100天内出现神经系统并发症的风险会增高，但100天后该风险未观察到增高。HLA不相合是脑病发生的主要危险因素，外周神经病变的主要危险因素则为败血症和镇静药物。肾毒性的发生率为3%~43%，肾功能不全与TBI剂量密切相关。TBI过程中如果应用了肾脏阻滞剂，例如万古霉素及两性霉素B，均可因降低肾脏血流导致肾功能不全风险增高。眼白内障为TBI晚期的重要并发症，发生率在10%~80%，发生时间约为TBI后2~6年。这与晶状体受照的剂量呈正相关，TBI时必须加以保护。其次放射线对内分泌腺的损害所造成的停经或精子缺失等并发症也应引起重视。

保护措施主要利用铅、钨金属或铅、钨、铋等金属合金(低熔点铅)的遮挡来实现。肺挡铅技术是控制肺组织受量主要手段之一,它利用患者正位 X 线胸片所勾画出的肺组织轮廓,在泡沫塑料上切割后灌注低熔点铅,使铅的形状及位置的投影与患者胸廓及肺组织位置相对一致。在 TBI 时根据方案采用不同时间段的铅块屏蔽肺部,控制肺组织受照剂量。而胸壁则可通过电子束照射。屏蔽肺部可导致胸骨柄和肋骨骨髓照射剂量不足,导致复发率升高。

第四节 全骨髓照射

提高 TBI 剂量是有效清除微小残留病,减少复发的手段,但 TBI 的副作用,导致受照剂量难以提高。在调强 TBI 的基础上,进一步衍生出了靶向全身骨髓的全骨髓照射(TMI)和靶向全身骨髓及淋巴结区的全骨髓全淋巴结照射(TMLI)。目前研究较为广泛的是 TMI,以全身骨髓为靶器官,通过螺旋断层放疗或容积旋转调强放疗技术或 3D 打印技术,可提高靶器官(骨髓)受照剂量,降低危及器官(OAR)的早、晚期毒性,既可以有效降低微小残留病又可减低移植术后并发症,是一种有前景的治疗方式。目前 TMI 主要的调强实现形式为螺旋断层放疗(HT)。采用 HT-TMI 方式平均计算的肺剂量为 5.6Gy,平均测量剂量为(5.7 ± 2.4)Gy。最大和最小测量剂量分别为 11.3Gy(胸壁)和 2.8Gy(中央肺)。测算的肺部剂量远低于传统线性加速器照射的 TBI 剂量。Wong JYC 等首先进行了以 Mel+TMI 为预处理的 MM 患者接受 auto-HSCT 的 1 期临床试验,13 名患者中位年龄为 54 岁(42~66 岁)。中位器官剂量为总体靶向体积剂量的 15%~65%。主要观察到 1~2 级急性毒性,6 例报告无呕吐,9 例无黏膜炎,6 例无疲劳,8 例无腹泻。随后该研究组又进行了难治复发白血病 allo-HSCT 中应用高强度化疗联合 TMI 的 2 项 1 期临床试验。一项试验的预处理方案为 VP16Cy+TMI,VP16(60mg/kg)–3d,Cy(100mg/kg)–5 天,TMI 剂量为 12Gy(n=3)、13.5Gy(n=3)和 15Gy(n=6),1.5Gy 2 次 / 日 –10~–6 天。另一项试验给予 BuVP16+TMI 预处理,–12~–8 天的 Bu,–3 天给予 VP16(30mg/kg),TMI 剂量为 12Gy(n = 18)和 13.5Gy(n = 2),1.5Gy 2 次 / 日 –7~–4 天。第一项试验中的 11 名患者在第 30 天达 CR,中位随访 14.75 月,5 名患者在随访期内 CR(随访时间:13.5~37.7 个月)。第二项试验中几乎所有的患者均在随访期中复发(18/19),口腔炎是最常见的毒性,在 13.5Gy 组观察到 4 级毒性,表现为口腔炎和肝毒性。由此,作者认为 VP16Bu+TMI 方案,因毒性过大无法提高 TMI 剂量导致治疗失败,而 VP16Cy+TMI,疗效确切,毒性可耐受,有较好的前景。军事科学院附属医院与空军总医院放疗科联合开展的小样本研究,纳入了 2014—2015 年 6 例急性白血病患者,采用了 Cy+TMI 预处理(Cy 60mg/kg × 2 天,TMI 12Gy × 3 天)的 allo-HSCT。采取 HT-TMI 方式进行照射,精确覆盖全部骨骼区域,OAR 受量较全身照射降低 13%~60%。急性期毒性主要为恶心、呕吐、疼痛、肠炎及腹泻,均为 1~2 级,并全部成功植入。目前国内外在 HSCT 中应用 TMI 的研究样本量较小,随访时间偏短,故 TMI 适应证、调强方式,以及长期生存率和晚期并发症等,尚待进一步研究明确。

(胡亮钉)

参考文献

1. Gupta T, Kannan S, Dantkale V, et al. Cyclophosphamide plus total body irradiation compared with busulfan plus cyclophosphamide as a conditioning regimen prior to hematopoietic stem cell transplantation in patients with leukemia: a systematic review and meta-analysis.Hematol Oncal Stem Cell Ther, 2011, 4(1): 17-29.
2. Aristei C, Santucci A, Corvo R, et al. In hematopoietic SCT for acute leukemia TBI impacts on relapse but not survival: results of a multicentre observational study. Bone Marrow Transplant, 2012, 48(7): 908-914.
3. Fu H, Xu L, Liu D, et al. Total body irradiation and cyclophosphamide plus antithymocyte globulin regimen is well tolerated and promotes stable engraftment as a preparative regimen before T cell-replete haploidentical transplantation for acute leukemia. Biol Blood Marrow Transplant, 2014, 20(8): 1176-1182.
4. Paix A, Antoni D, Waissi W, et al. Total body irradiation in allogeneic bone marrow transplantation conditioning regimens: A review. Crit Rev Oncol Hematol, 2018, 123: 138-148.
5. Wong JYC, Rosenthal J, Liu A, et al. Image Guided Total Marrow Irradiation (TMI) Using Helical TomoTherapy in Patients with Multiple Myeloma and Acute Leukemia Undergoing Hematopoietic Cell Transplantation (HCT). Int J Radiat Oncol Biol Phys, 2009, 73(1): 273-279.
6. Wong JYC, Forman S, Somlo G, et al. Dose Escalation of Total Marrow Irradiation with Concurrent Chemotherapy in Patients with Advanced Acute Leukemia Undergoing Allogeneic Hematopoietic Cell Transplantation. Int J Radiat Oncol Biol Phys, 2013, 85(1): 148-156.

第四章

微小残留病变监测在造血干细胞移植中的应用

许多血液系统恶性肿瘤经过造血干细胞移植（HSCT）后可以得到根治，但移植后的复发仍然是影响患者长期生存的主要问题。尽管现代医学在飞速发展，医学研究人员不断拓展出新的治疗策略如使用新的分子靶向药物、细胞免疫治疗等，然而一旦患者出现了血液学复发，各种治疗方法都疗效欠佳，仅少部分患者可以再次达到长期缓解。目前解决这一问题的关键在于在全面复发之前尽早地发现并及时地干预微小残留病变（MRD）。已有相当多的研究证实了化疗后 MRD 监测对疾病预后的意义，而移植后的 MRD 监测与移植前化疗时的监测目的不尽相同。化疗时监测 MRD 目的主要是评估患者对化疗的反应及预后，进行除初诊时分级外的进一步危险分层，以指导之后治疗方式的选择；而移植后的 MRD 监测意义在于用先进的检测技术早期发现 MRD，以便实施及时、必要的干预，最终防止疾病的血液学复发。此外，根据移植前 MRD 结果对患者的危险度分层有助于指导移植后临床干预手段的选择。

第一节　微小残留病变定义及检测方法

一、MRD 定义

MRD 定义为经放、化疗及 HSCT 等治疗，未达到清除疗效时，患者体内残留在形态学检测敏感度以下的白血病细胞或恶性细胞数。临床常规细胞形态学及传统染色体检测的敏感性在 10^{-2} 左右，难以鉴别单个或数个白血病细胞或异常核型。因此需要更敏感的方法才能检测到残存在体内的异常细胞。白血病及肿瘤细胞的抗原表型异常改变，染色体的丢失、易位或倒位，基因的重排、插入或缺失而形成的融合基因等变异，为 MRD 的检测提供了可靠的标志。MRD 的常用检测方法敏感性一般可达 10^{-2}~10^{-6}，因而比普通形态学要敏感且特异。常用的 MRD 检测方法主要包括荧光原位杂交（FISH）、流式细胞学分析（FCM）和聚合酶链反应（PCR）等，各项技术检测的敏感和特异性亦各不相同。不同类型的白血病或血液肿瘤细胞可能存在不同的遗传变异，同一种遗传变异也可能出现于多种疾病中，因此在进行 MRD 检测时需要根据疾病的种类、特点选择合适的标志，结合相应检测技术的敏感性及特异性，进行有针对性的分析。利用上述方法只要检测到相关标志，即可认为仍存在 MRD。

二、MRD 检测方法

（一）染色体荧光原位杂交

部分白血病及实体肿瘤细胞有染色体异常，是检测白血病细胞存在的客观标志。传统的细胞遗传学方法在分裂象足够分析的条件下可见检测到 100 个正常细胞中的 1 个白血病细胞。染色体 FISH 技术是利用已知的核酸探针，与染色体标本中相关核酸序列杂交，通过间接免疫荧光反应，直接定位异常的基因，其检测 MRD 的敏感度为 10^{-1}~10^{-3}，但由于是对细胞内荧光数的直观判断，且被检测的标本不必经过细胞培养，分裂间期、中期及终末期细胞标本均可，因而假阴性率较低，检出率更高。与染色体核型分析相比，FISH 方法快捷、灵敏、特异，能快速扫描 200~10 000 个骨髓或外周血细胞的染色体异常，特别是对那些之前用传统显带方法未能检出的低比例异常克隆。FISH 分析证明有白血病细胞或肿瘤细胞特异存在的染色体易位和融合基因，是检测 MRD 的标准技术。如在化疗缓解后或 HSCT 后，急性髓性白血病（AML）-M2 中检测 t(8;21)形成的 AML1/ETO，急性早幼粒细胞白血病（APL）中检测染色体 t(15;17)形成的 PML/RARα 以及慢性髓性白血病（CML）中检测 BCR/ABL 等融合基因。检测结果阳性即表明患者体内残留有白血病细胞。所检出的异常染色体在治疗缓解时会减少或呈阴性，而复发时又增多，提示残留白血病细胞的增殖。用双色或多色 FISH 分析同一个细胞不同的染色体异常标志，也可提高检测特异性，减少假阳性。

（二）流式细胞学检测

近 20 年来的研究表明，当体内白血病细胞低于 10^6 时才有可能依靠机体自身的免疫保护机制清除残留的白血病细胞，这意味着用于 MRD 监测技术的敏感性要达到 10^{-4} 以上，而目前可以满足这个条件的检测方法主要是 FCM 及 PCR。白血病细胞是恶性克隆增殖，并在某一阶段分化停滞，细胞表面的抗原表达可将恶性细胞与正常细胞区分开，但至今未发现白血病细胞特异且固有的抗原表型。尽管如此，恶性细胞表面抗原表达与正常细胞仍存在质和量的差异，包括跨系列表达、不同步表达、染色体相关的异常表达以及过高 / 低的抗原表达。FCM 可利用相应单克隆抗体，检测不同分化阶段中的细胞在抗原免疫表型数量上的异常，快速、直观地判断异常白血病细胞的存在。对于不同类型白血病或血液系统恶性肿瘤运用多种抗体组合可找出表达异常抗原的细胞，最终以多个抗体组合的检测结果最大值作为最终报告。FCM 检测 MRD 敏感度达 10^{-4} 左右，如检测到 MRD 持续存在，提示无病生存时间较短，预示病情将复发。目前 FCM 对于 AML 和 ALL 来说都是非常有效的 MRD 检测手段，为防止白血病细胞的抗原表达在化疗或疾病进展过程中发生变化而导致假阴性结果，需要在 MRD 检测时用到适合患者的所有抗体组合。

（三）聚合酶链式反应

目前为止检测 MRD 最为敏感的方法为 PCR 技术，它的敏感性可达到 10^{-5}~10^{-6}。随着分子生物学技术的发展，发现越来越多的基因异常与血液病相关，一些特异的基因靶点可作为肿瘤标记用于 MRD 的检测，如 t(15;17)染色体异常可以产生 PML/RARα 融合基因，t(9;22)染色体异常可以产生 BCR/ABL 融合基因，t(8;21)异常可以产生 RUNX1/RUNX1T1 融合基因，免疫球蛋白（Ig）基因和 T 细胞受体（TCR）基因可重排形成克隆特异性片段。目前，利用这些基因标志检测 MRD，不仅是定性分析，而且可以进行定量检测，联合多个基因及其他参数的检测结果，可提高敏感度和特异性，成为临床更可靠的依据。目前已发现数百种基因与白血病有关，多重巢式 PCR 及基因芯片技术可快速检测数百种白血病基因，这些基因可以帮助白血病的分型、判断预后、指导治疗，监测 MRD。有时检测结果染色体无异常但白血病基因异常，其临床意义与染色体异常的价值相近。

(四) 高通量测序技术及数字 PCR 技术

近年来随着 MRD 检测技术的发展，新一代高通量测序（next-generation sequencing，NGS）技术及数字 PCR（digital PCR，dPCR）技术也越来越多地应用于临床 MRD 检测领域。NGS 实现了多基因多样本并行的高通量测序。初诊 AML 患者存在具有预后意义的一系列基因突变成为突变组合，采用 NGS 靶向测序法检测特定的基因突变具有经济、实用、快速的优点，是当前临床常规中初诊 AML 患者基因突变的筛查方式。NGS 另一个特点是可以对突变比例准确定量，通过提高检测深度有可能提高敏感度，因此采用 NGS 随访检测 AML 患者初诊筛查出的突变有可能成为新的 MRD 监测指标。dPCR 是最新的定量技术，基于单分子 PCR 方法来进行计数的核酸定量，是一种绝对定量的方法。它可根据每个患者的特异性基因设计个体化探针，对突变的检出率可达到 0.001%，因此也是一种非常适用于 MRD 低频突变检测的新技术。

可以根据其评价骨髓净化的程度，比较各种预处理方案的临床效果，以及预测复发和判断预后等。MRD 在体内可以长期存在，其数量也可随治疗及缓解的时间长短有较大范围的变化。PCR 基因检测作为最敏感的指标虽然有时被检出阳性，患者仍可长期无病生存。因此目前认为 MRD 负荷可能存在最低阈值，低于这个阈值的患者其 MRD 可能会与体内免疫系统达成平衡或被其清除，因而患者可长期无病存活；高于该阈值 MRD 患者如未得到有效干预，仍会逐渐走向复发。还有时不同患者体内 MRD 水平相近，临床结果却各异，也提示 MRD 的阈值可能是相对的，最终的临床结果可能还与其动态走向密切相关。因此，长期动态监测患者 MRD 水平，并明确什么时段、什么水平的 MRD 可预示复发极为重要。

第二节　微小残留病变检测的临床意义及局限性

既往的临床研究多聚焦于诱导缓解后及巩固治疗过程中 / 后 MRD 水平对临床预后的提示意义，特别是在 ALL 的化疗过程中一系列时间点监测 MRD 而描绘出的肿瘤负荷动力学对复发有较高的预测性。而本节将着重介绍 HSCT 前后 MRD 的监测及临床意义。

一、移植前 MRD 意义

在过去，因移植存在很大的风险，所以仅仅是那些处于第一次缓解期的高危白血病患者和化疗后复发的患者才被建议去接受异基因造血干细胞移植（allo-HSCT）。因此非常有必要对患者进行更详细地分层，筛选出那些可以真正获益于 allo-HSCT 的患者，或在移植前后需要其他特殊干预的患者群体。移植前的 MRD 检测不仅可很好地用于评估残留的肿瘤负荷，同时也能作为衡量白血病细胞对之前化疗敏感性的指标。不同类型的白血病其 MRD 检测方法和临床意义略有不同，下文将介绍几种主要白血病类型移植前检测 MRD 的意义。

(一) 移植前 MRD 检测在 ALL 中的意义

移植前白血病形态学缓解的意义已经非常明确，Uckun 等在 1993 年最早报道了 ALL

患者移植前 MRD 负荷的意义。他利用流式细胞仪对白血病前体细胞进行体外分选来检测 MRD 水平并观察到残留的水平和患者进行自体移植（auto-HSCT）后的预后相关。之后大量回顾和前瞻性临床研究已证实移植预处理前的 MRD 负荷是预测移植后复发的一个有力指标。在 ALL 中，移植前 MRD 阳性的患者移植后无事件生存率（EFS）仅为 17%~50%，而 MRD 阴性组患者 EFS 一般均高于 70%，近期的许多研究还证实在 MRD 阴性组患者预后会更好。ALL 患者的 MRD 检测方法主要有多参数流式细胞学检测白血病相关免疫表型、实时定量 PCR 检测融合基因或断裂点以及 PCR 方法检测 TCR 基因和克隆性 Ig 重链重排。尽管各单位 MRD 阳性标准并不一致，所选取的病患人群及预处理方案也不尽相同，但得到的结论基本是一致的，那就是在预处理前将 MRD 水平降到最低是移植成功的先决条件。相当高比例的 auto-HSCT 前 MRD 阳性患者会在移植后复发，因此对于这部分诱导巩固化疗结束后 MRD 不能转阴的患者，应考虑 allo-HSCT 的治疗方案。

对于伴有特殊分子标记的 ALL 来说，MRD 的检测更为标准化而易于应用。例如对于典型的 Ph^+ALL 来说，在移植前接受化疗及酪氨酸激酶抑制剂（TKI）治疗过程中的任何时间点，高水平的 BCR/ABL 基因拷贝数均预示着较高的复发率，相比之下，早期诱导治疗后 BCR/ABL 的水平下降至少 3 个 log 是预测移植后低复发率及更好的无病生存率最有力的指标。Lee 等曾报道了一项关于伊马替尼联合化疗作为一线治疗的Ⅱ期临床试验长期随访的结果，证实移植前伊马替尼治疗后 BCR/ABL 水平高于 10^{-3} 以上是预测移植后 ALL 患者复发最强有力的证据，与移植前 BCR/ABL 为 0 或者低水平（低于 10^{-3}）患者相比，累积复发率（CIR）和无病生存率（DFS）分别为（48% vs. 11%，P=0.009；45% vs. 81%，P=0.016）。

一些伴有少见白血病融合基因的 ALL，近年来的研究也通过相对较大样本的研究初步证实了其融合基因在移植前作为 MRD 指标对移植预后的预测意义。Zhao 等的研究结果提示对于伴有 t（1；19）和 SIL/TAL1 阳性的 ALL 来说，移植前 TCF3-PBX1（t（1；19）形成的融合基因）和 SIL-TAL1 融合基因阳性的患者，相对于阴性患者移植后 2 年复发率明显升高（TCF3-PBX1：61% vs. 28%；SIL-TAL1：86% vs. 40%）。

对于普通型的 ALL 来说，PCR 方法检测 TCR 基因和克隆性 Ig 重链（IgH）G 重排可作为 MRD 的检测方法之一。一项来自日本的研究表明在多个巩固化疗后 MRD 仍持续阳性的患者若不进行 allo-HSCT，DFS 会很差。这与 Renato 等来自北意大利白血病 ALL 协作组的报道相似，他们认为在巩固化疗结束后 MRD 阴性（$<10^{-4}$）提示复发率较低，预后良好。

与 AML 相比，FCM 对于 ALL 来说是一种更好的 MRD 监测手段，因为目前人们对 ALL 的白血病相关免疫表型较为公认，据此在临床上应用并进行危险分层也确实获得了较好的效果。来自于西班牙的一项研究对 31 例儿童 ALL 患者移植前的 LAIP 进行了检测，并根据结果分为 MRD+ 和 MRD- 组，发现 MRD 阳性患者移植后的复发率和死亡率分别是 MRD- 组患者的 9.5 倍和 3.2 倍。最近 Jennifer 等关于 116 例儿童 ALL 患者移植前 FCM 的结果也与之类似，发现那些在移植前形态学缓解但 FCM 检测仍呈阳性的患者预后明显较差。

（二）移植前 MRD 检测在 AML 中的意义

对于 AML 来说，应用 PCR 检测白血病特异相关的基因，如在伴有 t（15；17）、t（8；21）以及 inv（16）的 AML 中检测 PML/RARα、RUNX1/RUNX1T1 和 CBFβ/MYH11 融合基因是监测 MRD 非常重要的手段，但仅限于少部分 AML。而 FCM 则已成为能够检测绝大多数 AML 残留病变的实验室手段。

APL 目前由于砷剂和维 A 酸已逐步成为主要治疗手段，绝大部分患者可不需要进行 allo-HSCT 而获得长期无病生存。只有少部分高危患者 PML/RARα 基因转阴后再次转阳或发生血液学复发才需要进行 allo-HSCT。因此在巩固及维持治疗阶段监测 PML/RARα 基因水平更为重要。涉及核心结合因子(CBF)基因异常的 AML 伴有预后良好的染色体核型——t(8;21) 和 inv(16)。这类型白血病在成人及儿童中的发生率约为 15%~20%。虽然 PCR 方法可以定量检测 RUNX1/RUNX1T1 基因和 CBFβ/MYH11 基因水平，但一直以来人们对其作为 MRD 监测指标的可靠性提出质疑，因为这类基因通常在获得缓解后仍长期持续低水平表达。尽管如此，许多研究认为在治疗后的基因水平仍有助于高危、低危患者的区分，一般认为在巩固治疗结束后基因水平仍 <1% 则提示预后良好。但最近也有研究认为无论在初诊时、化疗中及巩固治疗结束后的基因 MRD 水平均对复发无明确的预测意义，而在任何阶段基因水平大于 1 个 log 的升高则与不良的无白血病生存率(LFS)直接相关，血液学复发会紧跟其后出现，中位 60 天。最近北京大学血液病研究所一项历时 6 年的前瞻性研究对伴 t(8;21) 患者在移植前基因指导的危险分层给出了一个较明确的结论：高危患者(第二次巩固化疗后基因水平较初治时仍未能达到 3 个 log 的下降或在 6 个月内再次上升)可获益于 allo-HSCT，而低危患者(第二次巩固化疗后基因水平较初治时有 3 个 log 的下降并保持 6 个月以上)则更多获益于化疗或自体移植。对于伴 t(8;21) 的 AML，该研究提出了一个全新的移植前危险分层体系，可有效地筛选出复发高危人群进行 allo-HSCT。移植前特异性 RUNX1/RUNX1T1 基因的检测不仅可指导危险分层，还可进一步指导移植后的治疗，北京大学血液病研究所近年来也对以往伴有 t(8;21) 的 AML 患者进行了回顾性分析，初步研究结果显示移植前基因水平在 1% 以上的患者移植后复发率较高，应考虑按高危白血病进行移植后早期干预。

对于缺乏白血病标记性基因的 AML 来说 LAIP 和泛白血病基因 WT1 的检测可被普遍用于 MRD 监测。随着流式检测技术的进步，6~8 色乃至 10 色流式细胞学检测已越来越多地用于 MRD 的监测，其敏感度也在原有基础上有了大幅度的提高，由 10^{-2}~10^{-3} 逐步上升至 10^{-4} 左右。一项纳入 72 例患者的研究显示用 FCM 技术检测 MRD，在不同时间点预测复发的阈值不同，巩固治疗后 MRD>0.11% 患者复发风险高于对照组 7.2 倍。最近 Walter 等采用先进的 10 色流式细胞技术检测 99 例 AML 患者移植前的 MRD，发现 MRD+ 组较 MRD- 组移植后的复发率明显增高，值得一提的是，在平衡了两组导致复发的其他危险因素后，移植前 MRD+ 仍是移植后复发的独立危险因素。在儿童患者中也观察到了类似的现象，提示移植前 FCM 检测结果对预测复发的重要性。尽管如此，近年来也有一些研究指出移植类型对移植前 MRD 的复发预测意义会有影响。北京大学血液病研究所的两项研究证实处于完全缓解期的 AML 患者，移植前 MRD 阳性的不良预后影响可以被亲缘单倍体移植克服，而在接受同胞全合移植的患者中，移植前 MRD 阳性仍然预示着和难治 / 复发白血病相近的移植后复发率(40%~60%)。因 WT1 在 80% 以上的 AML 中过表达，所以它也可作为一种 MRD 监测的分子靶标，特别是对于那些缺乏特异性基因标记的 AML。多数研究认为初诊时的 WT1 水平与预后无直接相关性，而治疗过程中其水平的逐步升高以及巩固化疗结束后、HSCT 移植前的高 WT1 水平无论在成人还是儿童的 AML 中均预示着较高的复发风险。但目前亟待解决的问题就是如何能将白血病患者的 WT1 低水平表达与正常细胞的表达区分开，这有助于今后进一步提升 WT1 预测复发的敏感性。

(三) 移植前 MRD 检测在 CML 中的意义

MRD 用于复发监测的优越性实际上在 CML 的治疗中表现得最为突出,特别是在 TKI 靶向治疗时代到来之后。BCR/ABL 转录本的检测作为 CML 患者 MRD 监测,其意义和模式与急性白血病有所不同。BCR/ABL 的定量检测实质上是预测患者在达到完全细胞遗传学缓解(CCR)后所能维持的时间,根据更精细的残存肿瘤负荷水平决定下一步的治疗方案。

在 TKI 已上升为初诊 CML 患者一线治疗的今天,能否获得稳定的 CCR 以及是否对靶向药物具有良好的反应均能通过测定用药后的 BCR/ABL 水平来回答。IRIS(International Randomized Study of Interferon versus STI-571)临床研究结果表明在接受靶向药物治疗后 12 个月未获得 CCR 的患者约 25% 会发生疾病进展,而获得 CCR 但 BCR/ABL 未达到 3 个 log 水平下降的患者发生疾病进展的比例会小于 10%,当然预后最好的是在 12 个月时 BCR/ABL 水平已获得了 3 个 log 水平或更多下降的患者,无人发生疾病进展。此外,靶向药物治疗后 BCR/ABL 如能在 3 个月内下降至少 1 个 log 也预示着患者对药物将会有较好的反应,今后达到主要分子学缓解(MMR)的可能在 70% 以上,而不能达到这个标准的患者仅有 13% 会达到 MMR。同样,这两组患者在接受治疗后 3 个月时达到 CCR 的比例也明显不同(100% vs. 80%)。因此在接受 TKI 治疗的早期定点地监测 BCR/ABL 水平可帮助医生筛选出需要接受 auto-HSCT 或其他新的试验用药的患者群。

二、移植后 MRD 的意义

Allo-HSCT 本身是针对有相对高复发风险的恶性血液病患者的一种根治手段,而即使接受了 allo-HSCT,仍然有部分患者会出现血液学复发,特别是高危白血病患者。移植后 MRD 监测的意义在于能在血液学复发之前筛选出已具有复发倾向的患者,并及时进行临床干预,最大限度地阻止血液学复发。对移植后 MRD 检测结果的深入认识有助于我们对患者进行细致的分层,既不漏掉一个应该干预的患者,也不对低风险患者进行过度治疗,这是我们最终追求的理想境界。

(一) 移植后 MRD 检测在 ALL 中的意义

移植后的 MRD 监测无论在 Ph^+ALL 还是 Ph^-ALL 中对预测之后的复发都具有重要的意义。早在 20 世纪 90 年代 Radich J 等就已经对移植后的 Ph^+ALL 病例进行了 BCR/ABL 基因的监测。在这项包括了 36 例 Ph^+ALL 患者的研究中,23 人在移植后至少出现过一次 BCR/ABL 阳性的结果,相比另 13 例持续未检出 BCR/ABL 的患者,他们具有较高的复发率(10/23 vs. 2/13),患者在第一次检测到 BCR/ABL 基因后的 94 天(28~416 天)出现血液学复发。而伴有阳性 PCR 结果患者的复发危险度是阴性患者的 5.7 倍。此外,Ph^+ALL 患者的 BCR/ABL 基因类型也是影响预后的重要因素,他们发现出现 P190 BCR/ABL 转录本的患者较 P210 BCR/ABL 的患者复发率明显增高,这提示 P190 和 P210 在 ALL 中可能有不同的临床生物学特性。除预示复发外,Ph^+ALL 的 MRD 监测还有利于指导移植后 TKI 的使用,北京大学血液病研究所最近的分析结果指出移植后通过定期监测 BCR/ABL 基因水平,适时启动伊马替尼的干预性治疗,对降低患者血液学复发、改善无病生存具有明显疗效。同时,监测该基因水平也可为指导移植后靶向治疗药物的疗程提供可靠的依据。除此以外,也有研究比较了多色 FCM 及 RQ-PCR 技术在移植后监测 MRD 的预后意义,发现在移植后早期应用两种手段监测 Ph^+ALL 的 MRD 对预测复发非常重要,在移植后前 3 个月内任意一种检测方法检出的

MRD阳性是移植后复发的独立危险因素。

对于几类合并少见融合基因的ALL来说，这些融合基因在移植后作为MRD监测指标对预后的预测意义也已被逐步证实。Hong等的研究结果提示移植后TCF3-PBX1融合基因阳性的患者，相对于阴性患者移植后2年复发率明显升高(84% vs. 0)。在伴有SIL-TAL1融合基因阳性的T-ALL中，如果移植后该融合基因转阳，患者将100%复发，而在持续阴性的患者中无1例复发。

对于非Ph$^+$ALL来说，其他分子标记如TCR/IgH重排也可用于MRD的监测。Spinelli等观察分析了43例成人ALL移植后+30天，+100天MRD水平与临床预后的关系，其中包括MLL/AFF1基因、IgH/TCR重排作为MRD标记的病例。结果提示+100天时MRD阴性的患者复发率明显低于阳性患者(7% vs. 80%，P=0.0006)。但IgH/TCR重排目前仅限于定性检测，因此它们用于复发预测的敏感性较为有限。在今后的研究中，特别是在无特殊标记的ALL中亟待开发出能够定量监测并准确预测复发的生物学标记。

虽然缺乏特异的分子标记，但FCM可以成为非Ph$^+$ALL移植后很好的MRD检测手段。目前科技的飞速发展已带领白血病LAIP监测进入到多色(8~10色)FCM检测的时代，这使得几乎所有的ALL患者都能通过FCM找到独特的LAIP作为MRD标记，并且检测敏感性也较以前有所提高，因此人们开始关注FCM检测在移植后MRD监测中的应用，但该方面的报道还非常有限。近年来北京大学血液病研究所报道了139例ALL患者移植后的FCM检测结果与预后的关系，指出在移植后最初的2个月内阳性的FCM结果并不一定预示着复发，这可能与移植后免疫重建尚未恢复或移植物抗白血病(GVL)效应还未发挥有关，但之后的跟踪监测结果提示无论在非Ph$^+$ALL还是Ph$^+$ALL中，异常的FCM结果均预示着白血病复发。

(二) 移植后MRD检测在AML中的意义

当前有关AML移植后MRD监测意义的研究不是很多，这可能与一些重要的重现性遗传学异常如t(15;17)，t(8;21)和inv(16)/t(16;16)在白血病中的预后意义已经非常明确有关。上述相关融合基因的提示意义在化疗与移植后大体相似，但移植后各个基因水平究竟与复发是何种关系，除t(15;17)相关的PML/RARα外，其他两种基因到目前为止结论并不十分明确。如t(8;21)相关的RUNX1/RUNX1T1基因可能会在移植后相当长的时间内持续阳性，但并不一定伴随着复发。最近北京大学血研所的一项回顾性分析提示移植后第2个月开始的RUNX1/RUNX1T1基因水平变化与之后的血液学复发显著相关。而伴有inv(16)/t(16;16)的AML病例数较少，目前移植后其融合基因水平与复发的相关性还未见肯定性答案。针对以上两种特殊类型的AML均需要开展前瞻随机对照临床研究进行详细的分层分析以获得确定性结论。此外，其他相对少见的AML融合基因在移植后作为MRD监测指标的预后意义也已逐渐被证实。MLL融合基因在移植后一旦转阳将预示着极高的复发率(93.5%)。

对于更多的AML来说，泛白血病基因——WT1已逐渐成为人们研究的焦点，它可以作为缺乏特异性基因AML的MRD分子标记，尤其在包括中国在内的发展中国家，尚缺乏条件对每个初治患者进行全基因组测序找到个体特异性分子标记，因此WT1便成了实用、快捷的MRD监测指标。WT1基因在移植后表达水平较移植前明显降低，却在疾病复发时显著上升，因而它是移植后监测复发的一个较为敏感的指标。早在10年前日本的Ogawa等人就开始对移植后WT1水平的监测，发现40天内的复发与WT1水平的逐渐升高相关，在停用免疫抑制剂或进行了供者淋巴细胞输注(DLI)的患者中WT1倍增时间显著延长，而其倍增时间小于 13 天的患者对免疫抑制剂及免疫调节治疗均无效。因此他们提出 WT1 是用于移植后监测复发一个有效的指标。意大利的一项研究也得出了类似结论，他们观察了 38 例 AML 患者移植前后 WT1 水平与临床的相关性，发现移植后呈 CR 状态的患者 WT1 基因水平明显降低，而 6 例移植后复发的患者在复发前或复发时均出现了 WT1 水平的升高，其中 1 例给予化疗联合 DLI 后重新获得 CR，WT1 水平也随之下降。最近北京大学血液病研究所也就移植后 WT1 监测的意义做了分组研究，其中包括 92 例 AML 患者，发现移植后疾病处于进展期患者的 WT1 水平明显高于无事件组，且升高的 WT1 水平是移植后低无病生存的独立危险因素，苏州医科大学附属第一医院移植中心也得到了类似的结果。越来越多的研究开始关注移植后的 WT1 监测，大多数研究均肯定了其在预测 AML 复发方面的提示意义，但由于各研究中心实验室条件、技术等方面的差异，目前为止对其提示早期复发的阈值并无统一标准，应于何时开始给予干预也无定论，尚待更多的数据资料做进一步分析。

为进一步提高对普通白血病复发预测的敏感性和特异性，一些研究对比了不同手段检测 MRD 的准确性，包括 WT1 与 FCM 及 IgH 重排的对比等。多数认为这些检测方法所得到的检测结果大体具有较好的一致性，只是针对不同类型的急性白血病其敏感度、特异度略有差异。北京大学血液病研究所在既往研究的基础上，分别探讨了基于 WT1 和 FCM 检测的不同阳性 MRD 标准对移植后复发预测的意义，最终提出了一个新的组合 MRD 阳性指标，即：连续 2 次 WT1 检测阳性，或连续 2 次 FCM 检测阳性，或在同一份标本中 WT1 和 FCM 检测结果同时阳性（其中连续 2 次指间隔两周）。而依据该标准对患者进行前瞻性干预的结果也证实结合了两种检测方式的组合 MRD 指标相比较单一方法的检测，进一步提高了移植后预测复发的敏感性而不影响其特异性。因此，对于缺乏特异性生物学标记的白血病，我们推想在未来基于多种检测技术的移植后 MRD 监测必然成为发展趋势，多种指标的组合应用才可能进一步提升复发预警的准确性。

（三）移植后 MRD 检测在 CML 中的意义

已经有大量的研究证实了在 CML 中，移植后 MRD 与疾病复发之间的关系。采用定量 / 定性方法检测 BCR/ABL 基因的水平无疑是 CML MRD 检测最可靠的指标，并且与移植类型及检测时间密切相关。外周血和骨髓的标本均可用于 CML 患者 MRD 的检测。

与其他 MRD 指标类似，移植后早期发生的 BCR/ABL 水平升高与高复发率明显相关，一项包括 346 例患者的研究显示，在移植后 6~12 个月 BCR/ABL 阳性患者较持续阴性患者复发率显著升高（42% vs. 3%），而移植后早期（3 个月内）的 BCR/ABL 水平与复发的相关性却较弱。也有少部分病例在移植后相当长的一段时间内持续可检测到 BCR/ABL 的表达，据统计移植后 3 年及以后会有 25%~50% 的病例可检测到 BCR/ABL，这部分患者之后的复发率约为 10%~20%。甚至有极少数的患者在移植 10 年后还能检测到表达 BCR/ABL 的白血病克隆，曾有病例在移植后 15 年出现复发，因此对这部分患者定期的 BCR/ABL 监测还是必要的，而随着时间而逐步升高的 BCR/ABL 水平必定预示着疾病复发。系别特异性混合嵌合，特别是在髓系中，会出现在遗传学复发前的 2~12 个月内，而 P190（BCR/ABL）阳性之后约 1~6 个月出现细胞遗传学复发，提示这两种方法都可有效预测即将来临的疾病复发。除了定量 PCR 外，G 显带细胞遗传学分析及 FISH 的方法也可用于 CML 移植后 MRD 监测。相比之下，高中期相 FISH 可以计数至 1000 左右的细胞，因而具有更高的敏感性，假阳性率低于 0.02%。在一项 51 例患者的研究中，12 例患者最初通过高中期相 FISH 方法检测出 MRD

阳性,而 G 显带方法检测则呈阴性结果,其中的 7 例患者在移植后 3 个月 Ph^+ 细胞数显著增加,并且在中位间隔了 101 天后 G 显带检测也呈阳性反应,最终均进展至临床复发,因此高中期相 FISH 方法是目前细胞遗传学检测中敏感性较高的方法之一。

虽然大部分 CML 患者在进行了 allo-HSCT 后 BCR/ABL 会转阴,但目前对于之后出现的阳性 PCR 结果应该如何处理还没有达成共识。一项包括 243 例 CML 患者移植后 BCR/ABL 监测与长期随访结果的研究部分回答了这个问题,这些患者移植后均采用定量 PCR 监测 BCR/ABL 水平,并根据此结果分为 4 组:①阴性组(15%):患者 PCR 检测持续阴性,或仅有一次低水平阳性结果;②波动组(21%):患者 PCR 阳性多于 1 次,但没有连续 2 次或以上的阳性结果;③持续阳性(11%):出现 3 次及以上的连续阳性 PCR 结果但没达到普遍认为的分子复发标准;④复发组(53%):满足分子复发、遗传学复发或血液学复发的标准。中位随访时间 7 年,前三组患者的累计复发率分别为 2.7%、20.8% 及 30.0%,因此持续的 BCR/ABL 阴性仍然是 CML 治疗的终极目标。最近 Mario 等总结了近 25 年在其实验室进行 BCR/ABL 监测的移植后 CML 患者资料,发现持续 BCR/ABL 阴性的患者无 1 例复发,而 BCR/ABL 拷贝数介于 0~0.1% 的患者,其复发与否并不与 BCR/ABL 水平的高低及首次阳性的时间相关。因此他们认为移植后低水平的 BCR/ABL 预测复发的价值不大,但长时间的 BCR/ABL 不转阴仍然提示体内存在白血病干细胞。近年来北京大学血液病研究所也就 CML 患者移植后的干预时机做了部分研究,在移植后定点监测 BCR/ABL 水平,将 BCR/ABL 水平的上升定义为在 2 个月内连续两次 BCR/ABL 水平相对于基线上升至少 1 个 log,根据其动态变化对患者危险分层,之后进行个体化干预治疗。这样的分层体系使得移植后复发的高危患者和低危患者最终享有相近的无病生存率和总体生存率。目前由于对 BCR/ABL 的检测标准全球各个实验室并没做到完全统一,因此至今并无公认的 CML 移植后干预标准,但随着国际一级参考实验室所带动的国际标准(international scale,IS)的逐步推广应用,BCR/ABL 检测将成为移植后 MRD 监测中最快达到标准化的方法之一。

三、MRD 检测方法的局限性

目前虽然 MRD 检测的方法使得我们预测移植后白血病复发的敏感性得以逐步提高,但同时也带来了一些新的问题,例如:高精技术的检测更为昂贵,且技术上一点小的差错就会使得结果变异很大;更常见的是标本的污染导致结果异常,甚至整个实验室的检测受到严重影响。要想解决这些问题,各个实验室检测技术的标准化以及操作的规范化是非常重要的,但真正做到这点还很困难。

此外,尽管当前 MRD 的检测手段已较为丰富,但并不是所有检测到 MRD 的患者都会进展至血液学复发,这种现象有时被称为白血病的“冬眠期”。有几种现象可以解释“冬眠期”的存在:①如伴 t(8;21) 的 AML 在接受传统化疗后,其 RUNX-RUNX1T1 基因的信使 RNA (mRNA) 可存在于缓解病例的少部分淋巴样或红系克隆中,说明疾病也包含了原始白血病前体细胞;②疾病的 MRD 可来源于非白血病的淋巴样细胞;③有些儿童 ALL 的晚期复发(在缓解 10 年后发生)可以出现与初诊时一样的 IgH V-D-J 基因重排克隆。那么“冬眠期”为什么会存在呢？一方面可能由于延长的免疫监视,特别是在 HSCT 后的,可以控制白血病克隆的扩增;另一方面就像 t(8;21) 的 AML 一样,MRD 检测可能只是检测了某些非白血病细胞系的分子信号;最后白血病残留细胞可能只是白血病前期细胞,还没有包含所有导致疾病恶变的突变。无论怎样，现在所认为的临床治愈并不意味着所有白血病细胞的彻底清除，将来有关疾病“冬眠期”的研究有可能进一步阐明白血病是如何被清除的。

如今实验室的高精检测技术已经能够为临床提供工具，根据 MRD 的存在与否决定治疗策略。但在这个领域还有大量的工作要完善。MRD 的存在与复发密切相关，MRD 监测应逐步融合进临床试验的设计，这有助于提升临床研究的速度和质量。临床中对于发现 MRD 后的处理，特别是不同亚型白血病 HSCT 前后用不同方法检测的 MRD 仍需要大量临床研究来论证。对于疾病“冬眠期”的认识可以使人们对处于这种疾病状态的患者给予适度的治疗，而不需要一味的给予高剂量化疗导致治疗过度。在很多白血病亚群中已经有很好的 MRD 标记，今后的研究中还要发现更多更好的 MRD 检测指标，这些指标可能为白血病相关细胞信号通路中的分子，有助于靶向治疗的研发。近年来一些血液疾病的基因组学特征已通过高通量芯片检测揭示出来，发现了与癌症和细胞分化相关的约 350 000 个遗传位点。这些检测可发现更多的缺失或突变导致的功能丧失与血细胞分化调控的关系，也更有助于找到新的 MRD 检测指标。

毫无疑问，MRD 检测是疾病控制的关键，将来的研究中我们需要在大规模的临床研究中应用标准化的 MRD 技术，并阐明 HSCT 前后其监测意义，以达到在临床治疗中根据检测结果给予患者适度治疗策略的目的。

（赵晓甦）

参考文献

1. Arpinati M, Tolomelli G, Bochicchio MT, et al. Molecular Monitoring of BCR-ABL Transcripts after Allogeneic Stem Cell Transplantation for Chronic Myeloid Leukemia. Biol Blood Marrow Transplant, 2013, 19: 735-740.
2. Bassan R, Spinelli O, Oldani E, et al. Improved risk classification for risk-specific therapy based on the molecular study of minimal residual disease (MRD) in adult acute lymphoblastic leukemia (ALL). Blood, 2009, 113: 4153-4162.
3. Chen H, Liu KY, Xu LP, et al. Administration of imatinib after allogeneic hematopoietic stem cell transplantation may improve disease-free survival for patients with Philadelphia chromosome-positive acute lymphobla stic leukemia. J Hematol Oncol, 2012, 5: 29.
4. Elorza I, Palacio C, Dapena JL, et al. Relationship between minimal residual disease measured by multiparametric flow cytometry prior to allogeneic hematopoietic stem cell transplantation and outcome in children with acute lymphoblastic leukemia. Haematologica, 2010, 95: 936-941.
5. Huang XJ, Xu LP, Liu KY, et al. Individualized intervention guided by BCR-ABL transcript levels after HLA-identical sibling donor transplantation improves HSCT outcomes for patients with chronic myeloid leukemia. Biol Blood Marrow Transplant, 2011, 17: 649-656.
6. Jacobsohn DA, Tse WT, Chaleff S, et al. High WT1 gene expression before haematopoietic stem cell transplant in children with acute myeloid leukaemia predicts poor event-free survival. Brit J Haematol, 2009, 146: 669-674.
7. Kaeda J, O'Shea D, Szydlo RM, et al. Serial measurement of BCR-ABL transcripts in the peripheral blood after allogeneic stem cell transplantation for chronic myeloid leukemia: an attempt to define patients who may not require further therapy. Blood, 2006, 107: 4171-4176.
8. Nagafuji K, Miyamoto T, Eto T, et al. Monitoring of minimal residual disease (MRD) is useful to predict prognosis of adult patients with Ph-negative ALL: results of a prospective study (ALL MRD2002 Study). J Hematol Oncol, 2013, 6: 14.

9. Walter RB, Gooley TA, Wood BL, et al. Impact of pretransplantation minimal residual disease, as detected by multiparametric flow cytometry, on outcome of myeloablative hematopoietic cell transplantation for acute myeloid leukemia.J Clin Oncol, 2011, 29: 1190-1197.
10. Yan CH, Liu DH, Liu KY et al.Risk stratification-directed donor lymphocyte infusion could reduce relapse of standard-risk acute leukemia patients after allogeneic hematopoietic stem cell transplantation.Blood, 2012, 119: 3256-3262.

第五章

血型不合的造血干细胞移植及输血

目前，ABO血型不合已经不是造血干细胞移植（HSCT）的主要障碍，国内外的资料均提示ABO血型不合对骨髓植存活、GVHD发生、复发及长期无病存活率均没有影响。与供者ABO血型主要不合的患者，红系开始恢复的时间明显延迟，使红细胞输注的需要量增加，部分患者（几乎均为A型供O型）发生纯红再生障碍性贫血（以下简称纯红再障）。

纯红再障的患者持续7~24个月，最终都能恢复正常。所以，ABO血型不合时可以进行HSCT，输注骨髓时可能需要处理以避免急性溶血反应，如果有选择余地，建议尽量避开ABO血型主要不合，尤其是A型供O型。

第一节　ABO血型不合的造血干细胞输注

一、骨髓的输注

供受者ABO血型不合时，采集的供者骨髓血直接输注可能发生溶血，所以不能直接输注。为避免溶血，可进行如下处理。

1. 供者和受者ABO血型主要不合时（或大不合，即供者有受者不具备的血型抗原，如供者为A、B或AB，受者为O；供者为AB，受者为A或B），采集的骨髓血如直接输注则势必导致严重的急性溶血反应。对此，过去一般采用受者血浆置换法，将受者的血浆逐日换掉，但这种方法要浪费大量的血浆，而且有一定的危险性。简单有效的方法是在所采集骨髓中按一定比例（体积比为4∶1）加入6%羟乙基淀粉（分子量450 000）溶液，静置后红细胞会自然沉淀，分离红细胞后所得血浆中应富含骨髓细胞，分离出的红细胞回输给供者。

2. 供者和受者ABO血型次要不合时（或小不合，供者具有受者不具备的血型抗体，如供者为A、B或O型，受者为AB型；或供者为O型，受者为A或B型），当供者的血型抗体滴度高于1∶256时，可能导致不同程度的溶血，此时最简便的方法是将采集的骨髓血离心弃去部分血浆。

3. 供者和受者ABO血型双向不合时（如供者为A，受者为B；或供者为B，受者为A），按上述两种方法处理。

二、外周血造血干细胞的输注

外周造血干细胞采集是用血细胞分离机分离外周血中的造血干细胞，采集物中仅有很少红细胞，因终体积仅有 200ml 左右，所含凝集素同样很少，所以无论是供受者主要不合、次要不合还是双向不合，均不会产生严重的急性溶血反应。因此，供受者 ABO 血型不相容时可以直接输注供者的外周造血干细胞采集物。

第二节　ABO 血型不合的造血干细胞移植后输血

一、血型的选择

对于 ABO 不合造血干细胞转型期的患者，每次输血前检测其 ABO 血型(可参考血型抗体滴度检测结果)，根据血型选择配合型血液成分，输注红细胞时必须经过交叉配血。

1. 移植患者 ABO 血型正反定型相符时，常规选择同型血液。

2. 患者 ABO 血型正反定型不符时，应选择配合型血液成分输注。

血型次要不合，HSCT 后可选用与供者血型一致或 O 型红细胞及与受者血型一致的血小板，直至血型转为供者血型。ABO 血型主要不合的 HSCT 后可选用与受者血型一致的红细胞，或输注与供者血型一致的血小板(应确保血小板内不含供者红细胞)，直至血型转换，也可全部输 O 型红细胞及 AB 型血小板。对于混合 ABO 血型不合，可输 O 型红细胞及 AB 型血小板。

3. 患者 ABO 血型完全转变为供者型，输血参照供者血型。

需要注意的是：我国输血规范中，凡输注红细胞成分、浓缩粒细胞、手工分离浓缩血小板及全血等患者，应进行主侧交叉配血试验；输注单采血小板、血浆、冷沉淀，应遵循 ABO 同型或相容性输注原则，单采血小板输注是不进行交叉配 ABO 血型的，O 型悬浮血小板血浆中的高滴度抗 A、抗 B 可以引起患者红细胞溶血。

在实际操作中，ABO 血型不合的 HSCT 输血应遵循如下原则：每周应用血库方法检测受者的血型抗体滴度，根据当时的血型输注同型血，输注红细胞时必须经过交叉配血，如出现凝集反应，可输注压积红细胞或洗涤红细胞。

二、血源的选择

异基因 HSCT 意向的患者在移植前不应使用有亲属的血液，以免致敏次要组织相容性抗原引起移植后排斥。当移植后出现血小板输注无效或严重感染时，可以输注家庭成员的血小板或粒细胞。巨细胞病毒(CMV)阴性的受者尽可能选用 CMV 阴性的血制品。

临床常用的血制品如全血、红细胞压积、浓缩血小板、新鲜血浆等所含的淋巴细胞均大于 2×10^9/L，达到了诱发输血相关 GVHD 的条件，因此移植后输注的血制品需经过减少淋巴细胞处理。

输血相关性 GVHD(post-transfusion GVHD 或 transfusion related GVHD，TRGVHD)指免疫缺陷或免疫抑制的患者不能清除输入血中的具有免疫活性的淋巴细胞，使其在受者体内增殖，将受者的组织器官作为靶目标进行免疫攻击、破坏的一种致命性的输血并发症。约

1/3 的输血相关性 GVHD 患者出现由骨髓增生不良引起的全血细胞减少，死亡率可达 90%。为避免输血后 GVHD，所有供者在采集干细胞前 2 周输注的血制品需放射，除移植骨髓和用于 DLI 的淋巴细胞以外，受者在预处理开始后接受的所有血制品必须先进行放射。美国血库联合会强调，照射区中心照射最小量为 25Gy，照射区任意点的最小剂量 15Gy；国内一般为 15~30Gy，灭活 T 淋巴细胞。2500cGy γ 射线在灭活供者白细胞的同时，并不影响血小板功能。也可用白细胞过滤器以去除淋巴细胞，使每次输入的白细胞少于 5×10^6/L 则能有效避免 TRGVHD（有效率 >97%）。去除淋巴细胞尚能避免白细胞相关的输血反应及减少巨细胞病毒传播的危险性。6 个月后或淋巴细胞数绝对值超过 1.0×10^6/L 且无慢性 GVHD，输注的血制品可不放射。

为减少 HSCT 后输血相关的 GVHD，对全血、红细胞悬液和单采浓缩血小板都应照射，冰冻血液成分（如冰冻血浆、冰冻红细胞）不需要辐照。

三、输血指征

HSCT 的患者在经过大剂量放化疗的预处理之后，骨髓被摧毁，全身的皮肤黏膜也有损伤，凝血功能也会发生变化。同时由于使用免疫抑制剂，免疫功能极其低下，非常容易感染。一旦发生并发症，病情进展迅速。因此，HSCT 患者的贫血和血小板减少的处理要较其他血液病积极。

（一）红细胞输注

HSCT 患者贫血的主要原因是药物或 GVHD 引发的骨髓抑制，另外肠道黏膜或膀胱黏膜出血造成失血性贫血，免疫性溶血也可导致贫血。在积极进行病因治疗的同时，可输注浓缩红细胞或洗涤红细胞，保持血红蛋白（Hb）在 70g/L 以上，不仅可以改善贫血症状，同时改善组织供氧，有助于黏膜损伤的修复。

可用的红细胞包括浓缩红细胞、少白细胞红细胞、红细胞悬液、洗涤红细胞、冰冻红细胞。洗涤红细胞是用等张盐水洗涤，可去除血浆蛋白、一些白细胞和血小板。由于制备过程中细菌污染的危险，洗涤红细胞必须在 24 小时内输入。洗涤红细胞可用于对血浆有超敏反应的患者，可避免溶血过程的加重。冰冻红细胞主要用于少见血型患者。

剂量：根据贫血的程度和出血的速度来决定红细胞的剂量，通常给予 1~2 个单位的红细胞输注。

红细胞的输注可导致血管内血容量的快速扩张。心肺功能储备有限的患者不能耐受，特别是老人和婴儿。通常成人的输液速度在 2~4ml/（kg·h），对有心脏超负荷危险的患者可降至 1ml/（kg·h）。

（二）血小板的输注

除药物或移植物抗宿主并引发的骨髓抑制外，一些移植相关的特殊并发症可以表现为血小板减少，如肝静脉阻塞病（VOD）、血栓性微血管病（TMA，又称为血栓性血小板减少性紫癜 TTP）。另外肠道、膀胱或肺泡的出血也可消耗血小板。VOD 和 TMA 由于输注血小板可加重病情，一般禁忌输注血小板，只有在有致命性出血时才可考虑输注浓缩血小板来止血。除外 VOD 及 TMA 后，只要有活动性出血或有明显出血倾向，应立即输注浓缩血小板。

预防性血小板输注：造血干细胞（骨髓或外周血干细胞）移植由于须使用大剂量预处理方案放、化疗，所以黏膜损伤较急性白血病化疗者严重，建议预防性输注，应维持血小板不低

于 10×10^9/L；对有活动性出血或将要进行有创性操作如中心静脉插管、胃肠活检时，血小板应维持在 50×10^9/L 以上。若病人有发热、脾大或其他致血小板消耗增多的情况，则即使血小板大于 10×10^9/L，也可考虑输血小板。

目前可用的血小板包括手工分离和机器单采的浓缩血小板悬液。HSCT 受者应选择机器单采的浓缩血小板悬液。

剂量：大多数成年患者，通常都给予 1 个单位的浓缩血小板。年龄较小的儿童（<20kg），给予 10~15ml/kg 直至 1 个成人剂量的浓缩血小板；年龄较大的儿童（年龄），应当使用 1 个成人剂量的浓缩血小板。如果需要，可以更详细地计算血小板剂量（$\times10^9$），即需要的血小板计数增加量（PI），患者的血液容量（BV，单位为升，估计方法为患者体表面积 ×2.5，或成人按 70ml/kg 计算），校正因子（F）0.67（约 33% 的血小板进入脾），计算公式为：剂量 = PI × BV × F−1。

当血小板用于治疗活动性出血时，需要的计量可能更大。预防性输注血小板时，推荐使用 1 个单位的成人治疗剂量。血小板输注的剂量和频率取决于个体情况，无法提供通用建议。

输注方法：建议血小板输注的时间应当在 30 分钟以上。在儿科输血中，相当于输血速度为 20~30ml/（kg·h）。

四、输血的评估

输血后，应对患者的临床情况进行再次评估，包括患者的血红蛋白水平、血细胞比容的变化、血小板水平、凝血功能的检查、是否有不稳定出血情况、各种临床贫血出血症状以及组织缺氧的症状与体征有无改善。

（一）红细胞

每输注一个单位的压积红细胞（相当于 450ml 全血的红细胞）可升高血红蛋白 10g/L 或血细胞比容 3%。

有效：血红蛋白浓度在原有基础上提高 10~20g/L 及血细胞比容相应升高，并能持续稳定。

无效：血红蛋白浓度及血细胞比容在原基础上无变化或有下降。

无效原因：患者进行红细胞输注治疗后，如临床症状改善不明显，血红蛋白水平和血细胞比容没有提升或提升不明显，依临床情况各不相同，应考虑到是否患者同时存在活动性出血、溶血、并发症未得到有效纠正等红细胞破坏增加的情况，应及时给予相应检查并进行处理。

（二）血小板临床评价

血小板输注效果主要观察是否控制了出血。评价血小板输注疗效的指标主要用血小板校正增加值（CCI 值）。CCI 值计算方法如下：

$$\text{CCI}=\frac{\text{输注血小板后计数}-\text{输注血小板前计数}}{\text{输入血小板数}(10^{11})}\times\text{体表面积}(\text{m}^2)$$

血小板输注后 1 小时 CCI<10×10^9/L 和输注后 24 小时 CCI<7.5×10^9/L 为血小板输注无效。输后 1 小时血小板计数可了解输入的血小板数是否足量，协助了解并检测有无效果，如同种免疫，而 24 小时后计数可了解血小板的存活期，让医师决定血小板输注的频率。如果

不出现血小板输注无效，1个单位的浓缩血小板将使体内血小板水平增加 20×10^9/L。

影响血小板输注效果的因素主要有两大类：一类为非免疫因素，如患者发热、感染、脾功能亢进及DIC均可影响输注效果；另一类为免疫性输注无效，是由HLA-Ⅰ类抗体和HPA抗体引起。除了以上两个因素以外，血小板制剂的质量是一个重要因素，如血小板采集的过程、贮存条件、血小板数量、白细胞混入数、红细胞混入数等均可影响输注效果。

HSCT后血小板输注无效时，应考虑以下原因：①药物引起骨髓抑制或血小板破坏增加，如抗病毒药物更昔洛韦及抗真菌药物两性霉素B等；②移植物抗宿主病，通常伴有皮肤、肝脏、肠道GVHD的表现；③特殊的移植相关并发症，如VOD、DIC、TMA等；④存在脾功能亢进、黏膜活动性出血、感染或发热；⑤存在输血相关的GVHD。

移植后患者的情况往往很复杂，常常多种因素混杂，因此需要仔细评估病情，明确病因后进行相应的处理。

五、输注无效的处理

（一）红细胞输注无效的处理

如果严重贫血症状持续，可考虑再予相同剂量的浓缩红细胞进行输注。输血间隔时间应是临床医师根据病情决定。

（二）血小板输注无效的处理

如果出现血小板输注无效，应根据原因进行相应的处理。剂量不足的可增加输注的血小板数量，有DIC者应酌情输注血小板和凝血因子，并给予抗凝治疗。如果是免疫性血小板输注无效者，应进行血小板交叉配合试验，寻找血小板相合的供者，进行血小板输注。同时可输注丙种免疫球蛋白，并给予免疫抑制剂。

1. 移植物抗宿主病　由于存在GVHD，输注的血小板很快被破坏，导致输注效果差或输注无效，主要治疗是使用免疫抑制剂。

2. 脾功能亢进和菌血症所致血小板减少　血小板多被滞留于脾脏或很快破坏，无活动性出血，不建议输注血小板。

3. 血栓性血小板减少性紫癜（TTP）　TTP有血小板减少，可以合并出血，但输注血小板会促进微血管血栓形成，加重微血管堵塞而使病情进展，不建议输注。

4. 药物引起的血小板减少症　应立即停用相关药物，血小板计数在1~3周后恢复。

5. 输血后血小板减少性紫癜（PTP）　首先选用大剂量静脉免疫球蛋白治疗[2g/(kg·d)，2~5天]，有效率约85%，血小板数量迅速上升。使用糖皮质激素也有一定作用。因PTP常由血小板PLA1抗原复合物所致，而95%供者为PLA1阳性，导致输入的血小板被破坏，不能提升血小板数量，甚至有形成凝块危险。

（石红霞）

参考文献

1. 黄晓军，刘代红，许兰平，等，主要ABO血型不合异基因造血干细胞移植后纯红细胞再生障碍．中华血液学杂志，2005，26(9)：548-550.

2. Schiffer CA，Bohlke K，Delaney M，et al. Platelet Transfusion for Patients With Cancer：American Society of

Clinical Oncology Clinical Practice Guideline Update.J Clin Oncol,2018,36(3):283-299.
3. 许兰平,郭乃榄,汪素琴,等.ABO 血型不合的异基因骨髓移植.中华血液学杂志,1999,20(8):413-415.
4. Rowley SD,Liang PS,Uiz L,et al.Transplantation of ABO-incompatible bone marrow peripheral blood stem cell components.Bone Marrow Transplant,2000,26:749-757.
5. Lee JH,Lee KH,Kim S,et al.Anti-A isoagglutinin as a risk factor for the development of pure red cell aplasia after major ABO incompatible allogeneic bone marrow transplantation.Bone Marrow Transplant,2000,25:179-184.

第六章

造血干细胞移植后植入鉴定及嵌合特征

第一节　移植后的植入证据

在异基因造血干细胞移植(allo-HSCT)中,供者造血干细胞的植入是HSCT成功的标志,通过检测供、受者之间不同的基因标记可以找到植入证据。供者造血干细胞植入的生物学证据可以是供者基因标记的出现或受者基因标记(包括肿瘤基因标记)的消失。

用于造血干细胞移植的骨髓、细胞因子动员的外周血细胞及其脐带血细胞含有各种类型的细胞,这些细胞有不同的功能和不同的寿命。移植物中造血干细胞(HSC)对于恢复骨髓的功能有着关键的作用。应用基因标记,能够对植入供者细胞的存活、分布及分化进行跟踪。

在HSCT中有信息的基因标记指能从受者细胞中区分出供者细胞或能从供者细胞中区分出受者细胞的基因标记。很多时候在单一基因位点能同时双向区分供、受者等位基因。如一个杂合子供者携带有等位基因a和b,一个杂合子受者携带有等位基因a和c,等位基因b对于供者来源的细胞是有信息基因标记,而等位基因c是受者来源细胞的有信息基因标记。有时同一位点的等位基因不能提供双向的有信息标记,如一个纯合子供者携带等位基因a,一个杂合子受者携带有a和c,等位基因c对于受者细胞是有信息基因标记的,对于供者细胞来说在此位点没有信息基因标记。在移植前对供、受者的基因标记进行鉴定以便移植后应用有信息基因标记进行检测。

找到有信息基因标记的可能性与检测位点数目、每个位点的等位基因数目、等位基因分布及供、受者的关系有关。在家庭成员中单一位点的等位基因不超过4个,在人群中任一给定位点等位基因数目要大得多。因此,不相关供、受者比同胞更容易找到有信息基因标记。

在古老的希腊神话中,喀迈拉(Chimera)是一个可怕的狮头羊身蛇尾三头怪物。嵌合体(chimerism)这个词现用来描述造血干细胞移植后受者出现异基因供者的造血或淋巴细胞。完全嵌合(full chimerism)指移植受者的所有造血和淋巴细胞都来源于异基因供者。部分嵌合(partial chimerism)或混合嵌合(mixed chimerism)指受者来源的造血或淋巴细胞与供者来源的同时存在。研究证实移植后嵌合演变是一个动态过程,在某一时间点为完全供者嵌合且可发展为混合嵌合。反之亦然,混合嵌合的患者受者细胞所占比例会增加或下降。分裂嵌合(split chimerism)指供者细胞在某种造血或淋巴细胞存在而在其他种细胞中不存在。当移植患者被称为完全嵌合时应当考虑嵌合检测方法的检出限及其包括的造血及淋巴细胞类型。在移植后的前几周,应用灵敏的检测方法几乎所有的患者都能在骨髓或外周血中检测到受者来源的细胞。

第二节 嵌合的检测方法

检测嵌合的基因标记及实验室方法随着造血干细胞移植的进展而演化发展。大致可分为生化方法、细胞遗传学分析和分子生物学分析三大类方法。

一、生化方法

(一) 红细胞抗原系统的检测

迄今已发现 20 多个血型系统,共 400 多种红细胞血型,人类个体红细胞血型表型至少在 1×10^9 种以上,因而红细胞血型表型可以作为植入证据,广泛的红细胞抗原检测可以识别 80% 以上的同胞供、受者,交叉凝集和流式细胞仪检测敏感性可达 0.1%~0.5%。但检测红细胞抗原的方法有一定局限性,因为:①红细胞寿命较长,红细胞抗原系统的检测结果易受移植前和移植后输血的影响;②在髓系植入良好的 ABO 血型不合的 HSCT 中,因溶血导致供者红细胞在受者血液循环中延迟出现,此时不宜采用红细胞抗原作为植入证据;③为了发现供、受者之间红细胞抗原差异,常须进行多个系统的红细胞血型检测。

(二) HLA 抗原系统的检测

仅适用于 HLA 不合的 HSCT,但受移植后抗原表达及实验方法的限制,本方法的灵敏度仅可为 25%~50%,且不能用于 HSCT 早期的检测。

(三) 免疫球蛋白同种异型的检测

由于目前对免疫球蛋白同种异型认识有限,其个体识别率尚低,此外,它仅能反映 B 淋巴细胞的植活状态,受血浆及免疫球蛋白制品输注的影响。

(四) 细胞内同工酶的检测

对某一个个体而言,来源于同一干细胞的细胞内同工酶酶谱是稳定的,因此,多种酶谱的组合可用于个体识别,而且可用于检测各种细胞系的植活状态。同工酶检查具有快速、灵敏和重复性好等特点,但对个体识别率低,不能用于所有 HSCT 供、受者,而且也受输血的影响。

二、细胞遗传学分析

传统的细胞遗传学分析采用中期细胞分裂相检测标志染色体,可用于 HSCT 早期植入的监测和多个细胞系的监测,且不受输血的影响。这种方法用于植入检测有一定局限:①仅适用于患者具有肿瘤的遗传学标记(如 Ph^+ 标记染色体)或供、受者之间存在性别差异时;②费时费力;③染色体分析需要分裂细胞,而 HSCT 早期常找不到细胞分裂相。染色体检查结果的可靠性及灵敏度在很大程度上取决于所检测的分裂细胞数,如要获得 99% 可信限,至少要查 300 个分裂细胞方能发现 1% 水平的嵌合状态,而在 HSCT 后,尤其在移植早期,这几乎是不可能的。常规检查20~30个分裂细胞，只可获得14%左右的灵敏度(95%可信限)。对于Y染色体的分析采用Q带技术分析可以不需要分裂细胞，但假阳性和假阴性率过高，影响检查结果的准确性。

三、分子生物学检测方法

20世纪80年代分子生物学技术更新了基因标记的应用。到今天广泛使用的两种嵌合检测方法为：一种是基于性别染色体特异探针的荧光原位杂交技术（FISH），另一种是基于可变数目重复序列（VNTR）及短串联重复序列（STR）多态性的DNA片段扩增技术（STR-PCR）。FISH检测可以精确到单个细胞水平，但只能用于供、受者性别不合或常染色体有特异标记的病例。VNTR/STR多态性可以鉴别几乎所有的异基因供-受者对，但不能精确到单个细胞水平。两种方法都有较高的灵敏性和特异性，都能提供定量的结果。两种方法都很适合临床实验室应用，都可以分析存档的标本。最近随着荧光定量PCR（RQ-PCR）技术的推广，出现了基于双等位基因多态性位点的荧光定量高敏嵌合检测的报道，该方法比STR-PCR及荧光原位杂交方法有更高的灵敏度，并且可以提供准确定量结果。近年来随着二代测序技术的发展，出现了二代测序嵌合分析的报道，选取多个SNP位点或HLA中的多态性位点应用二代测序技术分析嵌合度，具有较高的敏感性，但还未见大规模的临床应用数据报道。

（一）限制性片段长度多态性（RFLP）分析

采用Southern印迹杂交法检测RFLP：目前已发现并克隆出多种具有高识别率(90%~99%)的DNA片段。用这些片段做探针与经限制性内切酶消化并电泳分离的DNA杂交，可发现不同长度的DNA片段具有个体特异性。经常应用的多是单个位点特异性探针，灵敏度为1%~10%。由于HSCT供、受者常为同胞，同胞之间每个位点至少有25%的概率相同，因此各种单位点特异性探针用于HSCT，其识别率最多不超过75%，因此，为达到对几乎所有BMT受者能进行植活监测，常需使用一系列位点特异性探针。多位点特异性探针可同时识别多个位点，形成可用于个体识别的RFLP，这一技术用于HSCT植活状态监测，几乎可用于所有患者。与普通RFLP法相比，所形成图谱条带太多，分析比较困难，灵敏度也较前者为低。

（二）基于性别染色体特异探针的FISH

基于性别染色体特异探针的FISH，相比较传统的染色体中期分裂象细胞遗传学分析有许多的优点。FISH简单并且高度节省时间，可以对中期细胞及间期细胞同时分析。可以同时分析基因标记，形态标记及单个细胞表面标记。可以同时分析大量细胞，有较高的准确性和灵敏性。最初用于嵌合检测的分子细胞遗传学技术报道了应用Y染色体特异的DNA重复序列探针进行FISH分析，男性出现假阴性的上限为5.6%，女性出现假阳性的上限为2.7%。

该方法也存在一定的局限性：老年男性可能存在与年龄有关的Y染色体丢失，可能存在与肿瘤细胞核型相关的Y染色体丢失，还可能存在Y染色体探针靶序列部分的结构性改变。由于以上缺陷，在检测样本前应该用传统的核型方法或荧光原位杂交法确定Y染色体的完整性。用Y染色体特异探针显示没有信号的细胞来自女性，由于技术错误影响杂交也可能造成Y染色体特异探针没有信号显示。这一问题可以通过混合应用X和Y染色体特异探针进行双色检测来解决。应用双色检测，男性出现XX细胞假阳性的上限为0.63%，女性出现 XY 假阳性的上限为 0.30%。这种应用性染色体标记的分子遗传学方法主要缺点是只能用于性别不同的供 - 受者对。

(三) 基于短串联重复序列多态性的 STR-PCR 嵌合检测方法

人类基因的特定核心序列存在重复串联序列，在某一特定位点不同个体串联重复序列数目不同。VNTR 序列的微卫星核心长度为 8~50 个碱基，STR 序列的微卫星核心长度为 2~8 个碱基。某一位点串联重复序列数目多态性的遗传遵守孟德尔遗传法则。人类基因中存在着大量的微卫星位点，某些位点的等位基因大于 25 个。在少至 6 个位点时异基因同胞供 - 受者对就能找到有信息的供者及受者标记。

VNTR 及 STR 的多态性通过 PCR 扩增特定的 DNA 片段可以很方便地确定。寡核苷酸引物设计在互补链的非多态性的两端，通过变性、退火及延伸的反复循环，供者及受者来源的 DNA 片段得到 10^6~10^9 的扩增，能够用溴化乙锭或银染来分析。当应用荧光引物时，反应产物可用毛细管电泳及荧光检测器来检测。通过在一管中同时扩增几个位点来提高检测效率。同时扩增几个位点的多重扩增有利于找到有信息位点，在解释结果时仍需要供者及移植前受者的标本。多重扩增反应设计时采用信息度高的位点，位点的信息度与其在人群中的杂合频率有关。

DNA 扩增法使得极其少量的起始样本也能进行嵌合分析，可以克服由于植入失败或白细胞减少症时起始标本少的弊病。检测的灵敏度可达 1%~5%，根据片段的长度及扩增效率有所不同，在某些病例可达到 0.1%。DNA 扩增法会因污染产生干扰，通过同时扩增移植后标本，供者及移植前患者标本，可以很清楚地确定供者特异或受者特异的扩增，避免背景条带引起的干扰。当加入标准物时，可以进行定量分析。当等位基因长度差别较大时会对结果有影响，因为短片段会优先扩增。技术本身的缺陷如重叠峰也会影响结果，重叠峰由于扩增产物含有比正常片段少一个重复序列的片段引起。可以通过平均几个有信息位点的结果来提高准确性，文献报道有专门描述结果的术语及相关的计算机软件。STR 多重扩增的优点是可以用于所有的供 - 受者对，不受供、受者性别的限制。这也是该方法优越于性染色体荧光原位杂交法的地方。

(四) 基于双等位基因多态性的 RQ-PCR 嵌合检测方法

当某些 Y 染色体特异的序列用于荧光定量扩增时，在女性受者中检测到男性细胞的灵敏度达到 0.01%。一些 VNTR/STR 以外的双等位基因多态性位点也用于定量高敏嵌合检测。有两种类型的位点：第一种是针对单核苷酸多态性或几个碱基插入及缺失多态性设计特异寡核苷酸引物来区分供、受者，分析条件需要严格控制确保特异引物只与一个等位基因结合，从而选择性的扩增有信息的供者或受者位点。第二种是针对长片段的插入或缺失多态性或等位基因缺失设计特异引物来区分供、受者，文献报道应用 7~11 个第一种位点，90% 的供 - 受者对能找到有信息位点；应用 10 个第二种位点，80% 的供 - 受者对找到至少一个受者型位点。Willasch 等报道应用 29 个双等位基因多态性位点，96% 的受者型基因能够得到鉴别（n=317），平均有信息点数为 2.5（1~7），在 83.3% 的分析中敏感度可达 0.1%。Qin 等应用 29 个双等位基因多态性位点，97% 的受者型基因能够得到鉴别（n=101），平均有信息点数为 2.5（1~7），敏感度可达 0.1%。

应用荧光实时定量 PCR 扩增以上位点是在 PCR 扩增指数期对起始模板进行定量分析，而 VNTR/STR 位点扩增产物是在 PCR 扩增平台期分析，因此荧光实时定量法有极高灵敏度可达 0.01%~0.1%，可信区间为 +30%~−25%，当供者细胞超过 50% 时，用受者特异位点检测，当受者细胞超过 50% 时，用供者特异位点检测可以提高检测结果的准确性。

(五) 基于二代测序的嵌合检测方法

近年来二代测序技术快速发展，二代测序技术有着高通量、自动化程度高、速度快等优点，在医学检测的各个方面得到了广泛的应用。Debeljak 等选择了 HLA-A 区域的 18 个多态性位点进行二代测序分析，方法的检出限可达 0.01%。Aloisio 等报道应用 44 个 SNP 位点组合进行二代测序分析，能鉴别供受者的特异位点数均值为 16 个，方法的检出限为 1%，但目前还未见大规模的临床应用数据报道。

第三节　嵌合检测的临床应用

一、用于嵌合检测的标本

在移植后患者标本进行嵌合检测前需要检测供者及移植前受者外周血标本来确定有信息的供者及受者等位基因，如果移植前受者的血液标本得不到，可以用刮擦颊黏膜细胞、毛囊细胞及皮肤活检组织代替移植前血样。刮擦颊黏膜和漱口采样会夹杂有大量的来源于血液的细胞，可能会对嵌合检测产生干扰。

外周血或骨髓细胞通常用于临床嵌合检测。通常情况下外周血细胞能提供必要的临床信息，用流式细胞仪分选各种细胞组分，能提高嵌合检测的准确性及敏感性。例如从外周血分选出 T 细胞及粒细胞组分进行嵌合检测对于接受减低强度预处理的患者是非常有意义的。同样，从分选出的小量细胞中检测到来自受者的异常基因标记，可以用来确诊恶性肿瘤的复发。当带有异常基因标记的细胞在样本中所占比例小于 1% 时，应用分选细胞进行嵌合检测对于诊断复发有重要的意义。

二、嵌合检测在造血干细胞移植中的常规应用

人类造血干细胞移植后进行嵌合检测有多种目的，嵌合检测在造血干细胞移植的临床应用如下：常规检测供者植入；评价以下几类情况下供者的存留情况：骨髓功能低下的患者；将接受供者淋巴细胞输注(DLI)的患者；将接受二次移植的患者；长期跟踪隐匿风险增加的患者；评估预示 GVHD、排斥及复发的风险；鉴定复发或淋巴系统增殖综合征是来源于供者还是受者；确定有严重免疫缺陷综合征患者移植前存在母亲细胞；确定移植治疗严重免疫缺陷综合征患者免疫重组和植入的相关性；确定是否由血制品输注供者来源细胞参与引起 GVHD；鉴定双胞胎的基因一致性；鉴定多份脐血移植后植入细胞的来源。

大部分清髓预处理的患者应用灵敏度足够高的嵌合检测方法能在长至移植后两年检测到受者细胞成分。有多种因素相互作用影响移植后受者来源的淋巴及造血细胞存活，包括移植前化疗的广泛程度、预处理的强度、移植物中 $CD34^+$ 细胞的数量、移植后免疫移植剂的应用及其移植物中供者来源 T 细胞的作用。通常移植前广泛的化疗、较强的预处理、预处理中加入抗胸腺免疫球蛋白会降低移植后受者来源细胞的存在，同时移植物中大量的 $CD34^+$ 细胞及出现急性移植物抗宿主病(aGVHD)预期会加速植入。

由于供者 T 细胞有消灭逃逸预处理存活下来的受者淋巴及造血细胞的重要作用，除去

供者 T 细胞通常会增加移植后的混合嵌合。一些研究认为移植后 100 天内受者细胞完全消失和急性及慢性 GVHD 的增加有关。还有研究认为移植 90 天后还持续存在受者细胞会增加恶性疾病复发的风险。

2001 年国际骨髓供者项目及国际骨髓移植登记处（IBMTR）召开会议，提出了异基因造血干细胞移植后嵌合检测的通用建议，包括以下几点：嵌合检测应当应用灵敏度高，信息性强的检测方法，目前推荐应用基于 STR 或 VNTR 的 PCR 检测技术；用于嵌合检测时，外周血细胞通常比骨髓细胞更有用；在非清髓、减低强度预处理移植时，应当考虑应用分类细胞的嵌合检测；在应用去除 T 细胞移植，非清髓移植或采用新的预防 GVHD 方案时，嵌合检测推荐在移植后 1、3、6 和 12 个月时进行，可以为供者淋巴细胞输入等干预措施提供依据；在非清髓移植时，早期的嵌合状态可能预示着 GVHD 或移植排斥，因此推荐 2~4 周进行一次外周血的嵌合检测；对于非恶性疾病移植，建议在移植后 1、2、3 个月进行嵌合检测，加强供者植入的干预措施应当考虑疾病本身的特异性及其同时存在的 GVHD 状态，使其具有临床合理性。

以上为异基因造血干细胞移植后嵌合检测的通用建议，此外，以下几点应加以重视：在解释嵌合检测结果时应以临床实际情况为重心，例如，骨髓造血功能低下的患者缺乏供者细胞，可能预示着排斥，但在全面复发的白血病患者，由于受者细胞大量生长也会造成未分类的骨髓或外周血缺乏供者细胞；嵌合检测结果按供、受者细胞所占比例报告，因为供、受者细胞数量是独立变化的，因此供者比例的增加可能是由于供者细胞数量增加引起，也可能是受者细胞下降引起的；在解释嵌合结果时应注意分析细胞的类型，例如外周血单个核细胞包括 T 和 B 淋巴细胞、单核细胞、未成熟的髓系前体细胞及白血病细胞。通过分析纯化的各种类型细胞得到更有意义的结果；检测到某种类型细胞的存在也不能直接与该种细胞的功能相关联。例如检测到了受者 T 细胞不一定就预示着会发生排斥；检测不到某种类型的细胞不能一定预示着该种细胞缺陷。在解释检测结果时应该了解检测方法的灵敏性；在单一时间点上随时间的变化趋势比检测结果本身更有意义。例如在移植后 28 天出现 5% 的受者细胞可能没有临床意义，但受者细胞的比例逐渐增加则预示着排斥或复发；在单个患者出现异常结果可能有多重原因。移植后检测不到供者细胞可能预示着同时存在排斥和复发；移植后检测不到受者信号可能由于缺乏受者细胞，也可能由恶性细胞染色体丢失或结构缺陷引起。

（一）嵌合检测在植入失败的患者中的应用

嵌合检测常规用于移植后供者细胞植入检测，对于骨髓功能差的患者或将要进行供者淋巴细胞输注或同一供者二次移植的患者有非常重要的意义。在外周血白细胞低下及骨髓功能低下的患者缺乏供者细胞通常确定为骨髓移植排斥，但也会发生隐匿的排斥及完全的受者细胞重建，特别是接受减低强度预处理的患者和 CML。需要注意的是，由于骨髓抑制效应供者细胞的存在会被大量的白血病细胞混淆。检测成熟 T 细胞的来源有助于此种情况下鉴定排斥的发生。

对于骨髓功能差的患者诊断评估嵌合检测的结果是非常困难的，在外周血或骨髓中存在受者细胞不一定预示着是造成骨髓功能低下的原因，因为移植后早期有正常骨髓功能的患者通常也能检测到受者细胞。良性混合嵌合的患者可能由于药物毒性、病毒感染或骨髓基质缺陷而出现骨髓功能低下。同样，在一次嵌合检测中由于骨髓功能低下没有检测到受者细胞不能排除或隐匿复发的可能性，在这些情况下，序贯检测能提供有用的信息。

对于将采用供者淋巴细胞输注治疗复发的患者，持续检测到的供者细胞能提供确定的还没有发生的信息。此外接受供者淋巴细胞输注的患者以及外周血或骨髓中供者细胞比例低的患者比供者细胞比例高的患者出现暂时或不可逆造血低下的风险要高得多。对于将要接受同一供者进行二次移植的患者，持续存在供者细胞预示着受者仍然对供者细胞耐受，因此二次移植后的风险可以忽略，预处理可以只针对消除恶性细胞设计。

对于异基因移植治疗恶性贫血，序贯嵌合检测可用于监测初始植入，在某些移植后嵌合度下降的病例通过供者淋巴细胞输注可以防止排斥。长期跟踪发现存在迟发的隐匿排斥及完全受者造血，以上这种情况在恶性贫血重新出现或骨髓增生异常时可能有一定的临床意义。

（二）嵌合检测在非恶性疾病的应用

异基因造血干细胞移植是许多遗传或获得性非恶性疾病的唯一根治方法，如地中海贫血（thalassemia）（珠蛋白生成障碍性贫血）、镰细胞性贫血（sickle cell disease）、免疫缺陷病、骨骼石化病、贮积病、严重再生障碍性贫血、骨髓衰竭综合征及其他。以上非恶性疾病的治疗目的是获得持续的植入从而实现提高造血功能、纠正免疫能力、使酶的异常贮积正常化。因此不必要全部取代受者造血系统，达到混合嵌合状态就足够持续提高患者的生存质量。为了降低毒性，大部分预处理是非清髓的，易于出现混合嵌合状态。因此移植或未植入是这类疾病治疗失败的主要原因。移植前的血制品输入对微小组织相容性抗原致敏可能会增加以上危险。NK 细胞及 T 细胞快速发育为完全嵌合对于获得持续植入，特别是对减低强度预处理的患者有重要意义。

由珠蛋白合成障碍及镰细胞病造成的遗传性贫血是最常见的遗传性疾病。有大量的研究报道了地中海贫血患者混合嵌合对移植的影响，其中大部分来自意大利的 Pesaro 研究组。1992 年 Nesci 等报道了 74 例接受 HLA 相合的同胞供者移植治疗地中海贫血，在移植后 2、6 及 12 月进行嵌合检测，发现在任何时间受者嵌合超过 30% 的患者最后都植入。Amrolia 等研究了 35 个地中海贫血儿童发现，移植后 3 个月自体细胞超过 15% 的患者更容易植入。一些小规模的研究不同于以上研究结果。Pesaro 小组发表了 335 例地中海贫血患者最少跟踪 2 年的最新报道，移植后 2 个月混合嵌合的发生率为 32.2%，227 例完全供者嵌合的患者没有一例发生植入，108 例混合嵌合的患者中 35 例在同一时间发生了植入，与移植后 2 个月的受者细胞数量有关。几乎所有受者细胞超过 25% 的患者都发生了植入，表现为持续的受者骨髓重建及输血依赖。有 34 人移植后发展成持续的混合嵌合超过 2 年，有趣的是有 15 人在超过 2 年的跟踪中受者嵌合超过了 25%，但这些患者仍不依赖输血。残存的受者细胞与供者免疫系统建立了耐受，发生的可能性降低。虽然异基因移植是镰细胞贫血的唯一根治方法，但报道的移植病例比地中海贫血要少得多。一项在欧洲和美国的包括 50 个镰细胞贫血病例的多中心研究发现，无病存活和总存活分别为 84% 和 94%。排斥的发生率为 10%。Walters 等进一步发现 10% 的供者植入对于供者为 HbAA 的患者就能有效治疗，对于供者为 HbAS 杂合子的患者可能需要 30%~40% 的供者嵌合。总之，对于遗传性贫血，受者嵌合增加更容易发生。最近一篇研究报道，镰细胞贫血患者移植后连续监测嵌合状态，如果有供体排斥倾向，可以通过淋巴细胞输注进行干预。重型再生障碍性贫血的移植治疗通常应用非清髓预处理，因此混合嵌合常会发生。在过去的 20 年里，几个回顾性研究发现混合嵌合通常与移植排斥相关，但没有供者细胞阈值的相关报道。Bader 等前瞻性研究了 32 个 SAA 儿童，应用荧光 STR-PCR 的嵌合检测方法，在前 100 天每周检测，以后每月检测。前 2 个孩子出现了混合嵌合增加，最后排斥，研究者决定当自体细胞数量超过 30% 时给予小量的供者淋巴细胞输注，发现移植排斥可以避免。Woodard 等应用单倍型移植治疗 SAA 儿童有相似的发现。总之移植治疗 SAA，嵌合检测是可行的，可以提供依据进行小量供者淋巴细胞输注避免排斥发生，虽然可能会引起 GVHD。

（三）嵌合检测在恶性疾病中的应用

分子证据显示持续存在或重新出现受者细胞可能是白血病细胞复发造成，也可能是受者正常造血细胞残留造成，甚至可能是两者同时存在。受者造血细胞存活可能会通过抑制供者免疫活性效应细胞而促进恶性细胞克隆的生长。因此混合嵌合在恶性血液病移植后会降低移植物抗白血病效果。

到 20 世纪 90 年代中期，认识到嵌合的演变是一个动态过程，嵌合分析应该以较短的时间间隔序贯进行。应用 STR-PCR 动态分析微卫星序列，发现混合嵌合快速增加的患者有较高的复发危险性，另一些研究则认为嵌合与复发没有相关关系。这些不同观点可能与取样的时间间隔有关。Barrios 等研究了 133 例急性白血病患者发现，混合嵌合增加的患者复发危险性显著增加。基于以上研究，几个连续的临床试验启动，评价急性白血病患者基于嵌合分析的抢先免疫治疗防止复发的可能性。Bader 等最近研究了 163 例儿童急性淋巴细胞白血病患者，发现较短间隔的 STR 嵌合分析可以筛选出一大部分即将要复发和明显复发的患者，这些复发基本能被基于混合嵌合升高的抢先免疫治疗防止。但是也发现，并不能监测到所有患者的即将出现的复发，嵌合转变与复发的时间间隔可能非常短。Thiede 等进行了一项成功的研究，AML 及 ALL 患者外周血中 $CD34^+$ 细胞的混合嵌合可以预示复发，外周血中受者 $CD34^+$ 细胞增加到进展为复发的中位时间为 52 天（12~97 天）。在外周血中富集稀有细胞，通常需要 50ml 外周血，限制了此方法只能用于成人患者。Mattsson 等研究了 30 个 AML 及 MDS 患者的 CD33、CD7、CD45 阳性细胞的嵌合，发现分类细胞混合嵌合的患者比完全供者嵌合的患者有更高的复发率。几个研究富集了 ALL 患者带有白血病表型各分类细胞（CD10、CD19、CD34 代表 precursor B-ALL，CD3、CD4、CD5、CD8 代表 T-ALL）以了解混合嵌合的意义。都发现各分类细胞混合嵌合与微小残留病有明显相关。但是，能给出分类细胞混合嵌合预示复发阈值的大样本 ALL 患者的研究还没有报道。Wiedemann 等报道应用 RQ-PCR 定量嵌合的检测方法，供者细胞大于等于 99.0% 定义为完全供者嵌合，供者细胞小于 1.0% 定义为完全受者嵌合，供者细胞在 1.0% 和 98.9% 之间定义为混合嵌合，共研究 75 例 AML 造血干细胞移植患者，稳定的完全供者嵌合组 2 年复发率为 23%（9/40），31 例获得完全供者嵌合后又失去完全供者嵌合，其中供者细胞比例下降组 2 年复发率为 94%（17/18），供者比例升高组 2 年复发率为 0（0/13），稳定完全供者嵌合组 2 年总存活率为 77%，明显高于供者比例下降组 0（$P<0.001$）。

Horky 等报道 RQ-PCR 可以比传统 PCR 预测更高比例的血液学复发（87% vs. 39%），嵌合升高直到复发的时间为 33 天，比传统 PCR 早 26 天。Qin 等报道应用 RQ-PCR 检测嵌合，在 21 例复发的移植血液病患者骨髓中都检测到了高比例的受者细胞嵌合，以受者细胞比例 0.5% 为界值，检测到受者细胞比例升高到复发的时间为 45 天（0~120 天），76% 的患者在复发前 30 天检测到了受者细胞比例升高。Qin 等报道 129 例急性白血病患者移植后长期应用 RQ-PCR 监测嵌合水平变化，以受者细胞比例 1% 为界值时，预测复发的敏感度为 100%，特异度为 79.6%，定量嵌合大于 1% 组的 2 年复发率显著高于小于 1% 组(55.5% vs. 0 P=0.000)，多元回归分析指出定量嵌合大于 1% 是较低无病存活及较低总存活的影响因素，定量嵌合是异基因移植后的独立的预后影响因子。

应用 STR-PCR 技术序贯定量分析外周血嵌合水平能够发现复发高危患者。但不能发现所有的复发高危患者，而且混合嵌合出现到复发的时间间隔可能很短。分析各类细胞的嵌合水平能有效提高检测灵敏度。RQ-PCR 可以提高嵌合检测的灵敏度，比 STR-PCR 可以更早地监测到受者嵌合比例的升高。嵌合分析可作为微小残留病的替代指标，结合嵌合与微小残留病分析可以准确了解植入及监测移植后缓解状态，为预防复发的抢先免疫治疗提供可靠的依据。

(四) 嵌合分析在非清髓移植治疗恶性疾病中的应用

不同于传统的高剂量放射及化疗的清髓预处理，非清髓预处理是基于 GVH 作用从而将恶性细胞清除。自从 1997 年开始出现非清髓预处理方案，大部分患者起初会出现混合嵌合状态。获得完全供者嵌合是控制恶性疾病的必要条件，多次 DLI 将混合嵌合转化为完全供者嵌合。虽然患者能快速获得较高比例的供者嵌合，但在移植后 6 个月大部分患者为混合嵌合。移植后 28 天 T 细胞及 NK 细胞混合嵌合的儿童患者更容易发生排斥。Bornhauser 等发现移植后 10~30 天 NK 细胞供者嵌合低于 75% 比高于 75% 的患者更多发生排斥。最近 Baron 等发现 T 细胞及 NK 细胞供者嵌合低于 50% 有显著增高的发生排斥的危险性。持续混合嵌合的意义还不明确。Keil 等证实了非清髓移植后 T 细胞混合嵌合的患者有显著增高的复发危险性。Girgis 等发现 30 天混合嵌合有复发风险增加的趋势。为了全面阐明嵌合演变对复发预测的影响，需要进行大样本的病种统一及预处理一致的研究。

总之，各类细胞至少包括髓细胞、T 细胞及 NK 细胞的定期嵌合分析应作为常规，获得主要的供者细胞嵌合后可进行常规的嵌合分析。Bornhauser 等移植后一周检测 2 次，西雅图小组 2 周一次直到 84 天。稳定后时间间隔延长。在国家骨髓供者项目和国际骨髓移植登记中心，更强调 T 细胞嵌合的重要性，推荐分类嵌合以 2~4 周一次的间隔直到获得稳定持续的植入。

(五) 基因标记研究的其他应用

基因标记研究在造血干细胞移植中还有其他多种应用。例如，能确定移植后恶性血液病的起源。虽然来源于供者细胞的恶性血液病极其罕见，其机制还不清楚，但嵌合检测能鉴定出这种不常见的特例进行后续的研究。在 EB 病毒感染引起的淋巴系统增殖性疾病，嵌合检测还可用于鉴别增殖是来源于供者或受者 B 细胞。

在罕见情况下，基因标记研究能用来确定 GVHD 是由血制品输入的细胞引起或由移植物引起。通过嵌合检测发现有基因标记(不同于供者及受者)，来自于血制品输入的细胞，可以通过进一步检测来追踪此类细胞。常规的输血制品进行放射处理能消除输注引起 GVHD 的风险。嵌合检测还可用于多份脐血移植后确定植入来源。在此种情况下，应选取对受者和各个供者都有信息的位点。STR 位点非常有用，因为这些位点理论上说有大于两个的等位基因。基因标记研究在造血干细胞移植中另一个临床应用是，鉴定双胞胎是否为单卵发育。

(六) 基因标记研究的生物学意义

基因标记研究除了以上临床应用外，对于了解造血干细胞移植的生物学提供了有价值的信息。基因标记研究最近成为研究造血干细胞移植治疗先天免疫缺陷病的有力工具。有严重免疫缺陷综合征(SCID)的婴儿通常在血液循环中存在隐匿的母亲T细胞。因母亲T细胞的存在需要免疫抑制来避免排斥。通过分析供者细胞植入的特异类型获得了SCID移植后免疫重组的重要信息。基因标记研究结果阐明,并不需要完全供者细胞取代有缺陷的受者淋巴造血系统就可以达到临床治疗非恶性疾病的目的。例如,通过在骨髓中建立25%的正常供者造血嵌合,珠蛋白生成障碍性贫血患者就可摆脱红细胞输注。稳定的混合嵌合可以改善镰细胞性贫血患者的症状。

基因标记研究还被用于确定移植物中细胞的异质性。研究发现骨髓中的细胞不只包括造血和淋巴细胞,还包括组织巨噬细胞、肝脏的库普弗细胞、皮肤的朗格汉斯细胞、外周血中的树突细胞及大脑小胶质细胞。供者来源的组织巨噬细胞和小胶质细胞促进我们应用造血干细胞移植治疗某些先天的酶缺陷疾病。大部分研究者认为移植后骨髓基质细胞来源于受者,甚至长达移植后27年。一些研究报道骨髓来源的细胞可分化为成熟的肝细胞及胃肠道上皮细胞。严格设计的试验观察单一的造血干细胞在小鼠体内的重建,没有发现供者细胞在脑、肾、肠道、肝脏和肌肉组织的生长,说明造血干细胞的跨界分化比较罕见。在移植后受者体内发现小量供者来源的非造血细胞可能由细胞融合造成,也可能来自于其他类型干细胞的衍生。

造血干细胞移植后骨髓及外周血细胞来源于供者还是受者可以通过有信息的基因标记来鉴定。分子生物学方法包括荧光原位杂交和DNA扩增使得嵌合检测已经广泛应用于移植后的各种临床情况。为适用于常规临床检测还需要进一步的工作来建立标准化的检测程序。基因标记检测获得的生物学进展将引导造血干细胞移植治疗恶性和非恶性疾病获得更大的进步。

(秦效英)

参考文献

1. Tilanus MG.Short tandem repeat markers in diagnostics:what's in a repeat? Leukemia,2006,20:1353-1355.
2. Watzinger F,Lion T,Steward C.The RSD code:proposal for a nomenclature of allelic configurations in STR-PCR-based chimerism testing after allogeneic stem cell transplantation.Leukemia,2006,20:1448-1452.
3. Willasch A,Schneider G,Sofia B,et al.Sequence Polymorphism Systems for Quantitative Real-Time Polymerase Chain Reaction to Characterize Hematopoietic Chimerism—High Informativity and Sensitivity As Well As Excellent Reproducibility and Precision of Measurement.Lab Hematol,2007,13:73-84.
4. Qin XY,Li GX,QinYZ,et al.Quantitative assessment of hematopoietic chimerism by quantitative real-time polymerase chain reaction of sequence polymorphism systems after hematopoietic stem cell transplantation.Chin Med J,2011,124(15):2301-2308.
5. Baron F,Sandmaier BM.Chimerism and outcomes after allogeneic hematopoietic cell transplantation following nonmyeloablative conditioning.Leukemia,2006,20:1690-1700.
6. Qin XY,Li GX,Qin YZ,et al.Quantitative chimerism: an independent acute leukemia prognosis indicator following allogeneic hematopoietic SCT.Bone MarrowTransplant,2014,49(10):1269-1277.

第七章

造血干细胞移植护理

第一节 感染管理

感染是 HSCT 的主要死亡原因之一。受者在 HSCT 恢复早期,因受预处理全身致死量放化疗的影响,免疫功能受到抑制,全血细胞减少,口腔、皮肤、胃肠道等黏膜屏障的损伤,导致细菌的感染,据文献报道 90% 的细菌感染发生在中性粒细胞低于 $0.1 \times 10^9/L$ 时。同时中心静脉导管的应用破坏了皮肤的完整性,打破阻挡病原菌侵入的生理屏障,从而导致 CRBSI 的发生。在 HSCT 恢复后期,病毒感染、GVHD、真菌感染,是继发感染的重要因素。

HSCT 受者感染最常见的细菌是条件致病菌,在移植过程中由于免疫功能缺陷而发生机会性感染。美国感染性疾病学会和美国骨髓移植学会联合发布了关于 HSCT 机会感染预防指南,首先指出医护人员手卫生是避免感染源在患者之间和医患之间传播的最重要措施。另外,无菌饮食对预防肠道感染是非常必要的,尽量不食用新鲜水果和生菜。美国两学会推荐所有异基因 HSCT 患者应居住在能够清除空气中直径大于 0.3μm 颗粒、具有高效空气过滤器的病房中。

一、环境干预

(一) 空气净化设备

全环境保护(totalenvironmentprotection,TEP)是一种综合的感染预防措施,主要包括环境及人员两方面的管理。环境的净化主要依靠层流洁净设备的使用,通过初、中、高效过滤器,清除空气中 99.97% 以上直径大于 0.3μm 的尘粒;人员方面包括患者体表的无菌化护理和肠道净化及工作人员的管理。通过严格的消毒隔离及科学的护理管理,杜绝外源性感染因素,真正达到全环境保护,从而降低感染的发生率,提高疾病缓解率,延长患者生存期;同时 HSCT 后患者仍需经过在普通病房的过渡,因此,普通病房的环境管理同样不容忽视。

层流设备按照空气气流方向不同可分为水平式与垂直式两种。北京大学人民医院自 20 世纪 80 年代至今一直采用水平式层流(laminarairflowroom,LAFR)。启用前对层流设备指标进行全面检测，合格后方可使用。检测的指标包括：患者居住层流室的空气洁净度为100级，即1分钟内1立方英尺的空间最多只能通过100个粒径≥0.5ptm的微粒子；病室无人时，气流速度要求0.12~0.15m/s；当只有患者时，不宜超过0.15~0.3m/s；为了防止外界污染侵入，层流室内需要保持内部的压力（静压）高于外部的压力（静压），压力差的维持应符合洁净空间的压力要高于非洁净空间的压力，洁净度级别高的空间的压力要高于相邻的洁净度级别低的空间的压力；层流洁净室的温度宜在22~26℃；相对湿度宜在50%~70%；噪声不超过55dB。

等离子消毒机作为净化病区空气的一种辅助设备，可去除空气介质中的微生物，它与层流装置结合使用，可彻底清除室内污染死角，应用等离子“灭活”机制及强大的杀菌因子彻底阻断封闭环境中内、外源性的病菌病毒，阻断其通过空气进行交叉感染的途径，在高达128m^3的空间，单独使用，作用60分钟，室内自然菌消亡率高达98.33%，可人机共存，无任何毒副作用，且可连续动态有效消毒，达到《医院消毒卫生标准》（GB15982）。贺辉等报道，等离子消毒机运行6小时，可使HSCT病房公共区域空气中0.5μm和0.3μm颗粒物洁净度等级分别为十万级和百万级。开机运行2小时后，患者病房空气中0.5μm和0.3μm颗粒物洁净度达到千级，在患者居住的区域开机运行12小时内空气中沉降菌检测为0。

（二）病室内物品消毒

层流病室物品的消毒方法是根据所用物品的性能决定消毒方式，包括浸泡、季胺盐湿巾擦拭、高压灭菌、环氧乙烷及臭氧消毒柜的方法。患者拖鞋初进层流病室，常规经含有效氯500mg/L消毒液浸泡30分钟后才可使用；患者用体温计、瓶装药液需经季胺盐湿巾擦拭后拿入病室；工作人员用隔离衣，患者用被服、衣物及纸张需经过高压灭菌消毒；不能耐受高温的物品，需用环氧乙烷消毒，这类物品包括患者用口袋、卫生巾；精密仪器例如：手机、电脑笔记本、光盘等，需用臭氧消毒柜消毒4小时才可使用。

（三）终末消毒

层流病区的终末消毒方法为过氧乙酸、等离子消毒机两种。患者出层流室后，先将病室内床单位及物品清理完毕，然后使用含有效氯500mg/L消毒液擦拭地面和季胺盐湿巾擦拭物表，最后使用等离子消毒机或过氧乙酸消毒病室12小时后准备接收新患者。消毒前，打开家具的柜门及抽屉，使消毒蒸汽充分与物体表面接触。关闭室内空调设备、卫生间排风系统，以免影响消毒效果。

病室内擦拭顺序依次为屋顶→室内墙壁→门窗→室内摆放物品→地面。同时清洁室内中央空调的出风口，必须用清水冲洗后再用含有效氯500mg/L消毒液擦拭1遍，更换层流室内风口过滤网。床垫双面经阳光暴晒2小时后备用（若阴天、下雨可用紫外线照射2小时）。消毒前室内物品摆放时留有空隙，使消毒时流动的气体充分接触物体表面。注意检查所有物品是否完好，功能是否正常。

1. 过氧乙酸喷雾法　过氧乙酸是一种杀菌力较强的高效消毒剂，属于过氧化物类消毒剂，依靠其强大的氧化能力破坏蛋白质的基础分子结构，从而达到快速杀灭微生物的目的。其杀菌广谱，能有效地杀灭细菌繁殖体，迅速杀灭各种微生物，包括病毒、细菌、真菌及芽孢。其为无色透明液体，具弱酸性，刺激性酸味，易挥发，可溶于水与乙醇溶液。使用前，需将过氧乙酸两种液体A液、B液混合静置24~48小时后使用。病室喷雾浓度为1%，每立方米20~30ml，密闭12小时。

2. 等离子消毒机　消毒病室前需经 500mg/L 有效氯消毒剂擦拭机器表面及出风口处，但要注意擦拭的毛巾不可过湿，以潮干为宜，防止含氯消毒液进入风口腐蚀机器内部的过滤装置。做好病室消毒的准备工作，层流室风机调至低挡位，关闭空调设备及卫生间风机，马桶盖儿盖严。等离子消毒机消毒时风机挡位调至 2 挡，并每 2 小时巡视一次，保证等离子消毒机的正常运转。

二、日常维护

（一）地面擦拭

擦拭地面用墩布片需每日高压灭菌，无菌水（沸水晾凉）擦拭。每日上、下午分别用有效氯含量 500mg/L 消毒液擦拭层流病室墙面、地面及各个角落 2 次，擦拭手法为横向自上而下式。层流缓冲间区域地面每日擦拭 2 次，每位患者所居住区域用分别用一块墩布片，避免交叉感染。擦拭病区走廊及公共区域每隔 10m 更换一块墩布片，每日擦拭 5 次。

（二）物表擦拭

原中华人民共和国国家卫生和计划生育委员会颁布《医疗机构环境表面清洁与消毒管理规范》指出，以非织造布、织物、无尘纸或其他原料为载体，纯化水为生产用水，适量添加消毒剂等原材料，制成的具有清洁与消毒作用的产品，适用于人体、一般物体表面、医疗器械表面及其他物体表面。北京大学人民医院造血干细胞移植层流室病房于 2017 年 12 月开始使用季胺盐湿巾用于物表消毒，其对大肠埃希菌、金黄色葡萄球菌、铜绿假单胞菌均有灭活作用。季胺盐湿巾每日擦拭层流病室物表 2 次，每次擦拭间隔 >6 小时。季胺盐湿巾擦拭原则：除了病室的床单、家具、仪器设备、垃圾桶盖等，凡是手频繁接触的位置都要擦拭，尤其是仪器设备的开关键、门把手，例如：患者用手机、输液泵按键等，随时保持清洁。控感科每月对层流室物表消毒监测采样均需合格。

（三）净化设备管理

由专业净化设备管理人员定期维护、保养、检修净化设备。患者出层流室时更换初效过滤器。当出现以下几种情况需更换高效过滤器：①全流速度降到最小限度，即使更换初效、中效过滤器气流速度仍不增大时；②高效过滤器的阻力达到其初阻力 2 倍，且全部过滤器的阻力超过风机能力时；③高效过滤器出现无法修补的漏损时。当监测空气含菌、尘浓度明显增高时，及时查找原因和检修，在 1.10m^2 平面测试平均风速低于 0.10m/s 时，需要更换高效过滤器。净化设备在运转时，各病室房门不能开启，以保持室内相对密闭。

（四）加强感染监测工作

每月由感染监控员对层流洁净病区的空气、工作人员的手、物体表面、无菌物品，使用中的消毒液进行采样 1 次；每季度对紫外线灯的照射强度进行测试；每季度对层流病室进行静态静空气培养一次和动态浮游菌检测一次。感染监控科将监测结果及时反馈至病区主任与护士长，以便尽早发现可能造成医院感染的环节，及时处理。

（五）病区环境应保持舒适并体现人性化

层流室四室内安装专用分体空调及空气压缩设备，可控制单元内部空气环境。空调设备宜采用手动和自动控制，使单元内部空气环境保持一定的温、湿度，并有仪表显示。在开机状态室温应保持在 24~26℃，相对湿度 60%~70%，噪声应控制在 55dB 左右。单元内的结构要牢固和便于清洁，室内的供氧及吸引装置与医院中心给氧吸引装置由相连的管道完成供患者居住。四室内照明为双控开关控制，护士可在三室为患者开关灯，病房内及走廊还设有地脚照明灯。层流室四室内设有有线电视，视频通话系统及宽带网接口，以减少在这种封闭环境中治疗对患者产生的孤独感并方便患者与家属视频沟通。

三、移植后普通病房环境的管理

经历了造血干细胞移植的患者在白细胞达 1.0×10^9/L 时病情平稳即转至普通病房。普通病房允许患者家属陪护。患者虽由层流室转入普通病房，但免疫功能尚未完全建立与恢复，仍然面临感染的风险，因此普通病房环境的管理不容忽视。

（一）病区内保持环境的清洁

每日上下午由病房保洁人员用清水擦洗病房楼道地面、病室地面，在用清水擦拭病室内病床及床头桌时，做到一床一巾，在擦拭病室地面，做到一床一个墩布片，卫生间另用墩布片。应用清水擦拭既可起到清洁的作用，又不致使病房内产生耐消毒剂的顽固病菌，做到一床一巾和一床一个墩布片是预防患者之间交叉感染的措施。若患者伴有感染症状时，擦拭的毛巾及墩布片用有效氯 2000mg/L 消毒液浸泡后使用。用过的墩布片每日用有效氯 2000mg/L 消毒液浸泡 30 分钟清洗后焙干再经高压灭菌法消毒使用，用过的擦拭毛巾用有效氯 2000mg/L 消毒液浸泡 30 分钟清洗后焙干备用。

病房门把手每日用有效氯 500mg/L 消毒液擦拭。由于病房多数为 2~3 人间，每位患者有一名陪同家属，医生每日需查房，护士每日需进病房做治疗及护理，门把手成为引发患者之间交叉感染的传播载体，所以必须每日消毒。每位患者有专用的听诊器、口服药杯及止血带，以防交叉感染，每周由护士对这些物品分类进行消毒。协助患者每日上下午开窗通风 1 次，做到病室内空气的流通。

（二）病区内层流床

终末消毒时更换初效过滤器及透明塑料罩，以保证层流床的净化效果，并用有效氯 500mg/L 消毒液擦拭病床、床头桌、及患者使用的壁柜，若患者在层流床内居住一个月时，必须更换初效过滤器及透明塑料帐篷。患者出院后应用有效氯 500mg/L 消毒液彻底擦拭床、床头桌及椅子等，并更换清洁后的床单、被褥。

四、人员管理

（一）患者

患者在病室内必须戴口罩，由于一部分患者伴有呼吸道感染症状，戴上口罩可预防患者之间的交叉感染。及时用流动水清洁双手，这是最简单易行的预防感染的方法。患者应协助保持病房内环境的清洁。

（二）家属

由于家属从外界来到病房，其呼吸道存在着致病菌，所以家属在病区内探视时必须戴口罩，进入病室后首先应用流动水清洁双手。尽量减少探视家属，较多的家属探视影响所有患者的休息也带来更多致病菌。

（三）医务人员

进入病房必须戴口罩，在为每位患者进行操作前后及时快速手消毒液消毒双手或用六部洗手法用流动水洗手。各项操作集中，尽量减少进入病房的次数。保持和监督病房内环境的清洁，及时询问和阻止陌生人员的进入。

（四）保洁人员

对新到岗的人员，由护士长讲解病房清洁、消毒、及隔离的各项规定，树立其清洁和无菌观念。在病区内戴一次性帽子及口罩，随时清洁被污染的区域。

五、手卫生

"世界卫生组织卫生保健中手卫生准则（2009）"指出，手卫生不仅牢牢地落在医护工作者身上，还要鼓励患者参与到此项任务中。世卫组织还致力于告知及教育患者手卫生的重要性和他们在支持改善手卫生活动中潜在的强大作用。北京大学人民医院造血干细胞移植中心在层流室患者入院当日给予患者及家属首次关于手卫生的健康教育，患者进入层流室后护士除给予"六步"洗手法示教外，还要请患者进行反示教，在日常工作中护士给予实时指导与监督，必要时可进行手卫生采样监测。

六、无菌饮食

为避免患者肠道感染，造血干细胞移植患者在层流室中性粒细胞缺乏阶段食用无菌饮食，经微波炉消毒后食用。普食，例如米饭、菜等经微波炉高火消毒 5 分钟。流质饮食，如：牛奶、汤等微波炉高火消毒 3 分钟，防止液体溢出破坏餐盒的密封效果。在层流室期间，患者禁食生冷水果，以避免肠道感染，指导患者可将水果切成块蒸、煮后食用。患者饮水需经两次煮沸后饮用，即饮水第一次煮沸后再倒入电水壶经过二次煮沸后饮用。

第二节　发症分层护理

一、口腔黏膜炎

（一）口腔黏膜炎评估与常规护理

根据世界卫生组织（WHO）的标准将口腔黏膜炎分为 0~ Ⅳ级：①0 级：口腔黏膜无异常；②Ⅰ级：口腔黏膜有 1~2 个 <1.0cm 的溃疡，轻度疼痛，不影响进食；③Ⅱ：口腔黏膜有 1 或 2 个 >1.0cm 的溃疡和数个小溃疡，疼痛加重，能进半食；④Ⅲ级：口腔黏膜有 2 个 >1.0cm 的溃疡和数个小溃疡，疼痛明显，只能进流质饮食；⑤Ⅳ极：有 2 个以上 >1.0cm 的溃疡或（和）融合溃疡，疼痛剧烈，进食困难。

常规护理方法：①进食完毕 2 分钟内温水漱口；②2.5% 碳酸氢钠与复方氯己定交替漱口，每次漱口量为 15~20ml；③每日三餐后给予口腔护理；④指导患者正确的漱口方法：鼓动双颊，使漱口液充分接触口腔黏膜，含漱时间为 2~3 分钟；⑤碘甘油涂抹牙龈，BID；⑥回输完造血干细胞，于 +1 天遵医嘱静脉输注小剂量甲氨蝶呤以达到对受者免疫抑制作用。牙龈炎、咽炎是甲氨蝶呤不良反应之一，亚叶酸钙对甲氨蝶呤毒性具有拮抗作用，因此，在输注甲氨蝶呤的同时，配制生理盐水 500ml 加入亚叶酸钙 12mg 漱口，指导患者日平均以每小时 30ml 用量于晚就寝前漱完。

（二）根据口腔黏膜炎分级进行评估，在常规护理的基础上给予对症处理

1. Ⅰ级溃疡　给予冷热阴极短波紫外线治疗仪照射局部溃疡处，采用低压、低臭氧的紫

外线光源，达到杀菌、消炎、止痛的作用。将石英导子尽可能地接触到溃疡部位，初次照射为16秒，每日递增4秒，连续照射5天为一疗程，如果一个疗程未痊愈，休息1天后开始下一疗程。

2. Ⅱ级溃疡　给予冷热阴极短波紫外线治疗仪照射局部溃疡处，采用低压、低臭氧的紫外线光源，达到杀菌、消炎、止痛的作用。将石英导子尽可能地接触到溃疡部位，初次照射为16秒，每日递增4秒，连续照射5天为一疗程，如果一个疗程未痊愈，休息1天后开始下一疗程的开始。给予特尔立漱口，特尔立即重组人粒细胞巨噬细胞集落刺激因子（rhGM-CSF），为多潜能的造血生长因子，不仅能促进造血前体细胞的增殖、分化、成熟、释放，还能直接刺激口腔黏膜上皮细胞、成纤维细胞、血管内皮细胞的生成或再生，促进溃疡愈合。特尔立需在冰箱内2~8℃内保存，配制成75μg加入100ml生理盐水中，每12小时漱一次。

3. Ⅲ级、Ⅳ级溃疡　给予特尔立漱口。给予溃疡面分泌物培养，必要时活检，以确定感染源细菌、真菌及病毒。真菌感染遵医嘱给予制霉菌素10片将其研碎后加入碘甘油内搅拌混匀后，用无菌棉签涂于患处。由于碘甘油中碘对溃疡面有刺激作用，会引起疼痛，因此要向患者作好解释工作，讲解用药目的。

4. 病毒感染　遵医嘱给予无环鸟苷0.5g加入碘甘油内搅拌混匀涂于患处。

二、肛周感染

（一）肛周评估与常规护理

每班次评估肛周皮肤有无红、肿、硬结、压痛、破溃；是否有痔疮、肛裂，痔疮大小、颜色、位置；排便次数、量、颜色、性质。

常规护理方法：①患者入层流室前给予含有葡萄糖酸氯己定及乙醇成分的皮肤消毒液沐浴10~15分钟；②沐浴过程中，指导患者用5~6根无菌棉签擦洗肛门周围，并取其中1根无菌棉签插入肛门约1.5cm做环形清洁，如此重复3次，彻底清洁肛周；③保持床单位清洁、干燥，告知患者着柔软、干净内衣裤；④每次排便后温水清洁肛周，0.0005%碘伏水坐浴15分钟，坐浴后给予2%碘仿软膏涂抹肛周皱褶处。

（二）痔疮

1. 评估。

2. 常规护理。

3. 艾草水坐浴Bid，坐浴时间每次15分钟。

4. 告知患者家属艾草配制方法：①到中草药店买艾草50g；②将50g艾草放入药锅内，用清水清洗艾草后将水倒出；③再加入清水浸泡艾草15分钟后上火煮，开锅后调至小火，煮20分钟；④20分钟后，将煮好的药液倒入准备好的干净容器内；⑤继续煮第二遍：保留艾草再次加入清水，开锅后调至小火，煮20分钟，将药液倒入另外一个容器内；⑥将第一遍和第二遍的药液混匀后再分装入两个容器内，每个容器装入药液500ml；⑦每次坐浴时500ml艾草药液加入温水1000ml坐浴。

5. 入层流室内的患者，当WBC>1.0×10^9/L时，可给予外用药物涂抹痔疮，当WBC<1.0×10^9/L时，需遵医嘱给予无菌药物制剂治疗痔疮。

（三）肛裂

1. 评估。

2. 常规护理。

3. 保持大便通畅，告知患者多食蔬菜，每日饮水2000ml，如果因药物引起胃肠道不适影响到饮水，可变化饮水种类，例如：煮开的苹果水、梨水、枣水等。层流室内患者排便困难，WBC>1.0×10^9/L时，给予开塞露灌肠；WBC<1.0×10^9/L时，遵医嘱给予杜密克灌肠。

(四) 肛周脓肿

1. 评估。

2. 常规护理。

3. 紫外线治疗仪照射肛周：使用直光导，将冷热阴极短波紫外线治疗仪上的石英导子插入肛门0.5cm处。初次照射为9秒，每日递增1秒，连续照射5天，观察疗效。如果症状未缓解，休息3天后，继续紫外线治疗。选择舒适体位，采取侧卧位或俯卧位。抬高床尾15°~30°，减轻腹压，减少对肛周脓肿的局部受压，减轻疼痛。

(五) 肛周皮肤黏膜破溃

1. 评估。

2. 常规护理。

3. 0.5%碘伏消毒皮肤破溃处。每次排便后用柔软卫生纸蘸干肛周，避免用力擦拭。腹泻患者给予液体敷料涂抹肛周皮肤：①每24小时涂抹一次；②充分扒开肛门皮肤粘膜皱褶喷涂液体敷料；③凡是有可能被排泄物浸渍到的正常皮肤，都要给予液体敷料涂抹，以保护皮肤的完整性。

三、呕吐

(一) 评估

1. 恶心程度。

2. 恶心频率。

3. 恶心持续时间。

4. 呕吐次数、量、性质。

5. 呕吐分级：0级，无呕吐；1级，24小时内发生1~2次，至少间隔5分钟；2级，24小时内发生3~5次，至少间隔5分钟；3级，24小时内发生6次或以上，至少间隔5分钟；4级，危及生命，需紧急治疗；5级死亡。

(二) 常规护理

1. 遵医嘱应用止吐药物。

2. 给予患者心理支持，例如：听音乐、聊天、看电视，行为放松疗法，深呼吸。

(三) 1级呕吐的护理措施

1. 评估。

2. 常规护理。

3. 呕吐后给予温水漱口。

4. 减少五羟色胺的摄入，例如：茄子、核桃，给予温热饮食，少食甜食及油腻食物。

(四) 2~3级呕吐的护理措施

1. 评估。

2. 常规护理。

3. 呕吐后给予温水漱口。

4. 减少五羟色胺的摄入，例如：茄子、核桃，给予温热饮食，少食甜食及油腻食物。

5. 口服药分次服用，饭后不要立即服药，减少呕吐的诱发因素；观察止吐用药效果及毒副作用。

（五）4~5 级呕吐的护理措施

1. 评估。
2. 常规护理。
3. 呕吐后给予温水漱口。
4. 减少五羟色胺的摄入，例如：茄子、核桃，给予温热饮食，少食甜食及油腻食物。
5. 口服药分次服用，饭后不要立即服药，减少呕吐的诱发因素。
6. 观察止吐用药效果及毒副作用。
7. 采取舒适卧位，严密观察生命体征。
8. 严密观察呕吐物的颜色、性质和量，呕吐物是否有血性物质，遵医嘱给予止血药。

四、心脏毒性

（一）评估心功能分级

1. Ⅰ级，患者患有心脏病，日常活动不受限制平时一般的活动不会引起疲乏、心悸、呼吸困难或心绞痛。

2. Ⅱ级，体力活动受到轻度限制，休息时不会有自觉症状，但一般活动就会出现上述症状。

3. Ⅲ级，体力活动明显受限，小于平时一般活动就会引起上述症状。

4. Ⅳ级，不能从事任何体力工作，休息时也可出现心力衰竭的症状，体力活动后加重。

（二）心功能Ⅰ级护理措施

1. 评估心功能分级。
2. 辅助检查：BNP 数值，射血分数。
3. 密切监测并记录生命体征，中心静脉压，每日体重，出入量。
4. 遵医嘱严格限制输液速度。

（三）心功能Ⅱ级护理措施

1. 评估心功能分级。
2. 辅助检查：BNP 数值，射血分数。
3. 密切监测并记录生命体征，中心静脉压，每日体重，出入量。
4. 遵医嘱严格限制输液速度。
5. 专人看护，卧床休息，协助生活所需。
6. 遵医嘱对症处理：强心、利尿。

（四）心功能Ⅲ～Ⅳ级护理措施

1. 评估心功能分级。
2. 辅助检查：BNP 数值，射血分数。
3. 密切监测并记录生命体征，中心静脉压，每日体重，出入量。
4. 遵医嘱限制饮水量。
5. 遵医嘱严格限制输液速度。

6. 绝对卧床休息。

7. 遵医嘱对症处理:强心、利尿。

8. 严密观察心衰症状。

五、出血性膀胱炎

(一) 评估

1. 根据血尿程度评估出血性膀胱炎分级:①Ⅰ度,镜下血尿;②Ⅱ度,肉眼血尿;③Ⅲ度,肉眼血尿伴血块;④Ⅳ度,血块梗阻尿道。

2. 尿量,尿液颜色,排尿次数,排尿间隔时间,记量出入量。

3. 每日监测血小板和血红蛋白。

4. 排尿疼痛评分及疼痛性质。

5. 外阴皮肤情况。

6. 留置导尿时,观察尿管有无扭曲或受压,是否通畅。

(二) 预处理化疗药物所致出血性膀胱炎护理措施

1. 观察尿量、尿色、尿 pH 的变化,准确记录 24 小时出入量。

2. 输注环磷酰胺时,遵医嘱给予呋塞米和美司钠静脉茂菲小壶滴注,以达到匀速利尿减少毒物吸收。

3. 鼓励患者多饮水,在心功能状态良好状态下鼓励患者饮水每天 2000~3000ml,促进膀胱内毒素排出。

4. 化疗期间 24 小时静脉匀速输入液体,不可日间液体输入过快,夜间过慢,以致泌尿系统上皮细胞不能充分水化而引起泌尿系统的损伤。

5. 按照一定时间间隔准确输注碳酸氢钠,充分达到碱化尿液,保护膀胱黏膜。

(三) Ⅰ~Ⅱ度膀胱炎护理措施

1. 评估。

2. 准确留取尿标本。

3. 床边隔离,先护理非出血性膀胱炎患者,再护理出血性膀胱炎患者。

4. 遵医嘱给予碱化、水化、利尿剂。

5. 专物专用,避免交叉感染。

6. 更换的被服床单位单独放置一口袋内集中处理。

(四) Ⅲ~Ⅳ度膀胱炎护理措施

1. 评估。

2. 床边隔离,先护理非出血性膀胱炎患者,再护理出血性膀胱炎患者。遵医嘱给予碱化、水化、利尿剂。

3. 专物专用,避免交叉感染。

4. 更换的被服床单位单独放置一口袋内集中处理。

5. 遵医嘱给予解痉止痛药。

6. 遵医嘱给予三腔导尿管膀胱冲洗:更换一次性引流袋,QD;0.0005% 碘伏水清洗外阴;观察尿管是否通畅,冲洗尿液颜色,匀速冲洗;记录冲洗液量,出入是否平衡。冲洗时变换体位,使冲洗液与膀胱壁的每一侧面充分接触以发挥冲洗疗效。

六、中枢神经系统毒性——癫痫发作护理常规

1. 评估

(1) 患者用药及时间。

(2) 患者神志，有无错觉、幻觉。

(3) 是否有癫痫发作的前驱症状，如肢端细微震颤及麻木等。

(4) 评估患者跌倒诱发因素。根据 Morse 跌倒风险评估表结合造血干细胞移植患者专科疾病特点，包括全血细胞分析、体温确定跌倒风险评分细则，涉及的内容有：患者入院前 3 个月是否有跌倒史；是否超过 1 个医学诊断；行走需辅助情况；行走步态；认知状态及药物治疗。见表 3-7-1《北京大学人民医院血液科层流室内跌倒风险评分详细条目》跌倒风险评估 25~45 分为患者存在跌倒低度风险，跌倒风险评估≥45 分为患者存在跌倒高度风险。

2. 护理措施

(1) 预防患者跌倒发生。指导患者“三步”起床法，避免变换体位幅度过大引起晕厥；①第一步：醒后不要马上坐起，先睁开双眼放松眼肌 30 秒，待完全清醒再坐起；②第二步：从床上坐起后，双腿下垂至床沿，双手扶住床边，定坐 30 秒至 1 分钟，再站立于地面；③第三步：待完全站稳 30 秒至 1 分钟后，再进行其他活动。

(2) 告知患者药物治疗的注意事项及毒副作用。预处理阶段输注白舒非时，易出现肢端麻木或轻微震颤，需立即告知医护人员，警惕癫痫发作。

(3) 护士监督患者特殊口服药物服药到口，告知患者输注白舒非前 30 分钟按时服用口服镇静药的意义，避免漏服或延服。

(4) 指导患者活动与行走的安全，患者跌倒风险≥45 分，T≥38℃，血色素 <8g/L，血小板 $<20\times10^9$/L 需专人陪伴，避免发生意外伤害。将患者用物放在可触及之处，方便取用，排除环境中不安全因素。

(5) 备好抢救物品与药品。输注诱发癫痫发作的药物时，患者床头备好压舌板或开口器，防止癫痫发作时舌咬伤。

(6) 护士严格掌握药物应用的观察要点和药物的使用方法。应用降压药物 30 分钟后需继续监测血压；镇静睡眠药物思诺思需服药前如厕，在床上服用，避免夜间起床诱发跌倒；抗精神药物需监督患者服药到口，保证药物准时准量。

表 3-7-1　北京大学人民医院血液科层流室内跌倒风险评分详细条目

条目编号	量表条目	评分标准(分)	细化条目	评分标准(分)	新增条目
1	有无跌倒史	无 =0，有 =25	—	—	
2	超过一个医学诊断	无 =0，有 =15	—	—	
3	行走辅助	不需要使用 =0，卧床休息 =0，护士照顾 =0 使用手杖、助行器 =15，扶靠家具行走 =30	观察并询问患者及长期陪伴居住的家属、平衡能力	步态平衡自如 =0，行走时步态缓慢 =5，步态不平衡 =10 需使用助行器 =15，扶靠家具 =30	

续表

条目编号	量表条目	评分标准(分)	细化条目	评分标准(分)	新增条目
4	静脉输液治疗	无 =0,有 =20	—	—	
5	步态	正常 =0,卧床休息 =0,不能活动 =0 下肢虚弱乏力 =10,残疾或功能障碍 =20	下肢虚弱乏力:听取患者主诉,血象,体温,起立行走测试评分	血象:血色素 <8g/L=1 血小板 $<20\times10^9$/L=1,体温≥ 38℃ =1,主诉 =1,起立行走测试:撑扶一次即能站起 =1,尝试多次才能站起 =2,需他人辅助才能站起或要求他人辅助 =3	
			残疾或功能障碍:四肢,脊柱,视力	四肢残疾或功能障碍 =3,脊柱残疾或功能障碍 =3,视力:单眼视物模糊 / 单盲 =6,双眼视物模糊 / 双目失明 =8	
6	认知状态	量力而行 =0,量力而行 / 忘记自己受限制 =15	量力而行 / 忘记自己受限制:年龄,认知,意识,精神状态	年龄 <20 岁或 >60 岁 =2,认知能力:能接受和理解防跌倒知识,但未转变为行为 =2,过于自信 =2,活动受限,无意识寻求帮助 =3,记忆力、判断力下降 =3,意识模糊 / 痴呆 =2,幻觉 / 抑郁 =1	
7	药物因素				利尿药 / 降压药 / 降糖药 镇静药 / 抗癫痫药 / 抗精神病药

七、移植物抗宿主病(GVHD)

(一) 评估发生时间

根据发生时间定义 GVHD 类型:移植后两周内发生 GVHD 称为超急性 GVHD;移植后 100 天内发生的 GVHD 称为急性 GVHD(aGVHD);移植后 100 天后发生的 GVHD 称为慢性 GVHD(cGVHD)。

(二) 评估急性 GVHD 症状(表 3-7-2)

表 3-7-2 急性 GVHD 症状分级

分级	皮肤	肝脏 - 血胆红素 μmol/L(mg/dl)	胃肠道 ml/d
1	皮疹面积 <25%	34~50(2~2.9)	腹泻量 500~1000ml/d 或病理证实为上消化道 GVHD
2	皮疹面积 25%~50%	51~102(3~6)	腹泻量 1000~1500ml/d
3	皮疹面积 >50%,全身红斑	103~255(6.1~15)	腹泻量 1500~2000ml/d
4	全身性红斑伴水疱形成或表皮剥脱	>255(>15)	腹泻量 >2000ml/d 或严重腹痛伴肠梗阻

(三) 急性 GVHD 皮肤集束化护理措施

1. 每班次评估 ①皮肤颜色、湿度、温度,有无水疱、渗出、水肿;②皮肤受压部位,如:骨突处、皮肤皱褶处(腋下、乳房皱褶处、臀部、会阴、腹股沟);③评估皮疹颜色,皮疹出现的时间、面积。

2. 常规护理 ①0.05% 醋酸氯己定溶液擦浴皮肤,QD;②更换无菌病号服或无菌棉质内衣裤,QD;③更换无菌床单位,W2D;④告知患者皮肤干燥瘙痒时勿用手抓挠,WBC>1.0×10^9/L 时涂抹维生素 E 乳膏,WBC<1.0×10^9/L 时涂抹消毒食用橄榄油。

3. 皮肤水疱集束化护理措施 ①评估;②常规护理;③生理盐水清洁皮肤水疱;④用 1ml 无菌注射器在水疱基底部抽净疱内液体,保持水疱壁完整。抽吸水疱前后用 0.5% 碘伏消毒皮肤水疱处。

4. 皮肤剥脱集束化护理措施 ①评估;②常规护理;③患者 WBC<1.0×10^9/L 伴有皮肤剥脱,敷料选择以抗感染为主,使用银离子敷料;换药时建立无菌区域,铺垫无菌治疗巾;生理盐水点蘸式由内向外环形清洁皮肤;将银离子敷料浸湿于灭菌注射用水再覆盖患处,用弹力绷带固定;根据皮肤剥脱面积,无菌裁剪银离子敷料;换药时不要用手或其他用物撕拽敷于患处的原敷料,以免造成皮肤二次损伤。如敷料有卷边、翘起需用无菌剪刀修剪,继续覆盖银离子敷料;会阴部皮肤剥脱时,需局部备皮;保持床单位清洁,及时清理床铺上剥脱的皮屑,更换床单;Ⅲ度,甚至Ⅳ度皮肤损害时,为减少受损皮肤受到被服摩擦的刺激,可用床架支起盖被。同时,用无菌纱布缠绕床架,避免皮肤触及床架再次损伤皮肤。每日更换无菌大单,被套,保持床单位清洁。当患者处于被动体位时,采用提单式翻身法。

(四) 急性 GVHD 肝脏集束化护理措施

1. 评估肝功能障碍前驱症状,如:体重突然增加、肝大、右侧季肋部胀痛、腹水、黄疸、茶色尿、呼吸缓慢 / 表浅、呼吸困难、意识模糊、嗜睡和疲乏。

2. 评估全身皮肤、巩膜黄染程度。

3. 监测生化指标。

4. 监测体重,测量腹围。

5. 遵医嘱用药,限制水、钠的摄入。

6. 遵医嘱输注白蛋白,维持血浆渗透压。

(五) 急性 GVHD 肠道集束化护理措施

1. 评估患者有无腹痛,痉挛,里急后重感,水样便和肠鸣音亢进。
2. 评估、记录大便次数、颜色、性状和量。
3. 遵医嘱给予止泻、解痉药、止痛药。
4. 遵医嘱留取便标本。
5. 每次腹泻后用 0.0005% 碘伏水冲洗肛周,保持肛周皮肤清洁,并涂抹皮肤保护膜,防止肛周黏膜破损。
6. 微波炉消毒饮食,并根据病情轻重给予流食或禁食。
7. 遵医嘱每 4 小时记录出入量,为治疗提供动态信息。

八、中心静脉插管、血管插管相关并发症及处集束化护理

(一) 概述

中心血管通路装置包括隧道式和非隧道式导管,经外周穿刺的中心静脉导管,植入式输液港。在使用时间寿命上隧道式比无隧道式长。因为,隧道式导管插入时,导管前端在上腔静脉,后半部分在胸壁皮下潜行,当有病原体由穿刺点侵入,由于皮下淋巴结的屏障作用,可以最大限度地杀伤细菌,防止病原体直接入血,从而减少了插管感染率。非隧道式是通过皮肤直接穿刺或未通过皮下组织到达预定位置的血管通路装置。经外周静脉穿刺中心静脉插管(peripherally inserted central catheter,PICC),是使导管尖端位于上腔静脉或锁骨下静脉的深静脉导管植入技术。植入式输液港(venousportaccess,VPA),是一种全植入的,埋置于人体内的闭合静脉输液装置。目前,已经证明,抗感染的中心血管通路装置能降低细菌菌落数和(或)导管相关血流感染的发生。这类导管包括涂有或浸润了洗必泰和磺胺嘧啶银、米诺环素和利福平以及银离子的装置,但对上述涂层有过敏的患者禁用此类通路装置。

(二) 中心静脉导管穿刺部位的选择

造血干细胞移植患者首选锁骨下静脉置管,意义在于移植患者在预处理期间接受的是根治性致死量的放化疗,锁骨下静脉血流丰富,血流量大,药物进入血管后可迅速被血液稀释,减少对血管的刺激,避免了药物刺激所致的静脉炎及药物外渗引起的组织坏死。回输的造血干细胞经锁骨下静脉迅速分布到全身,有利于干细胞的归巢。同时,锁骨下静脉穿刺区域皮肤平坦,插管部位平整、干燥,皮肤皱褶少,易于换药和固定。

血管通路选择:PICC 作为血液病患者又一重要静脉通路,因持续治疗未拔除 PICC 即将进入层流室行造血干细胞移植,考虑到患者在移植期间免疫功能低下阶段有定植菌的危险因素,因此北京大学人民医院血液科规定带有 PICC 行自体造血干细胞移植患者置管时间在进层流室前未超过 3 个月,且正常使用与维护者,可不予以拔除,进入层流室后继续使用。带 PICC 行异基因造血干细胞移植患者要求进入层流室前拔除 PICC 导管,不予以保留。

带有植入式输液港即将行造血干细胞移植的患者,在进入层流室前护士要评估输液港皮肤是否完好,有无破溃,注射座周围是否有压痛,置管时间以及最后使用导管的时间。患者输液港按要求正常使用,且最后一次使用时间在入层流室前 28 天以内者,可以继续使用。

(三) 集束化护理措施预防中心静脉导管感染

1. 病区所有工作人员遵从手卫生时机,“六步”洗手法洗手。临床实践证明,不正确的手消毒会增加导管的感染率。大肠埃希菌、鲍曼不动杆菌的感染源可以是患者自身的(内源

性的),也可是不动杆菌的带菌者和感染者,尤其是双手带菌的医务人员,在医院里,污染的医疗器械及工作人员的手是重要的传播媒介。(屎肠球菌)肠球菌属引起的置管感染与医护人员的手污染有关。鲍曼不动杆菌的黏附力极强,易在各类医用材料上黏附,成为贮菌源。临床表现为肺部感染、伤口皮肤感染、泌尿系统感染,最严重的是菌血症,死亡率 >30%。

2. 操作者手上、头发上的细菌可随导管穿刺时,进入血管内而成为导管的感染源。因此,置管过程中术者要使用最大程度的无菌屏障,无菌术野范围最大化。穿无菌隔离衣,戴一次性帽子、一次性口罩、无菌手套,无菌单自床头铺置床尾,两侧至床沿下 10cm。

3. 每班次评估、交接导管外露长度,观察导管口局部皮肤感染征象,红斑、硬结。评估患者全血细胞分析,监测体温,有无伴随症状。敷料粘贴是否牢固,卷边、潮湿、松动。

4. 锁骨下置管后给予弹力绷带加压包扎 24 小时,预防血肿而继发感染。加压包扎时,向患者做好解释工作,询问穿刺口的压力感受,避免压力过大引起胸闷、呼吸不畅,压力过小,起不到压迫止血的作用。

5. 导管穿刺口皮肤消毒剂首选葡萄糖酸氯己定醇溶液。

6. 输液治疗的管理也是预防中心静脉导管感染的又一重要措施。造血干细胞移植患者免疫功能低下及全血细胞的减少,配制液体均使用洁净层流工作台净化设备。通过加压风机将室内空气经高效过滤器过滤后送到净化工作台区域,最终达到局部百级的操作环境。文献报道,护士配制液体手握活塞进行抽吸药液的污染率随抽动活塞的次数而增加,而手持注射器活塞柄抽吸药液的污染与活塞的抽动次数无密切关系。注射药液需现用现配,溶液放置 3~5 小时,细菌可呈对数增长。

7. 使用输液终端过滤器是预防中心静脉导管感染的一个环节。它可以祛除细菌及微粒,降低输液污染和附近有污染时的感染率,过滤静脉输液中可能存在的微粒以及输液中革兰阴性菌产生的内毒素。

(四) 中心静脉导管并发症护理措施

1. 中心静脉导管穿刺点感染护理

(1) 导管穿刺口出现皮肤硬结、红斑时每日给予葡萄糖酸氯己定醇溶液换药,同时给予紫外线治疗仪照射,初始剂量为 9 秒,以后每日递增 3 秒,连续照射 5 天。

(2) 导管穿刺口出现红、压痛时,给予软聚硅酮类敷料覆盖,每 3 天换药一次。

(3) 遵医嘱拔除导管时,需留取导管两部分进行送检,以提高导管阳性率的检测。每部分不超过 5cm,即导管尖端部分和导管皮下段部分。每部分的留取均需分别使用无菌剪刀,避免导管培养结果假阳性。尤其是拔除 CVC 导管时还需再备 1 把无菌剪,用于剪断导管缝合线。

(4) 美国静脉输液指南(2016)指出,使用氯己定浸润的敷料可降低中心静脉导管的血流感染。北京大学人民医院造血干细胞移植中心进行随机对照研究应用葡萄糖酸氯己定抗菌敷料和传统敷料的使用,结果证实使用传统敷料和葡萄糖酸氯己定抗菌敷料中心静脉导管穿刺点局部感染率分别为 46% 和 20%,后者减少了因中心静脉导管局部感染所致的血流感染而造成的早期拔管。

2. 静脉血栓的预防与处理

(1) 评估全血细胞分析、凝血功能。每班次测量臂围,观察局部有无肿胀、疼痛。

(2) PICC 置管后 1~2 小时给予握力器和热敷,促进静脉血流,预防血栓形成。指导患者使用握力器,每日 4 次,每次握力 15~30 下,每次握力时间与间歇时间均为 2~3 秒。热敷在置管后 1 小时开始,每日 4 次,每次 30 分钟,温度以 39~41℃为宜。置管后,如果持续渗血,需加压包扎,热敷时间需在置管后 4 小时开始。

(3) 静脉血栓处理:每日评估患者臂围,疼痛指数,监测生命体征,并询问患者有无胸痛、心悸、咯血等肺栓塞的临床表现;血栓禁止热敷,避免栓子脱落引起肺栓塞。2008 年美国胸科医生协会指南指出:导管相关性静脉血栓可以在抗凝治疗的同时继续保留并使用导管,不建议拔除功能良好且有使用需求的导管。张鷗、颜霞等依据此指南对 1 例 PICC 发生血栓性静脉炎的患者成功保留了置管。具体方法是:应用紫外线治疗仪照射,照射距离为离穿刺点及周围皮肤 5cm,起始照射时间为 30 秒,以后每日递增 5 秒。穿刺侧做被动松拳、握拳锻炼,每日 12 分钟。同时抬高穿刺侧手臂 30°,利于血液回流;紫外线照射后给予如意金黄散外敷,1 次 /12 小时,每日外敷前清洗局部,外敷范围上至腋窝,下至无菌敷料边缘,两侧至臂缘,用透明薄膜包裹起到保湿作用。

3. 导管堵塞预防与处理

(1) 每日开管前及封管前使用 20ml 生理盐水脉冲式冲洗导管,冲掉滞留在导管壁上的残余药液。正确使用无针正压接头,每次封管后确保无针接头阴性端白色矽质帽必须自动弹回原位,否则血液反流入导管造成阻塞。边推注封管液边退注射器,方可关闭导管夹,达到持续正压封管的作用。

(2) 每次开管后,导管脱离静脉泵检测导管重力滴速在 80 滴 / 分以上,重力滴速减慢,及时查找原因。移植患者长期输注药质黏稠的免疫抑制剂环孢素及血制品,使用含有肝素钠注射液 50U/ml 生理盐水封管,达到肝素化的作用,抑制血栓形成。

(3) 合理使用管路,避免一腔多用或有腔不用,有计划地使用多腔导管。持续输注液体,24 小时更换输液管路一次。

(4) 导管堵塞时检查管路是否打折、受压。给予 5000U/ml 尿激酶注射液 0.1ml 通管,不可强行推注封管液。使用一次性使用三通阀,分别连接一次性 20ml 无菌注射器和尿激酶注射器。先关闭尿激酶注射器,用一次性 20ml 无菌注射器将导管腔抽吸形成负压后关闭其通路,打开尿激酶注射器一端与导管腔相通,利用导管腔负压自动将尿激酶注射液吸入。密闭 30 分钟后,将尿激酶注射液抽出,确认管路通畅继续使用。

4. 静脉炎预防与护理

(1) 每日评估静脉炎分级:0 级,没有症状;1 级,穿刺部位发红,伴有或不伴有疼痛;2 级,穿刺部位疼痛伴有发红和(或)水肿;3 级,穿刺部位疼痛伴有发红,条索状物形成,可触摸到条索状的静脉;4 级,穿刺部位疼痛伴有发红疼痛,条索状物形成,可触摸到条索状的静脉,其长度 >1 英寸,脓液流出。

(2) 处理:①局部湿热敷,扩张血管,减少导管对血管内膜的摩擦。方法:从置管后第一天开始,毛巾热敷置管上臂 10 分钟,配合使用静脉炎软膏涂抹,以走行导管静脉的术肢上臂皮肤为中心,每天 3 次,连用 10 天;②药物外敷:如意金黄散,每天 1~2 次;采用热敷 30 分钟后涂抹非甾体抗炎药膏:扶他林,每天 3~4 次;③应用水胶体敷料,按照使用说明给予患处外敷;④使用中草药紫草制成紫草油外敷疗效可达到 100%。其成分为乙酰紫草醌、异丁酰紫草醌,具有抗炎、抗菌,抑制毛细血管通透性,促进伤口愈合的作用。制作方法为:取 100g 紫草,置于清洁干净容器内,用食用香油浸泡 24 小时后取上清液,盛入消毒好的器皿内。每 4

小时外敷局部患处一次，做好记录，观察紫草的疗效。

5. 关爱指导　患者中心静脉导管关爱指导包括对患者、看护者和（或）法定授权人进行关于输液治疗和治疗计划内容的教育，包括治疗目的，预期的结果和（或）治疗，输液治疗的目的，与输液装置有关的护理，潜在的并发症，或与治疗及疗法有关的不良事件、风险和受益。并在患者的永久医疗记录中记录所有提供教育的内容、教育的对象，以及患者、看护人或者授权代表的反应。

置管后的自我维护。告知患者睡眠、翻身时避开导管一侧，避免导管受压。教会患者、家属戴有导管时穿、脱衣服的顺序。穿衣时，先穿戴有导管一侧的肢体；脱衣时，先脱不戴有导管一侧的肢体。沐浴前，使用保鲜膜包裹穿刺部位，再行淋浴。戴有管路的肢体给予护网保护，防止牵拉、脱出。限制有导管一侧肢体的活动：上举、摆动、抬重物，例如：不游泳、不举哑铃。自觉置管部位疼痛、皮肤颜色发红、痒感、肿胀，及时就医。敷料松动、有气泡、潮湿立即到医院更换。如没有异常情况，每周到医院更换敷料、冲洗导管1次。监测体温变化。输液港的女性患者确保胸罩带避开局部区域，减少摩擦。

第三节　药物管理

造血干细胞移植需要为患者进行根治剂量的化疗或放疗，以达到清除体内的肿瘤细胞，抑制并摧毁体内的免疫系统，导致患者的免疫功能下降，易受到各种细菌、病毒、真菌等微生物侵袭，诱发全身各脏器的感染，甚至导致败血症而死亡。由于治疗过程中涉及多种、多类的药品，因此我们要了解常用药物的药理作用和使用药物过程中的注意事项，观察用药后的疗效及药物的不良反应，采取相应的护理措施，减轻患者的痛苦，达到造血干细胞移植最终成功的目标。

一、常用化疗药物的护理对策

（一）阿糖胞苷

1. 不良反应　骨髓抑制、肝功能异常、胃肠道反应、皮疹、发热等；治疗初期可发生高尿酸血症，严重者可发生尿酸性肾病，在用药期间遵医嘱给予别嘌醇口服以促进尿酸的排泄；阿糖胞苷综合征多出现于用药后6~12小时，有骨痛或肌痛、咽痛、发热、全身不适、皮疹、眼睛发红等表现。

2. 护理对策　用药期间严格监测患者全血细胞分析；观察患者的胃肠道反应及肝肾功能；出现阿糖胞苷综合征的患者遵医嘱用药，并观察用药后的反应；阿糖胞苷进入人体后迅速失活，治疗时采用连续静脉滴注法。因此，使用可调式输液器或输液泵合理调整输液速度，以确保药液在血浆中的有效浓度，使药液在规定时间内匀速输入。

（二）白消安

1. 不良反应　典型的中枢神经系统症状，癫痫发作；骨髓抑制；神经系统症状失眠、眩晕、焦虑、抑郁；皮肤表现为皮疹、瘙痒。

2. 护理对策　密切观察患者病情变化，监测生命体征；白消安可通过血脑屏障，诱发癫痫，需密切观察患者四肢有无不自主的抽动，如有及时告知医生，避免癫痫发作；引起指（趾）端色素沉着，皮肤变黑，告知患者停药后皮肤可自行恢复至正常颜色。遵医嘱每6小时给药一次，输注速度 >2 小时，连续 3 天，共 12 次；在给药前半小时给予苯妥英钠口服，预防癫痫发作；配制药液必须稀释，稀释液选用 0.9% 氯化钠注射液或 5% 葡萄糖注射液。溶剂量应为本品原液体积的 10 倍；每次输药前后用生理盐水或 5% 葡萄糖注射液冲洗输液管路。

（三）环磷酰胺

1. 不良反应　代谢产物丙烯醛可损害膀胱基底膜，引起出血性膀胱炎。

2. 护理对策　观察患者有无膀胱刺激征，尿频、尿急、尿痛；严格执行输注速度 >1 小时；严格执行输液计划，24 小时匀速输注药液，达到持续水化、碱化，促进毒物排出；协助患者饮水，在心功能正常时，每日饮水 >2500ml；指导患者深呼吸，缓解恶心、呕吐，同时食用碱性食物，例如：苏打饼干中和胃酸。环磷酰胺水溶液仅能稳定 2~3 小时，最好现配现用。

二、常用免疫抑制剂的护理对策

（一）抗胸腺细胞球蛋白（ATG）

1. 不良反应　轻者仅表现为局部皮肤反应或播散性皮肤反应（皮肤发红、一般荨麻疹、瘙痒等）、不安、头痛，重者则可出现过敏性休克而致死亡，还可产生喉头水肿、哮喘、血压下降。应用处有监护设备，并做好医护人员和抢救器械以及抢救药品的准备。全身性反应为寒战、发热、头昏、血压低、心动过速、呕吐和呼吸困难。局部反应为输液处局部疼痛及血管末梢血栓性静脉炎。

2. 护理对策　密切监测生命体征；输注前遵医嘱给予抗过敏药物，输注速度 50ml/h；遵医嘱先给予脱敏治疗，即先在 500ml 生理盐水中加入 1 支 ATG（25mg/ 支），静滴 1 小时后，若患者无不良反应再加入其余剂量。按照说明书使用 0.2μm 过滤器进行在线过滤。

（二）环孢素注射液

1. 不良反应　主要不良反应有包括肾功能障碍，震颤，多毛，高血压，腹泻，厌食，恶心和呕吐。

2. 护理对策　遵医嘱输注速度 >2 小时，以减少药物毒性；应使用玻璃瓶输注，塑料瓶必须符合欧洲药典关于血液制品用塑料容器规定，且不含聚氯乙烯（PVC）。

三、常用抗生素护理对策

造血干细胞移植患者经过大剂量化 / 放疗后，造成骨髓抑制，容易继发各种感染，在粒细胞缺乏期间，会使用不同的抗生素药物。

（一）青霉素类

1. 不良反应　最常见为过敏反应，以过敏性休克最为严重。

2. 护理对策　使用青霉素类药物前，询问患者有无过敏史；3 日内未用过此类药物者均要做青霉素皮试。青霉素类在水溶液中很不稳定，药物溶解后随着时间的延长产生的致敏物质也越多，因此在使用前方可溶解配制，以减少不良反应发生和保证药物疗效；严禁与碱性药物，如碳酸氢钠、氨茶碱等配伍；青霉素类药物在短时间内有较高的血药浓度能够发挥最好的疗效，因此静脉给药时，将药物溶于约 100ml 输液中，在 0.5~1 小时内输完。

（二）头孢菌素类

1. 不良反应　过敏反应，主要表现为荨麻疹、哮喘、血清病样反应、过敏性休克等。使用前按照说明书中规定做皮试；胃肠道反应致恶心、呕吐、食欲不振等反应；大剂量应用可导致肝功能的升高;凝血功能障碍:可通过抑制肠道菌群产生维生素 K,因此有潜在的致出血作用。

2. 护理对策 使用前询问患者的药物过敏史,输注时密切观察患者有无过敏症状的发生;监测患者的全血细胞分析及生化各项指标。

(三) β- 内酰胺酶抑制剂

1. 不良反应 过敏反应是其最为突出的副作用,主要表现为皮疹、面部潮红或苍白、心悸,严重的可发生过敏性休克,患者可表现为胸闷、呼吸困难、面色苍白、大汗、血压下降,甚至意识丧失,呼吸、心跳骤停,如不及时抢救可引起死亡。

2. 护理对策 应用本类药物时如发生过敏反应,须立即停药;一旦发生过敏性休克,应就地抢救,并给予吸氧及注射肾上腺素、肾上腺皮质激素等抗休克治疗。中度以上肾功能不全患者使用本类药物时应根据肾功能情况调整剂量。

(四) 氨基糖苷类

1. 不良反应 耳毒性,前庭功能失调,多见于庆大霉素。耳蜗神经损害,多见于阿米卡星。肾毒性:可出现蛋白尿、管型尿,血尿;尿量减少或增多,进而发生氮质血症、肾功能减退等。神经肌肉阻滞:能引起心肌抑制,呼吸衰竭等,可用新斯的明和钙剂对抗。

2. 护理对策 使用本药品期间,注意药物之间的配伍禁忌;与强利尿药如呋塞米联合应用可加强耳毒性;与有耳毒性的药物如红霉素合用,可导致耳中毒加强;与肌肉松弛药或具有此种作用的药物(如地西泮)联合应用可致神经 - 肌肉阻滞作用增强,新斯的明或其他抗胆碱酯酶药均可拮抗神经 - 肌肉阻滞作用;与头孢菌素类联合应用,可使肾毒性加强;与碳酸氢钠、氨茶碱联合应用,抗菌效果可增强,但毒性也随之增强,必须慎用。监测患者的肾功能。

(五) 大环内酯类护理对策

1. 不良反应 肝毒性,表现为胆汁淤积、肝功能升高等,但停药后可恢复;耳鸣和听力下降;过敏,主要表现药物热、药疹等;注射给药可引起局部刺激,不宜用于肌内注射,静脉滴注可引起静脉炎,故滴注液宜稀释,输注速度不宜过快。

2. 护理对策 与茶碱联合应用时应监测茶碱的血药浓度,以防意外;监测肝功能;用药期间观察有无耳鸣、听力下降等,及时通知医生予以处理。

四、常用抗真菌类药物护理对策

(一) 伊曲康唑

1. 不良反应 胃肠道症状:恶心、便秘、腹痛、厌食等。

2. 护理对策 其药物溶酶 pH 值与 0.9% 盐水混合易产生浑浊或沉淀而堵塞中心静脉导管。董霜等报道,在输注药物前用 10ml 无菌注射器从中心静脉导管内抽取至针乳头处,再连接伊曲康唑,可有效避免该药物引起的导管堵塞。

(二) 注射用醋酸卡泊芬净

分两种剂型,每支 50mg、70mg。

1. 不良反应 为发热、头痛、腹痛、疼痛、寒战、恶心、呕吐、肝脏功能升高、心动过速、静脉炎 / 血栓性静脉炎、呼吸困难、皮疹、瘙痒症、发汗、皮肤潮红等。

2. 护理对策 输注前后给予生理盐水先冲管,不能与其他药物同输;密闭的瓶装冻干粉末应储存于 2~8℃;药瓶中溶解液的贮藏:溶解液可储存在 25℃或 25℃以下维持 24 小时;在 2~8℃的冰箱中可维持 48 小时;由于药物的剂型不同,使用时注意用药剂量。

第四节 患者和照顾者教育

一、患者饮食管理

由于造血干细胞移植患者进行血液病根治性治疗,预处理期间应用大剂量化疗药物,在移植治疗期间容易出现食欲不振、消化系统吸收功能降低、利用障碍和消耗增加等,导致营养不足。而营养不足是移植过程中以及术后一系列并发症发生的原因之一,影响着患者的造血重建、免疫重建以及移植疗效。王勃诗、颜霞等在采用不同工具对 HSCT 术后白血病患者进行营养评估的研究中,NRS2002、MNA、SGA、MUST 四种营养筛查方法的结果显示,109 例血液病患者在 HCST 术后具有营养风险或中重度营养不足的发生率分别是 100%、91.9%、83.3%、63.6%。这说明移植术后大部分的白血病患者存在营养问题,其中 85.2% 的患者在移植术治疗期间存在体重丢失,且 50% 的患者体重丢失 >5%,42.6% 的患者出现进食量的明显减少。同时柳鹏等采用 NRS2002 和 MNA 对血液病患者移植术前营养状况进行评估,发现营养风险发生率仅为 14.0%,营养不足发生率仅为 1.0%。因此,正确指导患者的饮食,给予营养支持,保证患者良好的营养状况,这对患者在造血干细胞移植期间顺利完成免疫重建、减少并发症,为出院后进一步提高生存质量均具有十分重要的意义。

预处理期间,患者出现恶心、呕吐,食欲下降等消化道症状,造成营养摄入不足。粒细胞缺乏期,免疫功能低下,极易继发感染。因此,要给予患者足够的营养支持,增加机体抵抗力。患者恶心时,多食用含碱的食物,如面食、苏打饼干,以中和胃酸,缓解恶心、呕吐。口腔黏膜炎期间,摄入温度适宜,营养丰富,易消化的食物。补充高动物蛋白食物,如新鲜的肉类、鱼、蛋类;给予少渣易消化的食物,不食豆类、蔬菜的根茎,减少溃疡期间增加咀嚼对溃疡面的摩擦刺激。疼痛剧烈影响吞咽时,进食前给予利多卡因漱口后,再进食。给予软食、半流质、流质饮食及遵医嘱肠外营养支持。在两餐之间补充肠内营养粉剂——安素,其成分为蛋白质、脂肪、碳水化合物、维生素、矿物质,其配比成分符合免疫功能低下的 HSCT 患者,不刺激肠蠕动,直接经肠黏膜吸收入血,产生粪渣相对少一些,减少患者腹泻。安素适合于成人及四岁以上的儿童,作为全身营养的支持和部分营养的补充。每次用温水调服 200ml,每日 2~4 次。使用时,需遵照说明书,安素开启后,有效期即为 3 周。

患者出洁净室后,饮食的烹饪方法可以与层流室内相同,但需要逐渐增加进食量。摄入高蛋白、高维生素营养丰富的食物,如鸡、牛、羊肉、芹菜等,但不能食入不易消化吸收的食物,如烤鸭,一年之内不能吃烤鸭,以免引起腹泻,而诱发移植物抗宿主病。在层流室期间,为避免患者食用生冷饮食导致肠道感染,因此限制患者不食用生冷水果。患者出层流室白细胞 $>1.0\times10^9/L$ 时,指导患者食用新鲜水果以补足在层流室期间维生素摄入的丢失,具体方法:①可以吃的水果有苹果、梨、橙子、橘子,这些水果表皮要完整,无疤痕;②首先从单一水果吃起,如先从苹果吃起;③第一次先吃苹果的 1/4,连续吃 3 天同等的量,观察排便性状、大便的次数和量,如果排便没有异常,可以 3 天后吃苹果的 1/3,再连续吃 3 天同等量,同时继续观察大便情况,如果没有异常,3 天后可以吃苹果的 1/2,仍然连续吃 3 天同等量,还要观察排便性状，如果排便没有异常，3 天后可以吃整个苹果；④待患者吃第一种水果适应后，可以吃第二种水果，方法同吃苹果是一样的，要分次分量；⑤不可食用的水果有桃、香蕉、葡萄、黄瓜、西红柿、荔枝、李子、草莓等。因这些水果有的有毛，不易清洗；有的表皮不光滑，不易消毒；有的表皮较薄，易破损，使得细菌易侵入、繁殖。

患者出洁净室后如果出现腹泻，告诉患者要注意：禁吃辛辣，改吃半流食（如米粥、面条等），如腹泻多次，遵医嘱禁食。腹泻缓解可以进食时，需开始从单一品种摄入流质饮食，先加入小米汤，如大便次数性状无改变，可改为半流食，例如：面条、米粥，不要放肉和菜。恢复正常饮食时，为促进肠黏膜的恢复，可适当加营养素每日 2~3 勺。

患者出院后要求食物原料新鲜，卫生，干净，不食用久置的食物。出院后 1 个月可以与家属共餐，但要实行分餐制，使用公筷。继续摄入高蛋白、高维生素营养丰富的食物，如鸡、牛、羊肉、新鲜蔬菜及水果等，但不能食入不易消化吸收的食物，如烤鸭、油炸食品等，以免引起腹泻，而诱发移植物抗宿主病。移植后肺部感染风险是增高的，因此建议患者在移植前、中、后禁止吸烟，同时也要避免被动吸烟。移植后饮酒造成的肝脏损害同样非常严重，所以在移植后 6 个月内必须避免饮酒。如果移植后 6 个月后，仍在用药，同样不能饮酒。

二、患者活动指导

在层流室预处理期间，患者经过大剂量的放化疗后，全血细胞减少，中性粒细胞 $<0.5\times10^9/L$ 约 14 天，这段时期需卧床休息，减少活动，防止出血、跌倒、直立性低血压等意外伤害，护士要指导患者起床下地活动时遵从“三步”起床法：第一步，醒后双眼睁开静卧 30 秒，待眼肌完全放松；第二步，坐起后将身体挪至床边停留 30 秒；第三步，站起后需在床边停留 30 秒后再进行活动。当造血干细胞进入植入阶段，适当的肢体锻炼可促进肌力的恢复，但仍要根据血小板数值而定。当血小板 $>20\times10^9/L$ 嘱咐患者在床边活动，例如：原地踏步；血小板 $<20\times10^9/L$ 指导患者在床上进行锻炼，如深呼吸及床上伸展、屈膝等运动；血小板 $<10\times10^9/L$ 告知患者绝对卧床休息。

患者出层流室后根据身体状况可在病房走廊内活动并逐渐增加活动时间，每天递增 5~10 分钟，但仍要关注血小板的数值，防止不适当的活动而诱发出血。出院后，不去人口密集、拥挤的公共场所，例如电影院、餐厅、超市等，避免呼吸道感染，外出戴口罩。活动时间循序渐进，每日步行 10 分钟，活动量以不疲乏为宜。每 7 天增加一次活动时间为 5 分钟，7 天为一循环。

三、个人卫生

告知患者出层流室需准备洗手液和牙膏、软毛牙刷。在流动水下用洗手液洗净双手，使用牙刷清洁口腔。每日清水清洗肛周。如果肛周有阳性症状与特征时，需遵医嘱进行治疗。病室内需戴口罩，防止呼吸道交叉感染。病室不要放置过多用物，以免附着灰尘不易清洁。移植后患者的皮肤容易过敏及干燥，可涂抹护肤霜有效地改善肤质。出院后家中应保持清洁，房间每日擦拭 2 次，浴室和餐厅更应经常打扫。使用抹布擦拭物表、墩布片擦拭地面能更有效地清除灰尘，抹布及墩布片需每日清洗晒干。不要在家中摆放植被、鲜花及饲养宠物，因为生长在土壤、水和植物上的微生物对人体具有传染性，同时宠物携带寄生虫也容易造成患者的感染。经常听天气预报播放的空气质量指数，室外空气良好时可以每天开窗通风，保持室内空气新鲜。

四、照顾者教育

患者居住在层流室内时，告知家属在为患者烹制、选用食材时要干净、新鲜、卫生。烹制食材的用具要清洁干燥，切熟食、生食的刀具、菜板分开。为患者烹制清淡易消化的食物，忌辛辣刺激性的食物。患者餐具每周煮沸2次。患者出层流室转入普通病房后，限制人员探视，看护者严格执行手卫生，避免因手污染造成患者间的交叉感染。病室物品只摆放患者必需用物，因过多用物积淀灰尘，易附着细菌不易清洁。告知看护者共同维护病房环境公共设施，尤其是水房，不要自行涮洗用物，保持地面干燥，避免因环境潮湿滋生细菌、真菌。看护者需掌握患者出院后的复诊时间。患者出院后需在医生指导下定期看门诊，出院后前 2 个月，每周要看 1~2 次门诊，2 个月后待病情稳定，可酌情每 2 周看一次门诊，根据病情逐渐延长到医院就诊的时间间隔，总而言之，出院后的前 3 年需要与医生保持密切的联系。

（徐晓东　颜 霞）

参考文献

1. 颜霞 . 实用血液科护理及技术 . 北京：科学出版社，2008.
2. 陈文明，黄晓军 . 血液病学 . 北京：科学出版社，2012：396-412.
3. The Official Publication of the Infusion Nurses Society. Infusion therapy standards of practice.Infusion Nursing，2016，34（1S）：S33-64.
4. 贺辉，颜霞，徐晓东 . 一种等离子体空气消毒机对造血干细胞移植病房空气消毒效果 .2015，32（5）：424-426.
5. 胡伟，莫晓冬，颜霞等 . 综合预防策略降低半相合造血干细胞移植口腔粘膜炎发生率计影响因素研究 . 中国实用护理杂志，2015，31（26）：1962-1966.
6. 张鲲，霍花，颜霞 .1 例置入 PICC 发生血栓性静脉炎成功保留导管患者的护理 . 中华护理杂志，2014，49（10）：1266-1277.
7. 颜霞，徐晓东，侯悦 .4 例异基因造血干细胞移植患者急性移植物抗宿主病重度皮肤损伤的护理 . 中华护理杂志，2006，41（1）：39.
8. 徐晓东，曹艳超，刘晓琳，等 .1 例噬血细胞综合征患者行单倍体造血干细胞移植术并发症皮肤损害的护理 . 中华护理杂志，2017，525：586-588.
9. 颜霞，孙慧，徐晓东 .1 例严重肛周溃疡患者行非血缘外周造血干细胞移植的护理 . 中华护理杂志，2007，423：241-243.
10. 廉小靖，孙慧，徐晓东，等 . 造血干细胞移植锁骨下中心静脉导管零感染的护理进展 . 护士进修杂志，2013，28（23）：2148-2151.

第八章

营养评估与造血干细胞移植

白血病属于国家重大疾病研究范围,我国白血病年发病率约 3/10 万。在恶性肿瘤所致的死亡率中,白血病居第 6 位(男性)和第 8 位(女性),但在儿童及 35 岁以下成人中则居第 1 位。造血干细胞移植(HSCT)是近 30 年来发展起来的一项高科技技术。白血病患者在移植前必须接受大剂量化疗和(或)全身放疗的预处理,这将直接破坏机体的免疫功能,同时还容易引起消化道黏膜的病变,出现食欲不振、消化系统吸收功能降低、利用障碍以及消耗增加等,导致营养不良,进而使免疫功能降低。免疫功能的下降使得感染成为白血病患者最常见的并发症,占白血病死亡原因的第 1 位,现已成为严重影响白血病缓解率及生存率的一大问题。对于白血病患者而言,放化疗处理不可避免,那么如何保证患者良好的营养状况以提高免疫功能、减少感染等并发症显得尤为重要。

国内外研究证实合理的营养支持治疗可以使缓解期的白血病患者血清中细胞因子 IL-4、γ-IFN 升高;外周血中的调节性 T 细胞比例减少,分泌 IL-10 的细胞数减少;辅助性 T 细胞(Th)增加,且诱导 Th0 细胞向 Th1 细胞转化;细胞毒性 T 淋巴细胞(CTL)细胞增加,且分泌穿孔素的活性细胞明显增加。国内研究发现,补充谷氨酰胺双肽的白血病患者,在 HSCT 术后与未补充者比较,其黏膜炎、肠炎的发生率及症状持续时间减少,长期发热发生率及发热持续时间减少,抗生素治疗时间及无菌层流室治疗时间缩短,且不增加肠道急性移植物抗宿主疾病发生率。同时有研究发现,合理的经口饮食营养治疗可以延缓患者在层流病房中营养不良状况的加重,进而提高机体的免疫功能,减少免疫抑制及感染的发生,降低治疗费用。因此,合理的营养支持治疗在白血病患者各临床治疗阶段,尤其是免疫重建阶段发挥重要作用。

第一节　常用的营养评估方法

正确、及时的营养评估是合理营养支持治疗的前提。2016 年欧洲肠外肠内营养学会癌症患者营养指南建议:为早期发现癌症患者营养不良,推荐从患者确诊开始常规评估营养摄入、体质量变化和体质指数等营养指标,是否重复评估取决于其临床病情的稳定情况。正确评估 HSCT 白血病患者的营养状况,以便提前制定营养支持方案,采取相应措施,保证患者良好的营养状况，这对患者顺利完成整个移植过程、减少感染等并发症、提高生存质量等均具有十分重要的意义。当前国内外所用的营养评估方法和指标种类较多，如血浆白蛋白与前白蛋白、转铁蛋白、血肌酐与尿素氮、人体测量等等。专业的营养评估工具包括患者主观整体评估（patient-generated subjective global assessment，PG-SGA）、主观全面评定（subjective globe assessment，SGA）、微型营养评定（mini nutritional assessment，MNA）、营养风险筛查 2002（nutritional risk screening 2002，NRS2002）以及营养不良通用筛查工具（malnutritional universal screening tools，MUST）等多种。

一、NRS2002

欧洲肠外肠内营养学会（European Society for Parenteral and Enteral Nutrition，ESPEN）对营养风险的定义是指“现存的或潜在的营养和代谢状况所导致的疾病或手术后出现相关的临床结局的机会”。NRS2002 是 ESPEN 于 2003 年基于 128 个随机对照研究（randomized controlled trial，RCT），在循证基础上提出并推荐使用的营养筛查工具，该研究证实有营养风险的患者接受营养支持可能受益的机会多，是营养支持的适应证。

NRS2002 作为营养风险筛查的工具，可用于住院患者营养不足和营养风险的评估，简便易行。其包括 4 个方面的评估内容：人体测量、近期体重变化、膳食摄入情况和疾病的严重程度。NRS2002 评分由 3 个部分构成：营养状况评分、疾病严重程度评分和年龄调整评分（如果患者的年龄≥70 岁，加 1 分），三部分评分之和为总评分，总评分为 0~7 分。如果 NRS2002 的评分大于或等于 3 分，可以确定患者存在营养风险。表 3-8-1 为不同营养风险得分有效应用营养支持的似然比，结果表明当营养风险的得分≥2.5 时，使用临床营养支持和未用营养支持临床结局的比值为 1.4，95% 可信区间是 1.7~1.2，大于 1。当比值大于 1 时，表明临床营养支持是有效的，这是 NRS2002 以 3 分作为分界点的统计学依据。

表 3-8-1 不同营养风险得分有效应用营养支持的似然比

营养风险得分	总的营养支持（n=128）	肠内或口服（n=56）	肠外（n=71）
≥2.0	1.1（1.0~1.3）	—	—
≥2.5	1.4（1.2~1.7）	1.6（1.1~2.2）	1.3（1.0~1.6）
≥3.0	1.7（1.2~2.3）	2.9（1.4~5.9）	1.4（1.0~1.9）
≥3.5	2.4（1.3~4.4）	7.7（1.1~55.3）	2.1（1.1~4.4）
≥4.0	5.0（1.5~16.8）	[a]4.2（1.1~15.2）	

注：[a] 此栏中 6 个研究证实临床营养支持有效

考虑到东西方人群身高、体重的差异，故体质指数（body mass index，BMI）的评定标准推荐采用中国陈春明标准。营养不足判定标准：BMI（kg/m^2）<18.5 为营养不足，BMI≥24.0 为超重，BMI≥28.0 为肥胖。BMI 的计算公式为：BMI= 体重（kg）/［身高（m）］^{2}。NRS2002 问卷内容及评定方法见表 3-8-2。

表 3-8-2　NRS2002 调查表

疾病状态(3 个以内的主要诊断):
如果患有以下疾病请在□打"√",并参照营养需要量标准进行评分(无下列疾病为 0 分)
评分 1 分,营养需要量轻度增加:髋骨折□　慢性疾病有并发症者□　COPD □　血液透析□
肝硬化□　一般恶性肿瘤患者□
评分 2 分,营养需要量中度增加:胸腹部大手术□　脑卒中□　重度肺炎□　血液恶性肿瘤□
评分 3 分,营养需要量重度增加:颅脑损伤□　骨髓移植□　APACHE>10 分的 ICU 患者□
* 小结:疾病有关评分:□ 0 分　□ 1 分　□ 2 分　□ 3 分
营养状态:
1. 人体测量:身高(经过校正的标尺)(m,精度到 0.5cm)
实际体重(经过校正的磅秤)(kg,精度到 0.5kg)
BMI(<18.5,3 分)
* 小结分
注:因严重腹水、水肿得不到 BMI 值时用白蛋白替代(g/L)(<30g/L,3 分)
2. 近期(1~3 个月)体重是否下降?(是□,否□);若是体重下降(kg)
体重下降 >5% 是在 □ 3 个月内(1 分)　□ 2 个月内(2 分)　□ 1 个月内(3 分)
* 小结分
3. 一周内进食量是否减少?(是□,否□)
如果是,较从前减少 □ 25%~50%(1 分)　□ 50%~75%(2 分)　□ 75%~100%(3 分)
* 小结分
** 小结:营养受损评分:□ 0 分　□ 1 分　□ 2 分　□ 3 分(注:上述 3 个小结评分中取一个最高值)
年龄评分:超过 70 岁为 1 分,否则 0 分
*** 年龄评分:□ 0 分　□ 1 分
**** 营养风险总评分:　　分(疾病有关评分 + 营养受损评分 + 年龄评分,≥3 分表示需要营养支持)

注:COPD,chronic obstructive pulmonary disease;APACHE,acute physiology and chronic health evaluation;BMI,body mass index

NRS2002 对于疾病严重程度的评分及其定义:

1 分:慢性疾病患者因出现并发症而住院治疗,患者虚弱但不需卧床,蛋白质需要量略有增加,但可以通过口服补充来弥补。

2 分:患者需要卧床,如腹部大手术后,蛋白质需要量相应增加,但大多数人仍可以通过肠内或肠外营养支持得到恢复。

3 分:患者在加强病房中靠机械通气支持,蛋白质需要量增加而且不能被肠外或肠内营养支持所弥补,但是通过营养支持可使蛋白质分解和氮丢失明显减少。

二、SGA

主观全面评定是由加拿大学者于 1987 年提出的一种临床营养评价方法,并为美国肠外肠内营养学会(American Society of Parenteral and Enteral Nutrition,ASPEN)推荐。其特点是以详细的病史和临床检查为基础,省略了人体测量和生化检查。其理论基础是身体组成改变与进食改变、消化吸收功能的改变、肌肉的消耗、身体功能及活动能力的改变等相关联。在重度营养不良时,SGA 与身体组成评定方法(body composition assessment)有较好的相关性。

SGA 评价内容包括近期体重改变、饮食改变、胃肠道症状、活动能力改变、应激反应、肌肉消耗、三头肌皮褶厚度及有无水肿等 8 个指标，每项指标有 A、B、C 三个评级。当 8 项评判中有 5 个或以上 C 级评判时，总评即为 C 级(重度营养不足)；8 项评判中，有 5 个或以上 B 级评判，或有 C 级但不足 5 个 C 级时，总评即为 B 级(轻、中度营养不足)；当 8 项评判中，B 和 C 分级合计不足 5 个时，总评即为 A 级(营养良好)。

SGA 最初用来评价住院患者的术后营养状况，随后很快被应用到评价癌症患者的营养情况。优点是花费少、快速、操作简单、可靠、可重复性强，不需要复杂的实验室方法，医生和护士吻合率达 90%。缺点是其重点在于营养物质摄入及身体组成的评估，没有考虑到内在蛋白质水平，导致其不能评价表面上营养良好甚至肥胖但存在内在蛋白质缺乏患者的营养问题，其与传统指标相关性相对较低。SGA 的主要内容及评定标准见表 3-8-3。

表 3-8-3　SGA 的主要内容及评定标准

指标	A 级	B 级	C 级
1. 近期(2 周)体重改变	无 / 升高	减少 <5%	减少 >5%
2. 饮食改变	无	减少	不进食 / 低热量流食
3. 胃肠道症状(持续 2 周)	无 / 食欲不振	轻微恶心呕吐	严重恶心呕吐
4. 活动能力改变	无 / 减退	能下床走动	卧床
5. 应激反应	无 / 低度	中度	高度
6. 肌肉耗能	无	轻度	重度
7. 三头肌皮褶厚度	正常	轻度减少	重度减少
8. 踝部水肿	无	轻度	重度

注：上述 8 项中，至少 5 项属于 C 级或 B 级，可分别定为重度或中度营养不良

三、PG-SGA

PG-SGA 最先由美国 Ottery FD 于 1994 年提出，是专门为肿瘤患者设计的营养状况评估方法，是在 SGA 基础上发展起来的。临床研究提示，PG-SGA 是一种有效的肿瘤患者特异性营养状况评估工具，美国营养与膳食学院(Academy of Nutrition and Dietetics，AND)录制了 PG-SGA 操作 DVD，就 PG-SGA 的实际操作统一了标准，从而有利于规范该方法的临床操作。

PG-SGA 由患者自我评估部分及医务人员评估部分两部分组成，具体内容包括体重、摄食情况、症状、活动和身体功能、疾病与营养需求的关系、代谢方面的需要、体格检查等 7 个方面，前 4 个方面由患者自己评估，后 3 个方面由医务人员评估，总体评估包括定性评估及定量评估两种。

PG-SGA 评分工作表(表 3-8-4~ 表 3-8-8)：评分使用 1 个月体重数据，若无此数据则使用 6 个月体重数据。使用以下分数积分，若过去 2 周内有体重丢失则额外增加 1 分。

表 3-8-4　PG-SGA 工作表 1——体重丢失的评分

1 个月内体重丢失	分数	6 个月内体重丢失
≥10%	4	≥20%
5%~9.9%	3	10%~19.9%
3%~4.9%	2	6%~9.9%
2%~2.9%	1	2%~5.9%
0~1.9%	0	0~1.9%
2 周内体重下降	1	

评分（Box 1）______

表 3-8-5　PG-SGA 工作表 2——疾病和年龄的评分标准

分类	分数	分类	分数
cancer	1	压疮、开放性伤口或瘘	1
AIDS	1	创伤	1
肺性或心脏恶病质	1	年龄≥65 岁	1

评分（Box 5）____

表 3-8-6　PG-SGA 工作表 3——代谢应激状态的评分

应激状态	无（0）	轻度（1）	中度（2）	高度（3）
发热	无	37.2~38.3℃	38.3~38.8℃	≥38.8℃
发热持续时间	无	<72h	72h	>72h
糖皮质激素用量（泼尼松 /d）	无	<10mg	10~30mg	≥30mg

评分（Box 6）______

表 3-8-7　PG-SGA 工作表 4——体格检查

	脂肪				肌肉					体液				总体消耗的主观评估（以肌肉消耗为主）
	眼窝脂肪垫	三头肌皮	褶厚度肋下脂肪	总体脂肪缺乏程度	颞肌	肩背部	胸腹部	四肢	总体肌肉消耗评分	踝部水肿	骶部水肿	腹水	总体水肿程度评分	
无消耗：0	0	0	0		0	0	0	0		0	0	0		0
轻度消耗：1+	1+	1+	1+		1+	1+	1+	1+		1+	1+	1+		1
中度消耗：2+	2+	2+	2+		2+	2+	2+	2+		2+	2+	2+		2
重度消耗：3+	3+	3+	3+		3+	3+	3+	3+		3+	3+	3+		3

评分（Box 7）______

表 3-8-8　PG-SGA 工作表 -5——PG-SGA 定性评价

	A 级 营养良好	B 级 中度或可疑营养不良	C 级 严重营养不良
体重	无丢失或近期增加	1 个月内体重丢失不超过 5%(或 6 个月丢失不超过 10%)或体重持续下降	1 个月内体重丢失 >5%(或 6 个月 >10%)或体重持续下降
营养摄入	无缺乏或近期明显改善	摄入明显减少	摄入重度减少
营养相关症状	无或近期明显改善	存在营养相关的症状 Box 3	存在明显的症状 Box 3
功能	无不足或近期明显改善	中度功能减退或近期加重 Box 4	严重功能减退或近期明显加重 Box 4
体格检查	无消耗或慢性消耗但近期有临床改善	轻 ~ 中度皮下脂肪 / 肌肉消耗	明显营养不良体征，如严重的皮下组织消耗、水肿

PG-SGA 病史问卷表(表 3-8-9):PG-SGA 设计中的 Box 1~4 由患者来完成，其中 Box 1 和 3 的积分为每项得分的累加，Box 2 和 4 的积分基于患者核查所得的最高分。

表 3-8-9　PG-SGA 病史问卷表

体重(见工作表 1)

我现在的体重是______公斤

我的身高是______米

1 个月前我的体重是______公斤

6 个月前我的体重是______公斤

最近 2 周内我的体重：

□ 下降(1)　□ 无改变(0)　□ 增加(0)

Box 1 评分：______

症状

最近 2 周我存在以下问题影响我的饭量：

□ 没有饮食问题(0)

□ 无食欲，不想吃饭(3)

□ 恶心(1)　□ 呕吐(3)

□ 便秘(1)　□ 腹泻(3)

□ 口腔疼痛(2)　□ 口干(1)

□ 味觉异常或无(1)

□ 食物气味不好(1)

□ 吞咽障碍(2)　□ 早饱(1)

□ 疼痛；部位(3)______

□ 其他 **(1)

** 例如：抑郁，经济或牙齿问题

Box 3 评分：______

膳食摄入(饭量)

与我的正常饮食相比，上个月的饭量：

□ 无改变(0)

□ 大于平常(0)

□ 小于平常(1)

我现在进食：

□ 普食但少于正常饭量(1)

□ 固体食物很少(2)

□ 流食(3)

□ 仅为营养添加剂(3)

□ 各种食物都很少(4)

□ 仅依赖管饲或静脉营养(0)

Box 2 评分：______

活动和功能

上个月我的总体活动情况是：

□ 正常，无限制(0)

□ 与平常相比稍差，但尚能正常活动(1)

□ 多数事情不能胜任，但卧床或坐着的时间不超过 12 小时(2)

□ 活动很少，一天多数时间卧床或坐着(3)

□ 卧床不起，无法下床(3)

Box 4 评分：______

续表

Box 1~4 的合计评分（A）:______ 5. 疾病及其与营养需求的关系（见工作表 2） 所有相关诊断（详细说明）: 原发疾病分期：Ⅰ Ⅱ Ⅲ Ⅳ 其他 年龄 评分（B）:______ 6. 代谢需要量（见工作表 3） 评分（C）:______ 7. 体格检查（见工作表 4） 评分（D）:______	
定性评价（见工作表 5） A 级　营养良好 B 级　中度或可疑营养不良 C 级　严重营养不良	PG-SGA 总评分 评分 $A+B+C+D$
营养支持的推荐方案 根据 PG-SGA 总评分确定相应的营养干预措施，其中包括对患者及家属的教育指导、针对症状的治疗手段如药物干预、恰当的营养支持。 0~1　此时无需干预，常规定期进行营养状况评分 2~3　由营养师、护士或临床医生对患者及家属的教育指导，并针对症状和实验室检查进行恰当的药物干预 4~8　需要营养干预及针对症状的治疗手段 ≥ 9　迫切需要改善症状的治疗措施和恰当的营养支持	

四、MNA

微型营养评定是 20 世纪 90 年代初由 Vellas 等人创立和发展的一种新型人体营养状况评定方法。MNA 优点是针对老年患者设计，简便易行，可在 10 分钟内完成，无任何创伤性检查，具有很高的敏感性、特异性和预测性。它既是营养筛查工具，又是评估工具。内容为医学及心理学，适用人群为老年人，与传统的人体营养评定方法及人体组成评定方法有良好的线性相关性，所用费用及时间相对较少。文献报道，MNA 最重要的意义是可鉴别出潜在营养不良的老年患者，而处于这一时期的患者在传统营养测定指标中的体脂量和血清蛋白方面并没有发生明显变化，鉴定后可以通过营养治疗而防止营养不良情况的恶化。同时，MNA 的灵敏度（96%）和特异度（98%）均高于 SGA 的灵敏度（82%）和特异度（72%）。鉴于 SGA 的灵敏度相对低，因此 SGA 诊断为营养不良者，应高度怀疑其营养不良可能已比较严重；被 SGA 评定为营养良好者，则往往可能被其他评价工具证实存在营养不足。

MNA 评估分两步，第一步为营养筛查，包括 6 个指标，小计最高分为 14 分，如果评分在 11 分及以下，需要进入第二步；第二步为营养评价，包括 12 个指标，小计最高分为 16 分。MNA 合计分数 <17.0 分判定为营养不足，MNA 合计分数在 17.0 分与 23.5 分之间为潜在营

养不足，MNA 合计分数 >23.5 分为营养良好。具体评估内容见下表 3-8-10。

表 3-8-10 MNA 的内容及评定标准

内容	评分
1. 在过去 3 个月中，是否因食欲不佳、消化问题、咀嚼或吞咽困难以致进食量越来越少？	
严重食欲不佳	0 分
中度食欲不佳	1 分
食欲无变化	2 分
2. 近 3 个月体重变化	
体重减轻 >3kg	0 分
不知道	1 分
体重减轻 1~3kg	2 分
体重无变化	3 分
3. 行动力	
卧床或轮椅	0 分
可以下床活动或离开轮椅但无法自由走动	1 分
可以自由走动	2 分
4. 过去 3 个月内曾有精神性压力或急性疾病发作	
是 0 分 否 2 分	
5. 精神神经问题	
严重痴呆或抑郁	0 分
轻度痴呆	1 分
无精神问题	2 分
6. 体质指数（BMI=kg/m^2）	
BMI<18.5	0 分
18.5≤BMI<21	1 分
21≤BMI<24	2 分
BMI≥24	3 分
筛检分数（小计满分 14） □ 大于或等于 12 分： 表示正常（无营养风险）不需完成完整评估 □ 小于或等于 11 分： 表示可能营养不良，请继续完成下列评估表	
7. 可以独立生活（非住在养老院或医院）	
是 1 分 否 0 分	
8. 每天需服用 3 种以上的处方药物	
是 0 分 否 1 分	
9. 压疮或皮肤溃疡	
是 0 分 否 1 分	
10. 一天中可以吃几餐完整的餐食	
1 餐 0 分 2 餐 1 分 3 餐 2 分	

续表

11. 蛋白质摄入量	
每天至少摄取一份乳制品(牛奶、乳酪、酸奶)	
是 □　　　　　　否 □	
每周摄取两份以上的豆类或蛋类	
是 □　　　　　　否 □	
每天均吃些肉、鱼、鸡、鸭类	
是 □　　　　　　否 □	
0 或 1 个是	0 分
2 个是	0.5 分
3 个是	1.0 分
12. 每天至少摄取 2 份或 2 份以上的蔬菜或水果	
是　　1 分　　　　否　　0 分	
13. 每天摄取多少液体(包括果汁、咖啡、茶、牛奶,一杯 =240ml)	
少于 3 杯	0 分
3~5 杯	0.5 分
大于 5 杯	1.0 分
14. 进食的形式	
无人协助则无法进食	0 分
可以自己进食但较吃力	1 分
可以自己进食	2 分
15. 觉得自己营养方面有没有问题?	
觉得自己营养非常不好	0 分
不太清楚或营养不太好	1 分
觉得自己没有营养问题	2 分
16. 与其他同龄人比较,认为您的健康状况如何?	
不如同龄人	0 分
不知道	0.5 分
和同龄人差不多	1.0 分
比同龄人好	2.0 分
17. 臂中围 MAC(cm)	
MAC<21	0 分
MAC 21~21.9	0.5 分
MAC≥22	1.0 分
18. 小腿围 C.C.(cm)	
C.C.<31	0 分
C.C.≥31	1.0 分
一般评估(小计满分 16 分)	
筛检分数(小计满分 14 分)	
MNA 合计分数(满分 30 分)	
营养不良指标分数	
MNA 17~23.5　具营养不良危险性	
MNA<17　营养不良	

五、MUST

营养不良通用筛查工具是由英国肠外肠内营养协会多学科营养不良咨询小组研发。主要用于蛋白质热能营养不良及其发生风险的筛查，包括 3 方面评估内容：BMI、体重减轻、疾病所致进食量减少。通过 3 部分评分得出总分，0 分表示无或低度营养风险，需间隔一段时间后再次筛查；1 分表示中度营养风险，需记录其 3 天的膳食情况，进一步评估；2 分表示高度营养风险，需转诊营养相关人员进行营养指导或治疗。

第二节　各评估方法的临床意义和局限性

Kyle 等对目前较常用和权威的营养评估工具的灵敏度和特异度做了比较，即比较这些工具能够将真正有营养风险或营养不良的患者筛选出来（灵敏度）和将无营养风险和营养不良的患者识别出来（特异度）的能力。研究者分别对比了 MUST、营养风险指数（nutrition risk index，NRI）和 NRS2002 工具。对 995 例新入院患者的营养状况进行评估，结果显示 NRS2002、MUST 和 NRI 的灵敏度分别为 62%、61% 和 43%，其特异度分别为 93%、76% 和 89%。NRS2002 与 MUST、NRI 相比具有更高的灵敏度和特异度。

目前，针对白血病患者营养状况评估的研究报道较少。国外一项针对 HSCT 术前的白血病患儿营养状况评估研究中，发现 BMI 不能准确反映此类人群的营养状况。另有一项 215 例血液病患者营养状况评价的研究综合了 SGA 法和人体测量的一些指标进行营养评估。在诸多针对住院患者的营养评估方法中，尚未见到某一种方法完全适用于 HSCT 的白血病患者的报道，营养评估的最佳时间也尚在研究。

柳鹏等采用 NRS2002、MNA、SGA、MUST 四种常用营养评估方法对 108 例造血干细胞移植术后的患者进行营养评估。结果显示，85.2% 的患者在移植术治疗期间存在体重丢失，50% 的患者体重丢失 >5%，42.6% 的患者出现进食量明显减少；在营养风险的评估中，NRS2002、MNA、MUST 的阳性率分别为 100%、74.7%、63.6%，NRS2002 与 MNA、MUST 有显著差异；在营养不足的评估中，SGA 法的阳性率为 83.3%，MNA 法为 17.2%，两者之间有显著差异；≤30 岁的白血病患者术后营养风险发生率比 >30 岁组高。以上数据表明：白血病患者在 HSCT 期间及术后营养状况较差，30 岁以下白血病患者移植术后营养风险发生率较高。

针对 HSCT 患者，NRS2002 作为营养风险筛查工具特异性不高，但可用于营养不足的评估；MNA 是良好的营养风险筛查工具，但不是良好的营养不足评估工具；更加完善的营养评价，可能需要综合几种评估方法以及临床实验室指标。既往研究显示，NRS2002 具有很好的临床适用性，而且具有花费时间少、不需过多培训等优点。由此可见，应将 NRS2002 法作为白血病患者造血干细胞移植前营养状况评估的首选方法；由于 NRS2002 法与 MNA 法评估角度不完全相同，若能同时采用这两种评估法，有助于提高评估的准确程度和全面性；SGA 法是通过病史及临床表现所采用的主观综合性营养评估法，Jeebhoy 认为其更多反映的是疾病状况，而非营养状况，SGA 不宜用来区分轻度营养不足，由于其阳性检出率较低，不推荐将 SGA 法单独作为白血病患者的营养评估方法。在消化道肿瘤、泌尿系统肿瘤等实体瘤的研究中发现，PG-SGA 的敏感性为 92%、特异性为 82%，其对肿瘤患者生活质量、住院时间、放化疗毒副反应、并发症、恶病质、肿瘤转移与复发具有良好的预测性。是预测住院肿瘤患者

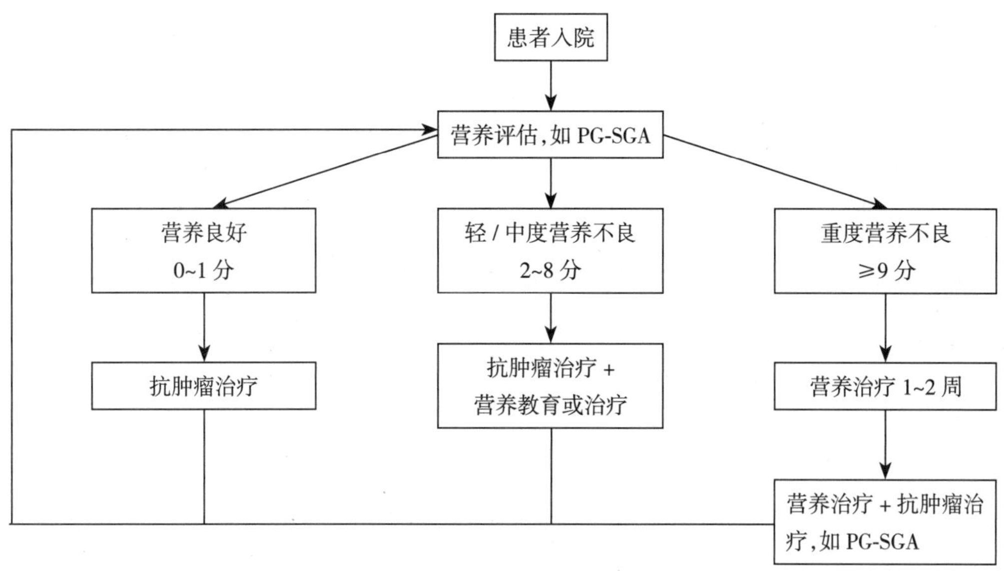

图 3-8-1　肿瘤患者营养治疗临床路径(中国抗癌协会肿瘤营养与支持治疗专业委员会)

营养不良的一种快速且有效的评价工具,但该方法在血液病患者中的应用还待进一步的推广和深入研究。PG-SGA 对临床营养支持的指导作用见图 3-8-1。

在后续研究中,柳鹏等对 102 例白血病患者进行了移植前和移植后的人体测量,结果显示接受 HSCT 治疗后,患者的体重、上臂围、腰围、腰臀比、小腿围、髂部皮褶厚度数值显著降低,但双手的握力、臀围、三头肌皮褶厚度、肩胛下皮褶厚度与移植前比较,没有变化。这提示我们对于接受 HSCT 的白血病患者要重视某些人体测量指标的变化,以帮助及时、准确诊断患者的营养状况;同时,如果能对多种评估法进行综合,找到评估指标与白血病患者各临床结局之间的关系,将有助于提高营养评估的准确性和全面性,为及时干预治疗营养不足患者提供前提和依据。

准确、全面、及时地评价白血病患者的营养状况是预防和治疗白血病患者 HSCT 治疗期间营养不足的前提和重要依据。目前的研究显示,移植前的白血病患者首选营养评估方法是 NRS2002、PG-SGA,移植后的白血病患者可选用 NRS2002 结合 PG-SGA、MNA 法,同时注意体重、上臂围、腰围、腰臀比、小腿围等人体测量指标的变化。北京大学人民医院血液科与临床营养科合作,希望在接下来的深入研究中,能够建立白血病患者的专用营养评价方法,设立该病种的营养诊治行业标准,这将极大程度地推进此类患者的临床营养治疗以及移植治疗的效果,从而改善患者的临床结局,提高患者的生存质量。

(王勃诗　柳　鹏)

参考文献

1. Huang XJ.Hematopoietic stem cell transplantation in China:current status and prospects.Am J Blood Res,2011,1(1):90-97.

2. Liu P,Wang BS,Yan X,et al. Comprehensive evaluation of status before and after hematopoietic stem cell

transplantation in 170 patients with hematological diseases. Chin J Canc Res, 2016, 28(6): 626-633.

3. Martin-Salces M, de Paz R, Canales MA, et al. Nutritional recommendations in hematopoietic stem cell transplantation. Nutrition, 2008, 24(7-8): 769-775.
4. Detsky AS, McLaughlin JR, Baker JP, et al. What is subjective global assessment of nutritional status. J Parenter Enteral Nutr, 1987, 11(1): 8-13.
5. Kondrup J, Allison SP, Elia M, et al. ESPEN guidelines for nutrition screening 2002. Clin Nutr, 2003, 22(4): 415-421.
6. Guigoz Y, Vellas BJ, Garry PJ. The Mini Nutritional Assessment (MNA): a practical assessment tool for grading the nutritional state of elderly patients. Facts Res Gerontol, 1994, 4(Suppl 2): 15-59.

第九章

造血干细胞移植后免疫重建

Allo-HSCT 主要通过 GVL 效应来治愈恶性血液病。Allo-HSCT 的本质是一种免疫治疗，移植后各种免疫细胞数量和功能的正常重建对于疾病的治愈至关重要，这些重建的免疫细胞包括 T 细胞、B 细胞、NK 细胞、NKT 细胞、单核细胞、巨噬细胞以及 DC 等。然而，部分患者移植后免疫重建延迟或长期免疫缺陷导致感染、白血病复发和第二肿瘤等各种并发症，严重影响患者的预后。因此，明确 allo-HSCT 后的免疫重建规律、探讨其影响因素，寻找并确定能预测移植预后的免疫重建指标，并采取合适的手段促进移植后免疫重建对降低感染和复发等并发症，改善移植预后具有重要意义。

第一节　免疫重建规律和影响因素

Allo-HSCT 后，受者机体免疫系统各方面的功能均受到损伤。强烈的 MAC [放疗和(或)化疗)]使受者免疫细胞损失殆尽，唯有受者浆细胞可在移植后持续存在数月到数年。移植后受者体内供者来源的免疫细胞数量和功能的重建是一个长期过程，不同免疫细胞重建的规律各异，例如，$CD4^+$ 初始 T 细胞重建至正常水平需要 20 年以上的时间。此外，免疫重建还受到基础疾病、移植前放化疗、干细胞来源、HLA 不合程度以及 GVHD 等多种因素(表 3-9-1)影响。

表 3-9-1　Allo-HSCT 后免疫重建的主要影响因素

移植受者	年龄、性别、预处理方案(清髓预处理或非清髓预处理)、抗胸腺球蛋白应用与否以及基础疾病等
遗传学差异	供者与受者见遗传学差异(如 HLA 次要组织相容性抗原和基因差异)
干细胞来源	脐血造血干细胞、骨髓、粒细胞集落刺激因子(G-CSF)动员的外周血干细胞和 G-CSF 预激的骨髓等
移植物组分	淋巴细胞、$CD3^+$T 细胞、$CD3^+CD4^+$T 细胞、$CD3^+CD8^+$T 细胞、NK 细胞单核细胞以及 DC 等
移植物处理方式	体外去除 T 细胞、体外去除 CD3/CD19 阳性细胞、体外去除 TCRαβT 细胞等

续表

移植后事件	急性 GVHD、慢性 GVHD、白血病复发、移植后感染(包括细菌、EB 病毒、CMV 病毒、真菌以及弓浆虫等);生物治疗(如抗 CD20 单克隆抗体、抗 CD25 单克隆抗体等)
移植后免疫治疗	供者淋巴细胞回输、EBV 或 CMV 特异细胞毒性 T 淋巴细胞(CTL)回输以及 BCR/ABL 特异 CTL 回输等

一、固有免疫重建

(一) 免疫屏障和补体及中性粒细胞

健康人体呼吸、消化和泌尿系生殖道以及皮肤完整的上皮细胞提供生理屏障以阻止细菌的转位和感染,眼泪或唾液分泌物含有抗微生物物质(包括溶菌酶)进一步加强屏障作用。移植过程中化疗、放疗和(或)GVHD 均可导致黏膜损伤和皮肤损伤。黏膜损伤常在几周内修复(除非存在 GVHD),而发生 cGVHD 的患者往往伴有唾液分泌减少。补体蛋白由单核细胞、巨噬细胞以及肝脏产生,骨髓移植后补体水平通常不缺乏。与 MAC 不同,RIC 减少了对黏膜和表皮屏障的损害,移植后中性粒细胞缺乏期也明显缩短。

尽管中性粒细胞数量在移植后 12~15 天即可重建,但其功能(包括趋化功能、吞噬功能、过氧化物酶产生以及细胞杀伤功能等)一般在移植后 2 个月才逐渐恢复正常,aGVHD 患者应用激素会延迟中性粒细胞功能恢复。

(二) 自然杀伤细胞

NK 细胞是 allo-HSCT 后早期发挥抗病毒免疫和 GVL 效应的主要细胞亚群。Allo-HSCT 后 30 天的淋巴细胞主要由 NK 细胞组成。无论是 HLA 相合移植、无关供者移植还是单倍体相合移植,30 天后 NK 细胞一般都可恢复到正常水平,而且 BMT 和 PBSCT 受者之间 NK 细胞重建速度无差异。尽管至少在移植后 6 个月时间内还存在 NK 细胞亚群比例倒置,即 $CD56^{high}CD16^{low/-}$(调节或分泌干扰素 -γ 的 NK 细胞)与 $CD56^{low}CD16^{high}$(细胞毒性 NK 细胞)的比例增高;但是 NK 细胞的功能(指体外杀伤癌细胞系的能力,如 K562 细胞)大约在移植 3~4 周可恢复正常。北京大学血液病研究所的资料显示非去除 T 细胞的 HLA 不合 / 单倍体相合骨髓和外周血混合移植后 +14 天 $CD56^{bright}$NK 细胞亚群即恢复到供者水平,$CD56^{dim}$NK 亚群恢复较慢,直到 +30 才恢复到供者水平;而 $CD56^{dim}/CD56^{bright}$NK 亚群的比直到 +120 天才恢复正常;无 GVHD 患者的总 NK 细胞数量在 +30 天即可恢复到正常水平,占淋巴细胞的比例为 27%(范围:0.07%~86%)。人类 NK 细胞先天性缺陷可导致病毒感染的发生率显著增高,提示 NK 细胞在抗御病毒感染方面的作用不可或缺。与此相一致的是,移植后 CMV 血清学阳性患者的 NK 细胞恢复显著快于血清学阴性患者。移植物中的 NK 细胞高含量也与移植后低感染率有关。除了抗御病毒外,NK 细胞还可杀死不表达某些 HLA Ⅰ类分子(如 Cw1、Cw2、Bw3)的恶性肿瘤细胞。这一特性在去除 T 细胞的单倍体相合亲缘供者移植中显得尤其重要(见下述),因为去 T 细胞的 HSCT 后 T 细胞的重建明显迟于非去 T 细胞的 HSCT。

意大利佩鲁贾大学医学院的 Ruggeri 教授等通过小鼠单倍体移植模型发现,同种反应性 NK 细胞可以通过杀伤受者 APC 降低移植后 GVHD 的发生率,通过杀伤受者 T 细胞降低移植排斥,通过杀伤白血病细胞发挥 GVL 效应。随后的临床研究中作者证实了 NK 细胞同种反应性与移植预后关系，他们发现接受 KIR 配体不合供者移植物的 AML 患者的 OS 达 70% 以上，而接受 KIR 相合供者移植物的患者 OS 不足 20%，提示 KIR 配体不合与移植预后良好密切相关。在非体外去除 T 细胞的 HLA 不合 / 单倍体相合骨髓 / 外周血混合移植模式中，北京大学血液病研究所的资料显示：①KIR 配体不合是非体外去除 T 细胞的 HLA 不合移植的不良预后因素，对于供者的选择具有重要意义；②患者表达的 KIR 配体越多预后越好；③移植物中输入大量 T 细胞及移植后 cGVHD 的发生延迟了移植后 NK 细胞上 KIR 的重建；④在该移植模式下，移植物中大量存在的 T 细胞可能掩盖了同种反应性 NK 细胞的作用，因而同种反应性 T 细胞在该移植模式中发挥了主要作用。此外，HLA 不合 / 单倍体相合骨髓 / 外周血混合移植后早期重建的 NK 细胞主要是 $CD56^{bright}$ 的 NK 细胞，$CD56^{bright}$NK 细胞快速重建的患者预后良好，高 T 细胞 /NK 细胞比例的患者 aGVHD 和 cGVHD 发生率高。可见，关于同种反应性 NK 细胞在 allo-HSCT 中的作用还有很大争议，不同移植模式之间存在的差异可能受 HLA 相合程度、预处理方案、移植物来源以及 GVHD 预防等多种因素的影响。

（三）抗原递呈细胞

APC 包括单核细胞、巨噬细胞以及 DC 等。DC 主要存在于黏膜和淋巴组织中，是人体主要的 APC，它通过递呈 HLA 抗原肽复合物给 T 淋巴细胞，并与共刺激分子一起激活抗原特性异免疫反应或抗原特异 T 细胞耐受。在外周血循环中，DC1（$CD11c^{+}$）在移植后 3 个月恢复正常，而浆细胞样 DC（DC2，表达 CD123）在移植后 1 年仍未恢复正常。北京大学血液病研究所的资料提示，与 HLA 相合同胞供者移植相比，单倍体相合移植后 DC 早期免疫重建延迟；关于 DC 快速或缓慢重建的临床意义还不十分清楚。有学者发现中性粒细胞植入时，DC（主要是 DC1）数量低于 5/μl 的患者 aGVHD 发生率、复发率以及死亡率均显著增高。也有研究显示发生 aGVHD 患者的 DC（DC1 和 DC2）数量显著高于无 GVHD 的患者。移植后绝大多数 DC 为供者干细胞来源的；也有一些 DC 是受者来源的朗格罕细胞，这些细胞可以在移植后存活数月或（对于那些没有 GVHD 发生的患者）更长时间。持续存在的受者朗格罕细胞可能在移植后的 GVHD 发生过程中起重要作用。供者来源的朗格罕细胞的重建约 3~6 个月后恢复正常，GVHD 可延迟其恢复。迄今为止，移植物中的 DC 和 $CD34^{+}$ 细胞对移植后 DC 重建的影响还不清楚。

胸腺 DC 来源于造血干细胞，在 T 细胞阴性选择中起作用。小鼠实验显示供者来源的 DC 在移植后数周即出现在胸腺组织中，在人类目前未见移植后 DC 重建的研究报道。滤泡状 DC 是生发中心记忆 B 细胞产生的重要辅助细胞，其作用是促进免疫球蛋白转换、体细胞突变。滤泡状 DC 约在移植后 1 年恢复正常水平，因此移植后生发中心出现较晚，记忆 B 细胞恢复缓慢。然而，重建的滤泡状 DC 来源于造血干细胞还是成纤维细胞至今尚无定论，移植物组分对滤泡状 DC 重建的影响也还不知晓。

（四）单核细胞 / 巨噬细胞

移植物中的单核细胞约在移植后 1 周左右的时间内不能检测到，这可能是由于细胞死亡或转化成为巨噬细胞的缘故。随后，受者外周血循环中的单核细胞数量迅速恢复，大约在 1 个月内恢复正常。至于 1 年后单核或巨噬细胞的功能是否恢复正常尚有争议，不过移植后 1 年时肺巨噬细胞的趋化功能仍低于正常水平。有学者认为移植后重建的单核细胞 / 巨噬细胞具有抗 GVHD 的作用。

二、适应性免疫重建

（一）T淋巴细胞

T淋巴细胞是细胞免疫介导的抗真菌、病毒和原虫感染所必需的。T淋巴细胞主要包含两个亚群——$CD4^+T$ 细胞和 $CD8^+T$ 细胞。Allo-HSCT后 $CD4^+T$ 细胞恢复缓慢，其原因在于预处理、GVHD发生及其防治可通过抑制胸腺输出功能或改变胸腺基质进而影响T细胞的发育。加拿大卡尔加里大学Storek教授的研究发现 $CD4^+T$ 细胞在移植后前3个月低于200/μl，移植后1年恢复到300/μl，5年恢复到450/μl，约20到30年后恢复正常水平。儿童移植后 $CD4^+T$ 细胞恢复快于成人。然而，在RIC的移植模式中，$CD4^+T$ 细胞恢复至200/μl的时间可延迟到移植后9个月。移植物中 $CD4^+$ 初始T细胞的数量与移植后1、3、6个月重建的 $CD4^+$ 初始T细胞数量呈正相关。移植物中 $CD4^+T$ 细胞数量也影响T细胞受体库恢复，T细胞受体库在移植后早期缺乏多样性，随着初始T细胞数量的恢复，其受体库多样性也逐渐增加。从免疫表型来看，移植后 $CD4^+T$ 细胞主要是抗原预激细胞（记忆和效应 $CD4^+T$ 细胞），而非新生儿期的淋巴细胞发育过程中看到的初始T细胞，这些细胞的大小较正常人和新生儿期的 $CD4^+T$ 细胞大。HSCT后重建的 $CD4^+T$ 细胞高表达CD11a、CD29、CD45RO以及HLA-DR，低表达CD28、CD45RA、CD62L。自体移植后6个月，T细胞对植物血凝素（PHA）或同种抗原增殖能力及T淋巴细胞数量恢复正常。在allo-HSCT模式中，丝裂原或抗原诱导的 $CD4^+T$ 细胞的增殖能力在未去T细胞移植患者中显著高于去T细胞移植的患者。不同移植模式下，$CD4^+T$ 细胞的重建规律存在差异。北京大学血液病研究所的资料显示，与HLA相合同胞供者移植相比，非体外去除T细胞的单倍体相合移植后早期（90天以内）$CD4^+$ 初始和记忆T细胞均重建延迟，然而这种重建延迟伴随 $CD8^+T$ 细胞、单核细胞和NK细胞的快速重建，并且没有发生GVHD的患者移植后30天T细胞分泌白细胞介素-4和干扰素-γ的能力在两种移植模式间没有差异。这可能部分解释了为什么笔者所在的移植中心HLA相合同胞移植和单倍体相合移植能够取得相当的疗效。

移植后 $CD8^+T$ 细胞迅速上升，与 $CD4^+T$ 细胞类似的是重建的 $CD8^+T$ 细胞也主要是记忆和效应细胞，而初始或 $TREC^+CD8^+T$ 细胞重建缓慢。大部分重建 $CD8^+T$ 细胞的表型是 $CD28^-/CD57^+$，此为抑制、无能或终末分化细胞的表型，这些表型特征提示抗原预激细胞增加而非初始细胞数量的扩增。临床资料显示虽然PBSC中含有的 $CD8^+T$ 细胞是BM和UCB的10倍，但是PBSCT后 $CD8^+T$ 细胞重建与BMT和UCBT无显著差异；不过这不能解释为“移植物中的 $CD8^+T$ 细胞对移植后的 $CD8^+T$ 细胞重建没有影响”，因为有证据表明移植后重建的 $CD8^+T$ 细胞至少部分来源于移植物中的 $CD8^+T$ 细胞。例如，去除移植物中的 $CD8^+T$ 细胞移植后 $CD8^+$ 细胞的重建就显著慢于没有处理的骨髓移植；此外，供者来源的抗病毒 $CD8^+T$ 细胞过继输注给受者后可以在其体内存活3年以上。这些证据不仅提示移植物中 $CD8^+T$ 细胞有助于HSCT后 $CD8^+T$ 细胞的重建，而且表明病毒特异 $CD8^+T$ 细胞的恢复对阻止病毒所致的严重感染至关重要。

（二）调节性T细胞

调节性T细胞（Treg）一般是指 $CD4^+T$ 细胞的一个亚群，该类细胞同时表达Foxp3和CD25，但不表达CD27。HSCT后Treg恢复快于 $CD4^+T$ 细胞。现今，关于Treg在人类HSCT

中的作用还有很大争议。有资料显示高水平的 Treg 与移植后 GVHD 发生相关，也有学者的观点与此相反，即认为低水平的 Treg 与移植后的 GVHD 发生相关，这可能归因于 Treg 的检测技术，因为活化的 T 细胞和 Treg 都表达 CD25。移植物中 Treg 对移植后 Treg 重建及预后的影响目前还不清楚。

NKT 细胞是指 $V\alpha24^{+}V\beta11^{+}$ 的细胞或 $CD3^{+}$ 同时表达 NK 细胞表面抗原的一群细胞，此类细胞具有多种功能，免疫调节只是其中之一。在小鼠，无论是供者还是受者来源的 NKT 细胞均能在抑制 GVHD 的同时保留 GVL 效应，这种现象也存在于人类 HSCT 中。临床研究显示 ATG+ TLI 预处理可有效保留 NKT 细胞，后者在降低 GVHD 的同时也降低了淋巴系统肿瘤的复发率。与 NKT 的调节功能相一致，GVHD 患者的 NKT（$V\alpha24^{+}V\beta11^{+}$）细胞数量显著低于未发生 GVHD 的患者；而在另一项研究中，接受 Bu/Cy 预处理方案的患者移植物中低含量的 NKT（$CD3^{+}CD56^{+}CD16^{+}$）与低白血病复发率相关；上述差异可能缘于 NKT 细胞的多功能性。NKT（$V\alpha24^{+}V\beta11^{+}$）细胞于 G-CSF 动员的 PBSCT 后 1 个月恢复正常，而 BMT 后需要 6~12 个月才能恢复到正常水平。

（三）B 淋巴细胞 / 体液免疫

移植后 2 个月左右的时间内外周血循环中的 B 细胞计数极低或检测不到，此后它们随即上升，约 1~2 年后高于正常人。UCBT 移植后 B 细胞重建快于 BMT。供者 B 细胞在外周血干细胞采集物中的含量是骨髓的 18 倍，PBSCT 后前 3 个月 B 细胞快速恢复与移植物中大量 B 细胞有关。3 个月后，BMT 受者外周血循环中的 B 细胞数量高于或与 PBSCT 相当。浆细胞对放 / 化疗不敏感，因此抗体在移植后很快出现，IgG 水平在 PBSCT 与 BMT 无差异，90 天后 PBSCT 稍高于 BMT。B 细胞免疫在移植后数月后主要为供者来源，移植后的 B 细胞来源于移植物中的 B 细胞和干细胞，以后者为主。受者浆细胞在 HSCT 后可持续存在，除非发生 GVHD，因此，受者来源 Ig 在数年后仍能检测到。

初始 B 细胞快速重建，伴随记忆 B 细胞的缓慢重建，生发中心约在 HSCT 后 1 年左右出现。移植后重建的 B 细胞低表达 CD25 和 CD62L，高表达 CD1c、CD38、CD5、膜 IgM 和 IgD。记忆 B 细胞 1 年后仍低于正常水平，大约在 2 年后记忆 B 细胞完全重建。血清同种抗体产生按 IgM、IgG3、IgG2、IgG4、IgA 的顺序恢复正常。Allo-HSCT 后，抗体介导的免疫异常可由供者过继给受者，包括 IgE 介导的过敏疾病、桥本甲状腺炎以及免疫性血小板减少性紫癜等。

综上所述，HSCT 后的免疫重建有其自身的规律性（表 3-9-2 和表 3-9-3），重建免疫细胞与预后的关系见表 3-9-4。100 天内以细胞毒性淋巴细胞数量减少的细胞免疫缺陷为特征，NK 细胞在移植后早期迅速恢复，并以 $CD56^{bright}$ 的亚群为主，随着时间的推移，$CD56^{bright}$NK 细胞的数量逐渐下降。最初恢复的 T 细胞主要是细胞因子和同种抗原刺激下外周扩增的记忆 T 细胞，由于 $CD4^{+}$T 细胞在胸腺发育延迟导致长时间的 CD4/CD8 比例失常。T 细胞受体剪切环（TREC）在移植后 3~6 个月仍处于低水平。代表体液免疫的 B 细胞恢复需要 2 年左右时间。此外，还有受体多样性的初始 T 细胞数量缺乏等均可导致机会性感染和疾病复发的危险性增加，GVHD 的发生可进一步延迟 HSCT 后的免疫重建。

表 3-9-2 Allo-HSCT 后的固有免疫重建规律

	重建时间	细胞亚群	移植后功能恢复情况	来源	能否过继治疗
上皮细胞	数周，GVHD 患者延迟	—	IgA 抗体分泌减少，抗细菌物质产生减少（如溶菌酶等）	多数为受者来源，部分为供者来源的 HSC 或内皮祖细胞分化而来	无人体研究
补体	不缺乏	—	功能正常（除外接受移植的先天性缺陷患者）	主要来源于受者肝脏细胞，少数来源于供者单核细胞	无相关研究
中性粒细胞	数周：PBSCT 2 周，BMT 3 周，UCBT 4 周	—	1 个月是吞噬和过氧化物酶产生能力恢复正常，GVHD 和（或）接受激素治疗延迟功能恢复	来源于供者造血细胞	可能有助于防治细菌和真菌感染
NK 细胞	1 个月，CMV 阳性患者 NK 细胞数量高于 CMV 阴性患者	$CD56^{bright}CD16^{dim/neg}$ 亚群重建快于 $CD56^{dim}CD16^{bright}$ 亚群	1~2 个月恢复正常	供者来源	具有 GVL 效应，没有显著增加 GVHD
NKT 细胞	1 月（没有应用 ATG 的 PBSCT 和 UCBT）至 1 年（应用 ATG 的 PBCST）	$CD4^{+}T$ 细胞和 $CD4^{+}NKT$ 细胞重建速度文献报道不一致	IL-4/IFN-γ 及细胞溶解能力 1 年恢复正常，可能具有抗白血病作用	无相关研究	可能降低 GVHD（小鼠实验）
单核细胞 / 巨噬细胞	数周到数月	无相关研究	1 个月到 1 年因子分泌能力恢复正常	在组织中，受者来源的单核细胞 / 巨噬细胞逐渐被供者来源细胞替代；外周血为供者来源	无直接研究结果，可能具有抗 GVHD 作用
树突状细胞	1 年左右	1 年内 MDC 与 PDC 比例较正常增高	无相关研究，受者 DC 可引发 GVHD	多数为供者来源	无研究涉及 MDC 和 PDC 亚群，耐受性 DC 可降低 GVHD 发生率

注：Allo-HSCT：异基因造血干细胞移植；GVHD= 移植物抗宿主病；PBSCT= 粒细胞集落刺激因子动员的外周血造血干细胞移植；BMT= 骨髓移植；UCBT= 脐血移植；CMV：巨细胞病毒；ATG= 抗胸腺球蛋白；NK 细胞 = 自然杀伤细胞；IL-4= 白细胞介素 -4；IFN-γ = 干扰素 - γ；MDC= 髓系来源的树突状细胞；PDC：淋系来源的树突状细胞

表 3-9-3 Allo-HSCT 后的适应性免疫重建规律

	重建时间	细胞亚群	受体库	移植后功能恢复情况	来源	能否过继治疗
$CD4^+$T 细胞	1 年到数十年	记忆 / 效应 T 细胞 1~5 年，初始 T 细胞大于 5 年	1 年内多呈现寡克隆性，主要受胸腺功能的影响	移植后早期功能未恢复，GVHD 发生延迟功能恢复	移植后 3~6 个月来源于移植物中的 T 细胞；随后由供者移植物中的 HSC 发育而来	防治感染和复发（详见正文部分）
$CD8^+$T 细胞	数月	记忆 / 效应 T 细胞 2~6 个月，初始 T 细胞 1 年以上	同 $CD4^+$T 细胞	移植后早期细胞毒功能未恢复	同 $CD4^+$T 细胞	防治感染和复发（详见正文部分）
调节性 T 细胞（$CD25^{high}$、$CD127^-$、$FoxP3^+$）	数年，但快于 $CD4^+$T 细胞	—	无研究	可能在移植后 2 个月功能恢复	无研究	可能降低 GVHD 发生率
B 细胞	数 月，GVHD 延迟其重建	初始 B 细胞快于记忆 B 细胞、$CD5^+$B 细胞快于 $CD5^-$B 细胞	向无体细胞突变的 VDJ 基因偏移	体外刺激后，IgM 产生正常，IgA/IgG 产生降低	1 月内为受者来源，以后逐渐被供者来源替代	移植前应用疫苗移植后受者体内可检测到抗体
浆细胞	数月到数年	分泌 IgM 的浆细胞恢复早于分泌 IgA/IgG 的浆细胞	常产生意义不明的自身抗体或单克隆抗体	同 B 细胞功能	受者来源的浆细胞在数月到数年内被供者来源的浆细胞所替代	无研究

注：Allo-HSCT：异基因造血干细胞移植；GVHD：移植物抗宿主病

表 3-9-4　Allo-HSCT 后特定细胞亚群重建与临床预后的关系

发表年限	论文作者	移植模式	监测指标	监测时间	测定结果	临床预后	是否多因素分析
1997	Krause H, et al.	Allo-BMT	CMV 特异淋巴增殖	+120d	检测到增殖	降低晚期 CMV 疾病发生率	否
2000	Storek J, et al.	Allo-BMT	B 细胞和单核细胞	+80d	低（没有给定 cut off 值）	真菌（B 细胞）和病毒（单核细胞）感染率增加	是
2002	Novitzky N, et al.	体外去除 T 细胞的 Allo-HSCT	$CD8^+T$ 细胞和 B 细胞	+180d	低（没有给定 cut off 值）	增加死亡、复发或植入失败率	否
2004	Porrata LF, et al.	Auto-PBSCT	ALC	+15d	>500μl	改善 OS、PFS	是
2004	Baron F, et al.	减低预处理剂量 Allo-HSCT	NK 细胞嵌合状态	+100d 内	部分嵌合	降低 2 年 RFS	是
2006	Kim DH, et al.	Allo-HSCT	$CD4^+T$ 细胞	+90d	<200μl	降低 OS	是
2006	Savani BN, et al.	体外去除 T 细胞的 Allo-HSCT	ALC	+30d	>300μl	改善 OS、LFS，提高分子学缓解，降低 TRM	是
2006	Boeckh M, et al.	Allo-HSCT	CMV 肽特异 $CD8^+T$ 细胞	0~65d 内每 2 周测定 1 次	<7 个细胞 /ml	增加 CMV 复发或 CMV 持续再激活的风险	否
2008	Porrata LF, et al.	Auto-HSCT	NK 细胞	+15d	<80/μl	降低 OS 和 PFS	是
2008	常英军，等．	单倍体相合骨髓和外周血混合移植	$CD56^{bright}$NK 细胞	+14d	<7/μl	降低 OS，增加 TRM	是
2009	常英军，等．	单倍体相合骨髓和外周血混合移植（总体人群）	ALC	+30d	>300μl	降低感染率、复发率和 TRM，提高 OS 和 LFS	是
2011	常英军，等．	单倍型相合骨髓和外周血混合移植（儿童人群）	ALC	+30d	>300μl	降低 NRM，提高 OS	是
2013	常英军，等．	单倍型相合骨髓和外周血混合移植（MDS 人群）	ALC	+30d	>300μl	降低 NRM，提高 OS	是

续表

发表年限	论文作者	移植模式	监测指标	监测时间	测定结果	临床预后	是否多因素分析
2015	Perko R, et al.	Alo-HSCT	γδT	+30d	<150/μl	感染发生率增加	是
2015	Kim HT, et al.	Allo-HSCT	ALC	+30d	>200/μl	降低 NRM、提高 OS	是
2016	Minculescu L, et al.	Allo-HSCT	NK	+30d	>150/μl	降低 NRM、改善 OS	是
2016	田登梅，等.	单倍型相合骨髓和外周血混合移植	$CD3^+CD8^+T$ 细胞	+90d	>375/μl	降低 NRM、改善 LFS 和 OS	是
2016	王昱，等.	单倍型相合骨髓和外周血混合移植	初始 Treg	+30d	重建慢	GVHD 发生率高	是
2018	Kurata K, et al.	Allo-HSCT	ALC	+28d	>200/μl	提高 OS	是
2018	Hattori N, et al.	Allo-HSCT	骨髓中的 NK 细胞	+21d	<132/μl	高 NRM、低 LFS	是

注：HSCT：造血干细胞移植；Auto-PBSCT：自体外周血造血干细胞移植；ALC：淋巴细胞绝对计数；OS：总体生存；PFS：疾病无进展生存；Allo-HSCT：异基因造血干细胞移植；LFS：无白血病生存；TRM：移植相关死亡；Allo-BMT：异基因骨髓移植；CMV：巨细胞病毒；RFS：无复发生存；NK：自然杀伤细胞；Auto-HSCT：自体造血干细胞移植

第二节 促进免疫重建的策略

感染仍然是 HSCT 常见的并发症之一。骨髓移植后前 3 个月内感染率为 2.6/100 患者 / 天,3~12 个月内为 0.5/100 患者 / 天,而 1~2 年时感染的发生率为 0.1/100 患者 / 天。现有证据表明淋巴 T 细胞、B 细胞、单核细胞以及 CMV 特异性 $CD8^{+}$T 细胞等细胞亚群重建延迟显著增加移植后细菌、真菌和病毒感染的机会(图 3-9-1)。此外,复发也是 HSCT 后预后差的一个重要因素。绝大多数患者的复发发生在髓外,例如绿色瘤、浆细胞瘤或免疫豁免部位(包括中枢神经系统和性腺)。免疫逃逸是复发的主要机制,白血病细胞和其他肿瘤细胞逃逸机体免疫攻击的途径有改变抗原递呈和(或)分泌抑制性细胞因子等。最近,意大利米兰圣拉斐尔医院的 Vago 医生等发现单倍体移植后白血病细胞上 HLA 不合位点的基因丢失是其逃逸 T 细胞免疫监视的另一个重要机制。作者发现在 5 例 AML 复发患者的骨髓样本中检测不到患者特异的 HLA 等位基因,供者 T 细胞只能识别最初的 HLA 杂合子的白血病细胞,结果导致变异体的白血病细胞不能被供者免疫细胞所"消灭"。可见,基因组重排赋予白血病细胞逃逸供者 T 细胞反应的生物特性。上述发现支持这样一个假说:主要的 HLA 抗原与 GVL 效应有关,而 T 细胞的效应功能受白血病细胞影响。移植后免疫缺陷导致的感染和复发等并发症促使越来越多的学者加入了促进移植后免疫重建这一研究领域,笔者结合团队的工作和文献提出了单倍型相合移植模式下的促免疫重建策略(图 3-9-1),现将近年来的进展分述如下。

一、角化细胞生长因子

KGF 是纤维母细胞生长因子家族成员之一,介导消化道、皮肤和胸腺等组织上皮细胞增殖和分化。KGF 促进胸腺上皮细胞分泌 IL-7 可能是其预防胸腺损伤的一个重要机制。KGF 可保护胸腺微环境以维持正常的胸腺发育,并可促进放化疗后的胸腺功能恢复,增加移植后外周 T 细胞数量,降低 GVHD 对胸腺的损伤。美国希望之城医疗中心的 Spielberger 博士等发表在 2004 年《新英格兰医学杂志》上的一项前瞻性、随机、对照研究表明应用 KGF 可将重度放化疗后 3~4 度黏膜炎的发生率从 98% 降至 63%,将黏膜炎恢复的中位时间由 9 天降至 6 天。最近,FDA 已批准 KGF 用于 MAC 后的严重黏膜炎的防治。遗憾的是,长期随访发现 KGF 治疗并不能降低移植后 CMV、侵袭性真菌感染以及 cGVHD 发生率,也不能提高患者的长期生存率。

二、白细胞介素类细胞因子

(一) 白细胞介素 -2

IL-2 是一种多效性因子,在免疫反应中起核心作用。小样本、短期临床研究证实了其安全性,低剂量的 IL-2 可增强 NK 细胞的数量,但对 T 细胞没有显著影响。移植后早期(微小残留病变存在时),应用重组 IL-2 治疗可降低复发率、增强患者的免疫功能,其机制可能与淋系来源的 $CD34^{+}CD105^{+}$ 早期细胞表达高亲和性的 IL-2 受体有关。HSCT 后,IL-2 增强供者 T 细胞功能的证据如下:①外源性 IL-2 可增强自体 GVL 效应;②复发后 DLI 无效患者应用 IL-2 可获得 CR。不过,目前还没有 IL-2 和 DLI 联合应用的具有协同作用的临床研究报告。关于 HSCT 后 IL-2 应用的最佳剂量和给药途径也无一致意见。令人欣喜的是最近的两项临

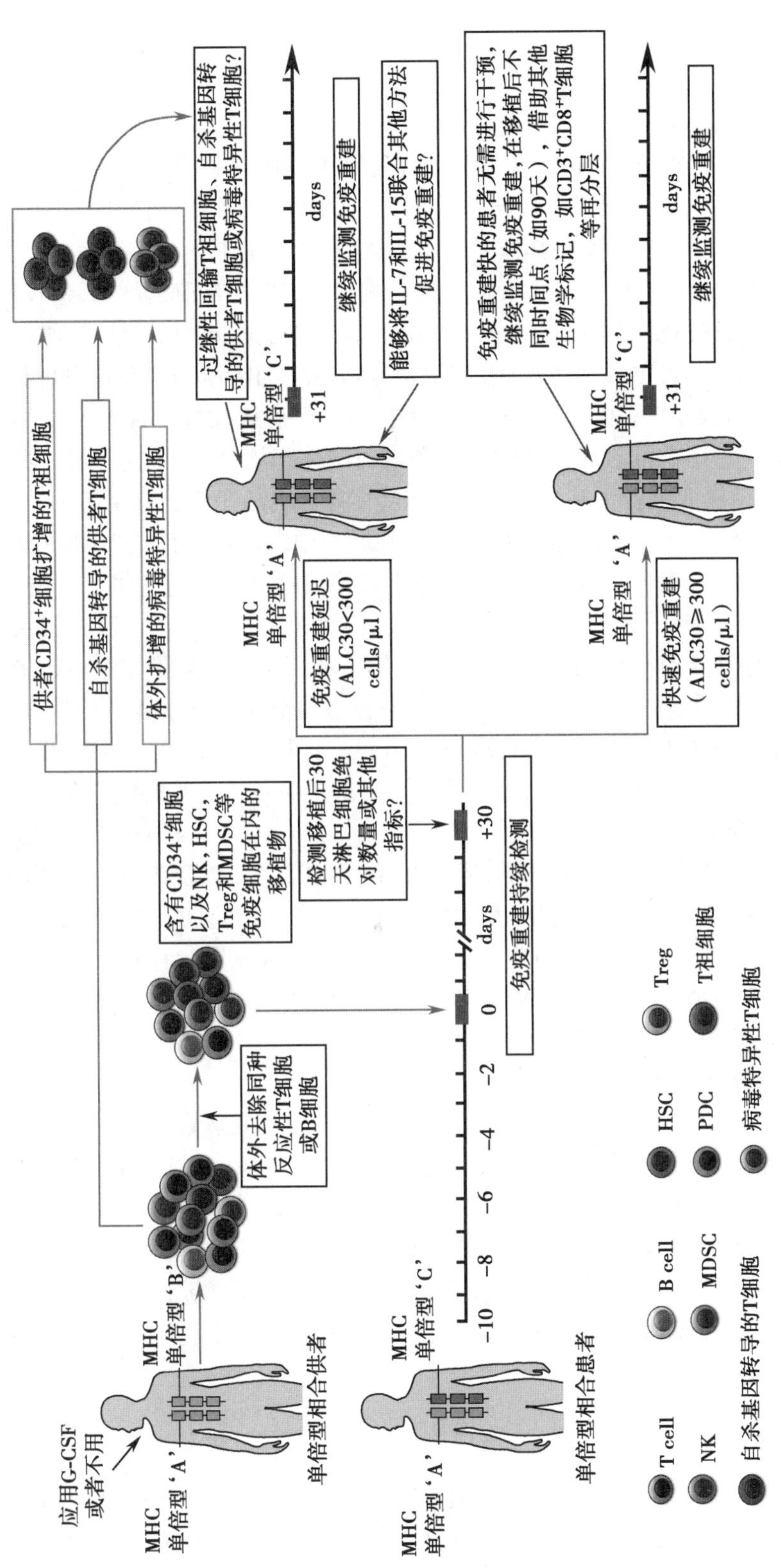

图 3-9-1　单倍型相合移植模式下的促免疫重建策略

床试验[恶性血液病骨髓移植后 IL-2 的应用(NCT:00003462);IL-2 处理单倍体相合的供者 NK 细胞治疗复发的急性淋巴细胞白血病(NCT:00941982)]极有可能为上述问题提供明确的答案。

(二)白细胞介素 -7

IL-7 在促进 T 细胞胸腺依赖或非依赖途径发育中发挥着关键作用,它是迄今为止最具潜能的胸腺发育因子,通过促进未成熟胸腺祖细胞的增殖起作用。IL-7 对小鼠 HSCT 后免疫重建的影响仍是有争议的话题,其作用因移植类型、IL-7 的剂量和疗程而异。在一些小鼠移植模型中,移植后早期应用 IL-7 1~2 周可促进胸腺未成熟祖细胞的增殖,但作用似乎很短暂。而另一些小鼠移植模型中的研究结果则提示 IL-7 增加非同种反应性 T 细胞增殖,而对同种反应性T细胞和 GVHD 发生无影响,其他学者则在 IL-7Rα 阻断实验中发现相反的结论。在灵长类自体移植模型中,用 IL-7 可通过外周扩增而非胸腺发育增加 $CD4^+$T 细胞的数量;与此项观察相一致,IL-7 可治疗动物的脾脏和淋巴结体积增大,而不是胸腺。此外,IL-7 应用还可导致非移植癌症患者具有多样性 T 细胞受体库的初始 T 细胞数量增加。更为重要的是,在灵长类非移植模型中,IL-7应用6~10周后在肠道中发现GVHD样T细胞浸润。2012年,Perales 等报道了 HLA 相合同胞供者和非血缘供者移植后 IL-7 促进免疫重建的 I 期临床试验结果。12 患者分别接受三种不同剂量[10μg/kg(3 例)、20μg/kg(6 例)和 30μg/kg(2 例)]的 IL-7 治疗,患者对 IL-7 有很好的耐受性,只有 1 例患者用药后发生了皮肤 GVHD;与基线水平相比,IL-7 应用后重建的 $CD3^+$、$CD4^+$、$CD8^+$T 细胞数量分别增加了 4.3 倍、6.1 倍和 4.3 倍,同时 T 细胞受体的多样性增加;遗憾的是,IL-7 并没有促进 $CD4^+CD25^+FoxP3^+$ T 细胞、NK 细胞和 B 细胞的重建,这表明 IL-7 与其他方法联合促进免疫重建的策略值得深入研究。

(三)白细胞介素 -15

IL-15 是 IL-2 细胞因子家族的成员,通过 IL-15Rα、IL-2Rβ 以及普通 γ 链构成的受体发挥作用,它能促进 T 细胞、NK 细胞和 B 细胞的增殖。小鼠实验证实 IL-15 的毒副作用显著低于IL-2,并可作为免疫治疗和肿瘤疫苗佐剂。除了作为NK 细胞生存和生长必需的因子外,IL-15 可促进 T 细胞植入,在增强 GVL 的同时不增加 GVHD 的发生率。目前还没有 IL-15 在 allo-HSCT 后应用的临床报道。

(四)白细胞介素 -23

IL-23 由 DC 和巨噬细胞等 APC 分泌,是 I 型细胞因子家族成员之一,与 IL-12 具有相同的 P40 亚单位。IL-12 由 P35 和 P40 两个亚单位组成,在 DC 介导的 Th1 型免疫反应中发挥重要作用。IL-23 对 Th17 反应似乎是必须的,后者参与严重炎症反应综合征、关节炎以及 GVHD 相关自身免疫损伤的病理生理过程。2008 年,美国威斯康星大学医学院的 Das 等学者首先证实了 IL-23 在 GVHD 发生中的作用。随后,作者发现阻断 IL-23 信号途径可使肠道免受 GVHD 的损伤,同时保留了 GVL 效应,这一研究提示 IL-23 可能是实现 GVHD 和 GVL 分离的一个新靶点。

三、性激素阻断

年龄相关的胸腺萎缩伴随着胸腺功能的下降,而在小鼠模型和前列腺患者中发现手术或药物性激素阻断可致胸腺再生,恢复外周血初始 T 细胞表型,并能通过增加骨髓细胞组分,逆转 B 细胞下降的趋势。澳大利亚莫纳什大学的 Boyd 课题组发现短暂的性激素阻断可促进异基因外周血或骨髓移植后免疫重建，然而在移植早期，TREC 产生、T 细胞受体库再生以及初始 $CD4^+T$ 细胞和 $CD8^+T$ 细胞的数量差异并不明显。作者发现接受黄体生成激素释放激素治疗的患者较对照组有明显的生存优势，遗憾的是这种生存优势只存在于接受自体移植而非异基因移植的患者。尽管体外实验显示 LH-RH 增强 T 细胞反应性，但是治疗组患者 GVHD 发生率并无显著增加。不过本 Boyd 等的研究存在以下不足：①各亚组患者量小；②疾病和预处理方案存在异质性。令人振奋的是，有学者在小鼠实验中发现 KGF 与性激素阻断可导致超过正常的胸腺功能形成和胸腺输出，提示二者在促进免疫重建方面的协同作用。

四、重组人生长激素

神经内分泌激素对免疫系统的影响已在动物实验中得到证实。重组人生长激素（rhGH）可总体增加 allo-HSCT 小鼠胸腺细胞数量，但对胸腺细胞亚群或 TREC 水平无影响。rhGH 对胸腺功能形成的益处可能归功于其增加多能干细胞的数量或促进淋巴祖细胞向胸腺的归巢。rhGH 也可增加 HIV 感染患者的胸腺功能和外周血免疫反应。正在进行的Ⅰ期临床研究旨在评估 rhGH（NCT：00737113）是否能够促进 UCBT 后的免疫重建。

五、Notch 信号为基础的培养系统促进 T 细胞重建

Notch 信号是细胞发育过程必需的。目前已经确定 4 种 Notch 受体（Notch1~4）和 5 种配基（Jagged1、2 和 Delta 样 1、3 和 4）。Notch1 被抑制导致胸腺细胞发育部分受抑、胸腺内的祖细胞数量增多。从 Notch 信号为基础的培养系统中可获得大量的用于过继细胞免疫治疗的 T 细胞系列定向祖细胞。在小鼠 TCD 的 allo-HSCT 模型中，这些细胞被证实可有效促进免疫重建和发挥抗肿瘤效应。目前美国正在开展 Notch 诱导的 NK 细胞治疗癌症患者的临床实验（临床实验号：NCT 00918658）。

六、HSCT 后的细胞治疗

过继输注体外扩增的免疫调节细胞，如 Treg、NK/Treg 细胞、供者来源的 NK、MSC 和过继输注病毒特异性 T 细胞或者是肿瘤特异性 T 细胞是移植后促进免疫重建的颇有前途的策略。目前越来越多的研究集中于增强细胞毒性 T 细胞的活性以发挥 GVL 效应，同时抑制 GVHD。体外扩增的高亲合力肿瘤或白血病特异抗原的 T 细胞由于体外扩增时功能丧失，而在体内不能很好发挥疗效。另一种有前途的方法是选择性去除移植物中的同种反应性细胞。北京大学血液病研究所的科研团队从临床角度证实了骨髓和外周血移植物中 $CD4^+CD45RA^+CD62L^+T$ 细胞与移植后 GVHD 发生的相关性，从而为选择性去除同种反应性 T 细胞降低 GVHD 发生率的策略提供了临床依据。最近，回输 CMV/EBV 或者腺病毒特异 T 细胞以及识别受者次要组织相容性抗原的 $CD8^+T$ 细胞在抗感染和 GVL 效应方面显示了诱人的前景。目前关于 MSC 在 GVHD 预防和治疗中的作用还有许多争议。

裴旭颖等发现过继性回输 CMV 特异性 CTL 可以促进体内原有的 CMV 特异性 $CD8^+$ CTL 快速重建，重建的主要是 CMV 特异性的分泌 IFN-γ 的效应记忆 T 细胞亚群。并且这群 $CD8^+$ CTL 的增殖能力显著提高，细胞上表达的 PD-1 分子显著降低，提示促进体内原有 CMV 特异性 CTL 重建可能是过继回输 CMV 特异性 CTL 有效治疗难治性 CMV 感染的重要

机制之一。

最近，北京大学血液病研究所采用G-CSF动员的外周血采集物代替静脉外周血淋巴细胞采集物用于DLI增强GVL效应，以防治复发。临床治疗结果显示在移植后复发的20例HLA不合患者中，rhG-CSF动员的外周血干细胞采集物输注后仅6例发生了Ⅲ～Ⅳ度GVHD，2年LFS可能性是40%。随后的研究发现29例接受非体外去除T细胞的单倍体相合HSCT的高危恶性血液病患者，预防性DLI后3年的LFS是37.3%±9.6%。作者不仅首次证实了非体外去除T细胞的单倍体相合外周血/骨髓混合移植后预防性改良DLI方案的有效性和可行性，而且还发现DLI后短程应用免疫抑制剂在降低GVHD同时可有效保留GVL效应。闫晨华等的研究进一步表明，利用微小残留病变分层指导的改良DLI可进一步降低白血病患者HSCT后的复发率，预示着分层指导的复发干预是颇具前途的疗法。

第三节 造血和免疫重建的研究前景

近年来，随着对HCST后造血和免疫重建的研究不断深入，一些促进造血和免疫重建的手段已经或正在进入临床试验阶段。但是，免疫重建的延迟和疾病复发仍限制了allo-HSCT的广泛应用，探寻移植后肿瘤细胞免疫逃逸的原因以及免疫重建的影响因素对免疫调节治疗至关重要。许多问题还待今后的研究解决：①如何建立一个能评估患者移植后或移植期间能受益于免疫调节治疗的积分系统是今后的研究方向之一；②免疫重建过程中，包括调节性T细胞、NK细胞以及APC、Breg等在内的免疫自稳和免疫调节的详细机制尚待研究；③确定区分引发GVHD和抗感染及抗肿瘤的T淋巴细胞亚群仍是困扰免疫学家和移植学家的难题之一，另一难题就是如何分离GVHD和GVL效应？④探索在减低免疫屏障破坏的同时有效保留抗肿瘤效应的新方法迫在眉睫；⑤如何确定供者免疫基因缺陷，进而将HSCT后供者因素导致的受者免疫缺陷消灭在移植准备阶段。

最近的研究发现利妥昔单抗（CD20单克隆抗体，美罗华）可以治疗GVHD和EBV病毒感染相关的淋巴增殖性疾病，同时还可促进移植后的免疫重建。此外，蛋白酶体抑制剂——硼替唑米（商品名：万珂）、免疫调节剂（如雷利度胺）以及去甲基化药物（如地西他滨），也有直接抗肿瘤作用而用于恶性肿瘤的治疗，并能调节肿瘤微环境。这些药物单独或者联合DLI使用，有可能在防治GVHD的同时保留GVL效应，在此方面前景喜人。笔者坚信，经过移植学家和免疫学家的共同努力，我们必会充分认识不同allo-HSCT模式治疗不同疾病后的免疫重建的规律，并在此基础上根据临床需要促进某些患者的重建，降低复发率、提高生存，进而造福广大移植患者。

（赵翔宇 常英军）

参考文献

1. Appelbaum FR. Hematopoietic-cell transplantation at 50. New Engl J Med, 2007, 357(15): 1472-1475.
2. Krenger W, Blazar BR, Hollander GA. Thymic T-cell development in allogeneic stem cell transplantation. Blood, 2011, 117(25): 6768-6776.
3. Chang YJ, Zhao XY, Huang XJ. Immune reconstitution after haploidentical hematopoietic stem cell

transplantation. Biol Blood Marrow Transplant, 2014, 20(4): 440-449.

4. Storek J. Immunological reconstitution after hematopoietic cell transplantation - its relation to the contents of the graft. Expert opinion on biological therapy 2008, 8(5): 583-597.
5. Chaudhry MS, Velardi E, Malard F, van den Brink MR. Immune Reconstitution after Allogeneic Hematopoietic Stem Cell Transplantation: Time To T Up the Thymus. J Immunol, 2017, 198(1): 40-46.
6. Zhao XY, Chang YJ, Zhao XS, et al. Recipient expression of ligands for donor inhibitory KIRs enhances NK-cell function to control leukemic relapse after haploidentical transplantation. Eur J Immunol, 2015, 45(8): 2396-2408.
7. Oevermann L, Lang P, Feuchtinger T, et al. Immune reconstitution and strategies for rebuilding the immune system after haploidentical stem cell transplantation. Ann N Y Acad Sci, 2012, 1266: 161-170.
8. de Koning C, Nierkens S, Boelens JJ. Strategies before, during, and after hematopoietic cell transplantation to improve T-cell immune reconstitution. Blood, 2016, 128(23): 2607-2615.
9. Lucarelli B, Merli P, Bertaina V, et al. Strategies to accelerate immune recovery after allogeneic hematopoietic stem cell transplantation. Expert Rev Clin Immunol, 2016, 12(3): 343-358.
10. Pei XY, Zhao XY, Chang YJ, et al. Cytomegalovirus-Specific T-Cell Transfer for Refractory Cytomegalovirus Infection After Haploidentical Stem Cell Transplantation: The Quantitative and Qualitative Immune Recovery for Cytomegalovirus. J Infect Dis, 2017, 216(8): 945-956.

第十章

统计学基本概念与方法

HSCT 是一个系统工程，是治疗恶性血液病的有效乃至唯一手段。然而，到目前为止，HSCT 的很多并发症的危险因素尚未被认识、了解。为了更好地了解这些危险因素，我们需要利用统计学知识，从 HSCT 患者中提取我们所需要的各种数据，评估治疗的有效性。因此，掌握分析这些数据的合理的分析方法至为重要。

第一节 基本概念

在进行统计学分析之前，我们需要知道，有哪些主要的 HSCT 结局需要获得，才能更好地评估 HSCT 的疗效。在 HSCT 后不同时间点评估 HSCT 的结局：

无病生存率（DFS）：指随访期内原发病未达血液学复发标准的生存患者所占比例。

总生存率（OS）：指随访期内所有生存患者所占比例。

移植相关死亡（TRM）：指随访期内因原发病复发以外的原因导致的死亡。

造血干细胞回输当天记为“01”天（d），回输前天数前加“–”，回输后第 1 天记为“+1 天”，依此类推。

中性粒细胞植活：植活时间指骨髓重建时连续 3 天中性粒细胞大于 0.5×10^9/L 的第 1 天。

血小板植活：PLT 连续 7 天 >20×10^9/L（未输 PLT 情况下）的第 1 天。

植活后无事件：指植活后患者无 GVHD、感染及其他移植并发症发生。

aGVHD 缓解：皮疹消退，胆红素正常，腹泻和（或）腹痛消失，大便量小于 500ml/d。

感染控制后：体温正常，临床表现消失，病原学及影像学检查阴性。

另外，其他事件如移植失败、CMV 感染、二次肿瘤等等也会被用来评估 HSCT 预后。

描述以上事件发生率的曲线主要分为两种：一种是随着 HSCT 后时间延长，存活率逐渐下降，如 OS 和 DFS；另一种是发病率逐渐升高，如 GVHD/TRM/ 复发累积发生率。

第二节　常用统计学方法

生存分析

上述提及的移植后的各种结局事件在进行统计学分析之前要仔细核对。每一种事件可能在移植后不同的时间点发生。因此，从统计的角度，我们不仅仅要关注这个事件是否发生，还要明确这个事件发生的时间（一般来讲是指距离移植0天的时间）。当然，在很多情况下，在某些患者中我们所关心的事件并不一定会发生，或者在最后随访时失访，这些数据被定义为“截尾数据”，时间就定为最后随访的时间。如果存在“截尾数据”，在统计时就不能使用简单的统计学方法，如卡方检验或logistic模型，而需要用生存分析进行统计学处理，应用这个方法我们就可以把不同的随访截止时间考虑进去。在针对结局比较凶险，即总体生存时间都比较短的疾病的研究中，生存分析比只考虑结局，不考虑时间因素的logistic模型等方法的研究效率要高得多。其中常用到的术语有：

失效事件：也被称为“死亡”事件或失败事件，表示观察到随访对象出现了我们所规定的结局。失效事件的认定是生存分析的基石，必须绝对准确。失效事件应当由研究目的而决定，并非一定是死亡（如研究无白血病存活时，白血病复发也为失效事件）。

截尾值：终止随访不是由于失效事件发生，而是无法继续随访下去，常用符号“+”表示。常见于：生存但中途失访，包括拒绝访问、失去联系或中途退出试验；死于其他与研究无关的原因，如白血病患者移植后死于心肌梗死、自杀或因车祸死亡，终止随访时间为死亡时间。随访截止：随访研究结束时观察对象仍存活。

生存时间：随访观察持续的时间，按失效事件发生或失访前最后一次的随访时间记录，常用符号t表示。一般情况下应尽量以个体为单位采用较细的时间单位来记录。但在许多大型的随访中，不可能做到按个体记录，常见的是按固定的时间段记录有多少人失访、多少人发生失效事件，此时收集到的资料被称为分组生存资料。

生存率：实际上应当是生存概率，指某个观察对象活过t时刻的概率，常用$p(x>t)$表示。根据不同随访资料的失效事件，生存率可以是缓解率、有效率等。目前生存分析方法大多应用半参数方法进行，即只规定了影响因素和生存状况间的关系，但是没有对时间（和风险函数）的分布情况加以限定。

（一）Kaplan-Merier 曲线

分析生存数据的方法有很多，尽管还要取决于记录时间间隔的精确度，一般用存活或Kaplan-Meier曲线进行分析。曲线计算来源于表，通常被称为寿命表。

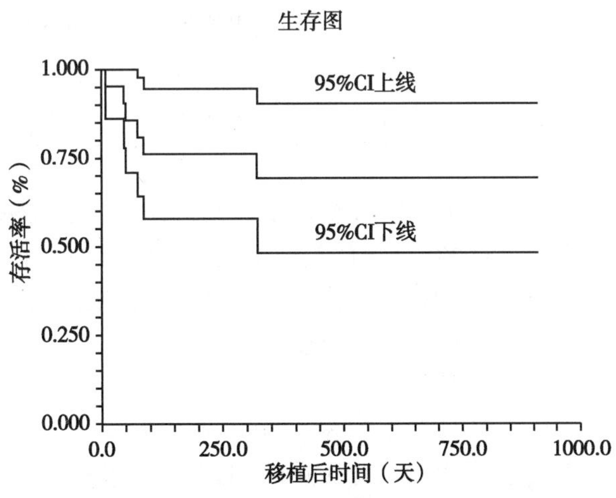

图3-10-1　20例造血干细胞移植患者随访数据

图3-10-1显示21例造血干细胞

移植患者随访数据，6例死亡，14例在移植后不同时间点存活。数据按照事件发生顺序重排，可以用表3-10-1中的寿命表按照Kaplan-Merier方法计算。

表3-10-1　21例造血干细胞移植患者生存表

时间(天)	状态(0=存活，1=死亡)	累积存活率	标准误	95%CI上线	95%CI下线	风险数目
9	1	0.9524	0.0465	0.8613	1	21
47	1	0.9048	0.0641	0.7792	1	20
50	1	0.8571	0.0764	0.7075	1	19
75	1	0.8095	0.0857	0.6416	0.9775	18
87	1	0.7619	0.0929	0.5797	0.9441	17
120.0+	0	0.7619	0.0929	0.5797	0.9441	16
123.0+	0	0.7619	0.0929	0.5797	0.9441	15
243.0+	0	0.7619	0.0929	0.5797	0.9441	14
256.0+	0	0.7619	0.0929	0.5797	0.9441	13
291.0+	0	0.7619	0.0929	0.5797	0.9441	12
321	1	0.6926	0.1072	0.4825	0.9028	11
330.0+	0	0.6926	0.1072	0.4825	0.9028	10
340.0+	0	0.6926	0.1072	0.4825	0.9028	9
356.0+	0	0.6926	0.1072	0.4825	0.9028	8
367.0+	0	0.6926	0.1072	0.4825	0.9028	7
450.0+	0	0.6926	0.1072	0.4825	0.9028	6
451.0+	0	0.6926	0.1072	0.4825	0.9028	5
467.0+	0	0.6926	0.1072	0.4825	0.9028	4
478.0+	0	0.6926	0.1072	0.4825	0.9028	3
670.0+	0	0.6926	0.1072	0.4825	0.9028	2
910.0+	0	0.6926	0.1072	0.4825	0.9028	1

用表3-10-1中的数据做一个存活曲线，或累积存活曲线，或一个存活功能(图3-10-1)。垂直标记的数据代表的是截尾数据，对整个曲线的走向没有贡献。曲线是预计生存率，同时还可以计算出标准误，由此计算95%可信区间。通常小样本研究结果95%可信区间都很大，因此我们在阐述存活曲线时要谨慎。

(二) 累积发生率

分析以下结局：复发、TRM和GVHD时存在“竞争风险”的问题，处理这些数据最合理的方法是累积发生率(CI)曲线。以计算复发率为例，患者可归为3类：①复发；②存活无复发；③死亡无复发。

存活但无复发的患者仍然有机会复发，但死亡无复发的患者却失去了复发的可能，因此死亡是复发的竞争风险。目前很多商业性统计学软件仍不能进行竞争风险的分析，只有NCSS软件可以进行统计，或者可以用SAS或R统计软件包进行竞争风险计算并绘制累积发生率曲线。

如果应用Kaplan-Merier曲线方法计算将过高估计了发生率，尤其是当目标事件发生在HSCT后期（如TRM、复发和慢性GVHD），这种差异更大，而如果发生在移植早期的话（如急性GVHD），两种计算方法之间的差异则较小，有时可以忽略不计。

（三）曲线比较

从存活曲线上很容易可以看出两种治疗方式对预后影响的差异。为了比较两种治疗方式之间，哪种方式预后更好，需要进行统计学分析，如log-rank或Mantel-Cox检验比较两种寿命表。在这个检验中，每一个观察被赋予相同的权重。然而在移植后早期死亡会比较高，可能加权早期观察可能更有用，而在这种情况下，Breslow检验可能更合适（如果研究例数不多，这种方法可能对晚期事件不够敏感）。同时需要强调的是，应用log-rank进行分析的前提是两条曲线不能交叉，必须是平行的。目前更复杂的分析上述这种数据的方法还正在研究中。

除了比较不同治疗方式间的差异，log-rank检验还可以用于比较一个治疗组或疾病类型中亚组间的差异，如男性vs.女性，<30岁患者vs.≥30岁患者，疾病早期vs.疾病晚期等等。如果一个或更多预后因素是已知的，并且他们的影响需要考虑进去的话，则需要做分层的log-rank检验。比如，在AML中，疾病亚型是一个重要的预后参数，在考虑患者性别影响时就需要将疾病亚型作为分层变量，并用分层的log-rank检验分析性别在不同的疾病亚型中的影响。

累积发生率曲线间的比较用Gray检验，在Scrucca等人的文章中用实例详细介绍了操作步骤。

（四）单因素及多因素分析

可以用log-rank检验比较两个或更多组间存活率不同，但是为了同时研究一系列预后因素的影响，就需要Cox回归模型或比例风险模型进行分析。因为生存数据的特殊性，使用常用的回归模型（如线性回归、logistic回归）不合适，需要使用Cox回归模型来找到与预后相关的风险因素。另外，通过校正已知预后意义的变量后，还可以寻找出未知的风险因素。例如，在CML的患者中，移植时疾病分期是已知影响存活的主要因素，应用Cox回归模型就可以校正其他因素影响后显示特定因素对存活曲线的影响，这样的曲线就比根据单因素分析绘制曲线更有意义。

应用Cox回归模型需要比较全面的统计学知识，在应用这个方法进行统计和解释统计结果时可能会遇到很多困难，推荐参阅已发表的相关参考文献。

（五）竞争风险的回归模型

在存在竞争风险的情况下，用多元回归方程进行多因素分析是不允许的，因为在多元回归方程中竞争风险被定义为截尾数据。为了解决这个问题，Fine和Gray设计了考虑小组分布的竞争风险的比例风险模型。最近Scrucca等人发表的急性白血病移植数据中应用了这种方法进行了多因素分析。

第三节　描述和分析移植结果的详细方法

表 3-10-2 显示了 21 例 HSCT 患者移植后主要事件的发生时间，这些原始数据需要转化为统计学软件能够进行统计的表达方式。因此为了计算任何事件的发生率曲线，我们需要将数据转化为两列，一列是事件发生与否(1=yes，0=no，2= 竞争风险事件)，另外一列是每一个发生事件或截尾数据随访时间(表 3-10-3)。以下部分中我们将详细介绍，如何正确地计算我们经常关注的事件。

一、Kaplan-Merier 分析方法

(一) 总体存活

相对来说，计算一个研究群体的存活率是最直接的，因为只有死亡是唯一关注事件，最后一次随访时存活患者定为截尾数据。表 3-10-3 和图 3-10-1 显示了详细的编码、随访间隔时间(L 列和 M 列)。

目前有两种不同方式评估存活曲线：①如果人群存活是好的(如：很少的死亡和长的随访时间)，可以用特定时间点的生存率来描述(如 5 年存活率为 76.2%，95%CI 68%~82%)；②如果人群存活率差(如移植后 3 年没有存活病例)的话，应用中位存活时间评估则更有意义(如中位存活时间为 18.5 个月，95%CI 12~34 个月)。以上指导原则适合于所有的事件发生率。

(二) 无白血病存活

在计算 DFS(或 LFS)率时，复发或死亡被定义为关注事件，最后一次随访时患者存活并且原发病处于缓解状态定为截尾数据(见表 3-10-3，图 3-10-2)。如果患者复发后死亡，复发作为观察到的第一事件，而不考虑死亡事件。PFS 是一种类似的结局，然而除了复发和死亡为关注事件外，疾病进展也需关注。分析 PFS，需要在干细胞回输时和疾病进展时仔细评估疾病状态。

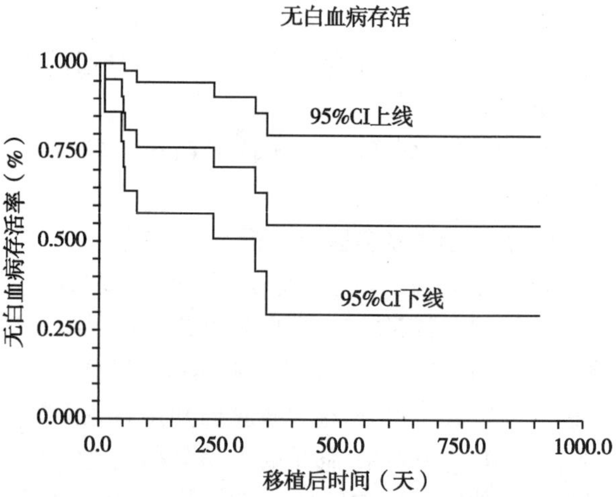

图 3-10-2　21 例造血干细胞移植患者无白血病存活

二、累积发生率的分析方法

(一) 移植或治疗相关死亡

任何除外了复发或疾病进展的死亡被定义为移植或治疗相关死亡(见表 3-10-3，H 列、I 列)，并编号为 1。如果一个患者复发或疾病进展，很可能死于原发病，因此复发和疾病进展是移植或治疗相关死亡的危险因素(编号为 2)。患者存活无复发为截尾数据(编码为 0)。表 3-10-3，H 列和 I 列展示了相应的编码和随访时间，用来计算图 3-10-3 曲线。

表 3-10-2 21 例造血干细胞移植患者结局

编号	移植后时间(天)	状态(0=存活,1=死亡)	发生aGVHD时间	aGVHD最高分度	中性粒细胞植活时间	血小板植活时间	复发时间	复发(0=无复发,1=复发)	慢性GVHD发生时间	慢性GVHD最高分度(NIH分型)	移植相关死亡时间	移植相关死亡(1=移植相关死亡)
1	9	1		不能评估	不能评估	不能评估		不能评估		不能评估	9	1
2	47	1	23	4	25	33		0		不能评估	47	1
3	50	1	11	2	20	33		0		不能评估	50	1
4	75	1	30	2	22	31		0		不能评估	75	1
5	87	1		不能评估	17	20	45	1		不能评估		
6	120.0+	0	25	1	22	78		0	100	中度		
7	123.0+	0			23	35		0				
8	243.0+	0	13	1	27	28		0	176	重度		
9	256.0+	0			23	21		0				
10	291.0+	0			24	32		0				
11	321	1	36	2	19	26		0			321	1
12	330.0+	0			21	25		0				
13	340.0+	0	45	1	35	45		0				
14	356.0+	0	15	3	21	22		0				
15	367.0+	0	40	1	27	65		0	224	中度		
16	450.0+	0	34	3	16	29		0				
17	451.0+	0			26	28	234	1				
18	467.0+	0			22	25		0				
19	478.0+	0			26	30	345	1				
20	670.0+	0			18	23		0				
21	910.0+	0	15	2	18	33		0	180	重度		

表 3-10-3　21 例造血干细胞移植患者统计学分析数据录入格式

A	B	C	D	E	F	G	H	I	J	K	L	M	N	O
编号	2~4 度 GVHD 发生时间	2~4 度 GVHD	3~4 度 GVHD 发生时间	3~4 度 GVHD	复发时间	复发	移植相关死亡时间	移植相关死亡	无病存活时间	无病存活	存活时间	存活	慢性 GVHD 发生时间	慢性 GVHD
1	9	2	9	2	9	2	9	1	9	1	9	1		不能评估
2	23	1	23	1	47	2	47	1	47	1	47	1		不能评估
3	11	1	11	2	50	2	50	1	50	1	50	1		不能评估
4	30	1	30	2	75	2	75	1	75	1	75	1		不能评估
5	87	2	87	2	45	1	87	2	45	1	87	1		不能评估
6	100	0	25	0	120	0	120	0	120	0	120	0	100	1
7	100	0	100	0	123	0	123	0	123	0	123	0	123	0
8	100	0	13	0	243	0	243	0	243	0	243	0	176	1
9	100	0	100	0	256	0	256	0	256	0	256	0	256	0
10	100	0	100	0	291	0	291	0	291	0	291	0	291	0
11	36	1	36	0	321	2	321	1	321	1	321	1	321	2
12	100	0	100	0	330	0	330	0	330	0	330	0	330	0
13	100	0	100	0	340	0	340	0	340	0	340	0	340	0
14	15	1	15	1	356	0	356	0	356	0	356	0	356	0
15	100	0	100	0	367	0	367	0	367	0	367	0	224	1
16	34	1	34	1	450	0	450	0	450	0	450	0	450	0
17	100	0	100	0	234	1	451	2	234	1	451	0	451	0
18	100	0	100	0	467	0	467	0	467	0	467	0	467	0
19	100	0	100	0	345	1	478	2	345	1	478	0	478	0
20	100	0	100	0	670	0	670	0	670	0	670	0	670	0
21	15	1	100	0	910	0	910	0	910	0	910	0	180	1

（二）复发

原发病复发作为关注事件，任何患者死于移植或治疗相关死亡是复发竞争事件，患者存活并处于缓解状态为截尾数据。表3-10-3，H列和I列展示了相应的编码和随访时间，用来计算（图3-10-4）曲线。

（三）急性移植物抗宿主病

描述一个人群aGVHD的发生率可能有多种方式。从表3-10-2中的数据，我们看出有2例移植后100天前死亡的患者，尽管他们没有发生急性GVHD，但是他们被定义为不能评估（如果他们存活到了100天，他们仍然有发生急性GVHD的风险）。因此，对于19例可以评估的患者，分度如下：8无急性GVHD（42%），4例1度（21%），4例2度（21%），2例3度（11%），1例4度（5%）。如果没有记录aGVHD的发生时间的话，上述是描述aGVHD发生率的唯一方式。

另外，如果考虑aGVHD的发生时间，aGVHD发生率可以用累积发生率曲线表述。但是，在分析之前需要决定研究的GVHD分度。如果想要计算Ⅱ～Ⅳ度aGVHD的发生率，那么Ⅱ～Ⅳ度aGVHD患者定义为1，同时标注相应的aGVHD发生时间；患者发生Ⅰ度aGVHD及未发生急性GVHD的患者定义为0，事件发生时间定为100天；不能评估急性GVHD的患者定义为2（竞争风险），时间定义为存活时间（见表3-10-3，B列和C列）。分析结果显示100天Ⅱ～Ⅳ度急性GVHD发生率为35%（95%CI 19%~64%）（图3-10-5）。

如果想要曲线显示Ⅲ～Ⅳ度aGVHD的发生率，那Ⅲ～Ⅳ度aGVHD患者定义为1，同时标注相应的

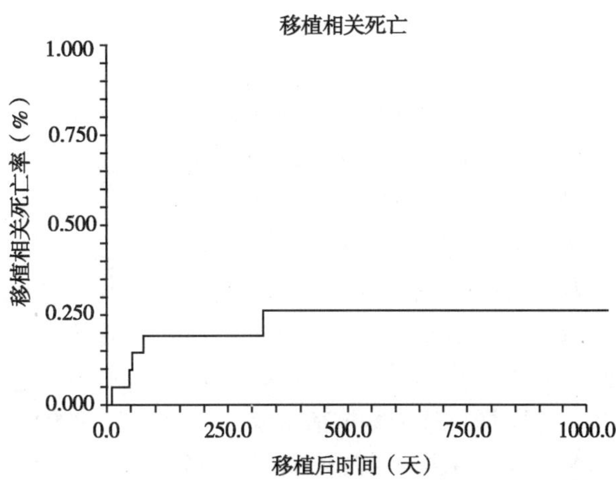

图3-10-3　21例造血干细胞移植患者移植相关死亡

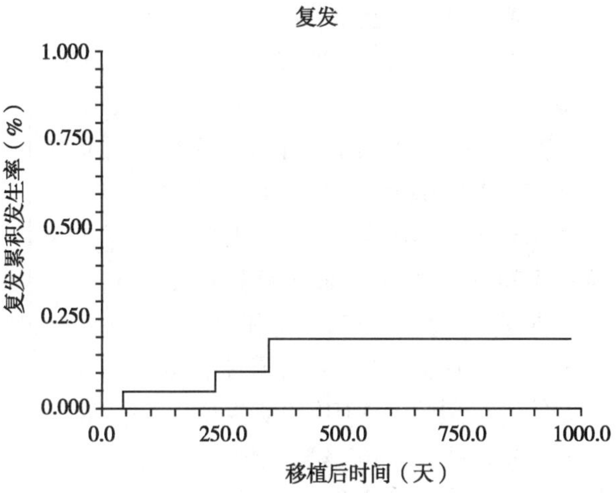

图3-10-4　21例造血干细胞移植患者复发

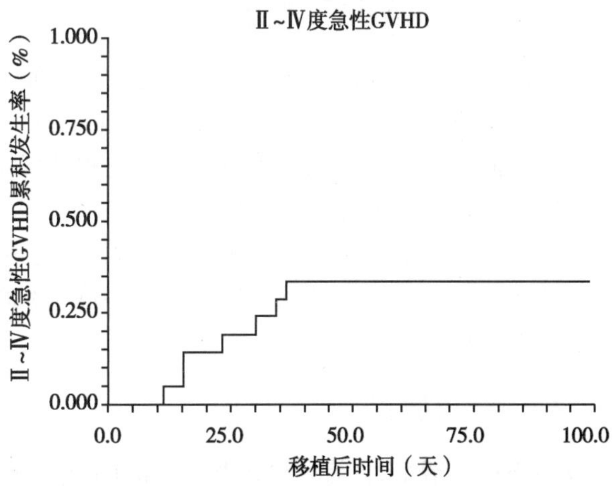

图3-10-5　21例造血干细胞移植患者Ⅱ～Ⅳ度急性GVHD

aGVHD 发生时间；患者发生Ⅰ～Ⅱ度 aGVHD 及未发生 aGVHD 的患者定义为 0，事件发生时间定为 100 天；不能评估 aGVHD 的患者定义为 2（竞争风险），时间定义为存活时间（见表 3-10-3，D 列和 E 列）。分析结果显示 100 天Ⅲ～Ⅳ度 aGVHD 发生率为 15%（95%CI 4%~43%）（图 3-10-6）。

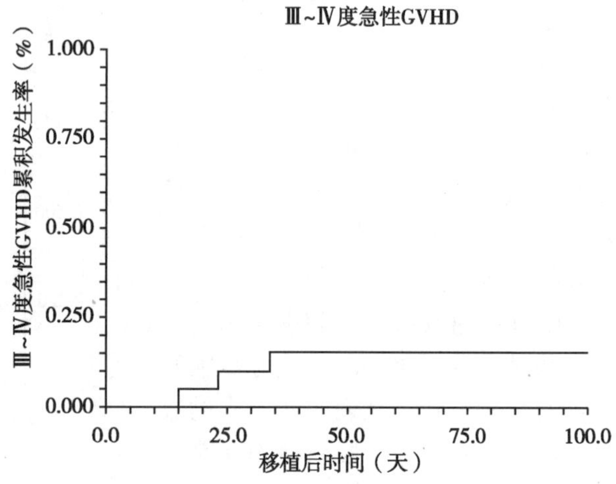

图 3-10-6　21 例造血干细胞移植患者Ⅲ～Ⅳ度急性 GVHD

（四）慢性移植物抗宿主病

和 aGVHD 一样，cGVHD 的分析方式也可以有多种。表 3-10-2 显示 16 例患者随访超过 100 天方可考虑。2 例局限性（12.5%）和 2 例广泛性（12.5%）cGVHD，12 例无 cGVHD（74%）。

另外描述 cGVHD 发生率（局限性或广泛性 cGVHD，或仅为广泛性 cGVHD）的方式是将 cGVHD 刚发生时的时间考虑进去，从而计算累积发生率曲线（见表 3-10-3，P 列和 Q 列，图 3-10-7）。因此，如下的例子显示移植后任何类型的 cGVHD 的发生率为 28.2%（95%CI 12%~65%）。很明显，只有患者存活超过 100 天才有发生 cGVHD 的风险。

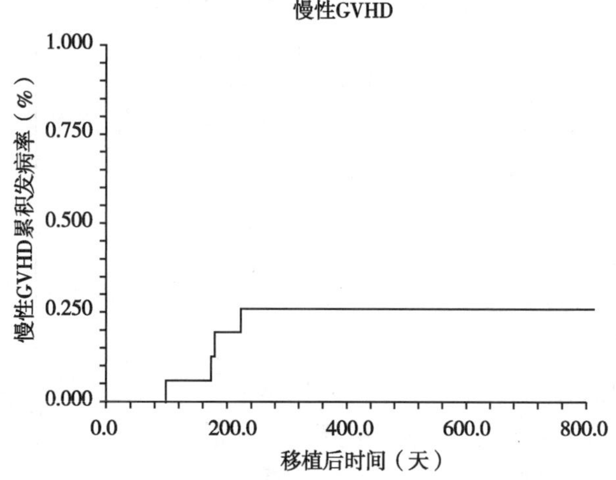

图 3-10-7　21 例造血干细胞移植患者慢性 GVHD

三、其他分析结局的方法

应用多阶段研究模型研究移植后复杂事件的发生是正在努力扩大的研究领域。如在计算调整的 LFS 曲线时，目前称为当前无白血病存活，需要考虑到移植后复发的患者在给予供者淋巴细胞回输后使其恢复到缓解状态这群患者。然而，想要计算这种曲线就需要详细的随访资料和复杂的统计学软件。

植入时间一般用中位时间和范围来表示，也可以用累积植入率来表示。组间 GVHD 数据的比较用 chi-squared 或 chi-squared trend 检验，而 Mann-Whitney 或 Kruskal-Wallis 检验适用于植入数据。

四、结果展示

在描述存活率时，需要提供某一个时间点的存活率和可信区间或标准误（如 3 年存活率为 59%（95%CI 44%~73%）。尽管 95%CI 可以是用存活率 ±1.96 标准误，但是如果存活率为

100% 或 0 时，可信区间就会大于 100% 或者小于 0。为了避免这种异常，可以用 Rothman 方法计算不对称的可信区间。

中位存活时间来源于存活曲线，是存活率 50% 对应的时间点。但是如果存活曲线在这个点之上达到了平台期的话，中位存活时间就不一定对应的是 50% 的存活率（见图 3-10-1）。如果单从单因素分析数据结果展示预后因素对存活曲线的影响要谨慎，因为不能保证不存在其他潜在的预后因素的影响或数据偏差。因此，需要进行多因素分析。

分析和表述生存数据可以为移植治疗某种血液病的有效性提供重要的信息。如果病例数足够大的话，甚至可以发现患者分组间微小的差异。目前应用电脑和统计学软件使分析复发数据变得相对容易进行，但是很好地理解每一个分析阶段的统计学原则非常重要，应该引起重视。

（赵翔宇　常英军）

参考文献

1. Gooley TA, Leisenring W, Crowley J, Storer BE. Estimation of failure probabilities in the presence of competing risks: new representations of old estimators. Stat Med, 1999, 18: 695-706.
2. Scrucca L, Santucci A, Aversa F. Competing risk analysis using R: an easy guide for clinicians. Bone Marrow Transplant, 2007, 40: 381-387.
3. Klein JP, Rizzo JD, Zhang MJ, et al. Statistical methods for the analysis and presentation of the results of bone marrow transplants. Part I: unadjusted analysis. Bone Marrow Transplant, 2001, 28: 909-915.
4. Scrucca L, Santucci A, Aversa F. Regression modeling of competing risk using R: an in depth guide for clinicians. Bone Marrow Transplant, 2010, 45: 1388-1395.
5. Rothman KJ. Estimation of confidence limits for the cumulative probability of survival in life table analysis. J Chronic Dis, 1978, 31: 557-560.
6. Klein JP, Rizzo JD, Zhang MJ, et al. Statistical methods for the analysis and presentation of the results of bone marrow transplants. Part 2: Regression modeling. Bone Marrow Transplant, 2001, 28: 1001-1011.

第十一章

临床研究方法与临床试验流程

随着 HSCT 技术的进步和广泛应用,有关 HSCT 的临床研究设计、统计学方法越来越受到关注。近年来临床试验设计和分析方法逐步成熟,为 HSCT 临床循证医学研究提供了很好的平台。本章对 HSCT 相关临床研究方法及临床试验流程进行阐述。

第一节　临床研究方法

HSCT 中新的治疗方法的建立需要经历下列过程:①观察性研究:通过观察性研究发现一种新的治疗方法具有优势;②建立生物学假说:在细胞分子水平上,验证新的治疗方法有效性假说;③动物试验:通过动物试验验证新的治疗方法的有效性;④前瞻性临床试验:通过随机对照试验提供循证医学证据;⑤预后研究:把新的治疗方法推广到临床常规治疗,评价新的治疗方法带来的远期疗效以及非预期的副作用。发现的新问题实际上就成为新的研究课题,进入下一个研究循环周期。

观察性研究和临床试验的最根本区别在于前者不包括任何类型的干预,而后者预先定义试验组和对照组。通过设计合理的观察性研究可以获得许多新的信息,为下一步的临床试验提供很好的基础。当对 HSCT 患者进行随机化设计时,在不符合伦理或实际执行有困难的情况下,好的观察性研究非常重要。

通常情况下观察性研究检验因变量(预后)和自变量(患者本身的背景、治疗或治疗前暴露、遗传学、实验室指标、健康行为)的相关性。但是观察性研究中有些非主要研究自变量因素难以控制。比如不同职业人群除了暴露职业危险因素外,他们之前和现在的生活方式也不同,这些差异可能由一个或多个原因比如自我选择、教育水平、职业的适应性而产生。这些对预后可能产生影响的因素被称为“混杂因素”。好的研究设计常会预测和检测这些混杂因素,但是许多情况下这些混杂因素非常难以检测,或者检测费用较大。在没有对混杂因素进行分析的情况下,得出主要因素作用的结论有一定困难,需要对结论慎重说明。

观察性研究在以生存作为观察终点时,如果随访过程不标准容易导致错误的结论。比如,如果标准的随访时间计划为 5 年,而实际上收集的生存数据的随访时间点有先后,会导致生存的预期不可信。如果 HSCT 患者和非移植患者比较,随访时间不固定,也会影响结论。

研究人员应当认识到对于观察性研究进行统计分析比临床试验更为困难。如果观察性研究设计合理，分析仔细，有可能对患者选择和预后评价的一些偏差进行控制。在 HSCT 的临床研究中常包括两种观察性研究：前瞻性和回顾性。这两种方法各有自己的特点、分析方法和利弊。

一、前瞻性队列研究

在前瞻性队列研究设计中，常根据一些先天暴露因素把患者划分到不同“组”或“队列”中。比如在同类疾病情况下，把有 HLA 相合同胞供者的患者和没有 HLA 相合同胞供者的患者分为两组进行比较。即便如此也可能存在选择偏差，比如，有 HLA 相合同胞供者的患者可能家境好，受教育程度和经济水平高。另外进行移植的决定也不单单取决于是否有供者，如果医生认为患者病情严重也可能不做移植。对于混杂因素考虑得越多，越可能减少偏差。

另外，等待做 HSCT 的时间也是一个偏差，能够接受移植的患者与其他患者本身就存在差别，他们必须达到完全缓解、并且在找到合适供者前一直处于缓解状态，如果和化疗患者相比较时，需要考虑这一个等待移植的时间对结果的影响。如果在等待移植过程中患者复发就归到化疗组，会对化疗组的疗效判断产生负影响。因此在进行统计分析时，需要在分析模型中加入时间协变量，或者采用 Landmark 分析。

前瞻性队列研究设计的优势之一是可以计算这些“暴露”或者“未暴露”因素的发生率，提供一个真实相对危险（RR）预测值，同时也可以计算两组率差（归因危险率）。前瞻性队列研究设计的主要弊端是研究费用较高、需要足够长的随访时间才能观察到足够的结局事件数。正如对照临床试验一样，在研究设计时必须对两组主要观察终点的差值、可允许的 alpha 值（Ⅰ类错误）、把握度以及样本量进行预先设定。

二、回顾性病例 - 对照研究

如果观察终点事件发生率相对较少，回顾性病例 - 对照研究可能是最好的设计方法。病例 - 对照研究中，把患有特定类型和分期疾病的患者定义为研究主体，而对照组选择没有该疾病的人群，根据特定的混杂因素如年龄、性别等进行匹配。不要试图对所有的因素进行匹配，这样就增加了研究和分析难度。回顾性病例 - 对照研究的缺点之一是不能直接估计发生率（因为没有合适的分母，危险群体）。这时通过计算 OR 来估计 RR。如果满足以下 3 个假设 OR 可以看成对真实 RR 的精确估计：①对照组代表一般群体；②分析病例代表所有病例；③该病在群体中发病率极低。回顾性病例 - 对照研究和前瞻性队列研究类似，也受到一些无法控制的变量影响产生偏差。如果回顾性病例 - 对照研究显示的预后差别不大时需要慎重。这是因为难以判读是否二者的确存在差异，或者是由于其他混杂因素引起的差异。通过增加样本量、调整匹配混杂因素、仔细检验模型假设、多次比较调整等办法来提高回顾性病例 - 对照研究的质量。

第二节　临床试验流程

一、临床试验设计

临床试验通过研究者控制干预措施实现真正的实验设计。美国国立卫生研究院（NIH）

对临床试验的定义是：在人体进行的前瞻性生物医学或行为研究，研究目的是为了回答关于新的干预措施（药物、治疗、装置或已有方法的新用途）的特殊问题，常常是回答其安全性和有效性。肿瘤患者特别适合临床试验，因为预后指标容易界定并且可以测量、患者的参与性和依从性好，因为肿瘤危及患者生命导致随访容易进行。现代临床试验方法始于 20 世纪 30 年代。根据 FDA 对试验的最新分类，临床试验分为 5 个期：

0 期：治疗有靶点吗？（"治疗有生物学活性吗？"）

Ⅰ期：证实安全性剂量。（"安全的治疗剂量是多少？"）

Ⅱ期：证实有效性。（"对类似患者群有效吗？"）

Ⅲ期：和标准治疗进行比较。（"比目前的标准治疗好吗？"）

Ⅳ期：上市后评价。（"在广泛人群应用时的作用如何？"）

在进行临床试验前需要制定一系列法规，比如对研究方案由独立伦理委员会审查其科学性和受试者风险 / 获益比，提供的临床试验知情同意书是否充分保护了患者的权益等。临床试验的核心是回答科学问题，同时也必须考虑伦理学问题、医疗费用、治疗方法和人类资源。临床试验必须严格设计和执行才能得出有信服力的结论。必须承认，任何临床试验倾向于纳入特定年龄段和临床特征的低危患者，而在现实情况下，许多不符合入组和排除标准的患者并未进入临床试验，因此临床试验的结果只是适用于部分患者。

在临床试验中常存在 3 类错误：包括Ⅰ类错误、Ⅱ类错误和偏差。Ⅰ类错误是指假阳性（结果没有统计学差异被错误地判断为有差异）；Ⅱ类错误是指假阴性（有统计学差异被错误地判断为无差异）；偏差是指数据没有真正反映主要因素而是受到混杂因素的影响。

在 HSCT 中进行 0 期和Ⅰ期临床试验相对较少，在进行Ⅱ期临床试验时常为单臂、2 个阶段研究，需要纳入的病例数因疗效和设定的Ⅱ类错误而定（表 3-11-1）。如果在第 1 个阶段纳入患者的疗效未达到预计可以提前终止。比如在连续纳入 11 个患者治疗无效时，可以有 95% 的把握度拒绝该新的治疗方法。经典的Ⅱ期临床试验常采用二变量终点（有效或无效）。有效可以定义为只包括完全缓解或者包括完全缓解和部分缓解，然而在判断疗效时常利用定量方法进行评价（肿瘤大小、白血病细胞数量）。瀑布图可以提供另外的信息。

表 3-11-1　新药Ⅱ期临床试验时根据疗效和Ⅱ类错误不同所需要的样本量

Ⅱ类错误（β）	疗效（%）									
	5	10	15	20	25	30	35	40	45	50
5%	59	29	19	14	11	9	7	6	6	5
10%	45	22	15	11	9	7	6	5	4	4

二、Ⅲ期临床试验

在 HSCT 中进行的临床试验多为Ⅲ期临床试验，下面简述 HSCT 中Ⅲ期临床试验的流程。

1. 提出需要回答的 HSCT 领域中的科学问题。比如：成人标危组 ALL 第一次缓解期患者在没有 HLA 相合供者的情况下，选择单倍型 HSCT 是否优于化疗？

2. 制订详细的临床试验研究方案、病例报告表、临床试验知情同意书。研究方案需要

包括下列内容(表 3-11-2):

表 3-11-2　Ⅲ期临床试验研究方案

方案概要

1. 研究背景:通过文献复习,对国际研究现状做出深入分析,明确提出要解决的科学问题。
2. 研究目的
   2.1　主要目的:是研究的关键,主要目的只有一个。
   2.2　次要目的:可以有几个。
3. 研究设计:明确是随机、对照、多中心或单中心临床试验。
4. 受试者选择
   4.1　入选标准
   4.2　排除标准
   4.3　提前退出试验标准
   4.4　受试者招募
5. 干预措施
6. 研究过程
   6.1　筛选期
   6.2　随机入组
   6.3　治疗期
   6.4　随访期
   6.5　受试者提前终止研究
7. 研究检测项目
8. 结局指标
9. 安全性考虑
   9.1　不良事件
   9.2　严重不良事件
   9.3　记录与报告
10. 数据管理
    10.1　数据中心
    10.2　数据录入与管理
    10.3　数据审核与锁定数据库
11. 统计分析
    11.1　样本量的计算和推理:根据最有影响力的文献资料制定对照组的疗效,根据前期预实验的结果提出试验组的疗效,应用医学统计学公式或样本量计算软件(PASS 软件、SAS 软件)来计算样本量续表
    11.2　统计分析计划书与统计软件
    11.3　统计分析内容
    11.4　分析数据集
    11.5　统计分析方法
    11.6　安全性分析
    11.7　删除或缺失数据的处理
12. 质量控制
    12.1　方案修改
    12.2　培训

续表

12.3　项目监查
13. 受试者保护
13.1　伦理委员会
13.2　获取受试者知情同意
13.3　保密与隐私
14. 组织管理
15. 研究文件和记录的保存
16. 研究提前终止
17. 参考文献
18. 附录

三、提交医学伦理委员会审批

赫尔辛基宣言是目前国际公认的指导医生和其他人员进行人体医学研究的伦理准则的声明。任何临床试验必须遵守该宣言。伦理审查的任务或职能有两项：一个是确保受试者在临床试验或研究项目中应享有的权力，即知情、自主、保密、不伤害，以及获得救助与补偿等权力；另一个是要保障受试者和公众的利益，要让受试者在承受一定风险之时获得利益的平衡，并且还要相应地延伸到群体或公众的收益。伦理审查首先有一个科学技术上的审查前提，即在项目的科学性、合理性、安全性、有效性上的审定，在医院伦理委员会成员中应包括医学专业人员、伦理、法律、社区代表等方面的代表。

四、在国际认可的临床试验注册网站进行登记注册

一种新药或干预措施的临床试验注册，指在试验的起始阶段，将试验的重要信息在公开的临床试验注册机构进行登记，以便向公众、卫生从业人员、研究者和赞助者提供可靠的信息，使临床试验的设计和实施透明化，并使所有人都可以通过网络免费查询和评价注册的临床试验。临床试验在注册时应逐一列出计划中的、正在进行的和已经完成的各阶段的关键信息。通过临床试验注册，人们可以在试验的起始阶段就获得试验的重要信息，而不是来自于滞后发表的文章。人们可以知道谁在做什么研究，以避免不必要的重复研究，但不排除鼓励适当的重复验证试验；还可避免发表偏倚，防止由于阴性结果未报道或结果不明确而产生的报告不全，误导研究人员做出有偏倚的系统综述，影响医生进行临床决策；临床试验注册还有助于促进国际协作，使赞助者将资金用于最有意义的项目。通过注册将试验信息直接面向公众，有助于招募志愿者，容易被公众接受，提高公众对制药企业的信任度，使公众对疗效的真实性有更多的了解，强调公众参与医药研究的义务。

国际医学杂志编辑委员会（ICMJE）、WHO 以及国家政府组织都支持临床试验注册。要求临床试验在招募受试者之前应将试验具体措施向公众开放，并以此作为允许试验结果发表的条件。大多数重要医学杂志都要求临床试验进行注册，如《美国医学协会杂志》、《新英格兰医学杂志》、《内科学年鉴》等 13 个重要世界医学杂志。2004 年 9 月，ICMJE 成员联合发表述评，明确提出只有当某项试验在征集首位患者之前就进行了注册，才会考虑发表其研究结果。该政策适用于在 2005 年 7 月 1 日及以后开始征募患者的试验。由于当时许多正

在进行中的试验开始时都没有注册，将这些试验注册的截止时间延长到 2005 年 9 月 13 日以前。因此，凡是 2005 年 9 月 13 日以后的临床试验必须进行有效登记注册。

WHO 国际临床试验注册平台一级注册机构：美国临床试验注册中心（clinicaltrial.gov）澳大利亚 - 新西兰注册中心（ANCTR），中国临床试验注册中心（ChiCTR），印度临床试验注册中心（CTRIndia），英国 ISRCTN，伊朗临床试验注册中心（IranCTR），斯里兰卡临床试验注册中心（SLCTR），荷兰临床试验注册中心（NLCTR），德国临床试验注册中心（GCTR），日本临床试验注册协作网（JPCTR），泛非临床试验注册中心（PACTR），拉美临床试验注册中心（LACTR）。

1. 美国 Clinical Trials 注册资料库（http://www.clinicaltrials.gov）　可提供临床试验的注册服务，因收录了大量临床试验信息和数据，是目前国际上注册临床试验最多的注册库。同时也是重要的临床试验资料库。

2. 英国国立研究注册库（BNRR，http://www.nrr.nhs.uk）　可检索正在进行的或新近完成的临床试验，由英国国家卫生服务部出资建立，共有来自英国、苏格兰和威尔士等 350 个组织对其进行赞助。

3. 澳大利亚临床试验注册库　2005 年 5 月，澳大利亚政府出资 150 万美元在悉尼大学的全国卫生与医学研究委员会临床试验研究中心建立澳大利亚临床试验注册库（ACTR，http://www.actr.org.au/）。该中心符合 ICMJE 和 WHO 的标准，于 2005 年 6 月底开始接受注册。

4. 英国当前对照试验注册库（CCT，http://www.controlled-trials.com）　创办于 2000 年，由当代科学协会出版公司 Current Science Group 成立，2003 年 5 月正式运行。CCT 允许用户免费检索和使用临床随机对照试验的资料，还可以向 CCT 申请注册的全部费用而享受免费注册服务。会员公司生物医学中心杂志出版社还可提供出版服务。CCT 在网上链接了 50 多家注册库和对照试验的 meta 分析资料注册库。

5. 葛兰素史克注册库（http://ctr.g sk.co.uk/welcome.asp）　由葛兰素史克公司建立。

6. 中国临床试验注册中心（ChiCTR，www.chictr.org）　由原卫生部中国循证医学中心、中国 Cochrane 中心、四川大学华西医院组建，是渥太华工作组的成员单位，是一个非营利性的学术和服务机构。所有在人体中和采用取自人体的标本进行的研究，包括各种干预措施的疗效和安全性的有对照或无对照试验（如随机对照试验、病例 - 对照研究、队列研究及非对照研究）、预后研究、病因学研究以及包括各种诊断技术、试剂、设备的诊断性试验，均需注册并公告。中国临床试验注册中心网站上公布的服务项目包括临床试验注册、临床研究设计咨询、产生和隐藏中心随机分配序列、临床科研论文评审、培训临床科研和论文评审专家。中国循证医学中心于 2004 年 10 月建立了中国临床试验注册中心，又在 2007 年由原卫生部指定、并经 WHO ICTRP 认证，于 2007 年 7 月 25 日成为 WHO ICTRP 一级注册机构。中国临床试验注册中心的建立，成为中国实行与国际接轨的公共临床试验注册制度的标志。中国临床试验注册中心执行 WHO ICTRP 制定的临床试验注册国际标准，要求注册申请者在注册时同时提交第三方证明文件，如医学伦理委员会的审查报告，提供关于研究者、主办和支持单位、研究主要目的、主要测量指标及次要测量指标及资金来源等二十类信息。

五、启动临床试验

只有完成上述临床试验注册后方可启动临床试验，纳入第一例受试者。临床试验过程中需要及时进行数据收集、录入，定期进行稽查，保证临床试验数据的及时性、可靠性、科学性。

六、临床试验数据总结

在一个临床试验结束后,对研究数据进行整理、分析,撰写医学研究论文。对于临床试验结果的报告指南经历了一系列发展,国际认可的临床试验的报告规范为 CONSORT(The Consolidated Standards of Reporting Trials),该规范的具体要求参见网页 http://www.consort-statement.org。根据临床试验研究的实际情况选择合适的期刊发表论文。并对于有临床推广价值的临床试验进行推广,使新的治疗方法应用于更多的患者。

HSCT 技术近年来得到快速发展和普及,治疗疾病的类型除了恶性血液病以外还包括实体瘤、遗传学疾病、自身免疫病等。干细胞来源也在多样化。随之而来的临床试验以及相关的伦理学问题值得关注。我国在 HSCT 的临床试验方面取得了很大的发展,通过深入学习国际临床试验规则,有利于推动我国 HSCT 临床试验的发展。

(主鸿鹄)

参考文献

1. Green S, Benedetti J, Crowley J.Clinical Trial in Oncology.London: Chapman & Hall, 1997.
2. Pagano M, Gauvreau K.Principles of Biostatistics.Belmont, CA: Wadsworth, 1993.
3. Ratain MJ, Eisen T, Stadler WM et al.Phase Ⅱ placebo-controlled randomized discontinuation trial of sorafenib in patients with metastatic renal cell carcinoma.J Clin Oncol, 2006, 24: 2505-2512.
4. Steinbrook R.Registration of clinical trials-voluntary or mandatory? N Engl J Med, 2004, 351: 1820-1822.
5. 吴泰相,李幼平,刘关键,等. 中国临床试验注册中心及中国循证医学中心提高我国临床试验质量的策略和措施. 中国循证医学杂志,2010,10(11):1243-1248.
6. Devereaux PJ, Manns B, Ghali WA, et al.The reporting of methodological factors in randomized controlled trials and the association with a journal policy to promote adherence to the Consolidated Standards of Reporting Trials (CONSORT)checklist.Control Clin Trials, 2002, 23: 380-388.

第四篇

造血干细胞移植并发症

第一章

造血重建不良

第一节　发生率、机制及危险因素

Allo-HSCT 的目的是有效清除受者体内的恶性克隆细胞，用供者来源的 HSC 替代受者来源的 HSC，并重建供者来源的造血与免疫功能。供者 HSC 在受者体内的稳定植入是 allo-HSCT 获得成功的基础。造血干细胞成功植入的基本前提包括：①清除受者骨髓中造血干细胞“龛位（niche）”，以利于供者造血干细胞的植入；②供者造血干细胞归巢至受者骨髓微环境，并在骨髓微环境的调控下保持自我更新、增殖和多向分化能力；③采取有效的措施预防宿主抗移植物反应（移植排斥）。

临床上造血干细胞成功植入具体表现为髓系（中性粒细胞）、红系和巨核系细胞（血小板）的恢复。中性粒细胞植活的定义为连续 3 天中性粒细胞超过 0.5×10^9/L；血小板植活的定义为连续 7 天血小板不低于 20×10^9/L 并脱离血小板输注；红细胞植活定义为血红蛋白不低于 70g/L 且脱离输血。移植后中性粒细胞恢复较快，中位时间在 10~17 天，常在 28 天内。血小板恢复时间变异较大，快者可在 2 周左右恢复，慢者可延迟至移植后数月甚至 1 年。植入成功的含义包括两个方面：①外周血细胞计数迅速达到上述植活标准且保持稳定；②造血细胞为供者来源。

尽管移植后绝大多数患者能够达到快速稳定的供者造血重建，但是仍有部分患者出现移植后部分血液学缓解（PHR）。PHR 是指 auto-HSCT 或 allo-HSCT 后受者体内未能达到迅速、稳定的供者造血细胞重建。根据累及造血细胞系多少、发生时间、造血细胞来源，PHR 包括：

1. 植入失败（GF）　是指自体或异基因造血干细胞移植后未能成功获得造血恢复。其定义主要基于外周血三系造血细胞（中性粒细胞、血小板、血红蛋白）计数植活时间及移植后造血细胞的来源。中性粒细胞≤0.5×10^9/L，血小板≤20×10^9/L、血红蛋白≤70g/L。根据植活时间，GF 可以分为原发性 GF 和继发性 GF：原发性 GF 是指移植后 28 天（也有研究定义为 21 天或 35 天或 42 天）时中性粒细胞、血小板和血红蛋白均未达到植活标准；继发性 GF 是指在已经获得植入的基础上再次出现三系中至少两系的造血细胞计数下降。而根据移植后造血细胞的来源，GF 又可分为移植排斥（rejection）及植入功能不良（PGF）：移植排斥是指外周血细胞计数符合 GF 标准,患者细胞为完全受者嵌合;PGF 是指外周血细胞计数符合 GF 标准,患者细胞为完全供者嵌合。

2. 单纯性持续性血小板减少症(PT)　又可分为血小板植入延迟和继发性血小板重建失败。血小板植入延迟指移植后 60 天(或 35 天)血小板计数仍未达到植入标准,而继发性血小板重建失败是指血小板曾经获得植入,再次因为某种原因而持续低于 $20×10^9$/L 且依赖输注。

3. 单纯红细胞减少　常常表现为移植后纯红细胞再生障碍性贫血,往往由于 ABO 主要血型不合所导致,与本章节所讨论的 PHR 在发生机制上有本质区别,因此不在本章节讨论范围之内。

PHR 由于持续粒细胞缺乏及血小板减少,容易并发感染及出血,病死率极高。虽然 PHR 并不是 HLA 全相合移植的重要合并症,但随着单倍体移植的推广,其日益成为移植新的重要合并症,尚无有效的防治手段,是亟待解决的重要临床科学问题。

一、发生率

(一) GF

不同文献所报道的 GF 发生率差异较大。在自体移植后,GF 的发生率在 1%~5%。Allo-HSCT 后 GF 的发生率与预处理、供者类型、移植物类型和原发病等很多因素相关,总的来说发生率在 0~20%。早期的一项研究显示,在配型相合移植后 GF 的发生率为 0.1%,而配型不合移植中 GF 发生率为 5%。在当代的移植技术体系下,原发移植排斥已经非常少见(<1%),继发移植排斥在特殊疾病类型如再生障碍性贫血移植后仍可见发生。文献报道 PGF 的发生率可达 5%~26%。北京大学血液病研究所的研究显示,北京方案单倍体移植后原发 PGF 发生率为 5.6%,继发 PGF 发生率为 5.1%。

(二) PT

PT 的发生率与血小板少界值的划定有关。同胞 HLA 相合造血干细胞移植患者血小板减少(+60 天时仍 $<60×10^9$/L)的发生率为 18%,非血缘外周血造血干细胞移植后略高。而将血小板计数界值界定为 $<20×10^9$/L 时,同胞相合移植及非血缘相合供者移植后很少发生,单倍体移植后相对常见。北京大学血液病研究所报道单倍体造血干细胞移植后 PT 发生率为 9.9%±1.5%。

二、机制

(一) 移植排斥

1. 免疫介导的移植排斥(IMGR)是导致移植排斥的主要机制。残存的宿主 T 细胞、NK 细胞及抗体(包括 HLA 抗体及其他抗体)均可导致移植物排斥。研究表明,移植物中的 T 细胞能够促进植入。去 T 移植后容易发生移植排斥可能与残存的宿主 NK 细胞及淋巴细胞介导的排斥有关。不同种类的宿主细胞在排斥中发挥的作用与供受者基因差异、宿主抗供者强度有关。放化疗后残存的 CTL 以及 NK 细胞发挥一定作用,前者可能在移植前通过输血等因素已被抗原致敏,而后者则可以溶解供者造血细胞。此外有研究显示,接受过输血、有妊娠史者发生排斥率增加。其机制可能与记忆性 T 细胞有关,也有人认为与 HLA 抗体相关。有研究表明针对供者 $CD34^+$ 血管内皮细胞生长因子受体 2(VEGFR-2)$^+$ 细胞的抗体可导致 GF 的发生。

2. 除免疫介导的排斥机制外，其他非免疫性机制包括骨髓微环境损伤、病毒感染（主要是 CMV、HHV-6、微小病毒），使用骨髓抑制药物及败血症等也可能导致移植排斥的发生。

（二）PGF

供者造血干细胞在受者体内归巢植入、与骨髓微环境相互作用并重建受者的造血系统与免疫系统是移植成功的前提。造血干细胞的自我更新和分化受到骨髓微环境的严格调控。动物研究表明，骨髓微环境主要包括骨内膜微环境、血管微环境、血管周围微环境及免疫微环境。骨内膜微环境主要由成骨细胞和破骨细胞组成，位于骨内膜表面。血管微环境的主要组分为血管内皮细胞，位于骨髓腔的血窦区域。血管周围微环境包括高表达 CXCL12 的网状细胞和间充质干细胞，主要位于血窦周围。免疫微环境由免疫细胞（T 细胞、B 细胞、巨噬细胞和树突状细胞等）及其分泌的细胞因子组成。但是，目前关于人的骨髓微环境的研究报道很少。从 2013 年开始，北京大学血液病研究所黄晓军教授课题组创建了骨髓微环境研究平台，针对移植后 PHR 患者的发病机制及其修复治疗开展了系列创新性临床转化研究。孔圆等通过前瞻性临床病例配对研究、体外实验及人源化小鼠研究，揭示骨髓微环境异常所致造血干细胞损伤参与了 PGF 的发生。

1. 活性氧增高所致静止期 $CD34^+$ 细胞的减少参与了 PGF 的发生。尽管输注的供者造血干细胞的数量和功能正常，但是 PGF 患者的造血干细胞数量减少、功能受损；PGF 患者骨髓造血干细胞活性氧水平明显高于植入功能良好患者，造血干细胞功能损伤与内源性 p53、p21、Cas-3 和 Cas-9 上调有关；应用活性氧清除剂 N- 乙酰半胱氨酸（NAC）能够部分修复造血干细胞功能，提示 PGF 的发生与患者体内异常的骨髓微环境有关。

2. 骨髓微环境（包括骨内膜细胞、血管内皮细胞、血管周围细胞、间充质干细胞和免疫微环境等）数量和功能异常参与了 PGF 的发生。

(1) 骨髓血管内皮细胞数量减少、功能受损：血管内皮细胞作为骨髓微环境的重要组分，对造血干细胞发挥着重要调控作用。与植入功能良好患者相比，PGF 患者骨髓血管内皮细胞的数量减少、功能受损，主要表现为血管内皮细胞的双染、增殖、迁移和成管能力明显降低，活性氧水平和凋亡比例明显增高。P38-MAPK 通路参与了 PGF 患者骨髓血管内皮细胞的损伤与修复。

(2) 骨髓间充质干细胞数量减少、功能受损：间充质干细胞是骨髓微环境的重要组分之一，具有促进造血和免疫调节的功能。与植入功能良好患者相比，PGF 患者骨髓间充质干细胞存在数量减少和功能损伤，主要表现为细胞内活性氧水平、凋亡和衰老细胞比例显著升高。此外，体外共培养实验发现，PGF 患者骨髓间充质干细胞的造血支持能力明显降低。

(3) 骨髓免疫微环境异常：骨髓微环境中免疫细胞和细胞因子的数量与功能具有重要造血调控作用。与植入功能良好患者相比，PGF 患者骨髓免疫微环境中 T 细胞免疫应答向 Th1 和 Tc1 异常极化；骨髓 $CD4^+/CD8^+$T 淋巴细胞产生 IL-17 明显增高，并且呈Ⅰ型免疫应答状态；骨髓 Th17 显著升高、Treg 细胞显著下降。此外，PGF 患者骨髓中单核巨噬细胞存在向 M1 方向异常极化现象，出现 M1/M2 数量失衡状态，并且其功能可出现异常，高表达的促炎细胞因子可显著削弱 $CD34^+$ 细胞数量与功能。以上均提示免疫微环境的异常参与了 PGF 的发生。

（三）血小板延迟植入

研究表明，导致移植后血小板延迟植入的原因主要包括血小板的外周破坏增多和血小板在骨髓中生成减少两个方面。

1. 血小板的外周破坏增多　张晓辉等研究发现,血小板延迟植入患者血小板表面去涎酸化水平的增加促进了血小板的凋亡,导致血小板外周破坏增多。

2. 血小板在骨髓中生成减少　造血干细胞在骨髓中经过定向分化形成巨核祖细胞,又进一步多倍体化成熟,巨核细胞最终凋亡产生血小板。骨髓微环境在调控造血干细胞向巨核细胞分化及血小板生成过程中发挥着重要调控作用。

(1) 骨髓低倍体巨核细胞增多:张晓辉等研究发现,血小板延迟植入患者骨髓中低倍体巨核细胞增多,即不成熟的巨核细胞数目增加。血小板延迟植入患者骨髓 $CD8^+$ 细胞比例增加。$CD8^+$ 细胞与巨核细胞共培养,可抑制巨核细胞的多倍体化和凋亡,导致血小板生成减少。

(2) 骨髓微环境异常所致造血干细胞损伤参与了血小板延迟植入的发生:孔圆等研究发现,与植入功能良好患者相比,血小板延迟植入患者存在:①造血干细胞异常:表现为造血干细胞活性氧水平增高,CFU-MK 集落形成能力下降;②骨髓血管内皮细胞的数量和功能损伤:表现为血管内皮细胞的双染、迁移和成管能力降低,活性氧水平和凋亡比例明显增高;③骨髓间充质干细胞数量和功能异常:表现为间充质干细胞的活性氧水平和衰老细胞比例显著增高,促巨核细胞成熟功能受损;④骨髓免疫微环境异常:表现为骨髓 T 细胞异常极化,血清中 IFN-γ,IL-17 等细胞因子表达增高等。

三、危险因素

(一) 原发性 GF 的危险因素

1. HLA 相合程度　HLA 不合移植较 HLA 相合移植有更高的 GF 发生率,且Ⅰ类抗原(HLA-C 位点)不合比Ⅱ类抗原不合更容易发生 GF。

2. ABO 血型不合　绝大部分报道认为 ABO 血型不合对 GF 无影响,但有一项单中心研究显示,在 224 例接受非血缘移植的白血病患者中,ABO 血型主要不合患者 GF 发生率为 7.5%,而其他为 0.6%。多因素分析也显示 ABO 血型主要不合是 GF 的独立危险因素。但其他研究尚未观察到此现象。一种解释为,为避免发生溶血所采取的措施同时也导致移植物中 T 淋巴细胞和干细胞的丢失,从而影响植入。

3. 年龄　尽管认为供受者高龄会影响 $CD34^+$ 细胞数量及质量,但目前并没有前瞻性的研究证实年龄对于 GF 具有确切的影响。

4. 原发病　GF 的发生与原发病类型有较大相关。总的来说,非肿瘤性疾病发生 GF 的概率高于肿瘤性疾病。比如再生障碍性贫血、血红蛋白病等,其发生率可达 5%~60%。可能与移植前接受输血多、未接受强烈化疗等因素有关。

5. 疾病状态　移植距离诊断时间越长,GF 风险越高。进展期疾病容易发生 GF。

6. 既往治疗　既往接受的放化疗可能会对造血微环境造成损害。但也有研究认为移植前未接受化疗者宿主 T 细胞免疫较强,容易发生宿主抗供者效应,从而导致 GF。目前相关的研究还较少。

7. 预处理方案　减低强度预处理主要强调免疫抑制剂,而减少了放化疗的强度,可能残存一些宿主的细胞,因此 GF 的发生率高。有文献报道,采用清髓性方案时,34 例患者中仅 1 例发生 GF,而 24 例采用 RIC 方案的患者中 6 例发生 GF。

8. 移植物类型及是否处理　与骨髓相比，外周血干细胞移植 GF 发生率低，而脐带血移植 GF 发生率高。脐带血移植后 GF 发生率可高达 10%~16%。移植物去除 T 细胞后发生 GF 风险高。

9. 移植物细胞数量　输注给患者的移植物中干细胞必须达到一定数量才能保证植活，有核细胞数及 $CD34^+$ 细胞数与植入率相关。常英军等分析发现，$CD34^+$ 细胞数与血小板植活速度相关，但不影响中性粒细胞植活速度。

10. 供者特异性 HLA 抗体　受者体内 HLA 抗体介导的免疫反应是导致 GF 重要因素，其中与供者不合 HLA 抗原相匹配的抗体被称为供者特异性 HLA 抗体(DSA)。研究证实无论是在配型不合的非血缘移植还是在单倍体移植或脐带血移植，DSA 阳性都与 GF 密切相关。

(二) 单纯性持续性 PT 的危险因素

文献报道 PT 与移植物中 $CD34^+$ 细胞数量低、移植前原发病处于进展期、替代供者(如单倍体供者)等有关。此外，研究表明 DSA 不仅与 GF 有关，还与移植后 PT 有关。赵晓甦等的研究显示，单倍体造血干细胞移植后 DSA MFI>1000 的患者 PT 发生率明显升高(16.8%±6.4% vs. 7.4%±1.4%)。移植后 CMV 及 EBV 激活也是 PT 的危险因素，发生重度 GVHD 的患者发生 PT 的风险也会增加。

第二节　诊断、治疗及预后

一、诊断

存在 PHR 时需要行外周血细胞计数、骨髓涂片及活检、供受者嵌合状态、原发病评估，同时要评估感染(包括细菌、真菌、病毒)、骨髓抑制性药物使用情况。

二、治疗

(一) 备存的自体干细胞解救

在接受造血干细胞移植前，患者提前采集并冻存 G-CSF 动员的外周血干细胞。当移植后发生 GF 时，可以考虑将备存的自体干细胞进行回输。这种方法的优点是受者造血可以快速恢复，但问题在于往往会伴随着原发病的复发。

(二) 造血生长因子

G-CSF 及 GM-CSF 可以加速中性粒细胞的恢复，但对于红细胞及血小板的恢复并无影响。Bittencourt 等研究表明，在 81 例次 PGF 中，57 例获得持久血液学反应。但其他研究并未能获得同样疗效，G-CSF 往往只能获得短暂血液学反应，而无法持久稳定。

(三) 二次移植

GF 尤其是原发性 GF 常常需要进行二次移植挽救治疗才能获得存活机会。近年来随着移植技术的进步，二次移植挽救性治疗 GF 已获得一定疗效。但首次移植 GF 者接受二次移植常常受限于诸多因素，如一般状态差、伴随活动性感染、脏器功能无法承受在短时间内再次接受放化疗等。

1. 预处理方案　有些研究者认为，针对 GF 的二次移植不需要预处理。但也有学者认为预处理对免疫机制导致的 GF 有一定的免疫抑制作用,且二次移植预处理的目的在于确保植入。目前多数移植中心使用预处理治疗以抑制受者残留的免疫 T 细胞。关于预处理方案,则众说纷纭。一方面,由于初次移植 GF,预处理方案需要有所调整(增加强度或增强免疫抑制)以增加植入机会;另一方面,为减少移植相关死亡率,又需要尽量减低预处理的毒性。两方面互相矛盾,使得二次移植面临重重困难。考虑到清髓预处理移植较高的移植相关毒性、死亡率及抗肿瘤药物的耐药性,多数倾向于选择非清髓预处理。有研究报道,采用基于氟达拉滨或放疗的预处理方案可增加植入率,而预处理中含烷化剂可提高总生存率。一项研究报道了 11 例原发 GF 患者接受预处理方案仅为 1 天的二次移植,预处理方案包括氟达拉滨、环磷酰胺、阿伦单抗及全身照射。所有患者采用外周血干细胞。11 例中有 10 例迅速获得植入。

2. 移植物　日本的一项研究显示,在脐带血干细胞移植 GF 后选用外周血作为二次移植的干细胞来源有助于提高植入率。220 例接受二次移植的患者中,180 例干细胞仍来源于脐带血,24 例来源于外周血,16 例来源于骨髓。三组二次移植的植入率分别为 39%(脐带血)、71%(外周血)、75%(骨髓)。外周血干细胞移植组的 1 年总生存率也显著高于脐带血干细胞移植组。外周血相对于骨髓的优势并未确立。对无关供者移植,原供者可能无法再次提供 HSC,而脐带血干细胞移植对 HLA 相合要求相对较低。因此,无关脐带血干细胞也可作为一种有效的干细胞储备。在一项研究中,80 例 GF(64 例原发、16 例继发)患者接受采用脐带血干细胞的二次移植挽救治疗,预处理方案以氟达拉滨为主,包含美法仑、白消安、环磷酰胺或 TBI。可评估的 61 例患者中 74% 获得植入,1 年总生存率为 33%,100 天移植相关死亡为 45%,提示脐带血作为挽救性治疗具有可行性。

3. 供者　与初次移植相类似,二次移植的供者选择具有多样性。在美国一项对 122 例首次无关供者移植后原发性 GF 患者进行二次无关供者移植的回顾性分析中,有 24 例更换为另一无关供者,98 例使用同一供者。在可以评价的 79 例中,累积粒细胞植入的发生率在移植后 28 天为 66%,移植后 100 天为 74%,总生存率仅为 11%,是否更换供者对植入率和生存率无影响。日本研究者对 102 例初次异基因移植后发生原发性 GF 的儿童患者采用二次移植进行挽救性治疗,结果显示采用相合供者或 1 个位点不合供者移植的总生存率显著高于采用 2~3 个位点不合供者或脐带血移植的总生存率。对于缺乏同胞相合供者的移植患者来说,一旦发生原发性 GF 需要二次移植时,单倍体供者可以迅速获取。日本一项研究对 8 例原发性 GF(5 例为单倍体移植后,3 例为脐血移植后)患者给予了单倍体供者的二次移植。二次移植的中位时间为 33.5 天,预处理方案为氟达拉滨、塞替派、抗胸腺球蛋白、低剂量 TBI。所有 8 例患者均获得造血植入,其中 7 例获得血小板恢复,5 年存活率为 75%。此外还有一些采用单倍体供者用于二次移植的个案报道及小宗报道,提示单倍体供者可作为二次移植的良好选择。

(四) 供者干细胞再次输注

Min 等采用未经处理的供者干细胞输注,20 例患者中 7 例为原发性 GF,10 例为继发性 GF,2 例为纯红再障,1 例为 DLI 相关全血细胞减少。从初次移植至二次输注干细胞时间为 7 周(1~124 周)。其中 11 例患者未接受预处理,4 例接受全淋巴结照射 + 抗胸腺球蛋白,3 例接受 ATG,2 例接受全淋巴结照射。输注的单个核细胞数为 2.55×10^8/kg [$(0.28\sim37.0)\times10^8$/kg,最终 75% 患者获得血液学恢复,但Ⅱ~Ⅳ度 GVHD 的发生率为 31%,3 年生存率仅为 43%。

(五) 免疫抑制剂的调整

尽管在动物实验中显示加强免疫抑制剂有助于促进植入，但在临床实践中，免疫抑制剂到底能够促进植入还是导致 GF 仍然未知。

(六) 间充质干细胞

MSC 可以来源于骨髓、血液、脂肪组织、胚胎组织和脐带血。MSC 被认为是骨髓基质细胞的前体细胞，是骨髓微环境的重要成分之一。MSC 低表达 MHC 分子，且具有免疫抑制作用，无诱发 GVHD 风险。多项临床试验表明输注 MSC 无急性的输注副作用及诱发 GVHD 风险，但对于其治疗 GF 的有效性尚处于探索中。

(七) 纯化 $CD34^+$ 细胞输注

文献报道，对于 PGF 患者，给予输注供者纯化的 $CD34^+$ 细胞，输注之前无需预处理，可以获得 60%~80% 有效率。

(八) 基于 PHR 患者骨髓微环境损伤的全新治疗策略

黄晓军教授课题组系列研究提示，骨髓微环境异常所致造血干细胞损伤参与了移植后 PGF 和血小板延迟植入的发生；他汀类药物和活性氧清除剂 NAC 能够用于 PGF 和血小板延迟植入患者骨髓微环境损伤的修复治疗，改善造血。因此，通过修复骨髓微环境来改善造血有望成为移植后 PHR 患者的创新、有效治疗策略。体外研究显示，他汀类药物和 NAC 能够通过改善 PGF 患者受损骨髓血管内皮细胞的数量和功能，部分修复造血干细胞损伤。该研究从骨髓血管内皮细胞角度，揭示了 PGF 的全新干预策略，为建立 PGF 新型防治体系奠定了理论基础。NAC 不仅能够在体外修复血小板延迟植入患者的骨髓血管内皮细胞和间充质干细胞，改善造血，而且小样本临床试验已证实 NAC 用于血小板延迟植入患者的安全性和有效性。

三、预防

在发生 GF 风险较高的患者，可以增加预处理强度(如采用全淋巴结照射、胸腹照射、全身照射)来减少 GF 发生。此外，在预处理方案中加强免疫抑制也可预防 GF，例如：在多次接受过输血的镰细胞贫血患者中，Bu/Cy 预处理方案中增加羟基脲、硫唑嘌呤、氟达拉滨可使 GF 发生率明显降低(30% vs. 8%)。而在再障患者中，ATG+Cy 比单纯 CY 减少了 GF 的发生。由于 G-CSF 动员的外周血比骨髓具有更多的 T 细胞、NK 细胞及 $CD34^+$ 细胞，因此采用外周血干细胞作为移植物可以减少 GF 的发生率。通过 PCR 扩增可变串联重复(VNTR)可以敏感检测供受者嵌合状态。受者比例增加提示存在排斥可能。当供者成分比例下降时，供者淋巴细胞输注(DLI)可预防发生排斥。在异体致敏的患者中，HLA 抗体可能会导致 GF。免疫球蛋白、抗 B 细胞抗体、血浆置换或免疫吸附可能降低 GF 发生。有学者建议在自体或异基因造血干细胞移植同时共输注 MSC 以促进移植后造血重建，但目前还缺乏一致结论。

(孙于谦　孔　圆)

参考文献

1. Kong Y, Chang YJ, Wang YZ, et al. Association of an impaired bone marrow microenvironment with secondary poor graft function after allogeneic hematopoietic stem cell transplantation. Biol Blood Marrow Transplant, 2013, 19: 1465-1473.
2. Shi MM, Kong Y, Song Y, et al. Atorvastatin enhances endothelial cell function in posttransplant poor graft function. Blood, 2016, 128: 2988-2999.
3. Kong Y. Poor Graft Function after Allogeneic Hematopoietic Stem Cell Transplantation—an Old Complication with New Insights. Semin Hematol, 2018, PII: S0037-1963(18)30143-4.
4. Satwani P, Jin Z, Duffy D, et al.Transplantation-related mortality, graft failure, and survival after reduced-toxicity conditioning and allogeneic hematopoietic stem cell transplantation in 100 consecutive pediatric recipients.Biol Blood Marrow Transplant, 2013, 19: 552-561.
5. Fuji S, Nakamura F, Hatanaka K, et al.Peripheral blood as a preferable source of stem cells for salvage transplantation in patients with graft failure after cord blood transplantation: a retrospective analysis of the registry data of the Japanese Society for Hematopoietic Cell Transplantation.Biol Blood Marrow Transplant, 2012, 18: 1407-1414.
6. Larocca A, Piaggio G, Podesta M, et al. Boost of CD34^{+}-selected peripheral blood cells without further conditioning in patients with poor graft function following allogeneic stem cell transplantation.Haematologica, 2006, 91: 935-940.
7. 刘晓丹,范志平,彭延文,等.第三方骨髓间充质干细胞治疗异基因造血干细胞移植后继发性植入功能不良的疗效及安全性.中华血液学杂志,2012,33(2):5.
8. 常英军,刘代红,许兰平,等.同胞人类白细胞抗原相合骨髓和外周血造血干细胞混合移植后造血重建分析.中华内科杂志,2009,48(8):647-650.
9. Chang YJ, Zhao XY, Xu LP, et al. Donor-specific anti-human leukocyte antigen antibodies were associated with primary graft failure after unmanipulated haploidentical blood and marrow transplantation: a prospective study with randomly assigned training and validation sets. J Hematol Oncol, 2015, 8(1): 84.
10. Sun YQ, He GL, Chang YJ, et al. The incidence, risk factors, and outcomes of primary poor graft function after unmanipulated haploidentical stem cell transplantation. Annals of hematology, 2015, 94: 1699-1705.

第二章

移植物抗宿主病

第一节　发生率、机制及危险因素

一、发生率及流行病学

GVHD 是多系统疾病，指 allo-HSCT 的患者在重建供者免疫的过程中，来源于供者的淋巴细胞攻击受者脏器产生的临床病理综合征。GVHD 分为急性（aGVHD）和慢性（cGVHD）两种。

aGVHD 的临床表现包括经典的斑丘疹、腹部绞痛与腹泻、血清胆红素浓度上升。cGVHD 通常表现出类似扁平苔藓或硬皮病的皮肤表现、干燥口腔黏膜溃疡与胃肠道硬化、血清胆红素浓度上升。

由于不同研究中心对 aGVHD 的识别、测定和记录不同，导致报道的 GVHD 发生率差别较大。尽管在异基因 HCT 后采用非常强的免疫抑制剂进行预防，但仍有显著临床表现的 aGVHD 发生。目前尚缺乏异基因 HCT 后 aGVHD 的确切的发病率，已报道的发病率从 9% 至 50% 不等，在非血缘全相合和单倍体亲缘 HCT 后 GVHD 的发病非常常见。

二、发病机制

近年来的研究表明造成 aGVHD 的主要原因是细胞因子网络的分泌失衡，即所谓的“细胞因子风暴（CS）”学说。因此，在了解 aGVHD 分子病理的基础上，寻找一些 aGVHD 特异的标记蛋白，作为早期诊断及预测 aGVHD 预后的生物学指标成为近年来移植界学术研究的热点。

（一）aGVHD 的分子病理机制

GVHD 是指移植物中的抗原特异性淋巴细胞（主要为 T 细胞）通过识别宿主的组织抗原而发生活化、增殖，进而损伤宿主组织的过程。分子病理基础上主要分为以下 3 个阶段（图 4-2-1）：

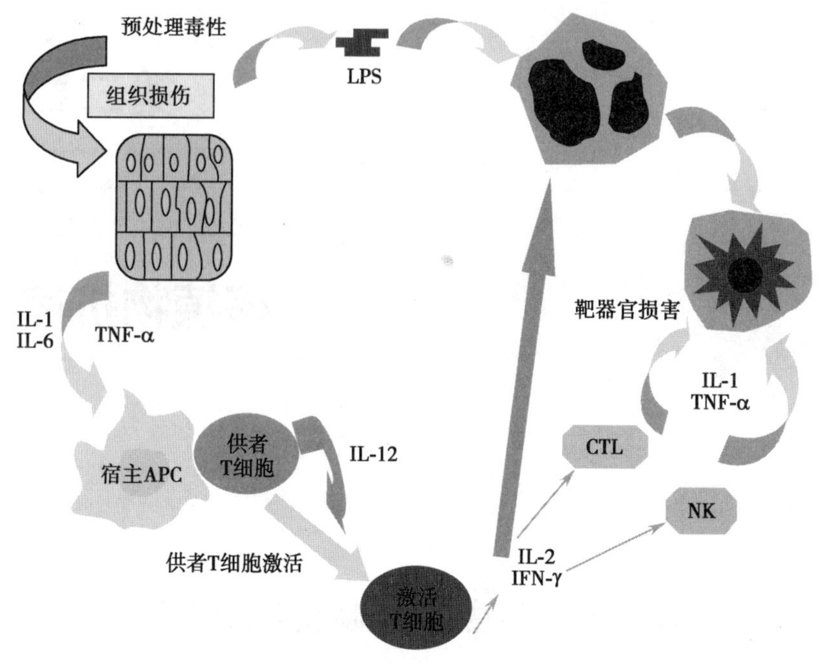

图 4-2-1 aGVHD 发生的病理机制

1. 预处理相关的组织损伤 预处理引起的组织损伤是 GVHD 发生的催化剂。多数恶性病患者在之前化疗的基础上,加上预处理造成的新的细胞损伤使得大量炎性细胞因子产生,它们的释放可以上调 MHC 抗原,从而促进了早期宿主 APC 的激活。预处理中的 TBI 会诱发一些致炎因子的分泌,包括 IL-1、TNF 以及 IL-6。一些黏附分子、共刺激分子、MHC 抗原及趋化因子的表达也会随之增加,而这些“危险”的信号激活了宿主的 APC。脂多糖(LPS)及其他一些细菌衍生的糖脂类可从破损的胃肠道黏膜进入血液,激活免疫系统进而启动炎性细胞因子的级联反应。预处理强度、炎性细胞因子与 aGVHD 严重程度之间的关系已在小鼠模型中被证实。

2. 与 APC 相互作用后供者 T 细胞的激活 供者 T 细胞在与宿主 APC 接触后被激活,继而增殖、分化并分泌 Th1 类细胞因子,如 IL-2 及 IFN-γ,这些因子可扩大 CTL 及 NK 细胞效应,进一步正反馈刺激单个核细胞产生更多的 TNF-α 和 IL-1。但 Sykes 等人的研究曾表明 Th1 类细胞因子在 aGVHD 中的作用是复杂的,例如外源性给予 IFN-γ 对 aGVHD 有减轻作用。同样的,早期注射 IL-2 也被证实具有减轻 aGVHD 作用。早期供者 T 细胞向 Th1 类 T 细胞极化可减轻 aGVHD,说明适当量的 Th1 类细胞因子对 aGVHD 的诱导作用是十分重要的。而另一类可趋化供者 T 细胞向 Th2 类 T 细胞分化的细胞因子,如 IL-4、G-CSF、IL-18、IL-11 以及 IL-4 则可减轻 aGVHD。此外,这些炎性因子还可辅助刺激产生重要的趋化因子,动员效应细胞迁移到靶器官,许多趋化因子如 CCL2-5、CXCL2、CXCL9-11、CCL17 及 CCL27 均在 aGVHD 时过表达,并辅助白细胞亚群迁移至靶器官(包括肝脏、脾脏、皮肤及肺脏)。

3. 细胞因子及细胞介导的靶组织损伤 aGVHD 的最后阶段是以直接的细胞毒效应及间接的细胞因子介导的组织损伤为特点。①供者的效应细胞群主要包括 $CD4^+$Th 细胞、CTL 和 NK 细胞。通过 Fas-FasL、TNF 或 TNF 相关的凋亡诱导的配体相互作用,或细胞内贮存的穿孔素和颗粒酶的释放，这些效应细胞发挥细胞依赖的细胞毒作用。②炎性细胞因子中主要为 Th1 类因子引发组织损伤，其中 IL-1 是致炎免疫反应中一个重要的启动子，编码其基因的多态性对试验性 GVHD 的发生率及严重程度有着重要的影响；TNF 在 GVHD 的许多阶段均发挥重要作用，包括增强 APC 成熟、增强 T 细胞反应以及直接诱导组织损伤；此外，IFN-γ 在 aGVHD 发病机制的多个环节中扮演重要角色。IL-2 可促进 Th1 的增殖，而 Th2 的增殖则需要 IL-1 和 IL-4。当 Th1 数量占优时，可激活 CTL 而引起 aGVHD，相反，当 Th2 占优势时则引起体液免疫防止 aGVHD 的发生，因此 Th1/Th2 的变化直接影响着 aGVHD 的发生及严重程度；而 Th17 细胞在 aGVHD 和 cGVHD 发病中均发挥重要作用。

（二）细胞介导的细胞毒性在 GVHD 中的作用

在 GVHD 发病中，穿孔素依赖的细胞溶解和 Fas 介导的细胞凋亡是 T 细胞毒作用的两个重要机制。接受 FAS 配体和（或）穿孔素缺陷的供者 T 细胞的小鼠模型有助于对其理解：①接受 Fas 配体缺陷的 T 细胞的小鼠可形成严重恶病质，但是很少有皮肤和肝脏 GVHD 相关改变；②接受穿孔素缺陷 T 细胞小鼠可出现 GVHD 所有的表现，但是发病时间延迟；③在 MHCⅠ类分子不合致死性照射的小鼠模型中，野生型和穿孔素缺陷或 Fas 配体单缺陷的 $CD8^+$T 细胞在移植后早期扩增，之后绝大多数扩增的 $CD8^+$T 细胞被消除，出现收缩期；与此相反，双缺陷的 $CD8^+$T 细胞表现出长时间的扩增，造成致命性的 GVHD。

这些结果表明，穿孔素在 GVHD 的发病中起到了重要作用，它可能不是效应阶段关键因素，但在传入期起重要作用。相比之下，Fas 配体在 GVHD 靶组织中表达，并发挥重要作用。双缺陷动物的结果表明，穿孔素和 Fas 配体在调节扩增的同种异体反应性 $CD8^+$T 细胞中扮演一个重要作用（即收缩）。因此，这些分子在 GVHD 中具有双重作用。

（三）调节性 T 细胞在 GVHD 中作用

调节性 T 细胞在控制 GVHD 的最终反应时发挥重要作用。双阴性 T 细胞（通常是 NK1.1 阳性）在体内实验中被证实可预防 GVHD。据推测，这些调节性 T 细胞在抗原致敏后上调以控制活化 T 细胞的整体反应。

一系列应用 GVHD 模型小鼠及临床研究发现 $CD4^+CD25^+$ 调节性 T 细胞（Treg）在 GVHD 的控制、治疗等方面起着非常重要的作用。Treg 可控制 GVHD，而不影响 GVL 作用。Treg 在淋巴器官识别 APC 呈递的同种抗原，活化后获得了抑制活性，限制 T 细胞增殖，保留了同种异体反应性 T 细胞的功能，而同种异体反应最敏感的靶细胞是造血细胞，所以供体 T 细胞产生了移植物抗造血组织效应，包括 GVL 作用。但供体 T 细胞扩增和迁移能力受到限制，这使其在 GVHD 靶组织中不能蓄积达到足够诱发临床 GVHD 的阈值。也就是 Treg 在靶器官附近获得抑制活性，随后通过接触作用不仅削弱了 T 细胞扩增，同时也降低其由淋巴器官迁移到邻近组织的能力。大量的临床研究报道，Treg 细胞与 GVHD 的发生、发展息息相关，移植物中输入的 Treg 细胞越多，移植后发生 GVHD 的几率越低，移植后 Treg 细胞的重建规律与 GVHD 的发生及预后密切相关。

（四）B 细胞在 GVHD 中的作用

虽然 GVHD 被认为主要是 T 细胞介导的疾病，但是在发生 GVHD 患者中我们可以观察到 B 细胞数量和活性的改变，这提示 B 细胞可能在 GVHD 发病中发挥作用。

B 细胞在 GVHD 的作用最初是在 cGVHD 患者的皮肤和其他靶器官中（例如纤维化、干燥样症状、多发性肌炎）发现的。初步研究发现 PDGFR 自身抗体存在于 cGVHD 患者体内。

这些自身抗体通过酪氨酸激酶依赖的信号起作用，而通过使用抗B细胞抗体(即利妥昔单抗)或酪氨酸激酶抑制剂可使上述临床表现改善。进一步探讨造血干细胞移植后B细胞重建发现，cGVHD与B细胞活化因子水平升高、初始记忆性B细胞延迟恢复和活化记忆性B细胞水平升高有关。这些B细胞的激活很有可能产生自身抗体并导致cGVHD的发病。

调节性B细胞被认为具有一定的诱导免疫耐受的作用。北京大学血液病研究所团队通过动物实验和临床队列研究证实移植物中回输的调节性B细胞可通过抑制Th1和Th17的分化，促进调节性T细胞的扩增，可在预防移植后aGVHD的发生的同时不影响GVL效应。

(五) NK细胞在GVHD中的作用

动物实验表明NK细胞，尤其是同种反应性NK细胞可通过杀伤宿主体内的APC降低GVHD发生，但移植后NK细胞快速重建是否可降低GVHD发病呢？北京大学血液病研究所研究团队发现单倍型移植后NK/T比例高，移植后发生GVHD风险低，提示NK细胞快速重建可降低HSCT治疗后GVHD发生率；进一步通过对NK细胞亚群进行分析证实了$NKG2A^{+}$NK细胞快速重建可降低GVHD的发生率，而$NKG2A^{+}$NK细胞亚群的降低与血浆中IL-10水平的降低有关；北大血研所团队在造血干细胞移植后应用小剂量IL-2可实现移植后NK细胞和调节性T细胞的扩增，扩增的NK细胞可以杀伤自体活化的T细胞，扩增的调节性T细胞可以抑制活化T细胞的增殖，使cGVHD发生率下降。Kim等也证实了在造血干细胞移植后早期，NK细胞计数低，aGVHD发生率高，可作为受者早期并发aGVHD的预测因子。但是是否可以应用NK细胞回输治疗aGVHD有待进一步研究。

(六) 相关细胞因子在aGVHD发生前后的变化研究

1. 白细胞介素(interleukin，IL)

(1) IL-2/IL-2受体(IL-2R)：IL-2是引起T细胞增殖的主要细胞因子。aGVHD发生时，T细胞激活后细胞表面表达IL-2R。IL-2与IL-2R中的β亚单位结合后，会释放α亚单位入血，即我们所能检测到的可溶性IL-2R(sIL-2R)。移植后sIL-2R高水平反映T细胞处于激活状态。Grimm等曾对21例行异基因骨髓移植患者进行研究，采用ELISA方法测定移植后血清中sIL-2R水平，发现其峰浓度与aGVHD的严重程度明显相关。同样，Visentainer等也发现aGVHD患者血清sIL-2R水平明显增高，在细胞植入时sIL-2R水平的增高与aGVHD的发生相关，提示移植物植入时检测血清sIL-2R水平对aGVHD可能具有早期监测意义。动物模型及临床试验亦证实移植后使用IL-2R的单克隆抗体可阻止aGVHD的发生。目前临床上抗aGVHD常用的CD25单克隆抗体也是通过定向拮抗IL-2R的α亚单位(CD25抗原)，阻断T淋巴细胞与IL-2结合来发挥抑制T细胞增殖作用的。以上均证实IL-2水平与aGVHD的发生密切相关。而近期研究结果却显示，体内应用小剂量IL-2可通过上调调节性T细胞亚群治疗难治复发慢性广泛性GVHD。从而提示我们，体内高水平IL-2可激活免疫反应，而低水平IL-2却能诱导免疫耐受。

(2) IL-1：主要由巨噬细胞及树突状细胞产生，属于单核细胞因子。IL-1家族包括IL-1α、IL-1β、IL-1RA、Ⅰ型和Ⅱ型受体(IL-1R1和IL-1R2)等多个成员，生理情况下以IL-1α的活性为主，其主要功能是作为巨噬细胞的第二信号使Th产生IL-2，然后引起其他效应。IL-1在aGVHD发生诱导阶段及效应阶段发挥重要的生物学作用。张荣莉等曾采用放射免疫的方法测定59例allo-HSCT患者不同时间点血清中IL-1水平，发现在干细胞回输后IL-1的浓度有所升高，且发生Ⅱ级及以上aGVHD的患者IL-1水平明显高于轻度aGVHD患者。

Fowler 与其同事也曾发现肠道 aGVHD 患者单个核细胞分泌 IL-1 的水平在移植后第 2 周开始明显增高，第 4 周达到高峰。为了拮抗 IL-1 这类 Th1 类细胞因子的作用，既往曾有研究将 IL-1 受体拮抗剂（IL-1RA）用于骨髓移植后患者，发现对传统抗 aGVHD 治疗耐药的患者有一定疗效，可减轻 aGVHD 的程度。此外，IL-1 对 aGVHD 的影响更主要地由其基因编码的多态性决定，一些特异性的基因型直接与急慢性 GVHD 的发生相关，如无论供者或受者存在 IL-1α-889 等位基因，受者移植后发生 GVHD 的几率会减少，总生存率及移植相关死亡率均有所改善。

(3) IL-4：目前多数研究认为 IL-4 是 Th2 细胞因子，能促使静止期 Th0 细胞分化为 Th2，同时抑制 Th1 效应，有利于诱导免疫耐受，因此 IL-4 对 aGVHD 的发生具有重要作用。在动物试验中再次证实了 IL-4 对 aGVHD 的保护作用，在小鼠模型中输入供者的 Th2 细胞有减轻 aGVHD 的作用，主要通过减少 IFN-γ 的分泌、增加体内 IL-4 和 IL-10 的分泌以及减少供者 $CD8^{+}$T 细胞数量来实现的，而这种输注对 IL-4 基因敲除小鼠则没有作用，说明 IL-4 参与了 Th2 细胞介导的减轻 aGVHD 作用。尽管如此，对于 IL-4 水平高低与 aGVHD 发生的时间关系仍存在不同的结论，还有待进一步研究。

(4) IL-10：是由活化的巨噬细胞、B 细胞和 Th2 细胞产生，可抑制 MHCⅡ类抗原和共刺激分子的表达。它抑制单核 / 巨噬细胞和树突状细胞分泌 IL-2 和 IFN-γ 等Ⅰ类细胞因子，促进 B 细胞增殖和抗体生成，在 Th1/Th2 细胞的稳定调控中起着重要作用。多项研究显示发生 aGVHD 的患者骨髓移植后血浆 IL-10 水平从细胞 0 期至白细胞恢复时明显降低，且降低的比例与 aGVHD 的严重程度呈正相关；通过检测 allo-HSCT 患者血浆 IL-10 水平，发现与未发生 aGVHD 的患者相比，发生 aGVHD 组患者的血浆 IL-10 水平明显降低，国内其他相关研究也得出了类似的结论。

(5) IL-18：IL-18 可促进 T 细胞增殖，增强 Th1 单克隆和多克隆 T 细胞产生 Th1 类细胞因子，增强 Th1 细胞毒效应，并抑制 IL-10 和 IL-4 的分泌；增加 NK 细胞的细胞毒作用；直接增强 FasL 介导的 Th1 细胞毒效应。多项研究检测了 allo-HSCT 前后血清 IL-18 水平，发现发生 aGVHD 的患者较未发生者 IL-18 水平明显升高，且 IL-18 水平与 aGVHD 的严重程度呈正相关，当 aGVHD 控制后 IL-18 水平逐渐降至正常。关于 IL-18 在 aGVHD 发病过程中所起的作用也有动物实验结果的报道，其中令人惊讶的是美国密西根大学在骨髓移植小鼠模型中的研究结果，他们发现 IL-18 对 Th1 类和 Th2 类反应均有调控作用，阻断内源性 IL-18 与供者 T 细胞增殖及 TNF-α 血浆水平升高相关，会加速 aGVHD 相关的致死率；而移植后早期给小鼠注射 IL-18 却能减少 aGVHD 的发生，伴随着血浆 TNF-α 与 LPS 水平的下降。他们对这项结果的解释为 Th1 细胞因子在 aGVHD 中可发挥双重作用，一方面作为效应细胞因子可使炎性因子进一步扩增，加重靶器官损害；另一方面通过促进移植后反应性 T 细胞的凋亡发挥调节作用。

(6) IL-7：在接受致死剂量照射的 IL-7 基因敲除 C57BL6J（B6）小鼠中进行同系或异基因小鼠去 T 的骨髓和外周淋巴细胞的移植模型中发现 IL-7 可促进早期及成熟 T 细胞的增殖与活化。国外一项临床研究也证实了该动物模型中的结论，共 31 例行减低预处理 HSCT 患者检测了移植后血浆中 IL-7 的水平变化，结果显示移植后 +7 天和 +14 天的 IL-7 水平与 aGVHD 的发生及移植物中 $CD34^{+}$ 细胞数呈明显正相关关系，且 +14 天时 IL-7 水平是很好的 aGVHD 相关参数，用它作为预测其后 aGVHD 的发生具有很高的敏感性和特异性。

(7) IL-13：虽然 IL-13 也是一种 Th2 细胞因子，但它与 IL-4 的作用信号通路有所不同。伦敦的一项研究通过供者抗受者混合淋巴细胞反应测定供者 T 细胞产生 IL-13 及其他一些相关细胞因子的能力，发现凡是移植后出现Ⅲ级以上 aGVHD 的患者在移植前供者 T 细胞均产生高水平 IL-13，与发生轻度 aGVHD 或未发生者相比有显著性差异。尽管同时测定的其他因子如 IL-5、IFN-γ、TNF-α 的反应水平也与 aGVHD 发生相关，IL-13 却因与其他细胞因子水平、CTLp 无相关关系而成为移植前预测 aGVHD 发生的最佳因子。

(8) IL-17a：利用 IL-17a-/- 作为供鼠，证实 IL-17a 可以抑制 Th1 细胞分化，从而减轻 GVHD，且利用抗 IL-17a 抗体进行中和后，可以加重 GVHD。利用同样动物模型，Kappel LW 等证实 Th17 细胞可以通过产生多种炎性细胞因子，动员 Th1 细胞至淋巴器官，从而加重 GVHD；而且利用高度纯化的 Th17 细胞输注可诱导致死性 GVHD 发生，包括广泛皮肤及肺损伤，进一步证实了 Th17 与 GVHD 的作用。Yi T 等也证实不同 T 辅助细胞诱导不同类型 GVHD，Th1 细胞可导致肠道和肝脏 GVHD，Th17 细胞可导致皮肤 GVHD，Th2 细胞导致的 GVHD 主要表现为特发性肺炎。进而，Dander 等最先对 allo-HSCT 后急性及慢性 GVHD 患者外周血中 Th17 细胞进行研究，并证实 Th17 细胞与 GVHD 发生、发展临床过程密切相关，发生 GVHD 时 Th17 细胞水平明显升高，治疗缓解后 Th17 细胞水平显著下降。北京大学血液病研究所研究结果显示，Th17 细胞与移植后 aGVHD 的发病呈正相关，移植物中 Th17 细胞剂量可预测移植后 cGVHD 的发生：移植物中 Th17 细胞数量越多，移植后 cGVHD 的发病率明显升高；移植后发生 cGVHD 患者较对照组外周血中 Th17 细胞明显升高，cGVHD 治疗缓解后下降，外周血 Th17 细胞动态变化规律伴随移植后 cGVHD 发病始终。

2. IFN 是最早被发现的细胞因子，分为 α、β 和 γ 三种类型，其中 IFN-γ 主要由活化 T 细胞和 NK 细胞产生。在 aGVHD 发生的第一个阶段，与 IL-2 协同使 T 细胞进一步增殖，使 CTL、NK 细胞反应性增高。$CD4^+$T 细胞大量增殖后，分泌 IFN-γ 等Ⅰ类细胞因子促进 aGVHD 的发生。在第三个阶段，IFN-γ 激活供者单核细胞正反馈产生更大量的炎性因子。此外，IFN-γ 还可直接引起皮肤、肠道等组织的损害。Ju 等分析了 30 例 allo-HSCT 患者外周血单个核细胞 IFN-γ 的基因表达及单个核细胞经 PHA 或 LPS 刺激后培养基中 IFN-γ 的浓度，发现 aGVHD 组比无 aGVHD 组 IFN-γ 的基因表达明显增加。

Piguet 和其同事首次报道了 TNF-α 是重要的 aGVHD 介导因子之一，在 aGVHD 发生的诱导阶段及效应阶段均发挥重要作用。TNF-α 主要由活化的单核 - 巨噬细胞产生，抗原刺激的 T 细胞、活化的 NK 细胞和肥大细胞也分泌 TNF-α。以往在小规模临床试验中证实发生 aGVHD 的患者血清中 TNF-α 水平在 aGVHD 发生前到发生时持续升高。TNF-α 可与其受体 TNF 受体 1（TNFR1）和 TNF 受体 2（TNFR2）结合，而后抗原抗体复合物转移至血浆得以测定。Fowler 等应用流式细胞仪分析 aGVHD 患者外周血单个核细胞中 TNF-α 的表达，结果显示 TNF-α 的升高与 aGVHD 的严重程度密切相关。Sung 等动态观察了 aGVHD 患者移植前后血浆 TNFR1 水平的变化情况，发现移植后 +7 天 TNFR1 与移植前基线水平的比例在 aGVHD 症状出现前 2~3 周升高，这个参数可作为判断 aGVHD 预后的独立指标。目前相关临床试验也肯定了基于 TNF-α 拮抗剂在 GVHD 预防和治疗中的作用。尽管如此，TNF-α 也被报道与多种移植相关并发症相关，如巨细胞病毒感染及特发性肺炎综合征等，因此它是否能作为一种 aGVHD 特异的细胞因子尚无定论。

3. 趋化因子超家族　趋化因子（chemokine）是一组分子量较小，由细胞分泌的，具有趋化特殊类型细胞参与免疫及炎症反应的细胞因子超家族。根据半胱氨酸的排列方式,将趋化性细胞因子又分为不同的亚家族。两个半胱氨酸按 Cys-X-Cys(半胱氨酸 - 任一氨基酸 - 半胱氨酸)方式排列的趋化性细胞因子属 α 亚家族,也称 CXC 趋化性细胞因子;以 Cys-Cys 方式排列的趋化性细胞因子属 β 亚家族,也称 CC 趋化性细胞因子。近年来,又发现了氨基端只有一个半胱氨酸(Cys)的趋化性细胞因子,这种趋化性细胞因子被命名为 γ 亚家族趋化性细胞因子,也称 C 趋化性细胞因子。趋化因子具有对中性粒细胞、单核细胞、淋巴细胞、嗜酸性粒细胞和嗜碱性粒细胞的趋化和激活作用,可驱动 T 细胞进入皮肤、胃肠道黏膜、肝脏等靶器官组织,引起器官损伤。

(1) CCR5:目前对于趋化因子与 aGVHD 发生之间关系的研究多以动物试验为主。CCR5 主要表达在血液中淋巴细胞及单核 / 巨噬细胞表面,在初级和次级淋巴样器官中也有表达。美国的两项小鼠动物模型中的试验得到了相近的结论,他们发现经致死剂量放疗后的小鼠在给予 CCR5 基因敲除小鼠的细胞回输后,与回输正常小鼠细胞组相比 $CD4^+$ 和 $CD8^+$T 细胞较易积聚在受者肝脏和肺脏,T 细胞分泌更多的 Th1 细胞因子如 TNF-α 和 IFN-γ,从而加剧 aGVHD 症状,说明在移植动物模型中供者 T 细胞缺失 CCR5 是 aGVHD 发生的危险因素。最新报道一个基于 CCR5 的小分子抑制剂 maraviroc 联合标准 GVHD 预防方案的Ⅰ/Ⅱ期临床试验,用于预防接受降低强度预处理具有 GVHD 高危因素的 allo-HSCT 患者,使 GVHD 预期发病率下降了一半,而复发率没有升高。

(2) CCR1:CCR1 主要在中性粒细胞、单核细胞、淋巴细胞和嗜酸性粒细胞中表达,在造血、宿主防御和炎症反应中具有其他因子无法替代的作用。Choi 等在移植小鼠模型中研究了供者 T 细胞 CCR1 的表达在 GVHD 或 GVL 中的作用,给受者小鼠输注 CCR1 缺陷的供者小鼠干细胞,发现移植小鼠 GVHD 的发生率和严重程度均明显降低。体内和体外试验均证实此现象与 CCR1 缺陷导致的 T 细胞的增殖和分泌 IFN-γ 的功能降低有关,提示 CCR1 与其配体的相互作用在移植过程中参与调节异体特异性 T 细胞反应。

(3) CCL8:为了找到 aGVHD 特异的生物学标记,Tsukasa 等利用蛋白质组学技术在小鼠模型中筛选 GVHD 相关的血浆分子,最终检出一种分子量为 8972 的 GVHD 特异性血清蛋白,该蛋白经纯化分析鉴定为趋化因子 CCL8。CCL8 也称单核细胞趋化蛋白 -2(MCP-2),与 CCL2/MCP-1、CCL7/MCP-3、CCL8/MCP-2 和 CCL18/MCP-4 同属于 CC 趋化性细胞因子亚家族,主要趋化单核细胞、活化的 T 细胞以及树突状细胞。Sugerman 等人曾指出小鼠移植模型中发生皮肤 GVHD 时,CCL8 的表达明显升高。Tsukasa 等人的研究发现 GVHD 发生时,CCL8 的表达较正常对照组明显升高,而且在给予 CSP 治疗后 CCL8 水平有所降低,而 CCL8 在同基因移植模型中不能被检出。之后他们在临床患者血清标本中检测 CCL8 的浓度,发现无 GVHD 组血清 CCL8 的浓度维持在较低水平,而 GVHD 组血清 CCL8 的浓度则明显增高。以上结果提示 CCL8 可能是一个能早期并准确预测 GVHD 的指标。

4. 生长因子　生长因子是具有刺激细胞生长作用的细胞因子,包括转化生长因子 -β(TGF-β)、表皮细胞生长因子(EGF)、血管内皮细胞生长因子(VEGF)、角质细胞生长因子(KGF)、肝细胞生长因子(HGF)、血小板源的生长因子(PDGF)等。其中一部分生长因子近年来被发现与 aGVHD 的发生、发展有着密切的关系。

5. 其他 aGVHD 相关的分子

(1) C 反应蛋白(CRP):是一种由肝脏合成的急性时相性蛋白,体内炎症和急性组织损伤时明显升高，它对包括 GVHD 在内的多种移植后并发症具有预示作用。

(2) 巨噬细胞移动抑制因子(MIF)：MIF 最早被认为是淋巴因子的一种，可防止巨噬细胞的随意迁移，使之能被趋化迁移至炎症部位。Lo 等也曾证实骨髓移植后的自身免疫样反应中浸润巨噬细胞和T细胞的部位同时高表达 MIF，提示 MIF 可能在 aGVHD 中发挥重要作用。Toubai 等对 MIF 和 aGVHD 的关系进行了系列研究，与接受野生型小鼠骨髓和脾细胞的受鼠相比，以 MIF 缺陷型小鼠作为供者的受鼠在移植后 2~5 周的 aGVHD 程度明显减轻。随后他们又对 allo-HSCT 患者的血清 MIF 水平与 aGVHD、cGVHD 的关系进行了研究，发现随着 aGVHD 的发生，血清 MIF 水平明显增高；在移植后 6 个月内发生广泛型 cGVHD 的患者血清 MIF 浓度也明显增高。以上结果提示 MIF 在 GVHD 病理过程中发挥重要作用。

(3) 吲哚胺 2,3- 双加氧酶(IDO)：是细胞内一种含亚铁血红素的单体蛋白，是肝脏外唯一可催化细胞生长代谢所必需的氨基酸—色氨酸的限速酶，可使其吲哚环氧化裂解，从而沿犬尿酸途径代谢。IDO 的分泌主要受 IFN-γ、多种细胞因子及 LPS 等因素的影响。树突状细胞(DC)是功能强大的 APC，是唯一能激活原始 T 细胞的 APC。IFN-γ 等可刺激其表面表达 IDO，并通过降解色氨酸，使局部组织中的色氨酸耗竭，同时代谢产物犬尿氨酸含量增加，从而抑制 T 细胞的增殖。Mellor 等在体外研究表明，T 细胞对色氨酸耗竭特别敏感，在色氨酸浓度较低时，T 细胞增殖会静止在 G1 期。许多研究已证实 IDO 在免疫耐受的过程中发挥重要的作用。美国 Jasperson 等人在小鼠移植模型中的试验首次证实了 IDO 在 HSCT 后 aGVHD 过程中起关键的调节作用。他们发现 IDO 缺陷的小鼠移植后结肠 GVHD 的发生率明显增加，且与野生型小鼠相比，移植组织在体内的存活时间也明显缩短。

三、危险因素

很多研究已经证实了以下因素是 aGVHD 发病的高危因素：HLA 位点不合的程度(HLA 不合或非血缘)；供受者性别不合(女性供者供给男性受者)；移植预处理方案的强度；aGVHD 预防方案。不太确定的危险因素包括受者年龄；供受者巨细胞病毒(CMV)感染状态；干细胞来源(外周血干细胞或骨髓)；存在无菌环境(包括肠道去污)；HLA 单倍型。然而，原发病不同 aGVHD 的危险因素也有所不同，在不同的条件下有不同的风险模型。

国际血液和骨髓移植登记组(IBMTR)研究报告显示，在 5561 例接受同胞全相合(3191 例)和非血缘(2370)异体 HCT 患者中，探讨了预处理方案和干细胞来源对 aGVHD 累积发病率的影响。中位随访时间约 40 个月，在接受同胞供者和无关供者移植的患者中Ⅲ度或更严重的 aGVHD 的累积发病率分别为 39% 和 59%。进一步根据供者来源(同胞与非血缘)进行分析，在以下人群中 aGVHD 的累积发病率显著较低：

1. 接受同胞供者骨髓移植，清髓预处理方案，无全身照射(OR 0.56，95%CI 0.44~0.71)。
2. 同胞外周造血干细胞移植，减低强度预处理方案(OR 0.70，95%CI 0.56~0.88)。
3. 非血缘骨髓移植，清髓预处理方案，无全身照射(OR 0.55，95%CI 0.40~0.75)。
4. 非血缘骨髓或造血干细胞移植，减低强度预处理方案(OR 0.47，95%CI 0.29~0.76)。

尽管预处理方案的选择经常由原发病决定，但这些结果提示在既定的预处理方案情况下，可以通过选择供者干细胞来源(骨髓或外周血干细胞)降低 aGVHD。北京大学血液病研究所资料显示："北京方案"模式下(单倍体骨髓联合外周血造血干细胞移植清髓预处理方案)，移植后总体Ⅱ~Ⅳ级和Ⅲ~Ⅳ级 aGVHD 发生率分别为 55%、23.1%，与清髓预处理方案下同胞全相合骨髓联合外周血造血干细胞移植后相近。“北京方案”模式下，1210 例连续性移植患者研究结果显示父亲和孩子作为供者时，aGVHD 的发生率低，同时非遗传性母系抗原不合同胞作为供者可降低患者移植后 aGVHD 的发生；而 HLA 位点不合的数目与移植后 aGVHD 的发生无关。

细胞因子在体内具有极强的生物学活性，许多因子在 aGVHD 的发生过程中发挥了重要的作用。在不同时间点采取受者外周血标本检测细胞因子的水平变化对 aGVHD 的发生、发展及预后有一定的预测意义。应用几个或一组生物学标志物结合其他指标实现 GVHD 的预警预测非常盛行。使用蛋白质组学检测血浆和尿液多肽对早期诊断 aGVHD 已逐渐显示出优势。例如，利用一组标志物，包括 IL-2R-α、TNF 受体 -1、IL-8 和 HGF 在临床症状出现时可明确诊断 aGVHD，并可预测预后而不管 GVHD 的严重程度。在另一项研究中，使用 REG3 已被发现有助于诊断肠道 aGVHD。北京大学血液病研究所多项研究结果均证实了生物学标志物在 aGVHD 诊断中的重要价值。课题组早期研究证明 TNF-α 可用于 aGVHD 的诊断和鉴别诊断，后续的研究进一步证实移植后血浆 IL-2、IL-18 和 IL-4 水平与 aGVHD 密切相关；3 种细胞因子组合可使诊断 aGVHD 的 ROC 曲线下面积达到 0.862，同时获得较高的敏感度(75.0%) 和特异度(83.3%)，提示多种因子组合可优化 aGVHD 的诊断。移植后血清铜蓝蛋白水平在 aGVHD 发病时明显升高，可有效鉴别药疹、感染性腹泻等；而移植后 14 天重建的 T/NK>1.0 也用于急性及慢性 GVHD 预警和预测；混合移植物中 CD4/CD8 T 细胞比值、Th17 细胞数量 CD56bri NK 细胞数量、$CD56^{dim}/CD56^{bri}$NK 细胞比值、$CD4^{+}CD45RA^{+}CD62L^{+}$ 细胞数量、$CD4^{+}CD25^{high}CD45RA^{+}CD62L^{+}$T 细胞数量则是 aGVHD 发生的高危因素。

但许多细胞因子的确切生物学作用至今尚不明确，即使对于在移植中免疫学作用已基本清楚的因子，不同研究组的试验结果仍可能大不相同，分析可能由以下几点因素造成：

1. 细胞因子在体内半衰期极短，aGVHD 时患者病情变化一般较急骤，随着病情的变化，细胞因子水平的变化也非常快，因此对采取标本的时间需严格掌握，临床上何时判定 aGVHD 诊断，在病程的何时取标本均可能大幅影响试验的结果。其次获得标本后的处理也非常重要，标本的存放条件及处理的快慢也会对检测结果造成较大影响。

2. 细胞因子在体内参与多种炎性反应，在感染、炎症、自身免疫性疾病、获得性免疫缺陷病（AIDS）等情况下表达均可有明显变化，并非 aGVHD 所特有。移植后患者病情相对较为复杂，特别在 100 天内多种并发症共存的可能性很高，因此单纯依靠测定某种因子水平预测 aGVHD 的发生很难得到相对稳定的结果。

3. 细胞因子发挥治疗作用的浓度非常低，治疗指数也相对较低，由于检测方法多种多样，所测定的水平也不相同（分子或蛋白水平），因此结果也会相差较多，不易统一。

鉴于以上原因，对 aGVHD 的诊断研究目前趋向通过多元性检测，联合多种指标达到早期诊断及预测的目的。

第二节　诊断与鉴别诊断

一、根据发病时间和临床表现

NIH 将 GVHD 分为急性（aGVHD）、慢性（cGVHD）和重叠综合征三种。根据 GVHD 表现分类的 aGVHD 可以发生在移植后的各个时间阶段，在植活前或 100 天之后，最常发生在移植后最初几个月内或减停免疫抑制剂后。GVHD 可进一步再分类：①aGVHD：经典 aGVHD 即临床表现为 aGVHD，发生在移植后或 DLI 后 100 天之内，表现为典型的皮疹、腹部绞痛、腹泻、血清胆红素浓度上升；持续、反复或晚期 aGVHD，即临床表现与经典 aGVHD 相同，但发生在移植或 DLI 100 天之后，经常与减停免疫抑制剂有关；②经典 cGVHD 具有典型临床表现(以 NIH 描述为准)；③aGVHD 和 cGVHD 重叠综合征，即 aGVHD 和 cGVHD 同时存在。

(一) aGVHD 的诊断

aGVHD 主要为临床诊断，主要靶器官为皮肤、肝脏和胃肠道。

皮肤是 aGVHD 最常累及的靶器官，在 aGVHD 患者中皮肤受累约为 75%，44% 仅表现为皮肤。皮疹是 aGVHD 最常见的初始表现，典型 aGVHD 皮疹多开始于头颈部、耳后、面部、上身 - 肩膀，累及手掌、足心较多，症状不明显或仅有轻度瘙痒或疼痛；重度 aGVHD 可以扩展至全身大疱和表皮剥脱。

胃肠道是 aGVHD 的第二大靶器官，可以累及从食管到直肠的各个部分，但主要累及远端小肠或结肠。胃肠道 aGVHD 表现各异，轻者仅有恶心、呕吐、食欲不振，大多表现为水样分泌性腹泻和疼痛，严重患者胃肠功能明显受损，导致蛋白丢失性肠病，血性腹泻，甚至肠梗阻。早期腹泻物常为绿色、黏液或水样便，严重时为血性便，或混有脱落的肠黏膜上皮细胞形成管状排泄物排出体外。CT 表现为胃肠道弥漫性水肿，不具有特异性，内镜表现根据疾病严重程度和检查的时间可以从正常到广泛水肿和黏膜脱落。

肝脏是 aGVHD 最少见的受累脏器，在 aGVHD 患者中肝脏受累的患者不足 20%。虽然胆汁淤积是最常见的表现，但伴随或孤立的转氨酶升高并不少见。

皮肤、肝脏和胃肠道三大靶器官中，任何一个靶器官可以单独受累，也可以与其他靶器官同时或先后受累。起始表现以皮疹最多见；起始表现中以胃肠道为主要表现的也不少见。据 Mowat A 等报告，在起始诊断包含胃肠道受累的患者中，单一胃肠道受累的达 60%，胃肠道和皮肤同时受累的占 20%，胃肠道和肝脏同时受累的占 15%，而典型的三个器官同时发病的仅 5%。在 aGVHD 病程中，各个靶器官受累机会也不等。据 Martin 等报道，在 aGVHD 中皮肤受累占 81%，胃肠道受累占 54%，肝脏受累占 50%；Amin M 等分析多中心资料，在 aGVHD 中皮肤受累为 78%，消化道受累为 61%，肝脏受累为 14%。在不同情况下 GVHD 的靶器官受累的比例也不同。Saliba RM 等报告了超急性 GVHD 的情况，与 14 天之后发生的 aGVHD 相比，超急性 GVHD 具有皮肤型明显多(88% vs. 44%)、重度多(Ⅲ~Ⅳ 88% vs. 66%)的特点，表现为发热、全身红疹和脱皮，且进展迅速；而肝脏和胃肠道 GVHD 表现在超急性和典型 aGVHD 中并无区别。不同移植类型中 aGVHD 的表现也不同。黄晓军等报告 174 例 aGVHD 患者资料，累及皮肤的占 70.1%，累及消化道的占 47.1%，累及肝脏的占 15.5%；其中同胞相合移植组皮肤受累型 42.2%，消化道受累型 55.6%，肝脏受累型 26.7%；单倍体移植组分别为 80.2%、44.6% 和 10.7%；非血缘组分别为 75%、37.5% 和 25%。单倍体相合移植患者 aGVHD 皮肤型发生率明显高于同胞相合移植组，而消化道受累比例低于同胞相合组(P=0.000)。

aGVHD 发生时间：通过观察患者是否处于 GVHD 高发时间段推测某一表现诊断为 aGVHD 的概率。M.D. Anderson 中心分析了 809 例患者，以超急性 GVHD(即 14 天以内发生)多见，在 265 例Ⅱ~Ⅳ级 aGVHD 患者中，经活检证实的超 aGVHD 达 27%，79% 的超急性 GVHD 在中性粒细胞植活前诊断,87% 在植活之前的 7 天以内诊断,诊断的中位时间为干细胞回输后 1 周。接受传统的 GVHD 预防患者,aGVHD 发生的中位时间在移植后 21~25 天,体外去 T 移植患者中发生更晚,故移植后 1 周内出现的皮疹和腹泻在没有有效预防的患者中超急性 GVHD 的可能是存在的,而在有效预防或体外去 T 移植的患者中可能性很小。Mielcarek 等报告,与清髓性移植相比,非清髓移植或 RIC 移植患者中Ⅱ~Ⅳ级 aGVHD 发生率低,但发生在 100 天后具有 aGVHD 特征的 GVHD 发生率高。

免疫干预如停免疫抑制剂或 DLI 后可能发生 aGVHD。在采用停止环孢素(CSP)干预的 CML 患者中发生 aGVHD 的中位时间为停药后 14 天;DLI 后 GVHD 发生的时间晚于常规移植后,中位时间为输注后的 28~32 天,并且发生的时间差别很大,可以数月至数年不等。北京大学血液病研究所给予 33 例配型相合的高危白血病患者预防性改良 DLI 39 次,DLI 后 60 天 aGVHD 发生率 16.7%,中位时间 38 天。

其他不典型表现:眼部症状被认为是 aGVHD 的表现之一,如畏光、出血性结膜炎、假膜形成、结膜溃疡、角膜溃疡和兔眼症,仅有眼部表现时需要除外感染。中枢神经系统(CNS)也被推测为 aGVHD 所累及,但大部分 CNS 病例并不能通过病理证实与异基因免疫反应有关,而感染和与药物相关的白质脑病是 CNS 并发症最多见的原因。弥漫性肺泡出血和特发性肺炎在 aGVHD 的患者中也不少见,但是否代表了真正的肺部 GVHD,尚不清楚。肾脏受损、TMA、血小板减少和贫血在 aGVHD 患者中常见,但没有证据说明这些也是 aGVHD 的表现。

完整的诊断要完成严重程度评估。aGVHD 的分级标准有两个,1974 年 Glucksberg 将 aGVHD 累及的靶器官分别独立评为未发生(0 级)~ 重度(4 级),将各器官的分级综合起来计算总的临床分度,根据对临床结果的影响,将严重程度分为Ⅰ~Ⅳ度,未发生为 0 度。Ⅰ度 GVHD 仅表现在皮肤,一般不影响预后;Ⅱ~Ⅳ度 GVHD 具有明确临床意义,不及时处理会严重影响预后;Ⅲ~Ⅳ度 GVHD 累及范围广或程度重,严重影响移植的疗效。常用的 aGVHD 分级系统分为 Glucksberg 分级系统(表 4-2-1)和 IBMTR 分级系统表(表 4-2-2)。两个标准都可以解释 aGVHD 分度对预后的影响,后一个方案除了避免了医生的偏差和错误,并没有显示出更多优点,而前一个标准更好地预测了早期的存活,目前仍然常用。

表 4-2-1 改良 aGVHD Glucksberg 分级标准

(Glucksberg. 1974;Przepiorka D,et al. 1995)

分级	累及器官		
	皮肤	肝脏 - 胆红素 μmol/L (mg/dl)	胃肠道 - 腹泻量 #
1	皮疹面积 <25% *	34~50(2~2.9)**	500~1000ml/d 或病理证实为上消化道 GVHD
2	皮疹面积 25%~50%	51~102(3~6)	1000~1500ml/d
3	皮疹面积 >50%,全身红斑	103~255(6.1~15)	1500~2000ml/d
4	全身红斑伴水疱形成或表皮剥脱	>255(>15)	>2000ml/d 或严重腹痛伴 + 肠梗阻

续表

分级	累及器官		
	皮肤	肝脏 - 胆红素 μmol/L (mg/dl)	胃肠道 - 腹泻量 #
分度			
0(无)	0	0	0
Ⅰ(轻)	1~2	0	0
Ⅱ(中)	1~3	或 1	或 1
Ⅲ(重)	2~3	2~3	或 2~4
Ⅳ$(致命)	4	或 4	—

注:* 患者一般情况:Ⅰ度 GVHD,一般情况没有变差;Ⅱ度 GVHD,轻度变差;Ⅲ度 GVHD,明显衰竭;Ⅳ度 GVHD,极度衰竭

** 如果证实有导致胆红素升高的其他因素,脏器评分下降一个级别

腹泻量适用于成年人,儿童患者腹泻量按体表面积校正

$Ⅳ度 GVHD 包括了虽然累及器官达不到诊断标准但一般情况极差的患者

Ⅱ、Ⅲ、Ⅳ度 GVHD 功能受损的程度分别为 +、++、+++

表 4-2-2 IBMTR 的 aGVHD 严重指数

指数	皮疹		肝脏		胃肠道	
	最高分级	皮疹面积	最高分级	胆红素(μmol/L)	最高分级	腹泻量(ml/d)
A	1	<25%	0	<34	0	<500
B	2	25%~50%	1~2	34~102	1~2	550~1500
C	3	>50%	3	103~255	3	>1500
D	4	水疱	4	>255	4	腹痛,肠梗阻

注:①皮疹面积计算采用新九分法:将体表面积分成 11 个 9% 和 1 个 1%,头颈占 1 个 9%(发部 3%,面部 3%,颈部 3%);双上肢占 2 个 9%(双手 5%,双前臂 6%,双上臂 7%);躯干占 3 个 9%(腹部 13%,背侧 13%,会阴部 1%);双下肢占 5 个 9% 及 1 个 1%(双臀 5%,双足 7%,双小腿 13%,双大腿 21%)。②小儿头颈部面积为 9+(12- 年龄),双下肢面积为 46-(12- 年龄),其他部位与成人相同。③简单地说新九分法:上肢十八,下四六躯干二七,头九。④手掌法:要用患者的手五指并拢后占面积 1%

(二) aGVHD 的鉴别诊断

aGVHD 是一个临床病理综合征,临床表现是 aGVHD 诊断的主要依据。诊断 aGVHD 时受累部位越多,诊断的可靠性越大,重度 aGVHD 的可能性也越大。在 aGVHD 早期尤其单一器官受累阶段做出早期诊断并开始治疗利于改善预后。

1. 初始诊断及鉴别 临床表现不特异使早期诊断在一定程度上具有不确定性,应重视鉴别。当皮疹为初始临床表现时,需要与药疹和发疹性感染疾病鉴别,如发生在指端的水疱样皮疹可能与预处理毒性有关(如 TBI),这种皮疹多发生在第二周,表现与二度烧伤相似。当皮疹仅出现在生殖器上时,应与药疹和感染性皮疹进行鉴别;重度 aGVHD 与 Stevens-Johnson 综合征或中毒性表皮坏死(SSSS 综合征)鉴别非常困难。临床表现为腹泻时,可能为胃肠道 aGVHD,但腹泻并不等于肠道 aGVHD,尤其在腹泻为唯一表现时。腹泻为初始主

要表现时应与预处理毒性、感染及血栓性微血管病（TMA）等鉴别。闫晨华等对 76 例移植后 100 天内 114 例次的腹泻原因进行分析，发现 aGVHD 仅为 28.1%，预处理毒性 54.4%，感染性腹泻 13.1%，TMA 和植入综合征各 2 例，治疗相关性腹泻 1 例。当表现为不易解释的食欲不振、恶心呕吐时，可能为上消化道 GVHD，需要与念珠菌病、疱疹病毒感染非特异性胃炎相鉴别。确诊上消化道 aGVHD 需要行内镜和活检取病理。当肝功损害为初始主要表现时尤其在肝功能异常为唯一表现时，应与药物性肝损伤、G- 杆菌感染、病毒性肝炎及 VOD 等其他可能原因鉴别。在肝脏受损的 allo-HSCT 受者中，GVHD 占 33%~40%，为首位，药物性肝损害占 19%~30%，移植后病毒性肝炎占 7%~15%。在现有 aGVHD 的分级系统中，高胆红素血症是肝脏 aGVHD 分级的唯一标准，但并不是 aGVHD 的特异指标，可以发生在感染、药物、静脉高营养时。单独酶学改变目前并不符合 aGVHD 的诊断标准，但肝脏酶学改变在 aGVHD 的发生中很常见或与 GVHD 密切相关，莫晓冬等报告肝酶学尤其是 ALT 升高可能有助于早期预警严重 aGVHD 的发生。以转氨酶升高为主，伴严重临床症状支持病毒性肝炎诊断，但 DLI 后 aGVHD 也可能表现为类似肝炎的表现。没有影像学检查可以鉴别肝脏 aGVHD 和其他原因导致的肝功能损伤。结合具备的 aGVHD 高危因素、诱因及发生时间等助于提高诊断的准确性。

2. aGVHD 的再判断及鉴别　经验治疗是鉴别诊断的重要组成部分。在初始 aGVHD 诊断不十分肯定的情况下，为了防止病情进展带来的严重后果，需要尽早进行经验性治疗或一线治疗。但文献报告的一线治疗有效率只有 60% 左右，40% 左右的患者需要根据后续检查结果和临床反应进行再判断，或加用二线药物治疗 aGVHD，或调整治疗方向。这时多数患者临床表现仍不具有特征性，易将感染、TMA 或药物副作用误判为 aGVHD，或因两者共存干扰疗效评估导致误判。再判断是否是 aGVHD 时比初始情况可能更复杂，需要结合以下多个方面综合考虑：

(1) 临床表现：鉴于 aGVHD 临床表现的非特异性，每一个症状出现时都要结合当时情况具体分析。治疗过程中出现的腹泻或迁延不愈的腹泻未必肯定是 aGVHD 或未必是单一的 aGVHD。肠道 aGVHD 可以由细菌、真菌、CMV、EBV、腺病毒等感染触发或与感染并存。西雅图报告的 296 例 HSCT 受者资料中，126 例发生 150 例次急性腹泻，其中证实与病毒（星状病毒、腺病毒、CMV、轮状病毒）有关的肠道感染 20 例次，与梭状杆菌感染有关 7 例次，混合感染 1 例次；在 150 例次腹泻中，确诊为 aGVHD 的仅为 72 例次。临床表现需结合活检和辅助检查进行鉴别。

(2) 辅助化验检查：aGVHD 是一个综合的临床诊断，尽管辅助化验在鉴别诊断中起重要作用，但化验结果对诊断或除外 aGVHD 同样具有局限性，不能仅凭一项实验室辅助检查结果确认或完全排除 aGVHD 的存在。

如同样是腹痛、腹泻和便血，可能是 aGVHD 或 CMV 肠炎或 aGVHD 合并 CMV 肠炎。CMV 血症提示 CMV 感染的存在，但仅根据血浆 CMV 检测结果推断是否存在 CMV 肠炎也是不可靠的。何晋德报告，在病理证实为 CMV 肠炎的患者中，外周血 CMV-DNA 定性检验的阳性率仅为 42.9%；在病理证实为 aGVHD 合并 CMV 肠炎的患者中，外周血 CMV 的阳性率仅为 27.3%；在病理诊断为 aGVHD 的患者中 CMV 阳性率为 28%。贾晋松等通过对肠道微生态分析发现，同样是腹泻的患者既可能是 aGVHD，也可能是艰难梭杆菌（CD）感染，还有可能是二者并存。44 例腹泻患者中 CD 阳性率为 27.7%，12 例 CD 阳性患者中 7 例发生肠道型 aGVHD(58.33%),32 例 CD 阴性患者中 14 例发生肠道型 aGVHD(43.75%)。

肝脏功能检查是诊断肝脏 aGVHD 的重要手段,同样不具有特异性。治疗过程中出现的肝功能损害或迁延不愈的肝功能损害未必肯定是 aGVHD 或有可能不仅仅是 aGVHD。辅助检查对识别微血管病性溶血的存在很重要,在 allo-HSCT 中并不少见。2004 年 GEORGE JN 报告了 447 例 TA-TMA,有 42% 的患者合并了Ⅱ~Ⅳ度 aGVHD。BMT CTN 提出的 TMA 诊断标准主要为化验检查:血管内溶血、LDH 升高、红细胞碎片、Coombs 试验阴性,肾功能异常。

(3) 组织活检进行病理检查:aGVHD 的病理表现为组织层的细胞凋亡,皮肤 aGVHD 最明显受累的部位在皮肤的表皮和真皮交接处,活检有助于明确诊断,但单凭皮肤活检不能证实或除外 aGVHD。胃镜和肠镜行黏膜活检通常可得到正确诊断。与皮肤病理相比,直肠的黏膜活检更特异。GVHD 的肠镜表现可从正常到广泛水肿、黏膜剥脱,因检查时 aGVHD 的不同阶段而异,病变以盲肠、回肠、升结肠最重,也可累及胃、十二指肠及直肠,多表现为龟纹样改变和浅溃疡,而 CMV 肠炎多为深溃疡,肠道二重感染可见苔藓样改变和假膜形成。最有意义的活检是经纤维结肠镜活检诊断 CMV 肠炎,所以当消化道 aGVHD 治疗效果不满意时,推荐内镜进行活检,对除外肠道菌群失调和 CMV 肠炎有帮助。肝脏 aGVHD 病理表现为胆小管上皮损伤、变性,肝内小胆管阶段性破裂,胆管数减少,而肝炎破坏部位在肝细胞而不是胆小管。如果活检结果满意,可以使 50% 临床诊断为肝脏 aGVHD 的患者修正诊断,所以当治疗效果不满意时,推荐进行肝活检。但经皮肝活检因风险较大很少采用,经颈内静脉活检也没有普遍应用,肝脏 aGVHD 比皮肤 aGVHD 的病理诊断更困难。

(4) 根据经验治疗的反应进行鉴别诊断:当治疗效果不满意时,需要再评估,对初始诊断需要进行再确认或修正。对一线经验性治疗反应良好的患者更加支持 aGVHD 诊断,而表现典型但治疗无效的患者可能为一线方案耐药的 aGVHD,或 aGVHD 控制后出现了与 aGVHD 类似表现的其他并发症;对于表现不典型的患者也存在诊断错误的可能性。为了便于疗效判断,治疗必须规范地分为一线方案和二线方案,并熟悉所用药物的起效时间和有效率。在 HLA 相合的同胞骨髓移植患者中,采用 1~2mg/(kg·d) 甲泼尼龙进行一线治疗,治疗的有效率为 68%。在北京大学人民医院,CD25 单抗为最常用的二线治疗,2003 年路瑾报告 CD25 单抗治疗 17 例(18 例次)糖皮质激素耐药的重度 aGVHD,在使用 2~14 天后临床症状开始缓解,平均起效时间 5 天,完全缓解率为 61.1%,有效率达 88.9%;累及单一器官的 6 例患者中 5 例有效,皮肤和胃肠道型的疗效好于肝脏型。2006 年王景枝报告嵌合型 CD25 单抗治疗糖皮质激素无效的 aGVHD,总有效率为 83.3%(30/36),其中完全缓解率 69.4%(25/36),部分缓解率 13.9%(5/36),皮肤型 1 剂即可出现疗效,胃肠道型 2~3 剂出现疗效。经过糖皮质激素和单克隆抗体治疗,仍然无效的患者只有不足 10%,这部分患者的 aGVHD 诊断需要慎重。评估为治疗无效的 aGVHD,如果受累器官为胃肠道和(或)肝脏,更要重新分析病情并除外其他可能。对于激素治疗失败的患者采用二线治疗中的另外一种,根据再评估结果及时修正诊断和调整治疗。

总之,aGVHD 的诊断主要根据临床表现,结合实验室检查,参考发生时间及高危因素,以及经验治疗的效果实时评估和调整,随时校正诊断或发现合并的问题。

二、cGVHD的诊断及鉴别诊断

(一) cGVHD诊断

1. cGVHD分类 cGVHD是异基因HSCT后晚期发生的累及多个系统的自身免疫和异基因免疫异常,特点为免疫功能受抑制、免疫调节功能低下、器官功能受损、存活率降低。既往cGVHD定义为发生在移植后100天之后的GVHD,可以是aGVHD的延续,或发生于aGVHD完全恢复之后,或无aGVHD直接发生cGVHD。NIH共识认为cGVHD的诊断根据GVHD的临床表现而不单纯根据发生时间,cGVHD可以发生在100天内或100天后,仅发生在100天后、仅具有cGVHD表现的为经典cGVHD,既有aGVHD表现又有cGVHD表现的称为重叠综合征。

2. cGVHD诊断 主要依据临床表现,cGVHD可以仅为单器官症状,也可以广泛累及各器官甚至表现为严重肺损伤或关节挛缩,具体表现如下:

(1) 皮肤:皮肤异色病、扁平苔藓样皮疹、硬斑病样浅层皮肤硬化、深部硬化病、硬化性苔藓样皮损是具有诊断意义的表现。色素减少为cGVHD区分性皮损,它不出现在aGVHD中,有助于cGVHD的诊断但是仅凭此还不足以确诊cGVHD,结合皮肤或其他脏器活检结果或实验室方法可以确诊cGVHD。皮肤红斑或紫色丘疹、瘙痒可以出现在aGVHD和cGVHD中,不具有识别意义。

(2) 毛发和指甲:病甲、脆指、甲软化、竖脊、甲脱离等是区别性特征。新发生的脱发和斑秃,也是区分性表现。

(3) 口腔黏膜:扁平苔藓样变、过度角化性和口腔活动受限为诊断性征象。口腔干燥、黏液囊肿、黏膜萎缩、假膜形成和溃疡为区分性征象。

(4) 阴道:扁平苔藓或阴道瘢痕挛缩为诊断性征象。阴道红斑、白斑、溃疡为区分性征象,注意与念珠菌病和疱疹病毒感染鉴别。

(5) 眼睛:眼睛干涩、畏光、烧灼及异物感、无菌性结膜炎、角膜溃疡、视力下降,均为区分性特征。

(6) 肝脏:主要表现为淤胆性肝功能异常,胆红素升高与临床结果的相关程度不如aGVHD,很少有患者死于肝硬化或肝功能衰竭;AST、ALT升高,碱性磷酸酶和转肽酶也升高。后期肝脏功能异常原因复杂,要注意鉴别诊断,除外药物损伤、胆石症、真菌感染和肿瘤等。aGVHD和cGVHD的病理表现相似,仅依靠肝脏活检不能诊断cGVHD。肝功能异常本身既非诊断性征象,也不是区分性征象,与其他一个具备区别性表现的脏器异常结合才具有诊断意义。

(7) 胃肠道:诊断性特征包括食管网格形成、中上段狭窄或硬化。一些征象在aGVHD和cGVHD上都有表现,如恶心、呕吐、腹泻、消瘦、黏膜水肿或红斑或局部伴有嗜酸性粒细胞增多。cGVHD可能与胰腺外分泌功能不全有关,有时需要补充胰酶减轻因为吸收不良造成的腹泻。

(8) 肺:唯一的诊断征象为活检证实的BO。通过肺功能和影像检查诊断的BO仅具有区分性征象。BO的特点是新出现的阻塞型肺部病变、呼气性呼吸困难、咳嗽、气喘。有些患者早期没有症状,气胸或纵隔气肿、皮下气肿常见。

(9) 肌肉、筋膜和关节:筋膜炎、继发于筋膜炎或硬化的关节僵硬和挛缩为诊断性征象,肌炎和多发性肌炎为区分性征象。

(10) 造血及免疫系统:嗜酸性粒细胞增多、淋巴细胞减少、自身免疫性溶血性贫血、免疫性血小板减少性紫癜、低或高免疫球蛋白血症等,都可以认为是 cGVHD 的一部分,前提是 cGVHD 已经诊断成立。

(11) 其他:除此之外的多种表现可以认为是 cGVHD 的一部分,但前提是在 cGVHD 诊断已经成立的情况下,如周围神经病变、重症肌无力、心包积液、胸腔积液、肾病综合征、心肌病等。

3. 完整的诊断必须将 cGVHD 进行分级

(1) 按西雅图学者制定的分类标准(改版的西雅图分类标准)将 cGVHD 分为局限性或广泛性。临床局限型:①仅表现在口腔,符合 cGVHD 表现,皮肤或口唇活检结果阳性;②表现在口唇和肝脏,肝功轻度异常(ALP≤2 倍正常上限或 ALT≤3 倍正常上限和 T-BIL≤27.3μmmol/L),皮肤或口唇活检结果阳性;③丘疹和鳞屑组成的皮损 <6 处,斑丘疹或苔藓样疹 <20%BSA,或红斑 <50%BSA,皮肤活检结果阳性,无其他 cGVHD 表现;④轻度眼部症状或眼干(Schirmer test≤5mm),皮肤活检结果阳性;⑤阴道或外阴异常,活检结果阳性。

临床广泛型:①≥1 个器官具有 cGVHD 的症状或体征,任一器官活检证实为 cGVHD;②Karnofsky 或 Lansky 评分 <60%,体重降低≥15%,无其他原因的反复感染,任一器官活检证实为 cGVHD;③cGVHD 皮肤累及范围比上述定义的局限型更广泛,并经活检证实;④硬皮病或硬斑病;⑤指甲脱离或指甲营养不良,任一器官活检证实 cGVHD 诊断;⑥筋膜炎使腕或踝伸展受限;⑦痉挛,cGVHD 导致的筋膜炎或浆膜炎;⑧闭塞性细支气管炎,需除外其他原因所致;⑨肝活检阳性,或除外其他原因的肝功能异常(ALP>2 倍正常上限或 ALT>3 倍正常上限和 T-BIL>27.3μmmol/L)合并任何其他器官活检证实为 cGVHD;⑩上消化道或下消化道活检为 cGVHD 改变。

(2) 新的 NIH cGVHD 分级系统:根据在指定时间每个受累脏器的严重程度划分,八大器官分别为皮肤、口腔、眼睛、胃肠道、肝脏、肺部、关节、筋膜和阴道;0 分指没有症状;1 分指没有严重的功能受损,对日常活动没有影响;2 分指对日常活动有明显影响但没有残疾;3 分指对日常活动有严重影响并伴严重残疾。综合各项积分分为轻、中、重三类。轻度包括 1~2 个器官最高 1 分的患者,中度为至少 1 个器官 2~3 分或多个器官 1 分,肺为 1 分时总分级为中度(表 4-2-3)。

表 4-2-3　NIH cGVHD 分级系统

	0分	1分	2分	3分
体能评分	无症状、活动完全不受限(ECOG 0,KPS 或 LPS 100%)	有症状,体力活动时轻度受限(ECOG 1,KPS 或 LPS 80%~90%)	有症状,可自理,<50% 时间卧床(ECOG 2,KPS 或 LPS 60%~70%)	有症状,生活自理受限,>50% 时间卧床(ECOG 3~4,KPS 或 LPS<60%)
KPS ECOG LPS				
皮肤	无症状	<18% 体表面积无硬化改变	18%~50% 或浅层硬化	>50% 体表或深层硬化

续表

	0分	1分	2分	3分
斑丘疹 扁平苔藓样变 丘疹鳞屑样病变或鳞癣 色素沉着 色素减退 毛发角化 红斑 红皮病 皮肤异色病 硬化改变 瘙痒症 毛发受累 指甲受累 体表面积%				
口腔	无症状	轻度症状 摄入不受限	中度症状 摄入轻度受限	严重症状 摄入明显受限
眼	无症状	轻度干眼症(需要滴眼 <3 次 / 天或无症状性干燥性角结膜炎	中度干眼症(滴眼≥3 次 / 天),不伴有视力受损	严重干眼症 无法工作 视力丧失
胃肠道	无症状	吞咽困难、厌食、恶心、呕吐、腹泻、腹痛但体重减轻 <5%	有症状,体重减轻 5%~15%	有症状,体重减轻 >50% 需要营养支持或食管扩张
肝	正常	胆红素 ALT/AST 升高,但 <2ULN	2~5ULN	>5ULN
肺	无症状 $FEV_1 > 80\%$	轻微症状(爬 1 楼气短) FEV_1 60%~79%	中度症状(平地活动气短) FEV_1 40%~59%	静息气短,需氧 $FEV_1 \leq 39\%$
关节筋膜	无症状	肢体轻微僵直	四肢至少 1 个关节僵硬关节挛缩,活动中度受限	挛缩伴严重活动受限
生殖系统	无症状	轻微症状,查体时无明显不适	中度症状,检查时轻度不适	严重症状
总的器官评分		轻度 累及 1~2 个器官(肺除外),每个器官的积分≤1	中度 ≥1 个器官(肺除外)积分为 2;或至少 3 个器官积分 <1;或肺部积分为 1	重度 任何器官积分 >3 或肺脏 >2

NIH 分级系统临床应用简单，可能取代现在的西雅图分级系统。推荐所有的移植患者在移植后 3 个月采用 NIH 的标准分级，在诊断了 cGVHD 的患者，每 3 个月重新分级。

（二）cGVHD 的鉴别诊断

广义的 cGVHD 分类包括典型 cGVHD 和重叠综合征。cGVHD 的诊断基于临床表现，应除外其他可能的诊断，如感染、药物毒性、第二肿瘤等。cGVHD 诊断要求至少一个诊断性征象，或至少一个高度提示 cGVHD 的区分性征象再联合同一器管或其他器官活检或辅助检查以确认。如果具有至少一个特异性表现，活检结果是“与 GVHD 相符”或“明确的 GVHD”则认为足以支持诊断。

第三节 治疗策略与预后

一、aGVHD 的治疗策略与预后

（一）及时应用糖皮质激素进行一线治疗

1. 一线治疗的时机　开始治疗的时间在各中心并不完全相同，同一移植中心也因干细胞来源不同而不同。关于治疗时机的问题，一种观点认为越早越好。文献报道，一线治疗有效率因治疗起始时 aGVHD 的严重性而异：Ⅰ度、Ⅱ度、Ⅲ~Ⅳ度分别为 79.1%、64.5% 和 50.0%。20%~60% 患者最终需要挽救治疗，主张一旦诊断为 aGVHD 即应开始治疗。另一种观点则认为治疗应从Ⅱ度开始。BCSH 指南作了分层推荐，推荐Ⅰ度 aGVHD 可以不即刻开始治疗，皮肤瘙痒时局部应用抗组胺药物，局部应用糖皮质激素霜或他克莫斯膏可能有效；Ⅱ度开始治疗，应用泼尼松龙 1mg/（kg·d）；Ⅲ~Ⅳ度静脉用甲泼尼龙 1mg/（kg·d）。关于 aGVHD 的多数研究选择Ⅱ~Ⅳ度 aGVHD 开始治疗。多数移植中心主张一旦诊断 aGVHD 即开始治疗，尤其对于在单倍体相合供者移植和非血缘供者移植患者中发生的 aGVHD。在用糖皮质激素时应该首先调整 CSP 或 FK506 在有效浓度范围内。

2. 起始治疗用药方案　糖皮质激素具有抗炎和溶解淋巴细胞双重作用，单独应用甲泼尼松龙 1~2mg/（kg·d）是公认的标准一线治疗方案，5 天治疗无效的患者预后差，应该采用二线治疗。关于甲泼尼龙 1mg/（kg·d）和 2mg/（kg·d）有无区别，尚没有设计很好的研究来回答。目前临床上甲泼尼龙的起始用量一般为 1~2mg/（kg·d）。

3. 一线糖皮质激素治疗的最佳疗程　没有统一的共识，aGVHD 改善后激素减量的速度也不一样。研究证明，快速减停和延长时间减停对 aGVHD 疗效是一样的。Hings 等采用泼尼松作为初始治疗中重度 aGVHD，激素治疗 14 天有效后将 30 例患者随机分组为激素长疗程和短疗程组，短程组泼尼松疗程 86 天，累积量 2275mg/m^2，长程组疗程 147 天，累积量 6300mg/m^2。长程组在中位治疗 30 天时（6~30 天）aGVHD 治愈，短程组在中位 42 天（12~74 天）aGVHD 得到治愈（P=0.01）。控制 aGVHD 需要的泼尼松中位剂量无统计学差异。两组间 cGVHD 发生率和 6 个月存活率没有区别，激素相关的并发症也相似。所以认为激素剂量快速达到 2000mg/m^2 可以使大部分患者快速好转，快速减量可能降低激素相关的病死率。在临床操作中，每 5~7 天减甲泼尼龙 10~20mg，如果出现了病毒感染或评估激素无效，激素减量加快，甚至在数天内停用，而依靠二线治疗。

如果应用 CSP 预防 aGVHD，有的医生把 CSP 改为 FK506，但对于耐 CSP 的 aGVHD 对

这种转换的有效率并不高，而不耐受进行切换的患者有效率较高。如果出现药物副作用不能耐受的情况，可以将 CSP 换为 FK506，但 FK506 并不能使 TMA 或肾功能损害减少。

4. 联合用药　为了进一步提高疗效，尝试在一线糖皮质激素治疗方案中同时加用其他药物，如 CD3 单抗、CD25 单抗或 TNFα 单抗。虽然有的研究显示有效率趋于提高，但并未明显改善患者的长期存活。因此，不主张在一线治疗方案中联合应用其他药物。研究显示局部应用非吸收的糖皮质激素减少了全身的激素用量，主张应用。布地奈德和必可酮均可用于胃肠道 aGVHD 的治疗。

（二）一线治疗药物的评估标准和时间点

aGVHD 不同的靶器官应用激素治疗后起效时间不同，可能在治疗 24 小时内观察到皮疹的改变，而肝脏和胃肠道 GVHD 需要观察的时间更长。因为肝脏和胃肠道 aGVHD 的后果严重，初始治疗后 48 小时评估胃肠道和肝脏的疗效，皮肤改变的评估可以延长至 72 小时。治疗反应分为 CR、PR、PD、NR。CR 指 aGVHD 的所有表现完全消失，总体 CR 定义为所有可评估的脏器 aGVHD 恢复至少持续 14 天；PR 指器官分级评分降低 1 级，总体 PR 指至少一个可评估器官任何改善的同时不伴其他器官加重；PD 指脏器分级评分升高 1 分，总体 PD 指至少一个可评估脏器 PD 不伴其他器官改进；NR 指未达到 PR。糖皮质激素一线治疗失败一般指足量治疗 3 天病情加重、7 天无改善或 14 天未完全恢复。激素治疗失败表现为激素耐药和激素依赖两种形式。激素耐药指足量激素治疗后 aGVHD 仍在进展；激素依赖指激素减量过程中或减量后再次出现 aGVHD。激素耐药的 aGVHD 比激素依赖的 aGVHD 预后差。评估疗效时应该考虑不同靶器官起效的时间不同。如果超过 3 天，任何器官的表现还在加重或皮肤 aGVHD 5 天还无改善，评估为无效，需要二线治疗。评估为无效的 aGVHD，根据再评估结果及时修正诊断，如果仍然诊断为 aGVHD，应该采用二线治疗。一时难于鉴别时，应及时进行下一步 aGVHD 的经验性治疗。

（三）二线药物治疗

多种药物尝试用于治疗激素耐药的 aGVHD，尚没有统一的二线用药标准方案。BCSH/BSBMT 指南推荐的二线药物为：ECP、抗 TNF 抗体、西罗莫斯、吗替麦考酚酯（MMF，霉酚酸酯）、抗白介素 2 受体抗体。

1. 抗白介素 2 受体抗体　白介素 2 受体 α 亚单位（CD25）主要表达在活化的 T 淋巴细胞上，是 aGVHD 治疗的特殊靶点。达利珠单抗（daclizumab）是人源化 IgG1 单克隆抗体，结合在高亲和力 IL-2 受体的 α 亚单位上，抑制 IL-2 的结合。巴利昔单抗（basiliximab）是嵌合体白介素 2 受体拮抗剂，是针对 IL-2 受体 α 亚单位的单克隆抗体。王景枝等报告了采用巴利昔单抗治疗 36 例次激素耐药的 aGVHD，总有效率是 83.3%，CR 率 69.4%，并发现疗效与 aGVHD 分度、配型相合程度及靶器官类型相关，对于皮肤型 aGVHD 的疗效最好，肠道 aGVHD 的疗效次之，肝脏 aGVHD 最差。北京大学人民医院把巴利昔单抗作为 aGVHD 二线治疗的首选。

2. 抗 CD3 单抗（OKT3）　导致 T 细胞凋亡，用于治疗激素耐药的 aGVHD，也增加晚期感染。

3. 吗替麦考酚酯　激素耐药的 19 例Ⅱ~Ⅳ度 aGVHD 患者，采用 MMF 治疗，有效率为 42%，2 年存活率仅 16%，严重感染的发生率较高。

4. 多种炎性因子的阻断剂用于 aGVHD 的治疗

(1) 英夫利昔单抗(infliximab):是抗 TNF 的单克隆抗体,对累及皮肤和肠道的 aGVHD 效果更好。在 52 例患者(71% 为Ⅲ/Ⅳ度 aGVHD)的研究中,infliximab 作为挽救性治疗 CR 率为 15%。人和鼠源嵌合抗 TNF-α 抗体 infliximab,中位 4 剂对肠道 aGVHD 有效。Couriel 回顾性分析了 134 例激素耐药的 aGVHD,其中 21 例单用 infliximab,有效率为 67%,CR 率为 62%,真菌感染率增加,所有存活患者都发生了 cGVHD,存活率为 38%。

(2) 依那西普(etanercept):是可溶性 TNF-α 受体的阻断剂,通过竞争结合位点灭活 TNF-α。临床实验结果表明胃肠道 aGVHD 对 TNF 的阻断剂尤其敏感,并没有增加感染率,对 aGVHD 的疗效与 infliximab 相当。

5. 西罗莫司(雷帕霉素)　通过 mTOR 的抑制发挥免疫抑制作用,具有广谱抗细胞因子作用,与 CSP 或 FK506 有协同作用,可用于治疗难治的 aGVHD。在队列研究中,西罗莫司治疗 21 例激素难治性Ⅲ/Ⅳ度 aGVHD,有效率为 57%。西罗莫司半衰期为 70 小时,靶浓度为 4~8ng/ml,与唑类合用要减少起始剂量的 40%~50%,并作常规血药浓度监测。

6. 光疗(ECP)　紫外线照射前给予补骨脂增敏,是基于免疫调节的细胞治疗。Greinix 发表了 2 期前瞻性研究,纳入了 59 例激素耐药或激素依赖的 aGVHD,隔周一次 ECP 治疗,CR 率在皮肤型为 82%、肝脏型为 61%、胃肠道型为 61%,4 年 TRM 为 36%。Greinix 等报告了一个 38 例患者 ECP 治疗 aGVHD 的 2 期研究结果,CR 率在Ⅱ度为 86%、Ⅲ度为 55%、Ⅳ度为 30%,皮肤型为 86%、肝脏和胃肠道型为 61%,CR 组 4 年移植相关死亡率为 14%。ECP 安全性好,对皮肤型 aGVHD 效果好,并可减少糖皮质激素用量。

(四) 三线治疗

三线的药物也有多种:

1. ATG　多克隆抗体 ATG 用于治疗激素耐药和二线药物治疗失败的 aGVHD,有效率 30%~70% 不等,但严重的感染发生率高达 80%~90%,长期存活率只有 5%~30%。许多单位应用 ATG 治疗 aGVHD 具有一定的经验,但少有支持应用的证据发表。

2. MSC　是一群未分化的多能干细胞,可以诱导免疫炎性反应并促进结缔组织修复。Le Blanc 首次报告 MSC 治疗激素耐药的难治 aGVHDⅡ期研究,包括 55 例严重 aGVHD 患者。30 例 CR,9 例改进,有效率为 74%,CR 患者 2 年 OS 为 53%。2010 年 Martin 报告 163 例患者接受 MSC,81 例接受安慰剂,没有提高激素难治性患者的总体反应率,但肝脏和胃肠道型的 aGVHD 有效率得到了改进(82% 和 76%)。

3. 喷司他丁(pentostatin)　是一种拟嘌呤类的抗肿瘤药物,抑制腺苷脱氨酶,作用于 T 细胞和 NK 细胞,降低 TNF-α。在Ⅰ期实验中,24 例激素耐药者于 1、2、3 或 4 天静脉应用喷司他丁,CR 率为 64%,皮肤型疗效最好(81%),其次为胃肠道(79%)和肝脏型(55%),1 年的存活率只有 26%。

4. MTX　为细胞毒免疫抑制剂,一般用于 aGVHD 的预防。黄晓军等首先提出低剂量 MTX 可以用于 aGVHD 的治疗,每 5~7 天 5~10mg,有效率达 94.7%(18/19),皮肤型 100%,肠道型 75%,肝脏型 55.6%(n=15)。甚至半量激素加 MTX 用于一线治疗能够起到和全量激素相同的效果。MTX 主要的副作用是血液学毒性。

5. 阿仑单抗(alemtuzumab,Campath 1H)　是人源化、非结合 IgG1 kappa 单克隆抗体,针对成熟 T 和 B 淋巴细胞、单核细胞、树突状细胞和嗜酸性粒细胞的 CD52 受体。在一项前瞻研究中,18 例激素难治性 aGVHD 接受阿仑单抗,28 天时有效,有效率为 83%,有效的患者

10/15 存活，中位存活时间为 11 个月。

6. 其他临床试验　调节性 T 细胞，芦可替尼、粪菌移植等尚处于临床研究阶段。

因为 aGVHD 表现不特异，诊断具有不确定性，为了短期做出判断，建议采用最佳的规范治疗进行一线和二线治疗，并熟悉各个药物的有效率和起效时间。除一线治疗有公认药物以外，二线和三线结果的推荐很少来自随机对照研究的结果，更多取决于药物是否可得、毒性、经济考虑、患者和医生的个人选择。药物在二线和三线之间可能会有改动，随着新的临床试验结果的出现而调整或在局部地区有所不同。

(五) 支持和辅助治疗

在 aGVHD 的治疗中，支持治疗很关键。皮肤型严重 aGVHD，局部应用皮肤保护剂，可借鉴烧伤患者的护理措施，加强局部护理，保持清洁，减少渗出，以免继发感染。胃肠道型 aGVHD，应重视胃肠道休息，减少或停止经口摄入，部分或全部胃肠外营养；应用抗动力药物和非吸收的糖皮质激素；奥曲肽的应用有利于减少分泌型腹泻的失水量；肠道除菌；便血患者加强输血支持；热量补充及水电酸碱平衡等支持治疗。肝脏型 aGVHD，注意慎用影响肝脏的药物，可以应用熊去氧胆酸。

aGVHD 发生时，除了屏障功能受损，抗感染免疫功能进一步受抑制，易于发生严重感染。感染是重症 aGVHD 患者最主要的死因，可以与 aGVHD 相继发生或同时出现。支持疗法包括针对确定或疑似感染应用抗生素；常规应用阿昔罗韦预防疱疹病毒感染；常规监测 CMV、EBV、ADV。

(六) 预后

aGVHD 对于预后的影响：中重度 aGVHD 影响移植后非复发死亡，除了和严重程度有关，和累及器官也有关。Regensburg 研究结果认为，累及胃肠道的 aGVHD 是导致移植相关死亡率增加的驱动因素，胃肠道 aGVHD 级别越高，移植相关死亡率越高；而没有累及胃肠道的 aGVHD，中重度和轻度 aGVHD 对预后的影响不大。来自 Johns Hopkins 以 PTCy 为 aGVHD 预防方案的移植治疗恶性血液病的研究报告中，Ⅱ度 aGVHD 患者 PFS 优于无 aGVHD 和Ⅲ~Ⅳ度 aGVHD 患者。

二、cGVHD 的治疗策略和预后

大部分局限型 cGVHD 患者不需要治疗，广泛型 cGVHD 应该治疗以免进展到更严重或到终末期。由 aGVHD 延续的进展的 cGVHD 预后最差，其次是 aGVHD 控制后发生的 cGVHD，预后最好的是初发的 cGVHD。

(一) 治疗目标

cGVHD 的治疗目标是阻断具有破坏性的免疫进程，缓解症状，预防疾病进展到不可逆的残疾和死亡。最终目的是建立免疫耐受，停用免疫抑制剂。控制 cGVHD 最有效的办法是在保持 GVL 的同时避免出现重症 cGVHD 的表现。cGVHD 的典型病程持续平均 2~3 年，诊断后活过 5 年的患者约 85% 可以停用全身治疗。

(二) 治疗人群及时机

一些学者主张对于血小板高于 $100\times10^9/L$ 的轻型局限 cGVHD 患者，不必给予全身治疗而适于采用局部治疗，如采用 PUVA 治疗皮肤苔藓样变，激素漱口治疗口腔损害，激素吸入治疗肺 GVHD，而广泛型 cGVHD 应该给以全身免疫抑制剂治疗。当符合中重度标准时必须全身用药。有些专家把发病的高危因素如血小板减少或 cGVHD 发生和进展情况、基础疾病和当时其他并发症情况考虑在内。当具备影响预后的高危因素时，即便为轻度 cGVHD，也需要全身用药治疗。适当的早期干预可能阻止进展为重症 cGVHD。对于重叠综合征，轻微的皮肤苔藓样改变合并严重腹泻需要按 aGVHD 处理，皮肤苔藓样改变合并轻微恶心需要按照 cGVHD 处理。

（三）治疗的方法

cGVHD 的治疗主要包括免疫抑制剂或免疫调节剂的全身应用，综合辅助治疗和支持治疗。

1. 一线治疗方案　最常应用的治疗 cGVHD 一线方案是 CSP 或 FK506 加泼尼松，泼尼松剂量一般为 1mg/(kg·d)，单次服用，CSP 或 FK506 分两次服用保持有效血药浓度。在单纯皮肤受累的 cGVHD 中，局部应用的糖皮质激素可以减少全身用药的剂量。早期研究显示了 CSP 在 cGVHD 中初始治疗中的意义。Koc 等报告了随机双盲对照研究应用 CSP 联合 1mg/kg 泼尼松龙和单用泼尼松龙治疗，纳入的患者为标危广泛 cGVHD，287 例可评估的患者中，NRM、OS、复发率、二线治疗、停用免疫抑制剂等指标均无统计学差异。无复发存活率在单用激素组高于联合组(71% vs. 61%，*P*=0.03)，缺血性坏死发生率在单用激素组为 22%，联合组为 13%，显示 CSP 联合方案具有减少激素用量和降低激素相关并发症的作用。

优化初始治疗的报道有限，2 个多中心Ⅲ期临床实验显示在联合治疗的基础上加用 MMF 有可能改善初始治疗的成功率。但在 Martin 做的随机双盲实验中，患者应用一种钙调蛋白抑制剂或西洛莫司加泼尼松龙作为 cGVHD 的起始治疗方案，在前两周的治疗中加用 MMF 或安慰剂，主要研究终点是 2 年内停药率，因为没有得出阳性结果实验提前关闭。与对照组相比，MMF 组死亡的风险增加 1.99 倍，死因主要是感染和复发，因此 MMF 不应常规加在初始治疗中。

至今没有统一的药物减停方案。西雅图报告了在激素联合 CSP 的治疗中，方案为 1mg/(kg·d) 2 周，如果 cGVHD 稳定或好转，在接下来的不少于 4 周的时间内减为隔日 1mg/kg。Lee 和 Flowers 建议了相似的初始方案：1mg/(kg·d) 2 周，每周减 25%，6~8 周后减为隔日 1mg/(kg·d)，这个剂量维持 2~3 个月，每周减 10%~20%，总疗程 9 个月。隔周方案先稳定剂量 2~3 个月，之后每个月减量 10%~20% 直到 0.5mg/(kg·d)，之后根据临床疗效缓慢减量。在非随机研究中比较每天用药和隔日用药，提示隔日用药可能在保持疗效的前提下，降低了毒副作用。在联合应用其他免疫抑制剂如 CSP 的患者，建议首先减糖皮质激素。其他免疫抑制剂每 2~4 周减量一次，3~9 个月的时间减停一种。cGVHD 治疗的疗程和强度尚没有很好地界定，要在减轻 cGVHD 症状获得的益处和治疗带来的并发症之间权衡，需要通过一些可逆转指标的变化来评估，一些不能逆转的损害，如泪腺的破坏和小气道的阻塞等与 cGVHD 的活动并无关联。免疫抑制治疗的中位时间 2~3 年。

2. 疗效评定　评价初始治疗疗效的标准分为 4 类：完全有效（所有 cGVHD 的的表现消失），部分有效（cGVHD 症状未能完全消失但恢复 50% 以上），无效（疗效低于 50%），恶化（治疗的情况下疾病进展）。如果治疗有效，2 周后每周递减泼尼松 25% 至隔日 1mg/(kg·d)，然后开始递减 CSP 每周 25% 至半量。如果 cGVHD 完全恢复，再治疗 9 个月后两种药可以继续缓慢减量，大约每两周减一次。治疗 3 个月以上 cGVHD 仍不能完全恢复，对病情要需重新评估；治疗 3 个月无效或疾病进展，应开始挽救性治疗。

cGVHD 糖皮质激素耐药的定义为：标准一线免疫抑制剂治疗，至少 2 个月无改善，或 1 个月疾病进展。一线治疗失败表现为 cGVHD 进展、经过 4~12 周持续治疗 cGVHD 稳定持续存在或虽然没有 cGVHD 复发但不能减免疫抑制剂。在进展 cGVHD 的患者中，应以活动性病变评估疗效，评估病情时警惕有些症状可能来自于不可逆的器官损伤。泛细支气管炎（BO）的情况比较特殊，由于疾病难以逆转，足量泼尼松 1mg/(kg·d) 维持数月，疾病稳定即认为治疗成功。皮肤硬化或其他缓慢逆转的患者，因为初始治疗效果评估需要更长时间。

3. 二线治疗　二线治疗的时机：大约一半患者对初始治疗无效需要二线治疗。二线治疗的指征为一线治疗失败或不能耐受。当患者病情较重时适合尽早应用二线治疗。当二线药物毒副作用较大时，延迟应用是恰当的。

二线治疗方案：尽管许多药物用于二线治疗，但大多数疗效并不满意，疗效往往不完全也不持久，目前尚无统一标准二线治疗方案。二线治疗的选择多基于既往治疗史、累及器官、毒副作用、患者的意愿以及能否得到药物等因素决定。这些药物之间的优劣难以比较，因为不同的临床实验对激素难治 cGVHD 采用了不同的定义。一些研究主要观察重点是停药而不是 NRM，而减停激素的标准又不够客观，最终反应和主要观察终点的关系并不明确，彼此之间的疗效难以比较。许多研究者建议激素耐药的 cGVHD 最好进入临床实验。

因为没有确定的疗效预测指标，二线治疗尽量避免一次更换一种以上的药物，治疗 8~12 周评估。如果病情进展，也可以间隔 4 周评估。许多药物具有严重毒性。对难治性 cGVHD，采用 MMF 和 FK506 联合治疗，有效率可达 46%。其他药物也用于 cGVHD 的治疗：MTX、硫唑嘌呤、沙利度胺（反应停）、西罗莫司（雷帕霉素）、利妥昔单抗（美罗华）、喷司他丁、光疗、伊马替尼、芦科替尼等。急需寻找更好的治疗 cGVHD 的方案和进行更标准的临床试验。

(1) ECP：作为二线治疗广泛用于治疗黏膜皮肤的 cGVHD，皮肤的完全缓解率达到 80%，对皮肤受累的硬化病明显改善。在首次多中心、随机对照前瞻性Ⅱ期临床研究中，采用 ECP 治疗 cGVHD，纳入的为激素依赖、激素耐药和激素不耐受的患者。95 例患者随机分入 ECP+ 标准治疗组和单用标准治疗组。以治疗 12 周后总的皮肤分度为主要研究终点。联合治疗组中皮肤总分的下降比例多于标准治疗组，但没有出现统计学差异。第 12 周激素减量不少于 50% 和皮肤积分降低不低于 25% 的患者比例在 ECP 组高（8.3% vs. 0）。内脏 cGVHD 的反应率因脏器而不同，Greinix 报告肝脏型 cGVHD 的完全反应率为 68%，肺和胃肠道的反应率低一些。ECP 提高了存活并减少了激素用量。cGVHD 共识推荐 ECP 作为二线优先用于皮肤、黏膜和肝脏型 cGVHD，在其他脏器用于三线治疗。在经典型 cGVHD 和重叠综合征上都能改善疗效。

(2) 西罗莫司：通过抑制细胞因子驱动的 T 细胞信号通路发挥免疫抑制作用，特异性抑制细胞从 G1 期到 S 期的转变，与其他免疫抑制剂联合用于难治性 cGVHD 的治疗。在一个Ⅱ期临床研究中，与他克莫司或激素合用总的有效率达到 63%，CR 率为 17.1%。与其他药物合用要谨慎，注意 TMA，并检测血药浓度。

(3) 喷司他丁：在一个Ⅱ期临床试验中，58 例难治 cGVHD 患者经过 12 剂治疗喷司他丁后的有效率为 55%。

(4) 利妥昔单抗（rituximab）：仅有小样本回顾性资料报道，反应率为 66%~70%，在皮肤、口腔和肌肉骨骼系统疗效高。常见的副作用是感染。利妥昔单抗在肌肉骨骼系统作为二线治疗，在其他为三线治疗。

(5) 伊马替尼(imatinib):起始剂量100~200mg/d，如果能够耐受，加量至400mg/d。伊马替尼可用于硬皮病或肺部cGVHD的二线治疗，其他脏器的三线治疗。

(6) MMF:小样本的回顾性研究，有效率达69%~100%，但致死性感染高发，其他副作用包括胃肠道副作用和血细胞减少。MMF的药物水平测试有助于检查吸收情况并预防药物毒性。

(7) 硫唑嘌呤:用于cGVHD治疗，对肝脏GVHD效果较好，主要毒副作用为血象受抑。

4. 三线治疗　在应用三线药物之前，一种二线药物失败后，先改为另一种二线药物。三线药物应用的证据很少，也与感染高发有关。

(1) 高剂量糖皮质激素冲击:在61例激素难治的cGVHD患者的研究中给予泼尼松10mg/(kg·d)4天之后加用其他免疫抑制剂。48%患者明显有效，27%轻微疗效。耐受性好，但一半患者有效后又进展，2年停药的患者只有27%。2年存活率为81%。

(2) MTX:低剂量MTX在初始治疗中的疗效已有报道。王婧报告86例接受MTX联合其他免疫抑制剂的患者，耐受性好，有效率为83%(CR 62%);在皮肤cGVHD有效率高达90%。de Lavallade报告每周$5mg/m^2$，8例中6例有效。Giaccone报告在14例患者中应用$7.5mg/m^2$，减少了激素用量。Inagaki回顾性报告17例儿童患者情况，每周$3\sim10mg/m^2$，有效率58.8%。6例患者发生了Ⅲ或Ⅳ度毒性，包括血细胞数减少或转氨酶增高。所以，三线推荐:MMF，MTX加激素(ⅡC)。

(3) 芦可替尼:作为JAK通路抑制剂，用于cGVHD的治疗表现出较好的初步疗效，有效率达80%左右，临床实验进行中，资料有限。

(4) 其他:在研究中的药物，因为疗效缺乏证据，毒性也大，目前没有常规用于治疗。如羟氯喹宁、氯法齐明、CTX、英夫利昔单抗、胸腹照射和沙利度胺、达利珠单抗/巴利昔单抗、类视黄醇(retinoids)、咪唑硫嘌呤(azathioprine)、MSC。

5. 辅助治疗和支持治疗　"辅助治疗"指非全身用药，旨在控制症状的局部治疗，如局部糖皮质激素、CSP眼药水滴眼等。"支持治疗"包括控制器官特殊症状或全身症状的干预措施，如抗生素的预防性应用、骨质疏松的处理、代谢问题、理疗、宣教、预防和心理指导等。cGVHD患者，需要长期应用免疫抑制剂包括糖皮质激素控制疾病。治疗、免疫重建延迟、与cGVHD相关的免疫缺陷是感染的高危因素。辅助和支持治疗的主要目的是预防感染、加强营养、改善慢性病状态和改善身体功能状态。NIH共识推荐中，辅助治疗和支持治疗经常加在系统性免疫治疗时。这些措施的应用有可能使患者免于全身治疗或使全身用药量下降。

感染是cGVHD患者最常见的死亡原因，感染的预防需要特别关注。在cGVHD中，免疫缺陷是广泛的，包括巨噬细胞功能、抗体产生、T细胞功能。cGVHD患者易于发生链球菌肺炎和流感嗜血杆菌感染。居家接触者不应该接受脊髓灰质炎疫苗。移植后普遍应用IVIg并没有显示出效果，可以用于移植后90天后反复发生鼻窦炎肺炎IgG水平低的患者。侵袭性真菌感染时，接受cGVHD治疗的患者要考虑应用唑类进行预防。接受免疫抑制剂治疗的患者都应该接受复方磺胺甲噁唑预防PCP、多浆原虫病和奴卡菌。阿昔洛韦预防单纯疱疹病毒和水痘带状疱疹病毒。100天后CMV病也很普遍，需要继续监测CMV。

cGVHD可能导致严重后果，如关节挛缩、失明、肺病和致死性感染。在cGVHD的患者中，影响OS和NRM的因素为:年龄、既往aGVHD病史、移植到cGVHD的时间、供者类型、移植时疾病状态、GVHD 预防方案、供受者性别、高胆红素血症、Karnofsky 积分和血小板计数以及治疗反应。

鉴于 aGVHD 早期诊断的重要性和复杂性，需要寻找一种或多种与 aGVHD 相关的生物标志，并期望生物标志用于以下多种目的：①诊断早期 aGVHD，具有较高敏感性和特异性；②对于高 aGVHD 风险患者可以以此为标志进行抢先干预；③评价 aGVHD 的活动程度或严重程度；④预测 aGVHD 的治疗反应和（或）预后；⑤预测 aGVHD 发生的危险性。尽管对 aGVHD 的生物学机制有了进一步的了解，aGVHD 仍然是 HSCT 后主要的死亡原因之一。aGVHD 的诊断目前仍停留在临床诊断水平。对于 aGVHD 的标准治疗仅限于应用糖皮质激素，一线方案失败后的后续治疗仍没有标准方案，很多措施伴随感染的发生率增加。将来 aGVHD 的生物学标志、抢先治疗以及二线方案的标准化均需要进一步研究。

对 cGVHD 发生机制的认识更是非常有限，除了一线治疗方案以外，没有标准的二线治疗方案，急需设计高水平的临床实验寻找更好的治疗方法或方案，各种定义和标准需要统一。

总之，尽管有一些新的药物出现，但对于耐药 GVHD 的治疗进展有限，根据 GVHD 受累器官进行个性化治疗也需要进一步研究。前瞻性和精细化危险度分层对 NRM 的影响、给予高危患者更强的治疗或根据受累脏器选择药物应该是未来研究的方向，间充质细胞输注或调节性 T 细胞 $CD4^{+}CD25^{+}T$ 细胞在预防和治疗 GVHD 上也呈现出应用前景。

（赵翔宇　许兰平）

参考文献

1. Jagasia M, Arora M, Flowers ME, et al. Risk factors for acute GVHD and survival after hematopoietic cell transplantation. Blood, 2012, 119: 296.
2. Lee SE, Cho BS, Kim JH, et al. Risk and prognostic factors for acute GVHD based on NIH consensus criteria. Bone Marrow Transplant, 2013, 48: 587.
3. Vigorito AC, Campregher PV, Storer BE, et al. Evaluation of NIH consensus criteria for classification of late acute and chronic GVHD. Blood, 2009, 114: 702.
4. Aslanian H, Chander B, Robert M, et al. Prospective evaluation of acute graft-versus-host disease. Dig Dis Sci, 2012, 57: 720.
5. Dignan FL, Amrolia P, Clark A, et al. Diagnosis and management of chronic graft-versus-host disease. Brit J Haematol, 2012, 158(1): 46-61.
6. Jagasia M, Greinix H, Robin M, et al. Extracorporeal photopheresis versus anticytokine therapy as a second-line treatment for steroid refractory acute GVHD: A multicenter comparative analysis. Biol Blood Marrow Transplant, 2013, 19(7): 1129-1133.
7. Martin PJ, Rizzo JD, Wingard JR, et al. First-and second-line systemic treatment of acute graft-versus-host disease: recommendations of the American Society of Blood and Marrow Transplantation. Biol Blood Marrow Transplant, 2012, 18(8): 1150-1163.
8. Goldberg JD, Giralt S. Assessing response of therapy for acute and chronic graft-versus-host disease. Expert Rev Hematol, 2013, 6(1): 103-107.
9. Wang Y, Xu LP, Liu DH, et al. First-line therapy for chronic graft-versus-host disease that includes low-dose methotrexate is associated with a high response rate. Biol Blood Marrow Transplant, 2009, 15(4): 505-511.

第三章

感染性疾病

第一节 细菌感染

感染仍然是 HSCT 的主要死亡原因之一。近几年来，移植受者支持治疗的改善主要归功于感染控制的进步，从而提高了移植的疗效，改善了生存率，主要表现在以下几个方面：加深了对感染性疾病发病机制的理解、新的抗菌药物的应用、在植入前骨髓抑制期采用经验性抗菌药物治疗、感染的预防和治疗新策略的应用、感染病原菌对其他移植并发症影响，尤其是对 GVHD 的影响。外周血造血干细胞移植的应用也使得血小板和中性粒细胞快速植入，住院时间缩短，发热天数减少，抗生素使用减少。减低强度预处理移植的应用减少了胃肠道和整个化疗毒性反应，也降低了感染并发症。然而，机会性病原体的变化、抗菌药物敏感性的变化、新的免疫抑制剂治疗 GVHD 导致的宿主免疫功能缺陷的差异、替代供者移植的增加，都对感染并发症的处理提出了新的挑战。

一、流行病学及临床特点

（一）细菌感染流行病学

有些细菌通常只会引起一部分免疫功能正常宿主的发病，但对 HSCT 受者却都会引起感染性疾病。然而，HSCT 受者感染最常见的细菌是条件致病菌，如：很多革兰阴性菌、链球菌属、表皮葡萄球菌等，这些病原体一般只会在移植过程中免疫功能缺陷时发生机会性感染。这些条件致病菌是否会致病取决于细菌和宿主之间的平衡是否被打破，也就是细菌的数量和宿主的防御状态。因此，有效的感染控制必须是最大限度地减少与致病菌接触，正确使用抗菌药物抑制病原微生物的负荷量，如有可能还要提高宿主的防御能力。

移植后的不同时间发生的感染不完全相同，与宿主的免疫功能相关。相对于病毒和真菌感染，细菌感染主要发生在移植的早期，而病毒和真菌感染常见于移植的中期和后期。

1. 恢复早期　中性粒细胞缺乏伴发热的患者，仅 50% 的感染能够被发现，其余患者可能找不到感染的原因。因为在中性粒细胞缺乏期，感染的症状和体征并不明显，细菌感染如果不及时治疗，可能是致命性的，因此，中性粒细胞缺乏伴发热就应当被认为有感染的存在。

在中性粒细胞缺乏时期，细菌病原体占到首次感染的 90% 以上，其中，革兰阴性菌是最常见的病原体，也是造成死亡的主要原因。尽管在一些发达国家革兰阴性(G^-)菌导致感染的百分率已经下降到 30%，但国内的报告显示仍然是以革兰阴性菌为主。最常见的革兰阴性菌包括大肠埃希菌、肺炎克雷伯菌、铜绿假单胞菌。近几年来，其他非发酵菌感染也有增多的趋势，如嗜麦芽窄食单胞菌、鲍曼不动杆菌。许多病原微生物进入体内是通过损伤的胃肠道黏膜，其他部位还有肛周和皮肤的破损，尤其是铜绿假单胞菌的感染。静脉导管偶尔也是革兰阴性菌进入的门户。

革兰阳性(G^+)菌的感染有逐渐上升的趋势，有些单位已经超过了 30% 以上。中心静脉插管的广泛应用可能是原因之一，抗革兰阴性菌抗生素广泛使用清除了肠道细菌，并减少了革兰阴性菌感染，同时可能导致革兰阳性菌的增殖。革兰阳性菌偶尔也可以通过肠道侵入宿主。导致感染最常见的阳性菌有：表皮葡萄球菌、金黄色葡萄球菌、溶血性链球菌等。口腔黏膜常常是 A 群溶血性链球菌侵入的门户，因此，在有放化疗引起的胃炎或者 HSV 引起的口腔溃疡的患者，链球菌感染的风险最大。尽管革兰阳性菌的毒力较革兰阴性菌弱，仍有约 10% 的 A 群溶血性链球菌菌血症可以引起中毒性休克。

国内报道血流感染最常见的病原体是大肠埃希菌，可能来自黏膜破损的胃肠道。其次是表皮葡萄球菌，这种病原微生物的毒力较 G^- 菌弱，并很快可以从血培养中分离出来，临床医生需要等待多次培养阳性结果以确认分离出来的这种细菌是真正的致病菌而不是污染。金黄色葡萄球菌血流感染并不常见，但这种细菌毒力很强，一旦感染需立即开始有效的抗感染治疗。其他二重感染的原因包括：真菌和艰难梭菌相关的腹泻(CDAD)。

产超广谱 β 内酰胺酶(ESBL)的大肠埃希菌和克雷伯菌属，阳性率分别达到 50%~60% 和 40%~50%。这些 ESBL 病原菌往往只对碳青霉烯类药物敏感，例如亚胺培南或美罗培南。在血液科，嗜麦芽窄食单胞菌的比例与鲍曼不动杆菌相近甚至超过后者，鲜有报道分离出产碳青霉烯酶的克雷伯菌属和广范耐药鲍曼不动杆菌，但铜绿假单胞菌分离菌株对碳青霉烯类耐药率达 40%~50%。

2. 恢复中期 随着中性粒细胞的恢复，大部分细菌感染可得到控制，并停止使用抗菌药物。窦腔炎症是这个时期不明原因发热的常见原因，通常没有局部的症状和体征，但 CT 很容易检测到，可以用鼻内镜做进一步的检查。发热的另外一个原因可能是肝脾念珠菌感染，磁共振成像检查比 CT 和 B 超检查更为敏感。发热可能是经外周静脉穿刺中心静脉导管(PICC)或中心静脉导管(CVC)的隐匿性感染，血培养可能有帮助，但阳性率不高，有时需要拔出导管以排除这种可能性。

接受异基因 HSCT 患者在中期比自体移植患者更容易发生感染，尤其是出现 aGVHD 和使用强烈免疫抑制剂的患者。尽管这个时期是以病毒和真菌感染为主，G^- 菌菌血症也可因为 aGVHD 对胃肠黏膜屏障的破坏而发生，G^+ 菌菌血症常常与 PICC 感染有关。

3. 恢复后期 随着受者免疫功能的恢复，感染的风险明显下降。自体移植受者很少在这个时期发生细菌感染。如果 PICC 仍然保留，那么导管相关性的感染仍有可能出现，尤其是导管还在使用或者有纤维蛋白鞘的形成。如果没有发生 cGVHD，异基因移植受者细菌感染的风险在逐渐下降。然而，在有 cGVHD 的患者存在着 CD4 淋巴细胞计数低、单核 - 吞噬细胞系统功能差、抗体的水平低等因素，会出现反复的细菌感染，尤其是有荚膜的细菌，包括肺炎链球菌、流感嗜血杆菌、脑膜炎奈瑟菌。免疫抑制剂持续地使用，尤其是糖皮质激素对巨噬细胞增生也有抑制作用,会导致感染的反复发生。如前所述,接受不相合或非亲缘相合供者移植的患者即使没有发生 cGVHD 也容易出现反复的感染,尤其是肺部感染。

(二) 免疫功能低下宿主细菌感染的特点

HSCT 后宿主的免疫功能低下受到很多因素影响,免疫功能低下的程度和类型随着时间而变化,在不同的时期也是不相同的。一般分为三个时期:①恢复早期:在移植后的最初几周内,即植入前期;②恢复中期:移植后第 2 和第 3 个月,即植入后早期;③恢复后期:移植 3 个月以后。

1. 恢复早期　常规的大剂量预处理方案损伤了快速分裂的细胞,尤其是骨髓祖细胞和黏膜上皮细胞。在 HSCT 后的几个星期内全血细胞减少和黏膜屏障损伤是宿主防御系统的主要缺陷。中性粒细胞缺乏时间的长短主要取决于干细胞输注的数量、干细胞来源、某些病毒(如巨细胞病毒)感染的发生、用于 GVHD 预防的免疫抑制剂使用、造血干细胞的体外净化和细胞因子的应用。

对于自体移植患者,既往多次化疗、放疗以及一些损伤造血干/祖细胞的化疗药物的使用(如:氮芥类药物和美法仑)都会对干细胞采集产生不利影响,并导致植入延迟。对于异基因移植病例,供者和受者之间 HLA 的差异、移植物中 T 淋巴细胞的去除、脐带血作为干细胞的来源以及预处理方案对宿主免疫细胞清除得不够彻底都会影响干细胞的植入。

中性粒细胞缺乏的时间和程度都会影响感染的风险。中性粒细胞低于 $1.0\times10^9/L$ 时细菌感染的风险会增加;如果降低到 $0.5\times10^9/L$ 以下,感染往往不可避免;如果中性粒细胞数小于 $0.1\times10^9/L$,常常会发生菌血症和致命性的细菌感染。实际上,在 HSCT 受者,90% 的细菌感染发生在中性粒细胞低于 $0.1\times10^9/L$ 时。

黏膜损伤的程度主要取决于预处理方案,化疗药物中的白消胺、依托泊苷、美法仑、阿糖胞苷、环磷酰胺以及全身照射都会引起不同程度的黏膜炎。虽然只有胃炎很容易被观察到,但实际上整个胃肠道的黏膜都会有损伤。

HSVⅠ型的再激活可引起口腔和食管黏膜的弥散性或局部的溃疡,常常发生在 HSCT 后的第一或第二周,因此,这段时间使用阿昔洛韦预防是有必要的,因为这些损伤可能会引起定植在黏膜上微生物的侵入,引起菌血症。HSVⅡ型的激活可以引起尿道、口唇、会阴及肛周皮肤和黏膜的破坏。HSCT 后细胞毒性药物的使用,如甲氨蝶呤或环磷酰胺的应用,也会加重黏膜炎和延缓溃疡的愈合,糖皮质激素也有类似的作用。CVC 的广泛应用也增加了感染的风险,插管破坏了皮肤的完整性,打破了阻挡病原菌侵入的生理屏障。

RIC HSCT 的应用日渐增多,其采用了免疫介导的抗白血病作用替代传统的化疗来控制疾病。RIC 方案降低了中性粒细胞缺乏的程度,黏膜炎发生率也明显降低,因此,这种新型的 HSCT 与高剂量放化疗异基因 HSCT 相比较,感染的类型也就发生了明显的变化,100 天内菌血症的发生率明显降低。

2. 恢复中期　干细胞植入后,患者仍处于细胞和体液免疫的严重缺陷状态。免疫缺陷的程度和时间长短受到很多因素的影响:如 HSCT 类型、供受者之间相合的程度、异基因移植物是否去除 T 淋巴细胞、自体移植物是否进行免疫或药物净化、移植后免疫抑制剂使用、某些病毒(尤其是 CMV)感染的发生以及 GVHD 的发生和严重程度。另外,HSV 感染的复发、细胞毒药物的使用、肠道的 GVHD 都有可能继续损伤黏膜屏障。静脉导管的存在也会增加皮肤菌群感染的风险。

3. 恢复后期 在 HSCT 的后期，细胞和体液免疫的功能逐渐恢复，一般情况下自体 HSCT 的免疫功能恢复比异基因 HSCT 快，用于急性白血病自体移植的预处理方案的剂量比用于实体肿瘤的预处理方案要强得多，前者会造成更严重和持久的免疫缺陷。自体外周血移植的免疫恢复比自体骨髓移植快。接受 CD34 阳性细胞选择的移植患者，T 细胞免疫重建较慢。亲缘 HLA 相合移植的免疫恢复似乎比亲缘 HLA 不相合或 HLA 相合非亲缘供者的移植要快。

GVHD 的发生不仅会影响免疫功能的恢复，还会导致免疫功能异常。如果出现 cGVHD，细胞和体液免疫功能缺陷可能会持续数月甚至数年。单核 - 吞噬细胞系统的功能也会出现严重的障碍。GVHD 患者也会存在免疫球蛋白的缺乏，尽管有时各种类型的免疫球蛋白都在正常水平，但 IgG 亚型（尤其是Ⅱ型）可能存在缺陷，这些患者可能会发生严重的荚膜细菌感染。

在接受亲缘相合移植的患者如果没有发生 GVHD 并停止使用免疫抑制剂，免疫功能在一年内几乎可以恢复到正常水平。然而，在接受相合无关供者或不相合亲缘供者的移植免疫恢复可能要延迟，即使不发生 GVHD，与 HLA 相合同胞 HSCT 比较，反复的肺部感染可能会持续更长的时间，免疫应答的恢复也需要一年以上。

二、诊断标准及方法

（一）诊断

中性粒细胞缺乏期细菌是最常见的感染病原体。要求临床医生对这些患者必须进行快速和全面的评估，详细的病史应包括出现新的特定部位症状、有关预防性应用抗菌药物的信息、感染暴露风险、以前确诊的感染或病原菌定植以及同时存在非感染原因发热的可能，例如输注血制品。潜在的合并症，例如糖尿病、慢性阻塞性肺病和（或）近期的手术操作，应予以注意。发热性中性粒细胞缺乏患者的体格检查需要仔细地进行，以发现轻微的症状和体征，尤其是最常发现感染的部位：皮肤（尤其是以前进行过操作或置管的部位，例如导管出入部位或骨髓穿刺部位）、口咽部（包括牙周）、消化道、肺和会阴部。并进行疑似感染部位的培养，所有患者至少要抽两套血标本，用于细菌和真菌培养，每套包括需氧菌和厌氧菌血培养。有肺部症状和体征的患者，除了进行体格检查和常规的血培养以外，还有进行胸部 X 线检查；有泌尿道感染症状和体征的患者，应当做中段尿分析和培养。2~3 个血培养标本可以同时采集，也可以间隔 30~60 分钟采集，许多指南推荐至少一个标本采自外周静脉血，另一个采自静脉导管。

（二）高危患者风险评估

在应用抗菌药物之前对患者进行风险分层，尤其是要甄别高危患者，如严重中性粒细胞缺乏（$ANC<0.1\times10^9/L$）或预计中性粒细胞缺乏持续 >7 天，或存在临床合并症，或有肝肾功能不全。

（三）耐药细菌感染的危险因素

欧洲白血病感染工作委员会（ECIL4）在 2013 年发布了一个称之为耐药增长时代粒细胞缺乏伴发热患者经验性抗菌药物治疗的欧洲指南，提出耐药细菌感染的危险因素（表 4-3-1），对经验性抗菌药物的选择有一定的指导意义。

表 4-3-1　耐药细菌感染的危险因素

1	患者以前有耐药病原体定植或感染，尤其是： — ESBL 或产碳青霉烯酶肠杆菌 — 耐药非发酵菌：铜绿假单胞菌、鲍曼不动杆菌、嗜麦芽窄食单胞菌 — MARS，尤其是万古霉素最低抑菌浓度（MIC）≥2mg/L — 耐万古霉素肠球菌
2	以前接触过广谱抗菌药物，尤其是第三代头孢菌素类
3	存在严重的疾病，如晚期肿瘤、脓毒血症、肺炎
4	院内感染
5	长期和（或）反复住院
6	安置导尿管
7	老年患者
8	住在重症监护病房

三、防治策略

（一）治疗策略

1. 中性粒细胞缺乏期首次发热的治疗　在感染评估后应当立即经验性使用抗菌药物，这样能够明显地降低感染的发病率和死亡率，经验性抗感染治疗已经成为中性粒细胞缺乏期首次发热处理的标准治疗。因此，发热一旦出现就应当立即使用抗菌药物，即使缺乏感染的症状和体征，不要等待血和其他培养的结果，因为这些宿主不能够发生有效的炎症反应。选用哪种抗菌药物必须考虑以下几种因素：当地病原微生物的分布情况和病原微生物对可用抗菌药物的敏感性、抗菌药物的毒性、药物过敏史、抗菌药物耐药的可能性以及药物的价格。

中国中性粒细胞缺乏伴发热抗菌药物临床应用指南已经在 2012 年 8 月发表，要求抗菌药物使用前对中性粒细胞缺乏伴发热的患者进行风险评估，高危患者的初始经验治疗推荐单药使用，能够覆盖 G^- 菌的广谱抗生素，包括第三代头孢菌素（如头孢他啶）、酶抑制剂复合制剂（如头孢哌酮 / 舒巴坦）、四代头孢菌素（如头孢吡肟）、抗假单胞菌青霉素（如哌拉西林 / 他唑巴坦）和碳青霉烯类（如亚胺培南、美罗培南、帕尼培南）。最近的荟萃分析显示，单药使用比联合用药细菌二重感染的发生率低，单药治疗比联合用药失败率低。

单药治疗的缺点是抗 G^+ 菌的活性有限，尤其是头孢他啶。头孢吡肟和碳青霉烯类有很好的抗链球菌和肺炎球菌的活性，但对耐甲氧西林金黄色葡萄球菌（MRSA）无效。因此，不同医院选用抗菌药物应该考虑 MRSA 的情况，还要考虑单药治疗不能覆盖的其他病原微生物，如耐万古霉素的肠球菌（VRE）、耐青霉素的肺炎链球菌和凝固酶阴性葡萄球菌、产 ESBL 的肠杆菌科、耐碳青霉烯类铜绿假单胞菌。

2. 中性粒细胞缺乏时期持续发热的治疗　对初始抗菌药物的反应决定了下一步治疗的策略。如果热退，不管感染的原因是否找到继续初始治疗，直到中性粒细胞缺乏纠正（中性粒细胞计数 ANC>0.5×10^9/L）。如果口腔和胃肠道黏膜炎继续存在，停止抗菌药物是不明智的选择。

如果发热持续，需要对患者进行重新的检查和评估。如果没有找到感染证据，也没有感染加重的征象，继续初始治疗不需要做任何调整；如果找到感染证据，应当采用针对病原体的靶向治疗；如果有感染加重的证据，应当对初始治疗进行调整，覆盖初始治疗不能覆盖的可疑的病原微生物。

如果初始抗生素治疗 4 天后发热仍然持续存在，患者仍然处于严重中性粒细胞缺乏，此时存在着真菌感染的高风险，应当考虑开始抗真菌治疗。其他持续和复发发热的原因包括艰难梭菌、其他细菌感染或非感染原因。如果患者血流动力学稳定又没有阳性的培养结果，持续发热并不一定要进行抗菌药物的调整。

3. 中性粒细胞恢复后的发热　在 HSCT 的患者，中性粒细胞恢复后偶尔还有发热，如果没有找到感染的证据，应当在 ANC>0.5×10^9/L 的 4~5 天后停用抗菌药物。

（二）预防策略

1. 总体预防措施　美国感染学会和美国骨髓移植学会联合发布了一个关于造血干细胞移植机会感染预防的指南，首先提出的是，医护人员洗手是避免感染原在患者之间和医患之间传播的最重要的措施。另外，肠道灭菌减少内源性感染，无菌饮食对预防感染也是必要的，尽量不吃新鲜水果和生菜。在移植过程中都很重视最大限度地减少与空气中病原微生物的接触，有几种隔离的方法。在美国两学会关于 HSCT 机会感染预防指南中，推荐所有 allo-HSCT 患者应该住在具有高效颗粒空气过滤器的病房里，这种过滤器能够去除直径大于 0.3mm 的颗粒，而使用空气层流病房并没有显示更好的效果。然而，在中国几乎所有的移植中心仍然采用空气层流病房隔离患者，这可能更加符合中国大陆地区的实际环境情况。

由于大部分病原菌是来源于体内菌群，这些菌群往往是在入院后获得的，因此，对院内细菌和真菌的监测很有必要，尤其是细菌培养监测有助于明确抗菌药物耐药的细菌。但这种常规监测培养的缺点是花费高、微生物实验室的工作量大、预测价值低，一般情况下不做个体患者的常规监测。但是持续的院内和病房内感染监测是有必要的，以了解感染病原体的变迁和抗菌药物耐药的类型。艰难梭菌是 HSCT 患者腹泻的常见原因，环境表面的污染和医护人员手的污染是微生物传播给易感患者的主要原因。

注意感染控制措施的落实和减少人与人之间的接触是感染预防的最重要环节。很多移植中心医护人员采用酒精进行手消毒，但不能有效地消灭艰难梭菌孢子，因此，在有肠道感染患者的病房应当采用肥皂和水洗手。有很多因素影响 CVC 相关感染的风险，包括管道的类型、插管的部位、管道的粗细、置管时间的长短、宿主免疫缺陷的程度、置管期间的护理以及插管的技术。尽量使用单腔管道，尽量选择锁骨下静脉插管而不是颈静脉或股静脉插管。

2. 中性粒细胞缺乏时期的抗菌药物预防　在中性粒细胞缺乏期间，经常会伴有胃肠道黏膜的损伤和严重的 G^- 菌感染，因此，在移植早期应当重视抑制肠内菌群，以防止侵袭性感染的发生。很早以前曾使用口服肠道不吸收的抗菌药物来预防细菌感染，如联合使用万古霉素、庆大霉素、新霉素或多黏菌素等。在实施的几项有对照的临床试验中，只有一些结果提示可以降低感染的发生。现在这种方法已很少使用，原因是患者不能耐受、耐药菌增加、缺乏降低总体死亡率的证据。

有证据表明 TMP-SMZ 能够减少移植患者 G^+ 菌和 G^- 菌的感染，但对铜绿假单胞菌没有抗菌活性，后者是 HSCT 患者的主要致病菌之一。由于该药有可能会引起植入延迟，患者不能耐受和会选择出耐药细菌，从而限制了它的使用。

喹诺酮药物已经被有对照的临床试验证明能够明显减少 G^- 菌的感染，似乎比其他口服抗菌药物更有效。口服环丙沙星能够达到满意的血药浓度，但对大多数耐甲氧西林葡萄球菌没有活性。左氧氟沙星对 G^+ 菌有较好的抗菌活性，包括葡萄球菌和链球菌属。但喹诺酮耐药日趋严重。2007 年《抗微生物和化疗杂志》发表了一篇荟萃分析，综述了 56 个中性粒细胞缺乏患者预防性应用抗菌药物的随机临床试验，评估喹诺酮类药物预防对微生物耐药的影响，结果显示在使用喹诺酮类药物预防与对照组之间，喹诺酮耐药微生物的定植没有增加，喹诺酮耐药微生物引起感染患者的比例也没有差异。

喹诺酮预防可能会增加链球菌感染的风险，喹诺酮联合青霉素或利福平能够降低链球菌感染。另一项荟萃分析显示，喹诺酮预防性用药能够降低中性粒细胞缺乏伴发热患者总体死亡率和感染相关死亡率，并能够降低发热率、临床或微生物确诊的感染率。《中国中性粒细胞缺乏伴发热患者抗菌药物临床应用指南》也推荐在中性粒细胞缺乏伴发热的高危患者，如预计中性粒细胞缺乏时间大于 7 天或严重中性粒细胞缺乏（ANC<0.1×10^9/L）使用喹诺酮药物预防。

3. 植入后的细菌预防　cGVHD 的患者经常由于感染而发病和死亡，所以抗菌药物的预防尽管不能完全防御荚膜菌的感染，但能有效地降低 cGVHD 的死亡率。因此所有 cGVHD 的患者都要进行常规的抗菌药物预防，如青霉素、TMP-SMZ 或其他药物。尽管在 GVHD 治疗结束后宿主仍然容易发生感染，有些移植中心继续使用抗菌药物预防，但使用的时间尚不明确。如果使用青霉素预防还需要加用抗肺孢子菌药物。

（三）细菌感染的辅助治疗

1. 细胞生长因子　细胞生长因子，如 G-CSF、GM-CSF，能够刺激造血细胞快速恢复，已经广泛应用于 HSCT 领域，尤其是 auto-HSCT。尽管在多数随机对照临床试验中已经证明细胞生长因子能够加速中性粒细胞的恢复，但对预防细菌感染的作用是有限的。一项荟萃分析回顾分析了 34 项 G-CSF 和 GM-CSF 随机对照临床实验，结果显示集落刺激因子的应用可以轻度降低确诊感染的风险，但没有降低感染率和治疗相关死亡率，在 G-CSF 组并没有观察到确诊感染的差异，只有 GM-CSF 组的患者可以获益；集落刺激因子在 auto-HSCT 没有看到任何的优势，但 allo-HSCT 受者接受集落刺激因子治疗可以明显降低确诊感染的风险；G-CSF 应用对发热时间没有影响，而 GM-CSF 能够缩短发热天数。因此，集落刺激因子对确诊感染和相关并发症的改善是很小的，却会增加医疗费用，应当权衡利弊。

美国临床肿瘤学会指南推荐在 auto-HSCT 后应用集落刺激因子而没有推荐在异基因 HSCT 应用。在有明确感染或持续发热的患者应用细胞生长因子，辅助抗菌药物治疗是有意义的。然而，多项对照的临床研究显示，尽管集落刺激因子能够缩短粒细胞缺乏、抗生素使用和住院的时间，但并不能改善 HSCT 或非 HSCT 中性粒细胞缺乏患者总体结果。因此，该指南并不推荐在中性粒细胞缺乏伴发热患者常规使用集落刺激因子作为抗菌治疗的辅助手段，只推荐在有高危感染并发症或存在不良预后因素的患者中使用，如长期和严重中性粒细胞缺乏（>10 天和 ANC<0.1×10^9/L）、老年人（>65 岁）原发病尚未控制、肺炎、低血压、多器官衰竭、侵袭性真菌感染或者入院时即发热。

2. 粒细胞输注　在 20 世纪 70 年代，粒细胞输注通常用于治疗或预防严重中性粒细胞缺乏患者的感染。不幸的是粒细胞输注不能使大多数患者有明显的获益，部分原因是缺乏动员的粒细胞，另外，还经常会发生来自供者的 CMV 感染以及相关的疾病。在抗菌药物发展的今天，粒细胞输注的需求明显减少，只有在对多种抗菌药物耐药细菌感染或者多种有效抗菌药物应用时感染仍然进展的情况下，可考虑粒细胞输注。要求粒细胞供者的 CMV 血清学阴性，以降低传播 CMV 的风险。细胞生长因子如 G-CSF 或 GM-CSF 单独或与地塞米松联合使用能够刺激粒细胞增殖并动员到外周血，使我们能从正常供者采集到大量的粒细胞，并用于严重感染的治疗，但这种方法是否有临床意义有待于进一步证明。最近 Cochrane 的综述指出，从目前已有的临床实验结果来看，并没有得出有力的证据以支持或反对粒细胞输注的常规使用。还有一些小样本的报道显示，采集 GM-CSF 动员的粒细胞在移植后中性粒细胞缺乏期输注给患者以加速中性粒细胞恢复，结果显示能够减少发热患者的例数、减少发热天数、缩短抗菌药物治疗的时间。

3. 免疫生物制剂　有几项研究表明，静脉免疫球蛋白（IVIG）能够降低 allo-HSCT 后细菌、真菌和病毒感染，但另一些研究并没有证实这一点。IVIG 的缺点包括费用高、液体容量大、需要静脉滴注，偶尔会出现不良反应。移植 90 天后每月输注 IVIG 不能减少细菌的感染，美国 CDC 指南也不推荐常规使用。IVIG 也不能减少 cGVHD 患者阻塞性支气管炎的发生率和总的生存率。接受 IVIG 输注患者的血清 IgG 和 IgA 水平较对照组低，提示 IVIG 的应用可能会阻碍体液免疫的恢复。尽管可能有其他理由应用免疫球蛋白以减少 GVHD 或间质性肺炎，但作为细菌感染的预防是缺乏依据的。

近几年来，HSCT 患者感染的发病率和死亡率都得到了明显的改善，主要归功于对宿主细菌发病机制的深入研究、感染流行病学的了解以及有效和低毒抗菌药物的开发和应用。这些成就也带来了其他方面的进步，如减少了移植相关死亡率，提高了 HSCT 的疗效以及扩大了 HSCT 的适应证。

机会性感染病原菌流行病学的变异、抗菌药物耐药微生物的不断出现、新的预处理方案以及宿主特征的变化都给我们控制细菌感染带来了新的挑战。需要更好的诊断方法，更准更快地检测到病原体；也需要更安全、更有效、更广谱的抗菌药物；需要开发新的生物制剂去改善病原菌的毒力，提高宿主对感染的反应力，以减少宿主对感染的易感性，提高抗菌药物的疗效。

（王　椿）

参考文献

1. 闫晨华，徐婷，郑晓云，等．中国血液病患者中性粒细胞缺乏伴发热的多中心、前瞻性流行病学研究．中华血液学杂志，2016，37(3)：177-182.
2. 朱骏，胡炯，毛原飞，等．上海地区粒细胞缺乏伴发热血液病患者致病细菌的分布及耐药性分析的多中心、回顾性研究．中华血液学杂志，2017，38(11)：945-950.
3. Averbuch P，Orasch C，Cordonnier C，et al. European guideline for empirical antibacterial therapy for febrile neutropenic patients in the era of growing resistance：summary of the 2011 4th European Conference on Infections in Leukemia. Haematologica，2013，98(12)：1826-1835.
4. Dykewicz CA，Jaffe HW，Kaplan JE，et al. Guidelines for preventing opportunistic infections among hematopoietic stem cell transplant recipients.Biol Blood Marrow Transplant，2000，6：659-737.
5. Gafter-Gvili A，Paul M，Frasaer A，et al.Effect of quinolone prophylaxis in afebrile neutropenic patients on microbial resistance：systematic review and meta-analysis.J Antimicrob Chemother，2007，59：5-22.
6. Dekker A，Bulley S，Beyene J，et al.Meta-analysis of randomized controlled trials of prophylactic granulocyte colony-stimulating factor and granulocyte-macrophage colony-stimulating factor after autologous and allogeneic stem cell transplantation.J Clin Oncol，2006，24：5207-5215.

第二节　侵袭性真菌病

侵袭性真菌病（IFD）指真菌侵入人体，在组织、器官或血液中生长、繁殖，并导致炎症反应及组织损伤的感染性疾病，是血液肿瘤接受化疗或 HSCT 后较常见重要感染性并发症之一。早期诊断和有效预防或治疗 IFD 对降低移植患者病死率、提高生存率具有重要临床意义。

一、流行病学

国内外流行病学研究显示，HSCT 是 IFD 高发人群，随着移植在临床的广泛开展，IFD 总体发病率呈现上升趋势，其发生率在不同移植人群中存在一定差异。国内前瞻性、多中心流行病学研究（CAESAR 研究）显示，接受 HSCT 患者，确诊和临床诊断 IFD 发生率 7.7%，拟诊 IFD 为 19.0%。其中，auto-HSCT 和 allo-HSCT 人群中确诊和临床诊断 IFD 累积发生率分别为 3.5% 和 9.2%。二组病例 1 个月内 IFD 发生率相当，而在移植 6 个月后，allo-HSCT 组确诊和临床诊断 IFD 累积发生率显著高于 auto-HSCT。Allo-HSCT 病例中 HLA 全相合亲缘供体、HLA 相合非血缘供体和亲缘半相合供体移植组确诊和临床诊断 IFD 累积发生率有显著差异，分别为 4.3%、13.2% 和 12.8%。念珠菌和曲霉菌是血液病患者 IFD 最常见致病菌。国内多中心研究显示，与化疗患者 IFD 病原菌以念珠菌为主不同，HSCT 后确诊和临床诊断 IFD 且病原学明确的 51 例患者中，曲霉菌 36 例（70.6%），念珠菌 14 例（27.5%），毛霉菌相对少见。

IFD 是血液系统恶性肿瘤患者重要死亡原因之一，随着诊断和治疗进展，IFD 病死率呈下降趋势。国内多中心研究数据显示 HSCT 后死亡病例中 18.6% 与 IFD 相关。HSCT 合并 IFD 对患者生存具有显著影响，确诊和临床诊断 IFD 的病死率高达 22%~30%，是重要的致死性感染病原体。IFD 病原体在不同移植阶段也存在显著差异。在移植围植入期，患者多在全环境保护条件下接受治疗，大剂量放疗 / 化疗后导致骨髓抑制、持续粒细胞缺乏及口腔 / 胃肠道黏膜损伤是主要 IFD 危险因素，念珠菌相关 IFD 相对高发。在植入后至移植后 100 天，患者处于移植后的免疫重建早期，尤其是 allo-HSCT 患者接受免疫抑制剂预防或治疗 GVHD 导致免疫功能低下，且患者往往脱离全环境保护等因素导致曲霉菌相关 IFD 相对高发。在移植 100 天后或更长时间，IFD 危险因素主要是免疫重建延迟，包括合并 cGHVD 接受长时间免疫抑制治疗，曲霉菌、毛霉菌和耶氏肺孢子菌等相对多见。

二、危险因素

临床 IFD 危险因素众多，常见因素包括：①血液疾病类型（如 AML 或 MDS）和疾病状态（疾病初发、复发或未缓解）；②治疗相关因素：接受 allo-HSCT、接受治疗出现中性粒细胞缺乏（ANC<0.5×10^9/L）、重度粒细胞缺乏（ANC<0.1×10^9/L）和长时间粒细胞缺乏（持续 >10 天）、应用免疫抑制剂或 HSCT 后出现 GVHD 等；③患者合并基础疾病如糖尿病、呼吸道疾病和既往 IFD 病史等；④环境因素如在全环境保护条件下接受化疗和（或）HSCT 可降低 IFD 风险；⑤遗传性因素：如 TLR-4 受体基因型与非血缘 HSCT 治疗后侵袭性曲霉菌感染相关。

HSCT 患者 IFD 风险与移植治疗阶段相关。在移植预处理和围植入期，患者通常在全环境保护环境下接受治疗，大剂量化 / 放疗可导致口腔和胃肠道黏膜损伤、重度粒细胞缺乏，念珠菌感染更多见。在造血干移植后 100 天内，患者获得稳定造血植入后，多数脱离全环境保护条件,这一阶段患者接受长时间足剂量免疫抑制剂预防 GVHD,或因发生 aGVHD 接受免疫抑制药物治疗如较大剂量的激素(1~2mg/kg)或 CD25 单抗等药物治疗,同时也是 CMV 激活或感染的高发阶段,念珠菌感染风险相对较低,临床更多见曲霉菌感染。在移植 100 天后,IFD 相关危险因素包括 cGVHD 接受免疫抑制治疗和导致免疫重建延迟等因素,仍可发生曲霉菌以及其他少见真菌感染。

国内多中心研究结果提示 allo-HSCT IFD 风险显著高于 auto-HSCT。异体移植中非血缘供体或单倍体供体移植患者接受较大剂量 ATG 治疗、移植后出现长时间粒细胞缺乏(>14 天)、移植后接受 CD25 单抗免疫抑制剂治疗、既往 IFD 病史、合并糖尿病和移植后合并 CMV 感染是 IFD 独立高危因素。

三、诊断标准

IFD 临床诊断标准根据侵袭性真菌病的危险因素、临床和微生物学证据的可靠性分为以下诊断级别:确诊(proven)、临床诊断(probable)及拟诊(possible)。对于具有 IFD 危险因素,具有部分临床和微生物学证据,未达到确诊、临床诊断、拟诊级别的病例,归为未确定 IFD(表 4-3-2)。

表 4-3-2 IFD 诊断级别

IFD 诊断级别	诊断要素			
	宿主因素	临床影像学	GM/G 试验	确诊 IFD 微生物学标准
粒缺发热	+	–	–	–
未确定 IFD	+	无或非特征性改变	– 或 +	–
拟诊 IFD	+	特征性改变	–	–
临床诊断 IFD	+	特征性改变	+	–
确诊 IFD*	/	/	/	+

注:* 确诊 IFD 不依赖患者宿主因素、临床和影像学表现评估

(一) IFD 诊断级别

确诊 IFD 特指具有侵袭性真菌侵袭导致组织损害的证据(包括镜下可见或影像学证据),在针吸或活检取得组织中采用组织化学或细胞化学方法检获菌丝或球形体(丝状真菌);或在临床表现或影像学检查支持存在感染的无菌组织中采用无菌术取得的标本培养结果呈阳性,包括血培养或脑脊液经镜检等。临床诊断 IFD:特指具有至少 1 项宿主因素、1 项临床标准及 1 项微生物学标准。拟诊 IFD:特指具有至少 1 项宿主因素、1 项临床标准,而缺乏微生物学标准。对于具有至少 1 项宿主因素,具有一定的临床和(或)微生物 IFD 证据,但未达到确诊、临床诊断及拟诊 IFD 标准的归为未确定(undefined)IFD。未确定 IFD 在 HSCT 相关 IFD 中具有重要临床意义。

(二) 影像学和微生物学检查在临床诊断中的意义

影像学检查是目前 IFD 诊断的重要手段。气道传播为主真菌病原菌如曲霉菌和毛霉菌多累及肺部和(或)鼻窦部,因此影像学检查尤其是 HRCT 具有重要临床诊断意义,也是构成 IFD 诊断的唯一临床证据,有助于判断感染部位、感染类型、病灶数量和大小、局部浸润,指导 CT 引导穿刺活检和相应部位支气管镜检和肺泡灌洗。侵袭性真菌病尤其是肺曲霉菌感

染的特征性CT影像学改变包括以下3种：①伴或不伴晕征结节病灶(>1cm)或楔形坏死病灶；②结节或实变病灶中出现新月征；③空洞形成。研究表明上述特征性影像学表现主要病理生理基础为曲霉菌侵袭肺部血管，导致局部肺梗死，多见于重度或长时间粒细胞缺乏患者，临床成为血管侵袭性IFD。而临床上肺部IFD早期主要累积肺泡和细支气管壁，影像学表现多样且多为非特征性改变如支气管周围实变影、支气管扩张征、小叶中心型微小结节影、树芽征和毛玻璃样改变等，也称气道侵袭性IFD，多见于肺部IFD早期或不伴有粒细胞缺乏、以免疫抑制药物治疗为主的患者，如allo-HSCT合并GVHD患者。因此临床上缺乏IFD确证依据如组织病理活检等证据时，allo-HSCT患者未确定IFD较常见。

真菌抗原检测是IFD诊断的重要微生物学检查，其中1-3-β-D-葡聚糖试验(1-3-β-D-glucan，G试验)和半乳甘露聚糖试验(galactomannan，GM试验)被推荐用于IFD早期诊断的重要筛选指标。血清GM试验为常规IFD尤其是IA筛选试验，适用于具有IFD高危因素的成人或儿童患者(如血液恶性疾病化疗或接受HSCT)。对allo-HSCT常规接受广谱抗真菌药物预防患者，推荐肺泡灌洗液GM试验，更具临床指导意义。血清G试验也被推荐为侵袭性真菌感染的筛选试验。上述试验对IFD阴性预测价值更高，因此GM/G试验结果阳性时诊断IFD需联合临床、影像学或其他微生物学指标。

四、IFD治疗

(一) 预防治疗

初级预防(primary anti-fungal prophylaxis)：指具有IFD高危因素患者，出现临床感染症状前预先应用抗真菌药物预防IFD发生。国内大样本研究提示HSCT患者接受预防治疗能显著降低IFD发生和系统性抗真菌药物治疗使用。初级预防推荐抗真菌药物：泊沙康唑、米卡芬净(50mg/d)，氟康唑(200~400mg/d口服或静脉点滴)，伊曲康唑、伏立康唑和卡泊芬净(50mg/d)等。围植入期多推荐氟康唑、米卡芬净和伏立康唑。移植后合并GVHD多推荐泊沙康唑和(或)伏立康唑。

再次预防(secondary anti-fungal prophylaxis)：指既往确诊/临床诊断IFD病史患者，在接受HSCT治疗时给予抗真菌药物预防。国内单中心单臂临床研究提示，预防治疗有效降低既往IFD史患者移植后IFD发生率。IFD病情稳定接受移植患者IFD发生率为5.7%，IFD仍处于活动期接受移植治疗IFD发生率14.6%。再次预防推荐抗真菌药物首选既往抗真菌治疗有效药物，剂量与初级预防相同，多采用伊曲康唑、伏立康唑、卡泊芬净、两性霉素脂质体或泊沙康唑等。

预防治疗疗程推荐在预处理开始时进行，持续至IFD高危因素的改善或消除。因此auto-HSCT预防治疗覆盖粒细胞缺乏期(至中性粒细胞恢复 $>0.5\times10^9/L$)即可，allo-HSCT一般至少覆盖移植后3个月。合并急性或慢性GVHD接受免疫抑制药物治疗患者疗程应延长至GVHD临床症状控制，免疫抑制剂基本减停为止。

(二) 早期治疗：经验治疗和诊断驱动治疗

基于HSCT患者IFD的高发和高致死率，临床注重早期进行治疗包括经验性治疗和诊断驱动治疗策略。经验治疗以持续粒细胞缺乏伴发热且广谱抗生素治疗4~7天无效作为启动治疗主要标准。诊断驱动治疗指患者在无临床感染症状或出现广谱抗生素治疗无效的持续粒细胞缺乏伴发热，合并IFD临床影像学标志(肺部影像学检查提示IFD相关影像学改变)

和微生物学标志(如GM/G试验阳性),且尚未达到确诊或临床诊断IFD时给予的抗真菌治疗。诊断驱动治疗与经验治疗比较,适用于IFD风险相对较低人群,能显著降低临床抗真菌治疗使用率,且未明显增加患者临床诊断和确诊IFD发生率,对总体生存率无显著影响。

HSCT患者IFD病原体中曲霉菌多见,因此无论早期经验和(或)诊断驱动治疗一般均选择覆盖曲霉菌抗真菌药物,包括伊曲康唑(200mg/次,q12h静滴2天,以后200mg/d静滴)、卡泊芬净(首日70mg/d静滴,以后50mg/d静滴)、脂质体两性霉素B(每日3mg/kg静滴)、两性霉素B(每日0.5~1.5mg/kg静滴)、米卡芬净(100~150mg/d静滴)和伏立康唑(第一天每次6mg/kg,q12h静滴,以后每次4mg/kg,q12h静滴或每次200mg,2次/日口服)。对于接受覆盖曲霉菌广谱抗真菌药物预防治疗患者,IFD经验治疗药物选择仍不明确,一般推荐换用其他类型抗真菌药物,如棘白菌素类(卡泊芬净)或脂质体两性霉素B。

经验治疗和诊断驱动疗程根据IFD证据而定,至少应用至体温降至正常、临床状况稳定,诊断驱动治疗应包括IFD相关微生物学和(或)影像学指标恢复正常。

(三)IFD目标治疗

IFD目标治疗是指患者达到临床诊断或确诊标准而进行的抗真菌治疗。由于感染病原菌较明确,可依据真菌种类、药物抗菌谱、患者具体情况选择用药。

如念珠菌血症推荐棘白菌素类药物如卡泊芬净(第一天70mg/d静滴,以后50mg/d静滴)和米卡芬净(100~150mg/d静滴)为一线治疗,氟康唑、两性霉素B、伏立康唑和伊曲康唑可作备选药物。念珠菌血症应考虑拔除中心静脉置管。由于移植患者依赖静脉导管输液,在保留导管情况下推荐棘白菌素类和脂质体两性霉素B治疗或联合治疗。念珠菌血症抗真菌治疗应持续至临床症状和体征恢复且确认血培养转阴性后2周以上。如播散性念珠菌病,治疗疗程至少持续至血培养转阴和影像学提示病灶完全吸收,常需数月时间。

对于临床诊断和确诊IA患者一线治疗推荐伏立康唑(第一天每次6mg/kg,q12h静滴;以后每次4mg/kg,q12h静滴)和脂质体两性霉素B(每日3~5mg/kg)。其他备选药物还包括卡泊芬净(70mg/d静滴1剂,随后50mg/d静滴)、米卡芬净(150mg/d静滴)和伊曲康唑(200mg/次,q12h静滴2天,以后200mg/d静滴)。目标治疗疗程推荐6~12周,根据IA临床严重程度、相关症状和体征恢复速度以及免疫抑制状态决定。IA治疗失败或无法耐受、多部位或耐药真菌感染的高危病例,可采用两种药物联合治疗,多数采用棘白菌素类和唑类或多烯类药物的联合。

HSCT抗真菌治疗药物的选择应关注患者既往药物过敏史、肝肾功能以及药物-药物相互作用,尤其是allo-HSCT中应监测免疫抑制剂血药浓度和(或)适当减量。

(四)IFD辅助治疗

患者中性粒细胞数量、功能异常及免疫抑制状态是IFD危险因素,中性粒细胞和免疫功能恢复可能与IFD治疗预后相关。国内外研究提示临床应用粒细胞集落刺激因子应用和(或)输注中性粒细胞可能有助于IFD的预防和治疗。

(胡 炯)

参考文献

1. Pappas PG, Kauffman CA, Andes DR, et al. Clinical Practice Guideline for the Management of Candidiasis: 2016 Update by the Infectious Diseases Society of America. Clin Infect Dis, 2016, 62: e1-50.2.

2. 中国侵袭性真菌感染工作组．血液病/恶性肿瘤患者侵袭性真菌感染的诊断标准与治疗原则(第四次修订). 中华内科杂志,2013,52:704-709.
3. Sun YQ,Meng FY,Han MZ,et al. Epidemiology,management,and outcome of invasive fungal disease in patients undergoing hematopoietic stem cell transplantation in China:A multicenter prospective observational study. Biol Blood Marrow Transplant,2015,21:1117-1126.
4. Gao L,Sun YQ,Meng FY,et al. Antifungal prophylaxis of patients undergoing allogenetic hematopoietic stem cell transplantation in China:a multicenter prospective observational study. J Hematol Oncol,2016,9:97.
5. Liu QF,Lin R,Sun J,et al. Antifungal agents for secondary prophylaxis based on response to initial antifungal therapy in allogeneic hematopoietic stem cell transplant recipients with prior pulmonary aspergillosis. Biol Blood Marrow Transplant,2014,20:1198-2003.
6. Wan LP,Zhang YC,Lai YR,et al. Effect of Granulocyte-Macrophage Colony-Stimulating Factor on Prevention and Treatment of Invasive Fungal Disease in Recipients of Allogeneic Stem-Cell Transplantation:A Prospective Multicenter Randomized Phase IV Trial. J Clin Oncol,2015,33:3999-4006.

第三节　病毒感染

病毒感染是HSCT后常见的并发症,也是导致患者非复发死亡的主要原因之一。HSCT患者病毒感染包括原发性病毒感染或潜伏病毒的再激活。部分原发性感染来自院内,因此严格地做好移植病房感染控制有助于减少院内传播。CMV、HSV、EBV和VZV等能够在初次感染后潜伏于宿主体内,在宿主免疫功能低下时再次激活。

一、流行病学

引起HSCT后病毒感染的病原按核酸类型可分为DNA病毒和RNA病毒(表4-3-3)。移植后病毒感染常见病原体包括:疱疹病毒(CMV、EBV、HSV、VZV等)、肝炎病毒(乙型肝炎病毒、丙型肝炎病毒等)、社区获得性呼吸道病毒(流感病毒、副流感病毒、呼吸道合胞病毒等)等。移植后患者由于免疫功能低下,其病毒感染发病率和严重程度远远高于正常人群。影响移植后病毒感染的因素包括供者及干细胞来源、HLA配型、预处理方案、GVHD预防方案以及移植后免疫抑制剂应用、GVHD等。Allo-HSCT患者因移植后需使用免疫抑制剂预防GVHD,其病毒感染的发生率高于auto-HSCT;接受无关供者和HLA不相合供者移植的患者因高强度的免疫抑制剂预防GVHD和移植后高GVHD的发生率,其移植后病毒感染发生率高于HLA完全相合同胞供者移植的患者。流感、副流感和呼吸道合胞病毒等社区获得性病毒具有季节性流行的特征,疱疹病毒感染发病率与移植后机体免疫状态密切相关,而肝炎病毒多与血液传染有关。

表4-3-3　HSCT后常见病毒感染的病原体与分类

核酸	病毒科	基因组类型	致病病毒
DNA	细小病毒	单链DNA	B19
	腺病毒	双链DNA	人腺病毒
	疱疹病毒	双链DNA	CMV,EBV,VZA,HSV
	嗜肝病毒	双链DNA	乙型肝炎病毒
	多瘤病毒	双链DNA	K病毒,JC病毒

续表

核酸	病毒科	基因组类型	致病病毒
RNA	小核糖核酸	RNA	肠道病毒
	披膜病毒	RNA	风疹病毒
	呼肠病毒	RNA	轮状病毒
	正黏病毒	RNA	流感病毒
	副黏病毒	RNA	副流感病毒,呼吸道合胞病毒
	冠状病毒	RNA	冠状病毒

二、临床特点及诊断方法

(一) 病毒性肺炎

病毒性肺炎是移植早期患者死亡的主要原因,也是导致 HSCT 晚期闭塞性细支气管炎的原因之一。大多数患者先有上呼吸道病毒感染的前驱症状,最后发展为肺炎,死亡率为 25%~45%。临床上常见的移植后病毒性肺炎病原体主要分为疱疹病毒和社区获得性呼吸道病毒,前者除常见的 CMV、HSV、VZV、EBV 外,还包括 HHV6~HHV8 等,后者主要包括 RSV、PIV、流感病毒、ADV 等。在临床表现方面,疱疹病毒肺炎大多进展迅速,很快出现低氧血症及呼吸衰竭;CARV 肺炎感染在 HSCT 患者病死率极高。

(二) 病毒性中枢神经系统疾病

HHV-6、VZV、EBV 及其他嗜神经病毒的感染和再激活是移植后中枢神经系统感染的主要病原体,其发病高峰期为移植后 30~100 天。病毒性中枢神经系统疾病包括脑炎、脑膜炎、脊髓炎等,JC 病毒可引起白质脑病。临床上通常表现为精神状态的改变,而较少出现明显的脑膜刺激征。脑脊液中病毒检测和影像学检测有助于诊断。

(三) 病毒性肝炎

HSCT 后病毒性肝炎最常见的病原体是 HBV。移植后患者 HBV 感染率高于普通人群 10~15 倍,易导致急性肝炎、暴发型肝炎及肝功能衰竭,且死亡率高。移植前感染 HCV 的患者在移植后易出现急性肝炎和并发症,移植中或移植后获得的 HCV 感染则呈现慢性持续的肝损害,易发生肝硬化,严重威胁着移植后患者的长期存活。另外 CMV、VZV 和腺病毒等亦可以引起肝炎,但诊断较为困难,需行肝脏活检。

(四) 病毒性胃肠炎

轮状病毒和诺如病毒是 HSCT 患者病毒性肠炎的最常见病原体,临床表现多为腹泻,多呈自限性。与轮状病毒和诺如病毒相比,CMV 病毒和腺病毒所致肠炎相对少见,但可致消化道大出血等严重并发症。值得注意的是,病毒性肠炎与肠道 GVHD 在移植后腹泻患者中较难相鉴别,当对肠道 GVHD 治疗疗效不理想时应高度警惕并发病毒性肠炎,必要时行组织活检以明确诊断。

(五) 其他移植后病毒感染性疾病

BK 病毒感染可引起 HSCT 后出血性膀胱炎,移植后 EBV 感染 / 再激活可引起 PTLD。

诊断 HSCT 后病毒感染需综合流行病学证据、临床表现、实验室检查以及影像学检查等,确诊则需要病原学证据。病原学检查方法包括血清学检查、病毒基因检测、病毒分离。

血清学检查包括中和试验、补体结合试验、凝集试验、免疫荧光技术、酶免疫检测、发光免疫技术和时间分辨荧光免疫分析技术等，用于检测病毒抗原和机体产生的特异性抗体。但在感染后需要一段时间才能产生相应抗体，且 HSCT 患者的免疫状态可能影响抗体的生成，所以对移植后病毒感染的诊断一般不采用血清学方法。病毒基因检测目前最常应用的为 PCR 方法，包括 RT-PCR 和 qPCR，现已广泛应用于移植后 CMV、EBV 等病毒感染的检测，因其方便快捷且具有很高的敏感性和特异性，已经逐渐成为诊断病毒感染的标准检测。另外，荧光原位杂交可应用于检测组织中病毒的 DNA 或 RNA，诊断速度快，敏感性和特异性均较高。病毒分离培养是经典的病原学诊断方法之一，但耗时长，且易受病毒生长速度和交叉污染等因素影响，故目前已不常应用于临床检测。近年来，二代测序技术也被应用于病毒感染的诊断。病毒感染累及组织时，可行组织病理学检查，如肝脏、淋巴结、肺组织活检，还可进行免疫组织化学检测病毒抗原。部分移植后患者行病理活检可能存在出血等风险，临床上亦采用肺泡灌洗液、脑脊液。

三、防治策略

对于移植后病毒感染，积极预防和抢先治疗是控制病毒性疾病发生的关键。移植前常规对供、受者进行常见病毒的 IgM 和 DNA 或 RNA 检测，对近期尚有活动性感染的移植受者、供者进行治疗和病毒清除，可降低移植后病毒感染的发生率。预处理及移植后应预防性应用抗病毒药物如更昔洛韦、阿昔洛韦、膦甲酸钠，能明显降低 HSCT 后病毒感染的发生率与致死率。移植住院期间应进行严格的感染控制，降低院内获得性感染的风险。对于社区获得性呼吸道病毒感染，控制其在院内传播极为重要，措施包括感染患者的隔离和严格的消毒等，流行季节可对HSCT患者进行药物预防。另外，HSCT患者可在移植后接种流感病毒疫苗、水痘 - 流行性腮腺炎 - 风疹病毒联合疫苗等以预防相应疾病，但接种时机应谨慎选择。由于 CMV 和 EBV 感染引起的疾病具有较高的致死率，在临床上定期监测血液中病毒水平十分必要，高危患者一旦发生病毒血症，应立即开始抢先治疗。CMV 的一线抢先治疗采用更昔洛韦或膦甲酸钠；EBV 的抢先治疗采用抗 CD20 单克隆抗体。一些文献报道病毒特异性 T 淋巴细胞输注具有良好的疗效。IVIG 对于预防病毒感染的效果存在争议。

目前临床常用的抗病毒药物包括阿昔洛韦、更昔洛韦、膦甲酸钠、利巴韦林等。CMV 感染的治疗主要采用更昔洛韦，VZV、HSV 采用阿昔洛韦治疗。流感病毒感染使用金刚烷胺和金刚乙胺可能减轻症状，缩短病程；利巴韦林可治疗 RSV、副流感病毒及腺病毒感染。近年来，临床上开始应用病毒特异性 T 细胞进行过继免疫治疗病毒感染性疾病。CMV、EBV 及腺病毒的特异性 T 细胞输注对治疗移植后相应病毒性疾病有较好的效果。IVIG 可以提高移植后患者免疫功能，以对抗病毒感染，但其效果尚存争议。

四、病毒各论

（一）巨细胞病毒感染

CMV 感染是 HSCT 后常见并发症之一。HSCT 患者由于细胞免疫功能低下，CMV 特异性细胞毒 T 细胞和辅助 T 细胞反应缺乏，不能清除感染和产生免疫保护，易发生 CMV 活动性感染。HSCT 后 CMV 感染可引起多个内脏器官的疾病，如 CMV 肺炎、胃肠炎、脑膜炎、肝炎和视网膜炎等。

1. 流行病学 CMV 属于疱疹病毒科，HCMV 也称人疱疹病毒 5 型，属 β 疱疹病毒亚科。HCMV 是人类疱疹病毒中最大的一组病毒，直径约 200nm，呈球形，其内核为 64nm，含病毒 DNA。其外蛋白质衣壳为一直径 110nm、由 162 个壳粒构成的对称 20 面体。CMV 是 DNA 病毒，为线性双链 DNA，长 240Kb。CMV 暴露于 20% 乙醇中 2 小时、pH 小于 5 的条件下或置于 56℃ 30 分钟或紫外线照射 5 分钟，可完全灭活。CMV 感染者（患者和无症状者）可间歇性排毒达数月至数年之久，被认为是 HCMV 的传染源。HCMV 传播途径分为垂直传播（经胎盘、产道及泌乳方式由母体传染给子代）、水平传播（由接触 HCMV 阳性分泌物引起）和医源性感染（经输血、器官移植和心脏手术等传播并发生感染）。HCMV 在人群中感染非常普遍，在我国 90% 以上成人曾经感染 CMV，大多为潜伏感染。机体对 HCMV 的易感性取决于年龄、免疫功能状态和社会经济情况等诸多因素。一般年龄越小，易感性越强，症状也较重。当患者免疫功能下降时，体内的病毒激活，则隐性感染可转化为显性感染。文献报道移植前 CMV 血清学阳性患者移植后 CMV 再激活发生率可高达 80%。如未采取有效抢先治疗，20%~35% 血清学阳性患者会出现 CMV 疾病。抢先治疗的应用使 CMV 血清学阳性受者 CMV 疾病的发生率已降至 4%~6%。CMV 感染多发生在移植后 3 个月内，移植晚期也可发生。HCMV 主要是通过与细胞膜融合或经吞饮作用进入细胞，可见于各组织器官；同时，HCMV 可能借淋巴细胞或单核细胞播散，在各种体液中可被发现。CMV 在血液中的播散是 CMV 疾病的重要致病机制。allo-HSCT 患者发生 CMV 感染可能与以下的因素有关：①供受者血清学状态：移植供者 CMV 的血清状态最重要。CMV 血清学均为阴性的供受者（D-/R-），发生原发性 CMV 感染或 CMV 疾病的概率很低；30%CMV 血清学阴性受者接受血清学阳性供者的干细胞后（D+/R-）发生原发性 CMV 感染；80% 移植前 CMV 阳性患者会在移植后出现 CMV 激活。②预处理方案：非清髓预处理组较清髓组患者 CMV 感染发生率低，预处理接受 TBI 是 CMV 感染的危险因素。③移植类型：非血缘及单倍体相合供者移植是 CMV 感染的危险因素，考虑可能与非血缘及单倍体相合供者移植预防 GVHD 方案中使用了大量免疫抑制剂尤其是 ATG 有关。④HLA 配型情况：HLA 配型不全相合移植患者容易发生 CMV 活动性感染。由于 HLA 配型不全相合移植患者预处理应用 ATG 预防 GVHD 发生，导致患者细胞免疫功能低下，而细胞免疫是机体防御 CMV 感染过程的主要机制。⑤输血次数可增加 CMV 感染的发生率。⑥aGVHD 可明显损害患者的正常免疫功能，同时由于治疗 aGVHD 要应用大量的免疫抑制剂，进一步损害了患者的免疫力而造成 CMV 的激活。

2. 临床特点 临床最常见的 HSCT 后 CMV 疾病是 CMV 肺炎和胃肠炎。allo-HSCT 后 CMV 肺炎发病率可高达 10%~30%，病死率高达 90%；而 auto-HSCT 后 CMV 肺炎发生率仅为 1%~9%。CMV 肺炎发生的中位时间在移植后 3~6 个月，亦可出现在移植晚期 cGVHD 患者接受免疫抑制治疗时。CMV 肺炎的临床表现无特异性，如干咳、发热，可快速进展为呼吸衰竭而出现低氧血症。10%~15%CMV 肺炎患者可无任何临床症状。部分患者在出现干咳和呼吸困难之前会有前驱症状，如发热、不适和肌痛等。实验室检查可能发现白细胞和血小板减少。早期 X 线胸片可正常或仅为肺纹理增多模糊，病情进展后可出现磨玻璃影、斑片状实变影；CT 表现为磨玻璃影、多发结节影，可伴有胸腔积液。CMV 引起的胃肠道疾病可以发生在从食管到结肠的各个部位，表现为腹痛、呕吐、腹泻等，内镜检查可见溃疡形成。此外，CMV 引起的胃肠道疾病可与肠道 GVHD 同时发生，往往无法判断引起临床症状的真正原因。CMV 胃肠道疾病的诊断建立在对胃肠道活检标本正确的组织病理学检查和病毒学检测技术上。CMV 脑炎的症状多为非特异性，如头痛、意识不清和乏力等。脑脊液中检出 CMV 可作为诊断依据。CMV 肝炎常难以明确诊断，但很少发展为重症肝炎。CMV 肝炎和其他原因引起的肝功能异常需要通过肝组织活检、培养或组织标本检出 CMV 以及既往肝炎病史等加以鉴别。

3. 实验室检查　①抗体检测：通过检测血清中的 IgG 和 IgM 抗 -HCMV，间接证实体内 HCMV 的存在。IgG 阳性说明过去有 HCMV 感染，IgM 阳性则有活动性感染。检测 HCMV 抗体的方法较多，如 ELISA、免疫荧光试验和补体结合试验等。HSCT 患者治疗多应用免疫抑制剂，致使患者的抗体水平低下或延迟出现，易导致检测不到 CMV 抗体而造成假阴性，故对诊断帮助不大。②抗原检测：被膜蛋白质 pp65 是一种重要的晚期抗原，活动性 HCMV 感染时表达于外周血单核细胞、多形核粒细胞和血管内皮细胞中，曾作为诊断 HCMV 活动性感染的“标准方法”之一，但近年来已逐渐被 PCR 方法取代。③核酸检测：RQ-PCR 检测用于 HSCT 受者 CMV 感染的诊断有其独特的优点，可检出未与细胞结合的病毒，并可用于检测不同标本，包括外周血白细胞、血浆、支气管灌洗液、组织、脑脊液和尿液。④病毒分离：多用于实验研究。⑤影像学检查：CMV 肺炎早期胸片可正常或仅为肺纹理增多模糊，病情进展后可出现磨玻璃影、斑片状实变影；CT 表现为磨玻璃影、多发结节影，可伴有胸腔积液。

4. 诊断标准及方法　CMV 感染可分为初始感染、病毒再激活和 CMV 疾病等。初始感染是在既往血清学阴性的患者中检出 CMV；再激活即在既往 CMV 血清学阳性的患者转阴后再次检出 CMV；CMV 疾病是指在相应器官的活检组织或体液学检查（如支气管灌洗液、脑脊液等）检出 CMV，同时表现出相应器官受累的症状。CMV 疾病的分层诊断根据证据等级分为确诊、临床诊断和拟诊。CMV 疾病的确诊包括器官受累的症状，相应的组织标本检测出 CMV 阳性，同时结合病理学及 CMV 特异性的免疫组化结果。由于没有特异性的临床和 X 线表现可以将 CMV 肺炎和其他机会感染的病原菌肺炎区分开来，只有从支气管或肺泡灌洗液、支气管镜活检或肺组织活检标本中检出 CMV，结合相应临床表现才可以诊断 CMV 肺炎。CMV 肠炎应与 GVHD、溃疡性结肠炎和急性胃肠炎等相鉴别，其诊断建立在对胃肠道活检标本的组织病理学检查和病毒检测技术上。CMV 脑炎应与其他中枢神经系统感染性疾病、中枢神经系统白血病复发、环孢素脑病、癫痫和脑血管病变相鉴别，脑脊液中检出 CMV 可作为诊断依据。CMV 肝炎和其他原因的肝功能异常鉴别需组织活检、培养或组织标本检出 CMV 及以往的肝炎病史才能加以鉴别。值得注意的是，CMV 疾病中外周血和累及组织的病毒检出存在分离现象，部分患者外周血 CMV 为阴性而组织中为阳性，因此当临床上怀疑 CMV 疾病而外周血病毒阴性时，需行组织活检或相应体液病毒学检查。

5. 防治策略　原则上移植前 CMV 血清学阴性受者应该接受阴性供者的移植物。但由于供者数量有限，往往很难实现。由于更昔洛韦等抗病毒药物的副作用，目前对全部移植患者普遍进行抗病毒药物预防已不推荐。抗病毒新药 letermovir 副作用少，已被部分指南推荐为 HSCT 后 CMV 感染 / 再激活预防的一线药物。CMV 疫苗仍在研究当中，尚无临床推荐。基于定期外周血 CMV 监测的抢先治疗是预防 HSCT 后 CMV 疾病的最重要措施。抢先治疗的一线药物包括更昔洛韦和膦甲酸钠。在无消化道 GVHD 的患者中，可采用缬更昔洛韦口服替代更昔洛韦。二线抢先治疗包括西多福韦或联合应用更昔洛韦和膦甲酸钠。联合应用 IVIG 的效果并不确定。HSCT 后 CMV 疾病的一线治疗包括更昔洛韦和膦甲酸钠，更昔洛韦的副作用主要是骨髓抑制，对于白细胞 $<0.5\times10^9/L$、血小板 $<20\times10^9/L$ 患者应谨慎使用。膦甲酸钠的疗效与更昔洛韦相当，更昔洛韦联合膦甲酸钠并不能增加有效性，但毒性往往会增

加。西多福韦单药或与膦甲酸钠、更昔洛韦联合可作为二线药物使用。CMV 抗病毒治疗的疗程目前尚无定论，一般应持续 3~4 周以上，治疗终点取决于 CMV-DNA 是否转阴和临床症状的缓解。对于 CMV 肺炎，可考虑免疫球蛋白联合抗病毒治疗。CMV 耐药很大一部分为临床表现上的耐药而非基因学或表型耐药，确诊需要通过实验室检查。治疗初期的抗原血症和 DNA 拷贝数的增加并不是耐药的表现，往往随着治疗持续而降低。若患者治疗数周后，抗原血症和 DNA 拷贝数增加或者伴有 CMV 疾病临床表现的进展，则可以考虑为 CMV 耐药，可通过更换二线治疗方案。CMV 特异性 T 淋巴细胞进行过继性细胞免疫治疗近年来已广泛应用于 HSCT 后 CMV 疾病的预防和治疗，在抢先治疗和终末器官疾病的治疗中均报道了较好的疗效，且引起 GVHD 的风险较小。

（二）EB 病毒感染

EBV 是 Epstein 和 Barr 于 1964 年首次在 Burkitt 淋巴瘤患者中发现的一种双股线性 DNA 病毒，属 γ 疱疹病毒亚型。EBV 感染可表现为原发感染和潜伏感染激活，原发感染多发生在儿童和青少年，主要表现为传染性单核细胞增多症、慢性活动性 EBV 感染和 X- 连锁淋巴组织增生综合征等；潜伏感染激活多发生在免疫功能低下人群，既可表现为肺炎、肝炎、脑 / 脊髓炎等炎症性疾病，也可表现为淋巴增殖性疾病。EBV 在免疫健全人群中多引起无症状的感染，通常不需要治疗；而在免疫功能低下人群可引起致死性的 EBV 相关性疾病。HSCT 患者由于广泛使用免疫抑制剂以及移植后免疫系统重建缓慢，成为 EBV 相关性疾病的高发人群。HSCT 后 EBV 疾病谱系包括 EBV 血症、EBV 病毒综合征、PTLD、嗜血细胞综合征和其他 EBV 终末器官疾病（脑炎、肝炎、肺炎等）。HSCT 后 EBV 感染与激活引起的 EBV 相关性疾病受到广泛重视，有效的抢先治疗降低了 EBV 疾病的病死率。

EBV 感染分为潜伏感染和溶细胞感染两种状态，潜伏状态是以表达一系列 EBV 潜伏感染蛋白为特征。EBV 共可编码近 100 种病毒蛋白，编码蛋白的差异主要取决于感染的靶细胞的类型、分化及活化状态，其中包括 6 种 EB 病毒核抗原（EBNAs，分别为 EBNA-1、EBNA-2，EBNA-3A、EBNA-3B、EBNA-3C 和 EBNA-LP）、3 种潜伏感染膜蛋白（LMP，分别为 LMP-1、LMP-2A 和 LMP-2B）、2 种 EBV 编码的核内小 RNAs（EBERs，EBER1 和 EBER2）以及编码 BamHI-A 片段区的 BARTs，这 12 种 EBV 基因编码蛋白与人类疾病密切相关。根据 EBV 核心抗原（EBNA）编码等位基因的异构性，EBV 可分为 EBV-1 和 EBV-2 两个主要的类型。EBV-1 转移进入 B 淋巴细胞的效率较 EBV-2 更高。近年来，EBV 潜伏膜蛋白 -1（LMP-1）羧基端等位基因异构结构已作为区分病毒不同种属的标志。基于这种技术，有研究显示超过 93% 的健康携带者中有一种以上的种属，往往表现出协同感染，同时伴有染色体缺失和广泛的 LMP-1 变异。

1. 流行病学　EBV 在人群中广泛感染，约 95% 以上的成人出生后曾经感染过 EBV，大多数在临床上通常是无症状或表现为传染性单核细胞增多症，极少数表现为肺炎、脑炎、肝炎或肠炎等。HSCT 后 EBV 相关性疾病的发病率为 0.07%~29%，发病率的高低主要根据危险因素（如 HLA 不相合或无关供者移植、去 T 细胞移植和使用抗淋巴细胞球蛋白等）的不同各异。危险因素越多，EBV 激活的风险越高。EBV 通过唾液感染，可感染 B 淋巴细胞、NK 细胞、上皮细胞和神经细胞等，EBV 可以持续地存在于 B 淋巴细胞中，并刺激这些潜伏感染的 B 细胞增殖。EBV 包膜糖蛋白 gp350/220 与易感幼稚 B 淋巴细胞的补体受体 C3d（CD21）结合，开始 EBV 感染的过程。病毒 gp25/gp85/gp42 复合物与Ⅱ类主要组织相容性复合物相互作用，介导病毒被细胞吞噬摄入。“生长程序”能有效地促使 B 细胞由休眠状态转变为活跃的增殖性淋巴母细胞。潜伏感染的B细胞完成激活后由生发中心或滤泡外位点分化以及作为记忆B细胞进入外周血。在免疫功能正常人群,机体一旦感染EBV后,免疫系统能严格限制病毒颗粒的增殖,二者之间维持动态平衡,受感染者可终生携带病毒而不发病。然而,在机体免疫功能低下情况下,特别是T细胞免疫功能低下情况下如组织器官移植和获得性免疫缺陷综合征(AIDS)患者,机体免疫系统与病毒之间的平衡被打破,体内潜伏的EBV可以被激活且大量复制,从而导致EBV相关性疾病的发生。机体对EBV的免疫应答是体液和细胞免疫综合作用的结果。宿主最初的细胞介导防御体系包括早期非特异性的T细胞或NK细胞的直接细胞毒作用,随后为病毒特异性的$CD4^+$或$CD8^+T$细胞应答。在原发和持续性感染中,EBV特异的$CD8^+CTL$在调控EBV感染B淋巴细胞生长过程中起着非常关键的作用。在EBV血清阳性的健康人外周血样本中EBV特异性记忆CTL的检出率很高,而移植后受者CTL免疫应答受损或缺失,大多数患者在移植后3个月随访时发现EBV特异性CTL显著减少。HSCT后T细胞免疫重建一般需要6个月左右,而使用T细胞去除移植的受者免疫重建将会延迟。对HSCT受者而言,移植后CTL缺乏的这段时期是EBV激活和发生EBV相关性疾病的高危时期。

2. 临床表现　移植后EBV感染表现各异,部分患者仅出现EBV血症,无明显临床症状,经减量免疫抑制剂及CD20单克隆抗体治疗后EBV-DNA可转阴。部分患者进展为PTLD或EBV终末器官疾病。EBV疾病临床表现多种多样,主要取决于受累器官及严重程度。

3. 实验室检查　实验室检查包括血象、EBV检测、组织病理和影像学检查等。

(1) 血象:大部分患者外周血白细胞、红细胞和血小板计数正常,部分患者出现白细胞、血小板降低;传染性单核细胞增多症患者白细胞数增多,外周血涂片可见异形淋巴细胞。

(2) EBV检测:HSCT后应密切动态监测EBV,目前多采用RQ-PCR从分子水平上检测EBV-DNA的载体负荷情况。移植后前3个月每周检测1次,对于高危患者应持续到移植后1~2年。目前国际上针对于EBV-DNA载体水平的阳性界值尚无统一规定,也没有用于诊断EBV相关性疾病(PTLD和其他终末器官EBV疾病)的明确EBV-DNA界值,各移植中心多根据本中心的经验进行判断。此外,对累及的组织器官分泌物如脑脊液、肺泡灌洗液等进行EBV检测有确诊价值。

(3) 组织病理:受累器官组织中可见淋巴细胞渗出、单核细胞浸润,在部分病例还可观察到局灶性巨噬细胞和组织细胞堆积,组织细胞内EBV(+)。

(4) 影像学:EBV肺部感染CT检查可见多发性斑片影,可融合成片或弥漫性磨玻璃影。中枢神经系统受累MRI检查可表现为弥漫性的炎症改变或局部的占位性病变。其他:EBV累及组织器官可表现为相应的器官功能障碍,如肝脏受累可出现肝功能异常、肺部感染可出现肺功能检查异常、血气分析异常等。中枢神经系统受累可出现脑脊液蛋白增高、细胞数增多,脑脊液细胞免疫表型分析显示单一细胞表型。此外,应同时检测其他疱疹病毒、腺病毒、细小病毒B19、BK病毒及细菌、真菌等以排除其他病原体感染。

4. 诊断标准及方法　根据欧洲白血病感染会议指南,EBV感染可分为以下定义:①原发性EBV感染:在EBV血清学阴性的患者中首次检测到EBV-DNA;②EBV感染再激活:在EBV血清学阳性的患者中再次检测到EBV-DNA;③拟诊EBV相关性疾病:EBV-DNA血症伴淋巴结肿大和/或终末器官疾病,并除外其他病原学及已明确的病因;④确诊EBV相关性疾病(PTLD或其他终末器官疾病):受累器官表现的临床症状和(或)体征伴有组织活检或其他侵入性检查证实组织器官中 EBV 的存在。EBV 相关性疾病的诊断依据临床表现、实验室检查和组织病理学相结合。诊断要点包括:①组织器官移植后出现不明原因发热、体重下降等症状,抗感染治疗无效;②淋巴结肿大或肝脾大等组织器官累及的表现;③血液中 EBV-DNA 负载增高;④组织病理特征是确诊 EBV 相关性疾病的金标准。EBV 相关性疾病在移植后患者多以发热等症状起病,需与细菌、真菌等感染性疾病相鉴别。肺部病变表现无特异性,通常与 CMV 或卡氏肺孢子虫肺炎相鉴别;肝脏 EBV 感染应与其他病毒性肝炎如乙型肝炎、丙型肝炎、CMV 肝炎等相鉴别;中枢神经系统 EBV 感染应与中枢神经系统白血病复发、环孢素脑病、癫痫、脑血管病变及其他中枢神经系统感染性疾病相鉴别。

5. 防治策略　供受者在移植前均应检查 EBV 的血清学状态,对于血清学阴性的受者如有可能尽量选择血清学阴性供者。抗病毒药物和免疫球蛋白不推荐应用于 EBV 再激活或 EBV 相关性疾病的预防。有报道提示预防性应用 CD20 单克隆抗体和 EBV 特异性的 CTL 输注可能降低 HSCT 后 EBV 血症的发生率。移植后应定期监测患者外周血 EBV-DNA,并对高危患者密切观察 EBV 相关性疾病的症状和体征。在此基础上积极给予抢先治疗以降低 EBV 疾病的发生。抢先治疗的措施主要包括:①利妥昔单抗治疗;②如患者情况允许可减量免疫抑制剂;③EBV 特异性的 CTL。PTLD 的治疗见下一章节。其他 EBV 终末器官疾病的治疗包括:①利妥昔单抗;②如患者条件允许减量免疫抑制剂;③EBV 特异性的 CTL;④供者淋巴细胞输注。抗病毒药物和免疫球蛋白输注在 EBV 相关性疾病治疗中不推荐使用。EBV 相关性疾病谱系广泛,治疗预后差异较大。若进行早期诊断和抢先治疗多数患者预后良好;如不能得到及时诊断和治疗,EBV 相关性疾病进展为多器官受累则死亡率可高达 90%。近年来疫苗的研究主要集中于应对 EBV 相关性疾病,如 PTLD、Burkitt 淋巴瘤和鼻咽癌等,但目前尚在研究中。

(三) 单纯疱疹病毒感染

单纯疱疹是指由 HSV 所引起的一类疾病,其临床特征为皮肤或黏膜局部出现成簇的含清亮液体的单房性小水疱,主要发生于面部或生殖器等局部,易复发。HSCT 受者由于免疫应答受损,病毒排出时间延长,病毒侵入性更强,愈合更慢,并有扩散的危险,可引起肺、脑或肝等多个脏器的感染,表现为 HSV 肺炎、脑炎或肝炎等。

HSV 属于疱疹病毒科 α 亚科,根据抗原性的差异将其分为 1 型(HSV-1)和 2 型(HSV-2)。HSV 呈球形,由核壳体及病毒外包膜组成,病毒颗粒大小约 150~200nm。核壳体呈二十面体形状,由 162 个壳微粒构成;其核心内含有病毒基因组,为线性双链 DNA 分子,长度为 152.26Kb,HSV-1、HSV-2 两个亚型基因组之间的同源性仅为 47%~50%。HSV 具有一定的宿主特异性,以人类等灵长目动物为主要的宿主,但也可以感染豚鼠、兔、小鼠等实验动物。HSV 对外界抵抗力不强,56℃加热 30 分钟、紫外线照射 5 分钟、乙醚等脂溶剂均可使之灭活;但可在 -70℃环境长期保存其生物学活性。HSV 存在于感染者(包括患者、感染后恢复者及慢性带毒者)的疱疹液、病损部位分泌物、唾液及粪便中,因此急性期及恢复期患者及慢性带毒者均为传染源。HSV-1 型主要通过呼吸道、皮肤和黏膜密切接触传播,主要引起生殖器以外的皮肤、黏膜和器官(如脑)的感染;HSV-2 型主要通过性传播引起生殖器部位皮肤黏膜感染。人群普遍易感 HSV,成年人群有很高的 HSV 抗体检出率,大多为隐性感染,但 HSV 抗体的存在尚不能完全保护机体免受疱疹病毒的重复感染。

1. 流行病学　HSV 经呼吸道、口腔、生殖器黏膜以及破损皮肤进入体内,潜居于人体正常黏膜、血液、唾液及感觉神经节细胞内。当机体抵抗力下降时,体内潜伏的 HSV 被激活而发病,HSCT 后患者可发生累及肺、脑、肝、眼等器官的全身扩散性 HSV 疾病。HSCT 后 70%~80% HSV 血清学阳性的患者如不接受抗病毒预防均会出现病毒的重新激活。应用阿昔洛韦预防,移植后 1 个月内病毒感染的发生率可由原来的 80% 降到低于 5%。影响 HSCT 后 HSV 感染的因素如下:①干细胞的来源或移植类型,allo-HSCT 较 auto-HSCT 后 HSV 感染发生率高;②预处理方案,如 T 细胞去除为移植后 HSV 激活的危险因素;③移植后相关因素:如 HSCT 后免疫抑制剂治疗、GVHD 均可导致 HSV 感染的增加。

2. 临床表现　HSV 感染的临床特征为在稍隆起的发炎的皮肤或黏膜局部出现成簇的含清亮液体的单房性小水疱,主要发生于面部或生殖器等局部,易复发。口腔、唇黏膜感染占移植早期 HSV 感染的 85%,疱疹可能累及唇、口腔黏膜,包括牙龈、舌和咽后部,以及口周面部皮肤;HSV-2 感染占所有 HSCT 受者 HSV 感染的 10%~15%。大多数情况下 HSCT 受者最初皮肤黏膜HSV感染症状与免疫功能正常个体没有区别,但由于移植受者免疫应答受损,患者病毒排出时间延长,病毒侵入性更强,愈合更慢,并有扩散的危险,可引起肺、脑或肝等多个脏器的感染,表现为 HSV 肺炎、脑炎或肝炎等。

3. 实验室检查　①病原学检查:PCR 检测 HSV-DNA 是目前临床上最常用的方法,亦可采用 IFA 检测 HSV 抗原,抗体检测对诊断 HSCT 后 HSV 再激活帮助不大。②影像学检查:HSV 肺炎多为间质性肺炎改变,X 线胸片可见局部浸润影,也可见双侧弥漫间质性浸润;HSV 脑炎可呈脑局限性损害,也可呈脑组织弥漫性改变。

4. 诊断标准及方法　HSCT 后 HSV 疾病的诊断需结合临床表现及实验室检查。体表部位具有典型疱疹损害者诊断不难,应注意与带状疱疹鉴别;带状疱疹通常疼痛较剧烈,疱疹面积较广泛且沿皮区分布,很少复发。对仅出现内脏疱疹损害,而身体浅表等暴露部位未出现疱疹的病例,诊断则存在困难;当 HSV 累及肺、脑和肝等组织时,采用 PCR 法检测相应体液(如肺泡灌洗液、胸腔积液、脑脊液和腹水等)中的 HSV-DNA,从而与其他病毒性肺炎、脑炎和肝炎等相鉴别。

5. 防治策略　所有 HSCT 受者移植前均应进行 HSV 血清抗体的检测。allo-HSCT 受者如果病毒血清学抗体为阳性,应使用阿昔洛韦预防以避免病毒的重新激活,在预处理阶段即开始使用阿昔洛韦,并持续使用至造血重建。如患者发生 GVHD 或接受包括糖皮质激素的免疫抑制治疗,建议延长预防时间。预防抗病毒药物包括阿昔洛韦、伐昔洛韦和泛昔洛韦。单纯疱疹患者的全身症状大多较为轻微,病损有自限性,一般预后良好;但发生于内脏器官和某些特殊部位如眼等的疱疹损害则有可能导致严重后果。HSV 疾病的治疗包括:①抗病毒治疗:严重皮肤黏膜和内脏 HSV 疾病的一线治疗为静脉阿昔洛韦,疗程一般为 7~10 天;口服阿昔洛韦、伐昔洛韦或泛昔洛韦可考虑应用于不严重的 HSV 疾病。HSV 肺炎、脑膜炎 / 脑炎则需要大剂量静脉阿昔洛韦治疗,建议疗程 14~21 天。HSV-1/HSV-2 可能会对阿昔洛韦发生耐药,同时也会对泛昔洛韦和万乃洛韦耐药,可以更换膦甲酸钠治疗。合并有细菌感染时予相应的抗菌药物。②对症治疗:可直接涂布局部麻醉剂(如 0.5% 达可洛宁液或 2%~20% 苯佐卡因软膏)进行局部止痛;重症患者可予相应的对症支持治疗。

(四) 水痘 - 带状疱疹病毒感染

VZV 感染可引起水痘和带状疱疹两种不同的病症,主要以沿周围神经分布的群集疱疹和神经痛为特征。VZV 感染与机体免疫功能有关,HSCT 患者较正常人明显易感,且往往病程迁延，病情较重，后遗神经痛较突出。同时少数 VZV 感染可累及内脏，表现为 VZV 肺炎、脑炎或肝炎等。

VZV 属疱疹病毒科 α 亚科，感染后病毒常在宿主体内长期潜伏存在，易复发为其共同特征。VZV 为直径大约 150~200nm 的球形病毒颗粒，外有双层类脂蛋白包膜，其核心系由壳微粒组成的核壳体，呈立体对称二十面体形状，直径为 100nm；核壳体内有病毒结构蛋白及全长为 124 884bp 的双股 DNA 分子，即 VZV 基因组。VZV 只有一种血清型，人类是唯一的自然宿主。VZV 对体外环境的抵抗力较弱，在干燥的疱疹痂壳内很快就失去活性；但在疱疹液中，可贮于 -65℃长期存活。水痘患者是 VZV 感染流行主要的传染源。一般认为，在短暂的前驱期和出疹早期传染性最大；出疹后 5 日时，传染性即消失。VZV 主要存在于患者的病变黏膜、皮肤组织、疱疹液及血液中，一般认为通过鼻咽部的飞沫及气溶胶经由空气传播，故传染性很强。VZV 侵入上呼吸道的上皮细胞内复制，然后进入血流，到达白细胞内复制后大量进入血流形成病毒血症，病毒散布全身各器官组织，引起相应组织病变。此外，VZV 感染也可表现为无临床症状的潜隐性感染，VZV 基因组潜伏于脊髓后根神经节或脑神经的感觉神经节内。当机体受到某些刺激，如发热、疲劳、创伤、X 线照射、使用免疫抑制剂或患白血病、淋巴瘤等，机体免疫力下降，潜伏病毒被激活，沿感觉神经轴索下行，到达神经所支配的皮肤细胞内增殖而产生呈带状分布的疱疹。

1. 流行病学　HSCT 后 VZV 感染的发生率为 17%~50%，通常是病毒在体内的重新激活所致，感染发生的中位时间为移植后 5 个月。应用抗病毒药物之前，超过 45% 的移植患者出现内脏感染的播散，有效抗病毒治疗后内脏感染播散率降至 5% 以下。自体和异体 HSCT 受者 VZV 的感染率几乎相等。接受外周血干细胞移植的患者，淋巴细胞减少是 VZV 感染的危险因素。此外，预处理中 T 细胞去除、移植后免疫抑制剂治疗、GVHD 均可导致 VZV 感染的增加。

2. 临床表现　90% 以上的成年人均为 VZV 潜伏感染，移植受者中原发感染者主要为儿童。既往 HSCT 的儿童或成人水痘患者病死率很高，主要表现为进行性播散性水痘，即病毒血症持续时间较长、有高热及全身中毒症状、皮疹多而密集且新皮疹不断出现。有效抗病毒治疗的出现明显改善了感染水痘儿童移植受者的预后。在成人，潜伏于神经节的 VZV 激活，常表现为带状疱疹，少数可累及内脏，表现为 VZV 肺炎、脑炎或肝炎等。HSCT 受者较正常人对 VZV 明显易感，且往往病程迁延，病情较重，后遗神经痛较突出。HSCT 受者带状疱疹的最初表现与健康人类似，在皮疹出现前几小时至几天有受累皮肤不适、神经痛、发热、腹痛、恶心和呕吐等前驱症状。带状疱疹以成簇的水疱疹沿周围神经排列成带状，伴剧烈的神经痛为临床最突出的特点。带状疱疹患者皮疹主要累及以下部位：头部 16%、颈部 17%、胸部 47%、腰部 21% 和骶部 12%。

3. 实验室检查　①病原学检查：PCR 检测水疱液、血液、组织或分泌液（如肺泡灌洗液、胸腔积液、脑脊液和腹水等）中 VZV-DNA 是目前最佳的方法。直接免疫荧光法可检测疱疹基底刮片或疱疹液中的疱疹病毒抗原；亦可检测患者血清中的带状疱疹抗体，若病程中抗体效价升高 4 倍以上，则有诊断意义。②影像学检查：影像学表现缺乏特异性。VZV 肺炎 X 线胸片多表现为双肺播散的、边界不清的结节影。VZV 肝炎 CT 影像上可表现为多发低密度灶。

4. 诊断标准及方法　有水痘和带状疱疹典型表现者容易诊断，大多数病例能根据临床表现准确诊断。儿童有发热、弥散性水疱，既往无水痘病史，近期有明确 VZV 接触史者提示水痘。带状疱疹根据特征性神经痛以及沿周围神经带状成簇分布的皮肤水疱即可诊断。对于非典型患者，将疱疹刮片作病毒抗原免疫荧光测定、免疫学检查或病毒学检查，PCR 检测组织或体液中 VZV-DNA 尤其有助于快速诊断。血清学检查（大多数使用 ELISA 检测 IgG 和 IgM）有助于判断患者是否对 VZV 易感，但一般不能诊断 VZV 的急性感染。当带状疱疹以面部或生殖器部位疱疹为表现时，易与 HSV 感染相混淆，应行实验室检查确诊。当患者出疹前以一侧神经痛症状就诊时，应想到带状疱疹的可能性，并须注意与胸膜炎、胆囊炎和肋软骨炎等相鉴别，需行影像学检查相鉴别。当 VZV 累及肺、脑和肝等组织时，多采用 PCR 法检测相应分泌液（如肺泡灌洗液、胸腔积液、脑脊液和腹水等）中的 VZV-DNA，从而与其他病毒性肺炎、脑炎和肝炎等相鉴别。

5. 防治策略　HSCT 前患者均应进行 VZV 血清抗体的检测。血清学阴性的患者如接种疫苗需在起码在预处理前 4 周完成。移植患者应避免接触水痘和带状疱疹患者。阿昔洛韦或伐昔洛韦预防可明显降低移植后 VZV 相关的发病率和病死率。从传染源管理角度，隔离水痘患者是预防 VZV 感染的关键；此外，HSCT 受者还可通过被动免疫（如肌注水痘 - 带状疱疹免疫球蛋白）来预防和减轻水痘症状，但对预防带状疱疹一般无效。为避免内脏感染的发生，应在出现皮疹时尽早进行抗病毒治疗。阿昔洛韦是目前治疗 VZV 的主要药物。简单的 VZV 感染可予口服阿昔洛韦治疗，多器官累及的 VZV 感染则需给予静脉阿昔洛韦。泛昔洛韦、伐昔洛韦以及溴夫定也可应用于 VZV 的治疗。膦甲酸钠或者西多福韦可以作为二线治疗。水痘患者对儿童传染性很大，应隔离至出疹后 6 日。对症治疗包括预防继发感染以及止痒等对症处理。带状疱疹引起的疼痛主要采用口服非甾体类消炎镇痛药治疗，可同时服用镇静剂。

（五）人疱疹病毒 6、7、8 型感染

1986 年发现了 3 种新的疱疹病毒——HHV-6、7、8 型。HSCT 受者 HHV-6 感染率大约为 40%~65%，临床症状主要包括发热、皮疹、骨髓抑制、脑炎、移植后排斥和肺炎等。HHV-7 感染最常见的临床表现是发热和玫瑰疹，少数患者可引起脑或肺等内脏器官的感染，表现为 HHV-7 脑炎或肺炎等。HHV-8 感染可引起卡波西肉瘤和骨髓抑制。

HHV-6 和 HHV-7 属于 β- 疱疹病毒亚科，为双链 DNA 病毒，呈典型的疱疹病毒形态学特征。病毒体含有一电子致密高的圆柱状核心，核心外依次为核壳体、内膜和外膜。HHV-6 有两种亚型：HHV-6A 型和 HHV-6B 型，两者在核酸序列上一致性超过 90%，生物学特性也大多相同。HHV-6 成熟病毒体直径 160~200nm，HHV-7 成熟病毒体直径 170nm。HHV-8 又称为 KSHV，属于 γ- 疱疹病毒亚科，为双链 DNA 病毒。成熟病毒体直径 140nm，含有双分子层液相包膜和电子致密中心核。目前认为人类是 HHV-6 唯一的敏感宿主，原发性感染大多在出生后 1 年获得，唾液是最常见的传播途径。

1. 流行病学　HHV-6 是一种普遍存在的病原体，健康成人中约有 90% 可检出抗体。40%~65%HSCT 受者有 HHV-6 的感染或再激活，一般在移植后 2~4 周，比 CMV 激活的时间要早。HHV-6 的 A、B 两个亚型在不同疾病中的流行情况有所不同。99% 的 HHV-6 原发感染为 B 亚型所致，在骨髓移植患者中主要为 B 亚型，而在艾滋病及淋巴增生性疾病患者中，A 亚型的检出率则远高于 B 亚型。HHV-7 主要经血与唾液传播，儿童和成人中广泛存在 HHV-7，其感染时间晚于 HHV-6。HHV-7 感染在 allo-HSCT 人群中也很常见，发生率达 57%。HHV-8 通常存在于卡波西肉瘤组织和艾滋病患者体内淋巴瘤组织中，正常成人

HHV-8 感染检出率约有 1%~4%。HHV-8 分布具有明显地域特征，传播方式包括性传播、唾液传播、器官移植和输血传播。HHV-6 原发感染多发生于婴幼儿时期，可引起急性发热性玫瑰疹。同其他疱疹病毒一样，HHV-6 在原发感染后能持续潜伏在人体，当机体免疫功能受到抑制时再次激活感染人体。HHV-6 主要感染 $CD4^{+}T$ 细胞，也能感染 $CD8^{+}T$ 细胞、NK 细胞和巨噬细胞等，进而导致机体免疫力下降。HHV-7 在大多数正常人 $CD4^{+}T$ 细胞中以潜伏感染的形式存在，机体免疫功能受到抑制时再次激活感染人体。HHV-8 感染可能与卡波西肉瘤的发生有关，发病机制目前尚不清楚。HSCT 受者感染 HHV-6 的危险因素还未完全明确，但研究表明，allo-HSCT 者 HHV-6 病毒血症的发生率明显高于 auto-HSCT 者，脐带血移植受者 HHV-6 的感染率比骨髓移植或 HSCT 受者高。受者年龄偏轻、接受类固醇治疗及供受者间性别错配都是 HSCT 后感染 HHV-6 的独立危险因素。用 CD3 单克隆抗体预防 aGVHD 也会增加 HHV-6 的感染率。HHV-7 感染与预处理期间和移植后免疫抑制的强度如 ATG 和糖皮质激素的应用密切相关。HHV-7 感染还往往与 HHV-6 和 CMV 感染相关。HSCT 后 HHV-8 感染较少见，其危险因素尚不明确。

2. 临床表现　HSCT 患者 HHV-6 感染临床症状主要包括发热、皮疹、骨髓抑制、脑炎、移植后排斥和肺炎等。HHV-6 感染多发生在移植后 2~4 周，可出现非特异性发热，伴或不伴有皮疹。HHV-6 感染最常见的血液系统并发症是血小板聚集延迟和中性粒细胞减少。HHV-6 感染导致骨髓抑制，可能与细胞因子和 HHV-6 溶解产物的间接作用以及病毒直接感染骨髓祖细胞有关。侵袭神经系统是 HHV-6 感染的一个特点，病毒在初次感染时就侵入中枢神经系统，并长期潜伏。HHV-6 脑炎的临床表现多样，其临床特点主要是短时间的记忆障碍、意识模糊、昏迷、癫痫发作和头痛，症状的发生同植入时间很相近，MRI T2 加权成像可以看到边缘区域的高信号。HHV-7 原发感染与幼儿急疹有关，原发感染后病毒可在体内长期潜伏，机体免疫功能低下时再次激活。HSCT 患者 HHV-7 感染最常见的临床表现是发热和玫瑰疹，少数患者可引起脑或肺等内脏器官的感染，表现为 HHV-7 脑炎或肺炎等。HHV-8 较少在 HSCT 后人群中发现，卡波西肉瘤的发生极少，其他临床表现主要为骨髓抑制。

3. 实验室检查　HHV-6 和 HHV-7 感染的检测方法包括病毒培养、血清学诊断及 PCR 法检测病毒 DNA 等。病毒分离培养适用于基础研究。血清学检测常采用 ELISA 和间接免疫荧光法。对于儿童而言，抗体检测可帮助诊断，但抗体检测并不推荐应用于成人。PCR 是目前常用的 HHV-6 和 HHV-7 DNA 检测方法，可用于检测全血、血浆、脑脊液和唾液等中 HHV-6 和 HHV-7 DNA。PCR 法或血清学检测是目前常用的 HHV-8 特异性诊断方法。

4. 诊断标准及方法　HHV-6、HHV-7 和 HHV-8 的诊断均有赖于实验室检查。PCR 方法检测外周血或 CSF 等标本中的病毒 DNA 是目前推荐采用的检查。HHV-6 和 HHV-7 感染以发热起病，需与细菌、真菌和其他病毒（特别是 CMV）感染相鉴别；以皮疹起病，须与药疹、湿疹等皮肤疾病相鉴别。当 HHV-6/HHV-7 累及脑和肺等组织时，多采用 PCR 法检测相应分泌液（如肺泡灌洗液、胸腔积液、脑脊液和腹水等）中的 HHV-6/HHV-7 DNA，从而与其他病毒性脑炎和肺炎等相鉴别。

5. 防治策略　因为抗病毒药物的骨髓抑制和肾毒性等副作用，常规的抗病毒预防不推荐在临床上广泛应用于 HSCT 患者。HHV-6、HHV-7 和 HHV-8 感染目前均尚无有效的疫苗。HHV-6 感染的主要治疗药物为更昔洛韦、膦甲酸钠以及西多福韦。对于合并 CMV 感染的患者，膦甲酸钠更加有效，剂量最高可达 180mg/（kg·d）。对于 HHV-6 脑炎的治疗，一般推荐使用膦甲酸钠或更昔洛韦单独或者联合，尽管抗病毒药物对于可抑制 HHV-6 复制，但 HHV-6 脑炎的致死率仍相当高。HHV-7 和 HHV-8 感染因为病例数少并缺乏相应的循证医学的证据，目前尚无推荐治疗药物。

（六）肝炎病毒（乙型肝炎病毒、丙型肝炎病毒等）

肝炎病毒的激活是 HSCT 后的重要问题，其中国内主要以 HBV 和 HCV 为主。

1. HBV　属嗜肝 DNA 病毒科正嗜肝 DNA 病毒属，为直径 42nm 的球形颗粒，由包膜、核壳和核心组成。包膜由 HBsAg 组成，核壳由 HBcAg 组成，核心内有部分环状双链 DNA 和 DNA 聚合酶。HBV 感染传染源为 HBV 携带者和急、慢性肝炎患者，主要通过输血和血制品、破损的皮肤和黏膜、母婴和性传播。我国是 HBV 感染的高流行区，HBV 携带者比例高达 10%~15%。预处理方案中放、化疗以及移植前后大剂量免疫抑制剂的使用、CD20 单克隆抗体的应用导致 HSCT 患者免疫功能严重受抑，体内 HBV 复制增强。接受 HSCT 治疗的慢性 HBV 感染患者移植后 HBV 激活的比例超过 50%，常导致乙肝相关肝炎、VOD 或肝脏功能衰竭等严重并发症，增加患者死亡率。患者自身 HBsAg(+)及 HBV-DNA 滴度升高可能是影响移植后 HBV 激活的重要因素。HBV 感染病情轻重不同，临床表现可无症状或有食欲缺乏、恶心、呕吐、肝区痛、腹胀、全身乏力和黄疸等，可有肝脏和脾脏肿大，亦可有肝病面容、蜘蛛痣和肝掌。血清 HBV 标记物检测可作为 HBV 病原学诊断，常用酶免疫法和放射免疫法。血清 HBsAg 阳性是已感染乙肝病毒的标志。血清抗 -HBs 的出现是 HBV 感染康复的标记，注射过乙肝疫苗产生免疫者，抗 -HBs 亦出现阳性。血清 HBeAg 阳性提示有 HBV 复制和传染性，亦在 HBV 感染的早期出现，常和 HBsAg 同时出现。随着感染恢复和 HBV 复制减少，HBeAg 逐渐转阴，而抗 -HBe 出现阳性。血清抗 -HBc 阳性提示感染过 HBV。血清 HBV DNA 是 HBV 复制和有传染性的直接标志，早期进行 HBV-DNA 的定量检测有助于早期发现 HBV 的激活，从而早期有效干预。乙型肝炎的诊断应根据流行病学资料、临床症状、体征和实验室检查（如乙肝两对半与 HBV-DNA 等检测）进行综合诊断。供、受者 HBV 感染不是 allo-HSCT 的禁忌证；HBcAb/HBeAb(+)患者移植后可能出现乙肝血清学转换（即 HBsAg 转为阳性），在免疫抑制剂减量过程中应密切监测其乙肝血清学标志变化。HBsAg(+)是移植后发生 HBV 激活的高危因素，应在移植后密切监测其乙肝血清学标志变化及 HBV-DNA 水平。在诊断乙型肝炎时，需与药物性肝病、胆囊炎、胆管炎以及其他病毒引起的肝炎等相鉴别。目前推荐的一线抗病毒药物包括恩替卡韦和替诺福韦，其他药物还包括拉米夫定、替比夫定。HBsAg(+)的移植患者需接受抗病毒药物，疗程推荐在从开始应用免疫抑制剂至停用后至少 1 年。建议 HBcAb(-)和 HBsAb(-)的移植患者移植前进行疫苗接种。

2. HCV　属黄病毒科丙型肝炎病毒属，是黄病毒科中唯一的嗜肝病毒，基因组为单链 RNA。体内可能存在 2 种大小不同的病毒颗粒，一种为直径 55~65nm 的病毒颗粒，为完整病毒颗粒；另一种为直径 30~35nm 核心颗粒，称为裸病毒颗粒，为病毒的核心部分。我国一般人群 HCV 抗体阳性率为 3.2%，输血、静脉药物依赖或某些医学操作是 HCV 传播的主要途径。HSCT 患者由于使用大量免疫抑制剂和大量输血制品，HSCT 后发生 HCV 的风险增加。HSCT 人群中，HCV 感染是 VOD 和 GVHD 发生的高危因素，其对于移植后患者短期的生存率并没有显著的影响，但通过随访长期生存的患者发现 HCV 感染可以促进肝脏纤维化，发生肝硬化以及肝脏恶性肿瘤的几率增加。丙型肝炎的诊断需结合流行病学资料、临床表现（乏力、食欲减退、恶心、黄疸、肝大和肝区压痛等）和病原学检查等，并与药物性肝病以及其他病毒引起的肝炎等相鉴别。血清学试验检测 HCV 抗体和 PCR 法定性/定量检测 HCV RNA 是目前常用的 HCV 病原学诊断方法。对于移植半年后未发生严重的 GVHD 的 HCV 患者,可考虑在监测 HCV RNA 拷贝数的基础上予长效干扰素及利巴韦林治疗以提高患者的长期生存率。HCV 感染的主要来源是输血和血制品,因此筛选献血员是当前预防 HCV 感染的主要措施,同时应加强医疗器械的管理,防止医源性感染的发生。由于 HCV 变异性和亚型的繁多,丙肝疫苗的研制仍在不断探索中。

（七）社区获得性呼吸道病毒

1. 流感病毒(Ⅳ) 可引起急性呼吸道传染病,即流行性感冒。尽管不同类型移植和不同移植中心报道的发病率和严重程度差异较大,流感对 HSCT 患者的影响已逐渐受到重视。Ⅳ是负链单股 RNA 病毒,属正黏病毒科,根据 NP 的抗原特性不同,Ⅳ分为甲(A)、乙(B)、丙(C)3 型,其中甲型Ⅳ先按其宿主来源区分,然后根据其血凝素(H)和神经氨酸酶(N)抗原特性的不同又分为若干亚型。Ⅳ对高温抵抗力弱,100℃ 1 分钟即被灭活,对紫外线照射和乙醇、碘伏等常用消毒剂均很敏感。迅速的变异进化是Ⅳ的一大特点,显著的变异主要发生于甲型Ⅳ,乙型Ⅳ则少见得多,丙型Ⅳ一般不发生。HSCT 患者的 IV 感染大多数为社区获得性。HSCT 后Ⅳ A 和 B 感染的发生率为 1.3%~2.6%,流感流行季节发生率更高。大约有 18% 的患者由上呼吸道感染进展为肺炎,诊断为肺炎后的 1 个月内死亡率为 25%~28%。Ⅳ致病的主要机制是病毒复制引起的细胞损伤及死亡。Ⅳ可感染呼吸道的各类细胞,并能在其内复制。Ⅳ通过上呼吸道感染的播散或经直接吸入而达到肺泡,引起流感病毒性肺炎。气管、支气管黏膜充血,可发生气管炎、支气管和小支气管炎,肺泡间隙出现中性粒细胞和单个核细胞浸润,致死性病例可伴有广泛性的肺泡出血。另外,流感病毒性肺炎可继发细菌感染,引起极高的病死率。移植后发生流感的危险因素包括淋巴细胞减少和应用糖皮质激素等。

流感潜伏期约 1~3 天,起病急骤,通常表现为发热、寒战、肌痛和干咳等,呼吸道症状轻微或不明显,但有 20% 的 HSCT 患者不出现发热。在 HSCT 患者中,Ⅳ感染可由单纯性转化为肺炎型,或直接表现为肺炎型。典型的肺炎型流感发病后,高热持续不退,迅速出现呼吸困难、发绀、剧烈咳嗽。其他较少见的Ⅳ疾病包括神经系统感染、心肌炎等。文献报道 HSCT 患者发生Ⅳ肺炎的病死率在 6%~27%。PCR 技术已经广泛应用于诊断Ⅳ感染,其原理为检测Ⅳ-RNA。流感快速检测试剂盒用于检测Ⅳ抗原,具有 90% 以上的特异性,但敏感性低于 PCR 法。Ⅳ肺炎影像学表现以磨玻璃密度影和片状影为主,多发生于下肺,可表现为片状渗出、网状及结节影,严重者进展为大片状实变影。

诊断可依据流感接触史、临床症状和体征及实验室检查,确诊依靠从患者呼吸道分泌物中检出Ⅳ或病毒抗原。欧洲白血病感染委员会(ECIL)推荐的临床诊断标准包括出现流感样症状或急性呼吸道感染,如实验室病原学检查阳性则可确诊。流感需与普通感冒相鉴别,普通感冒一般表现为上呼吸道感染症状,可出现咽痛、咳嗽、流涕,全身中毒症状轻。另外Ⅳ肺炎需与其他病毒性肺炎、支原体肺炎相鉴别,主要依靠病原学检查加以区分。目前临床上推荐抗Ⅳ一线药物为奥司他韦,在症状出现后 48 小时内给药。如果患者出现下呼吸道感染的症状或其他严重的并发症,无论初始症状发生的时间均需立即开始治疗。疗程根据治疗反应决定,至少需应用 5 天。扎那米韦可作为二线治疗,其他新药尚在研究中。由于 HSCT 患者存在发生严重流感的风险,疫苗接种需谨慎进行。移植早期或发生 cGVHD 的患者可能对疫苗接种无反应,因此在家属或密切接触者发生流感时,HSCT 患者可能需要接受抗病毒药物预防。

2. 副流感病毒(PIV)　在婴幼儿主要引起下呼吸道感染,在成人主要表现为上呼吸道感染,在 HSCT 患者中可引起致命性的肺部感染。

PIV 为 RNA 病毒,属副黏病毒科,其包膜表面有两种糖蛋白:一种有红细胞凝集活性和神经氨酸酶活性,称 HN 蛋白;另一种具有促进细胞融合和溶解红细胞的作用,称 F 蛋白。PIV 可分为 4 种血清型,即 PIV-1、PIV-2、PIV-3、PIV-4,其中 PIV-3 引起了绝大多数的感染,PIV-4 极为少见。PIV 通过直接接触和飞沫传播,感染呈全球性分布,是呼吸道感染的常见病原。PIV-1 所致疾病谱很广,包括喉气管支气管炎、毛细支气管炎、支气管炎和肺炎;PIV-2 感染可出现严重的下呼吸道感染症状;PIV-3 主要引起毛细支气管炎和肺炎;PIV-4 较为少见,一般症状较轻。PIV 可重复感染,在 HSCT 人群中再感染几率更高。文献报道 HSCT 后 PIV 感染率约为 2%~7%。病毒包膜表面的糖蛋白在感染靶细胞的过程中起重要作用。HN 蛋白可使病毒吸附于靶细胞,F 蛋白使病毒侵入靶细胞内。在免疫功能正常的成人,PIV 主要侵犯呼吸道黏膜的表层组织,在 HSCT 患者病毒可侵犯肺泡上皮及间质细胞,引起间质性肺炎。无关供者移植被认为是 PIV 感染的危险因素,应用糖皮质激素和淋巴细胞减低则是 PIV 感染发展为肺炎的危险因素。

HSCT 患者 PIV 感染最常见为 PIV-3,占 90%,PIV-1 和 PIV-2 各占 6%。PIV 感染的主要症状为咳嗽、流涕等上呼吸道症状。约有 13%~37% 的 PIV 感染患者发展为肺炎,病死率为 10%~30%。另外,PIV 感染的 HSCT 患者常伴有其他病原体的感染。病原的实验室检查包括病毒分离鉴定、病毒抗原检测和病毒核酸检测,其中 PCR 方法检测 PIV 的 RNA,简便快捷且特异性、敏感性较高,已普遍应用于临床。病毒分离培养因检测时间长,已较少应用于临床。抗原检测采用免疫荧光法和酶联免疫法等技术,检测速度快,但敏感性逊于 PCR 技术。PIV 感染所致肺炎影像学上表现为弥漫的间质改变和肺叶的浸润。典型的胸部 CT 表现包括支气管周围磨玻璃影,播散的肺周边网格样改变或肺泡片状实变影。根据欧洲白血病感染委员会(ECIL)制定的社区获得性呼吸道病毒诊断和治疗指南,PIV 感染的诊断分为确诊、临床诊断和拟诊。确诊病例应同时符合 PIV 呼吸道感染的临床标准和实验室标准;临床诊断病例应符合临床标准,同时具有流行病学根据(与 PIV 携带者或感染者的接触史等);拟诊病例应符合临床标准。PIV 呼吸道感染的临床标准包括临床判断与感染相符的新发呼吸道感染症状,同时至少具有咳嗽、咽痛、气短和鼻炎中的一种症状。实验室标准包括临床标本检出 PIV,同时至少具有病毒分离培养阳性、抗原检测阳性或 PCR 检测核酸阳性中的一项,还应排除其他病原感染。PIV 感染需与流感进行鉴别,流感的临床特点为全身中毒症状重但呼吸道症状很轻,常有高热。另外,副流感病毒感染还应与呼吸道合胞病毒感染相鉴别,两者临床症状相似,需通过病原学检查加以区分。目前 PIV 还没有明确有效的治疗方案。严格的感染控制是预防 PIV 感染的关键,措施包括 PIV 感染者的隔离和 HSCT 患者的手部消毒等。

3. 呼吸道合胞病毒(RSV)感染　RSV 是引起世界范围内婴幼儿和成人呼吸道感染的首位病毒病原。超过 65% 的儿童在 1 岁前感染过 RSV,且反复感染很常见。在较大儿童和成人中,RSV 感染常表现为上呼吸道感染或气管支气管炎,而在免疫功能低下的患者中,RSV 可能导致致命性的肺部感染。

RSV 属副黏病毒科肺病毒属,基因组为单股负链 RNA。RSV 抗原异质性较小,分为 A、

B 两个亚型。RSV 对温度和酸碱度改变耐受性差，在体外污染环境下存活时间一般不超过 1 小时。RSV 感染呈全球性分布，冬春两季常引起暴发流行。RSV 主要通过呼吸道飞沫传播，自然感染后抗体免疫保护时间短暂，故可反复感染。RSV 也是院内感染的重要病原。RSV 肺炎的发病率在 allo-HSCT 患者中为 3.5%~8.8%，auto-HSCT 为 0.4%~1.5%。40%~80% 的上呼吸道 RSV 感染患者发展为肺炎。RSV 感染的发病机制尚未充分阐明，有研究认为 RSV 肺炎是病毒直接损害的结果。RSV 病毒可直接引起组织的损伤，又可作为变应原诱导机体免疫应答，造成机体的免疫损伤。另外，约 1/3 的 RSV 肺炎患者合并了其他病原体的肺部感染。淋巴细胞减少和患者年龄大可能是 RSV 肺炎的最主要危险因素。RSV 感染在免疫功能正常的成人多表现为较轻的上呼吸道感染症状，而在免疫低下的人群则常发展为肺炎，在 HSCT 患者中从上呼吸道感染发展为肺炎的中位时间为 7 天。感染通常发生在移植后 2 个月内，部分患者出现迟发感染。RSV 肺炎起病初期有鼻塞、流涕等上呼吸道感染的症状，并迅速发展为肺炎，出现呼吸困难、剧烈咳嗽和喘憋，病死率可能高达 45%。另外有 20%~50% 的患者没有上呼吸道感染症状而直接表现为肺炎。近年有研究显示 RSV 感染可能导致迟发性的气道阻塞，从而使 HSCT 患者的肺功能加速恶化。文献报道 HSCT 患者 RSV 肺炎的病死率差异较大(0~70%)。RSV 感染的实验室检查包括核酸检测、抗原检测和病毒分离培养。PCR 技术用于检测 RSV 的 RNA，敏感性、特异性高、检测迅速，已常规应用于实验室诊断。免疫荧光检测技术等可用于检测 RSV 抗原，敏感性低于 PCR。病毒分离培养是病原诊断的金标准，但由于耗时长，已较少采用。RSV 肺炎影像学改变常见于双下肺，呈弥漫的间质病变，严重者可出现节段性实变。

根据欧洲白血病感染委员会（ECIL）制定的社区获得性呼吸道病毒诊断和治疗指南，RSV 感染的诊断分为确诊、临床诊断和拟诊。确诊病例应同时符合 RSV 呼吸道感染的临床标准和实验室标准；临床诊断病例应符合临床标准，同时具有流行病学根据(与 RSV 感染者、携带者的接触史等)；拟诊病例应符合临床标准。RSV 呼吸道感染的临床标准包括临床判断与感染相符的新发呼吸道感染症状，同时至少具有咳嗽、咽痛、气短和鼻炎中的一种症状。实验室标准包括临床标本检出 RSV，同时至少具有病毒分离培养阳性、抗原检测阳性或 PCR 检测核酸阳性中的一项，还应排除其他抗原感染。RSV 感染与副流感病毒、腺病毒感染的临床表现相似，主要依靠病原学检测加以鉴别。目前还没有对 HSCT 患者 RSV 感染治疗的大宗临床试验，治疗经验多来自小样本的非对照或随机研究。利巴韦林气雾剂单独治疗 HSCT 后 RSV 感染的效果与治疗开始的时机相关，在上呼吸道感染和肺炎早期开始治疗疗效较好。有研究显示利巴韦林气雾剂联合 IVIG 在患者呼吸衰竭前进行治疗效果较好。利巴韦林气雾剂的最佳剂量和疗程尚未明确，疗程根据治疗反应和患者免疫状态而定。部分研究采用口服利巴韦林和气雾剂联合应用治疗 RSV 感染。单独使用利巴韦林静脉制剂似乎对 RSV 上呼吸道感染有一定疗效，但对肺炎无效。在呼吸道病毒流行季节积极预防和控制呼吸道病毒感染对减少移植患者院内获得性 RSV 感染十分重要，相关措施包括感染患者的隔离、接触患者时的手部消毒和限制 HSCT 患者接触有上呼吸道感染症状的家属等。目前尚无有效的 RSV 疫苗。有学者采用 IVIG 预防移植后 RSV 感染，但疗效不明确，且费用较高。在 RSV 上呼吸道感染发生时进行抢先治疗对预防 RSV 肺炎可能有益。目前采用的抢先治疗方案有利巴韦林气雾剂联合或不联合 IVIG，但目前都仅有小样本研究的报道，疗效及药物剂量均尚未明确。

（八）其他病毒

1. 多瘤病毒（polyomaviruses）　是广泛分布于哺乳动物的小 DNA 病毒。与人类疾病密切相关的多瘤病毒有 BKV 和 JCV。

（1）BKV 感染：BKV 系多瘤病毒科人多瘤病毒属，属于 DNA 肿瘤病毒。BKV 为二十面体，对称性球形颗粒，无包膜，直径 40~44nm，衣壳由 72 个壳微粒组成。BKV 的成人感染率是 75%~100%，原发感染多发生在儿童时期，感染后可长期潜伏于人体泌尿道中，当机体免疫功能受抑时重新激活，大量复制而致病。BKV 传播途径不太清楚，可能经呼吸道和经口传播，也可经器官和骨髓移植传播。HSCT 后患者尿中 BKV 检出率可达 40% 以上，BKV 相关性出血性膀胱炎（HC）的发病率为 5%~20% 不等，多为迟发性，持续时间长。BKV 尿是 HSCT 后迟发性 HC 的主要发病原因，CMV 感染、Ⅱ~Ⅳ度 aGVHD 是使尿 BKV 复制增加的危险因素，可共同促进迟发性 HC 的发生。BKV 感染所致的 HC，多无显性临床症状，但也可引起严重疾病，主要临床表现为下腹部疼痛、尿频、尿急和尿痛等膀胱刺激征及血尿，伴有蛋白尿和病毒尿症。BKV 感染也可单独或与 JCV 混合感染引起输尿管狭窄。根据临床表现及实验室检测出病毒抗原和抗体或尿脱落细胞发现病毒包涵体进行诊断，应与一般感染性和非感染性血尿，包括肾盂肾炎、急性肾小球肾炎、结石和肿瘤等相鉴别。治疗主要为对症治疗，多饮水或碱化尿液，减轻膀胱刺激症状，解除膀胱痉挛和疼痛。出血严重者，经尿道插管间断冲洗保存通畅，如有血块堵塞应进行膀胱造口术。抗病毒药物也有一定的作用，有继发感染时需使用抗菌药物。对移植后患者定期进行 BKV 检测有助于早期发现和防治 HC，减少 HC 发病率和病死率，提高移植患者的生活质量。

（2）JCV 感染：JCV 系多瘤病毒科多瘤病毒属，与猿病毒 SV40 同源序列达 70% 以上。JCV 病毒颗粒呈球形，平均直径 42.5nm，呈二十面体立体对称，衣壳由 72 个壳微粒，无包膜。JCV 传播途径不太清楚，可能经呼吸道和经口传播，也可经器官和骨髓移植传播。JCV 的成人感染率是 50%~90%，原发感染多发生在儿童和少年，感染后可能潜伏在肾脏、外周血细胞和脑中，当机体免疫功能受抑时重新激活，大量复制而致病。JCV 是进行性多灶性白质脑病（PML）的主要病原体，但目前尚无证据表明移植后白质脑病是由 JCV 感染引起的。HSCT 后 PML 是一种少见的、致命的中枢神经系统疾病，主要症状为：早期性格改变、精神错乱、意识障碍、瘫痪、共济失调和眩晕等。PML 诊断主要依据临床证据结合辅助检查（CT、MRI），需与其他中枢神经系统的机会性感染相鉴别，如弓形虫、真菌和 CMV 等病原微生物感染。本病尚无有效的治疗方法，并且预后不良，治疗关键是早期诊断、支持宿主的免疫应答和应用抗病毒药物以抑制病毒复制，早期应用抗病毒药物和免疫调节剂有一定的作用。至今也无有效预防方法。

2. PVB19　系细小病毒科红细胞病毒属，为一种单链、线状、无包膜的小 DNA 病毒，直径为 20~25nm 的圆形颗粒，由 5600 个核苷酸和两种结构蛋白 VP1（781 个氨基酸）、VP2（554 个氨基酸）和一组非结构蛋白 NS1 组成。PVB19 可经呼吸道、输血和血制品、器官移植及母婴传播。PVB19 对于小儿易感，5~10 岁为感染高峰期；成年人中 40%~60% 已有 B19 的 IgG 抗体，具有一定的免疫力。PVB19 侵入机体后可长期潜伏存在，PVB19-IgM 中位持续时间为 4.8 个月，IgG 可持续几年或终身。由于 PVB19 感染的靶细胞主要为人骨髓红系祖细胞和后期幼稚红细胞，HSCT 患者 PVB19 感染主要表现为红细胞再障，即红细胞和血红蛋白明显减少，白细胞和血小板亦可轻度减少。放射免疫或 ELISA 法检测 PVB19 特异性抗原或抗体以及 PCR 法检测 B19 DNA 是目前常用的 PVB19 病原学诊断方法。PVB19 感染患者 IVIG 治疗有效，每日 400mg/kg 连用 3~5 日，不仅使患者症状好转、消失，而且 PVB19 DNA 也转阴。发生再障贫血危象者应予以输血等对症支持治疗。

3. HPV 属于乳头瘤病毒科乳头瘤病毒属，为双链 DNA 病毒，球形无包膜，病毒颗粒直径约 45~55nm，二十面体对称，有 72 个壳粒。HPV 感染在人群中普遍存在，主要通过直接或间接接触被 HPV 污染的物品而传播，主要引起多种皮肤和黏膜表面感染，最常见为皮肤寻常疣，占 HPV 感染总数 50%，儿童多见。长期使用免疫抑制剂可诱发 HPV 感染。HPV 感染临床表现多种多样，可无症状，或产生可察觉到的良性疣（如趾疣、寻常疣、扁平疣和生殖器疣），或可转为侵入性肿瘤（如癌前病变及生殖道恶性肿瘤）。HPV 感染诊断主要依据流行病学资料、临床表现和辅助检查（组织病理学和核酸分子杂交检测 HPV-DNA 及血清学方法检测 HPV 抗原）。良性疣治疗方法主要是：局部药物治疗、全身治疗（抗病毒及免疫调节治疗）、物理治疗和外科手术切除；侵入性肿瘤的治疗有联合应用切除术、免疫抑制剂减量或撤除、放疗和化疗。目前尚无有效预防 HPV 感染的方法。

（刘启发）

参考文献

1. Ljungman P, de la Camara R, Cordonnier C, et al. Management of CMV, HHV-6, HHV-7 and Kaposi-sarcoma herpesvirus (HHV-8) infections in patients with hematological malignancies and after SCT. Bone Marrow Transplant, 2008, 42(4): 227-240.
2. Mallet V, van Bömmel F, Doerig C, et al. Management of viral hepatitis in patients with haematological malignancy and in patients undergoing haemopoietic stem cell transplantation: recommendations of the 5th European Conference on Infections in Leukaemia (ECIL-5). Lancet Infect Dis, 2016, 16(5): 606-617.
3. Waghmare A, Englund JA, Boeckh M. How I treat respiratory viral infections in the setting of intensive chemotherapy or hematopoietic cell transplantation. Blood, 2016, 127(22): 2682-2692.
4. Styczynski J, van der Velden W, Fox CP, et al, Management of Epstein-Barr Virus infections and post-transplant lymphoproliferative disorders in patients after allogeneic hematopoietic stem cell transplantation: Sixth European Conference on Infections in Leukemia (ECIL-6) guidelines. Haematologica, 2016, 101(7): 803-811.
5. Chemaly RF, Shah DP, Boeckh MJ, Management of respiratory viral infections in hematopoietic cell transplant recipients and patients with hematologic malignancies. Clin Infect Dis, 2014, 59(Suppl 5): S344-351.
6. Engelhard D, Mohty B, de la Camara R, et al. European guidelines for prevention and management of influenza in hematopoietic stem cell transplantation and leukemia patients: summary of ECIL-4 (2011), on behalf of ECIL, a joint venture of EBMT, EORTC, ICHS, and ELN. Transpl Infect Dis, 2013, 15(3): 219-232.
7. Styczynski J, Reusser P, Einsele H, et al. Management of HSV, VZV and EBV infections in patients with hematological malignancies and after SCT: guidelines from the Second European Conference on Infections in Leukemia. Bone Marrow Transplant, 2009, 43(10): 757-770.
8. Shah JN, Chemaly RF, Management of RSV infections in adult recipients of hematopoietic stem cell transplantation. Blood, 2011, 117(10): 2755-2763.
9. Matthes-Martin S, Feuchtinger T, Shaw PJ, et al. European guidelines for diagnosis and treatment of adenovirus infection in leukemia and stem cell transplantation: summary of ECIL-4 (2011). Transpl Infect Dis, 2012, 14(6): 555-563.
10. Dignan FL, Clark A, Aitken C, et al. BCSH/BSBMT/UK clinical virology network guideline: diagnosis and management of common respiratory viral infections in patients undergoing treatment for haematological malignancies or stem cell transplantation. Br J Haematol, 2016, 173(3): 380-393.

第四章

移植后淋巴增殖性疾病

一、概述

PTLD 是指接受实体器官移植或 HSCT 后患者由于免疫抑制而发生的一组由良性淋巴组织增殖到恶性肿瘤的淋巴系统增殖性疾病。PTLD 是移植后发生的最严重的并发症之一，其发病与受体免疫功能抑制和 EBV 感染相关。PTLD 的发病风险与移植类型和免疫抑制方案等有关，在多器官联合移植中 PTLD 的发生率可高达 20%~25%，而在使用免疫抑制强度较低的肾脏、肝脏移植中发病率仅为 1%~5%。在 HSCT 中，异基因移植发病率高于自体移植，在 allo-HSCT 中总体发病率在不同供者来源移植中差别较大，文献报道在 1.2%~11.2%，自体移植极少发生 PTLD。既往报道 PTLD 的死亡率在实体器官中为 50%~70%，在 HSCT 中可高达 70%~90%。近年来由于诊断和治疗的提高，PTLD 的死亡率明显降低。

二、病因与发病机制

PTLD 的病因与发病机制尚不明确，但一般认为与 EBV 感染、免疫功能抑制、免疫监视缺失、免疫抑制剂的致瘤性、移植物的慢性抗原刺激等因素有关，尤其是 EBV 感染可能在 PTLD 发病中起到十分重要的作用。文献报道大约 50%~70% 的 PTLD 与 EBV 感染相关。尽管各种免疫抑制剂在 PTLD 发病中的具体作用尚不清楚，但总体的免疫抑制程度是决定本病发生的主要因素。EBV 特异 T 细胞介导的免疫功能损伤在发病中起重要作用。在正常情况下，EBV 感染的 B 细胞受控于细胞毒 T 细胞，B 细胞的生长和死亡处于平衡状态，一旦 T 细胞功能损伤，这种平衡即被打破，从而导致了 PTLD 的发生。移植受者在一系列的 T 细胞免疫监视降低情况下出现 EBV 诱发单克隆 B 细胞增生，少数情况下是多克隆增生，罕见情况为 T 细胞增生。大多数 PTLD 与 EBV 感染有关，但近年来发现其他疱疹病毒家族成员，如 CMV 和 HHV 等可能也参与了促进 PTLD 的发生发展过程。

三、发病率与危险因素

在 HSCT 中，allo-HSCT 后总体发病率为 3.2%，同胞相合供者移植中为 1.2%，单倍体 / 家族不合供者移植 2.8%，无关相合供者移植 4.0%，无关不相合供者则高达 11.2%。Auto-

HSCT后主要发生在接受CD34⁺细胞筛选或原发病为自身免疫性疾病的患者。脐血移植患者PTLD发病率文献报道为2.6%~12.9%。HSCT后PTLD的危险因素包括T细胞去除、供受者EBV血清学不合、脐血移植、HLA不合、脾切除、二次移植等，重度GVHD或需免疫抑制治疗的cGVHD也增加PTLD发生的风险。

四、病理类型

异基因HSCT后PTLD通常起源于供者淋巴细胞。绝大多数PTLD为B细胞来源(>85%)，少数源于T细胞(<15%)。B细胞来源的PTLD多数呈EBV阳性，而T细胞来源的PTLD仅约1/3患者呈EBV阳性。根据WHO(2008)分型标准，基于细胞形态学、免疫表型及分子生物学可将PTLD分为4大类：①早期病变；②多形性PTLD；③单形性PTLD；④经典的霍奇金淋巴瘤(表4-4-1)。2016年修订的WHO标准中早期病变的类型增加了鲜红滤泡增生。

表4-4-1 PTLD组织病理分型(2016 WHO)

类型	形态学和免疫表型	遗传学
早期病变 反应性浆细胞增生 传染性单核细胞增多样病变 鲜红滤泡增生	结构完整，混合少量多克隆B或T免疫母细胞和浆细胞；典型者EBV(+)	无典型克隆；可出现微小克隆
多形性PTLD	结构破坏，淋巴细胞成分呈现全谱系性的变化(从免疫母细胞到浆细胞，间杂有小和中等大小的B或T淋巴细胞)；通常EBV(+)	克隆性Ig基因重排，无克隆性T细胞
单形性PTLD B细胞肿瘤 弥漫大B细胞淋巴瘤 Burkitt/ Burkitt样淋巴瘤 浆细胞骨髓瘤 浆细胞瘤样病变 T/NK细胞肿瘤 外周T细胞淋巴瘤 其他类型	结构破坏，符合WHO分型中浆细胞肿瘤或非霍奇金淋巴瘤的诊断标准；表型根据不同的NHL亚型各异；EBV(±)	克隆性Ig基因重排和(或)克隆性T细胞受体基因重排
霍奇金淋巴瘤(HL)和HL样淋巴瘤	结构破坏，符合WHO经典HL的诊断标准	无典型克隆

1. 早期病变(early lesions) 定义为移植后受者反应性淋巴组织增生，包括浆细胞过度增生(plasmacytic hyperplasia，PH)、传染性单核细胞增多症样PTLD(infectious mononucleosis，IM-like PTLD)和鲜红滤泡增生(florid follicular hyperplasia)。特点是受累组织一定程度上保留其结构，淋巴结的窦或扁桃体的隐窝仍保留，在部分病例中有残存的反应性生发中心。PH患者为多量浆细胞和少量免疫母细胞增生，而IM样PTLD为在T细胞和浆细胞的背景下出现副皮质层扩大和大量的免疫母细胞。这两类增生可以类似，但又不同于典型的滤泡性反应性增生，表现为浆细胞和免疫母细胞弥漫增生，并且病变组织结构未完全破坏。PH

和 IM 样病变与其他 PTLD 相比较更常发生在儿童和实体器官移植的成人，倾向累及淋巴结而不是结外组织。所有患者均为 EBV 阳性，多为原发性 EBV 感染而不是潜伏的 EBV 再激活。早期病变可以自发消退或在减少免疫抑制剂后消退，但是 IM 样病变可演变为多形性或单形性 PTLD，伴有结外组织累及的 IM 样病变者可以是致死性的。

2. 多形性 PTLD（polymorphic PTLD）　定义为破坏性病变，又称多形性 B 细胞增生、多形性 B 细胞淋巴瘤，是一种侵犯淋巴结和结外组织的破坏性病变。病理特点是由免疫母细胞、浆细胞和中等大小的淋巴细胞组成，破坏淋巴结的结构或形成结外破坏性生长的肿块。与 IM 样病变相比，多形性 PTLD 的组织结构破坏，但与淋巴瘤相比，B 细胞呈全谱系变化。多形性 PTLD 是儿童 PTLD 中最常见的一种类型，大多数多形性 PTLD 瘤组织 EBV 阳性，在儿童多见于原发性 EBV 病毒感染，部分患者可检测到 Ig 基因重排。减量免疫抑制剂仅对少部分患者有效，需采用综合治疗措施。

3. 单形性 PTLD（monomorphic PTLD）　源于典型的淋巴瘤，覆盖 B 细胞、T/NK 细胞淋巴瘤。在 B 细胞肿瘤谱系中，大多数为弥漫性大 B 细胞淋巴瘤，偶见浆细胞骨髓瘤、Burkitt/Brukitt 样淋巴瘤、间变性大细胞淋巴瘤。浆细胞瘤样损害约 15% 为 T/NK 细胞淋巴瘤。单形性 T 细胞 PTLD 表现覆盖整个 T 细胞肿瘤谱系，包括：皮下脂膜样 T 细胞淋巴瘤、肝脾 γ/δ-T 细胞淋巴瘤、NK/T 细胞淋巴瘤、T 细胞大颗粒淋巴细胞白血病和非特殊型的外周 T 细胞淋巴瘤。单形性 PTLD 为移植后最常见发生的 PTLD 类型。大多数 B 细胞淋巴瘤是 EBV 阳性，而大多数 NK/T 细胞淋巴瘤是 EBV 阴性。EBV 阴性病例的特点是发病晚、预后差。单形性 PTLD 治疗原则需采用综合治疗措施，其化疗参照普通淋巴瘤的治疗。

4. CHL-PTLD　移植后 CHL-PTLD 表现覆盖所有霍奇金淋巴瘤类型，然而与免疫正常人群相比，前者几乎都是混合细胞型或淋巴细胞消减型，后者则以结节硬化型最为常见。移植后发生 CHL 比较少见，多发生在移植后晚期，以肾移植后最常见。所有 CHL-PTLD 患者血清学为 EBV 阳性。治疗上参照普通霍奇金淋巴瘤，但对治疗反应明显差于普通霍奇金淋巴瘤。

五、临床表现

PTLD 的发病时间在不同的移植类型、不同的免疫抑制剂方案中存在差异。在 HSCT 受者，PTLD 发生的中位时间为移植后 4 至 6 个月。PTLD 临床表现多种多样，可表现为包括从无痛性、自限性的淋巴组织增殖到暴发性病症，从局部结节性病灶到广泛播散性病灶。临床症状主要根据受累器官部位和受累程度各异。PTLD 可累及淋巴结内及结外组织器官，可表现为单独结内或单独结外累及，也可表现为两者同时累及。HSCT 受者发生的 PTLD 通常由于病灶广泛及多器官累及而导致疾病进展迅速。临床症状主要表现为发热、淋巴结肿大、体重下降、食欲减退、疲劳、败血症以及多器官功能障碍。结外累及较常见，受累部位主要包括胃肠道、肺、皮肤、骨髓及 CNS 等。文献报道胃肠道是结外最常见的受累部位（22%~25%），而 CNS 受累大约为 10%~20%。CNS-PTLD 既可表现为系统性 PTLD 伴有 CNS 累及，也可表现为孤立性的 CNS-PTLD。

六、实验室检查

1. 血常规　IM 样 PTLD 患者外周血可出现异型淋巴细胞，当 PTLD 累及骨髓时可出现一系或多系血细胞减少、小部分患者可出现白细胞增多。

2. EBV 检测 EBV 检查包括血清学查 EBV 抗体和 PCR 检测 EBV-DNA，PCR 定量监测外周血 EBV-DNA 的负载对 EBV 相关性 PTLD 的诊断和疾病进展有指导意义。PTLD 发病前数周外周血 EBV-DNA 负载即开始增高，并随着疾病的进展而迅速上升，在 PTLD 诊断成立时达到高峰。所以对于高危患者建议每周监测 EBV-DNA 负载，一旦 EBV-DNA 负载迅速增多，预示发生 PTLD 的可能性大，应早期给予干预。此外，对受累组织器官分泌物如肺泡灌洗液和脑脊液等进行 EBV-DNA 检测有助于诊断。

3. 抗原受体基因 多形性和单形性 PTLD 可见克隆性 Ig 或 TCR 受体基因重排。

4. 组织病理学 组织病理学是诊断 PTLD 的金标准，附加的免疫学和分子生物学工具提供了更好地理解 PTLD 发病机制的方法：①确定细胞表型和谱系；②使用免疫表型技术确定克隆种系；③抗原受体基因和 EBV 克隆种系的遗传学研究；④使用 EBER 探针或 EBV 蛋白表达证实组织中 EBV 的存在；⑤分析促癌基因和抑癌基因的改变；⑥鉴别肿瘤细胞来源于供者或受者；⑦ CD20，细胞毒性 T 细胞抗原决定簇的表达。EBV 相关性 PTLD 在瘤组织通常含有大量的 EBNA、LMP、EBER 阳性细胞。CNS-PTLD 患者脑脊液细胞免疫表型分析通常显示单一细胞表型。

七、影像学检查

B 超、X 光摄片、CT、MRI 和 PET 等影像学检查对早期发现累及组织器官有指导意见。PET-CT 或 CT 检查的意义包括：①确定疾病阶段；②寻找适合活检的病灶：③明确结外病变（PET-CT 优于 CT）；④评估疗效。肺部及中枢神经系统受累时影像学可表现为弥漫性的改变或局部的占位性病变。

八、诊断标准及方法

PTLD 的诊断依据临床表现、实验室检查和组织病理学相结合。诊断要点包括：①组织器官移植后出现不明原因发热、体重下降等症状，抗感染治疗无效；②淋巴结肿大或肝脾肿大等组织器官累及的表现；③Ig 基因或 TCR 基因重排，血液中 EBV-DNA 负载增高，意义未明的单克隆丙种球蛋白病；④组织病理特征是确诊 PTLD 的金标准。此外，根据国际疱疹感染指南和欧洲白血病感染会议，受累组织器官分泌物证实病原学的存在也可以作为诊断的依据，如支气管肺泡灌洗液或脑脊液检查等都可以支持 PTLD 的诊断，但不能区分 PTLD 的类型。值得注意的是，部分患者外周血 EBV-DNA 检测阴性，但受累组织器官或分泌物、组织液中为阳性，应警惕这种外周血和组织的病毒分离现象，避免漏诊。大部分移植后 PTLD 患者以发热、盗汗等中毒症状起病，需与感染性疾病相鉴别，尤其是侵袭性真菌感染相鉴别；HSCT 后 PTLD 需与疾病复发，尤其是白血病髓外复发相鉴别。组织病理活检有助于与真菌感染和器官移植物排斥相鉴别；在白血病移植后髓外复发，尤其是急性淋巴细胞白血病髓外复发患者，对瘤细胞源于受者还是供者有助于鉴别 PTLD 与髓外复发。孤立性 CNS-PTLD 需与 CNS 白血病复发、环孢素脑病、癫痫、脑血管病变及其他 CNS 感染性疾病相鉴别。

九、治疗

PTLD 的一线治疗方案包括:①利妥昔单抗(美罗华),375mg/m^2,每周 1 次;②患者情况允许时减量免疫抑制剂;③供者或第三方 EBV-CTL。文献报道利妥昔单抗单药有效率为 64%,联合减量免疫抑制剂为 78%。二线治疗包括:① T 细胞治疗:EBV-CTL 或 DLI;②化疗或联合利妥昔单抗。T 细胞过继性免疫治疗用于 EBV 阳性的 allo-HSCT 患者,供者 EBV-CTL 对 PTLD 的有效率在 80% 左右,近年来在临床上已逐渐应用。DLI 的有效率也可达到 80%,但存在输注后的 GVHD 风险。对于其他治疗无效的患者,可考虑使用化疗,联合化疗优于单药化疗。化疗方案类似于散发性非霍奇金淋巴瘤化疗方案,多采用基于蒽环类药物的组合如:CHOP、CHOP-B、CVP、MACOP 方案等。化疗不仅可以抑制 PTLD,还能控制移植后排斥和 GVHD。但对于 PTLD 患者,尤其是发生在移植后早期 PTLD 患者,用淋巴瘤的传统化疗剂量可导致较多的脏器出现不良反应和增加感染几率。有文献报道基于 CHOP 方案的化疗可使 PTLD 的 CR 率达到 50%,但治疗相关死亡率高达 31%。因此,在化疗过程中给予支持性治疗如使用生长因子和预防性抗感染治疗等措施是必要的。抗病毒药物与 IVIG 不推荐使用。阿昔洛韦和更昔洛韦等抗病毒药物主要作用于溶细胞期的 EBV 相关的 DNA 多聚酶,而 PTLD 主要是 EBV 潜伏感染 B 细胞的增殖。因此,当循环中潜伏感染或组织侵袭的 B 细胞数量已经很高时,抗病毒药物的疗效很低。外科手术切除和(或)放疗一般用于局部新发病灶或复发 PTLD,主要用来解除肿瘤压迫或处理局部并发症,如胃肠道出血或穿孔。既往文献报道在某些选择性病例中,手术或局部放疗可能对治疗孤立性病灶有效,但近年来随着对 PTLD 发病机制的逐渐认识,目前针对于 PTLD 的治疗多采用系统性的治疗。其他的治疗选择还包括 IL-6 和 IL-10 单克隆抗体、TNF-α 及干细胞移植等。CNS 可能是免疫学的特殊部位,由于药物不容易透过血脑屏障,因此按常规治疗 CNS-PTLD 的反应率较低且容易复发。目前推荐的 CNS-PTLD 的治疗为利妥昔单抗联合化疗,其他方案包括利妥昔单抗单药或鞘内注射,T 细胞治疗和放疗。

十、预防

对于接受无关或 HLA 不相合、去 T 细胞移植的高危患者,移植后应密切监测外周血 EBV-DNA。对 EBV 血症的抢先治疗是目前预防进展至 PTLD 的最重要措施。抢先治疗包括:①利妥昔单抗,375mg/m^2,每周 1 次,共 4 次;②患者情况允许时减量免疫抑制剂;③供者或第三方 EBV-CTL 输注。文献报道利妥昔单抗抢先治疗的有效率为 90%,EBV-CTL 输注为 94%,单独减量免疫抑制剂为 86%。

十一、预后

尽管 PTLD 是一组异质性疾病,其预后影响因素也各异。目前研究表明以下因素与预后不良有关,包括高龄患者、一般情况较差、LDH 增高、出现 B 症状、晚期病变、移植器官病变、超过一个结外器官受累等。此外,CNS 和(或)骨髓受累是预后不良的独立危险因素。总体上 EBV 阴性和 T/NK 细胞的 PTLD 临床预后较差,也有报道出现原癌基因和抑癌基因突变患者对治疗反应不佳。

(刘启发)

参考文献

1. Styczynski J, van der Velden W, Fox CP, et al, Management of Epstein-Barr Virus infections and post-transplant lymphoproliferative disorders in patients after allogeneic hematopoietic stem cell transplantation: Sixth European Conference on Infections in Leukemia (ECIL-6) guidelines. Haematologica, 2016, 101 (7): 803-811.
2. Heslop HE.How I treat EBV lymphoproliferation.Blood, 2009, 114: 4002-4008.
3. Campo E, Swerdlow SH, Harris NL, et al. The 2008 WHO classification of lymphoid neoplasms and beyond: evolving concepts and practical applications. Blood, 2011, 117 (19): 5019-5032.
4. Styczynski J, Gil L, Tridello G, et al. Response to rituximab-based therapy and risk factor analysis in Epstein Barr Virusrelated lymphoproliferative disorder after hematopoietic stem cell transplant in children and adults: a study from the Infectious Diseases Working Party of the European Group for Blood and Marrow Transplantation. Clin Infect Dis,. 2013, 57 (6): 794-802.
5. Dierickx D, Tousseyn T, Gheysens O. How I treat posttransplant lymphoproliferative disorders. Blood, 2015, 126 (20): 2274-2283.
6. Swerdlow SH, Webber SA, Chadburn A, et al. Post-transplant lymphopro-liferative disorders. 5th ed. Lyon: International Agency for Research on Cancer, 2017.

第五章

主要脏器并发症

第一节　肺部并发症

肺部并发症在移植后发生率约为25%~55%，占死亡原因中的半数左右。根据发生的时间及进展速度，造血干细胞移植后肺部并发症分为移植后早期肺部并发症与晚期肺部并发症，早晚期的界定大致在移植后100天前后。30年前肺部并发症的病因以感染性疾病为主。随着众多种类广谱抗生素的更新及广泛应用，各类临床标本中已经较少能够检测到常见的细菌或真菌病原。因此，移植后肺部并发症的病因中非感染因素已占据主要地位。但是，并不应完全排除可能的各类感染原的直接或间接作用。需要注意的是迄今临床检验医学中，尤其在国内大多数血液病中心中，对于病毒性疾病的病毒分离、病毒抗原及其抗原成分的检测尚缺乏敏感、特异的方法，难以覆盖临床免疫功能低下患者中可能的病毒感染种类，仅有限的病毒可以进行其活动性感染的早期监测。因此，在考虑非感染性肺部并发症时应将病毒性疾病作为鉴别诊断或诱发因素。移植后肺部并发症的诊断流程中，首要鉴别的是感染与非感染性疾病，以纤维支气管镜进行支气管肺泡灌洗（BAL）检查或经支气管肺活检是鉴别诊断的重要手段之一。对BAL必做的检查项目应包括细菌（应包含抗酸杆菌、奴卡菌、军团杆菌）、真菌、病毒、非典型病原体、寄生虫。需要检测的病毒抗原或其抗原成分建议包含CMV、ADV、HHV-6型、VZV、RSV、PIV-1型及2型、IV-A及B型、轮状病毒和偏肺病毒等。移植后感染性肺部并发症的描述详见细菌感染、真菌感染及病毒性疾病等各章节，本章将重点阐述异基因移植后非感染性肺部并发症的定义、危险因素、临床特点及治疗现状。

一、移植后早期非感染性肺部并发症

30多年前，将移植后除外了下呼吸道感染及心衰因素而发生的广泛肺泡损伤称为间质性肺炎综合征（IPS）。这一概念内涵笼统，基本的诊断标准包括：①弥漫肺泡损伤的表现：肺炎的症状（咳嗽、呼吸困难、呼吸急促）、体征（啰音）、影像学上的多肺叶渗出表现以及肺生理学异常（新出现的或逐渐加重的限制性肺功能异常、肺泡动脉血氧分压差增加）；②除外下呼吸道活动性感染：BAL中主要细菌病原、非细菌病原阴性；③条件允许应行经支气管肺

活检鉴别诊断；④无心功能不全、肾功能不全或医源性水负荷过重等引起相似肺部症状的伴随疾病。

IPS病理表现中包括弥漫肺泡损伤伴透明膜形成、淋巴性支气管炎、机化性肺炎及间质性肺炎等病理类型。这一概念所描述的临床表现涉及移植后早期多类肺部并发症的临床特点。由于病情进展迅速、缺乏全面的病原学及病理学证据，文献中对于累及肺间质的移植后肺部并发症的称谓素来将临床表现与病理类型混合使用。尽管此类并发症可以由多种病因参与发病、具有相近的临床表现，不同的病理类型在临床表现上却可以类似。临床研究者始终致力于揭示特定的肺部病理类型与症状体征的关联。因此，根据肺损伤的解剖部位形成的定义更易于接受。随着免疫组化、放射医学、微生物学诊断手段的发展，在相当长的历史阶段里IPS实际上涵盖了文献报道中使用的AIP、ARDS、DPTS、PERDS、CLS、弥DAH、OP、BOS以及BCNU肺炎、放疗性肺炎、PTLD等并发症。其发病机制为移植预处理前后及移植后早期的炎性因子与炎性细胞共同参与了肺损伤。炎性因子中TNF-α和LPS最为关键。20世纪末期临床上静脉闭塞症（VOD）的患者常常同时发生IPS，肝功能衰竭与IPS造成的呼吸衰竭共同构成移植后死因的情况并不少见。LPS则是这一炎性损伤过程中的重要效应分子，参与内源性免疫反应的启动，强有力地增强炎性细胞因子的释放。还有研究表明LPS也是产生aGVHD过程中的重要效应分子。除了细胞因子，炎性细胞也参与炎性损伤过程，炎性细胞中既有淋巴细胞也有髓系来源的细胞参与直接攻击肺组织。供者来源的非淋巴细胞样辅助细胞与LPS导致的炎性细胞活化密切关联，最终形成胃肠道 - 肝脏 - 肺脏炎性轴的TNF-α分泌，而这一过程未必与GVHD伴随发生，因此，即使临床上GVHD表现轻微或无GVHD表现，供者来源的T作用细胞亦可归巢到肺部导致组织损伤。总之，临床上IPS诊治困局的背后，探索内源性与外源性共同作用形成的免疫介导的肺损伤机制可能会为提高这一常见并且致命并发症的临床疗效带来契机。

移植后早期非感染性肺部并发症的发生率与预处理强度、患者年龄、患者移植前是否有肺部共患病等因素相关。尽管非感染性肺部并发症亦可发生于自体移植之后，但异基因移植后发生率高、临床表现重、死亡率高、常规治疗效果差。截至20世纪末，报道中清髓预处理移植后120天之内的发生率在3%~15%之间，其相关死亡率可达50%~80%，几乎全部患者需要机械通气支持。近十年来的报告中，IPS的发生率在5%~25%之间，HLA同胞全合供者之外的供者来源移植中发生率高。现就其主要临床类型的特点及诊治现状简述如下。

（一）药物相关性肺炎

化疗药物引起的移植后肺部毒性最早在20世纪70年代有报道，相关药物包括BCNU、白消安、美法仑等。起病急剧，临床上以干咳为主要表现，呼吸困难进展快速，影像学上表现为双侧间质性渗出，肺功能表现为限制性肺损伤FVC减少、TLC明显下降。发病的危险因素包括之前的肺部放疗、吸烟史以及BCNU剂量超过450mg/m^{2}等。药物性肺损伤起病初期即应用皮质醇激素进行冲击治疗可以显著降低死亡率、改善预后。近年临床应用的新型抗肿瘤靶向药物或免疫调节药物如纳武单抗（nivolumab）、帕博利珠单抗（pembrolizumab）等PD1通路药物或CAR-T细胞治疗等均可导致全身炎症状态和急性药物相关性肺炎。

（二）非心源性毛细血管渗漏综合征

常于移植后30天之内发生。临床表现为呼吸困难、咳嗽、体重增加、水肿。影像学表现为双侧、肺门周围为主的浸润影、肺水肿、胸腔积液。目前规范的预处理方案下已极少发生，应警惕加大剂量或增加药物种类的“强化”预处理方案或某些造血刺激因子的副作用。详见“毛细血管渗漏综合征”一节。

（三）输血相关性肺损伤

是输血后并发症致死的主要原因，发病率 1/1000~1/5000，输血后 6~8 小时即可发生呼吸窘迫，起病急、以呼吸困难为主要表现。胸片表现为双肺弥漫渗出影，提示肺血管渗透性增高导致的肺水肿。治疗以支持为主，应停止血制品的输注。应用皮质醇激素、强迫利尿、给予呼吸支持。大多数患者 3~4 天内恢复。70% 的患者可以检测到抗 HLAⅠ或抗 HLAⅡ型抗体。近 20 多年来国内广泛采用少白成分输血，这一并发症已极少发生。

（四）围植入期呼吸窘迫综合征

发生于中性粒细胞植入前后的 5~7 天，是植入综合征表现之一。临床表现为发热、呼吸困难、低氧血症。肺部影像学呈间质性渗出性改变。尽管发生于自体移植围植入期时临床表现及发生时间与异基因移植的情况极其相似，临床转归却完全不同。自体移植的情况下皮质醇激素反应迅速完全，因而预后良好，而异基因移植后近年来由于医生对此类并发症的认识水平提高、处理及时而预后良好，二十余年前的报道中未能早期诊断者大部分会进展至呼吸衰竭甚至死亡。

（五）弥漫性肺泡出血

又称急性肺出血或出血性肺泡炎。移植后发生率为 2%~14%，是最危重的肺部并发症之一，死亡率 60%~83%。移植后 100 天之内的死亡率高达 80% 以上，病程进展迅速，从诊断 IPS 到死亡的平均时间两周左右。具体病因不明，高龄、移植前 FEV_1 小于 80%、强化的预处理、二次移植、急性重度 GVHD、血栓性微血管病等均为发生弥漫性肺泡出血（DAH）的危险因素。北京大学血液病研究所通过对 2006—2011 年间 597 例接受异基因移植的急性白血病患者中 22 例 DAH 的巢式对比分析发现，发病中位年龄 30.4 岁，发病中位时间为移植后 7.8 个月，移植前应用环磷酰胺累积剂量超过 $5g/m^2$ 是移植后发生 DAH 的独立危险因素。临床特点为急进的呼吸困难、咳嗽、低氧血症、伴或不伴发热，少见咯血，以检测到持续血性 BAL 确诊。既可发生于移植后 3 个月之内，也可发生于移植晚期重症肺部并发症的终末阶段。病理学表现为弥漫的肺泡损伤及肺泡出血。大剂量皮质醇激素并不能改善预后。

相当数量的文献报道将 DAH 视为非感染性肺部并发症，但移植后 DAH 并不像非移植的患者那样发病机制以放化疗肺损伤为主，推测其发病机制为感染性病原未能被及时清除而形成的重症肺损伤，并有免疫性损伤因素的参与。在感染原未被有效清除之前即使应用经验性广谱抗生素，甚至联合大剂量皮质醇激素（$2mg/kg \sim 1g/m^2$）均很少奏效，这一点国内外临床数据已有广泛报道。美国明尼苏达大学的研究者们 2006 年分析了 1995—2004 年间连续接受移植的 1919 例患者中发生肺出血的情况。116 例肺出血患者均具有相似的临床表现，其中 45 例被诊为感染性，71 例被诊为非感染性。两组出血后 60 天存活概率分别为 16%（95%CI 6%~26%）和 32%（95%CI 21%~43%）（P=0.08）。接受大剂量皮质醇激素治疗的患者出血 60 天存活概率为 26%(95%CI 18%~34%)，未用激素者为 25%(95%CI 6%~44%)（P=0.28）。北京大学血液病研究所将移植后合并低氧血症及呼吸衰竭的重症肺炎进行细菌、真菌、CMV 感染的病因分层之后发现，部分感染原持续阴性的患者在发病之后的一周之后应用小剂量皮质醇激素，临床状况显著而持续地获得改善。提示激素有效的治疗窗很可能处于病毒感染的后期。

总之,移植后早期肺部并发症的治疗强调及早施治,其前提是尽可能快速地采取综合手段鉴别诊断并频繁评估病情变化。在第一时间评估缺氧严重程度的检查必须包含动脉血气分析。疾病初起时的高分辨肺CT、病原标本采集与检测对于确定诊断、评估病情极具意义。在没有左心衰及容量负荷过多的情况下,只要患者一般状况允许,建议对影像学表现有肺部多叶或弥漫性渗出病变者检查BAL。血液科与呼吸科、影像科、重症医学科、心内科、肾内科等多科室会诊有助于迅速判断各器官的受损情况及相互影响。存在缺氧情况时需要尽可能地给予患者足够的氧支持,同时维持水电平衡、保护肾功能、维持有效心脏搏出量。早期诊断、积极的病原学检查、病因分层、针对性地早期用药仍是当前改善早期非感染肺部并发症预后的关键。

二、移植后晚期非感染性肺部并发症

在各类异基因移植后总发生率在20%~50%左右,多无明确感染原证据,病变累及小气道与肺实质,肺功能检查可呈现阻塞性和(或)限制性改变。临床起病在移植后3个月到2年之间不等,但肺功能异常改变可迁延数年之久。最常见的是闭塞性细支气管炎综合征(BOS)和OP。BO是病理学诊断,尽管病理证据也是诊断BOS的金标准,但由于肺活检的并发症风险,BOS多数由临床检验检查来确定。2005年美国NIH为了临床试验的需要界定了临床参数的诊断标准,强调诊断BOS的同时需除外合并感染以及具备另一器官或系统的cGVHD表现。由此,业界开始关于BOS的诊断描述趋于一致。BOS涵盖了病程上的BO与淋巴细胞性支气管炎。

(一) BOS

BOS是移植后晚期非感染性肺部合并症中被认识最完整的,明确与cGVHD相关。BOS是一种非特异性炎性因素损伤小气道而造成的以阻塞性病变为主的肺部并发症,疾病后期由于细支气管周围纤维化的进展亦可发生限制性肺功能改变。发生于移植后3~24个月之间。1984年最先在4位年轻的非吸烟移植受者中由病理证实。发病机制不明了,推测是被吸入性病原或病毒感染启动的异体活化T细胞侵犯小气道上皮导致异常修复反应直至发生肺纤维化。Edward等报道移植受者的PIV和RSV是移植后1年发生不可逆气道阻塞高风险相关因素。一项针对2002—2006年间移植受者的单中心回顾研究中,依据NIH修订共识定义的BOS异基因移植后发病率为5.5%,肺外存在cGVHD患者中为14%。cGVHD协作组多中心研究的911例患者中总体cGVHD发生率为47%,移植后2年BOS发生率为3%。上述文献报道中的发病率可能远低于实际情况。由于近年来早期诊断率上升,BOS的发病率与生存率均有上升。其发病的危险因素有:含Bu的预处理、诊断至移植14个月以上、外周血造血干细胞移植、女供男、Ⅱ~Ⅳ度aGVHD、高龄和既往有肺炎或阻塞性肺病史。

BOS起病隐匿,逐渐出现干咳、渐重的呼吸困难、体力活动耐力下降。较少发热,也可以无症状时肺功能检查即出现中到重度气道阻塞。胸部影像学表现可为过度通气、支气管扩张、支气管壁增厚、小叶中心结节、网格状改变、磨玻璃样改变等。相当数量的患者在发病时亦可能没有影像学的异常表现。疑诊BOS时建议进行系统的病原筛查、影像学及肺功能评估。项目包括:肺功能、吸/呼气相高分辨肺CT、全血感染原筛查(含BAL)、cGVHD评估、超声心动图评估肺动脉压力、6分钟步行血氧检测。高分辨CT对诊断BOS高度敏感,但临床实际中仍然不易发现气道陷闭,尚需更敏感的检查手段如参数反应成像。肺功能检测显示呼气相气道阻力增加，提示小气道和细支气管病变。诊断时中位 FEV_1% 值是 46%。确诊后患者的 FEV_1 会像慢性肺气肿患者那样逐年下降。病理学表现为淋巴细胞性支气管炎、急或慢性间质性肺炎、闭塞性细支气管炎。但临床上的活检结果常常与典型的病理改变有出入，这可能是因为经支气管活检取材时未能取到足够的远端支气管结构，病理学检查仅显示大气道与肺间质组织的炎性细胞渗出，因此并未真实地反映出细支气管炎症；另外还可能由于患者接受机械通气，活检组织的病理结构已经发生改变。当患者无活检的病理证据时，通常以肺功能检查参数对其性质及严重程度进行描述。重度 BOS 可出现坏死性细支气管炎，FEV_1 快速下降，死亡率达 25%~50%。

BOS 的治疗目的是防止肺功能进一步恶化。由于气道病原清除能力下降和 cGVHD 治疗而应用系统免疫抑制剂，经常合并的呼吸道及肺部感染会加速肺功能恶化的进程。1990 年—2009 年间移植后 cGVHD 患者中 BOS 患者 5 年存活率仅 13%。目前没有肯定的治疗方案可以逆转严重的气道损害。早期诊治可以部分恢复 FEV_1，减少并发症的发生。近年报道的移植后 2 年存活率 70%~80%。尚缺少关于治疗策略的前瞻性研究。

大剂量激素是一线治疗，可以在部分病例中稳定甚至改善 FEV_1，但需关注并积极预防大剂量与长疗程的应用及缓慢减量的过程带来的机会性感染、骨质疏松等问题。新型抗纤维化药物如吡非尼酮（pirfenidone）或可减缓肺纤维化过程，近年被用于欧洲肺移植后的临床研究（NCT 02262299）。目前新诊断的 BOS 一线治疗应包括：激素与长效 β 受体阻滞剂联合吸入，即短时的激素冲击（每日 1mg/kg 泼尼松）并快速减量（每周 0.25mg/kg）联合 FAM（氟替卡松、阿奇霉素、孟鲁司特）。该方案 3 个月时可使 94% 的患者病情好转，副作用较小，已被许多治疗中心作为标准治疗。北京大学血液病研究所报告了 2009—2013 年连续接受移植的 1538 例患者中发生于移植后 5~6 个月左右的晚发重症肺炎 20 例，其中 12 例未查到病原学证据，1 例为甲型流感病毒 H1N1。18 例患者经验性或针对性的抗感染措施无效，死亡 11 例，存活 9 例。其中 4 例在抗感染后期加用小剂量激素有效，6 例接受 DLI，3 例有效并存活。该研究提出了移植后晚发重症肺炎的概念并推测其病因可能合并病毒性感染，并提示在综合治疗无效的情况下，DLI 针对这种具有病毒感染诱因的重症肺炎可能是一种潜在的降低死亡率的有效治疗方法。BOS 的预防措施尚不明了。建议所有患者移植前后戒烟。一项随机研究提示肺移植患者中阿奇霉素对 BOS 有预防作用。小鼠试验中提示移植后阿奇霉素预防性地减少了非感染性肺损伤的发生。肺功能监测对于 BOS 的高危患者最重要。NIH 和欧洲专家组认为，在移植后前 2 年至少每 3 个月复查一次肺功能。随后可每 6 个月或每年复查。患者应于诊断后 6 个月内每月评估 BOS 的诊断参数。如未合并感染而 FEV_1 持续下降再考虑全身用激素或升级 cGVHD 的全身治疗，同时积极防治感染。

（二）OP

伴有机化性肺炎的闭塞性细支气管炎（BOOP）这个概念已经废除，一般称之为隐源性机化性肺炎（COP）。异基因移植后的 COP 为移植相关因素所致，因此“隐源性”在称谓上不再适宜，应统称为 OP。这一称谓是病理学诊断，指一种移植后患者中累及细支气管、肺泡管和肺泡的临床 - 病理综合征。多在移植后数天到数年发生，发生率低于 2%。发病的危险因素有接受含 TBI 预处理，与 GVHD 密切相关，可与 BOS 伴发。临床表现多急性起病，以干咳、呼吸困难、发热为主，影像学为外肺野为主的斑片状实变、磨玻璃样改变、结节样模糊影等。肺功能异常以 FVC 及 TLC、CO_2 弥散能力下降为特征，1 秒末 FEV_1 ： FVC 接近 100%。回顾性分析显示肺功能可以有正常(38%)、限制性障碍(43%)或阻塞性(11%)或两者合并(8%)的不同表现。临床观察显示,患者移植后100天、1年时如有TLC或FVC的进行性下降,即使其数值仍在正常范围内,非复发死亡率也会增加。诊断时需行BAL检查以除外感染。激素获得缓解或稳定,激素减量时有复发风险。但是目前尚无理想的治疗剂量及疗程。一般为初始剂量泼尼松0.5~1mg/kg,应用1~3个月,一般用药后一周症状及影像学有所改善。

(三) 间质性肺病(ILD)

根据NIH共识,发生ILD并不具有诊断GVHD的特异性,但ILD经常与cGVHD伴发,约30%。发病时间平均为移植后11.3个月。大多数ILD起病极似感染性肺炎的急性起病,呼吸困难、发热、咳嗽。BAL检查最常见为淋巴细胞性肺泡炎。与BOS的诊断主要依据肺功能检查不同,ILD的诊断多来自影像学的间质、实质受累,肺功能显示为限制性通气障碍。因此,诊断ILD必须除外感染。近年关于ILD的进展是诊断依赖于胸部CT和纤支镜为主的方法及临床证据,外科活检率大幅减少。移植后2年存活率为61%,约1/3的患者死于呼衰。ILD还包括弥漫性肺泡损伤(DAD)和急性纤维素性机化性肺炎(AFOP)。前者是尸检中常见的ILD,后者则是移植后一类新的、少见的急性肺损伤类型。病理为肺泡纤维及片状分布的OP表现,所以应为DAD和OP的变异表现。这些病理种类究竟是独立特异性的疾病还是疾病过程连续的变化尚不得而知。近年来渐有报道移植后ILD临床上和生物学特征上具有自身免疫病的特点,伴随胸外症状及自身抗体。

(四) 胸水

移植后较常见,发生率为移植后1年9.9%、5年11.8%。与cGVHD相关者多发生于移植后两年之内,多为中大量、双侧胸水。激素或给予免疫抑制剂后容易获得短暂改善,但整体预后较差。

(五) 肺血管疾病

儿童多见,包括肺静脉阻塞疾病、TMA和静脉血栓栓塞。可于移植后数天或数月后发生,临床结果为肺动脉高压。肺静脉阻塞疾病对激素有效。肺TMA者通常ADAMTS-13水平正常。静脉血栓与GVHD相关,抗凝治疗极易出血。肺栓塞基于栓塞灶的病理而诊断,表现为肺结节,常与胸外GVHD相关。

(六) 胸膜实质纤维增生症

2013年由欧美胸科呼吸学会认定为少见的特发性间质肺炎。临床上远未被充分认识,迄今报道的发生率约0.28%。可发生于移植多年后,与cGVHD关系不明确。肺CT特征为胸膜及胸膜下部由于弹性纤维增生合并微炎症而增厚,初始表现为上肺叶纤维化,最终将累及下叶。肺功能为限制性或双向,常伴随胸腔漏气综合征(气胸、纵隔气肿、间质肺气肿)。临床病程进展快、预后极差。唯一可能有效的治疗方式是肺移植。

众所周知,肺部存在大量表达组织相容性抗原的细胞及抗原呈递细胞,也是免疫网络发生细胞因子合成与淋巴细胞激活等复杂效应的场所。实验室模型中及临床上均已证实炎性介质如TNF-α、LPS及供者来源的效应细胞均与急性肺损伤相关。TNF-α在急、慢性肺损伤中,无论是形成阻塞性还是限制性肺病的重要作用已经被认识。肺脏是否是aGVHD的靶器官虽然尚存热议,但是已有充分证据表明肺脏是移植后早期免疫性损伤的靶器官。上述多类晚期非感染性肺部并发症已被确认与cGVHD密切相关。综上所述,移植后非感染性肺部并发症的致病机制主要是免疫性损伤。不容忽视的是由于目前临床上缺乏常规的早期检测免疫功能低下患者活动性病毒感染的方法，免疫性损伤机制的背后病毒感染的可能不仅不能除外，甚至在治疗时机上还要顾及这一极其可能的病因。我们寄希望于移植后肺损伤动物模型的研究可以为临床预防、有效治疗这一重要并发症带来曙光。

（解立新　刘代红）

参考文献

1. Clark JG, Hansen JA, Hertz MI, et al. NHLBI workshop summary. Idiopathic pneumonia syndrome after bone marrow transplantation. Am Rev Respir Dis, 1993, 147: 1601-1606.
2. 刘代红，黄晓军，郭乃榄，等．异基因造血干细胞移植后肺炎的病因分析．北京大学学报医学版，2005，37：130-133.
3. 刘代红，陈素珊，孙于谦，等．异基因造血干细胞移植后晚发重症肺炎的临床特点．中华内科杂志，2013，52：1-5.
4. Mo XD, Xu LP, Liu DH, et al. High-dose cyclophosphamide therapy associated with diffuse alveolar hemorrhage after allogeneic hematopoietic stem cell transplantation. Respiration, 2013, 86: 453-461.
5. Ahya VN. Noninfectious acute lung injury syndromes early after hematopoietic stem cell transplantation. Clin Chest Med, 2017, 38: 595-606.
6. Bergeron A, Cheng GS. Bronchiolitis obliterans syndrome and other late pulmonary complications after allogeneic hematopoietic stem cell transplantation. Clin Chest Med, 2017, 38: 607-621.

第二节　肝脏并发症

一、发病率及临床表现

（一）发病率

肝脏并发症是移植后常见的并发症，其发生率为47.6%~84.2%。不同疾病的发生率不一样，非感染性疾病中，肝窦阻塞综合征（SOS）的发生率约为5%~60%；aGVHD的发生率约为20%~50%，cGVHD的发生率约为40%~60%；TPN所致胆汁淤积的发生率为55%~72%；铁过载的发生率可达30%~60%；药物性肝损害中，抗真菌药物是比较常见的类型，尤其是唑类抗真菌药物，氟康唑、伊曲康唑、伏立康唑、泊沙康唑导致的肝功能异常的发生率分别为5%~20%、7%~12.1%、10%~23%以及2%~3%。感染性疾病中，对于嗜肝病毒，乙型肝炎病毒再激活的发生率约为5~40%，丙型肝炎患者移植后出现肝功能异常的比例为54%~85%，移植后感染戊型肝炎的发生率约为2.4%；对于非嗜肝病毒，巨细胞病毒所致肝炎的发生率约2%~32%；移植后腺病毒感染的发病率为4.9%~20.9%，而腺病毒所致肝炎在其中占4%~17%。此外真菌性肝炎的发生率约为9%。

（二）临床表现

移植后肝脏并发症的异质性很强，既可以是无症状的转氨酶升高，也可表现为单纯的胆汁淤积或暴发性肝功能衰竭。

1. SOS　SOS原称肝小静脉闭塞症，是骨髓移植后早期严重的肝脏并发症。目前认为，SOS最初的病理改变发生在肝静脉窦血管内皮细胞，随后导致肝静脉窦的阻塞。由于血管内皮的损害可发生在全身而并不仅仅局限在肝静脉窦，因此目前将SOS与渗漏综合征、植入综合征、移植相关血栓性微血管病以及弥漫性肺泡出血统称为血管内皮综合征(详见第四篇第六章第二节“植入综合征”、第三节“毛细血管渗透综合征”以及第四节“血栓性微血管病”)。

SOS多在移植后10~20天以内发生，多以高胆红素血症为首发表现，伴有肝脏增大、右上腹压痛、腹水、体重增加等，门脉高压的表现多在胆红素升高后4~10天内出现；化验检查上总胆红素升高最具特征，而转氨酶升高可在发病数周内出现，提示肝窦纤维化导致的肝细胞坏死。影像学可存在肝大、腹水、门脉周围水肿、肝静脉血流减弱及胆囊壁水肿等表现，随着疾病发展还可以出现门静脉增宽、血流减慢、血栓形成等表现。有研究把SOS按照严重程度划分为轻度(有临床表现，无须治疗，可完全恢复)、中度(需要利尿、止痛等治疗，可以完全恢复)以及重度(需要治疗，但治疗无效死亡或移植后100天前不能恢复)。具有下列表现的患者提示预后不佳：体重及总胆红素快速上升、血清谷丙转氨酶超过750U/L、门脉压力>20mmHg、出现门静脉血栓以及因多器官功能不全需要透析或机械通气。

SOS的发病与许多因素相关：①化疗药物：研究表明，肝血窦内皮细胞和第3区肝细胞的损伤为SOS发生的关键步骤，而引起SOS的药物可减少肝血窦内皮细胞及肝细胞内的谷胱甘肽水平，使血窦内皮细胞及肝细胞对氧化应激及放射线更敏感。预处理方案中的CY和BU在SOS的发生中起了非常重要的作用。环磷酰胺的代谢产物4-氢过氧环磷酰胺及丙烯醛是主要的肝毒性物质，其中4-氢过氧环磷酰胺可将血窦内皮细胞内的谷胱甘肽降低95%，而且对血窦内皮细胞的毒性明显高于肝细胞。BU也是引起SOS的重要药物，它可以诱导氧化应激、降低血窦内皮细胞的谷胱甘肽的水平并可以改变环磷酰胺的代谢。BU的血药浓度与SOS的发生相关，其AUC>1500μmol·min/L的患者SOS的发生率明显高于AUC<1500μmol·min/L的患者。另外BU的给药途径也与SOS的发生相关，静脉使用BU的患者SOS的发生率及SOS相关死亡率均明显低于口服BU的患者。多因素分析中BU口服给药是SOS发生的独立危险因素，原因可能与静脉给药可以保持比较平稳的血药浓度有关。除此之外，吉妥珠单抗奥唑米星也被认为与SOS发生相关，在环磷酰胺为基础的预处理方案前接受了高剂量奥唑米星的患者移植后SOS的发生率为15%~40%。②TBI：TBI也被认为是SOS的重要危险因素。而且研究发现TBI剂量与移植后SOS的发生明显相关，在TBI剂量为10Gy、12~14Gy和大于14Gy的患者中，SOS的发生率分别为1%、4%~7%、20%。在采用环磷酰胺120mg/kg联合TBI>14Gy的预处理方案的患者中，SOS的发生率高达50%。③其他危险因素：还有研究发现下列因素可能也与移植后SOS发生相关：高龄、女性、移植前体能状态差、疾病进展、既往放射线暴露史、曾使用万古霉素或两性霉素B、预处理前转氨酶升高(丙氨酸氨基转移酶大于正常值上限2.5倍，或谷氨酸氨基转移酶大于正常上限1.5倍)、活动性肝病(例如肝硬化、活动性病毒性肝炎)、铁沉积、使用肝毒性药物、使用配型不合供者或无关供者以及二次移植等。

2. GVHD

(1) aGVHD：肝脏aGVHD为allo-HSCT后常见的肝损伤类型，其临床表现主要为黄疸，肝功能检查以总胆红素、直接胆红素、碱性磷酸酶、转肽酶的升高为主。供者淋巴细胞对胆管上皮细胞的攻击是引起aGVHD肝脏损伤的主要发病机制。在病理上主要表现为胆管壁及胆管周围淋巴细胞浸润，导致胆管上皮细胞的胞浆肿胀、空泡变性，细胞核多型性或核丢失，节段性胆管破坏或缺失，同时也可伴有门脉的改变。肝脏存在广泛的胆道破坏但肝细胞炎症改变较轻微是肝脏 aGVHD 的特征性表现，若合并门静脉或中央静脉的血管内皮炎，则对 aGVHD 的诊断更有提示意义。

虽然胆管破坏是移植后 aGVHD 肝脏损害的典型病理表现，但肝细胞也同样会被破坏。病理上表现为肝细胞气球样变，肝小叶间淋巴细胞浸润及肝细胞凋亡，此时即可表现为肝酶学的升高。而且有研究表明，在早期发生（移植后 35 天之内）的 aGVHD 中，肝脏病理标本最主要的特点是显著的门脉周围和中央区局灶的肝细胞坏死、肝细胞内嗜酸小体形成，而胆管的病变并不常见；而稍晚发生的患者的肝脏病理则表现为明显的胆道损伤。因此提示，在移植后早期发生的 aGVHD 中，肝酶学改变可能较胆红素的改变更为敏感。

后来人们又发现，在 aGVHD 的患者中（尤其是晚发的或者 DLI 后的 GVHD），其肝脏表现临床特点除了胆红素、碱性磷酸酶的升高，还可以有转氨酶的明显升高，甚至可大于正常上限 10 倍。其病理特点除了有明显胆管淋巴细胞浸润外，还存在肝小叶结构紊乱，可见嗜酸性小体、散在的肝细胞灶状坏死及淋巴细胞浸润。有作者为了与传统的肝脏 GVHD 鉴别，将这种转氨酶明显升高（大于正常上限 10 倍）且合并胆红素升高的肝脏 GVHD 定义为肝炎样 GVHD，而胆红素升高但不合并转氨酶明显升高（低于正常上限 10 倍）的肝脏 GVHD 定义为经典型肝脏 GVHD。肝炎样 GVHD 与经典型肝脏 GVHD 相比，使用环孢素、糖皮质激素及其他免疫抑制剂（硫唑嘌呤、吗替麦考酚酯或抗胸腺细胞球蛋白等）累积剂量无明显差别，但肝功能恢复正常的时间明显延长。同时有研究表明，肝炎样 GVHD 患者，若治疗不及时，可表现为进行性加重的淤胆、胆道破坏、门脉纤维化及胆道消失综合征，多死于多器官功能衰竭，预后较差。

（2）cGVHD：cGVHD 是引起长期存活患者肝功能异常的常见原因，可同时累及眼、黏膜、肝脏、肌肉结缔组织、肺脏等多个器官。对于肝脏 cGVHD 可表现为无症状性肝功能异常（转氨酶、碱性磷酸酶、转肽酶的升高）、缓慢的进展性淤胆性黄疸、急性肝细胞损伤。在组织学上既可表现为胆管壁淋巴细胞浸润、广泛小胆管消失、门脉纤维化及碎屑样坏死，又可表现为小叶性肝炎及门脉区炎症细胞浸润。但由于 cGVHD 无论是发生时间或者是临床表现都易与病毒性肝炎混淆，尤其是在免疫抑制剂减量过程中出现的肝功能异常需要鉴别 cGVHD 与乙型肝炎病毒的再激活，因此建议常规进行肝炎病毒筛查，并推荐行活检病理组织学检查进一步协助诊断。

3. 药物性肝损害　许多药物都可以引起肝损害，对于 HSCT 的患者来说，钙调磷酸酶抑制剂（环孢素或普乐可复）是其中常见的药物之一，其引起的肝功能异常主要表现为胆红素升高，也可引起转氨酶及碱性磷酸酶的升高。在动物实验中，口服环孢素 10mg/kg 的小鼠，胆汁流速、胆盐分泌、胆盐合成、胆磷脂输出及胆汁酸（尤其是鹅去氧胆酸）的分泌均明显减少，提示环孢素引起的胆红素升高主要与抑制小胆管胆汁的流出及胆盐的分泌有关；研究发现，在预防 GVHD 发生中，低剂量环孢素[1.5mg/(kg·d)]与常规剂量[3mg/(kg·d)]相比，肝功异常的发生较少，提示环孢素引起的淤胆为剂量依赖的。虽然有研究发现他克莫司对胆汁酸的分泌速度及胆磷脂的分泌影响较小，但临床上同样观察到他克莫司所致肝功能损害的发生。由于钙调磷酸酶抑制剂引起的胆红素升高与血药浓度相关，因此在使用这些药物的过程中监测血药浓度非常重要，对于血药浓度高的患者及时调整剂量对于避免肝脏损害极其重要。除了钙调磷酸酶抑制剂外，还有许多药物也可能引起胆红素升高，其中最常见的是抗感染药物，尤其是抗真菌药物和其他部分抗生素：

(1) 抗真菌药物：抗真菌药物分为唑类（酮康唑、氟康唑、伊曲康唑、伏立康唑、泊沙康唑）、多烯酯类（两性霉素B）、棘白素类（卡泊芬净、米卡芬净），每一种药物均有相关肝损害的报道。

1) 唑类抗真菌药：唑类抗真菌药物在大剂量、长期应用时常会引起一过性的黄疸、乏力、转氨酶升高的表现，重者可出现较严重的肝损伤，甚至引起暴发性肝功能衰竭。早期的以酮康唑为代表的咪唑类抗真菌药物肝毒性较多见。动物试验表明，酮康唑的肝毒性为对肝细胞的直接破坏而非免疫介导的损伤，且这种破坏为时间及剂量依赖的，病理上表现为小叶中心型坏死、桥接坏死，在暴发性肝功能衰竭的病例中甚至可看到大片坏死；亦可表现为单纯淤胆或淤胆与肝细胞损伤相混合。而近年开发的三唑类抗真菌药（氟康唑、伊曲康唑、伏立康唑、泊沙康唑），由于化学结构以三氮唑取代咪唑环，对哺乳类动物CYP450的结合相对较弱，故肝毒性相对较小。

有研究发现氟康唑所致的肝功能异常不伴肝细胞坏死等严重的组织学改变，故不一定需要停药，但也有报道服用氟康唑可导致暴发性肝功能衰竭。在对125例HSCT后服用氟康唑的患者观察发现，服用氟康唑与肝毒性发生相关，有39例患者出现转氨酶升高，其中25例继续服药，14例（56%）肝酶学稳定或轻度下降，8例（32%）中度升高，仅3例（12%）明显升高至大于正常上限10倍；而另外对246例服用氟康唑（400mg/d）的患者的观察发现，25例患者出现肝酶学异常（10.2%），其中仅7例（2.8%）因严重肝毒性终止服药。

伊曲康唑导致的肝毒性反应较少见，多为个案报道，且多无特异性组织学表现。对189例长期服用伊曲康唑患者不良反应的研究发现，只有7%的患者出现肝功能异常，且多为转氨酶的轻中度升高；而另一个包含248例服用伊曲康唑的患者的研究发现，30例出现肝损害（12.1%），其中12例（4.8%）因严重肝毒性终止服药。但也有报道服用伊曲康唑的肝损害可伴明显的肝组织病理学异常的报道。

有研究认为，伏立康唑的肝毒性与血药浓度有关，高血药浓度组出现肝毒性的比例（12.4%）显著高于低血药浓度组（4.2%，P=0.001），停药后肝酶学可恢复正常。在对200例HSCT后服用伏立康唑患者的回顾性分析发现，68例（34%）患者出现肝毒性，其中51例患者（75%）表现为肝脏生化指标异常（ALT、AST、ALP或T-Bil大于正常上限3倍，或较基线值上升3倍）；17例（25%）出现临床症状，而35例（51%）患者因肝毒性而需中断治疗，但肝毒性为可逆性，没有患者因使用伏立康唑出现肝功能衰竭或死亡。在单因素及多因素分析中，aGVHD为出现伏立康唑肝毒性的危险因素。

2) 两性霉素B：在动物实验中发现，两性霉素B去氧胆酸盐可以抑制肝脏库普弗细胞的吞噬功能，导致门脉周围和小叶中心的炎症、减少胆汁的产生和分泌，还可能通过氧化损伤，上调炎症因子、干扰细胞色素酶的代谢活动等机制损害肝细胞。对于脂质体两性霉素B，人们发现它可以引起实验动物肝脏出现多小叶坏死、脂肪浸润、巨噬细胞空泡变性和（或）泡沫样巨噬细胞聚集。对30例中性粒细胞缺乏伴发热患者给予低剂量脂质体两性B［1mg/(kg·d)］治疗，分别有25例（83%）、25例（83%）、26例（86%）患者出现的AST、ALT、ALP的升高，峰值分别为93U/L、166U/L、934U/L，提示低剂量脂质体两性B即存在肝毒性的风险。但在另外52例服用脂质体两性霉素B的患者中有23例出现肝功能异常，其中19例继续服药，8例（42%）患者转氨酶稳定或轻度下降，6例（32%）患者肝酶中度升高，5例（26%）

患者肝酶学明显升高至大于正常上限 10 倍。也有研究发现，使用脂质体两性霉素 B 后虽然高达 94% 的患者出现肝脏病理结构的改变，但均为非特异性表现（被动充血、脂肪肝、肝硬化、GVHD 等），未见与动物实验相似的病理学改变。同时也有作者认为，肝毒性并不是脂质体两性霉素 B 的主要不良反应，因为在一个对 HSCT 后使用脂质体两性霉素 B 的 40 例患者发生的 915 次非严重的不良反应及 25 次严重的不良反应的分析中并没有发现肝毒性的报道。此外，也有作者发现，脂质体两性霉素 B 的剂量与肝毒性的发生无关，在一个双盲研究中，接受 3mg/(kg·d) 和 10mg/(kg·d) 脂质体两性霉素 B 治疗的患者出现肝毒性（转氨酶超过 5 倍正常上限）的比例分别为 15.7% 和 14.4%。

3）卡泊芬净：卡泊芬净引起肝毒性的报道较少。卡泊芬净可以引起转氨酶的升高，但停药后升高的指标可逐渐下降。在服用卡泊芬净的患者中，ALT、AST、ALP 升高的比例分别为 1.1%~8.7%、1.1%~7.0%、2.3%~7.0%，提示卡泊芬净的肝毒性较轻。有研究还发现卡泊芬净与环孢素联用会导致肝酶学的升高，移植后患者联合使用卡泊芬净和环孢素 7 天以上是发生肝毒性的危险因素，提示卡泊芬净与环孢素联用时需注意监测肝功能。但在 40 例联用卡泊芬净和环孢素的患者的分析发现，14 例（35%）患者出现肝酶学和（或）胆红素的异常，但均没有高于正常上限 3.5 倍，且仅有 2 例因肝毒性终止治疗，提示卡泊芬净与环孢素联用也可能并没有严重的肝损害。

（2）其他抗感染药物：相对于抗真菌药物，抗细菌药物所致肝损伤的发生率较少，大部分抗细菌药物肝损伤的发生率约 1/ 万左右。在 β- 内酰胺类中，阿莫西林 / 克拉维酸最常见，其中急性肝损伤的发生率为 1.7/ 万；阿莫西林 / 克拉维酸肝毒性的危险因素包括高龄、男性、服药 2 个或以上疗程，多在停药后 17 天出现，平均 11.5 周后肝酶学恢复正常。氟喹诺酮中，有个案报道左氧氟沙星可引起暴发性肝衰竭，但总的来说左氧氟沙星引起肝功异常的发生率很低（1/65 万）。磺胺类药物可导致高胆红素血症，这与其能竞争性与血白蛋白结合有关，但也有磺胺类药物引起肝坏死的报道。大环内酯类药物大部分在肝脏代谢灭活，经胆汁排泄，而且部分在肠道中重吸收进行肝肠循环。红霉素酯化物抑制肝细胞内细胞色素 P450 酶可导致胆汁淤积性肝炎，多于用药后 10~20 天出现，伴发热、皮疹、皮肤瘙痒等，大部分患者停药后可自行消退，但亦有因肝细胞坏死出现暴发性肝衰竭的报道。

4. 感染性疾病　移植后患者长期处于免疫缺陷状态，容易合并各种感染，许多病原体，包括病毒、真菌等都可以导致肝功能异常。

（1）嗜肝病毒感染

1）HBV 肝炎：根据欧美的研究结果，移植后 HBV 感染的发病率为 1%~9% 不等，其原因包括移植前病毒仍处于活动期、移植前感染的 HBV 病毒再次激活及移植后初次感染 HBV，其中 HBV 在移植后的再次激活在移植后乙型肝炎的发病中占主要地位。HBV 在移植后的再激活分两阶段：第一阶段为免疫抑制期（化疗、服用免疫抑制药物）HBV 复制，表现为 HBV-DNA 载量迅速上升，HBsAg 转阳性，提示 HBV 在肝细胞内复制活跃；第二阶段为停用细胞毒药物或免疫抑制剂，免疫功能重建后，出现免疫介导的肝细胞损伤。对于 HBsAg 阳性的患者，再激活常在移植后 2~3 个月内出现，而对于抗 HBs 阳性的患者移植后病毒再激活的发生较晚（中位时间移植后 19 个月）。主要表现为转氨酶的升高，仅 10% 患者出现黄疸，但出现黄疸性肝炎的患者死亡风险明显升高。患者移植后 HBV 再激活的危险因素包括男性、较年轻的患者、移植前化疗期间转氨酶异常、HBeAg 阳性、抗 HBc 阳性、移植前 HBV-

DNA 大于 3×10^5copies/ml 等，其中，其中移植前 HBV-DNA 载量高（大于 10^5copies/ml）是移植后 HBV 再激活的最主要的危险因素。

2）HCV 肝炎：慢性丙型病毒性肝炎出现的原因包括移植前 HCV 感染的进展以及输入 HCV 感染供者的骨髓或被 HCV 污染的血制品。与 HBV 不同，HCV 早期感染多表现为无症状的轻～中度转氨酶的升高（小于 300U/L），且多在移植后 2~3 个月后出现；在长期存活的患者中，HCV 对肝脏的影响更加明显，可以导致明显肝纤维化、肝功能衰竭以及肝细胞肿瘤。有研究表明，HCV 相关的肝硬化可于移植后 4~5 年出现，且 HCV 患者移植后从肝纤维化进展为肝硬化的中位时间为 18 年，远远短于对照组的 40 年。

3）HEV 病毒肝炎：HSCT 后出现戊型肝炎的中位时间约为移植后 4 个月。戊型肝炎常通过粪口途径传播，但是有研究发现，戊肝同样可以通过血源传播。国外的研究发现，献血员中 HEV-RNA 阳性的发生率为 1/3090~1/15 000，但在中国该比例为 1/1430。输注 HEV-RNA 阳性的血制品后感染戊肝的风险约为 40%，危险因素包括病毒高滴度以及抗 HEV 抗体水平低等。对于 HSCT 的患者，移植后 HEV 感染的患者中约 75% 有反复输血的病史。此外，有研究发现戊型肝炎病毒还可以通过移植物传递给受者。戊型肝炎按照病程可分为急性（<3 个月）和慢性（≥3 个月）。急性戊肝多表现为转氨酶轻中度的升高（1000~3000U/L），黄疸常见，慢性戊肝大部分患者症状轻微，但可进展为肝硬化。HSCT 后的患者由于免疫缺陷状态，多表现为慢性戊型肝炎。

（2）其他病毒感染：

1）疱疹病毒：CMV、VZV、HHV-6 等均可导致肝功能异常，这些病毒感染所致肝功能异常多发生在严重免疫抑制时期，为病毒对肝细胞的直接破坏，多表现为转氨酶的升高。CMV 可以引起肝炎，肝功能异常同时合并外周血 CMV-DNA 阳性的患者需要警惕 CMV 肝炎的可能。移植后 VZV 的感染多表现为皮疹，亦可有内脏包括肝脏的受累，其肝脏受累可以有多种形式，既可以在出现发热、剧烈腹痛、全身播散性水疱疹的同时合并转氨酶及碱性磷酸酶的明显升高，也可以在没有皮疹的情况下出现转氨酶的明显升高，而且有研究发现 VZV 是移植后引起重型病毒性肝炎（转氨酶 >1500U/L）最常见的病毒。

2）ADV：ADV 所致肝炎并不常见，但亦有个案报道骨髓移植后 ADV 感染可引起暴发性肝功能衰竭，病理提示广泛肝细胞坏死，电镜下可见 ADV 包涵体及病毒颗粒。有作者认为，如果患者在发现肝功能异常的同时出现肺、膀胱、肾和（或）肠道的病变，需要警惕腺病毒感染。

（3）肝脏真菌感染：骨髓移植后患者免疫低下，易合并真菌感染，若累及肝脏，则可表现为肝功能异常。其中约半数的患者肝脏组织真菌培养阳性，多因素分析发现移植后肝脏真菌感染的危险因素包括移植后侵袭性真菌感染、移植后真菌定植或浅表感染、肝脏 SOS 或 GVHD 所致的严重肝脏疾病。临床可表现为肝脏增大、肝区压痛、持续发热、血碱性磷酸酶升高，其中碱性磷酸酶升高对肝脏真菌感染的诊断有提示意义，但并不特异。

5. 铁过载　铁过载也是移植后长期存活患者肝功能异常的主要原因，有报道 HSCT 后铁过载的发生率可达 30%~60%，也有研究发现在移植后出现肝酶升高的患者中，75% 的患者肝脏组织学存在铁过载证据，且 33% 的患者铁过载是导致肝功异常的唯一原因。移植后为了纠正贫血给予的输血治疗是移植后铁过载的主要原因，有证据表明在输入 20U 红细胞后即会因超过机体对铁的清除能力而出现铁过载。另外移植后铁过载在原发病为地中海贫血或是骨髓增生异常综合征-难治性贫血的患者中也更常见。在输血相关的铁过载中，来自外源性红细胞的铁首先在巨噬细胞聚集，随后被释放到血浆中，过饱和转铁蛋白，并因此产生非转铁蛋白结合铁(non-transferring-bound iron，NTBI)。NTBI可以迅速沉积到心脏、肝脏、胰腺及内分泌组织的实质细胞，并对器官产生氧化损伤。

6. 全胃肠外营养(TPN)　TPN可引起多种肝脏疾病，包括脂肪肝、胆汁淤积、胆石症、胆道泥沙样结石等。长期TPN所致胆汁淤积的原因包括长期无经口进食导致胆囊收缩素分泌减少、胆囊排空下降、胆汁淤滞，并导致胆盐肠肝循环减少；同时肠道蠕动减弱、肠道上皮细胞萎缩、肠腔细菌过度生长，导致胆汁酸解离，如鹅去氧胆酸转变为石胆酸，后者被证明可诱发胆汁淤积。另外，TPN患者胆石症的发生率为23%~40%，而胆道泥沙样结石在TPN后3周、6周及6周以上的发生率分别为6%、50%、100%。长期TPN还可能导致脂肪肝，其发生率可达40%，表现为转氨酶、GGT等的升高，其因素包括糖类或脂类的过度输入、热氮比失衡、输入氨基酸种类失衡、肠道废用、氨基酸的光氧化产物等。

7. 缺氧性肝损伤　在6225例HSCT的患者中，1.4%的患者出现AST>1500U/L，最常见的原因为缺氧性肝损伤，具体病因包括SOS、呼吸衰竭以及休克综合征。在SOS，转氨酶约在肝损伤后2~6周出现转氨酶的升高，峰值可达2252U/L，这些患者的死亡率为76%；而在休克或持续性低氧血症的患者中，转氨酶的峰值可达3545U/L，这些患者的死亡率可达88%。

二、诊断标准及方法

(一) SOS

SOS的诊断包括改良西雅图标准和巴尔的摩标准，改良西雅图标准包括在移植后20天之内出现以下三条标准中的2条或以上可以诊断：胆红素>2mg/dl(34μmol/L)、肝大或有上腹压痛、体重增加(较基线增加2%以上)。巴尔的摩标准为移植后21天之内出现，在胆红素>2mg/dl(34μmol/L)的基础上，出现以下标准中的至少2条：肝大伴疼痛、腹水、体重增加(较基线增加5%以上)。

(二) GVHD

目前包括西雅图标准、NIH标准以及国际骨髓移植登记组标准等，详见本篇第二章“移植物抗宿主病”。

(三) 药物性肝损害

药物性肝损害的诊断首先要排除其他肝病，再通过因果关系评估来确定肝损伤与可疑药物的相关程度。询问病史时要关注患者用药的种类、剂量、疗程及药物过敏史等，重视用药与出现肝损伤的时间关系、停药后及再次用药时的反应。如果肝损伤难以用其他已知肝病解释，则需考虑药物性肝损害的可能。

(四) 感染

大部分感染性肝脏疾病的诊断同非移植人群，这里只列出几种具有代表性的感染性肝病的诊断标准：

1. HBV再激活　既往有HBV病史或HBV慢性感染，在细胞毒药物治疗期间或之后出现肝炎的临床表现或HBV病毒载量明显升高(10倍以上)，并排除其他引起肝功能紊乱的因素(SOS、GVHD、疱疹病毒感染等)。

2. HEV感染 对于移植后处于免疫抑制状态患者，抗HEV抗体的结果往往并不可靠，建议通过检测血和便的HEV-RNA确立诊断。

3. CMV肝炎 出现转氨酶和(或)胆红素升高的肝功能异常的临床表现，而且找到CMV感染的证据(肝脏组织培养，原位杂交，或免疫组化染色)，同时能排除其他肝脏疾病。仅有血中CMV-DNA阳性的证据不足以确诊CMV肝炎。其他非嗜肝病毒所致肝炎的诊断亦可参考CMV肝炎的标准。

4. 肝脏真菌感染 肝脏磁检查是诊断肝脏真菌感染的敏感的手段，而真菌抗原检测、半乳甘露聚糖、1-3-β-D葡聚糖检测也有助诊断，但最终确诊常需肝脏活检组织学真菌培养。

(五) 铁过载

国际上对铁过载的诊断标准尚未统一。欧美国家多采用血清铁蛋白>1000μg/L，日本标准定为血清铁蛋白≥500μg/L。中国的专家共识建议在排除活动性炎症、肝病、肿瘤、溶血和酗酒等因素的影响后，血清铁蛋白>1000μg/L诊断为铁过载。磁共振(T2信号)是有效的发现铁过载的无创检查手段。

(六) TPN相关肝损害

对于接受TPN的患者，出现胆汁淤积的表现后，可以完善腹部B超评估肝胆的情况，恢复饮食后胆汁淤积情况改善有助于进一步确诊。

(七) 缺氧性肝损伤

通常有导致肝脏急性缺血、缺氧的前驱疾病(如大出血休克、持续低血压)，随后出现转氨酶及胆红素的迅速升高，改善缺血缺氧情况后可在短期内得到改善有助诊断，诊断时需排除其他肝脏疾病。

三、防治策略

(一) SOS

SOS的预防极其重要。有作者提出，对于SOS风险较高的患者，可以考虑使用传统化疗而非HSCT、使用不含环磷酰胺的预处理方案(白消安-氟达拉滨方案)、采用自体移植等避免移植后SOS的发生。对于必须采用Cy/TBI的患者，环磷酰胺总量不能超过90~110mg/kg，而TBI剂量不能超过12Gy；对于必须使用Bu/Cy预处理方案的患者，Cy应该在Bu给药前或给药后1~2天使用，且Bu需要静脉给药。

支持治疗是SOS最重要的治疗手段，对于疑似SOS的患者就应该注意调节水电解质平衡并适当给予利尿。有研究发现，单纯通过控制水电解质平衡、保证肾脏灌注及通过反复抽取腹水减轻患者压迫症状等支持治疗手段就可以使超过70%的SOS患者痊愈。对于腹水增加迅速且合并肾功能不全的患者，可以考虑血液透析/滤过治疗。但对于重度SOS仅靠支持治疗往往并不足够。

去纤苷是目前唯一对重度SOS有确定疗效的药物，它具有抗炎和抗缺血作用，可以保护血管内皮细胞，并促进体内血栓-纤溶平衡的恢复。大量研究报道，去纤苷治疗重度SOS的完全缓解率约为24%~42%，患者100天的生存约为32%~48%。在一项Ⅲ期临床研究中，接受去纤苷治疗的患者无论是完全缓解率还是100天生存率都显著高于仅接受支持治疗的患者(完全缓解：24% vs. 9%，P=0.013；生存：38% vs. 25%，P=0.034)，而且儿童的疗效优于成人。去纤苷主要的不良反应包括出血(约17%)和低血压(约4%)等。此外，预防性使用去纤苷似乎也能降低移植后SOS的发生,但尚需进一步的研究证实。

(二) GVHD

对于出现肝脏急性GVHD的患者,需要将基础免疫抑制剂(环孢素、普乐可复等)调至有效浓度,同时加用糖皮质激素。对于激素疗效不佳的患者,可以考虑启动二线或三线治疗,包括CD25单抗、吗替麦考酚酯、甲氨蝶呤、间充质干细胞等。在cGVHD的患者中,对于无症状的轻度肝酶升高可以不予特殊处理,或仅给予保肝治疗,对于进行性的胆红素升高或急性肝细胞损伤可给予环孢素联合糖皮质激素治疗,因普乐可复在肝脏浓度较高,对于顽固性肝脏GVHD的患者可以考虑使用普乐可复替换环孢素。有研究发现加用熊去氧胆酸[12~15mg/(kg·d)]有助于减轻淤胆性肝炎。详见第四篇第二章“移植物抗宿主病”。

(三) 药物性肝损害

对于药物性肝损害应遵循“预防为先”的原则,尽可能避免肝毒性药物的联合应用;对有基础肝脏疾病的患者需慎重选用肝毒性药物,并注意药物剂量,必要时可通过监测血药浓度指导治疗;对于既往治疗后出现肝损伤的患者应根据肝损伤的程度调整所用的药物及剂量。对于怀疑药物性肝损害的患者,需要及时停用可疑致肝损伤药物,并且尽量避免再次使用可疑或同类药物。可以根据药物性肝损害的临床类型选用适当的保肝治疗。

(四) 感染性肝脏疾病

1. HBV肝炎 研究表明,预防性应用拉米夫定可以明显降低HBV再激活的发生率,至少需用药至停免疫抑制剂后4~8周,移植后患者用药时间还需延长。但对于体内HBV复制活跃的患者,长期使用拉米夫定可能会因病毒突变而导致耐药。有研究发现在使用拉米夫定1年时病毒耐药率达到24%,3年时可高达60%。新的抗病毒药如恩替卡韦、替诺福韦等被证明有与拉米夫定相似甚至更优的抗病毒活性,而使用1年时病毒耐药率仅1%,因此有作者推荐对于低危(HBsAg阴性)的患者可以选择拉米夫定预防,而对于高危的患者(HBsAg阳性)可以考虑使用恩替卡韦甚至替诺福韦预防。对于HBV-DNA<2000IU/ml的患者预防性抗病毒治疗需要持续到停免疫抑制剂后至少6个月,对于HBV-DNA≥2000IU/ml的患者,如果是HBeAg阳性的患者,需要在达到HBV-DNA低于检测下限,ALT复常、HBeAg血清学转换后,再巩固至少1年仍保持不变,且总疗程至少已达2年者方可考虑停药;如果是HBeAg阴性的患者,需要在达到HBV-DNA低于检测下限,ALT复常、HBeAg血清学转换后,再巩固至少1年半仍保持不变,且总疗程至少已达2年半者方可考虑停药。

2. HCV肝炎 在停免疫抑制剂后半年以上、无GVHD且骨髓造血恢复的HCV患者,可以考虑使用长效干扰素联合利巴韦林抗病毒治疗,有报道联合治疗的持续病毒学应答为20%,优于单用干扰素的患者。骨髓抑制是干扰素治疗的主要不良反应,因此在使用干扰素为基础的抗病毒治疗前需要充分权衡治疗的利弊。近年来,大量新药,如索非布韦、维帕他韦、雷迪帕韦等的面世,使得HCV肝炎的治疗多了很多的选择。一项纳入434例患者的研究发现,接受抗病毒新药的HCV肝炎患者的预后优于不接受治疗的患者,但这些抗病毒药物在移植后患者中使用的有效性和安全性仍需进一步研究。

3. HEV肝炎 对于移植后患者,可以在允许的情况下降低免疫抑制强度,并推荐服用利巴韦林10mg/(kg·d),疗程为3个月。

4. 其他病毒性肝炎 对于怀疑VZV感染的患者需要经验性开始阿昔洛韦的治疗。对于CMV肝炎的患者,可以采用更昔洛韦或膦甲酸钠治疗。有作者认为对于ADV肝炎,早期使用西多福韦或许是有效的治疗手段。详见第四篇第三章第三节“病毒性疾病”。

5. 真菌 对于肝脏真菌感染的患者，需要根据病原学结果并需要注意抗真菌药物带来的肝脏毒性。详见第四篇第三章第二节“侵袭性真菌病”。

（五）铁沉积

目前对于肝铁含量 >15 000μg/g 干重的患者推荐同时使用放血疗法和使用铁螯合剂，对于肝铁含量 7000~15 000μg/g 干重的患者推荐放血治疗，对于肝铁含量在 7000μg/g 干重以下的患者在有肝病证据的时候才给予相应治疗。

（六）TPN 相关的肝损害

避免长时间的 TPN，尽快恢复肠内营养。

（七）缺氧性肝损害

积极治疗导致缺血、缺氧的基础疾病，迅速改善肝脏缺血缺氧的情况，对症保肝治疗。

HSCT 后的肝脏并发症种类繁多，临床表现相似，治疗方法不尽相同，因此对于移植后出现肝功能异常的患者需要进行仔细的鉴别诊断，通过多种手段（包括组织病理学）寻找真正的病因，以提高治疗的成功率，改善患者预后。

（莫晓冬）

参考文献

1. McDonald GB.Hepatobiliary complications of hematopoietic cell transplantation, 40 years on. Hepatology, 2010, 51: 1450-1460.
2. Mohty M, Malard F, Abecassis M, et al. Sinusoidal obstruction syndrome/veno-occlusive disease: current situation and perspectives-a position statement from the European Society for Blood and Marrow Transplantation (EBMT). Bone Marrow Transplant, 2015, 50: 781-789.
3. Kyriakidis I, Tragiannidis A, Munchen S, Groll AH. Clinical hepatotoxicity associated with antifungal agents. Expert Opin Drug Saf, 2017, 16: 149-165.
4. Kyvernitakis A, Mahale P, Popat UR, et al. Hepatitis C Virus Infection in Patients Undergoing Hematopoietic Cell Transplantation in the Era of Direct-Acting Antiviral Agents. Biol Blood Marrow Transplant, 2016, 22: 717-722.
5. Mallet V, van Bömmel F, Doerig C, et al. Management of viral hepatitis in patients with haematological malignancy and in patients undergoing haemopoietic stem cell transplantation: recommendations of the 5th European Conference on Infections in Leukaemia (ECIL-5). Lancet Infect Dis, 2016, 16: 606-617.

第三节 神经系统并发症

HSCT 越来越广泛地用于治疗各种血液恶性肿瘤、非肿瘤性疾病及部分遗传性疾病。HSCT 相关的神经系统并发症是移植后危及生命的严重并发症之一，因其发生率较高且病情多危重，近年来越来越为学者们所认识。

HSCT 后神经系统并发症总发生率文献报道差异较大，达 8%~70%。按照累及部位分为中枢神经系统（CNS）并发症及外周神经系统（PNS）并发症，其中 CNS 发生率较高，占 70%。由于用于不同研究评估的患者数量、移植类型、受者年龄、原发病、有无其他并发症、随访时间及移植后神经系统评估手段的不同等原因，目前报道的移植后 CNS 并发症的发生率也不尽一致。尸体解剖为基础的研究较回顾性的临床研究发现移植后有较高的神经系统并发症。

HSCT 后常见的 CNS 并发症主要包括 CNS 感染、脑血管病、癫痫发作、代谢性脑病、药物介导的 CNS 毒副作用等。PNS 并发症最常见吉兰 - 巴雷综合征。移植后不同原因导致的神经系统并发症，临床表现及特点不尽相同。移植临床实践中，根据病史、体检、辅助检查，尤其是脑脊液检查，脑电图检查，以及影像学检查，包括 CT 和(或) MRI，可以明确其诊断(图 4-5-1)。

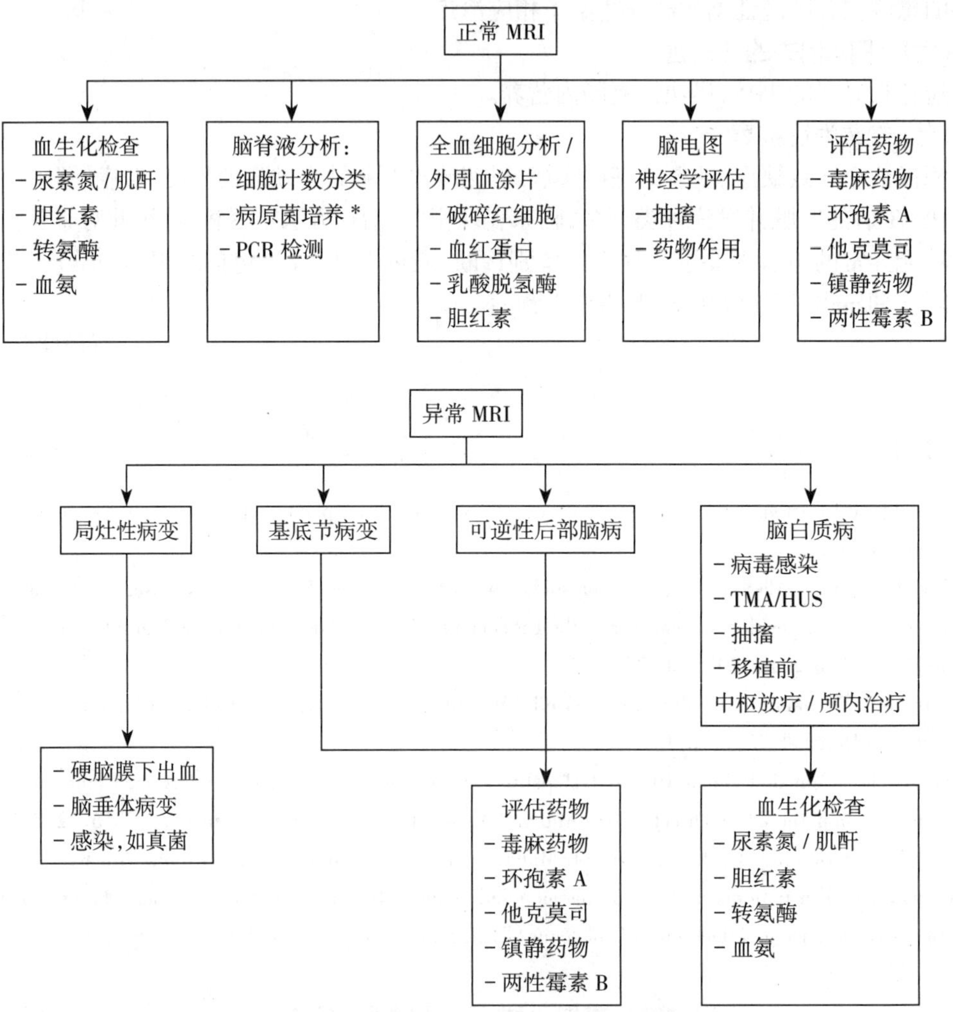

图 4-5-1　造血干细胞移植后中枢神经系统病诊断流程

因自体或同基因 HSCT 不需要应用免疫抑制剂，异基因 HSCT 神经系统并发症的发生率高于同基因或自体 HSCT 受者。白血病患者移植前 TBI 及鞘内注射化疗药如 MTX 和阿糖胞苷等，可能在化放疗后几个月，以至于几年后诱发神经系统病变；中枢放疗可能会导致持续的认知功能障碍；某些药物如白消安应用时可能引起癫痫等，临床需要预防并引起注意。不同病因导致的神经系统并发症诱发因素、临床特征、诊断及治疗策略，以及相关预防阐述如下。

一、中枢神经系统并发症

(一) CNS 感染

HSCT 后 CNS 感染占移植后神经系统并发症的 2.9%~13%,移植后尸检研究显示患者 CNS 感染的发生率可高达 10%~16%。CNS 感染的发生与中性粒细胞减少及免疫抑制有关,死亡率可高达 75%。移植后 CNS 感染多是全身感染播散导致,肺及消化道感染可通过血液播散,鼻窦感染可直接播散致 CNS,尤其是真菌性鼻窦炎极易导致真菌性脑膜炎。CNS 感染的危险因素包括免疫抑制的强度、免疫抑制治疗类型、白细胞计数、代谢异常如高血糖、皮肤或黏膜破损及其他并发感染等,血液学检查及病原的培养等,有助鉴别病原菌(血清隐球菌抗原、血培养等)。

患者临床表现和体征多数呈非特异性,如发热、头痛,严重可出现神志的改变等。移植后患者临床常缺乏脑膜刺激征的表现,即使仅有持续性头痛,也需要警惕 CNS 感染的可能性。临床表现不典型可能会导致诊断的延误,甚至导致严重结果。CSF 分析是评估 CNS 感染的关键,如患者神志清楚能配合检查、无腰穿禁忌应常规进行。研究表明 HSCT 后 CNS 感染病原微生物常见的是真菌(曲霉菌)、病毒、弓形虫、细菌和囊虫等,其中病毒和真菌感染在移植后 CNS 感染最常见。研究表明,CNS 感染病原体与移植后时间相关联,移植后早期(30 天内)病毒和真菌机会性感染的危险最大;移植后晚期患者 CNS 感染病原体的流行病学与不同医疗环境有关。中枢神经感染病原学的明确,对进一步治疗尤为重要。不同病原中枢感染的临床表现及诊治特点如下:

1. 病毒感染 移植后导致 CNS 感染的常见病毒,包括 HHV-6、JC 病毒、CMV、VZV、EBV、HSV-1 型和 2 型等。

HHV-6 感染是病毒性 CNS 感染的常见病原之一,主要是因为移植后免疫重建过程中患者免疫功能的低下,HHV-6 是嗜神经组织的病毒,可导致免疫缺陷患者如 HSCT 后患者发生脑炎。研究表明,HHV-6 可引起边缘性脑炎在内的多种并发症,临床表现为短暂性记忆缺失、抽搐、意识障碍及行为改变等,MRI 结果常显示颞叶内侧,尤其在海马及杏仁核 T2 高信号。确诊主要根据患者脑脊液检查,用 PCR 方法检测脑脊液的 HSV-6 核酸;目前研究认为治疗,HHV-6 CNS 感染可能有效的药物是西多福韦、更昔洛韦或膦甲酸钠等。

移植后 HHV-6 脑膜脑炎诊断,是根据患者神经系统症状,如昏迷、抽搐、记忆丧失或头痛,脑脊液多聚酶链式反应(PCR)检测 HHV-6 阳性,排除其他的脑膜脑炎病原的依据。研究回顾性分析了移植后 100 天内 HHV-6 脑炎的临床特点,研究纳入了 HSCT 患者 1148 例,发现 11 例患者(0.96%) HHV-6 脑膜脑炎;昏迷是最常见的神经系统的临床表现,其中 9 例患者有中枢性发热伴有皮疹;脑磁共振影像显示,5 例患者下丘脑出现 T2 信号异常增加;8 例患者应用更昔洛韦治疗,3 例 CNS 症状缓解,3 例症状无缓解;下丘脑病变的脑膜脑炎患者症状难以缓解。由于 HHV-6 脑膜脑炎的临床症状,与环孢素或他克莫司诱导的脑炎相似,10 例患者在出现 CNS 症状后停用上述药物,其中 5 例出现Ⅳ度 GVHD;3 例患者死于 HHV-6 脑膜脑炎,6 例死于其他原因包括 GVHD。移植后患者发生 HHV-6 脑膜脑炎,是 allo-HSCT 少见而严重的并发症,仔细评估患者临床表现和脑部影像学检查结果,能精确早期诊断移植后 HHV-6 脑膜脑炎,改善移植后脑膜脑炎患者的预后。

JC 病毒是一种乳多空病毒,其感染常见于免疫低下或抑制的移植后患者,多发生于移植后数月。JC 病毒可选择性地破坏患者中枢少突神经胶质细胞,导致脱髓鞘病变,引起髓鞘破坏呈现进行性多灶性白质脑病。临床可表现为皮质盲、偏瘫或局灶性大脑或小脑功能失调。MRI 显示 T2 异常高信号,CSF 的 PCR 检查或脑活检,可以明确诊断。病毒感染所致的进行性多灶性白质脑病需要与他克莫司或环孢素相关的移植后白质脑病及中心性脑桥髓鞘溶解相鉴别,后两者通常是可逆性的。进行性多灶性白质脑病目前尚无有效治疗措施,诊断后 1 年死亡率达 90%。

Rubin J 等研究发现移植前有疱疹病毒感染,是 HSCT 后 3 个月内发生神经系统并发症的独立危险因素;CMV 阳性患者神经系统并发症的发生风险也升高,移植后早期 CMV 阳性是 HSCT 致死及致残的主要原因之一。移植后常规预防性应用阿昔洛韦等显著降低了 HSV、VZV 及 CMV 引起的 CNS 感染,积极的抗病毒治疗对提供生存率尤为重要。加强筛查及抢先抗病毒治疗可降低其发生率,并可延长移植后患者的长期生存。

2. 真菌感染 临床研究显示,HSCT 患者发生侵袭性真菌感染的靶器官中,中枢是仅次于肺部感染的第二靶器官;HSCT 后真菌 CNS 感染率为 41%,仅次于肺部感染发生率。Medeiros 等研究 HSCT 后 27 例 CNS 感染患者的尸检结果发现,其中 15 例患者为真菌感染,以曲霉菌感染为主,其次为假丝酵母菌(念珠菌)及镰刀菌等。真菌性 CNS 感染的临床表现大多无特异性神经系统特点,部分患者起病可较隐匿性。脑脊液化验常提示淋巴细胞增多,糖降低及蛋白含量明显升高。

曲霉菌在环境中广泛存在,多经呼吸道传播,曲霉菌可特异性的侵犯脑血管导致感染伴脑出血。曲霉菌引起移植后亚急性的 CNS 感染,通常可发生于移植后 1~6 个月,CMV 或其他病毒共同感染可使患者易感性增加,并可加速曲霉菌中枢感染的破坏性。

假丝酵母菌是正常人黏膜的寄生菌,在免疫力正常的个体很少引起 CNS 感染。假丝酵母菌性脑膜炎在移植后患者并不常见,其临床表现多样,可为轻度的、急性或慢性脑脊髓膜炎、脓肿等。假丝酵母菌曾经被认为是移植后早期引起脑脓肿第二常见的病原,但随着预防性用药逐渐成为常规,近来念珠菌感染的发生率已逐渐下降,积极抗真菌治疗可将其死亡率降至 10%~20%。

真菌感染的早期诊断及治疗很重要,即使是对疑诊的患者也应立即开始抗真菌治疗。治疗以两性霉素 B 为主,但其主要局限因素为药物的肾毒性;脂质体的两性霉素 B 毒性较小,但其是否可渗透入 CSF 尚不十分明确;其他药物包括氟胞嘧啶、利福平和唑类抗真菌药如氟康唑、伊曲康唑及伏立康唑等,需要注意的是唑类抗真菌药可抑制环孢素和他克莫司的代谢,因而需要根据药物的血药浓度调整剂量。真菌感染的早期诊断非常重要,对于拟诊的真菌感染,早期及时的抗真菌治疗对于患者预后非常重要。

3. 细菌感染 CNS 细菌感染也可发生于移植后,但其发生率较低。HSCT 后 CNS 细菌感染临床常缺乏脑膜刺激征的表现,可能仅有持续性头痛。脑脊液分析是评估是否有 CNS 感染的关键。CNS 细菌感染通常是由全身感染发展而来,常伴随血行或肺部感染,血液学检查有助鉴别病原菌(血清隐球菌抗原、血培养等)。治疗应针对不同的病原菌给予敏感且能透过血脑屏障的抗生素。

李斯特菌可引起脑膜炎、脓肿甚至脊髓炎。诺卡尔菌较少引起免疫力正常的人感染,但在移植后患者可引起亚急性或慢性脑膜炎和脑炎,诺卡尔菌感染时,肺部感染常先于 CNS 感染发生。分枝杆菌在移植后患者很少感染 CNS,免疫抑制治疗可能会使潜在的静止期的分枝杆菌感染进展，结核杆菌和不典型分枝杆菌 CNS 感染的治疗方案一致。

（二）药物相关性 CNS 病变

HSCT 是一项复杂的和长期的治疗过程。预处理的化疗药物、TBI、移植后防治 GVHD 应用的免疫抑制剂及移植后抗感染药物等，均可导致神经系统相关的毒副作用。多种药物可引起神经系统并发症，包括 CSA、他克莫司和糖皮质激素等。药物相关周围神经和 CNS 并发症的临床表现大多为感觉异常、颤抖、肌痛及头痛、抽搐、意识障碍和视觉异常等。

1978 年 CSA 应用于器官移植，其防治 GVHD 的良好疗效在 HSCT 领域是较大的突破之一；应用 CSA 患者神经系统并发症的发生率约为 25%，可表现为颤抖、头痛或脑病、CSA 治疗相关的癫痫样脑电图改变及抽搐发作等。CSA 相关的神经毒性是移植后患者严重的并发症之一。有文献报告认为，低胆固醇血症和低镁血症等与 CSA 神经毒性发生相关，但也有胆固醇及血镁正常的 CSA 神经毒性发生。少数患者可出现 CSA 治疗相关的肌痛或肌病，考虑其发生机制可能与线粒体功能受损有关。有学者认为口服 CSA 毒性反应较静脉用药减少，尚未有定论。临床上通常采用停药或减量或换用他克莫司等措施缓解症状和体征。移植后 CSA 相关的神经毒性不同于其他的移植相关神经系统并发症，神经影像学研究显示，可逆性脑损害主要发生在脑白质。目前 CSA 相关的神经毒性公认的诊断标准是，出现 CSA 相关的神经症状和体征，并通过其他临床和辅助检查，例如影像学和脑脊液检查，包括细菌学检查，聚合酶链反应分析等排除其他可能的病因；最重要的诊断依据是停止应用或减少 CSA 剂量神经症状和影像可以恢复。

研究报道 129 例 allo-HSCT 后患者中 6 例发生移植后 CSA 相关的神经毒性，对其临床特点、CSA 的血药浓度、血电解质、胆固醇和血镁含量的分析，并在神经毒性出现后 24 小时到 4 天评估患者的脑 MRI 和（或）脑 CT。6 例患者（4.6%）出现头痛和（或）高血压，有严重 CSA 相关毒性发生，包括抽搐发作 5 例、短暂失明 1 例、偏瘫 1 例。MRI 研究发现，高密度损害在脑后部相对严重；5 例患者中 4 例皮质和皮质下损害均严重；信号异常区域局限在皮质区、大脑和大脑动脉之间的区域。研究发现，皮质激素的应用可以引起移植后患者严重 CSA 神经毒性。建议磁共振成像诊断。

关于 CSA 导致严重神经毒性的机制尚不明确。多项研究表明，内皮细胞的损伤和血管的病变导致血脑屏障的破坏及局部的低灌注是其发生的主要原因；大多数损害在后脑部白质。高血压、低胆固醇血症、低镁血症以及合并使用皮质类固醇激素，都是 CSA 相关神经毒性的高危因素。

他克莫司是 HSCT 常用的另一种钙调磷酸酶抑制剂，其神经毒性的发生率与 CSA 药物类似。他克莫司相关的神经系统并发症通常发生于移植后早期静脉应用剂量较大时，其临床表现主要是颤抖、脑病、头痛及抽搐。他克莫司相关的周围神经病证据尚不明确，需要进一步研究了解其病理生理及相关高危因素。

CSA 或他克莫司目前常规用于 allo-HSCT 后 GVHD 的防治。二者均可引起相似的神经毒性，尤其是在移植后早期，治疗第 1 个月用药剂量较大时，大约 1%~5% 患者表现为单纯的抽搐，有时与低镁血症有关。CSA 或他克莫司血药浓度即使在治疗范围，也不能除外药物相关性神经毒性，但作用机制尚不清楚。CSA 及他克莫司最常见的神经系统毒性，表现为颤抖（>30%）和感觉异常（11%），严重的神经系统并发症少见。CSA 和他克莫司的神经毒性还可表现为不同的视觉障碍，可出现可逆性的皮质盲、复杂的视觉障碍及幻觉。他克莫司和

CSA 剂量相关的毒性可累及视神经和顶枕叶皮质，可见相关的视野缺损，患者表现为可逆性的 CSA 相关的视网膜毒性，停药后可改善。他克莫司还可导致双向的视神经病变。此外，他克莫司及 CSA 还可导致治疗相关的可逆性视脑神经病变及眼肌麻痹。CSA 或他克莫司相关神经系统并发症的损害通常是可逆的，治疗措施通常为减少剂量或暂停药物，若症状改善则不需要特殊治疗，部分患者停药后数周症状才缓解。对于抽搐患者推荐静脉应用镇静药物，以缓解抽搐的症状；大发作可口服或静脉丙戊酸钠进行治疗，不影响肝脏对 CSA 或他克莫司的代谢。尽管 CSA 和他克莫司的神经毒性类似，但患者应用其中一种时发生神经系统并发症，换用另一种时不一定发生。

糖皮质激素是移植后基础免疫抑制治疗的主要药物，用于 GVHD 的防治。激素治疗相关性神经系统并发症包括激素相关的精神病、肌病及硬膜外脂肪过多症等。皮质激素相关的行为改变，可以是轻度情绪障碍，也可以是精神病。减量或停止治疗可改善症状，个别需要考虑加用抗抑郁药和镇静治疗。再次应用激素治疗并不会增加患精神病的风险。

目前发现药物 CNS 综合征包括两类：一类是以意识障碍、视觉障碍、幻视、抽搐及运动障碍为主要表现的后期白质脑病综合征；另一类是以运动异常为特征的震颤麻痹、共济失调及四肢轻瘫。药物相关移植后抽搐，可发生于移植后任何阶段，常发生于移植后 1 年以内。通过补充镁、暂停免疫抑制剂如 CSA、应用抗癫痫药物等可得到控制。后期白质脑病 MRI 常显示脑白质，尤其在枕叶的多灶异常伴有不同程度的皮质受累。研究发现患者 MRI 改变与预处理方案相关。预处理包含 TBI 的患者，可有单纯脑白质区受累；预处理使用化疗的患者表现为皮质与白质的混合受损，偶可见仅皮质增强。药物相关性脑皮质受损临床表现和影像学提示病理改变可能为血管性水肿，但其发病机制尚不清楚，MRI 弥散加权成像支持这一假说。部分 TMA 患者临床表现抽搐、轻度脑病或枕叶功能障碍，患者的 MRI 结果可没有异常。他克莫司和 CSA 引起的失语及运动障碍综合征，通过密切监测血药浓度并调整剂量可改善症状。他克莫司和 CSA 的神经毒性在治疗浓度范围内具有间歇性及个体差异性。

移植后患者同时可能应用多种药物，药物之间相互作用尤其复杂(表 4-5-1)。免疫抑制剂与其他药物间相互作用复杂并且易被忽视，尤其是在肝功能或肾功能异常的患者，药物半衰期可能延长，血药浓度水平升高，副作用凸显。许多干扰细胞色素 CYP3A 功能的药物，可明显改变他克莫司和 CSA 的血药浓度。

表 4-5-1　移植常用药物间相互作用

他克莫司	增加他克莫司浓度	氯霉素、萘法唑酮、萘芬纳韦、唑类抗真菌药、大环内酯类抗生素、达那唑、钙拮抗剂、卡托普利、奥美拉唑、咪达唑仑、CSA
	降低他克莫司浓度	利福平、抗酸药、卡马西平、巴比妥类、苯妥英钠
	增加其他药物浓度	MMF 和 CSA 的药物浓度
环孢素 A(CSA)	增加 CSA 浓度	西罗莫司、胺碘酮、大环内酯类抗生素、维拉帕米、地尔硫、尼卡地平、甲氧氯普胺、唑类抗真菌药、萘法唑酮、格列本脲、他克莫司
	降低 CSA 浓度	卡马西平、巴比妥类、苯妥英钠、奥利司他、利福平、磺胺类、曲格列酮、特比萘芬、奎宁
	增加其他药物浓度	他汀类、西罗莫司、地高辛、依托泊苷、他克莫司

续表

西罗莫司	增加西罗莫司浓度	酮康唑、CSA
	增加其他药物浓度	CSA
吗替麦考酚酯（MMF）	降低 MMF 浓度	胆汁酸盐类、抗酸药

（三）抽搐发作

抽搐是 allo-HSCT 后 NC 中严重的并发症之一。抽搐的发作可以危及患者生命，目前文献报道较少。

1. 概述　Allo-HSCT 后抽搐发作的发生率是 1.6%~15.4%。研究认为移植前的放疗和（或）化疗、预处理、电解质紊乱、系统性感染、出血和移植相关药物的毒副作用等是移植后抽搐的高危因素。北京大学血液病研究所回顾性连续分析了 1461 例 allo-HSCT 患者，对移植后 79 例抽搐发作患者进行研究，随访时间 6.5 年，抽搐的累积发生率 7.1%，抽搐发生中位时间是移植后 56 天（范围 -6~880 天）。

2. 抽搐发生原因　文献报道移植后抽搐发生率差异较大，可能跟移植的类型、种族、患者年龄、预处理的方案、随访时间和研究设计等的不同相关。移植后患者抽搐发作与电解质紊乱、血糖、肝肾功能及药物如 CSP、他克莫司及糖皮质激素、中枢系统的感染、肿瘤复发和脑血管疾患等相关。Teive 等分析了 1000 例 allo-HSCT 患者发生抽搐的原因，结果表明中枢感染和出血是较常见的原因。Schmidt 研究 950 例儿童移植患者，发现最常见的原因是感染，其次是药物毒性、神经系统肿瘤、脑血管疾患及代谢性疾患。研究表明 CSP 可引起抽搐的发生，但与 CSP 的血浓度无关，可能的原因是移植患者对 CSP 的敏感性及反应性差异。低钠血症也是引起抽搐的原因之一，尤其是与其他的电解质紊乱合并出现时更易发生。

北京大学血液病研究所对 79 例移植后抽搐患者研究发现，33 例抽搐是由药物引起的，包括钙调磷酸酶抑制剂（CSP 或他克莫司），泰能和膦甲酸钠等；通过影像学检查、脑脊液检查及脑组织活检等，14 例（17.7%）患者诊断为 CNS 感染；多脏器衰竭引起的代谢性脑病 11 例（13.9%）；6 例是电解质紊乱导致；8 例患者是白质脑病（10.1%）；脑血管疾患引起的抽搐 5 例（6.3%），包括 3 例患者脑出血，2 例患者脑梗死；白血病浸润 3 例（3.8%）；1 例患者有癫痫病史；不明原因的患者 4 例。

3. 抽搐发作的特点　Antonini 等研究了 302 例 allo-HSCT 患者，抽搐的累积发生率是 7%，发生在移植后 100 天以内占 65.8%，发生在 101~365 天是 25.3%。北京大学血液病研究所，分析表明 79 例抽搐发作患者，3 例患者（3.8%）发生在移植预处理期间，52 例患者（65.8%）是发生在移植后 0~100 天，20 例（25.3%）发生在 100 天到第 1 年；只有 4 例（5.1%）患者发生在移植后 1 年后。多因素回归分析表明，移植患者年龄小于 18 岁、血缘 HLA 配型不合、aGVHD 和低钠血症是引起移植后抽搐发作的独立的危险因素。移植后抽搐发作的患者中位生存时间 246 天（范围 18~2170 天），移植后 1 年累积生存率 57.2%，6 年累积生存率 31.1%，分别显著低于对照组 75.7% 和 71.4%。79 例抽搐患者，42 例患者死亡（53.2%）。研究表明，移植后患者脑血管疾患和（或）CNS 感染引起的抽搐，有较高的死亡率和较差的预后。对死亡的 42 例抽搐患者分析，GVHD 相关 7 例，颅内感染 8 例，脑血管疾患 3 例，器官衰竭 5 例，复发 5 例，肺部感染 12 例，不明原因 2 例。

4. 诊断　移植后抽搐的病因诊断，应根据移植后患者临床实际，进行多因素的综合分析，包括多种辅助检查。其诊断流程见图 4-5-2。

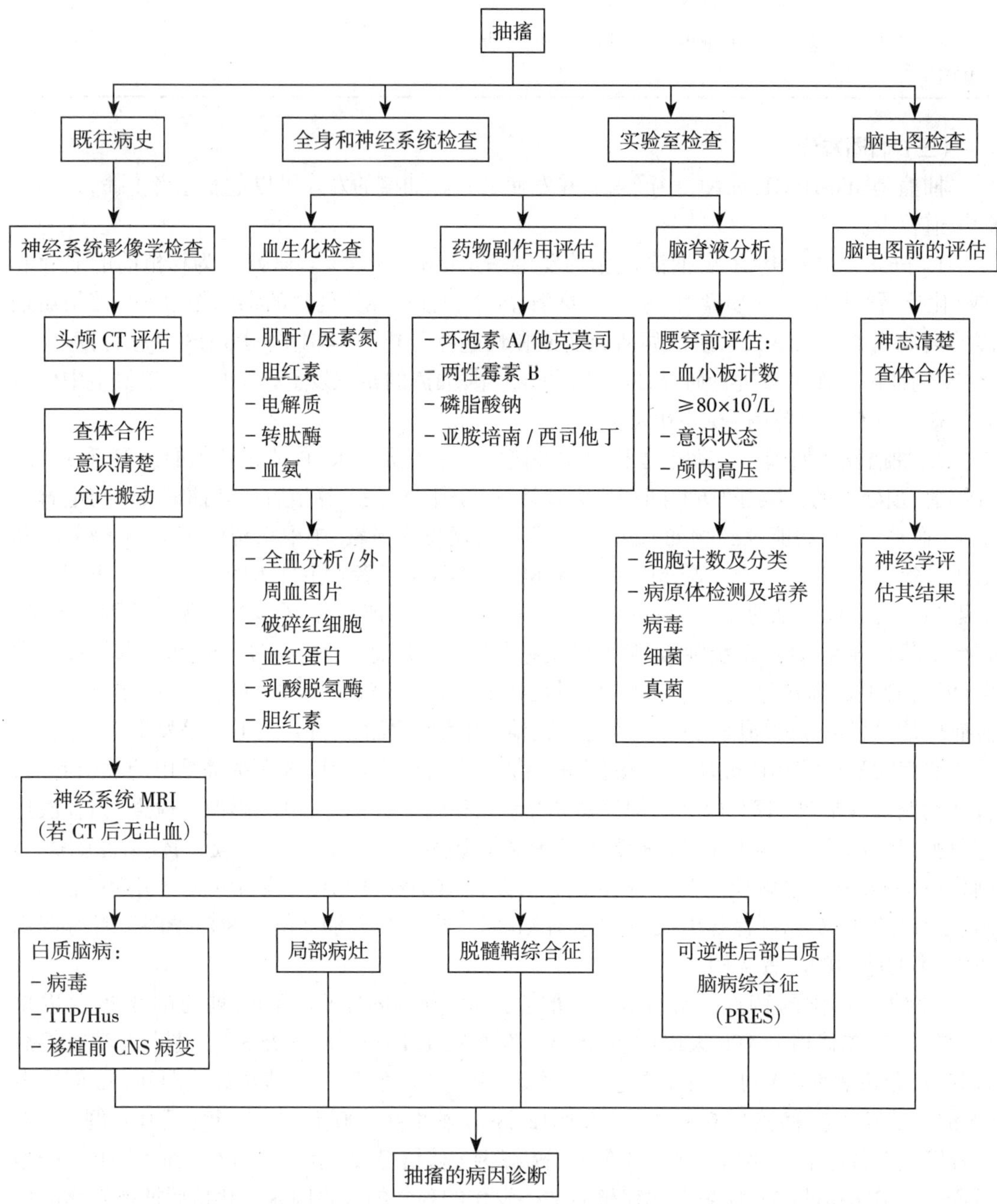

图 4-5-2　移植后抽搐诊断流程

影像学检查：移植后抽搐发作是严重的 NC，确诊需要进一步行神经系统的影像学检查，如头颅 CT 及 MRI 等，应观察患者神志及重要生命体征，如是否有血压下降和呼吸困难等；需要患者神志清楚配合检查，并可搬动；具体检查项目需根据患者具体病情确定；如患者头颅 CT 未见异常，病情稳定的患者，应进一步做 MRI 检查，进一步明确病因。

脑脊液检查：若患者抽搐后意识清醒并且配合、无凝血障碍、无危及生命的颅内高压临床症状和体征且眼底检查未见异常，选择腰穿检查行脑脊液的常规和生化分析、细菌学、真菌和病毒培养和 PCR 检测，如 CMV、EBV、HHV-6 和腺病毒等检测。

脑电图检查：患者移植后抽搐如生命体征稳定，可以考虑做脑电图的检查，对于明确抽搐的病因很有帮助。

5. 治疗　对症处理很重要，根据抽搐患者的发作时的意识状态，选择不同的处理方法；若出现抽搐的持续状态伴意识不清，终止抽搐是重要的首选治疗；同时应请神经专科医生协同治疗，并保护好患者，如避免咬舌、保持气道通畅、防治窒息等；一般选择苯巴比妥和地西泮等药物，防治患者出现第二次损伤。病因治疗上，主要采用针对不同的病因治疗，如停用可疑引起抽搐的药物等，注意水电解质平衡，对于不能进食的患者要注意热量摄入等均是重要的辅助治疗。

（四）脑血管病变

移植后脑血管病包括脑出血和脑血栓形成，在 HSCT 后通常较少见，是移植患者致死致残的重要原因之一。临床可有突然出现的恶心、喷射性呕吐、头痛和头晕，可以出现渐进性的意识障碍等。

移植后患者颅内出血常见于缺血发作继发的出血、CNS 感染或出凝血障碍。严重的细菌或真菌感染、血小板减少均可增加颅内出血的风险。HSCT 患者血小板数低于 2.0×10^9/L 时硬膜下出血的风险增加。对高凝状态的患者进行抗凝治疗可能增加颅内出血的风险。北京大学血液病研究所连续分析了 1461 例 allo-HSCT 患者，研究结果发现，44 例移植后患者出现颅内出血，累积发生率 3.0%，其中 29 例患者（65.9%）为多部位脑出血；4 例患者（9.1%）为硬脑膜下出血；8 例患者（18.2%）为蛛网膜下隙出血；3 例患者（6.8%）其他部位脑出血；脑出血发生的中位时间是移植后 129 天（范围 1~450 天）。生存分析表明，脑出血患者 6 年总生存率 47.1%，较对照组患者生存率 75.7% 显著减低。多因素分析表明，患者的移植类型、系统感染、aGVHD Ⅲ~Ⅳ度、出血时血小板计数和纤维蛋白原含量是 allo-HSCT 后脑出血的独立危险因素。采用 ROC 曲线分析表明，血小板计数 13.2×10^9/L 和纤维蛋白原含量 129.5g/L 分别是发生脑出血的阈值。所以，移植后脑出血是较严重的危及生命的神经系统并发症，且脑出血患者的预后较差。

脑血栓形成在移植后 CNS 并发症中并不常见，其病因主要有脑血管硬化、心源性栓塞及 CNS 感染、移植前患者合并糖尿病及高血压等。糖尿病是脑血管病的主要危险因素。治疗脑血管病相关的危险因素（如高胆固醇、血糖及高血压等）是很重要的防治措施，如预防性抗血栓药物等，如阿司匹林治疗，尤其在移植后长期存活的患者。CSP、西罗莫司或他克莫司导致高胆固醇血症可加速脑血管病发生。联合应用他汀类药物及 CSP 可增加横纹肌溶解发生的危险。研究表明，移植后临床上用他克莫司替代 CSP，可降低高胆固醇血症的水平。

HSCT 患者，多伴有凝血因子含量的变化及高凝状态改变，其临床意义尚在研究中。移植后非细菌性血栓性心内膜炎的发生率高，可能与移植后高凝状态相关联。研究发现，曲霉菌或毛霉菌 CNS 感染也可侵犯脑血管导致出血性梗死。目前尚缺乏关于移植后患者大脑静脉窦血栓的相关数据，但移植后患者的脱水状态、高凝状态及 CNS 感染等，均可增加静脉窦血栓发生的危险。

（五）中枢神经系统脱髓鞘病

CNS 脱髓鞘是移植后重要的影像学改变，其临床表现多变，原因有多种。北京大学人民医院血液病研究所回顾性分析了 allo-HSCT 1365 例患者，36 例患者发生中枢的脱髓鞘病变。研究结果表明，移植后 6 年的累积发生率 3.6%，16 例（44.4%）发生于移植后 100 天之内，10 例（27.8%）发生在 100 天到移植后 1 年，9 例患者（25.0%）发生在移植后 1 年以后。多因素分析提示移植类型、中枢感染和 ALL 是移植后发生脱髓鞘的独立危险因素。发生中枢脱髓鞘病变的患者，中位生存时间是移植后 514 天；6 年累积生存期显著低于对照组。36 例患者 21 例死亡占 58.3%。研究表明脱髓鞘病变是移植后少见但较严重的 CNS 合并症。ALL 患者、配型不合的移植和系统性感染均提示移植后患者预后较差。

二、周围神经系统并发症

HSCT 常见的周围神经系统并发症，主要是 HSCT 后吉兰 - 巴雷综合征（GBS）。1970 年 Drachman DA 等首先报道在移植后患者可出现 GBS 并发症。GBS 是较少见的自身免疫介导的鞘磷脂或外周神经轴突损伤，导致脱髓鞘和神经轴突病变，多由感染、异常免疫和毒素的接触导致，临床特点表现为进行性的无力、感觉丧失或深部肌腱反射丧失等。GBS 是自身免疫性疾患，患者多是免疫缺失的宿主，如 AL 或 HSCT 患者等。Openshaw 等研究 1370 例 HSCT 患者，报道 10 例患者（0.7%）脱髓鞘多神经病变，诊断为移植后 GBS 并发症。Wen 等报道 4 例 allo-HSCT 合并 GBS 患者，占 0.3%。其发生机制可能为 HSCT 大剂量预处理方案，直接诱导神经髓鞘的损伤，导致神经抗原暴露，并由炎症介导的活化的免疫反应细胞进一步引起损伤。

一些免疫抑制药物的神经毒性可导致 GBS 发生，停药或减少其药物的剂量，可使多数患者神经损伤逆转。CSA 或他克莫司均可引起神经的损伤，其原因是通过干扰 T 细胞在胸腺内的发育，阻断其细胞凋亡，从而引起 T 细胞亚群的改变，增加 T 细胞对外周神经髓鞘的损伤。研究认为感染也是引起 GBS 的高危因素。Winer 等研究发现移植后 30% 以上 GBS 患者，可以找到感染的证据，如细菌、CMV 和（或）EBV 感染。白血病复发也可以引起 GBS，支持副癌综合征的发病理论。

有研究报道 allo-HSCT 后的 23 例患者进展为 GBS，平均年龄为 32 岁（范围 5~59 岁）。研究发现移植后男性患者多见，平均起病时间为移植后 3 个月（范围 2 天至 7 年），患者出现 GBS 前发生感染 26 例（41%），其中 14 例患者 CMV 感染，4 例患者细菌感染，5 例为移植后他克莫司或 CSP 导致，4 例患者是化疗药物如阿糖胞苷引起，13 例患者与 GVHD 相关联。移植后 GBS 可接受 IVIG 的治疗或血浆交换，疗效较好。总之，GBS 是移植后少见的并发症，多种因素可引起发病，IVIG 和血浆交换是其主要的治疗措施。

（张晓辉）

参考文献

1. Fujimaki K, Mori T, Kida A. Human Herpesvirus 6 Meningoencephalitis in Allogeneic Hematopoietic Stem Cell Transplant Recipients. Int J Hematol, 2006, 84(5): 432-437.

2. Aisa Y, Mori T, Nakazato T, et al. Effects of Immunosuppressive Agents on Magnesium metabolism early after

allogeneic hematopoietic stem cell transplantation.Transplantation,2005,80:1046-1050.

3. Torelli GF,Natalino F,Barberi W,et al.Early onset of posterior reversible encephalopathy syndrome(PRES) during cyclosporine-A infusion.Leuk Res,2011,35:1423(10)-1424.

4. Tamaki H,Kawakami M,Ikegame K,et al.Successful treatment of Tacrolimus(FK506)-related leukoencephalopathy with cerebral hemorrhage in a patient who underwent nonmyeloablative stem cell transplantation.Int J Hematol,2004,80:291-294.

5. Solaro C,Murialdo A,Giunti D,et al.Central and peripheral nervous system complication following allogeneic bone marrow transplantation.Eur J Neurol,2001,8:77-80.

6. Rubin J,Wide K,Remberger M.Acute neurological complications after hematopoietic stem cell transplantation in children.Pediatr Transplant,2005,9:62-67.

7. C Weberl,J Schaper,D Tibussek,et al.Diagnostic and therapeutic implications of neurological complications following paediatric haematopoietic stem cell transplantation.Bone Marrow Transplant,2008,41:253-259.

第四节　泌尿系统并发症

HSCT 过程中,患者肾脏可能经历多重挑战,包括高剂量的放化疗、贫血、GVHD、机会性感染、免疫反应紊乱、水和电解质失衡以及抗生素的大量使用等。因此,肾功能损伤是移植后常见且重要并发症。移植后肾损伤可发生在移植后数天至数月,移植后不同时期的肾损伤,其临床特点和发病机制并不相同。急性肾损伤(AKI)大多发生在 HSCT 后 100 天内,而慢性肾脏病(CKD)则多发生在 HSCT 后 100 天之后。膀胱也是移植过程中很容易累及的器官,并且膀胱受损后也可能会导致肾损伤。HSCT 后膀胱损伤,最常见的是 HC,按发病时间可分为早发型和迟发型,两种类型 HC 发病机制也不同。本章节主要阐述肾脏和尿路并发症的流行病学、发病机制和治疗。

一、急性肾损伤

(一) AKI 的诊断及分期

诊断标准:由导致肾脏结构或功能变化的损伤引起的肾功能突然下降,表现为:①48 小时内 SCr 绝对值增加≥0.3mg/dl(26.4μmol/L),或②7 天内 SCr 增加≥50%(达到基线值的 1.5 倍),或③连续 6 小时以上尿量 <0.5ml/(kg·h)。2005 年 ADQI(Acute Dialysis Quality Initiative)工作组提出 AKIN(Acute Kidney Injury Network)标准对 AKI 进行严重程度分期,用于指导之后的治疗。具体分期标准见表 4-5-2 所示。

表 4-5-2　AKI 分期的 AKIN 标准

分期		血肌酐(SCr)	尿量
Ⅰ期	危险期	SCr 绝对值增加≥0.3mg/dl,或达到基线值的 1.5 倍	尿量 <0.5ml/(kg·h)×6h
Ⅱ期	损伤期	SCr 达到基线值 2 倍	尿量 <0.5ml/(kg·h)×12h
Ⅲ期	衰竭期	SCr 绝对值≥4mg/dl,急性增加≥0.5mg/dl,或达到基线值 3 倍	尿量 <0.3ml/(kg·h)×12h

(二) HSCT 后 AKI 的临床特点及危险因素

HSCT 后 AKI 多发生在移植后 60~100 天内。不同预处理方案及移植方式下,AKI 的发生风险有很大差异。与 allo-HSCT 患者相比，auto-HSCT 患者 AKI 发生率较低（6.5%~60% vs. 36%~80%），这可能是由于 auto-HSCT 后不必应用环孢素等免疫抑制剂、无 GVHD 及感染发生率低有关。allo-HSCT 患者中，接受高剂量预处理患者较接受 RIC 患者，AKI 发生率高，且发生时间早。一项回顾性队列研究比较了 140 例高剂量预处理和 129 例 RIC 预处理的移植患者，结果发现移植后 3 个月内，尽管 RIC 组患者年龄更大且基线 GFR 低于 89ml/(min·1.73m^2)的患者比例更高，但是 RIC 组患者仅有 47% 发生了 AKI，而高剂量预处理组患者 AKI 发生率高达 73%。RIC 组患者也较少需要透析（3% vs. 12%），且总体生存率高。关于移植后不同分期的 AKI 发生率，日本学者 Jinichi Mori 等回顾性研究了 289 例 allo-HSCT 患者，结果其中 180 例（62.2%）在移植后中位时间 41 天（1~100 天）发生了 AKI。按照 AKIN 分期标准，allo-HSCT 后Ⅰ期、Ⅱ期及Ⅲ期 AKI 的发生率分别为 30.5%、15.9% 和 15.9%。

此外，还有多种危险因素与 HSCT 后 AKI 发生相关，包括移植后 TMA、肿瘤溶解综合征、肝脏 VOD、败血症、两性霉素 B 及环孢素等肾毒性药物的使用、HC 和 aGVHD 等等。

（三）AKI 的治疗

AKI 的治疗主要是支持治疗。KIDGO 指南推荐应根据患者不同的 AKIN 分期进行相应的分级处理：对于存在 AKI 高危因素患者，应尽量减少肾毒性药物，评估容量状态及肾脏灌注压，监测血肌酐及尿量，避免高血糖及尽量避免应用造影剂，可考虑进行血流动力学监测；对于Ⅰ期患者，除上述措施外，应考虑采用无创方法明确诊断，如诊断不清，亦可在病情允许情况下考虑有创诊断方法，如肾穿刺活检；对于Ⅱ期及Ⅲ期患者，须核实所有用药剂量是否须进行调整，并考虑 RRT。

二、慢性肾脏病

（一）CKD 的诊断及分期

美国肾脏病基金会（NKF）制定的慢性肾脏病实践指南（kidney disease outcome quality initiative，K/DOQI）提出的慢性肾病定义为：①肾脏损伤（肾脏结构或功能异常）≥3 个月，伴或不伴肾小球滤过率（GFR）下降，临床上表现为肾脏病理学检查异常或肾脏损伤（血、尿成分或影像学异常）；或者②GFR<60ml/(min·1.73m^2)≥3 个月，有或无肾脏损伤证据。K/DOQI 指南推荐应用估计的 GFR（eGFR）作为评价肾功能的指标，将 CKD 分为 5 期，以指导临床治疗计划。具体分期见表 4-5-3。

表 4-5-3 慢性肾脏病分期

分期	描述	肾小球滤过率（ml/min）
1	肾功能正常	≥90
2	肾功能轻度下降	60~89
3	肾功能中度下降	30~59
4	肾功能重度下降	15~29
5	肾衰竭	<15

（二）CKD 临床特点与危险因素

CKD 通常发生在 HSCT 后 6~12 个月，也有报道 CKD 最早发生在 HSCT 后 2 个月，最晚发生在 HSCT 后 10 年。由于 CKD 定义以及研究的人群不同，既往不同报道中 HSCT 后 CKD 的发生率差异较大(3.6%~89%)。Ellis 等对 2007 年以前的文献进行荟萃分析，结果 5337 例存活超过 100 天的 HSCT 患者中 886 例发生 CKD，HSCT 后 CKD 的发生率为 16.6%。allo-HSCT 后 CKD 预计发生率为 27.8%，auto-HSCT 后预计发生率为 25.2%(P=0.4)。成人 HSCT 后 CKD 预计发生率为 30.2%，而儿童为 18.2%(P<0.0001)。Eric P Cohen 等又对 2007 年至 2010 年的文献进行了荟萃分析，结果 HSCT 后 CKD 的发生率约为 13%，儿童和成人 HSCT 后 CKD 的发生率比较接近。关于 HSCT 后不同分期 CKD 的发生率，Minoru Ando 等对 158 例接受清髓性预处理的 allo-HSCT 且存活超过 3 年的患者进行了回顾性研究，其中 36 例(22.8%)患者发生 CKD，1~5 期不同阶段 CKD 的发生率分别为：11.4%、9.5%、5.1%、6.3% 和 5.7%。

多种危险因素与 HSCT 后 CKD 发生密切相关，包括 AKI、cGVHD、长期使用环孢素、TBI 等等，不同的发病原因可能引起 CKD 不同的病理改变及临床综合征。肾脏活检或尸检显示，HSCT 后 CKD 可能包括膜性肾病、局灶性肾小球硬化、微小病变、多瘤病毒性肾炎和血栓性微血管病等多种病理改变。常见的移植后 CKD 包括放射性肾病、肾病综合征、血栓性微血管病和特发性慢性肾脏病等几种临床综合征，现分述如下。

1. 放射性肾病　早在 19 世纪 20 年代已有“放射性肾病”一词，临床表现多样，主要表现为肾炎、高血压、蛋白尿和(或)贫血。接受 TBI 预处理的患者放射性肾病的发生率约为 17%，急性放射性肾病在移植后 6 到 12 个月之内出现，亚急性、慢性放射性肾病可在移植后 2~5 年后出现。其发生与照射的剂量密切相关，与放射性肾炎相关的 TBI 剂量一般大于 2000cGy。接受 12Gy 和 13.5Gy 照射的患者移植后 18 个月时放射性肾病的风险分别是接受 10Gy 照射患者的 2.9 倍和 8.4 倍。有研究发现分次照射或放疗时进行肾脏屏蔽可以降低放射性肾病发生率。

关于 TBI 引起肾损伤的发生机制，学者们进行了研究。学者们将 TBI 后进行同基因移植的小鼠模型饲养在高度防护的环境中进行研究，从而避免 GVHD 和感染的干扰。结果发现包括氧化应激、细胞增殖、TGF-β、肾小球通透性、纤维化、肾素血管紧张素系统、血管损伤等在内的多种机制可能参与了放疗后肾损伤的发生。其中可能起到比较重要作用的机制包括纤维化、肾血管紧张素系统和血管损伤。由于 ACEI 和 ARB 在改善肾脏纤维化、稳定肾素血管紧张素系统、降血压、减轻炎症因子释放、改善血管损伤等方面的重要作用，我们期待未来 ACEI 或 ARB 用于预防或治疗放射性肾病的研究。

2. 急性肾损伤后 CKD　多个成人和儿童的研究都发现 AKI 是 CKD 的危险因素，这说明一些患者 AKI 可能难以完全恢复，最终将发展为 CKD。

3. TMA　TMA 综合征在移植后并不少见，HSCT 后发生率 2%~21%。其中血栓性血小板减少性紫癜多在移植后 90 天内发生，溶血尿毒综合征发生时间较晚。如果是急性暴发性 TMA，则发生严重急性肾衰竭，死亡风险很高。但更常见的是缓慢过程，导致 CKD。危险因素包括高龄、女性、异基因移植、无关供者、高剂量预处理方案、TBI、aGVHD、肝窦阻塞综合征、病毒感染、激素治疗及使用钙调素抑制剂等。TMA 相关肾病的肾组织活检主要表现为：内皮细胞溶解和缺失、内皮下扩张和毛细血管袢闭塞。电镜下表现为肾小球基底膜与内皮下间隙增宽以及不规则非免疫复合物沉积。治疗上包括停用钙调素抑制剂、血浆置换、使用去纤苷等。TMA 的诊断标准、临床特点、发病机制及治疗详见第四篇第六章第四节。

4. 肾病综合征　肾病综合征在移植后3年的累积发生率约为6.1%，其主要的病理类型为膜性肾病(61%)和微小病变(22%)，其他还有弥漫增生性肾小球肾炎、ANCA相关性肾小球肾炎、局灶节段性肾小球硬化、IgA肾病。有研究认为肾病综合征是cGVHD的一种表现，常在cGVHD发生后1到5个月内，或cGVHD后免疫抑制剂减量过程中出现。临床表现为大量蛋白尿、水肿和低蛋白血症，在肾脏受累前后或同时可伴有皮肤色素沉着、鱼鳞状改变、脱屑、增厚或角化不良、苔藓样皮疹以及硬皮病样改变，还可以出现干燥综合征的临床特征。治疗上可以采用重新加用环孢素等免疫抑制剂和糖皮质激素。不同病理类型的治疗反应不同，微小病变完全缓解率可达率90%，但膜性肾病仅27%；也有报道利妥昔单抗(美罗华)对膜性肾病有效。

5. 特发性CKD　许多HSCT后CKD患者既没有肾病综合征的表现、达不到TMA诊断标准，也没有病毒感染史，这些患者被归类为特发性CKD。Kersting等对266例接受清髓预处理的allo-HSCT患者研究发现，10年CKD累积发生率27%，较普通人群高两倍。三分之一的患者移植后两年内出现肾功能下降，CKD的累积发生率在随后的5~10年内逐渐上升。大部分患者的GFR在30~60ml/(min·1.73m^2)，3%的患者GFR小于30ml/(min·1.73m^2)；半数患者发展到终末期肾脏病并需要持续透析。

高剂量预处理组发生CKD的危险因素为TBI、使用环孢素、AKI以及急性和慢性GVHD，而RIC组危险因素包括长期钙调磷酸酶抑制剂的使用、自体移植病史以及AKI、GVHD。无论清髓性预处理还是RIC，GVHD都是特发性CKD的重要危险因素，提示肾脏可能是GVHD的一个直接靶器官。GVHD相关特发性CKD可能是通过以下途径发生：T细胞直接介导肾损伤；或GVHD时的慢性全身性炎症状态导致CKD发生；或者是由于GVHD时患者长期暴露于钙调磷酸酶抑制剂(如环孢素)，导致CKD发生。GVHD时T细胞介导的损伤与细胞因子效应会相互影响，并且环孢素的毒性作用可能会加重慢性炎症反应。

ACEI/ARB可以通过控制血压、减少炎症因子产生、减少蛋白尿减缓CKD的进展，也有报道ACEI联合地塞米松能更好地打断炎症过程。

(三) CKD的治疗

治愈HSCT后CKD可能很难实现，在治疗过程中应注意以下几个方面：

1. 确定CKD的病因，会对治疗将有很大帮助。例如使用帕米膦酸二钠会导致局灶性节段性肾小球硬化，如果及时停药，蛋白尿可能会可逆，甚至会使肾损伤停止进展。钙调磷酸酶抑制剂相关的肾病，停用该类药物有效，但对于GVHD患者则无益。治疗HSCT后TMA的策略比较有限，过去关于血浆置换疗效的报道结果并不一致。停用可能致病药物如环孢素和他克莫司可能对改善临床症状有帮助，但是疗效的取得有赖于疾病严重程度。并且在有些aGVHD导致TMA发病的病例，TMA的缓解需要GVHD的有效控制。考虑到GVHD是TMA的一个危险因素，一些学者假设免疫机制可能在TMA发病中起到重要作用，从而尝试利妥昔单抗治疗TMA。一篇报道中，5例HSCT后发生TMA的患者使用利妥昔单抗治疗，其中4例有效。

2. 如果患者病情允许，应积极进行肾脏穿刺活检以明确CKD病变性质，采取有针对性的治疗策略。例如泼尼松能够逆转肾脏微小病变，但对膜性肾病疗效不佳。治疗膜性肾病的激素或免疫抑制剂剂量应更大、疗程应更长。利妥昔单抗会直接作用于cGVHD时的B细胞，研究发现其对cGVHD相关的膜性肾病有好处。

3. 控制血压对于高血压相关的 CKD 有益。

4. 重视 ACEI 或 ARB 在 CKD 治疗中的作用。在动物模型中,TBI 时使用 ACEI 类药物可减少氮质血症、降低血压、改善长期肾功能。ACEI 或 ARB 有助于减少 HSCT 后炎症反应及炎症标记物,能够延缓多种原因引起的 CKD 发展进程。当然这些需大规模的人类前瞻性研究证实。

5. CKD 治疗的目的是延缓肾功能恶化进程,改善生活质量。

三、出血性膀胱炎

HC 是 allo-HSCT 后泌尿系统另一常见且重要并发症,常导致患者生活质量下降、住院时间延长,严重者可引起梗阻性肾功能衰竭,甚至偶可危及生命。

(一) 临床表现及分度

主要为镜下或肉眼血尿,伴或不伴尿频、尿急、尿痛等膀胱刺激症状。膀胱镜检查表现为膀胱黏膜局部或弥漫出血及炎症性改变。根据血尿程度,HC 临床分级如下:Ⅰ度,镜下血尿;Ⅱ度,肉眼血尿;Ⅲ度,肉眼血尿伴血块;Ⅳ度,血块梗阻尿道,需采取措施清除血块或需外科干预。

(二) 诊断

HC 的临床诊断主要依靠临床表现,同时需除外尿路结石、泌尿系肿瘤、妇科疾病、泌尿系细菌和真菌感染、血小板减少及凝血异常等引起的血尿。

(三) 分型

根据发生时间,HC 可分为早发性 HC 和迟发性 HC,早发性 HC 多发生在预处理及其后 72 小时内,一般症状较轻(Ⅰ~Ⅱ度多见),病程自限,而迟发性 HC 则多发生在 allo-HSCT 2 周以后,发病高峰在中性粒细胞植入 1 个月左右,多症状重(Ⅱ度及以上为主),且常迁延不愈,病程持续 1 周至数月不等。

(四) 发生率

环磷酰胺相关的早发性 HC 发生率为 5%~25%,与采用的防治手段有关。笔者单位的资料显示清髓性 allo-HSCT 后 180 天内迟发性 HC 发生率为 28.8%,在同胞全相合移植、非血缘相合移植和单倍体移植 LOHC 发生率分别为 12.6%、34.38% 和 49.45%。

(五) 病因

1. 早发性 HC 的发生主要与预处理放化疗损伤有关,尤其是含环磷酰胺的预处理方案。环磷酰胺的代谢产物——丙烯醛可直接损伤膀胱黏膜引起 HC 发生,环磷酰胺引起 HC 的风险与剂量相关。其他在预处理中使用的如 TBI、白消安(尤其与环磷酰胺合用时)、异环磷酰胺和 VP16 等,也有报道与 EOHC 发生相关。

2. 迟发性 HC 的发病机制并不清楚,它可能是多种病因共同作用的结果。

(1) 病毒感染:Allo-HSCT 患者由于大剂量的放 / 化疗预处理,免疫机能明显低下,容易发生病毒入侵或体内潜伏的病毒激活,病毒可通过血行感染、尿道逆行感染,或由胃肠道局部淋巴播散等途径入侵膀胱黏膜。已有文献报道了多种病毒激活与迟发性 HC 发生相关,尤其 BK 病毒(BKV)感染与迟发性 HC 发生关系最为密切。

BKV 与出血性膀胱炎的联系最先由 Arthur 等在 1986 年报道,他们在出血性膀胱炎患者的尿中发现了乳多空病毒样颗粒。之后,随着研究手段的改进,BKV 与 HSCT 患者 HC

的密切关系得到进一步确认。Leung 等学者研究发现迟发性 HC 患者尿 BKV 滴度明显升高。HSCT 过程中,未发生迟发性 HC 的患者尿 BKV 最高滴度为 104~105copies/ml,而发生 LOHC 患者尿 BKV 滴度则可高达到 108~1010copies/ml。尿 BKV 滴度超过 1010copies/d(或大约 107copies/ml)的患者发生迟发性 HC 的危险性显著增加,并且患者尿 BKV 负荷高峰的中位时间在 LOHC 发生中位时间之前。此外,Erard 等研究发现 HSCT 患者血清 BKV 滴度超过 104copies/ml 时,其发生迟发性 HC 的危险性显著提高,并且血 BKV 滴度高峰的中位时间较迟发性 HC 发生的中位时间早。以上证据都说明迟发性 HC 的发生可能与移植后 BKV 的激活密切相关。日本研究提示腺病毒与迟发性 HC 最为密切。中国是 CMV 感染高发区,人群 CMV 血清学阳性率达到 95%以上。我们已有数据显示,国人 allo-HSCT 后 CMV 感染与迟发性 HC 发生密切相关。

但是到目前为止,病毒感染与迟发性 HC 的联系都只是建立在迟发性 HC 患者血或尿标本中检测到病毒存在的基础上,病毒感染究竟是不是唯一病原,究竟如何导致迟发性 HC 发生目前仍不清楚。有研究发现,HSCT 后不同时间点采用 PCR 技术检测患者尿 BKV,阳性率高达 95%,而迟发性 HC 发生率却远低于此,这说明单独 BKV 激活可能不足以导致 LOHC 的发生,这个观点得到众多研究的支持。而且血或尿中病毒负荷的高峰要提前于迟发性 HC 发生,迟发性 HC 发生时 BKV 病毒负荷多已经下降,甚至达到基线水平,病毒负荷高峰与血尿症状存在分离。这说明即使病毒感染是迟发性 HC 发生的病因,病毒可能也不是通过直接细胞毒作用导致膀胱黏膜的损伤,应该尚有其他重要因素参与或与病毒感染共同参与了迟发性 HC 的发生发展。

(2) 免疫反应:Seber 等对 1908 例骨髓移植患者的回顾分析表明,LOHC 的发生和 GVHD 密切相关,并且Ⅱ~Ⅳ度 GVHD 是迟发性 HC 的独立危险因素。另外,Ruutu 等报道了 1 例合并 cGVHD 的迟发性 HC 患者,接受抗 GVHD 治疗后膀胱炎也得到缓解。所以学者们猜测,或许迟发性 HC 就是 GVHD 的一个临床表现,因预处理或病毒感染而受损的膀胱黏膜上皮细胞再次受到异基因免疫的攻击,从而导致膀胱黏膜出血性炎症反应及临床疼痛性血尿的发生。但是,临床过程中病毒感染和 GVHD 常常合并存在,到目前为止,我们仍很难确定究竟是 GVHD 本身还是 GVHD 相关的免疫抑制引起病毒激活而导致迟发性 HC 的发生,又或许是这两个因素互为因果,共同参与了迟发性 HC 的发生。但是同样存在免疫缺陷且病毒感染率很高的实体器官移植或艾滋病患者,迟发性 HC 却很少发生。另外,allo-HSCT 患者较自体移植患者更容易发生迟发性 HC,甚至当移植后 BKV 病毒滴度高峰一致的情况下。最近的一项研究还指出,BKV 相关 HC 的发生与 GVHD、植入综合征以及嗜血综合征等免疫活跃状态的移植后并发症有密切关系。而且迟发性 HC 更多见于移植后白细胞植活以后,而非免疫力最低的粒细胞缺乏期。这些证据从另一方面支持 HSCT 后的迟发性 HC 可能与 GVHD 本身而非免疫抑制更相关。

GVHD 等免疫反应活跃状态与迟发性 HC 的密切联系,提示我们免疫反应可能也是迟发性 HC 发病的一个重要因素。甚至有学者对迟发性 HC 发生的病理生理机制进行假设,提出了迟发性 HC 发生发展的几个可能阶段:①预处理时放化疗导致尿道上皮损伤,这为 BKV 或其他相关病毒的复制提供了有利环境;②在功能性免疫缺失时,病毒大量复制,潜伏尿道上皮细胞内,导致细胞损伤;③造血重建后,抗病毒免疫恢复或提高,攻击表达病毒抗原的尿道上皮细胞,导致膀胱黏膜广泛损伤及出血。该理论阐述了迟发性 HC 的可能发病模式,强调了免疫损伤在迟发性 HC 发病中的重要作用,但这仍需动物实验以及更直接证据来证实。

国内外学者关于免疫反应参与迟发性 HC 发病进行了初步探索。北京大学人民医院血研所对 250 例 allo-HSCT 病例进行回顾性研究发现,72 例发生迟发性 HC 的患者中有 11 例在充分抗病毒治疗后迟发性 HC 长期不愈,而这 11 例迟发性 HC 患者接受糖皮质激素等免疫抑制治疗后达到满意疗效,提示免疫反应可能参与了迟发性 HC 发病过程。之后北京大学人民医院血研所又对 allo-HSCT 后发生迟发性 HC 的患者进行了前瞻性淋巴细胞亚群的监测,结果发现糖皮质激素治疗有效的迟发性 HC 患者,外周血 $CD19^+CD5^+B$ 细胞比例在病程中会较发病时升高,而经糖皮质激素治疗达到满意疗效后,该群细胞比例下降。但在抗病毒治疗达到满意疗效或抗病毒联合糖皮质激素治疗均未达到满意疗效的患者中,这群细胞比例在病程中没有显著变化,持续处于基线水平。$CD19^+CD5^+B$ 细胞是在天然免疫反应和自身免疫性疾病中起重要作用的一群淋巴细胞,这部分糖皮质激素治疗有效且 $CD19^+CD5^+B$ 细胞亚群比例升高的患者为免疫反应参与迟发性 HC 发病提供了进一步证据支持,为临床有效防治迟发性 HC 提供了新思路。

(3) 其他危险因素:许多回顾性研究中,患者年龄、性别、供者类型如单倍体或非血缘移植等都曾被报道是迟发性 HC 的独立危险因素。说明迟发性 HC 可能是一种多病因疾病。

(六) 预防

1. 对于环磷酰胺为基础的预处理方案,美司钠联合水化、碱化预防早发性 HC 已取得满意疗效。尽管也有随机对照实验指出在水化、碱化已经充分的情况下,美司钠并没有带来更多益处。

2. 因为迟发性 HC 发病机制不明确,目前尚无有效防治手段。鉴于 BKV 在迟发性 HC 发病中的可能重要作用,预防移植后 BKV 激活可能对预防迟发性 HC 起到一定作用。西多福韦在体内外均可有效抑制 BKV 复制,但是其显著肾毒性及骨髓抑制副作用限制了其在迟发性 HC 预防中的应用。喹诺酮类药物也被证实有一定抑制 BKV 复制的作用,而且其骨髓抑制等副作用小,还可抗细菌,因此其在预防迟发性 HC 方面似乎很有前景。对于迟发性 HC 的高危患者,可以从预处理至移植后 5 周内(BKV 病毒尿症的高峰时间)采用喹诺酮类药物预防 BKV 感染及迟发性 HC,当然这需要前瞻对照研究证实。此外,移植前预处理过程中使用更昔洛韦减少 CMV 激活,可能对预防迟发性 HC 也有效。

(七) 治疗

可按照以下步骤进行:

1. 水化($2.5\sim3L/m^2$)、碱化、利尿以及有效输注血小板支持治疗;适当应用解痉、镇痛药物,如 654-2、吗啡;尽可能地减少应用止血药物,防止出现凝血块而加重病情。

2. 对于Ⅲ~Ⅳ度 HC,可经尿管或耻骨上膀胱切开,用生理盐水进行持续膀胱冲洗。膀胱内灌注福尔马林、1% 明矾、硝酸银、透明质酸钠、前列腺素 E2、GM-CSF 或纤维蛋白胶以及应用重组角化细胞生长因子(palifermin)、高压氧、雌激素或重组Ⅶ a 因子也有一定疗效,但疗效都不确切。

3. 全身使用或膀胱内注射西多福韦或喹诺酮类(环丙沙星、左氧氟沙星)降低 BKV 复制,或利巴韦林降低 ADV 复制,或更昔洛韦降低 CMV 复制,对于 BKV、ADV 或 CMV 相关的 HC 有一定疗效。

4. 鉴于免疫反应在迟发性 HC 发病过程中的可能重要作用,当抗病毒或水化、碱化等疗效不理想时，可考虑糖皮质激素治疗。北京大学人民医院的经验是对抗病毒治疗 2 周以上或病毒转阴后，迟发性 HC 症状仍不改善的患者，可给予 1mg/(kg·d)泼尼松或等量地塞米松、甲泼尼龙，最高剂量 7.5mg 地塞米松，7~10 天后评估疗效，控制病情后即减量。

5. 对于以上措施仍不能控制的重症 HC，尤其是致死性 HC，则需考虑外科手段干预：选择性膀胱动脉栓塞、膀胱上尿道改流术以及最后迫不得已的办法——膀胱切除术。

肾脏是 HSCT 后易受累器官，其并发症包括移植后早期的 AKI 及晚期的各种 CKD 临床综合征。各种肾脏并发症发病率高，严重威胁患者生活质量甚至移植预后，但是目前仍无有效防治手段。移植前对患者基础肾功能的评估及对高危患者的积极预防可能对降低移植后肾脏并发症及改善移植预后有帮助。期待未来关于 ACEI 及 ARB 等药物在移植后肾脏并发症中的防治作用的前瞻性研究的结果。

allo-HSCT 后 HC 发病率高，影响移植患者生存质量甚至移植预后。但是 HC，尤其是迟发性 HC 的病因和治疗研究仍在不断进展，治疗方法虽比较多，但并不成熟，对其相关病因及相互关系仍需深入探讨。在临床工作中，我们应早诊断、早防治，以减少 HC 发病率，提高移植后患者的生存质量。

（付海霞）

参考文献

1. Mori J, Ohashi K, Yamaguchi T, et al.Risk assessment for acute kidney injury after allogeneic hematopoietic stem cell transplantation based on Acute Kidney Injury Network criteria.Intern Med, 2012, 51 (16): 2105.
2. Yu ZP, Ding JH, Chen BA, et al.Risk factors for acute kidney injury in patients undergoing allogeneic hematopoietic stem cell transplantation.Chin J Cancer, 2010, 29 (11): 946.
3. Hingorani SR, Guthrie K, Batchelder A, et al.Acute renal failure after myeloablative hematopoietic cell transplant: incidence and risk factors.Kidney Int, 2005, 67 (1): 272.
4. Weiss AS, Sandmaier BM, Storer B.Chronic kidney disease following non-myeloablative hematopoietic cell transplantation.Am J Transplant, 2006, 6 (1): 89.
5. Reddy P, Johnson K, Uberti JP, et al.Nephrotic syndrome associated with chronic graft-versus-host disease after allogeneic hematopoietic stem cell transplantation.Bone Marrow Transplant, 2006, 38 (5): 351.
6. Huang XJ, Liu DH, Xu LP, et al.Immune-related late-onset hemorrhagic cystitis post allogeneic hematopoietic stem cell transplantation.Chin Med J (Engl), 2008, 121 (18): 1766.
7. Fu HX, Xu LP, Liu DH, et al.Higher proportions of peripheral $CD19^{+}CD5^{+}$ B cells predict the effect of corticosteroid in patients with late-onset hemorrhagic cystitis after allogeneic hematopoietic stem cell transplantation.Chin Med J (Engl), 2011, 124 (10): 1517.

第六章

累及多脏器并发症

第一节　预处理毒性

预处理过程是影响 HSCT 疗效、不良反应及移植相关并发症的重要环节，其主要目的是充分的免疫抑制以避免移植物排斥、清除原发病。经典的清髓性预处理能够最大程度地杀灭肿瘤细胞、复发率低，但同时早晚期毒副反应及其他并发症较为常见。主要清髓性预处理方案有全身放疗 / 环磷酰胺（TBI/Cy）或白消安 / 环磷酰胺（Bu/Cy）。传统以来，清髓性预处理方案包括细胞毒性药物和（或）没有放射治疗，不仅针对原发疾病的控制，而且通过抑制宿主免疫预防移植物排斥。恶性血液疾病的清髓性预处理方案通常为环磷酰胺（总剂量 120mg/kg）和总体辐照剂量 5~15Gy，单剂量或分次剂量。许多清髓性预处理方案采用白消安 3.2mg/（kg·d），4 天静脉用药或药代动力学相似的剂量替代了放疗。移植后生存率在 TBI/Cy 与 Bu/Cy 比较中，大多数前瞻性研究结果提示 Bu/Cy 对于髓系血液肿瘤（AML/MDS/CML）具有一定生存优势。对于恶性血液病行 HSCT 理论上预处理剂量越强，则清除机体的残存肿瘤细胞越多，移植后肿瘤复发率越低，但同时相关预处理毒副反应越大，治疗相关性死亡率越高。近 10 年来随着对移植物抗肿瘤效应的深入理解，预处理有减弱性趋势，即所谓非清髓性移植，主要采用以免疫抑制剂作用为主的药物进行预处理，形成足够的免疫抑制，以保证异体细胞获得长久稳定植入，能够在一定程度上减低预处理毒性，适用于年龄较大或某一脏器功能不能耐受常规清髓性方案的患者。本章主要讨论清髓性预处理方案后常见的早期预处理毒副作用。

一、预处理毒性的临床评价

预处理相关毒性是指与预处理直接相关的各主要脏器损害，不包括 GVHD、出血及感染等。通常移植后治疗相关死亡除与 GVHD、出血、感染相关外，很重要的毒性损伤直接来源于预处理毒性。目前用于预处理毒性分级标准通常采用西雅图 Bearman 标准，即按脏器的损害程度分为 0、Ⅰ、Ⅱ、Ⅲ、Ⅳ级；Ⅰ级：可逆的不需要治疗；Ⅱ级：没有生命危险，但需要治疗；Ⅲ级：需要生命支持治疗；Ⅳ级：致死性毒性反应。另一常用的分级标准采用美国国立癌症研究所的常规毒性判定标准(NCI-CTC 2.0 版本)。两种评估体系主要评估移植后 30 天(肺损伤为移植后100天)内主要脏器(包括心、肝、肺、肾、膀胱、口腔黏膜、胃肠道和中枢神经系统)。

二、主要脏器预处理毒性的处置

(一) 黏膜炎

黏膜炎通常发生在大剂量放化疗后 48~72 小时,广义而言其累及范围包括口腔、食管及胃肠系统。

1. 口腔黏膜炎(OM) OM 是放化疗导致的急性口腔毒性表现,接受预处理方案后的发生率高达 47%~100%。OM 最初表现为局部红斑,继之为白色斑片、触痛感染。严重阶段表现为表皮的脱落结痂、纤维素渗出形成假膜和溃疡,疼痛进一步加重。多种因素能够影响黏膜炎的严重程度,包括特定药物、给药方式、给药剂量、途径和给药次数以及患者的耐受性。移植后早期预防 GVHD 方案中的 MTX 是最常导致黏膜炎损害的药物,可以加重其病变程度、延长病变时间。在 GVHD 的预防中,MTX 标准剂量(45mg/m^2)与减少剂量(20mg/m^2~35mg/m^2)比较,多数报道结果是移植早期 OM 事件的发生率相似:标准剂量组发生率 84.2%和减少剂量组发生率 82.4%,而非 MTX 预防 GVHD 的方案有希望减少甚至避免 OM 的发生率。既往口腔疾病被认为可增加化疗相关黏膜炎的发生。年轻患者更易发生化疗相关黏膜炎,可能是由于其上皮细胞分裂速度更快。更多 OM 发生在接受 allo-HSCT 以及含放疗预处理的患者中,而减低预处理方案口腔黏膜炎发生率明显降低。此外遗传易感性的不同导致个体发病差异。

临床表现:用药后迅速发生,在 7 天左右症状最为明显。临床表现各异,严重者伴有剧痛,不能进食水,临床中注意预防及甄别有无其他感染伴发症。口腔溃疡的出现,破坏黏膜完整性,导致细菌、真菌及病毒等局限性甚至是播散性感染,尤其是在预处理后患者处于中性粒细胞缺乏期。最主要导致化疗相关黏膜炎发生的病原微生物是白假丝酵母菌,第二位口腔感染病原体是疱疹类病毒。最常见的是 HSV-1 型,65%~90% 的 HSV-1 型血清学阳性患者接受化疗后可发生病毒复燃。HSV 相关的黏膜炎比单纯放化疗相关的黏膜炎临床表现更为严重、病程更长。口腔溃疡的发生增加了败血症的风险,一项 69 例自体移植患者的研究中显示口腔黏膜炎与败血症发生相关。

口腔黏膜炎预防及治疗:①基础护理,移植前全面的口腔检查,及时清除疾病隐患;②必要的营养、能量支持;③预防病毒等感染性病因发生:移植后通常需要接受病毒性预防用药,如阿昔洛韦,干细胞回输后立即给予;④止痛。

2. 胃肠道黏膜损害 大剂量化疗与 TBI 直接损伤消化道黏膜,恶心、呕吐为最常见的不良反应。根据 2006 年美国临床肿瘤学会肿瘤患者止吐药应用指南,其主要包括 5-HT3 受体拮抗剂、皮质类固醇激素(如地塞米松)和 NK1 受体拮抗剂(如阿瑞吡坦)。5-HT3 受体拮抗剂(多拉司琼、格雷司琼、昂丹司琼、帕洛诺司琼和托烷司琼):数项研究显示,各种 5-HT3 受体拮抗剂在预防化疗后急性呕吐和迟发性呕吐方面的疗效和安全性相似,可互相替代。皮质类固醇激素(地塞米松和甲泼尼龙):皮质类固醇激素用于预防化疗所致呕吐时也有很高的治疗指数,是最常用的止吐药之一。单剂应用适合于接受低致吐风险药物化疗者。与 5-HT3 受体拮抗剂和阿瑞吡坦三药联用对接受高、中致吐风险药化疗者具有独特疗效。

大剂量放化疗导致的腹泻同样是预处理常见的毒副作用。治疗相关性腹泻的典型临床表现为:化疗期间出现无痛性腹泻或伴轻度腹痛、水样便,一天数次或数十次,持续 5~7 天。北京大学血液病研究报道的 101 例 BMT 患者移植回输后早期(10 天内)腹泻累积发生率为 30.7%。化疗药物可以导致胃肠道黏膜层破坏和肠上皮脱落、杯状细胞和隐窝细胞不成比例增加和非典型增生,破坏微绒毛细胞的重吸收功能,导致肠腔液体增加,最终导致小肠内吸收和分泌功能失去平衡而造成。治疗上主要是控制症状,加速黏膜修复并预防继发性感染。一般治疗包括应用蒙脱石散等止泻药物、黏膜保护药物和肠道抗菌药物。

(二) 心脏毒性

预处理中 CTX 是造成心脏毒性的主要因素,且是剂量依赖性的,多数可逆,Ⅲ~Ⅳ级心脏毒性(主要指心力衰竭)罕见。CTX 总剂量与心肌毒性的发生有关,在接受总量为 120mg/kg 的患者中,19% 发生心电图异常,40% 发生心肌酶学改变,但无明显心力衰竭表现;CTX 总剂量超过 180mg/kg 可导致致死性心脏毒性。接受含 CTX 的预处理方案,急性心功能衰竭发生率在 17%~28%。Goldberg 等报道 CTX 累积剂量超过 6.2g/m^2,预处理相关的心脏毒性显著增加。北京大学血液病研究所 2012 年报道中总结了 2455 例累积接受(含移植前 CTX 给药剂量)CTX 4.0~4.3g/m^2 的患者在移植后早期无 1 例发生急性心功能衰竭。

要避免医源性液体入量过多,还可以常规使用保护心脏的药物。移植前充分评估心脏功能状态,特别是曾有心脏病史或使用蒽环类抗生素的患者,更应该严格注意 CTX 剂量和出入量平衡,必要时预防性使用利尿剂。预处理期间监测心电图、中心静脉压以及每日体重、出入量变化,有助于及时发现高危患者。

(三) 肺部毒性

TBI 是导致肺损伤的常见原因,白消安(马利兰)、司莫司汀被认为很可能与肺损伤相关,但由于预处理中联合使用的其他化疗药物,很难确定是哪一种药物直接导致的肺损伤。同样,预处理导致肺损伤的发生率,由于受到 GVHD、肺部感染、CMV 相关间质性肺炎等多种因素的干扰,事实上明确诊断仍存在一定困难。一项研究中 4/53(7.5%)接受 BU-CTX-VP16 预处理方案患者发生了肺损伤。另一报道,2/78(2.5%)予 BU/CY 的自体移植中发生肺纤维化。84 例患者接受自体 / 异基因含 BU 预处理方案(BU-CTX-VP16),7 例(8.5%)发生肺损伤,这 7 例患者中有 5 例之前接受过肺部放疗,最终 5 例患者由于肺泡出血和肺栓塞直接死亡。在 167 例接受异基因移植治疗的白血病患者中,比较了 BU/CY 和 TBI/CY 两组患者,BU/CY 组的致死性间质性肺炎发生率近似于 TBI 组(6%~5%)。放化疗相关肺损伤机制不明,可能治疗本身直接对内皮细胞损伤,但细胞学及组织学病理变化缺乏特异性。肺活检显示肺泡上皮细胞异性(Ⅰ型肺泡上皮细胞退化,Ⅱ型肺泡上皮细胞不典型增生)、单核细胞浸润以及纤维化样改变。机化性肺炎伴有弥漫性肺损伤、肺泡出血均有个案报道。

通常显著的症状出现在移植后 30 天,其表现包括急性肺损伤、慢性间质性肺纤维化和肺泡出血。临床特征表现为咳嗽伴活动后进行性呼吸困难,可伴有发热及体重降低。双肺听诊无异常或肺底部湿啰音。对移植后患者出现呼吸困难、咳嗽,需要评估肺损伤的严重程度及可能的病因。鉴别诊断主要包括感染性肺炎(CMV 感染或其他病原体导致的肺部感染)、弥漫性肺泡出血、心功能不全等。实验室检查通常包括血常规、凝血分析、肝功能、BNP、血培养,以及 CMV 病毒负荷监测等。胸部影像学检查无特异性,高分辨率肺部 CT 比传统的 X 线胸片更灵敏。肺功能检查可出现弥散功能降低、限制性通气障碍。支气管镜是很重要的鉴别手段,大多数患者需要完善支气管镜检查来除外感染性病因、肿瘤浸润以及肺泡出血。

支气管灌洗液细胞学检查常表现为淋巴细胞增多、中性粒细胞减少。

目前仍缺乏特异性治疗办法。主要治疗方法有支持治疗、氧疗、预防流感和肺炎球菌的疫苗接种等。中重度肺损伤(静息时喘憋,氧饱和度低于90%,临床状态恶化,不伴有感染,应用激素1~2mg/(kg·d)),通常有较好的疗效。

（四）肝脏毒性

多数患者接受清髓性预处理过程中出现肝酶水平一过性升高的肝损害表现,严重的肝脏毒性反应主要指SOS,内容详见第四篇第五章第二节。肝损害发生的危险因素主要与预处理强度相关。Bearman等首次报道TBI/Cy方案中,TBI总剂量12~15.75Gy,Ⅰ级以上肝脏毒性发生率为87.2%,其中Ⅲ~Ⅳ级肝脏毒性发生率为8.7%。北京大学血液病研究报道TBI/Cy方案,TBI剂量降低为7.7Gy,Ⅰ~Ⅳ级肝脏毒性降低为19%,严重Ⅲ~Ⅳ级肝毒性仅为2%;Korger等报道90例患者接受BuCyVP16,BU总剂量16mg/kg,Cy总剂量200mg/kg,VP16总剂量为30~45mg/kg,Ⅰ级以上肝功能损害发生45%~67%;Bandini等报道接受60例患者接受BuCy,Bu总剂量16mg/kg,Cy总剂量200mg/kg,Ⅰ级以上胆红素异常的发生率降低为28%。原发性骨髓纤维化、地中海贫血等接受allo-HSCT后尤其容易发生肝脏毒性事件,总体移植早期肝脏毒性发生率高达32%~42%。多数学者认为移植后肝脏毒性可能主要由于预处理中的环磷酰胺。美国西雅图癌症中心通过环磷酰胺前置于白消安前的预处理方案,显著降低了骨髓纤维化患者移植后肝脏毒性的发生率。总体而言,目前预处理肝脏毒性的治疗措施主要为避免肝毒性药物的使用和相应的支持治疗。

（五）膀胱及肾脏毒性

1. 出血性膀胱炎　出血性膀胱炎是预处理后常见毒性反应,是膀胱和或输尿管黏膜炎性表现,主要由于大剂量CTX造成。CTX代谢产物丙烯酸通过肾脏排泄,可直接损伤膀胱上皮,造成上皮细胞变性、坏死,黏膜内层形成破溃、出血,导致明显膀胱刺激症状和出血症状,总体发生率在10%~40%。早期表现为镜下血尿,伴或不伴有尿频、尿急、尿痛等症状。病情可进展为肉眼血尿,严重者引发血块梗阻尿路,导致肾功能衰竭。根据发生时间分为早期出血性膀胱炎(移植2周内)与迟发性出血性膀胱炎(移植2周以后)。尽管预处理常规采用美司钠作为CTX解救用药,但仍不能完全避免早期病变的发生。

临床症状表现为尿频、尿急、排尿疼痛。诊断评估:完善尿液微生物检查。评估其严重情况需进一步完善血象、凝血各项指标及肾功能检测。鉴别诊断需除外泌尿系感染,微生物病原体主要包括大肠埃希菌、肺炎克雷伯杆菌、溶血性链球菌等。

在应用CTX的预处理过程中,加大静脉输液量通常3000ml/(m^2·d),配合美司那的解救、碳酸氢钠和乙酰唑胺碱化液及利尿剂等应用,减少药物与膀胱黏膜接触时间,可降低出血性膀胱炎的发生率。预处理相关的早期出血性膀胱炎,目前尚缺乏特异性治疗方法,通常采用类似于预防用药的水化、碱化等支持治疗。

2. 肾脏毒性　大多数患者移植后出现急性肾损害是短暂性的,易于回到正常。急性肾损害是指血肌酐水平增加至2倍以上或血肌酐清除率低于50%。大多数急性肾损害的发生在移植后10~21天。在移植后21天,高达50%患者血肌酐水平增加至2倍以上。一项2500例回顾性单中心报道,血肌酐水平增加至2倍以上的患者在2003—2007年间显著低于1993—1997年间的患者发生率(33%~50%),严重者出现急性和慢性肾功能衰竭。重度Ⅲ级肾损害需要血液透析治疗的发生率为2%~5%,预后极差,易伴发多脏器损害。88例

allo-HSCT 后接受血液透析患者，死亡率为 83%，死亡中位时间是移植后 47 天。2005 例荟萃分析了 6 项清髓性异基因移植，急性肾损害（血肌酐 2 倍升高）的患者会增加 2 倍的死亡风险，需要血液透析的患者死亡风险增高了 7 倍。急性肾小管坏死、药物毒性、SOS 是移植后急性肾损害的最常见原因。急性肾小管坏死常发生在粒缺患者伴脓毒败血症，同时接受一种或多种肾毒性药物，如两性霉素 B、阿昔洛韦、氨基苷类、糖肽类抗生素。其他病因包括 GVHD、微血管溶血、ABO 血型不合移植后溶血，以及其他移植后并发症的伴发等。急性肾损害的发生与预处理方案密切相关，通常清髓性预处理方案的发生率高于非清髓方案，异基因移植高于自体移植。

全面评估患者的肾脏损害、容量和电解质平衡和其他肾毒性药物的治疗情况，尽量控制或逆转加重肾毒性的易感因素，以减轻药物的肾毒性；CTX 大化疗前后充分水化；避免合用其他肾毒性大的药物可有效防止或减轻化疗药物对肾脏的损害。在化疗期间应严密监测尿蛋白和血清肌酐，以及早发现肾脏损害。

（六）中枢神经系统毒性

文献报道Ⅲ~Ⅳ级中枢神经系统毒性仅为 1%~1.5%，尽管罕见，但较严重。预处理引起的中枢神经系统并发症，主要包括癫痫发作、颅内出血、白质脑病。预处理期间癫痫通常发作在 BU 给药的第三天或者第四天，在一项 954 名儿科受试者的大型研究中，癫痫发生率为 1.3%，通常常规采用苯妥英钠作为癫痫的预防用药；患者接受预处理治疗后，造血重建需要一段时间，患者较长时间内血小板数目及功能处于低下水平，容易发生颅内出血；白质脑病是放化疗所致的脑组织退行性病变，主要表现为意识模糊、昏迷、发音障碍、癫痫发作等，常见于移植后接受放疗或鞘内化疗的患者，儿童急性淋巴细胞白血病多见，治疗上缺乏特异性。

总之，移植前预处理是造血干细胞移植的重要环节，预处理毒性的发生主要与预处理强度相关。所有接受清髓性预处理方案患者均会发生预处理毒性，胃肠道反应几乎不同程度地发生于所有预处理患者，Ⅲ~Ⅳ级预处理毒性（西雅图分级标准）发生率 6%~19%。预处理前，全面评估患者的主要脏器情况，结合年龄、基础疾病状态，优选合理的预处理方案。在预处理过程期间，严密监测患者主要脏器功能指标，以及早发现严重毒副作用的发生。

（陈 瑶 黄晓军）

参考文献

1. Anderlini P, Wu J, Gersten I, et al. Cyclophosphamide conditioning in patients with severe aplastic anaemia given unrelated marrow transplantation: a phase 1-2 dose de-escalation study. Lancet Haematol, 2015, 2: e367-e75.
2. Epstein JB, Thariat J, Bensadoun RJ, et al.Oral complications of cancer and cancer therapy: from cancer treatment to survivorship.CA Cancer J Clin, 2012, 62: 400-422.
3. Liu D, Yan C, Xu L, et al.Diarrhea during the Conditioning Regimen Is Correlated with the Occurrence of Severe Acute Graft-versus-Host Disease through Systemic Release of Inflammatory Cytokines.Biol Blood Marrow Transplant, 2010, 16: 1567-1575.
4. Caselli D, Rosati A, Faraci M, et al. Risk of seizures in children receiving busulphan-containing regimens for stem cell transplantation. Biol Blood Marrow Transplant, 2014, 20: 282-285.
5. Li C, Wu X, Feng X, et al. A novel conditioning regimen improves outcomes in β-thalassemia major patients

using unrelated donor peripheral blood stem cell transplantation. Blood, 2012, 120: 3875-3881.

第二节　植入综合征

植入综合征(ES)是HSCT后中性粒细胞恢复初期发生的一种临床综合征,其临床表现包括发热(T>38.0℃)、皮疹、体重增加、弥漫性肺实质浸润。其与aGVHD的表现接近,在其诊断及鉴别诊断方面有一定困难。本章主要从ES发生率、临床特点、危险因素、治疗及预后进行阐述。

一、发生率

该综合征最早是在1994年由Radford等首次提出,临床报道发病率差别较大,且在不同移植类型中发病率报道不同。自体移植报道报道发生率为7%~34.5%;异基因骨髓和或外周血干细胞移植模式下,发生率为20%~48%;比较而言,各种移植类型中无关脐带血移植发生率相对较高。Kishi等首先报道了无关脐带血移植类型中发生率高达70%,此后陆续发表的脐带血移植类型发生率为20%~70%。

二、临床特点

ES多发生在移植早期,伴随中性粒细胞的恢复过程,即中性粒细胞恢复前96小时内。表现为非感染性发热,类似于GVHD的皮疹,弥漫性肺脏病变和腹泻,可伴有肝功能异常、肾功能异常、体重增加、短暂意识障碍等表现,严重者可出现多器官衰竭。发热:是最早出现的临床症状,体温>38℃,无感染证据,属于非感染性发热,常规抗生素治疗无效。皮疹:是最常见的临床表现,一般在发热后1~2天内出现,多为全身或局部红斑或斑丘疹(上半身多见),严重者可出现水疱,表皮松解或剥脱。肺实质浸润:肺部症状表现为气促、呼吸困难、发绀,不能用常规心力衰竭解释,并能排除其他原因引起的低氧血症。胸部CT提示双肺弥漫性网结节状阴影和或间质水肿、胸腔积液,支气管肺泡灌洗无阳性病原学发现。

实验室检查方面没有特异性的指标,Carreras等研究发现所有出现ES的43例患者中CRP水平较未发生者明显升高[(17.5 ± 7.3)mg/100ml与(2.4 ± 3.4)mg/100ml, P=0.0001],故认为在可疑患者中,明显升高的CRP有一定诊断价值。

三、诊断标准及鉴别诊断

(一)诊断标准

不同的文献报道的诊断标准不同,2001年Spitzer推荐下列诊断标准。主要诊断标准为:①体温≥38.0℃,无确定的感染原;②非药物所致的红斑性皮疹,累及全身皮肤25%以上;③表现为弥漫性肺浸润的非心源性肺水肿及缺氧症状。次要诊断标准为:①肝功能异常,总胆红素≥34μmol/L或转氨酶水平≥基线值2倍以上;②肾功能不全,肌酐≥基线值2倍以上;③体重增加≥基础体重的2.5倍;④不能用其他原因解释的一过性脑病。确诊需要3条主要诊断标准或2条主要标准加1条或1条以上次要标准。此外,常用的诊断标准还有2003年Maiolino的诊断标准,该诊断标准为在中性粒细胞升高的24小时内出现以下情况:皮疹,肺水肿或者腹泻。

(二) 鉴别诊断

ES 与超急性 GVHD、aGVHD 在发生时间、发病机制、临床表现上不易区分,需要进一步从试验性治疗及回顾性分析中明确。二者主要区别为:①发生时间上,ES 发生更早,伴随中性粒细胞植入的同时;②临床表现累及靶器官不同,ES 可发生肺损害、肾脏损害及中枢神经系统障碍,而 aGVHD 主要表现为胃肠道及肝脏反应。

四、与发生相关的危险因素

目前大多数研究涉及的与 ES 发生相关的危险因素包括:基础疾病、移植前治疗模式、移植类型、预处理方案、植入细胞的数量、干细胞来源、药物如 G-CSF/GM-CSF 及两性霉素 B、患者年龄(如儿童患者)。

(一) 基础疾病

Edenfield 等的研究中发现 ES 的发病率在乳腺癌最高(10/89,P=0.04),MM(1/7)次之,而恶性淋巴瘤(0/27)、AML(缓解期,0/20)及其他疾病(0/20)均未发生。Moreb 等前瞻性研究乳腺癌(n=30)和恶性淋巴瘤(n=12)患者自体 HSCT 后 ES 的发病率,发现前者移植后发病率明显高于后者(67% 与 25%,P=0.051)。González 等回顾性分析 112 例接受自体外周血造血干细胞移植的患者,经过多因素分析显示肿瘤的类型,结果显示实体肿瘤是发生 ES 的高危因素。

(二) 移植前治疗模式及移植类型

Ravoet 等和 Cahill 等分别发现含白消安及胸部放疗的预处理方案是高危因素。Nash 等认为含有大剂量的免疫抑制剂的预处理方案治疗自身免疫性疾病时易发生 ES。Carreras 等认为移植前未充分的化疗也是发生 ES 的危险因素。

(三) 植入细胞的数量

Edenfield 等发现输注单个核细胞总数与 ES 的发生有关,发生和未发生者,回输单个核细胞平均数量分别是 6.11×10^8/kg 和 2.53×10^8/kg(P=0.03),造血恢复平均时间分别为 9 天和 11 天(P=0.004)。Schmid 等研究中经多因素分析显示回输高剂量的单个核细胞数量是发生 ES 的危险因素。González 等回顾性分析 112 例接受自体外周血造血干细胞移植的患者,多因素分析结果显示输注高剂量的 $CD34^+$ 细胞同样是发生的危险因素。

(四) 移植干细胞来源及预处理方案

Spitzer 等认为外周血干细胞移植发生 ES 多于骨髓移植。Maiolino 等研究中发生 ES 的患者移植物均来源于外周血造血干细胞。

(五) 药物

目前研究中最多提到的与 ES 发生相关的药物有 G-CSF、GM-CSF 以及两性霉素 B。

五、发病机制

关于 ES 确切的发病机制,目前有待进一步的研究阐明,多数学者倾向于“因子风暴”学说。Nakagawa 等认为移植预处理的毒性与外源性的 G-CSF 的使用共同促进了促炎因子(TNF-α、IL-2、IFN-γ 和 IL-8 等)的产生增多,之后在中性粒细胞恢复期,由于高浓度的 CSP、FK506、两性霉素或 CMV 感染等触发因素,诱导大量中性粒细胞局部迁移浸润血管,中性粒细胞脱颗粒,氧化代谢过程等使血管通透性增加,导致血管内皮细胞损伤。

六、治疗

（一）糖皮质激素

皮质类固醇激素具有良好的疗效，其可能通过抗炎效应和免疫抑制效应发挥作用。Ravoet 等研究中 2/3(4/6) 激素治疗 48 小时内有效，1 例自发缓解，1 例死于多器官衰竭。Cahill 等研究中，6 例多器官受累的患者在皮疹类固醇治疗后临床症状明显改善。Lee 等报道，使用甲泼尼龙可使病程由 11 天缩短至 7 天，约 90% 的患者 1 天后退热。37 例有缺氧表现的患者经甲泼尼龙治疗平均 3 天后恢复，而未接受甲泼尼龙治疗的 4 例患者中有 3 例死于 ARDS。Colby 等在发生 ES 的患者中使用甲泼尼龙，平均剂量 1mg/(kg·d)，所有患者均得到控制，但 42% 患者在激素剂量过程中复发或发展成 aGVHD。Akashen 等在除外潜在的感染病原菌后，通常最少在 48 小时后给予激素治疗甲泼尼龙 1~2mg/(kg·d)，并快速在 2 周内减停。Carreras 等报道 41 发生 ES 的患者经糖皮质激素治疗后除 1 例外其余均好转。Kevin 等研究 16 例 ES 患者均接受甲泼尼龙 1mg/(kg·d) [0.5~2mg/(kg·d)] 治疗后均有反应，表现为用药后 48 小时内体温下降及皮疹消退。Raptis 等报道大剂量糖皮质激素在弥漫性肺泡出血的患者中尤其有效。

（二）其他治疗

建议给予预防性的抗感染治疗：ES 患者在接受皮质类固醇治疗后感染的危险性增大，同时，感染的临床表现可能被激素用药后掩盖。

利尿剂：可以适当使用袢利尿剂。ES 患者虽然可以有水肿表现，但是由于毛细血管通透性增加，血管内的容积减少，利尿剂的使用需慎重。

其他对症及支持治疗。

七、预后

ES 一般为自限性疾病，轻症患者不治疗可以自行恢复，多数研究支持 ES 对于整体移植预后影响不大。尽管 ES 的发生并不影响整体移植疗效，但似乎与随后发生的 aGVHD 有部分关联性。

（陈 瑶　黄晓军）

参考文献

1. 许兰平，黄晓军．急性移植物抗宿主病的诊断和鉴别诊断．国际输血及血液学杂志，2010，33：306-309.
2. Nishio N，Yagasaki H，Takahashi Y，et al.Engraftment syndrome following allogeneic hematopoietic stem cell transplantation in children.Pediatr Transplant，2009，13：831-837.
3. Kim DH，Sohn SK，Kim JG，et al.Clinical impact of hyperacute graft-versus-host disease on results of allogeneic stem cell transplantation.Bone Marrow Transplant，2004，33：1025-1030.
4. Ikezoe T，Takeuchi A，Taniguchi A，et al.Recombinant human soluble thrombomodulin counteracts capillary leakage associated with engraftment syndrome.Bone Marrow Transplant，2011，46：616-618.

第三节　毛细血管渗透综合征

毛细血管渗透综合征（CLS）是多种原因造成毛细血管内皮细胞损伤，使得毛细血管通透性增加，大量血浆蛋白进入组织间隙，从而出现进行性的全身性水肿、低蛋白血症、低血容量性休克、急性肾缺血等临床表现的一组临床综合征。临床可继发于创伤、严重感染、自身免疫性疾病以及一些药物如细胞因子应用之后，也可以是原发性的如 Clarkson 病。HSCT 后的 CLS 一般多于移植后早期发生，可以是植入综合征的一种表现，同样也可以发生于严重感染、免疫抑制剂或者细胞因子应用后。

一、发病机制

内皮细胞是血液和其他组织之间的一个活跃的生物界面，正常情况下，由单层内皮细胞和基底胶原构成的纤薄管壁具有适度的通透性，以保障机体正常的物质交换和新陈代谢，还具有介导血管运动、维持血液稳态、参与炎症反应等多种功能。CLS 是炎性反应严重失控，导致毛细血管通透性过度增加的结果，其病理生理机制是毛细血管内皮细胞损伤。内皮细胞通过黏附连接（AJ）和紧密连接（TJ）相互连接。其中 AJ 是决定血管通透性的主要方式，而血管内皮的钙黏附素（cadherin）是组成 AJ 的重要成分。轻度的炎症刺激引起血管内皮钙粘素内化，可以削弱 AJ 并增加通透性，但内皮结构仍维持着完整性。更严重的炎症刺激则引起内皮细胞分离，导致内皮细胞间形成空隙，显著增加了通透性。移植过程中的预处理、感染、细胞因子应用等都可以造成 AJ 的破坏。大量文献报道了移植后早期血浆中多种可溶性生物标记的变化可以反映内皮细胞的损伤情况：如 VWF、TM、TNF-α、PAIT-1 和一些 SAM（如 sE-selectin、sICAM-1、sVCAM-1）等。某些因子水平的升高往往与移植后早期的并发症如 CLS、SOS、ES，甚至 GVHD 等相关，但这些因子的升高通常是非特异性的，受多种因素的影响。此外循环中的内皮细胞和内皮微粒（microparticles）——由内皮细胞、单核细胞、多形核白细胞和血小板等活性细胞上脱落的细胞膜形成的颗粒，都是反映内皮细胞损伤的指标，并且同样发现与移植后早期的上述并发症相关。但到目前为止，CLS 具体的发生机制并无明确定论。

二、诊断标准

CLS 的诊断金标准为输入白蛋白后，测定细胞外水（ECW）- 菊粉分布容量和生物电阻抗分析，观察胶体渗透的不同反应。此方法安全、无创，但需要大量价格昂贵的仪器设备，不易推广。

移植后 CLS 并无统一的诊断标准，Nürnberger 在其文章中将 CLS 定义为移植后 24 小时内体重增加 >3%（至少 0.5kg），并且对利尿剂反应不佳。Cahill 等定义为与骨髓植活相关的非心源性肺水肿，伴或不伴有胸腔积液。而 2001 年 Spitzer 提出的 ES 的诊断标准实际是涵盖了 CLS 在内，具体见本章第二节。目前临床上仍主要依靠临床表现和常规实验室检查，并除外其他原因即可考虑 CLS 的诊断。

三、鉴别诊断

移植后血管内皮细胞的损伤可以导致一系列的并发症，这些并发症往往出现在移植后的早期(30~60 天内),有共同或相似的发病机制,有相近甚至是重合的临床表现,因此鉴别诊断有一定困难。

(一) ES

由于 ES 和 CLS 的病理生理学基础及临床表现极其相似,在 HSCT 中,甚至有人把两者完全等同起来,ES 曾被称为植入期的毛细血管渗透综合征。但现在认为 ES 诊断的前提条件是移植后达到粒细胞植活标准,一般 ES 应出现在中性粒细胞植入后(ANC>0.5×10^9/L,连续 2 天)24~96 小时内。而 CLS 相对于 ES 没有发生时间的限制,可以发生更早,以全身水肿为突出表现、对利尿剂反应差。

(二) SOS

除体重增加外,本病主要表现为黄疸和肝脏痛性增大,典型的 SOS 一般发生在移植后 21 天内,但也有晚发型 SOS,部分患者可合并多脏器功能衰竭。而 CLS 患者黄疸和肝脏肿大少见,对利尿剂反应差。

(三) DAH

病变集中在肺部,主要表现为呼吸困难、干咳、低氧血症,X 线片提示弥漫性或局灶性的间质、肺泡浸润,很少表现为广泛性的水肿及多脏器功能衰竭。而 CLS 一般不会出现血性的肺泡灌洗液。

(四) TA-TMA

在异体移植中更易发生,相较 CLS 发生时间晚,一般在移植后 60 天左右发生,其病理特征是血管内微血栓形成。临床表现为微血管病性溶血性贫血、血细胞减少、非感染性发热、肾功能损害和神经系统异常,全身水肿不明显。

四、发生率与临床表现

因为缺乏公认的明确的临床诊断标准,并且与移植后一些早期并发症如 SOS、ES 及 DAH 等很难鉴别,因此确切的发生率不详。最突出的临床表现是体重增加、全身皮肤、黏膜进行性水肿、多浆膜腔积液(如腹水、胸腔积液、心包积液)等,并且对利尿剂反应不佳。其他表现有心动过速、低血压、低白蛋白血症、低血容量休克、急性肾功能不全等,严重时可发生多器官功能衰竭。实验室检查可有血液浓缩、白细胞增高、白蛋白降低等表现。可影响生存率。

德国的 Nürnberger 前瞻性研究了 110 例骨髓移植患者(中位年龄 11 岁)资料,CLS 的发生率为 21%,发生中位时间是移植后 +11 天。所有患者都出现了肾前性的肾功能不全,其中 5 例需要透析治疗,2 例出现肺水肿需要机械通气。CLS 与不良预后相关(100 天的 TRM 与对照组相比 60% vs. 14%)。非血缘移植、G-CSF 的应用和移植前强化疗 / 放疗是发生 CLS 的危险因素。Lucchini 等报道了 2002—2012 年 275 例 <18 岁患儿移植资料,采用 Nurnberger 的诊断标准,结果 15 例诊断 CLS(5.4%),中位发生时间 +11 天,7 例出现≥2 度的肾脏毒性。10 例进入 ICU 治疗,7 例因呼吸衰竭需机械通气支持。最终 7 例患者经过治疗后在中位发病后 11 天病情缓解,而 10 例患者在确诊后中位 33 天死亡,5 例患者死因与 CLS 相关。Cahill 等回顾性分析了 55 例自体及异体骨髓移植患者 CLS 的资料,结果 11/20 自体移植患者,18/35 异体移植患者发生了非心源性的肺水肿,同时伴有或无胸腔积液,诊断为 CLS,发生率在自体及异体移植患者中相当,分别有 28 例和 22 例伴有肝功能或肾功能损害,中枢神

经系统异常的有 17 例。CLS 的发生与植入有很好的相关性，发生的危险因素为两性霉素 B 的应用、曾有胸部 X 线治疗和败血症，部分患者对大剂量糖皮质激素有效。

五、预防与治疗

移植相关 CLS 的预防比较困难，因为细胞毒药物、细胞因子及 CSP 的应用不可避免，且 CLS 的发生发展常较迅速，几乎无前驱症状。针对移植后 CLS 发生的危险因素早期发现感染并积极有效控制感染，能在一定程度上防止 CLS 发生。

CLS 目前仍缺乏特效的治疗措施。其治疗原则是：积极祛除引起 CLS 的病因、维持正常血容量、改善循环功能、保证足够的氧供。为达到这一目标，需采取以下治疗对策：

1. 治疗原发病、解除造成血管内皮损伤的病因　这是有效控制 CLS 最根本的措施。首先需停用所有生长因子，在怀疑 CLS 与静脉应用 CSP 有关时，可将 CSP 改为口服或用其他药物替代，如怀疑与感染相关积极控制感染。

2. 抑制过度的炎症反应，保护内皮细胞，减轻其损伤和肿胀　在 CLS 渗漏期的早期应用糖皮质激素，可起到降低毛细血管通透性、拮抗炎症介质、减轻血管渗漏的作用。激素的剂量没有明确规定，大多数专家认为 0.5~1mg/kg 的泼尼松即可。北京大学血液病研究所报道的一例异基因移植后 CLS 患者在移植后 +25 天出现症状，利尿剂反应不佳，+27 天停用 CSP 并给予甲泼尼龙 1mg/kg，+29 天症状明显改善，一周内泼尼松即减为 10mg/d，病情控制未反复。

针对发病机制中补体参与的现象，Nürnberger 等提出了应用补体激活经典途径的生理抑制剂 C1 酯酶抑制剂（C1 INH）治疗 CLS。在 22 例诊断了 CLS 的患者中，15 例接受了总剂量 180U/kg 的 C1 INH，7 例未接受治疗的患者作为历史对照，结果两组的 1 年生存率分别为 57% 与 14%（P=0.008）。治疗组无一例在 CLS 发生后 50 天内死亡，14 例在开始治疗 11 天内达到体液稳定，而对照组中 5 例患者在 50 天内死亡。

VEGF 在炎症反应中具有重要地位，并与脓毒症时的毛细血管渗漏有关。日本的 Hiromasa Yabe 报道了 1 例应用 VEGF 抗体 bevacizumab 成功治疗移植后 CLS 的病例。患儿在 +68 天诊断为 CLS 并伴有神经系统改变。尽管给予泼尼松龙 1mg/kg 及支持治疗，仍在 72 天出现低血压和无尿。给予了 bevacizumab 5mg/kg，在治疗的第 1 天尿量即增加，血压和中心静脉压恢复正常，第 2 天所有症状改善，第 5 天 CT 提示胸腔积液明显减少，20 天后胸腔积液消失。相信随着 CLS 发病机制的明确，会有更多的针对机制的药物应用于临床。

3. 维持有效循环血容量　根据 CLS 不同阶段的病理生理变化特点，选择恰当的液体种类，控制补液速度及补液量，防止休克是治疗成功的关键。临床上 CLS 可分为毛细血管渗漏期和恢复期，在渗漏期为保证组织灌注应积极进行液体治疗，但输注的液体可加重胸腔、腹腔等积液。因此在保证基本组织灌注的前提下，应采取“允许性低前负荷”策略，以减少液体输入过多带来的负面影响，此时补充胶体液对维持血管容量具有重要意义。天然胶体液包括 FFP、白蛋白。但白蛋白在发生 CLS 时可自毛细血管漏出到组织间隙中，致使组织间隙有更多的水分积聚。有文献报道，过多地输注白蛋白可增加危重症患者的病死率，故应慎用白蛋白。FFP 主要用于纠正凝血功能障。新型的血浆代用品，如羟乙基淀粉类等，在临床上具有更好的扩容效果，并且维持时间较长，在 CLS 时不易渗漏到组织间隙，可以改善毛细血管的通透性，同时还可以抑制白细胞黏附浸润，进而减少毛细血管渗漏，已被大多数学者接受,将其作为 CLS 液体治疗的首选。在恢复期,毛细血管通透性增高现象逐步纠正,大分子、血浆回渗至血管内,血容量恢复。此时若继续大量补液,常可致急性肺间质水肿、加重低氧血症,甚至导致患者死亡。故应在血流动力学监测下进行补液,适当利尿。

4. 其他　患者在出现低氧血症、肾功能不全时,要积极加强支持治疗,如机械通气、连续肾脏替代治疗等。

(陈育红)

参考文献

1. Siddall E,Khatri M,Radhakrishnan J. Capillary leaksyndrome:etiologies,pathophysiology,and management. Kidney Int,2017,92(1):37-46.
2. 王昱,许兰平,黄晓军. 异基因造血干细胞移植后毛细血管渗漏综合征一例. 中华血液学杂志,2007,28:82.
3. Nürnberger W,Heying R,Burdach S,et al.C1 esterase inhibitor concentrate for capillary leakage syndrome following bone marrow transplantation Ann.Hematol,1997,75:95-101.
4. Lucchini G,Willasch AM,Daniel J,et al. Epidemiology,risk factors,and prognosis of capillary leak syndrome in pediatric recipients of stem cell transplants:a retrospective single-center cohort study. Pediatr Transplant,2016,20(8):1132-1136.
5. Nürnberger W,Willers R,Burdach S,et al.Risk factors for capillary leakage syndrome after bone marrow transplantation.Ann Hematol,1997,74:221-224.
6. Yabe KH,Yabe M,Koike T,et al.Rapid improvement of life-threatening capillary leak syndrome after stem cell transplantation by bevacizumab.Blood,2010,115:2723-2724.

第四节　血栓性微血管病

移植相关(血栓性微血管病)TA-TMA 是 HSCT 的一个重要并发症,临床表现为血管内皮损伤所致的微血管病性溶血、微血栓形成以及相应的器官功能损害,后者主要包括肾功能损害及神经系统损害。TA-TMA 是一组具有相似病理生理特征及临床表现的疾病群。HUS 及 TTP 与其相似但又不完全相同。

一、发生率、危险因素及发病机制

取决于所采用的诊断标准,TA-TMA 的发生率在不同的文献报道中差异较大。Auto-HSCT 后 TMA 发生率低于 4%,而在 allo-HSCT 后发生率 0~64%。

TA-TMA 的发病机制未完全阐明。近年来的研究认为各种原因导致的血管内皮损伤是 TA-TMA 发生的基础。目前认为内皮损伤源自“双重打击”:预处理期间及移植早期的各种危险因素[包括持续动员、严重细菌或真菌感染、放化疗预处理或 GVHD 造成的内皮损伤、中心静脉导致留置、移植时残留白血病细胞、生长因子使用、静脉血栓栓塞症、无关供者移植、非清髓移植、大剂量白消安(16mg/kg)、HLA 配型不合等]造成内皮处于高凝状态,形成第一重打击;在此基础上发生的启动事件(包括严重感染、aGVHD、使用钙调蛋白抑制剂或 mTOR 抑制剂,全身放疗)形成第二次打击,最终造成内皮损伤。而随后内皮损伤造成补体系统激活,并继而形成血小板聚集、微血管血栓,最终造成微血管病性溶血、血小板减少及相应器官损伤（肾、肠道、中枢神经系统、肺等器官功能障碍）。

因此，TA-TMA 的发病机制与经典的 TTP 完全不同，TTP 常常由于各种原因导致 ADAMTS13 活性降低，而 TMA 极少 ADAMTS13 活性低于 10%。

二、临床表现

通常发生在移植后 20~100 天之间，但也可在预处理结束后早期（+4 天）发生，或移植后晚期发生（移植后 2 年）。主要的临床表现为：

1. 微血管病性溶血性　表现为血红蛋白下降或红细胞输注需求增加，外周血红细胞碎片 >2%~5%，LDH 升高、网织红细胞比例升高、游离血红蛋白升高、结合珠蛋白降低、胆红素升高。胆红素升高除可表现为间接胆红素升高（溶血性黄疸）外，双相黄疸（间接胆红素和直接胆红素同时升高）并不少见，可能为同时合并肝损害或者肝脏 GVHD 所致。

2. 血小板降低或输注需求增加　在出现血小板聚集导致的器官功能损害同时，伴随有消耗性血小板降低。

3. 器官功能损害　最常见为肾功能异常。肾功能异常常表现为血肌酐的升高甚至急性肾衰竭，但通常蛋白尿及顽固的高血压（需要 2 种及以上降压药才能控制）要早于血肌酐水平的升高。需要注意，虽然 TA-TMA 最常累及肾脏，但 TA-TMA 可以累积多个器官。中枢神经系统异常可表现为神经系统症状或精神症状，可表现为皮质盲、癫痫。中枢神经系统异常可为间歇性发作，间歇期神经系统症状及体征均阴性。如发生在肠道，可表现腹痛、腹泻甚至肠道出血，需要和肠道 GVHD 以及肠道感染进行鉴别，肠镜病理发现毛细血管内纤维素 - 血小板血栓形成有助于 TMA 的诊断，但必须注意 TMA 可能合并或者继发于感染 / GVHD 存在。如累积肺部，可表现为低氧呼吸衰竭、肺动脉高压、胸腔积液。可累积浆膜，表现为多浆膜腔积液。

4. 发热　部分患者可存在非感染性发热。

三、诊断标准

TA-TMA 的确诊依赖于组织病理学活检。典型的组织病理学表现为：毛细血管壁增厚、毛细血管微血栓、管腔闭塞、内皮分离伴肿胀坏死。然而由于侵入性操作的可行性有限，TA-TMA 的诊断通常依赖于临床综合诊断。目前有以下标准可供参考：

（一）BMT-CTN

1. 外周血涂片镜检可见红细胞碎片以及每高倍镜视野至少 2 个裂细胞。
2. LDH 升高。
3. 肾功能异常（基线肌酐水平的至少 2 倍）和（或）神经系统异常，伴或不伴其他表现。
4. 抗人球蛋白实验阴性（包括直接试验及间接试验）。

（二）IWG 标准

1. 红细胞碎片比例 >4%。
2. 新出现的血小板减少或血小板进行性下降。
3. 突发且持续的 LDH 升高。
4. 血红蛋白下降或输注需求增加。
5. 血清结合珠蛋白下降。

(三) Overall-TMA 标准

1. 凝血指标正常。
2. Coombs 阴性。
3. 红细胞碎片。
4. LDH 升高。
5. 无法解释的肾功能或神经系统异常。
6. 进行性贫血。
7. 血小板减少。
8. 结合珠蛋白降低。

(四) Jodele 标准

TA-TMA 的诊断基于组织活检或临床实验室标准。

临床及实验室标准如下:满足第 1~3 条考虑 TA-TMA 诊断。

1. LDH 高于相应年龄上限。
2. 随机尿蛋白 / 尿肌酐比值≥2mg/mg。
3. 高血压:18 岁以下高于正常人群 95% 分布,18 岁以上≥140/90mmHg。
4. 新发血小板减少:降至 50×10^9/L 以下,或下降超过 50%。
5. 新发贫血:Hb 低于相应年龄正常下限或需要输血。
6. 微血管病证据:外周血破碎红细胞或者组织学证据显示微血管病。
7. 终末补体激活:血清 sC5b-9 水平高于正常上限。

上述标准都存在一定的局限性,无论哪个标准,对于 HSCT 后的患者来说,有一些项目的判定是有困难的。例如,对于血小板一直没有脱离输注的患者,评价其血小板的下降就有困难;对于有消化道出血的患者,血红蛋白的下降会因为出血丢失而受到影响。而且,红细胞碎片的检查并不是很敏感,虽然有文献推荐采用仪器检测,可以提高敏感性,但至今并没有被广泛应用。

四、早期监测

早期诊断极为困难,待出现典型表现而明确诊断时,疾病的病理生理环节通常已经很难阻断,往往提示预后较差。2001 年 Fuge 等报道了 22 例 TMA 患者,死亡 19 例,符合 5 条诊断标准的全部死亡,存活者都是仅满足 3~4 项标准的患者,提示 TMA 的表现越完全可能治疗效果越差。因此,完善诊断标准、提高早期诊断的敏感性极为重要。

顽固性高血压、蛋白尿≥30mg/dl 及 LDH 升高可早于 TMA 典型表现 10~14 天出现,因此出现上述表现应该高度警惕 TA-TMA。

移植病程中,应严密(每周 2~3 次)监测血红蛋白、血小板水平、尿蛋白、血压、LDH 及血肌酐。一旦出现可疑 TA-TMA 表现,应检测外周血破碎红细胞、结合珠蛋白、游离血红蛋白等检查,必要时行组织病理活检。(图 4-6-1)

五、治疗及预后

TA-TMA 的治疗较为困难,缺乏有效的标准治疗。

目前提倡的一线治疗主要包括停用导致内皮损伤的药物(如 CNI 或 mTOR 抑制剂)、治

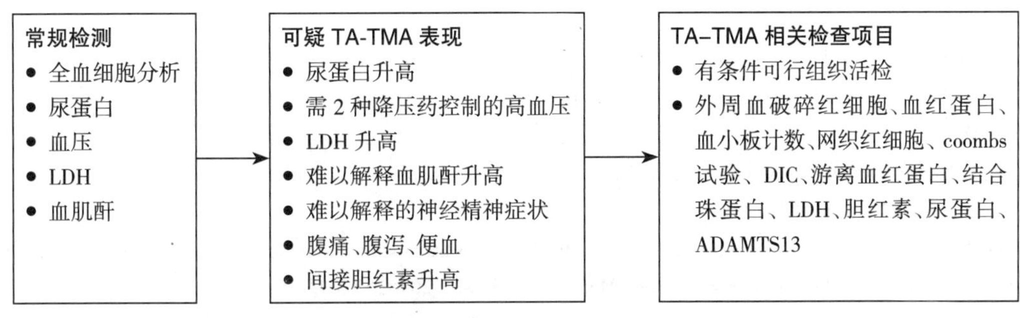

图 4-6-1 TA-TMA 诊断流程

疗可能诱因如感染、GVHD 及支持治疗(如控制顽固性高血压)。

立即停用 CNI 并加用其他预防 GVHD 的药物(如糖皮质激素、MMF、IL-2 受体拮抗剂等)对某些患者可能有效。对于 CNI 相关的 TA-TMA,停用药物后通常可以逆转,预后相对较好。而对于与 CNI 无关的 TA-TMA(与预处理 GVHD、病毒感染、真菌感染相关),大部分致命,且对停用 CNI、血浆置换及其他治疗效果差。但在临床实践中,很难将上述两种类型予以区分。而且需要注意的,在停用 CNI 的同时,可能会诱发 GVHD 导致病情恶化。

尽管因绝大部分 TA-TMA 患者的 ADAMTS13 活性正常,血浆置换疗效不如 TTP。但由于血浆置换有可能去除异常补体成分、细胞因子,因此血浆置换对部分 TA-TMA 也有效,文献报道的疗效为27%~80%,与开始治疗时机、是否合并 GVHD、ADAMTS13 是否正常等有关。鉴于血浆置换为有创性手段,有导致出血、血流动力学异常、感染等风险,选择血浆置换应该平衡利弊。

对于难治性 TA-TMA,可以尝试利妥昔单抗、C5 单抗、去纤肽等药物。

利妥昔单抗是抗 CD20 抗体,在某些个案报道中治疗 TA-TMA 有效,但值得注意的是这些个案几乎都同时伴有 ADAMTS13 的下降。因此利妥昔单抗在 TA-TMA 治疗中的作用还待明确。

随着对补体激活在 TA-TMA 发病机制中的认识,目前有尝试 C5 补体抑制剂用于 TA-TMA 治疗。Jodele 等报道在 30 例 TA-TMA 儿童中使用 eculizumab,最终仅 4 例患者死亡。

DF 是一种单链寡聚核苷酸多分散混合物,通过抑制体内 TNF-α 介导内皮细胞凋亡保护内皮细胞不受损伤,减少内皮细胞促炎因子表达,降低 PAl-1 活性,增加体内 t-PA 功能,并具有纤溶、抗血栓形成、抗炎和溶解血栓活性。Corti 等应用 DF 40mg/(kg·d)口服治疗 TA-TMA 患者 12 例,5 例达 CR,3 例达 PR。Besisik 等应用 DF 10mg/(kg·d)分 4 次静脉滴注与前列腺素 E 成功使 1 例 TA-TMA 患者达 CR。

总体上,TA-TMA 治疗手段有效,虽经治疗但预后仍差,病死率为 60%~90%。

(孙于谦 黄晓军)

参考文献

1. Ho VT, Cutler C, Carter S, et al.Blood and marrow transplant clinical trials network toxicity committee consensus summary: thrombotic microangiopathy after hematopoietic stem cell transplantation.Biol Blood Marrow

Transplant,2005,11(8):571-575.

2. Ruutu T,Barosi G,Benjamin RJ,et al.Diagnostic criteria for hematopoietic stem cell transplant-associated microangiopathy:results of a consensus process by an International Working Group.Haematologica,2007,92(1):95-100.
3. Jodele S. Complement in pathophysiology and treatment of transplant-associated thrombotic microangiopathies. Semin Hematol,2018,55(3):159.
4. Khosla J,Yeh AC,Spitzer TR,et al. Hematopoietic stem cell transplant-associated thrombotic microangiopathy:current paradigm and novel therapies. Bone Marrow Transplant,2018,53(2):129-137.
5. Jodele S,Dandoy CE,Myers KC,et al. New approaches in the diagnosis,pathophysiology,and treatment of pediatric hematopoietic stem cell transplantation-associated thrombotic microangiopathy. Transfus Apher Sci,2016,54(2):181-190.

第五节 造血干细胞移植后溶血

红细胞在发育成熟过程中的任何一个阶段提前死亡即为溶血,按不同标准可以分为遗传性的和获得性溶血、血管内的和血管外的溶血及免疫介导的或者非免疫介导的溶血。HSCT 作为一种治疗手段既可以治疗溶血也可以导致溶血。移植本身涉及机体造血和免疫系统的重建,治疗过程中还有可能输注血型不合的血制品,这些都可导致免疫介导的溶血。而移植过程中发生的感染、应用的化疗、免疫抑制等药物,甚至某些原发病(如淋巴瘤)的复发均可通过多种机制导致溶血。本节主要讲述免疫介导的溶血,即移植后血型不合导致的溶血及自身免疫性溶血。

一、血型不合导致的溶血

(一) ABO 血型不合导致的溶血

HSCT 不受供受者血型限制,临床实践中供受者 ABO 血型不合移植占比约为 30%~50%。HSCT 后由 ABO 血型不合导致的溶血主要见于以下三种情况:

1. 血型不合的移植物输注时导致的急性溶血　输注与受者血型不合的移植物后立即发生的红细胞溶解。见于下述三种情况:血型主要不合时输入的移植物中的红细胞被受者体内的血型抗体破坏;血型次要不合移植时,输入移植物中的血型抗体破坏受者的红细胞;双向不合的情况下,两者均有可能发生。相关预防及处理措施详见第三篇第五章第一节。

2. 血型次要不合移植过程中发生的 PLS　一般在移植后 1~2 周出现,表现为突然发生的血管内溶血性贫血、黄疸,可伴有血红蛋白尿和肾功能损害。因为包被有供者血型抗体的受者红细胞被快速清除,此时直接抗人球蛋白试验可以是阴性的,有时可以检测出抗受者 ABO 血型的抗体。因为溶血不是输注后即刻发生的,因此与前述的输入移植物血浆中的抗体直接破坏受者红细胞不同,其病因是被动输入的供者记忆淋巴细胞被受者 ABO 抗原刺激之后快速增殖,产生针对受者血型抗原的新的血型抗体,从而引起的溶血反应。溶血一般持续 5~10 天,随着受者的红细胞溶解殆尽、被输入的 O 型红细胞或者供者干细胞植入而产生的供者型红细胞取代、过路淋巴细胞生成的血型抗体渐渐消减等过程,溶血逐渐缓解。溶血的严重程度与持续时间长短由供者血型抗体滴度、血型抗体被清除的速度以及受者靶抗原的数量有关。本病在临床多见于 O 型供者给 A 型受者移植时,发生率最高可至 10%~15%。

据推测可能与O型患者体内的具有更多的抗A或抗B的IgG抗体有关。除ABO血型系统外,此类抗体也可能是抗D、抗E、抗s、抗Jkb和抗Jka。单独使用环孢素而未联合甲氨蝶呤预防GVHD以及外周血干细胞移植是发生PLS的高危因素,推测可能与上述因素导致移植物中含有的B细胞更多有关。外周血中$CD10^+$和$CD20^+$细胞的含量是骨髓的10倍,因此外周血干细胞移植后PLS的发生率(~33%)远高于骨髓移植(5%~10%)。此外有文献报道减低预处理剂量的移植、HLA不合移植等均更易发生PLS,而脐带血移植则很少报道。一旦发生PLS,主要的治疗措施是加强支持治疗,充分水化碱化防止急性肾功能损伤,应用糖皮质激素。同时,输注与供受者血型相合的红细胞(如O型红细胞),输注血浆和血小板时尽量输注受者型血制品,严重时需要进行RBC置换。

3. 血型主要不合移植中发生的PRCA 在部分血型主要不合移植患者体内残存的浆细胞分泌针对供者血型的血型抗体,不仅仅破坏循环中成熟的红细胞,还攻击并破坏红系集落形成单位阶段的骨髓前体细胞,导致红细胞延迟植入,发生PRCA。PRCA的发生率在主要不合移植患者中可高达30%,以A供O型血型不合发生最多,移植前受者体内对抗供者的异体血型抗体滴度越高,移植后纯红再障的发生概率越大。此外在RIC移植和脐带血移植中发生率更高,与这两种移植方式中相对缓慢的供受者嵌合状态的转换有关。患者移植后贫血可持续数周乃至数月之久,直至受者的血型抗体耗竭。供者红细胞生成将在循环中的血型抗体消失之后3~4周出现,报道中最晚脱离红细胞输注的时间是移植后5年以上。接受血型主要不合移植的患者出现贫血、网织红细胞减少、骨髓中红系前体细胞缺乏即可诊断PRCA。但需除外细小病毒19感染,后者在HSCT与器官移植的患者中均有报告可以导致PRCA。迄今为止,纯红再障的预防措施是在可能的前提下避免选择A供O血型不合的供者,如果无法避免则可以于移植前去除受者体内对抗供者的血型抗体。纯红再障的治疗除输注血制品外,从机制上讲主要是去除体内针对供者血型的血型抗体或者减少/阻止血型抗体的产生,如应用利妥昔单抗、ATG、血浆置换或吸附等。减停免疫抑制剂和供者淋巴细胞输注,从理论上讲可能通过移植物抗浆细胞或抗B细胞反应,阻止记忆B细胞或浆细胞血型抗体生成,但临床风险较大,不建议常规尝试。此外对于难治病例,可以杀灭浆细胞的硼替佐米是另一种可供选择的治疗方式。最近Hosoba报道了1例57岁MDS患者在接受降低强度的A供O的非血缘外周干细胞移植后发生PRCA。+97天的骨穿提示红系前体细胞降低,浆细胞数目增多,同时外周血中抗红细胞A凝集原的IgG和IgM抗体持续存在。患者应用甲泼尼龙1mg/kg无效,后给予标准剂量利妥昔单抗4剂仍无效,虽然体内$CD19^+$B细胞消失,但浆细胞和抗A抗体持续存在,因此在+175天给予硼替佐米每周1.3mg/m^{2}皮下注射,4剂后抗A抗体和骨髓中$CD138^+$的浆细胞下降并逐渐消失,红系造血随之恢复,证实硼替佐米可以作为移植后溶血的三线治疗。其他促进红细胞生成的治疗方式如应用EPO或与皮质醇激素合用,偶见有效病例。与细小病毒感染相关的纯红再障应用免疫球蛋白治疗有效。

需要强调的是,移植后ABO血型不合患者应定期监测血型抗体滴度,了解供者源红细胞的出现、受者血型抗体消失的情况及监测溶血的指标如乳酸脱氢酶、网织红细胞计数、间接胆红素和Coombs试验。

(二)ABO之外的血型不合导致的溶血

除ABO血型之外,可受攻击引起溶血的血型抗原还见于其他红细胞血型系统如Rh、Jka、Kidd和Lewis抗原。在ABO血型不合移植中的发生率(9.6%)远高于ABO血型相合的移植(1.6%)。与ABO血型不同,人体内抗其他血型抗体往往在机体受到相应抗原致敏后产生。因此,如果供者在移植前恰恰被受者血型抗原致敏过,则在输注后可发生类似PLS的溶血过程。临床上,这种针对供受者红细胞ABO抗原之外的血型抗体导致的溶血反应多轻微,但值得关注的是Jka系统相关的溶血,临床表现可以十分危重。曾有报道2例患者HSCT前抗体筛查中Jka抗体阴性,而移植数月之后初次检测到阳性,经查证实2位供者均曾于患者移植前被Jka致敏。在Jka^+受者中,临床上明确的溶血反应发生风险会显著增高。Rh系统则是除ABO血型外最常被提及的血型系统。在RhD主要不合移植中,可以发生迟发溶血反应。而RhD次要不合移植中,即刻和迟发溶血都会发生。治疗措施同前述ABO血型不合溶血一致。

二、自身免疫性溶血性贫血

非ABO血型相关的自身免疫性溶血性贫血(AIHA)是由供者免疫系统产生的抗体对供者来源的红细胞攻击而发生的溶血,其产生机制与免疫重建过程中中枢/外周免疫耐受机制受损导致自体反应性淋巴细胞逃脱有关,是移植后自身免疫性疾病的一种表现。感染、预处理、药物等因素在其中也起到一定作用。除红细胞外也可累及血小板和(或)粒细胞系统。

HSCT后AIHA的发生率各家报道不一,大约1%~6%,远高于一般人群1~2/10万的比例,因为大都为回顾性分析,实际发生率很可能被低估。英国的Wang等分析了553例移植患者,其中275例患者进行了直接抗人球蛋白试验,109例阳性的患者中39例(7%)有溶血的实验室指标,但仅19例(3.6%)出现临床症状被诊断为AIHA。AIHA发生的危险因素为年轻患者、非恶性疾病移植、非血缘、脐带血及HLA配型不合移植、去T细胞移植和同时合并cGVHD等。AIHA一般发生在移植后5~12个月,可以由冷抗体(IgM)或温抗体(为IgG)介导。报道中温抗体与冷抗体约各占一半,温抗体介导的溶血发生较晚,约为移植后6~18个月之间;冷抗体介导溶血则较早,约为移植后2~8个月之间,这与B细胞从合成IgM向IgG转换有关。患者的临床表现差异较大,从可自发缓解的轻微溶血,到严重的危及生命的溶血均可。2018年西班牙报道了迄今为止最大的一宗临床病例研究,回顾性分析了2000—2015年4099例异基因移植病例,其中60例诊断AIHA,累积发生率为1.5%,发生的中位时间是移植后6月。年轻患者(<15岁)、脐带血移植和HLA不合移植是发生AIHA的高危因素。大部分患者在诊断AIHA时处于包括调节T细胞在内的淋巴细胞减少状态。意大利报道的1998—2011年间1574例儿童移植的数据显示33例发生了自身免疫性血细胞减少,包括15例AIHA,10例ITP,5例为Evans综合征。发病的危险因素是替代供者移植和原发病为非恶性疾病。AIHA患者的发病中位时间是移植后5.2个月。其中33%的患者在发病前有病毒感染或者复燃,CMV是最常见的病毒,提示感染有可能是移植后AIHA重要的触发因素。

临床上患者出现血红蛋白的快速下降,实验室有包括乳酸脱氢酶升高、间接胆红素升高、结合珠蛋白下降等溶血指标,同时抗人球蛋白试验阳性即可诊断AIHA,可以没有红细胞代偿性增生的证据。临床主要需要与TMA鉴别,TMA往往由某些导致血管内皮损伤的因素如TBI、药物、病毒感染、aGVHD等所引起,主要表现为血管内溶血的特点,可以合并其他多脏器损伤,抗人球蛋白试验阴性是重要鉴别点。因为复发、植入失败、药物毒性、感染和GVHD等导致的贫血均有各自的临床和实验室特点,很容易与AIHA区分。

针对allo-HSCT后AIHA的最佳治疗方案目前缺乏足够的循证医学依据,也尚未达成共识，基本与非移植人群的 AIHA 一致。首选糖皮质激素治疗，一般 1~2mg/kg，与一般 AIHA 患者不同的是有效率差，仅约 1/3。无效患者可以应用利妥昔单抗或者其他免疫抑制剂，但需在感染、原发病复发间平衡。其中文献报道利妥昔单抗的有效率最高，在儿童甚至可以高达 87%，到达完全缓解的中位时间是开始治疗后 60 天。对利妥昔单抗无效的患者，应用针对浆细胞的硼替佐米可以有效清除体内长生存的抗体产生细胞，获得疗效。西罗莫司既可以诱导淋巴细胞凋亡，也可以增加Treg细胞对自身免疫的抑制作用，对AIHA也有治疗作用。没有禁忌证的患者可以选择脾切除。发生 AIHA 患者的生存率一般在 50%~80%，其直接死因往往不是溶血，而是与治疗相关的感染或者 GVHD 等。在西班牙的数据中，大多数患者接受了 1 种以上的治疗措施，中位治疗措施是 3 种（1~7）。其中大部分是糖皮质激素（88%），有超过一半的患者还接受了静脉丙球和标准剂量的利妥昔单抗[375mg/（m^2·w）× 4 次]的治疗，其他包括吗替麦考酚酯、硫唑嘌呤、硼替佐米等药物以及血浆置换等，还有 7 例患者进行了脾切除但仅 1 例有效。最终脱离治疗完全缓解的患者 33/60（55%），另有 12% 的患者虽然有改善但需要进行维持治疗。AIHA 相关的死亡率达到 17%，40 个月时的总 DFS 为 52%，年轻患者和对利妥昔单抗有反应的患者预后相对较好。而供受者 ABO 血型不一致、B 淋巴细胞数目大于中位值的患者更可能对利妥昔单抗治疗产生反应。因此作者在文中推荐对于这类预计对利妥昔单抗反应好的患者，将利妥昔单抗推至一线与激素联合应用，而其他患者在激素治疗 1 周仍无效时加用美罗华。我们建议对于移植后诊断 AIHA 的患者，应该尽快应用糖皮质激素治疗，推荐剂量 1~2mg/kg，无效患者尽快加用利妥昔单抗 / 静脉丙种球蛋白以及吗替麦考酚酯等二线药物。

（陈育红　刘代红）

参考文献

1. Holbro A ，Passweg JR. Management of hemolytic anemia following allogeneic stem cell transplantation. Hematology Am Soc Hematol Educ Program，2015：378-384.
2. Hoffman PC. Immune hemolytic anemia—selected topics. Hematology Am Soc Hematol Educ Program，2009：80-86.
3. Faraci M，Zecca M，Pillon M，et al. Autoimmune hematological diseases after allogeneic hematopoietic stem cell transplantation inchildren：an Italian multicenter experience. Biol Blood Marrow Transplant，2014，20（2）：272-278.
4. González-Vicent M，Sanz J，Fuster JL et al. Autoimmune hemolytic anemia（AIHA）following allogeneic hematopoietic stem cell transplantation（HSCT）：A retrospective analysis and a proposal of treatment on behalf of the Grupo Español De Trasplante de Medula Osea en Niños（GETMON）and the Grupo Español de Trasplante Hematopoyetico（GETH）. Transfus Med Rev，2018，32：179-185.
5. Hosoba S1，Jaye DL，Cohen C，et al. Successful treatment of severe immune hemolytic anemia after allogeneic stem celltransplantation with bortezomib：report of a case and review of literature. Transfusion，2015，55（2）：259-264.
6. Wang M，Wang W，Abeywardane A，et al. Autoimmune hemolytic anemia after allogeneic hematopoietic stem cell transplantation：analysis of 533 adult patients who underwent transplantation at King's College Hospital. Biol Blood Marrow Transplant，2015，21（1）：60-66.

第七章

移植后恶性血液病的复发

移植后恶性血液病复发是移植失败的主要原因之一,CIBMTR 2017 年公布的最新资料显示,2014—2015 年间,复发在同胞相合移植后 100 天内和 100 天后的死因中占 27% 和 58%,在非血缘移植后 100 天内和 100 天后的死因中占 22% 和 47%。北京大学血液病研究所的资料显示,单倍型和同胞相合移植后的复发相关死亡率在总体人群中分别为 15.6% 和 16.7%,在死因中分别占 32% 和 42%。有效防治复发是提高移植疗效的关键。既往报道主要是尝试通过改变预处理方案提高疗效。减停免疫抑制剂、化放疗和二次移植作为传统的复发防治手段仍然适用,但疗效有限。DLI 技术和分子靶向药物、细胞免疫治疗的应用近年来得到长足发展。DLI 治疗移植后复发疗效肯定。近年来,有学者尝试了新的改进措施进一步提高 DLI 的疗效,减少 DLI 相关毒性。随着 DLI 技术的不断改进,DLI 的安全性和疗效的进一步提高,DLI 逐步应用于难治 / 复发患者复发的预防以及微小残留病阳性患者的抢先干预,逐步成为危险度分层体系指导下的移植后复发防治的分层策略。分子靶向药物和细胞免疫治疗的应用也提高了某些特殊类型疾病的防治疗效。

第一节　分类和危险因素

一、分类和定义

移植后复发从分层上可分为形态学、分子和(或)细胞遗传学复发;从来源可分为供者型复发和受者型复发,以后者多见;从部位上可分为骨髓复发和髓外复发。

1. 形态学复发　CR 患者外周血中又出现白血病细胞;骨髓中幼稚细胞国外标准≥5%,国内标准 >5% 而≤20%,经过有效地抗白血病治疗一个疗程仍未达到骨髓象完全缓解标准或 >20%;髓外白血病细胞浸润。髓外复发可见于中枢神经系统、睾丸、乳腺、纵隔、肺、肠道、皮肤及皮下组织等部位。

2. 分子和(或)细胞遗传学复发　已达细胞遗传学或分子水平完全缓解的患者又出现细胞遗传学或分子学异常[FCM 和(或)PCR 检测到 MRD]。

3. 供者型复发和受者型复发　在 allo-HSCT 后,复发源自受者体内经预处理及 GVL 作用未能完全清除的残留白血病细胞，称为受者型复发，绝大多数白血病移植后复发属于受者型复发；极少数来源于供者细胞的恶变，称为供者型复发。

二、发生率和危险因素

急性白血病缓解状态移植患者移植后复发率为10%~20%，难治/复发状态移植患者可达50%~74%。国内多中心前瞻研究的数据显示，单倍型移植治疗AL，对于中高危AML-CR1，同胞全合和单倍型患者移植后3年复发率分别为15%和15%（P=0.98）；对于ALL-CR1，同胞全合和单倍型患者3年复发率分别为24%和18%（P=0.30）。北京大学血液病研究所的资料显示，ALL、AML移植后3年累积髓外复发率分别为5.6%和2.4%。

移植后复发的发生率与多种危险因素相关：①疾病诊断：移植后ALL患者复发率最高，AML次之，CML最低。②移植前疾病状态：移植前处于复发/难治状态，移植后复发率高于移植前处于缓解状态。移植前处于AL-CR1和CML慢性期的异基因移植后复发率10%~30%，对于难治性或晚期白血病则高达50%~80%。③供者来源：自体移植后复发率较异体移植高，同基因移植后复发率较异基因移植高，非血缘关系移植或配型不合的亲属移植较配型相合的同胞移植复发率可能降低。北京大学血液病研究所的资料显示，对于AML移植前形态学CR1、MRD阳性的患者，单倍型移植较同胞全合移植复发率明显降低（19% vs. 55%，P<0.001）。④移植方式和预处理方案的选择：一般讲，清髓性移植后复发率较非清髓移植低，非体外去除T细胞或选择性去除T细胞移植后复发率较去T细胞移植低；EBMT的资料显示，含全身放疗的预处理方案较化疗的预处理方案降低儿童ALL-CR2患者移植后的复发率。⑤GVHD的发生：移植后GVHD的发生尤其是cGVHD的发生有助于降低移植后复发率。

在基础研究方面，浙江大学第一附属医院黄河课题组首先报道了一种供者CEBPA多位点突变导致移植后白血病复发的机制：供者的第1次CEBPA突变增强了细胞癌基因突变的易感性，在移植入受者微环境后可以发生第2次、第3次突变，从而诱导正常血液细胞向白血病细胞转化，最终导致复发。这些机制研究将有助于加深对白血病发病的“多次基因打击”学说的研究，并为移植后复发的治疗提供靶点。

第二节　预防与干预

一、预防

指针对移植前处于难治复发状态的高危患者在出现复发迹象前采取的措施。常用方法：

（一）供者选择

北京大学血液病研究所的资料显示，对于移植前处于难治/复发状态的AL，单倍型移植较同胞全合移植复发率明显降低（26% vs. 49%，P<0.001）。第三军医大学新桥医院全军血液病中心的研究提示：采用单倍型移植治疗Ph^{+}ALL较同胞全相合移植具有更低的复发率。EBMT和中国allo-HSCT治疗血液系统疾病专家共识建议，对于病情需要紧急移植的患者又没有同胞全合的供者，等不及非血缘供者的查询，考虑单倍型供者。

（二）移植预处理方案的加强、调整

预处理方案中加入新药，在不降低剂量强度的前提下，新药应具备更强的抗肿瘤活性和（或）更小的毒性。国内多家单位尝试将地西他宾、去甲氧柔红霉素或克拉曲滨、噻替哌等融入到现有的预处理方案中以预防复发，耐受性良好。另外，有研究显示对于难治/复发性的AML采用G-CSF预激的预处理方案可以降低移植后的复发率，提高生存率。

（三）免疫调整

1. 减停免疫抑制剂　对移植前处于难治/复发状态的患者，移植后提前减停免疫抑制药物争取最大程度发挥其抗肿瘤作用，对部分患者有效；其缺点是不适于有活动性GVHD的患者，对于移植后早期患者停用免疫抑制剂后有发生严重GVHD的风险，尤其对于单倍型患者100天内尤其谨慎。

2. 预防性DLI　预防性DLI的概念最早来源于TCD移植，之后多被NST或RIC移植采用而利用其GVL作用，近年来在清髓移植也越来越多地被应用。

（1）预防性DLI在TCD移植中的应用：Montero等对去除T淋巴细胞移植的患者行预防性DLI，对于在+45~+100天之间尚未出现Ⅱ级以上aGVHD的患者实施，剂量为$CD3^+$细胞数1×10^7/kg。138例患者中包括标危患者77例（包括AL-CR1或CML-CP1或MDS-RA）以及高危患者61例（包括AL非CR1或CML-加速/急变或MDS非RA），TRM为20%，复发率为40%，4年OS为58%。Meyer等对接受去T细胞的RIC移植的11例患者在+60天和+120天给予CD8去除的预防性DLI，初始剂量为$CD4^+$细胞数1×10^6/kg，未出现GVHD者每60~90天间隔以3×10^6/kg、1×10^7/kg和3×10^7/kg剂量递增。仅2例HLA-C位点不合移植患者出现Ⅱ和Ⅲ度aGVHD，4例患者DLI后转化为FDC，并出现CMV特异性的$CD4^+$T和$CD8^+$T细胞，表明在去除T细胞移植后进行CD8去除的预防性DLI出现重度GVHD的概率很低，可能还可以促进免疫重建。

（2）预防性DLI在RIC移植中的应用：Dey等对16例HLA全相合RIC移植后5周仍处于供受者MDC而且无GVHD的化疗耐药的进展期恶性血液病患者给予预防性DLI，$CD3^+$细胞输注剂量为1×10^7/kg，69%的患者获得CR，75%的患者供者T细胞嵌合由低比例混合嵌合转化为完全供者型或高比例MC状态，而且1年无疾病进展生存率为50%，3年OS率为44%。同时还发现预防性DLI时T细胞嵌合率>40%的患者+100天后均转化为完全供者型或高比例MC，而T细胞嵌合率<20%的患者预防性DLI仍然出现移植物被排斥。Schmid等采用RIC移植后预防性DLI治疗75例高危AML/MDS患者，预防性DLI在+120天后无GVHD的患者中进行，结果显示CR率达88%，2年OS和DFS分别为42%和40%，难治或预后不良组疗效与预后良好组相比无显著性差异。

（3）预防性DLI在清髓性移植中的应用：Lutz等分析了85例（包括79例清髓性移植和6例RIC移植）接受异基因移植的高危ALL（包括CR1和非CR1，Ph^+，初诊时高白细胞计数，移植前处于疾病进展状态和（或）持续处于供受者混合嵌合状态）患者，计划在移植60天后进行每4周以剂量递增方式给予预防性DLI，有血缘关系的供者$CD3^+$细胞数从1.0×10^7/kg开始，无血缘关系供者从0.5×10^7/kg开始，实际累计输注的中位$CD3^+$细胞数为5.5×10^7/kg；其中行预防性DLI组与未行预防性DLI组死亡率分别为30%和63%，死于复发者分别为15%和34%，预防性DLI组（包括14例CR1和12例非CR1）3年无事件生存率为62%，OS为70%；预防性DLI后，56%出现了aGVHD，其中Ⅲ/Ⅳ级aGVHD发生率为16%。

(4) 预防性改良 DLI 的应用:如前所述,由于改良 DLI 治疗移植后复发的安全性得到显著提升,DLI 不仅可以用于移植后复发的治疗,同样可用于高危患者移植后复发的预防。韩国学者报道,同胞相合移植后 17 例高危白血病患者中有 7 例按计划在移植后 40~120 天接受预防性 GPBSCI,$CD3^+$ 细胞中位数为 5×10^7/kg。此 7 例患者中 4 例无病存活,皆有 cGVHD,2 例死于复发,1 例死于感染;未能按计划接受预防性 DLI 的 10 例患者中仅有 2 例无病存活。北京大学血液病研究所将改良的 DLI(GPBSCI 结合短程免疫抑制剂)用于高危患者移植后复发的预防。24 例移植前诊断高危白血病在 2001 年 5 月至 2004 年 3 月之间接受 allo-HSCT 的患者被纳入研究。移植前诊断包括 8 例 ALL,未缓解 5 例和 3 例 Ph^+ CR1;8 例 AML,未缓解 7 例和 1 例 AML-CR3;6 例进展期 CML;以及 2 例 MDS-RAEB。将患者按接受预防性改良 DLI 与否分为两组进行比较。其中接受预防性改良 DLI 的 12 例患者中 9 例无病生存,3 例复发,1 年 DFS 为 74%;而未接受预防性 DLI 的同期 12 例患者中 8 例复发,接受预防性改良 DLI 明显降低了复发率(P=0.018)。随后我们对同胞全合及单倍型移植预防性 DLI 的资料分别进行了分析,3 年 DFS 分别为 50% 和 37%。在前期研究证实其安全性、可行性的基础上,最近报道了两个回顾性比较研究的结果。在同胞相合移植治疗难治 / 复发(全部为原发未缓解 / 复发未缓解状态移植病例)急性白血病的多中心研究中,预防性 DLI 的应用使复发率从 66% 降到 46%,3 年总生存率从 11% 提升到 36%,无病生存率从 9% 提升到 29%;在单倍型移植的单中心研究中,预防性 DLI($CD3^+$ 细胞中位数为 5.7×10^7/kg)的应用使复发率从 55% 降到 36%,3 年总生存率从 11% 提升到 31%,无病生存率从 11% 提升到 22%。

(5) 改良预防性 DLI 后 GVHD 和 MRD 双重指导下的多次 DLI:国内进行的一项预防性 DLI 的国际注册的多中心前瞻研究证实,对于移植前处于难治 / 复发状态的 100 例 AL 患者,采用首次改良预防性 DLI 后 GVHD 和 MRD 双重指导下的多次 DLI,达到令人鼓舞的疗效:移植后 3 年复发率 32.4%,LFS 为 50.3%,OS 为 51.4%。

3. 细胞因子预防　国内外研究报告证实,IL-2 增加 $CD3^+CD8^+$T 细胞和 $CD3^-CD56^+$NK 细胞数量并增强其抗肿瘤活性,增加 TNF 和 IFN-γ 的分泌,通过形成和维持 $CD4^+CD25^+$Tregs 增强免疫耐受。Robinson 等报道对于第二次或以上缓解期的 17 例儿童 AL 患者在不去 T 的同胞相合 HSCT 后,应用 IL-2 预防复发,2 例发生Ⅱ度 GVHD,经过移植后 5~67 个月的随访,10 例维持 CR 状态。北京大学血液病研究所报道将 IL-2 用于高危 ALL 患者移植后复发的预防,经过移植后中位 16 个月的随访,16 例患者中 14 例无病生存(87%),较之历史对照明显改善生存,主要副反应包括发热、疼痛、局部红肿,应用后 cGVHD 发生率为 40%。

(四) 新型细胞免疫治疗

如 NK 细胞。韩国和美国学者对单倍型移植后患者进行 NK 细胞预防性回输,与历史或同期对照组比较,降低了复发,提高了 LFS。

(五) 靶向药物和去甲基化药物的维持预防

分子靶向药物甲磺酸伊马替尼用于 Ph^+-ALL 患者移植后复发的预防。陈欢等报道,在移植后早期应用伊马替尼安全性和耐受性良好,并使得 Ph^+-ALL 患者移植后复发率从 33% 降到 10%(P=0.016),5 年 LFS 从 33% 提升到 81%。国内外多项研究表明,索拉菲尼近年用于 FLT3-ITD^+ 患者移植后复发的预防安全有效。

二、干预

指对移植后出现细胞遗传学/分子(生物)学复发、未达血液学复发的患者采取的措施。

(一) 可作为 MRD 的标志

目前 MRD 的检测包括特异融合基因如 PML-RARa、AML1-ETO、CBFβ-MYH11、BCR-ABL 等的定量检测、非特异融合基因 WT1 的定量检测、TCR、IgH 基因重排的检测、LAIP 的检测以及供受者混合嵌合的检测等。详见本书第三篇第四章和第六章。

(二) 以 MRD 监测为指导的抢先干预

1. 免疫调整

(1) 减停免疫抑制剂:对移植前具有复发高危因素的患者,应严密监测 MRD,必要时迅速停减免疫抑制药物可以最大程度发挥其抗肿瘤作用,对部分患者有效,尤其是分子生物学和细胞遗传学复发者更明显。Benakli 等报道,非清髓移植治疗 154 例 CML,24 例移植后复发(包括分子学复发)的患者中 7 例通过迅速停减免疫抑制药物获得了 CR。其缺点是不适于有活动性 GVHD 的患者,对于移植后早期患者停用免疫抑制剂后有发生严重 GVHD 的风险。Spitzer 等报道去除 T 细胞的非清髓单倍型移植治疗恶性血液病,对于混合嵌合且没有发生 GVHD 的患者,在移植后 35 天迅速减停免疫抑制剂,在 9 例可评估病例中,5 例发生Ⅱ度及以上 aGVHD 并有 1 例死于 GVHD,最终仍有 5 例患者复发。可见移植后早期停用免疫抑制剂有发生严重 GVHD 的风险,且疗效欠佳,尤其对于单倍型移植患者 100 天内的减停需谨慎。移植后期采取此措施可能对部分患者有效。

(2) 抢先干预 DLI:Dominietto A 等报道,移植后以 TCR、IgH 及 WT1 监测 MRD,MRD 阴性或 MRD 阳性的患者累积复发率分别为 16% 和 36%(P=0.03),应用抢先干预 DLI 明显降低血液学复发率。Hasskarl J 等报道了 G-CSF 动员的 DLI 抢先干预移植后供受者混合嵌合、分子或遗传学复发的患者的疗效。Rettinger E 等也报道了供者 T 细胞输注抢先干预供受者混合嵌合的患者,其 EFS 比未接受干预的患者明显提高(46% vs. 0,P<0.0009)。北京大学血液病研究所报道移植前缓解状态患者移植后以 LAIP 结合 WT1 监测 MRD,MRD 阴性、MRD 阳性应用抢先干预改良性 DLI、MRD 阳性应用白介素 -2 的患者累积复发率分别为 18.1%、27.8% 和 64.4%(P=0.001),3 年总生存率分别为 66.0%、58.3% 和 28.1%,无病生存率分别为 61.6%、55.6% 和 24.1%。

(3) 细胞因子:北京大学血液病研究所研究发现,MRD 阳性患者应用干扰素后 1 年累积复发率为 27%,无病生存率为 68%,与干预性 DLI 疗效相当。对于非血缘脐血移植后患者出现 MRD 阳性,给予干扰素治疗可使 MRD 转阴,阻止形态学复发。

2. 新型细胞免疫治疗　如 NK、CAR-T,仍处于临床试验阶段。

3. 靶向药物和去甲基化药物的应用　如 Ph^+ 白血病首选 TKI,具体药物选择参考既往敏感性及 ABL 激酶区突变结果,也可 TKI 联合 DLI。Platzbecker U 等对 AML/MDS 移植后供受者混合嵌合的(供者 $CD34^+$ 细胞 <80%)的患者,应用低剂量 azacitidine 抢先干预,耐受性良好。20 例患者中 16 例有效,13 例最终血液学复发的患者复发中位时间延迟到发现混合嵌合后的 231 天,另外 7 例 LFS。

第三节　治　　疗

对移植后形态学复发的患者，传统的治疗方法包括停用免疫抑制剂、化放疗、二次移植和 DLI。随着 DLI 技术的发展、靶向药物及新型细胞免疫治疗如 CAR-T 的应用，复发的治疗选择依据患者的疾病种类、复发部位、复发时间、一般状况等更加个体化。

一、停用免疫抑制剂

异基因移植患者复发时，如果不伴随 GVHD，第一步治疗措施常常是立刻停用免疫抑制剂，但此项措施仅对部分患者尤其是早期 CML（疗效可达 84%）或惰性淋巴瘤患者有效，对一小部分 AML 患者有效（约 10%），对 ALL 患者基本无效。对于大多数患者来说仅减停免疫抑制剂不足以控制疾病进展，尤其不适合增殖速度过快的恶性克隆性疾病。

二、化放疗

由于患者存在原发耐药等因素，化疗对早期复发尤其是移植后 100 天内复发者再次缓解率低（大约 7%）。而且单独应用化疗，即使获得缓解，容易短期内再次出现复发，长期生存率低于 2%，总体预后很差。北京大学血液病研究所的资料显示，对于移植后血液学复发患者，单纯化疗的完全缓解率仅为 12.5%，复发率 100%，DFS 为 0。因此化疗仅仅用作减轻肿瘤负荷，如达完全缓解，应联合其他有确切疗效的治疗如 DLI，而不是单独应用。

放疗对于中枢神经系统、睾丸或其他局限的髓外复发有一定疗效。放疗对于孤立的髓外复发有效，但对于多部位髓外复发疗效不佳，而且髓外复发常常跟随着髓内复发，因此全身系统治疗应该随后进行。

三、二次移植

（一）二次移植疗效及影响因素

自体移植后复发的患者常常采用异基因二次移植或增加预处理强度的二次自体移植。异基因移植由于其较高的 NRM，仅有部分异基因移植患者可以选择二次移植。EBMT 的最新资料显示，1992 年到 2015 年间，二次移植治疗 137 例首次异基因移植后复发的 AML，5 年 NRM 为 29%，再次复发率为 54%，OS 为 19%。法国多中心研究与国际骨髓移植登记处（IBMTR）分别报道白血病异基因移植后复发患者二次移植的疗效，5 年复发率分别为 44% 和 42%，TRM 分别为 45% 和 30%，OS 分别为 32% 和 28%。北京大学血液病研究所的数据显示，对二次 HSCT 作为挽救治疗的 25 例移植后复发患者经过中位 9 个月的随访，8 例患者生存，OS 为 30%。12 例患者复发，复发率 55%，7 例患者因移植相关并发症死亡，非复发病死率 35%。单因素分析发现患者二次移植时是否缓解与生存期有显著关联（P=0.009）。

CIBMTR 的资料显示，二次移植更换同胞全相合的供者和不更换供者相比较并不能降低复发率。前述 EBMT 的最新资料显示，1992 年到 2015 年间，二次移植治疗首次异基因移植后复发的 AML，不更换供者与更换供者相比，5 年 NRM 为 23% vs. 31%（P=0.38），OS 为 25% vs. 28%（P=0.49）；对二次移植前达 CR 的患者，二次移植后复发率为 52% vs. 55%（P=0.99），NRM 和 OS 亦无差异。

二次移植疗效取决于疾病状态、复发距离第一次移植的时间、既往化疗强度和患者一般情况能否耐受。前述 EBMT 二次移植治疗复发 AML 的最新资料显示，多因素分析中能够提升 OS 的因素为：二次移植前达到 CR、既往有 cGVHD、首次移植到复发的时间大于 6 个月；而降低 OS 的因素为高危细胞遗传学异常和既往有 aGVHD。此前 EBMT 分析了 170 例复发 AL 二次移植的结果，发现能显著降低复发率的因素包括第 1 次移植后缓解期大于 6 个月、骨髓来源的 HSCT（与外周血来源的 HSCT 相比）、二次移植时处于 CR 状态和发生 aGVHD；最显著改善 OS 的因素为二次移植时患者的疾病状态，其他提高生存的因素包括二次移植时应用 TBI、第 1 次移植后无 aGVHD、第 1 次移植前 AL 处于 CR 和女性 HLA 相合供者。明确二次移植疗效的影响因素有利于临床医师选择性实施二次移植，趋利避害，通过减少再次复发率及提高无病生存率以提高二次移植的疗效。

（二）RIC 的二次移植

一般清髓性的二次移植多选在第 1 次移植 6 个月后进行，即便如此仍有很多患者不能耐受，并且不适用于部分早期复发的患者，因而降低预处理强度的移植逐渐受到青睐。近年来采用非清髓性预处理方案进行二次移植可显著降低其 TRM。Pawson 等报道应用 FLAG 方案为主的降低预处理强度的移植治疗 14 例 allo-HSCT 后复发的 AL 患者，中位随访 12 个月后的 OS 为 60%，但 10 例患者复发，实际的无病生存率仅有 26%。提示对于移植后复发的患者仅仅依靠移植物植入后的 GVL 作用并不足以克服复发，必须要保留一定的预处理强度以杀灭肿瘤。另有研究分析了 39 例异基因移植后复发患者，二次移植采用氟达拉滨为基础的 RIC，其中 AML 和 ALL 患者二次移植后 2 年复发率分别为 48% 和 52%，TRM 分别为 34% 和 30%，2 年 OS 分别为 21% 和 22%。Shaw BE 等的研究分析了 71 例异基因后复发血液恶性肿瘤患者［AL/ MDS57 例、淋巴细胞增殖性疾病 9 例、MM 2 例、MPD 3 例］采用 RIC 方案行二次移植，其 2 年复发率为 63%（未发生 cGVHD 者）和 44%（发生 cGVHD 者），2 年预期 TRM 和 OS 分别为 27% 和 28%，表明 TRM 显著降低的同时复发率增高。如何最大限度地减少二次移植后复发率和非复发死亡率尚待进一步研究。

四、分子靶向药物

分子靶向药物如甲磺酸伊马替尼的应用提高了 CML 和 Ph$^+$ALL 患者复发后治疗的完全有效率，改善了预后。欧洲骨髓移植登记组的资料显示，CML 移植后复发的患者应用伊马替尼，血液学完全有效率达 84%；完全分子遗传学缓解率仅为 26%，且多数为慢性期或加速期；完全细胞遗传学反应率依分期不同而有差异，慢性期 58%、加速期 48%、急变期 22%。德国慕尼黑移植中心 Weisser M 等比较了 DLI 与伊马替尼治疗 CML 移植后血液学或分子学复发的疗效，有供者的 21 例患者行单独 DLI 治疗，无供者（多为非血缘供者）的 10 例患者行单独伊马替尼治疗，DLI 组与伊马替尼组完全分子遗传学缓解率分别为 95% 和 70%，再次复发率分别为 14% 和 60%（P=0.006），DLI 组无病生存率明显高于伊马替尼组（P=0.016）。北京大学血液病研究所对同胞 HLA 相合移植治疗 CML 的分析显示，对于移植后有高风险复发的 28 例患者采取先减停免疫抑制剂和（或）同时应用伊马替尼，无效或无 GVHD 者给予改良 DLI。13 例接受伊马替尼的患者中 11 例有效，2 例无效的病例再接受 DLI 也无效；另外 4 例伊马替尼联合 DLI 的病例有效。Savani BN 等分析 37 例 CML 移植后血液学或分子学复发的病例，13 例接受单独 DLI 和 9 例接受单独伊马替尼的患者中各有 1 例达到分子学缓解，而二者联合应用(11 例同时应用,4 例先后应用)的 15 例患者中 14 例达到分子学缓解。可见联合应用伊马替尼和 DLI 的治疗策略有可能可以使得疗效加快,并长久维持 CML 复发患者处于分子水平的缓解状态,尤其对于进展期 CML 更加有益。当移植大多数情况下作为伊马替尼耐药的挽救治疗后,应用新一代 TKI 如达沙替尼仍可对 CML 移植后复发取得较好的疗效。除了 TKI 之外,新型靶向药物如 IDH 抑制剂的应用近年来也受到关注。

五、DLI

1990 年 Kolb 等首先报告 DLI 治疗移植后复发的 CML,3 例患者均达到了完全的细胞遗传学缓解,随后许多学者的报告验证了 DLI 的良好疗效,DLI 逐渐成为移植后白血病复发的治疗有效手段之一,尤其对 CML 病例疗效肯定。DLI 为一种过继性细胞免疫疗法,将正常供者来源的外周血淋巴细胞输注患者体内以诱导 GVL 效应,继而彻底清除患者体内残留的白血病细胞,用以治疗复发。

(一) 传统 DLI 的局限

虽然 DLI 治疗移植后复发取得了肯定的疗效,但 DLI 可引起输注相关 GVHD 和骨髓造血功能障碍,并由此造成重症感染影响了 DLI 治疗白血病复发的疗效。文献报道 DLI 后 GVHD 发生率高达 49%~91%,相关死亡可达 20%。

1. 骨髓抑制　发生率为 18%~50%,2%~5% 症状持久。可能的机制是供者淋巴细胞对正常宿主造血细胞的破坏所致。

2. GVHD　是主要并发症。发生率及与 GVL 的关系在以下部分阐明。

3. 感染　原因包括:肿瘤引起正常造血受抑制、DLI 前化疗、DLI 引起骨髓抑制、GVHD 及免疫抑制剂的应用等。因此 DLI 后应加强感染的预防。

(二) 改良 DLI

为了减少 DLI 相关毒性,同时最大限度地保留 DLI 的移植物抗肿瘤 GVT 作用,对传统 DLI 进行改良的尝试应运而生。

1. G-CSF 动员后的 GPBSCI 结合短程免疫抑制剂的应用　研究表明,G-CSF 动员后的外周干细胞采集物较未经动员的淋巴细胞采集物富集了更多的 $CD34^+$、$CD14^+$ 细胞,同时 rhG-CSF 动员后 DC2 比例的明显升高使得 $CD4^+$ 细胞向 Th2 分化,PBSC 含有更多的Ⅱ类细胞因子和其 T 细胞增殖能力的下降、共刺激分子的下调均提示 PBSC 较供者淋巴细胞输注更少地引起 aGVHD 的发生。Abecasis 等的研究表明早期应用细胞因子动员的供者造血干细胞输注与单纯 DLI 相比可以完全避免输注之后的骨髓抑制,预后因此而改善。对其机制的研究显示细胞因子动员后的造血干细胞输注可以加强供者的正常造血,因此避免了 DLI 之后所观察到的骨髓抑制。

早在 2003 年,黄晓军等研究显示,对 HLA 相合移植后同期 20 例复发患者行 GPBSCI 和 DLI 进行比较:9 例 GPBSCI(皆为血液学复发)与 11 例 DLI(其中 5 例为血液学复发)相比,二者 aGVHD 发生率分别为 5/9 和 10/11(P>0.05),CR 率分别为 7/9 和 3/5(P>0.05),DFS 率分别为 7/9 和 0/5(P<0.01)。G-PBSCI 缩短了造血重建的时间,降低了因全血细胞减少所引发的感染等并发症造成早期死亡的发生率,GPBSCI 保留 GVL 效应的同时未加重 GVHD。

为进一步改善 DLI 的预后,北京大学血液病研究所将 DLI 进行进一步改良,即 GPBSCI 结合 GVHD 短程预防方案。在 2002 年 9 月至 2007 年 6 月间,33 例高危白血病患者同胞配型相合 allo-HSCT 后接受了此改良的 DLI。移植前诊断包括 12 例 ALL，未缓解 5 例，3 例 Ph^{+}CR1，其中 2 例合并 CNSL，1 例 ALL-CR2，2 例 ALL-CR3，1 例 ALL-REL3；15 例 AML，复发 3 例，未缓解 10 例，1 例 AML-CR2 和 1 例 AML-CR3；5 例进展期 CML 及 1 例伴 8P11 染色体异常 MPN 第二次复发。结果显示 33 例患者共接受了 39 次改良的 DLI，输注后 6 例患者发生了Ⅱ~Ⅳ度 aGVHD，20 例患者发生了 cGVHD，其中 13 例为广泛型，未发生 GVHD 相关死亡或 DLI 相关的全血细胞减少。可见此改良的 DLI 策略可以减少 aGVHD 的发生，提高了 DLI 的安全性。

随后在对 1991 年至 2007 年间 70 例患者行 GPBSCI 的回顾分析资料中，移植前诊断包括 23 例 ALL 包括 6 例 Ph^{+}ALL，27 例 AML，19 例 CML 及 1 例伴 8P11 染色体异常 MPN。结果发现 GVHD 预防小于或大于 2 周的患者 GVHD 发生率为 14/28 与 3/42（P=0.000），预防性输注后复发率二者相当(4/10 与 12/29)，治疗性输注后 5 年 DFS 为 33% 与 83%（P=0.003）。在多因素分析中，GVHD 预防大于 2 周的患者 GVHD 发生率明显降低（P=0.001），对生存率没有影响（P=0.071）。可见 GPBSCI 结合 2~4 周 CSA 或 MTX 明显减少同胞相合移植后 DLI 相关 aGVHD 的发生，且不影响 GVL 作用。

初步结果证明改良 DLI 治疗单倍型移植后复发同样安全、有效。单倍型移植后 GPBSCI 结合 4~6 周 GVHD 短程预防，Ⅲ~Ⅳ度 aGVHD 发生率为 9%。将此改良的 DLI 用于单倍型移植后复发的治疗，经过 DLI 后中位 1118 天的随访，20 例患者中 8 例再次 CR 状态生存，2 年 LFS 为 40%，6 例患者发生Ⅱ~Ⅳ度 aGVHD，GVHD 的预防明显降低 DLI 后 GVHD 的发生率。随后北京大学血液病研究所将化疗联合改良 DLI 治疗 50 例单倍型移植后复发患者，与 32 例单纯化疗患者相比，达到再次 CR 率为 64% vs. 12%，LFS 为 36% vs. 0。

2. 分层及优化的 DLI　对于移植后复发患者，北京大学血液病研究所最新根据首次 DLI 后 MRD 和 GVHD 双指标指导下的多次化疗联合 DLI(47 例)，与单次化疗加 DLI 的 34 例历史对照比较，再次复发率明显降低(22% vs. 56%，P<0.0001)，无病生存率 LFS(71 % vs. 35 %，P<0.0001)和总生存 OS(78% vs. 44%，P<0.0001)明显提升。

3. 递增式输入　由于 DLI 相关 GVHD 与输注的 T 细胞数量有关，有些学者尝试采用长间隔逐渐增加剂量的淋巴细胞输注。Slavin 等对高危白血病患者早期 DLI 的可行性和疗效进行了研究，提示在复发早期逐渐增加 $CD3^{+}$ 细胞剂量的 DLI 可能会是控制或减少输注相关 GVHD 的有效途径。Mackinnon 等报告 22 例移植后复发的 CML 患者给予起始低剂量 DLI(T 细胞数量 1×10^{5}/kg 受者体重)，如果没有毒性或疗效，间隔 4~33 周不等再增加剂量 DLI，$(1\sim5)\times10^{7}$/kg 对分子学复发或细胞遗传学复发的患者疗效达 100%，且没有 GVHD 发生；与既往的资料相比，高剂量时 GVHD 发生率也降低。Dazzi 等比较 20 例间隔 3 个月逐渐增加剂量的 DLI 与 28 例单次 DLI，二者 GVHD 发生率分别为 10% 和 44%（P=0.011），在诱导缓解率上无差别。Guglielmi 等对 298 例移植后细胞遗传学或血液学复发的 CML 患者给予 DLI，结果发现与足量的淋巴细胞治疗组相比，递增式输入治疗组的 GVHD 发生率显著降低，而且在输注的细胞总剂量相同的情况下，递增式输入组的 GVHD 发生率显著降低；生存率改善，3 年的治疗相关死亡率由 20% 降至 5%，两组在诱导细胞遗传学缓解率上无差异。

4. 体外处理供者 T 细胞

(1) 选择性输注 T 淋巴细胞亚群：如去除 $CD8^{+}$ 细胞、去除 Treg、选择性去除 $CD4^{+}$ 幼稚 T 细胞而保留 $CD4^{+}$ 记忆 T 细胞。Soiffer 等报告一项随机对照病例的结果，各有 9 例患者接受未去除 T 细胞的预防性 DLI 和去除 $CD8^+T$ 细胞的预防性 DLI，两组患者接受的 T 细胞中位数分别为 32.0×10^5/kg 和 0.7×10^5/kg，GVHD 发生率分别为 6/9 和 0/9（P=0.009）；未去除 T 细胞组中 2 例患者死亡，3 例患者复发。$CD8^+T$ 细胞去除组中，仅 1 例患者复发，无治疗相关死亡。Alyea 等对 40 例移植后复发的血液肿瘤患者给予 $CD8^+T$ 细胞去除的 DLI，急性和慢性 GVHD 的发生率分别为 24% 和 16%，发生 GVHD 的患者均出现了 GVL 效应，48% 疾病缓解的患者未发生 GVHD。Orti 等应用 $CD8^+T$ 细胞去除的 DLI 抢先治疗移植后 MRD 阳性或供受者混合嵌合状态患者的Ⅰ期临床研究。DLI 于移植后 +6 个月开始，每次间隔 3 个月，无关供者 $CD4^+T$ 细胞数初始剂量为 1×10^6/kg，亲缘供者 $CD4^+T$ 细胞数为 3×10^6/kg，28 例患者输注的 $CD4^+T$ 细胞中位数为 4×10^6/kg，16 例可评估患者中 8 例由混合嵌合状态转变成完全嵌合状态，5/11 例患者有治疗反应（4 例 CR，1 例 PR），5/28 例出现严重 aGVHD（Ⅱ~Ⅳ度），2 例患者死于 GVHD。Fowler 等输注体外扩增的 Th2 细胞，发现此方法加速了淋系恢复同时并未增加 GVHD 发生。

（2）输注 NK 细胞：供者来源的 NK 细胞表面携带有针对供者自身 HLAⅠ类分子的抑制型受体，与受者细胞上的 HLAⅠ类分子不相合，NK 细胞克隆在“感知”HLAⅠ类分子的缺失后介导了 NK 细胞的异源活化，产生 GVL 效应；而其对正常组织细胞没有影响，因而能够分离 GVL 和 GVHD。NK 细胞杀伤靶细胞的机制：通过释放细胞质内含有穿孔素和颗粒酶 B 的颗粒来调控凋亡，是主要途径；通过死亡受体诱导的凋亡，NK 细胞至少表达 3 种 TNF 家族配体，均能诱导肿瘤细胞凋亡。Passweg 等报告 5 例患者行抢先性纯化的 NK-DLI，输注的 NK 细胞和 T 细胞中位数分别为 1.61×10^7/kg［$(0.21\sim2.2)\times10^7$/kg］和 0.29×10^5/kg［$(0.11\sim1.1)\times10^5$/kg］，无 1 例发生输注相关 GVHD。Koehl 等利用 NK-DLI 治疗 3 例移植前未缓解 AL 患者，在 +1 天回输 IL-2 活化的 NK 细胞，此后每 4~6 周 1 次，共回输 3 次，同时从 +2 天开始每隔 1 天皮下注射 IL-2，结果 3 例患者均获得缓解和完全供体嵌合，无一例发生 GVHD，1 例 AML 在 +80 天死于复发，2 例 ALL 分别在 +45 天和 +152 天死于血栓性血小板减少性紫癜和病毒性肺炎。临床Ⅰ~Ⅱ期研究证实，GMP 扩增的 NK 细胞表现出高 NKG2D 及 NKp44 受体的高活性，对 K562 靶细胞的杀伤力比新鲜分离的 NK 细胞的杀伤力更强。Shaffer BC 等在一项Ⅱ期临床研究中，8 例异基因移植后复发的 AML 和 MDS 患者在环磷酰胺化疗后输注单倍型供者来源的 NK 细胞，结果提示 NK 细胞输注是安全有效的。

（3）输注 mHA 特异性 T 淋巴细胞：mHA 是移植物被排斥和 GVHD 的靶抗原。限制性表达于造血细胞或肿瘤细胞表面的 mHA 可作为 GVL 的理想靶抗原而不引发 GVHD。目前发现的有 HA-1、HA-2 和 UTY 等。有研究报道，移植前选择与受者 HLA-A2 或 HLA-B60 相同，HA-1 不同的供者，给移植后复发的白血病患者输注 HA-1 特异性 CTL，可根除白血病细胞。HA-2 是由位于 7 号染色体短臂的 MY01G（肌球蛋白相关基因）编码。HA-2 表达于白血病细胞及造血细胞表面，故针对它的特异性 CTL 细胞可产生 GVL 效应而不发生 GVHD。UTY 是由 Y 染色体编码的肽链片段，由 HLA-B8 递呈，在造血细胞表面高表达，而在其他组织细胞低表达；男性血细胞表面 UTY 呈阳性表达，而女性均呈阴性表达。因此 UTY 可用于男性受者接受女性供者移植后的免疫治疗。

（4）CD3 和 CD28 共刺激：通过体外暴露于 CD3 和 CD28 抗体包被的磁珠扩增 T 淋巴细胞以提高其抗肿瘤潜能，克服肿瘤导致的 T 细胞无能，维持并增强 $CD4^+T$ 细胞功能。Ⅰ期临床试验结果显示，17 例移植后复发患者（包括 ALL 7 例、AML 4 例、CML 急变期 1 例、CLL 1 例、

NHL 2 例、HL 1 例、MM 1 例、淋巴母细胞性淋巴瘤 1 例）接受传统的 DLI 后再给予逐渐增加剂量的体外共刺激扩增的 T 淋巴细胞，17 例患者中 8 例获 CR，且毒副作用并未增加。5 例患者出现Ⅰ~Ⅱ度 aGVHD，2 例患者出现Ⅲ度 aGVHD，4 例患者出现 cGVHD，无一例患者死于 DLI 相关并发症。

（5）特异性 GVT 效应细胞的产生和输注　通过转导自杀基因到供者 T 淋巴细胞、光化学、化疗或照射等措施灭活同种异体反应性 T 淋巴细胞。1994 年，Tiberghien 等将自杀基因 HSV-TK 基因导入 T 细胞，开创了对 GVHD 进行基因治疗的先河。表达自杀基因（能够将没有毒性的前体药物转化成有毒性药物的基因）的细胞对前体药物敏感。将 HSV-TK 基因转导至供者 T 淋巴细胞，回输给移植后复发的患者。这样当有严重的 GVHD 发生时，可用更昔洛韦的前体药物选择性去除体内的供者淋巴细胞来控制 GVHD。Drobyski 等和 Litvinova 等通过改变 GCV 的时间优化方案，使 TK/GCV 策略可能成为治疗血液肿瘤的有效方法。Bordignon 等和 Bonini 等的研究显示，导入自杀基因的 T 细胞能在患者外周血中持续存在 12 个月以上，8 例患者中 5 例治疗有效，3 例出现 GVHD，给予 GCV 后能控制 GVHD。其缺陷在于基因转染降低了 T 细胞的异源反应性和抗病毒活性，以及自杀基因修饰的供者 T 细胞可能对更昔洛韦耐药等。

体外诱导产生 GVT 特异性 CTL：针对白血病细胞的免疫原性分子靶位。Mollderem 等证实 HSCT 后有效、DLI 输注有效或干扰素治疗有效的患者中确有 PR-3 激活的 T 细胞扩增。WT-1 在血液肿瘤细胞，如 AML、CML 细胞中表达量高；由它们诱导产生的 $CD8^+$CTL 可在体外抑制白血病细胞克隆，但不影响正常克隆细胞生长。体外实验证实利用 PR3、WT-1 和 survivin 等诱导产生的特异性 CTL 能以 HLAⅠ类抗原限制性方式杀伤白血病细胞，而对正常骨髓细胞无杀伤作用。Gao 等进行的体内试验证实：将含有 WT-1 肽段的蛋白质包被在果蝇细胞外，与外周血单个核细胞共同孵育，5 天后收集 T 细胞，所得到的 CTL 能特异性的作用于白血病细胞。Bornhauser 等对 14 例接受 T 细胞去除移植的 CML 患者预防性输注 BCR-ABL，PRl 和 WTl 活化的供体 T 细胞，于 +28、+56 和 +112 天回输。中位随访 45 个月，12 例患者存活，7 例持续分子学缓解。所有接受活化 CD8+ 细胞输注的 4 例患者体内出现明显的 CTL 反应，但并没有出现 GVHD 或复发。

AML 来源的树突细胞：Montagna 等发现，11 例 AL 或 MDS 患者肿瘤细胞与供者树突细胞共培养，10 例产生了白血病特异性细胞毒性 T 淋巴细胞，证实 AML 来源的树突细胞体外可刺激淋巴细胞产生特定抗白血病细胞毒作用。这可能是过继性免疫治疗中能有效增加 GVL 效应且可同时减低 GVHD 发生率的措施。肿瘤特异性 CTL 的应用不如病毒特异性 CTL 发展迅速，目前仅限于临床前阶段。

（6）APC：宿主 APC 在调节 GVHD 与 GVL 方面发挥重要的作用，供者 APC 亦在 GVHD 中起重要作用，因此有可能在调控供受者 APC 方面受益。

可见，通过体外共刺激激活和扩增供者 T 淋巴细胞来弥补以下可能造成供者 T 淋巴细胞在体内不能活化的原因：T 调节细胞或抑制性细胞因子抑制其活化、肿瘤细胞缺乏共刺激配基、细胞毒效应细胞不足或缺少宿主 APC。

（三）DLI 疗效的影响因素

DLI 的疗效与疾病种类、复发时疾病状态、复发距离移植的时间、DLI 前联合化疗和 DLI 后 cGVHD 的发生与否等相关。

1. DLI 与疾病种类及状态

(1) CML：Collins 等报道 DLI 治疗 56 例移植后复发 CML，慢性期、加速期、急变期复发的患者 CR 率分别为 73%、33% 和 17%。Raiola AM 等报道 DLI 治疗 100 例移植后复发的临床研究，100 例患者划分为 5 组：CML 分子水平复发、CML 细胞遗传学复发、CML 慢性期和其他疾病状态化疗后 CR、CML 加速期 / 急变期和对化疗不敏感的耐药病例，DLI 治疗有效率分别为 100%、90%、75%、36% 和 0。Porter 等分析 DLI 治疗移植后复发的 CML 慢性期患者，其疗效可达 70%~80%。对于分子学和细胞遗传学复发患者，DLI 后 3 年 DFS 高达 90%，而对于复发的加速期或急变期患者，诱导缓解率仅为 12%~28%，且缓解持续时间短。以上结果提示 DLI 是 CML 患者移植后早期(分子 / 细胞遗传学或血液学慢性期)复发的良好选择；CML 慢性期复发患者再次 CR 率高，且多可达分子水平缓解。

(2) AL：EBMT 数据显示，对于移植后复发的 399 例 AML 患者，171 例接受了 DLI 治疗，228 例未接受 DLI 治疗，两组 OS 率分别为 21% 和 9%；在多因素分析中复发时骨髓中原始细胞比例低于 35% 的患者 DLI 后 OS 明显优于原始细胞比例高于 35% 的患者(P=0.006)。北京大学血液病研究所的数据得出了相似的结论。另有一项研究针对复发进展期髓系恶性血液病(AML 或进展期 CML/ 进展期 MDS)患者，移植复发后先给予诱导化疗，之后 7~14 天给予 G-CSF 动员的供者外周血干细胞输注，47%(57 例中 27 例)和 63%(16 例中 10 例)患者再次 CR，2 年 OS 分别为 19% 和 31%；经化疗与 DLI 联合治疗达 CR 者 1 年和 2 年 OS 分别为 50% 和 40%，而 NR 者 1 年 OS 仅为 0~5%。

(3) 不同疾病类型和状态对 DLI 反应差异的可能原因：如前所述，从供者淋巴细胞输注至发挥 GVT 效应，平均需要 40 天，甚至有研究报道某些患者在输注 10~12 个月才出现 GVT 效应，这在一定程度上解释了为什么 AML、ALL 以及加速期或急变期 CML 与 CML 慢性期相比对 DLI 治疗不敏感。可能因为肿瘤细胞缺乏可供识别的肿瘤特异性抗原及共刺激分子，阻断了 T 淋巴细胞激活或功能，较弱的肿瘤细胞杀伤能力以及高肿瘤负荷和(或)疾病进展速度快的生长模式超过了 GVL 作用，在 GVL 效应出现之前，患者就有可能死于疾病进展。

2. 移植至复发的时间　移植后晚期复发疗效优于早期复发。EBMT 的最新资料显示，1992 年到 2015 年间，DLI 治疗 281 例异基因移植后复发的 AML，移植到复发时间大于 6 个月者与小于 6 个月者 2 年 OS 分别为 37% 和 9%，5 年 OS 分别为 23% 和 4%。移植后 6 个月内复发者可考虑应用改进的 DLI 方案或其他试验性治疗方法。

3. 供者类型和细胞剂量　研究表明，随着细胞剂量的增加，累积诱导缓解率增加，T 细胞 $<10^7$/kg 难以诱发 GVL 效应。此外起效细胞剂量可能与供者类型有关。研究显示，$CD3^+$ 细胞 $<10^7$/kg，无血缘供者的诱导缓解率要高于同胞供者(73% 与 46%)。

4. DLI 前联合化疗　DLI 之前联合化疗以降低肿瘤负荷有助于提高 DLI 的疗效。EBMT 数据显示，在接受 DLI 的患者中，DLI 前达到再次缓解可进一步降低复发率(P<0.001)，提高生存率 56% 与 15%。其他影响 OS 的因素有：患者年龄小于 37 岁、复发时肿瘤负荷低(骨髓原始细胞比例 <0.35)、女性患者、染色体核型良好、DLI 时疾病处于缓解期。北京大学血液病研究所报道，同胞相合移植后复发的 31 例患者接受治疗性改良 DLI，22 例 DLI 前接受化疗，9 例直接进行 DLI，两组 LFS 分别为 56% 和 33%(P=0.042)，危险因素分析同样也显示 DLI 前联合化疗和 DLI 后慢性 GVHD 的发生可提高 LFS(P 值分别为 0.021 和 0.048)。前述单倍型 DLI 治疗移植后复发验证了化疗联合 DLI 的疗效。

5. DLI 后 cGVHD 的发生　DLI 后 GVHD 尤其是 cGVHD 的发生可以有效防止复发。北美一项多中心临床实验中 Montero 等对去除 T 淋巴细胞移植的患者(60% 为缓解期患者)行预防性 DLI,DLI 后有无 cGVHD 复发率分别为 19% 和 49%,OS 分别为 83% 和 45%。北京大学血液病研究所的系列性改良 DLI 的报道中,对高危患者(包括未缓解状态 AL、CML-BP 以及费城染色体阳性 ALL)行同胞 HLA 相合移植后,预防性改良 DLI 后 cGVHD 的发生降低复发率,P 值为 0.003;单倍型相合移植后,预防性改良 DLI 后 cGVHD 的发生与否复发率分别为 28% 和 62%;LFS 分别为 80% 和 36%;同胞相合移植后复发的患者接受治疗性改良 DLI,危险因素分析同样也显示 DLI 后 cGVHD 的发生可提高 LFS,P 值为 0.048;单倍型相合移植后复发的患者接受治疗性改良 DLI,cGVHD 的发生同样可提高 LFS。

综上所述,DLI 是目前首选的防治移植后复发的过继免疫治疗策略,但仍然存在一些亟待解决的问题,如 DLI 的治疗机制有待进一步明确,如何制订能够预测免疫治疗疗效和临床转归的检测指标,如何保证回输的免疫细胞在机体内保持高效杀伤效应等。今后随着对白血病生物学特性,对 GVT 效应及其免疫机制研究的不断深入,DLI 治疗将越来越科学合理和安全有效。

六、新型细胞治疗

近年来,在血液恶性肿瘤的传统治疗方法之外,随着免疫学的不断发展,新型细胞免疫治疗如 CAR-T 应运而生。CART 的出现开创了免疫细胞治疗新时代。Brudno JN 等开展了一项 CAR-T 细胞治疗异基因移植后复发的 $CD19^{+}$B 细胞肿瘤患者的临床试验。20 例发生移植后复发的 $CD19^{+}$B 细胞肿瘤患者,分别接受其供者来源的 T 细胞制备的 CAR-T 细胞治疗,其中 8 例患者获得缓解,包括 6 例 CR 和 2 例 PR。北京大学血液病研究所报道 6 例移植后复发,DLI 治疗失败的 B-ALL,接受单倍型供者的 CAR-T 后有 5 例患者获得 MRD 阴性的 CR。

CART 逐渐进入临床试验并取得了一定的治疗效果,但同时也遇到了诸多难题,如 CAR-T 靶点仅能覆盖部分白血病、在体内的长期疗效、脱靶效应、神经毒性等问题。①目前已进行临床试验的 CAR-T 包括 CD19、CD22-CAR-T 治疗 B-ALL;而在 AML 复发治疗方面,不管是 CD33 靶点还是 CD123 靶点仅为Ⅰ期临床试验,而且其产生脱靶效应和毒性的风险均较高,还有很多上述靶点阴性的白血病目前无法覆盖。②虽然迅猛发展的 CAR-T 细胞治疗在基础研究和临床试验中显示出良好的靶向性和杀伤性,但疗效的持久性有待验证。③脱靶效应:即 CAR-T 细胞在攻击靶向抗原肿瘤细胞的同时,因攻击其他正常组织或细胞而造成的不必要的损伤。④炎症因子风暴,Morgan 等通过构建靶向人类 ERBB2 的 CAR-T 细胞并将其回输伴有肺部和肝部转移的结肠癌患者体内,5 天后患者死于严重的肺部炎症反应。研究者因而推测患者的死因可能是输注的改造后的 CAR-T 细胞识别肺部低表达 ERBB2 的内皮细胞,从而引发大量炎症因子的释放,引起相当比例的毒性反应尤其是神经毒性、全身炎症反应等风险。

七、免疫药物

(一) 造血生长因子和细胞因子治疗

IL-2/IFN-α:IL-2 增强 NK 和杀伤 T 细胞抗白血病作用,有一定疗效,与其他免疫治疗联合效果更佳。Nadal 等报告，IL-2 治疗 13 例异基因移植后复发的患者（AML 2 例，MM 2 例，CML 8 例，NHL 1 例），所有患者复发后先行治疗性 DLI 但无效，结果显示 13 例患者中 5 例 CR，4 例 PR，5 例发生 GVHD。Slavin 等报道，DLI 联合 IL-2 治疗 17 例异基因移植后白血病复发的患者，结果显示在 10 例达再次缓解的患者中，4 例细胞遗传学复发的患者 DLI 后即达 CR，6 例血液学复发的患者中有 5 例 DLI 无效，应用 IL-2 后达到 CR。Bachier 等报告，IL-2 与 GM-CSF 联用治疗 12 例异基因移植后复发患者（AML 7 例，ALL 2 例，CML 1 例，MDS 2 例），其中 2 例复发后先行治疗性 DLI，5 例复发后先行再诱导化疗，结果显示 12 例患者中 7 例 CR，1 例 PR，6 例发生 GVHD。用药后流式分析显示 $CD3^+T$ 细胞、CD3/CD8 和 $CD3/CD4^+T$ 细胞亚群及 $CD16/56^+NK$ 细胞数量增加，DC1/DC2 比例降低。干扰素对于 CML 移植后血液学复发有一定疗效。Higano 等报告，α- 干扰素治疗移植后血液学复发的 CML 患者，25% 达到完全细胞遗传学反应；对于细胞遗传学复发患者，57% 达到持久的细胞遗传学缓解。唐晓文等报道，干扰素联合 DLI 治疗 16 例移植后复发的 AL，CR 率为 75%，LFS 达 50%。

（二）单克隆抗体靶向治疗

单克隆抗体（MoAb）如 CD33、CD20、CD52 等。

90% 以上 AML 原始细胞表达 CD33。近年，人源化 CD33 单抗（Mylotarg 或称 GO）治疗复发 AML 的再次缓解率为 12%~50%。有研究报道，CD33 单抗单作为诱导治疗方案，1 个疗程后 26% 患者达 CR，另有 7% 患者骨髓达 CR 伴血小板不完全恢复，无复发生存期中位 11 个月。GO 亦可用于髓外复发的治疗。可见 GO 在 AML 异基因移植后复发患者中具有有效性，临床应用前景令人鼓舞，但其远期疗效尚不清楚，而且血象下降时间较长，肝功能损害副作用也较为突出，需更多临床病例来证实。

抗 CD52 的阿仑组单抗（campath）表达于 70% 成人 ALL 患者，与化疗联合应用对部分复发 ALL 有一定疗效。人类嵌合抗体利妥昔单抗(抗 CD20)不仅可以改善成熟 B-ALL 疗效，对 20%~50% 表达 CD20 的前体 B-ALL 也有疗效。MoAb 治疗可与化疗联合或单一使用，其作为移植前净化的报道较多，而其作为移植后治疗的报道很少，仅有个案报道。Wolff 等报道应用 campath 治疗 1 例移植后复发的 CLL 患者，停药后发生了皮肤的 cGVHD，并达到再次缓解。

八、髓外复发的治疗

髓外复发的治疗，视病变受累的范围，选择局部治疗、全身治疗或联合治疗。局部治疗包括手术切除、鞘内注射和局部放疗；全身治疗包括化疗、DLI 和二次移植。多数研究显示，单纯局部治疗往往伴随之后包括髓内的全面复发，因此多数建议进行全身治疗包括 DLI 等预防髓内复发的措施。北京大学血液病研究所的资料显示，联合治疗较单纯局部治疗显著提高疗效。部分 ALL 早期 CNS 复发可以在减停免疫抑制剂的情况下选用鞘内注射化疗药物或单用全脑加全脊髓放疗。

复发仍是恶性血液病移植后的主要并发症和死亡原因。有效地增强 GVL 效应而不增加 GVHD 风险，乃至分离此两种效应是移植后恶性血液病复发防治的终极目标。恶性血液病移植后复发的防治涉及移植前后的多个环节。移植前应慎重选择供受者及不断改进移植相关技术包括预处理方案；HSCT 后复发的免疫治疗是复发的重要防治手段，随着对 GVL 效应及其免疫基质的进一步深入研究以及 GVHD 防治措施的进展，复发的免疫防治措施必将更为安全、有效；MRD 检测技术的应用，将会使高危患者的识别变得可能，从而从个体水平而非群体水平识别高危患者，最终实现预防干预的个体化，减少风险，提高疗效。由此，根据患者移植前的缓解状态，对移植前处于难治 / 复发状态或移植前处于缓解状态的患者移植后采取不同的治疗策略，即移植前处于难治 / 复发状态的患者在移植后早期进行预防性 DLI；而移植前处于缓解状态的患者移植后依据 MRD 的监测指导是否进行抢先干预改良性 DLI；对血液学复发的患者进行化放疗结合治疗性改良 DLI 的策略，并在首次 DLI 之后结合 MRD 和 GVHD 情况进行进一分层和优化的多次 DLI 提高疗效；也可根据治疗反应和患者意愿及身体状态决定是否进行二次移植。对于特殊类型的白血病，结合靶向药物或新药及应用新型细胞治疗防治移植后复发。总之，以患者移植前的疾病种类、缓解状态以及移植后 MRD 的监测为依据进行危险度分层体系指导下的复发防治策略，实现个性化与统一相结合的治疗理念，最大限度地减少风险，提高疗效。

国内外学者致力于从技术层面完善 HSCT 后白血病复发的防治体系，旨在提高 HSCT 后复发的治愈率，降低 HSCT 后白血病的复发率，提高 HSCT 总生存率；通过对原有复发治疗技术的改造和优化，完善复发的治疗技术，并使之可用于 HLA 不合 HSCT 后白血病复发的治疗及高危患者白血病复发的预防，从而形成 HSCT 后白血病复发防治新体系。采用分子生物学和细胞生物学技术，建立个性化的 HSCT 后复发的预测评价体系，用于指导白血病复发的预防，从复发后的治疗逐渐过渡到依据高危因素进行的群体预防及依据 MRD 监测进行的个体化干预。通过不断探索以制定出一套规范、完善且行之有效的各种防治措施的综合应用体系，以期降低恶性血液病移植后复发率。

（王　昱）

参考文献

1. 中华医学会血液学分会干细胞应用学组中国异基因造血干细胞移植治疗血液系统疾病专家共识（Ⅱ）——移植后白血病复发(2016 年版). 中华血液学杂志 .2016.38(10):846-851.
2. Wang Y, Chen H, Chen J, et al. The consensus on the monitoring, treatment, and prevention of leukemia relapse after allogeneic hematopoietic stem cell transplantation in China. Cancer Letters, 2018, 438: 63-75.
3. Yan CH, Liu QF, Wu DP, et al, Prophylactic donor lymphocyte infusion (dli) followed by minimal residual disease and graft-versus-host disease-guided multiple DLIs could improve outcomes after allogeneic hematopoietic stem cell transplantation in patients with refractory/relapsed acute leukemia. Biol Blood Marrow Transplant, 2017, 23: 1311-1319.
4. Wang Y, Liu DH, Fan ZP, et al.Prevention of relapse using DLI can increase survival following HLA-identical transplantation in patients with advanced-stage acute leukemia: a multi-center study.Clin transplant, 2012, 26(4): 635-643.
5. Wang Y, Liu DH, Xu LP, et al.Prevention of relapse using granulocyte CSF-primed PBPCs following HLA-mismatched/haploidentical, T-cell-replete hematopoietic SCT in patients with advanced-stage acute leukemia: a retrospective risk-factor analysis.Bone Marrow Transplant, 2012, 47 (8): 1099-1104.
6. Yan CH, Liu DH, Liu KY, et al.Risk stratification-directed donor lymphocyte infusion could reduce relapse of patients with standard-risk acute leukemia after allogeneic hematopoietic stem cell transplantation.Blood, 2012, 119: 3256-3262.

7. Mo XD, Zhang XH, Xu LP, et al.IFN-alpha is effective for treatment of minimal residual disease in patients with acute leukemia after allogeneic hematopoietic stem cell transplantation: results of a registry study. Biol Blood Marrow Transplant, 2017, 23: 1303-1310.
8. Kharfan-Dabaja MA, Labopin M, Polge E, et al. Association of Second Allogeneic Hematopoietic Cell Transplant vs Donor Lymphocyte Infusion With Overall Survival in Patients With Acute Myeloid Leukemia Relapse. JAMA Oncol, 2018, 4(9): 1245-1253.
9. Yan CH, Wang Y, Wang JZ, et al. Minimal residual disease-and graft-vs.-host disease-guided multiple consolidation chemotherapy and donor lymphocyte infusion prevent second acute leukemia relapse after allotransplant, J Hematol Oncol, 2016, 9(1): 87.
10. Chen Y, Cheng Y, Suo P, et al. Donor-derived CD19-targeted T cell infusion induces minimal residual disease-negative remission in relapsed B-cell acute lymphoblastic leukaemia with no response to donor lymphocyte infusions after haploidentical haematopoietic stem cell transplantation, Br J Haematol, 2017, 179: 598-605.

第八章

晚期效应与生存质量评估

HSCT是许多恶性血液肿瘤有效乃至唯一的治疗方法。随着移植技术的发展，越来越多的患者获得了根治。但是移植前后强烈的免疫抑制治疗及各种移植后并发症（如GVHD、感染等）会对患者重要器官及生理功能造成干扰；而长期治疗带来的巨大经济负担所导致的不良情绪，以及患者原发血液病复发的担忧，不可避免地影响甚至破坏其与家庭和社会的交往，并给患者的精神健康带来不良影响。因此随着患者无血液病生存期的延长，人们开始越来越关注这些长期存活的患者身上出现的晚期效应以及他们的生活质量，而不仅仅是通过移植后的存活率及生存时间来评估HSCT后患者的健康状态。本章将尝试描述HSCT后长期存活患者的晚期效应和健康相关生存质量。

第一节 晚期效应

一、定义及流行病学

随着HSCT患者移植后存活时间的延长，晚期效应（late effect）成为影响患者健康状态的重要因素。晚期效应一般指移植后存活半年以上患者出现的各种器官的慢性并发症。在一项包含1022例移植后患者的研究中发现，至少发生一种晚期效应的累积发生率为66%，而18%的患者会发生严重甚至致命的并发症；与健康的同胞对照组相比，移植后患者发生慢性疾病的风险增加2倍，而发生严重慢性疾病的风险增加3.5倍。在另一项包含1087例移植后患者的研究中发现，移植后5年晚期效应的累积发生率在自体移植的患者中为44%，在异基因移植的患者中高达79%，其中罹患3种以上并发症的患者比例在自体移植患者中为2.5%，异基因移植患者中为26%。北京大学血液病研究所对移植后长期存活患者的观察发现，单倍型移植和同胞全相合移植患者移植后5年至少发生一种晚期效应的累积发生率分别为47.3%和58.2%（P=0.134），而发生两种以上并发症的累积发生率分别为17.9%和34.3%（P=0.001）。此外，对于单倍型移植的患者，我们发现预处理中不同剂量的ATG也会影响移植后晚期效应的发生，接受ATG 6mg患者移植后晚期效应的累积发生率显著高于接受ATG 10mg的患者（71.2% vs. 56.9%，P=0.043）

二、各种常见的晚期效应

（一）眼部晚期效应

1. 主要的眼部晚期效应　移植后主要的眼部晚期效应包括干燥性角结膜炎、白内障和视网膜病变。

（1）干燥性角结膜炎：常为 cGVHD 所致系统性干燥综合征的一部分，多伴口干、阴道炎、皮肤干燥等，在患有 cGVHD 的患者中发生率可达 40%~60%。其主要的临床表现包括泪液减少、无菌性结膜炎、角膜上皮破损以及角膜溃疡。患者的主观症状包括眼部烧灼感、疼痛、异物感、视力下降、畏光等，Schirmer 试验有助确诊。长期治疗主要包括系统性的治疗 cGVHD 以及眼部的局部治疗，包括人工泪液、眼膏、鼻泪管封闭等，也有报道局部使用含糖皮质激素或钙调素抑制剂的滴眼液能改善症状，但有因严重感染导致失明的风险。

（2）白内障：也为常见的眼部晚期效应，通常认为其与预处理过程中的 TBI 有关。有报道接受单剂 TBI 的患者几乎全部在移植后 3~4 年内发生白内障，而接受分次 TBI 的患者 3 年内白内障的发生率可降至 30%，但移植后 6~10 年时仍有高达 80% 的患者发生白内障。除了 TBI，高龄、GVHD、使用糖皮质激素以及异基因移植同样与移植后白内障发生相关。但对于出现视物模糊的患者，诊断白内障前必须除外有无血液病球后复发的可能。人工晶体置换术已经成为白内障治疗的成熟的手段，但建议在已经停用全部免疫抑制剂或者仅使用低剂量糖皮质激素［泼尼松剂量低于 0.25mg/（kg·d）］的时方可进行手术。

（3）视网膜病变：缺血性微血管性视网膜病的发生率约 10%，通常表现为棉絮斑（软性渗出）以及视盘水肿，几乎都发生在异基因移植的患者中，尤其与预处理过程中使用 TBI 以及采用环孢素 A 预防 GVHD 的发生相关。也有研究认为环孢素可以降低放射相关视网膜病变的阈值。通常视网膜病变在减停免疫抑制剂后能逆转。晚期视网膜炎并不常见，通常见于免疫重建延迟的患者，如合并 cGVHD、预处理中使用 CD52 单抗、接受体外去 T 细胞移植或者脐血移植的患者。常见的病原体包括 CMV、VZV 以及弓形虫等。

2. 监测与筛查　对于移植后患者，在移植后 6 个月、1 年以及其后每年的常规检查中都必须询问有无眼部症状，尤其需要关注有无干燥综合征的表现。所有患者移植后 1 年时均需要在眼科专科医师处接受视力以及眼底的检查，对于合并 cGVHD 的患者接受视力和眼底检查的时间需要提前。对于有眼部症状的患者需要立即接受眼科的专科检查。

（二）非感染性肺部晚期效应

1. 主要的非感染性肺部晚期效应　包括闭塞性细支气管炎综合征、特发性肺炎综合征、机化性肺炎以及弥漫性肺泡出血。

（1）BOS：BOS 是最常见的非感染性肺部晚期效应，其发生率约为 1.7%~37%，中位发生时间约为移植后 431~493 天，但也有报道可于移植后 100 天内发生。cGVHD 是 BOS 公认的危险因素，甚至有观点认为 BOS 是 cGVHD 在肺部的表现；除此之外，移植前环磷酰胺累积剂量较高、移植前肺功能受损、移植 100 天内的呼吸道病毒感染、女性供者、外周血干细胞移植、含有白消安的预处理方案、不含有 ATG 的预处理方案及移植后 aGVHD 等也被认为可能与 BOS 的发生相关。其临床表现主要为活动后呼吸困难、咳嗽、喘息、胸闷，但在疾病的早期患者可缺乏典型的临床表现。呼气相胸部 CT 发现气体陷闭对 BOS 的诊断有较高的敏感性，其肺功能结果主要表现为阻塞性通气功能障碍。BOS 预后差，死亡率为 14%~100%。详细内容请参见本篇第五章第一节“肺部并发症”。

(2) IPS:IPS 的发生率约为 2%~15%,多于移植后早期出现,中位发生时间可为移植后 14~42 天,但也可于移植 1 年后发病。其危险因素包括含 TBI 的预处理方案以及 GVHD,某些化疗药物(如博来霉素、白消安等)可以直接导致肺间质病变或加重 TBI 对肺间质的损害。其诊断需符合存在弥漫性肺泡损伤的表现且没有活动性下呼吸道感染的证据,还需除外心肾功能不全及容量负荷过重导致的肺水肿。IPS 预后不良,有报道 50%~80% 的患者在诊断 28 天内死亡。详细内容请参见第四篇第五章第一节“肺部并发症”。

(3) OP:OP 既往也曾称为 BOOP,主要累及细支气管、肺泡管和肺泡,发生率约为 0.9%~10.3%,中位发生时间约为移植后 2~6 个月。其危险因素包括急性和慢性 GVHD 以及含 TBI 的预处理方案。其常见临床表现包括咳嗽、低热、呼吸困难,胸部 CT 可见磨玻璃样片状实变或者结节性渗出。肺功能表现为限制性通气功能障碍。与 BOS 不同,OP 对糖皮质激素治疗效果较好。详细内容请参见第四篇第五章第一节“肺部并发症”。

(4) DAH:DAH 是移植后少见但极其凶险的非感染性肺部晚期效应,其发生率约为 3.9%~14%。DAH 的危险因素包括高龄、移植前 FEV_1 小于 80% 预计值、移植前环磷酰胺累积剂量较高、异基因供者、清髓预处理、二次移植、使用环孢素 / 甲氨蝶呤预防 GVHD、移植后严重 aGVHD 以及血栓性微血管病等。其常见的临床表现包括呼吸困难、咳嗽、咯血、发热。胸部影像学多表现为双侧弥漫渗出性病变,但在早期影像学上可仅表现为单侧病变、间质病变,甚至大致正常;DAH 胸部影像学的演变迅速,因此对于高度怀疑 DAH 的患者必须动态监测胸片或胸部 CT 的结果。BAL 中≥3 个独立的肺段显示逐渐增多的血性灌洗液。DAH 的治疗包括糖皮质激素、重组人凝血因子Ⅶ等,但治疗效果不佳,死亡率可高达 60%~100%。详细内容请参见本书本篇第五章第一节“肺部并发症”。

2. 监测与筛查　所有患者在移植后 6 个月、1 年以及以后每年的随访中都需要评估肺部症状和体征。对于出现呼吸系统症状、体征的患者都必须完善肺功能和胸部影像学检查。有专家推荐,出现 cGVHD 的患者都应该定期进行肺功能的检查。所有移植后患者都必须戒烟。对于发生肺部晚期效应风险较高的建议接种流感及肺炎链球菌疫苗。

(三) 心脑血管晚期效应

1. 主要的心脑血管晚期效应　移植后主要的心脑血管晚期效应包括动脉事件(冠状动脉粥样硬化性心脏病、脑血管疾病、周围血管疾病)和心力衰竭。

(1) 动脉事件:HSCT 后患者动脉事件的发生率随移植后时间的延长而增加,Tichelli 等人的观察发现,移植后出现至少一种动脉事件的比例为 3.6%,其中移植后 5、10、20 和 25 年出现动脉事件的累积发生率分别为 1.5%、4.1%、12.8% 和 22.1%,移植后 15 年出现动脉事件的累积发生率在异基因移植患者中和自体移植患者中分别为 7.5% 和 2.3%。而在我们的研究中观察到,同胞全相合移植和单倍型移植患者移植后 5 年冠心病、脑血管疾病及周围血管疾病的累积发生率分别为 0 和 0.7%,1.3% 和 2.0%,0.7% 和 0.7%。持续吸烟、缺乏体力活动、糖尿病、血脂异常、肥胖($BMI>25kg/m^2$)、aGVHD、cGVHD 以及含 TBI 的预处理方案为移植后出现动脉事件的危险因素。

(2) 心衰:心力衰竭是移植后严重的心血管晚期效应。Armenian 等人对包含 1244 例自体移植患者的队列研究发现,移植后心力衰竭的发生风险随移植后存活时间的延长而增加,移植后 5、10、15 年心力衰竭的累积发生率分别为 4.8%、6.8%、9.1%,与年龄及性别匹配的正常人群相比，接受移植的患者心力衰竭的风险增加 4.5 倍。而我们对 2455 例进行 allo-HSCT 的患者的观察发现，42 例患者移植后发生心力衰竭（1.7%）。移植前化疗药物的暴露是移植后心力衰竭的重要危险因素。其中蒽环类化疗药是公认的可引起移植后心衰药物。在 Armenian 等人的研究中发现，蒽环类药物累积剂量在 150~249mg/m^2 时移植后心力衰竭的风险即出现明显升高（OR=3.5），而在 250~349mg/m^2 和≥350mg/m^2 的患者中，心力衰竭的风险分别增加 9.9 倍和 19.8 倍。除了累积剂量外，移植前 60 天内使用蒽环类药物也与移植后心衰的发生相关。环磷酰胺也可能与移植后心衰的发生相关，Goldberg 等人的研究发现，预处理方案中环磷酰胺剂量 >1.55mg/（m^2·d）的患者移植后心衰的发生率明显升高（25% vs. 3%，P<0.025）。此外，移植前化疗疗程较多也被发现与移植后的心衰发生相关。另一方面，移植后并发症，如 aGVHD、血栓性微血管病，以及罹患多种移植后并发症都是移植后心衰的危险因素。除此之外，移植后的其他心血管疾病危险因素，如高血压、糖尿病、肾功能不全、慢性肺病等同样与心衰的发生相关，具有 2 种以上移植后危险因素的患者移植后心衰的风险是对照组的 4.3 倍；而且心血管疾病危险因素还会放大蒽环类药物暴露对移植后心衰的影响，在接受了高剂量蒽环类化疗的患者中，移植后合并高血压者心衰风险增加 35 倍，合并糖尿病者心衰风险增加 27 倍。

2. 筛查与干预　移植后 1 年开始每年都需要进行心脏评估，并筛查心血管疾病的危险因素。对于某些高危的患者（如霍奇金淋巴瘤曾接受纵隔照射、淀粉样变性以及已经存在心血管基础疾病的患者）检查频率需要增加，并且需要监测超声心动图和心电图。对于所有移植后的患者均需要坚持健康的生活方式，如规律运动、控制体重、戒烟、接受膳食咨询以及筛查心血管疾病危险因素（如高血压、糖尿病、血脂异常）。对于已经存在的心血管疾病危险因素的患者需要及时用药控制并定期监测。对于高血压的患者，每次就诊都建议测量血压，对于血压超过 150/90mmHg（60 岁以上）或 140/90mmHg（30~59 岁）的患者建议开始药物治疗。对于接受异基因移植的患者，移植 3 个月后开始监测血脂，对于高脂血症危险因素持续存在的患者（包括高脂血症家族史、肥胖、活动性 GVHD 以及使用钙调磷酸酶抑制剂以及糖皮质激素），需要每 3~6 个月复查血脂情况。

（四）骨骼晚期效应

1. 主要的骨骼晚期效应　常见的骨骼晚期效应包括骨质疏松和缺血性骨坏死。

（1）骨质疏松：骨量丢失在 HSCT 后很常见，按照严重程度可分为低骨量（骨密度较年龄匹配正常人的均值低 1~2.4 个标准差）和骨质疏松（骨密度较年龄匹配正常人的均值低 2.5 个标准差以上），移植后低骨量和骨质疏松的发生率分别为 50% 和 25%，通常在移植后 6~12 个月出现快速的骨量丢失。通常认为糖皮质激素的剂量（泼尼松≥5mg/d）和疗程（≥3 个月）是移植后骨量丢失的最重要原因，其他导致骨量丢失的危险因素还包括高龄、女性、低体重（BMI<20~25kg/m^2）、缺乏运动、GVHD 及性腺功能减低。有研究认为预处理对骨细胞和骨髓基质细胞的直接毒性也可能导致移植后骨量丢失。尽量减少糖皮质激素和其他免疫抑制剂的长时间暴露是预防骨量丢失的主要方法，其他预防手段包括适量运动、使用钙剂和维生素 D 以及对于绝经期妇女给予雌孕激素替代治疗。也有报道对于已经出现骨质疏松、存在进行性骨量丢失以及存在骨量丢失高危因素的患者可以考虑使用双膦酸盐治疗，但在 HSCT 患者中使用双膦酸盐的最优方案和疗程尚未确定。由于双膦酸盐治疗可能导致下颌骨坏死，而且有报道长时间使用双膦酸盐可能导致股骨颈骨折，因此使用双膦酸盐前必须先进行牙

科检查以纠正牙齿的问题，同时在使用过程中密切监测。

（2）AVN：HSCT 后 AVN 的发生率约为 4%~19%，中位发生时间为移植后 12~18 个月，症状出现的中位时间为移植后 22 个月。移植后 AVN 常见的危险因素包括年龄 >16 岁、原发病为 AL 或 AA、含 TBI 的预处理方案、aGVHD、cGVHD 以及使用糖皮质激素。在单倍型移植中，股骨头坏死与女性（P=0.011）以及移植后 1 年内的激素用量（P=0.031）相关。基于危险分层的 GVHD 预防策略不仅可以降低 aGVHD 的发生率，还可以降低单倍型移植后股骨头缺血性骨坏死的发生率。AVN 常以疼痛为首发表现，最常见受累的部位是髋关节（88% 以上），60% 以上是双侧髋关节受累，膝关节、腕关节和踝关节也可受累，且大部分患者为一个以上的关节受累。磁共振检查是早期诊断 AVN 的有效手段。诊断 5 年后约有 80% 的患者需要接受全髋关节置换术。

2. 监测与筛查

（1）骨量丢失：对于所有成年女性、异基因骨髓移植患者以及其他有骨量丢失危险因素［长期使用糖皮质激素和（或）钙调素抑制剂］的患者在移植后第 1 年时均需接受双光能骨密度检测，已经有骨量丢失或者危险因素持续存在的患者需要定期复查骨密度。对于有骨含量降低的患者还需筛查有无性腺和其他内分泌功能异常。患者需要采取预防骨量丢失或骨折的措施，例如运动、预防摔倒以及补充钙质和维生素 D，但对于雌激素缺乏的妇女是否需要进行激素替代治疗仍有争议。

（2）AVN：目前尚不推荐常规筛查 AVN，但对于曾接受 TBI 和长期使用糖皮质激素的患者需对移植后 AVN 保持高度的警惕，再出现疑似 AVN 症状的时候需要及时完善相关影像学检查。

（五）内分泌晚期效应

1. 常见的内分泌晚期效应　常见的内分泌晚期效应包括糖尿病、甲状腺功能减低、肾上腺功能减低、性腺功能减低及生长缓慢。

（1）胰岛素抵抗 / 糖尿病：研究发现，接受移植的患者容易发生胰岛素抵抗，移植后发生胰岛素抵抗的发生率为 10%~52%，高龄以及接受高剂量 TBI 的患者发生胰岛素抵抗的风险显著升高。此外，无论是 auto-HSCT 还是 allo-HSCT，都会增加糖尿病的发病风险。移植后糖尿病的累积发生率为 3.8%~30%，其中接受了高剂量糖皮质激素治疗的患者发生糖尿病的风险显著升高。

（2）甲状腺功能减低：移植后 1 年约有 7%~15% 的患者出现亚临床甲状腺功能减低（促甲状腺激素升高，甲状腺素正常），而显性甲状腺功能减退的发生与预处理方案相关。单剂 TBI 预处理、分次 TBI 预处理以及接受包含白消安和环磷酰胺的预处理方案后显性甲状腺功能减低的发生率分别为 50%、15% 和 11%；年轻的患者接受 TBI 后出现甲状腺功能减低的风险更高。显性甲状腺功能减低的中位出现时间为移植后 50 个月。亚临床甲状腺功能减低的患者需要每 2 个月复查甲状腺功能，但对于 TSH 水平持续或逐渐升高的儿童患者可以考虑开始甲状腺激素的替代治疗。所有显性甲状腺功能减低的患者都需要接受替代治疗。开始接受甲状腺激素替代治疗的患者治疗 6 周后需要重复评估甲状腺功能，以后建议每 6 个月复查甲状腺功能，以指导调整甲状腺激素的用量。

（3）肾上腺皮质功能减低：移植后肾上腺皮质功能衰竭的发生率并不高，长时间使用外源性糖皮质激素必然会对垂体 - 肾上腺轴造成抑制，但在停用外源性激素后该激素轴功能往往可以恢复。接受长期激素治疗的患者需要对垂体 - 肾上腺轴进行评估，尤其是已经出现肾上腺皮质功能不全的症状的患者。对于长期使用糖皮质激素的患者需要警惕已经存在肾上腺皮质功能减退，在出现应激事件时激素需要增加剂量。

(4) 性腺功能异常：性腺功能减低在移植后非常常见，男性和女性的发病比例分别为 92% 和 99%。性腺功能受损程度与性别、年龄、移植前治疗以及预处理方案相关。女性发生性腺功能低下的风险高于男性；青春期前的患者性腺功能可以获得较好的恢复；使用含高剂量 TBI 或白消安的预处理方案对性腺损害最大，含环磷酰胺的预处理方案对性腺的毒性较小(约 50% 的患者可以恢复)。一般来说，成年女性卵巢的损害是不可逆的；对于大部分男性患者来说，移植后睾酮水平可以保持正常，但绝大部分接受高剂量 TBI 或化疗预处理的患者由于生殖细胞被损害而无法生育。对于年轻女性，使用雌孕激素替代治疗至 50 岁是合理的，但有心血管疾病、易栓症、乳腺肿瘤或肝脏疾病的患者不能使用。而男性患者则主要根据患者症状决定是否需要接受激素检测及激素替代治疗，对于不能按时进入青春期的患者需要及时接受内分泌评估。但由于雄激素治疗可能导致前列腺增生和前列腺肿瘤，因此使用雄激素替代治疗前必须充分评估患者的风险与收益，对于使用雄激素替代的患者必须定期监测血睾酮水平，并根据激素水平和副作用调节激素用量。

(5) 生长缓慢：生长缓慢在儿童 HSCT 患者中很常见，其危险因素包括放射治疗(尤其是颅脑照射治疗)以及化疗。同时生长缓慢还与营养不良、GVHD、长期使用糖皮质激素等许多因素相关，且越是年幼的儿童所受影响越大。对于不能达到正常生长速度的儿童需要接受儿童内分泌医师的评估并检测生长激素水平。由于影响生长的因素众多，因此对于生长缓慢的儿童，给予针对相应病因的治疗可能比仅仅补充生长激素更重要，但对于明确因为生长激素缺乏导致生长缓慢的儿童则应该给予激素替代治疗。

2. 监测与筛查

(1) 糖尿病：对于年龄超过 45 岁或者高血压的患者，建议每 3 年进行糖尿病的筛查；对于儿童患者，建议每 5 年进行糖尿病的筛查；对于高危患者(如持续使用糖皮质激素)，建议每 3~6 个月进行糖尿病的筛查。

(2) 甲状腺：对于移植后的患者，移植后 1 年开始每年监测甲状腺功能，如果相应症状出现及时复查甲状腺功能。

(3) 性腺：对于移植时已经进入青春期的患者，女性患者在移植后 1 年时需要接受性腺评估，以后的监测频率根据临床需要(如月经状态)决定，而且移植后每年均需要接受妇科检查，对于已绝经患者可给予激素替代治疗；男性患者在出现相应症状时(如性欲减退、勃起功能障碍)需要完善促卵泡激素、黄体生成素和睾酮的检测，有需要的患者可在内分泌专科医师指导下接受激素替代治疗。对于移植时尚处于青春期前的患者，需在移植后 6~12 个月开始进行性腺评估，随后每 6 个月检测血中促卵泡激素、黄体生成素及性激素水平。而后续的评估需在内分泌专科医师指导下进行。

(4) 生长激素：儿童 HSCT 患者需要每 6 个月监测生长速度，对于生长速度异常的患者需要检测甲状腺功能和生长激素的水平。

(六) 泌尿系统晚期效应

1. 主要的泌尿系统晚期效应　常见的移植后泌尿系统晚期效应包括特发性慢性肾脏病、肾病综合征、放射性肾病和血栓性微血管病。

（1）CKD：CKD 指持续的 GFR 小于 60ml/（min·1.73m²）。Kersting 等人对 266 例清髓预处理患者 allo-HSCT 患者的研究发现，23% 患者发生 CKD，10 年累积发生率 27%，较普通人群高两倍。三分之一的患者移植后两年内出现肾功能下降，CKD 的累积发生率在随后的 5~10 年内逐渐上升。大部分患者的 GFR 在 30~60ml/（min·1.73m²），3% 的患者 GFR 小于 30ml/（min·1.73m²）；半数患者发展到终末期肾脏病并需要持续透析。Ellis 的系统综述中 allo-HSCT 后 CKD 发生率 27.8%，自体移植 25.2%；成人 30.2%，儿童 18.2%。自体移植移植前、移植后 1 年、移植后 2 年 GFR 分别为 107.4ml/（min·1.73m²）、90.5ml/（min·1.73m²）、88.8ml/（min·1.73m²）。异基因移植患者移植前、移植后 1 年、移植后 2 年 GFR 分别为 103.3ml/（min·1.73m²）、64.1ml/（min·1.73m²）、56.2ml/（min·1.73m²）。常见的危险因素包括前期急性肾衰竭病史、cGVHD、长期使用环孢素以及 TBI 暴露；另外异基因移植、女性、高龄、基础肾功能受损、移植后高血压、aGVHD、移植后使用肾毒性药物（两性霉素 B、万古霉素）及静脉窦阻塞综合征病史均有报道与移植后 CKD 相关。血管紧张素转换酶抑制剂 / 血管紧张素受体阻断剂可以通过控制血压、减少炎症因子产生、减少蛋白尿减缓 CKD 的进展，也有报道血管紧张素转换酶抑制剂联合地塞米松能更好地打断炎症过程。

（2）肾病综合征：移植后肾病综合征在移植后 3 年的累积发生率约为 6.1%，其主要的病理类型为膜性肾病（61%）和微小病变（22%），其他还有弥漫增生性肾小球肾炎、ANCA 相关性肾小球肾炎、局灶节段性肾小球硬化、IgA 肾病。有研究认为肾病综合征是 cGVHD 的一种表现，常在 cGVHD 发生后 1 到 5 个月内出现，或在停用环孢素后出现。治疗上可以采用重新加用环孢素和糖皮质激素激素。不同病理类型的治疗反应不同，微小病变完全缓解率可达率 90%，但膜性肾病仅 27%；也有报道利妥昔单抗对膜性肾病有效。

（3）放射性肾病：接受 TBI 预处理的患者放射性肾病的发生率约为 17%，急性放射性肾病在移植后 6~12 个月之内出现，亚急性、慢性放射性肾病可在移植后 2~5 年后出现。其发生与照射的剂量密切相关，接受 12Gy 和 13.5Gy 照射的患者移植后 18 个月时放射性肾病的风险分别是接受 10Gy 照射患者的 2.9 倍和 8.4 倍。其临床表现为肾炎、高血压、蛋白尿和 / 或贫血。有研究发现分次照射可以降低其发生率。

（4）血栓性微血管病：由于诊断标准的不同，移植后血栓性微血管病的发生率约为 2%~21%，其中血栓性血小板减少性紫癜多在移植后 90 天内发生，溶血尿毒综合征发生时间更晚。危险因素包括高龄、女性、异基因移植、无关供者、强烈预处理方案、TBI、aGVHD、静脉窦阻塞综合征、病毒感染、激素治疗及使用钙调素抑制剂。治疗上包括停用钙调素抑制剂、血浆置换、使用去纤苷等，详见第四篇第六章第四节“血栓性微血管病”。

2. 监测与筛查　患者每次门诊就诊都必须监测血压，对于有高血压的患者必须控制血压。对于有 CKD 风险的患者要避免使用肾毒性药物并及早控制泌尿系感染。移植后 6 个月、1 年及以后每年都需要监测肾功能，监测内容包括血肌酐、尿素氮和尿蛋白，对于出现晚发的急性肾功能衰竭或特发性慢性肾脏病的患者需行肾脏 B 超，必要时需行肾穿刺活检明确病因。对于进展性 CKD 患者需要避免肾毒性药物，并在肾脏病专科医师指导下接受治疗。

（七）肝脏晚期效应

1. 主要的肝脏晚期效应　移植后主要的肝脏晚期效应包括肝脏 cGVHD、病毒性肝炎、铁过载。

（1）肝脏 cGVHD：肝脏是 cGVHD 常见的靶器官，主要表现为胆红素升高，胆道破坏是肝脏 GVHD 中最突出的表现。但近年来发现在临床上还存在“肝炎样 GVHD”（hepatitic GVHD），其临床特点为除了胆红素、碱性磷酸酶的升高，还有转氨酶的明显升高（大于正常上限 10 倍）。肝脏 cGVHD 的详细内容参见第四篇第二章“移植物抗宿主病”和第四篇第五章第二节“肝脏并发症”。

（2）病毒性肝炎：常见为 HBV 和 HCV。HBV 在移植后的再次激活在移植后乙型肝炎的发病中占主要地位。移植后 HBV 再激活的危险因素包括男性、较年轻的患者、移植前化疗期间 ALT 异常、HBeAg 阳性、抗 HBc 阳性、移植前 HBV-DNA 拷贝数高等。其中，移植前 HBV-DNA 载量高（大于 10^5 拷贝 /ml）是最主要的危险因素。预防性应用拉米夫定等抗病毒药物可以明显降低 HBV 再激活的发生率，至少需用药至停免疫抑制剂后半年以上。移植后出现 HCV 感染的原因包括移植前 HCV 感染的进展，输入 HCV 感染的供者的骨髓或被 HCV 污染的血制品等。HCV 患者移植后从肝纤维化进展为肝硬化的中位时间为远远短于对照组。在停免疫抑制剂后半年以上、无 GVHD 且骨髓造血恢复的患者，可以使用长效干扰素联合利巴韦林抗病毒治疗。详细内容参见第四篇第五章第二节“肝脏并发症”。

（3）铁过载：原发病为 AA，或移植前后曾接受大量输血治疗的患者移植后发生铁过载的风险较高。铁过载容易被误认为是肝脏 cGVHD，对于临床上怀疑铁过载的患者需要完善肝脏磁共振或肝脏活检明确肝铁含量。对于有明显铁过载及肝功能异常的患者需要接受祛铁治疗。详细内容参见第四篇第五章第二节“肝脏并发症”。

2. 监测与筛查　在移植后的 1 年内每 3~6 个月需监测肝功能（总胆红素、碱性磷酸酶和转氨酶），以后至少每年监测一次。HBV 或 HCV 患者需监测病毒核酸，HCV 患者建议完善肝脏活检以评估肝脏纤维化程度，尤其是对于移植后 8~10 年的患者。移植后第 1 年需评估铁蛋白，对于有肝功能异常、需要持续红细胞输注或者丙型肝炎病毒感染的患者需要定期监测；对于可疑铁过载的患者需接受磁共振或肝活检。

（八）第二肿瘤

1. 主要的移植后第二肿瘤　常见的 HSCT 后的第二肿瘤包括治疗相关的 AML 或 MDS（t-AML 或 t-MDS）、淋巴增殖性肿瘤和实体肿瘤。

（1）t-AML 或 t-MDS：HSCT 后的 t-AML 或 t-MDS 多见于 auto-HSCT，发生率随移植后存活时间延长而增加，有报道移植后 20 个月 t-AML 或 t-MDS 的发生率为 1.1%，但在移植后 43 个月该发生率上升至 24.3%，中位发生时间为移植后 12~24 个月。按照病因可以分为烷化剂 / 放疗相关的 t-AML/t-MDS 和拓扑异构酶Ⅱ抑制剂相关的 t-AML。其他导致 t-AML/t-MDS 发生的危险因素包括高龄、移植前放疗、使用依托泊苷动员的外周血干细胞作为移植物、包含 TBI 的预处理方案以及移植物中 $CD34^+$ 细胞数较低及多次移植等。t-AML/t-MDS 预后差，3 年累积生存仅 0~24%。

（2）PTLD：PTLD 是移植后罕见的并发症，移植后 10 年的累积发生率约 1%，绝大部分在移植后半年内发生。PTLD 危险因素包括体外去 T 移植、无关或单倍型移植、使用 ATG 或抗 CD3 单抗、TBI 以及免疫重建不良。绝大部分的 PTLD 与 EBV 感染相关。治疗包括减停免疫抑制剂、利妥昔单抗、细胞治疗、化疗及放疗等。PTLD 的具体内容详见第四篇第四章“移植后淋巴增殖性疾病”。

（3）实体肿瘤：研究表明，HSCT 后患者实体肿瘤的发生增多，移植后存活 10 年以上的患者实体肿瘤的发生风险是正常人群的 8.3 倍，危险因素包括移植时年龄（移植时年龄小于

10 岁或者大于 40 岁的患者)、异基因移植、女性供者、含 TBI 的预处理方案、cGVHD 以及移植后强烈的免疫抑制治疗。

2. 监测与筛查　所有移植后患者都需要避免皮肤的紫外线暴露。每年都需要提醒患者第二肿瘤的风险,同时鼓励患者进行规律的自检。患者需要避免引起肿瘤的高危行为(例如主动或被动吸烟)。移植后患者每年均需要接受第二肿瘤的筛查,对于有放射线暴露史的女性患者,需要在 25 岁或者放射暴露 8 年后(不能晚于 40 岁)开始接受乳房 X 线检查,对于有严重口腔或咽部黏膜 cGVHD 的患者需要关注口腔肿瘤的发生。

第二节　生存质量评估

一、定义

按照世界卫生组织的定义,健康相关生病质量(HRQoL)是不同文化和价值体系中的个体对与其目标、期望、标准以及所关心的事情有关的生存状况的体验。而按照 Cella 的定义,HRQoL 反映的是健康状况或治疗对患者目前或预期的生理、情感及社交健全情况的影响程度。它是多维度的,包含生理、认知、情感及社会功能;是主观的评价指标,应由被测者自己评价。

二、异基因造血干细胞移植后 HRQoL 的影响因素

(一) cGVHD

是异基因 HSCT 后常见的并发症,也是长期存活患者 HRQoL 的最重要的不良影响因素。许多研究已经表明,cGVHD 是移植后不良事件以及整体健康不佳的最重要的预测因子,常常是导致躯体健康、心理精神健康、社会功能等 HRQoL 各维度得分明显下降的唯一因素。在我们的研究中发现,广泛型 cGVHD 是移植后 HRQoL 最重要的不良影响因素。Pidala 等人根据 NIH 标准划分 cGVHD 严重程度后发现,cGVHD 严重程度与 HRQoL 呈负相关,中重度 cGVHD 患者的 HRQoL 比许多慢性疾病(如系统性红斑狼疮、关节炎、多发性硬化、高血压、糖尿病、抑郁症等)的患者还要差。我们的研究也发现,重度 cGVHD 患者的 HRQoL 显著差于轻中度 cGVHD 的患者。因此,控制 cGVHD 是改善异基因 HSCT 后长期存活患者 HRQoL 的重要措施。

(二) 移植后存活时间

移植后存活时间对移植后 HRQoL 有重要影响。移植后 HRQoL 随着存活时间的延长可以得到逐渐改善,一般 3~5 年后可完全恢复。有研究发现,移植后存活 3 年以上的患者的 HRQoL 与正常人群无明显区别。

(三) 年龄

有研究发现,较年轻的患者移植后能获得较好的 HRQoL,移植时年龄小于 25 岁的患者移植后 HRQoL 的恢复明显优于 25 岁或以上的患者。原因可能与年轻患者重要器官功能储备较好,对强烈治疗的耐受性较好,机体恢复能力较强等有关系。

(四) 性别

普遍认为,女性患者移植后 HRQoL 的恢复较男性更复杂;女性患者移植后疲劳感更强,

睡眠质量较差，且恢复工作的时间较男性延迟。有研究发现，移植后女性患者出现抑郁的风险是男性的 2.7 倍；而且女性患者能胜任全职工作 / 学习的比例远低于男性。而我们也发现女性在生理职能、躯体疼痛、社会功能及精神健康方面的得分均低于男性，性别是多因素分析中仅次于 cGVHD 的 HRQoL 的不良影响因素。

(五) 其他影响因素

有研究发现，未婚、移植前存在家庭矛盾、受教育水平较低、移植后感染次数较多及缺乏社会支持均会对移植后 HRQoL 产生不良影响。而恢复工作 / 学习则有助于改善移植后 HRQoL。

三、异基因造血干细胞移植对 HRQoL 不同方面的影响

(一) 生理功能

主要反映健康状况对正常的生理活动的影响。有报道在接受清髓预处理的患者，移植后 100 天时生理功能明显低于移植前，2 年时可恢复到健康人群的水平；而接受减低强度预处理的患者移植后 100 天、1 年、2 年的生理功能与移植前无明显区别。但 Syrjala 等人发现移植后存活 10 年的患者生理功能仍明显低于健康对照组。也有研究发现，移植后生理功能的变化呈现波动性，移植后 90 天、1 年、3 年、5 年分别有 44%、12%、22%、18% 的患者报告明显的生理功能受限。相当部分移植后长期存活的患者报告存在疲劳，约 1/3 的患者移植 1 年内经历过严重的疲劳，而与疲劳相关的因素包括年轻、女性、cGVHD 及慢性疼痛。约 1/4 的患者报告在移植后出现疼痛，其中相当部分的患者表现为慢性疼痛，绝大部分的疼痛与活动性的 GVHD 相关。此外，约 14%~51% 的患者还报告移植后存在睡眠障碍，危险因素包括高龄、女性、离婚、失业、抑郁等。

(二) 精神健康

有研究指出，移植后高达 44% 的患者存在精神健康问题。但移植后精神健康的恢复过程可能比较复杂，不同研究得出的结论不尽相同。Andrykowski 等人的研究发现，在移植后长期存活的患者中(平均随访时间 7 年)，精神健康的得分仍明显低于健康对照组。但也有研究发现，在移植后存活 10 年的患者中，精神健康的得分与健康对照组相仿。移植后抑郁的发生率为 12%~30%，年轻、女性以及疾病复发是导致抑郁最重要的因素，其他可能的因素还包括移植前社会支持水平较低、持续的慢性疼痛以及活动性的 GVHD。此外，约 40%~60% 的成年患者移植后可能出现认知功能的改变，虽然大部分患者在移植 1 年内可以恢复，但是部分患者在移植后 5 年的时候仍存在轻微的认知功能的损害。导致认知功能损害的危险因素包括移植前存在记忆问题、TBI、颅脑照射病史、腰穿鞘注治疗、cGVHD、免疫抑制治疗以及社会经济水平较低等。但同时，移植后同样有比较正面的精神改变，例如创伤后生长(post-traumatic growth，PTG)，表现为暴露于创伤或巨大的挑战后患者的情感恢复超过移植前的水平。女性、年轻以及高水平的社会支持可能有助于移植后的 PTG。

(三) 社会功能

主要测量生理和心理问题对社会活动的数量和质量所造成的影响。有研究发现，移植后 6 个月时社会功能就会有明显改善，1 年时患者的社会功能可基本恢复到移植前的水平。而另一个研究发现移植后 6 个月、1 年、2 年分别有 52%、77% 及 84% 的患者报告社会功能恢复良好。有研究发现，移植后与配偶共同生活的患者预后优于独居的患者；此外，恢复工

作的患者 HRQoL 也较好，而移植后 5 年时约有 60%~85% 可以恢复全职工作，另外还有更多的患者在从事兼职工作。

（四）总体健康

有研究发现，在存活 6~18 年的患者中，即使他们存在许多躯体症状，但仍有高达 80% 的患者报告总体健康恢复为“好”至“优秀”。高比例的患者报告总体健康恢复良好也许能证明 HSCT 后的患者的确可以获得满意的 HRQoL。但需要注意的是其中也可能存在“反应转移”现象，该理论认为，对困难、残疾、生理或情感障碍的逐渐适应可以让患者更好地面对慢性疾病状态，从而提升对 HRQoL 的自我评价。这都有可能导致慢性的移植相关并发症对 HRQoL 及健康状态的影响被低估。

四、测评量表

理想的用于移植后人群的 HRQoL 测量问卷需要符合以下条件：①具备已建立的常模，②该量表在移植后人群中有理想的信度和效度。一般包括通用量表和移植相关量表。常用的通用量表包括癌症治疗功能评价系统共性模块（Functional Assessment of Cancer Therapy-General，FACT-G）、欧洲癌症研究与治疗组织（European Organization for Research and Treatment of Cancer，EORTC）开发的 30 条核心生存质量问卷（30-item version of the core Quality of Life Questionnaire，QLQ-C30）和美国波士顿健康研究所研制的 36 条简明健康调查量表（Medical Outcomes Study 36-Item Short-Form Health Survey，MOS SF 36）。

（一）FACT-G 量表

FACT 是由美国芝加哥 Rush-Presbyterian-St.Luke 医学中心的 Cella 等研制出的癌症治疗功能评价系统。其中 FACT-G 是测量癌症患者生命质量共性部分的一般量表(共性模块)。FACT-G 涵盖躯体状况、社会 / 家庭状况、情感状况和功能状况 4 个部分。为了更好地用于移植后人群，人们增加了骨髓移植模块，形成了 FACT-BMT（Functional Assessment of Cancer Therapy-Bone Marrow Transplant）量表。有研究报道，FACT-BMT 量表能更加广泛地覆盖移植后生存质量的各个方面。但也有研究提出，在移植后患者的长期随访中，FACT-G 量表收集的信息已经足够，为了减轻回答问卷给患者带来的负担，建议可以使用 FACT-G 量表代替 FACT-BMT 量表。

（二）EORTC QLQ-C30 量表

由欧洲癌症研究与治疗组织制定，其包含 5 个功能子量表（躯体、角色、认知、情绪和社会功能）、3 个症状子量表（疲劳、疼痛、恶心、呕吐）、1 个总体健康状况子量表和一些单一条目构成。对于功能子量表和总体健康状况，分数越高反映相应功能越好；对于症状子量表，分数越高反映相应症状越严重。

（三）MOS SF-36 量表

SF-36 是美国波士顿健康研究所研制的简明健康调查问卷，可以广泛应用于各种人群的 HRQoL 的测定。SF-36 作为简明健康调查问卷，它从生理功能、生理职能、躯体疼痛、一般健康状况、精力、社会功能、情感职能以及精神健康 8 个方面全面概括了被调查者的生存质量。它可以汇总为生理总分（physical component summary，PCS）和心理总分（mental component summary，MCS），分数越高，代表相应 HRQoL 越好。

通用量表可以反映生理功能、心理健康等维度的一般情况，但如果需要关注某些特殊的领域(如移植后疲劳、移植后抑郁等),就需要使用特殊的量表。在实际工作中可以根据需要选择通用量表或根据研究的侧重联合使用相应的移植相关量表。

随着 allo-HSCT 技术的发展以及大批患者获得长期无血液病生存,移植后的晚期效应以及 HRQoL 必将成为衡量移植效果的重要指标。我们期望通过积极预防并控制移植后各种晚期效应及通过及时干预移植后 HRQoL 的不良影响因素,最终实现改善移植后长期存活患者的健康状态。让移植患者能够真正回归正常的生活,将是 HSCT 的最终目标。

(莫晓冬)

参考文献

1. Majhail NS, Rizzo JD, Lee SJ, et al. Recommended screening and preventive practices for long-term survivors after hematopoietic cell transplantation. Biol Blood Marrow Transplant, 2012, 18: 348-371.
2. Sun CL, Francisco L, Kawashima T, et al. Prevalence and predictors of chronic health conditions after hematopoietic cell transplantation: a report from the Bone Marrow Transplant Survivor Study. Blood, 2010, 116: 3129-3139.
3. Khera N, Storer B, Flowers ME, et al. Nonmalignant late effects and compromised functional status in survivors of hematopoietic cell transplantation. J Clin Oncol, 2012, 30: 71-77.
4. Mo XD, Xu LP, Liu DH et al. Non-malignant late effects in survivors of partially matched donor hematopoietic stem cell transplantation. Biol Blood Marrow Transplant, 2013, 19: 777-783.
5. Chang YJ, Wang Y, Mo XD, et al. Optimal dose of rabbit thymoglobulin in conditioning regimens for unmanipulated, haploidentical, hematopoietic stem cell transplantation: Long-term outcomes of a prospective randomized trial. Cancer, 2017, 123: 2881-2892.
6. DeFilipp Z, Duarte RF, Snowden JA, et al. Metabolic Syndrome and Cardiovascular Disease after Hematopoietic Cell Transplantation: Screening and Preventive Practice Recommendations from the CIBMTR and EBMT. Biol Blood Marrow Transplant, 2016, 22: 1493-1503.
7. Bevans M, El-Jawahri A, Tierney DK, et al. National Institutes of Health Hematopoietic Cell Transplantation Late Effects Initiative: The Patient-Centered Outcomes Working Group Report. Biol Blood Marrow Transplant, 2017, 23: 538-551.
8. Morton LM, Saber W, Baker KS, et al. National Institutes of Health Hematopoietic Cell Transplantation Late Effects Initiative: The Subsequent Neoplasms Working Group Report. Biol Blood Marrow Transplant, 2017, 23: 367-378.
9. Pidala J, Anasetti C, Jim H. Quality of life after allogeneic hematopoietic cell transplantation. Blood, 2009, 114: 7-19.
10. Mo XD, Xu LP, Liu DH, et al. Patients receiving HLA-haploidentical/part ially matched related allo-HSCT can achieve desirable health-related QoL that is comparable to that of patients receiving HLA-identical sibling allo-HSCT. Bone Marrow Transplant, 2012, 47: 1201-1205.

第五篇

异基因造血干细胞移植各论

第一章

成人急性髓系白血病

急性髓系白血病（AML）是成人白血病最常见类型，占成人急性白血病患者的 80% 左右。发病时中位年龄约 68 岁。年轻人群的发病率约为 2/10 万 ~3/10 万，而老年人的发病率为 13/10 万 ~15/10 万。随着化疗、异基因造血干细胞移植（allo-HSCT）、支持治疗的发展，AML 的预后得以进一步提高。目前 60 岁以下成人 AML 患者的完全缓解（CR）率达到 70%~80%，根治率约为 40%。而 60 岁以上老年 AML 患者的疗效仍无明显改善，尽管 CR 率可达到 40%~65%，复发率仍在 85% 以上，根治率约为 10%。本章节主要阐述 60 岁以下成人 AML 的治疗，重点是 HSCT 治疗。

第一节　疾病的诊断分型、危险因素及疗效判定标准

1976 年法国、美国、英国的一组形态学家提出 FAB 分型系统，对 AML 和急性淋巴细胞白血病（ALL）的不同亚类制定划分标准。FAB 分型体系在 2002 年和 2008 年进行了两次修订。2008 年，世界卫生组织（WHO）发起对 FAB 修订，纳入了最新的免疫学、细胞遗传学和分子生物学研究成果，减少不同研究者对诊断的差异。根据 2008 年 WHO 分类体系，AML 的诊断需要骨髓或外周血中髓系原始细胞比例超过 20%，涂片用 Wright 或 Wright-Giemsa 染色。如果出现重现性染色体异常者[如 t(15;17)，t(8;21)，inv(16)/t(16;16)]，即使骨髓或外周血中髓系原始细胞比例 <20%，也可以诊断 AML。髓系原始细胞包括：原始粒细胞、异常早幼粒细胞（急性早幼粒细胞白血病细胞）、原始单核细胞、幼稚单核细胞、原始巨核细胞。

AML 的预后包括患者相关因素和 AML 相关因素。患者相关因素包括：患者的基本特征和身体一般状况，这与治疗过程中是否发生治疗相关死亡（TRM）有关。年龄是一个重要的预后因素。AML 相关因素主要是指 AML 克隆的生物学特征，这与对化疗是否敏感有关。目前认为成人 AML 最重要的预后因素是细胞遗传学和分子生物学异常。国际上应用最广的有两个预后分层体系，一个是美国 NCCN 指南（NCCN Clinical Practice Guidelines in Oncology，NCCN Guidelines，Version 1.2013），根据细胞遗传学和分子生物学把 AML 的预后分为好、中、差三类。另外一个是欧洲白血病网（European Leukemia Net）专家共识，根据细胞遗传学和分子生物学把 AML 的预后分为好、中危 -Ⅰ、中危 -Ⅱ与差四类。

AML 的治疗包括诱导缓解治疗、缓解后治疗。诱导缓解治疗后需要评价疗效，主要指标包括：CR、部分缓解（PR）与治疗失败。而缓解后治疗过程或之后需要评价是否复发。AML 的预后指标包括：总体存活（OS）、无复发存活［RFS，等同于无病存活（DFS）］、无事件存活（EFS）、累积复发率（CIR）。

第二节 移植适应证

一、第一次完全缓解期（CR1）AML

综合美国 NCCN 指南和欧洲 ELN 指南以及最新的研究结果，以下情况者可在 CR1 期考虑进行 allo-HSCT：①预后不良 AML：复杂核型（≥3 个克隆异常），单体核型，-5，5q-，-7，7q-，11q23［不包括 t(9;11)，inv(3) 或 t(3;3)，t(6;9)，t(9;22)］，正常核型伴有 FLT3-ITD。②预后中等 AML：正常核型（除外伴单独 NPM1 突变或 CEBPA 突变者），单独 +8，t(9;11)，不含有预后好和预后差核型的患者，t(8;21) 和 inv(16)/t(16;16) 伴有 c-KIT 突变者。③预后良好的 AML 患者：MRD 下降不理想或者持续升高者。

（一）预后不良的高危 AML

Allo-HSCT 尤其是同胞相合 allo-HSCT 是预后不良的高危 AML 患者缓解后治疗的首选，推荐在 CR1 期即进行 allo-HSCT。多项来自 Southwest Oncology Group（SWOG）、Eastern Cooperative Oncology Group（ECOG）、EAST German Study Group（OSHO）和 HOVONSAKK 等研究组的随机对照临床研究结果显示，高危 AML 患者在 CR1 期接受 HLA 相合的同胞或无关供者 allo-HSCT，其疗效显著优于化疗或自体移植。

如何合理比较移植和非移植的疗效是一个重要的科学问题。许多前瞻性临床研究试图回答该问题。这些研究最常采用的方法是入组新诊断的 AML 患者，进行诱导化疗，一旦获得 CR，如果有 HLA 相合供者选择移植，而没有供者的患者则接受化疗或自体 HSCT。一项荟萃研究收集了 1995—2003 年间的英文文献，共纳入了 5 个临床研究 3100 病例，1151 例接受了 allo-HSCT，1949 例接受了其他治疗，对于整体患者而言，allo-HSCT 能够改善 OS（HR 1.15，95%CI 1.01~1.32，P=0.037）。进一步亚组分析，allo-HSCT 提高 OS 的优势在预后差核型的 AML 患者中最明显（HR 1.24），对于预后中等核型的患者则无显著影响（HR 1.09），而对于预后好核型的患者最不显著（HR 0.9）。2009 年 *JAMA* 发表了 Koreth 等进行的一项荟萃分析，收集了 24 个临床试验的 6007 例 AML 数据，结果表明，allo-HSCT 使细胞遗传学高危（HR 0.69）及中危（HR 0.76）AML 患者在 RFS 方面显著获益，但是对于细胞遗传学低危组（HR 1.06）AML 患者没有显示出益处。同时，也证实 allo-HSCT 对高危和中危患者有总生存优势。

HLA 相合供者是 allo-HSCT 的首选，但仅有约 30% 的患者具有 HLA 相合供者，此外，对于疾病进展迅速、没有足够时间查找 HLA 相合无关供者的 AML，亟待其他有效的移植模式。亲属单倍体供者是不具备同胞全相合供者时的可靠供者来源。近年来，北京大学血液病研究所的研究结果证实亲属单倍体移植治疗 AML 疗效与同胞全相合移植相近，移植后 3 年 DFS 在 CR1/CR2 患者为 70.7%，在 CR2 以上及难治复发患者为 55.9%。2012 年，北京大学血液病研究所报道了一项中高危 AML-CR1 的前瞻性临床研究，入组患者依照治疗意愿自行选择缓解后维持治疗策略。研究共纳入 419 例新诊断的 AML，其中 132 例中高危患者获得 CR1，这部分患者中，有 74 例选择维持化疗，58 例选择亲属单倍体 HSCT 作为缓解后治疗手段。亲属单倍体移植组复发率（12.0% ± 4.6%）显著低于维持化疗组（57.8% ± 6.2%，*P*<0.0001）；移植组 4 年 DFS（73.1% ± 7.1%）及 OS（77.5% ± 7.1%）显著高于维持化疗组（44.2% ± 6.2% vs. 54.7% ± 6.3%）。这一研究表明，对于中高危 AML-CR1 患者而言，亲属单倍体移植是一种可靠的异基因移植模式，可以取得比维持化疗更优的疗效。

（二）预后中等的中危 AML

相比高危 AML，allo-HSCT 在中危 AML CR1 期的地位一度受到争议。既往的研究显示，allo-HSCT 可显著降低中危 AML 患者的复发率，但由于 GVHD、感染等移植相关并发症，allo-HSCT 患者的 OS 和化疗及自体移植相比，并没有有显著提高。近年来，随着移植技术的发展，中危 AML CR1 患者接受 allo-HSCT 后 LFS 和 OS 均显著提高。正如上文提到的，2009 年 *JAMA* 的荟萃分析结果显示，和非 allo-HSCT 组相比，allo-HSCT 可显著提高中危 AML CR1 患者的 LFS 和 OS。

HLA 相合的 allo-HSCT 仍是治疗中危 AML CR1 的首选，但近期的研究显示亲属单倍体相合 allo-HSCT 可取得相当的疗效。近期的一项 1 ∶ 1 配对研究比较了“北京方案”亲属单倍体 allo-HSCT 及 EBMT HLA 10/10 相合无关供者 allo-HSCT 治疗中危 AML CR1 的移植疗效，结果显示两组患者 5 年 LFS、OS、复发率及非复发死亡率均可比。最新的一项多中心临床研究比较了亲属单倍体相合 allo-HSCT（*n*=231）和 HLA 同胞相合 allo-HSCT（*n*=219）治疗中高危 AML CR1 患者的疗效，结果显示两组的累计复发率分别为 15% 和 15%（*P*=0.98），3 年 LFS 分别为 74% 和 78%（*P*=0.34），OS 分别为 79% 和 82%（*P*=0.36），再次证实亲属单倍体相合 allo-HSCT 治疗中高危 AML CR1 可取得与同胞相合 allo-HSCT 相当的疗效。

基于以上研究结果，最新的 NCCN 推荐对于中高危 AML 患者在 CR1 期即进行 allo-HSCT 移植，首选 HLA 同胞相合移植，在缺乏同胞相合的供者时，可选单倍型及其他可行供者。来自中国的最新指南推荐亲属单倍体 allo-HSCT 和 HLA 相合 allo-HSCT 为治疗中高危 AML CR1 的患者首选，两者具有相当的地位。

（三）预后良好的低危 AML

近年来，随着 MRD 监测技术的发展，对具有预后良好核型 AML 的认识也在变化，越来越多的证据显示其具有异质性，可能需要重新评价其预后的参数。预后好的 AML 包括：t(15;17)、t(8;21)、inv(16)/t(16;16)、正常核型中单独伴有 NPM1 突变或 CEBPA 纯合突变。对于伴 t(15;17) 的急性早幼粒细胞白血病（APL），目前维 A 酸和化疗药物联合治疗的根治率达到 90% 以上，allo-HSCT 仅作为难治复发 APL 患者的挽救治疗方法。

t(8;21) 和 inv(16)/t(16;16) 因均涉及 CBF（core-binding factor）基因异常被统称为 CBF-AML。以往数据显示，CBF-AML 经过标准的 DA/IA 方案诱导缓解后，接受大剂量阿糖胞苷（HDAC）（18g/m^2）化疗 3~4 个疗程的复发率为 40%~50%，OS 达到 50%~60%。allo-HSCT 后白血病复发率为 20%~40%，虽较化疗下降 20% 左右，但是 TRM 达 20% 左右，部分抵消了降低复发带来的优势，最终的 OS 也在 60% 左右。因此，NCCN 指南以及 ELN 指南均推荐 HDAC 作为一线治疗，而 allo-HSCT 作为二线治疗。近年来发现 CBF-AML 的预后具有异质性，伴有 c-KIT 突变者复发率高达 70%，被 NCCN 指南划入预后中等组。对于这部分患者需要采取更为积极的治疗，如 allo-HSCT。由于 CBF-AML 发病率低(占整个 AML 的 15% 左右)，迄今国际上仍缺乏针对移植能否提高伴有 c-KIT 突变的 CBF-AML 生存的研究。北京大学血液病研究所的研究表明，allo-HSCT 比化疗能够降低复发率（CIR：28% 和 70%，*P*=0.07），有改善生存的趋势但是未达到统计学差异（DFS 分别为 62.0% 和 30.0%，*P*=0.19；OS 分别为 75.7% 和 45.8%，*P*=0.1），提示需要更大样本的临床研究来回答 allo-HSCT 能否带来生存优势。除了 c-KIT 突变是 CBF-AML 一个预后不良因素，最近发现微小残留病（MRD）水平能预测复发，是一个新的预后指标。英国 MRC-AML 协作组分析了 MRD 和复发的关系，对入组 MRC-AML15 试验的 278 例 CBF-AML 进行了研究，证实在 CR 时 MRD 水平（骨髓 RUNX1/RUNX1T1 转录本下降不足 3log、外周血 CBFb/MYH11 转录本 >10 个拷贝）是复发的一个独立危险因素。法国 CB—2006 前瞻性研究评价了 MRD 在 198 例 CBF-AML 中的意义，多因素分析证实第一个巩固化疗后 MRD 水平是唯一的预后不良因素。北京大学血液病研究所进行了一项针对 t(8;21)AML 的前瞻性多中心临床研究（AML05），根据第二个巩固化疗后 MRD 水平能否达到主要分子缓解（MMR，骨髓 RUNX1/RUNX1T1 转录本下降 >3log），将 t(8;21)AML 分为低危组和高危组。低危组（达到 MMR）患者推荐 HDAC/auto-HSCT 治疗，高危组（未达到 MMR 或 6 个月内丧失 MMR）患者推荐 allo-HSCT 治疗。接受危险分层治疗后 t(8;21)AML 患者的预后得到提高（5 年 CIR 为 15%，DFS 为 74.4%，OS 为 82.7%），allo-HSCT 和化疗相比能显著降低高危组患者的复发率（5 年 CIR 分别为 22.1% 和 78.9%，*P*<0.0001），提高生存率（5 年 DFS 分别为 61.7% 和 19.6%，*P*<0.001），而对于低危组患者，allo-HSCT 未能显著减少复发反而降低了生存率（5 年 DFS 分别为 70.3% 和 94.7%，*P*=0.024）。c-KIT 突变和 MRD 对于预测复发和决定是否移植那一个更为重要呢？北京大学血液病研究所最新的研究表明，二者的预测作用不可相互替代，c-KIT 突变的患者不论 MRD 如何下降其复发率均约 70%，因此是 allo-HSCT 的绝对适应证；无 c-KIT 突变的患者可根据 MRD 下降的程度分为高危组（不能获得 MMR 者）和低危组（获得 MMR 者），高危组患者推荐进行 allo-HSCT 而低危组患者推荐 HDAC/auto-HSCT。

以往数据表明，对于正常核型中具有 NPM1 突变而不伴有 FLT3-ITD 者、CEBPA 纯合突变者，单独化疗的 DFS 可达到 60% 左右，而 allo-HSCT 未能带来更大的生存优势，因此，迄今对于该型 AML 的一线治疗推荐化疗维持，allo-HSCT 作为二线治疗。随着 MRD 监测技术的广泛开展与技术规范的完善，有可能根据其维持化疗过程中的 MRD 变化，进一步进行预后的预测，并指导治疗策略的调整。

二、复发难治 AML

对于复发难治 AML 患者而言，异基因移植是此类患者获得长期生存的唯一手段。对于第一次复发的患者，尽管第一次复发后不治疗直接移植的预后不如获得 CR2 后再移植，但是再诱导获得缓解的几率低于 50%，那些再诱导不缓解患者可能失去移植机会或只能在难治复发状态下移植。此类患者应直接移植还是获得 CR2 后再移植仍是一个未解决的问题。目前，关于第一次复发不治疗而直接做移植的报道很少。西雅图在 1983 年报道了 17 例患者接受了 HLA 相合同胞供者 HSCT，3 年 DFS 为 29%；该中心在 1992 再次报道了 126 例类似患者，3 年 DFS 为 28%。St.Louis 的 Brown 等的研究进一步证实了上述结果，5 年 DFS 为 28%~30%。这一阶段的患者自体移植疗效多差于异基因移植。一个单中心研究报道了自体 HSCT 治疗 38 例第一次复发患者的疗效，预处理方案采用 Bu/Cy 方案，移植后采用 IL-2 ± 淋巴细胞活化的杀伤细胞治疗，到文章发表时仅有 8 例患者一直处于无病存活状态。

CR2 状态下接受化疗偶有长期缓解的患者存在,但这些患者多数是具有预后良好核型、CR1 时间较长者。一项早期研究比较了 allo-HSCT(*n*=257)和单独化疗(*n*=244)治疗 CR2 患者,二者 3 年 DFS 分别为 26% 和 17%,表明 HLA 相合同胞移植治疗 CR2 的 AML 患者疗效优于化疗。近 20 年 HLA 相合同胞移植的疗效得到很大提高,根据国际骨髓移植研究中心(CIBMTR)的研究结果,≥CR2 状态的 AML 患者接受异基因 HSCT 后 5 年 DFS 为 50%(儿童为 59%,>20 岁者为 47%)。

AML 患者经过标准的诱导缓解方案未能获得 CR 者,再接受化疗的预后极差,难以得到根治。有研究显示如果进行 HLA- 相合的同胞供者 HSCT,有些患者可以获得长期存活。欧洲骨髓移植登记组(EBMT)的资料显示,88 例至少 2 个疗程诱导未获得 CR 的患者接受 HSCT,3 年 DFS 为 21%,该结果也得到其他中心的验证。对于原发性诱导失败的患者何时移植的问题值得探讨。多数专家认为经过 2 个疗程标准剂量或 1 个疗程含大剂量阿糖胞苷的诱导化疗未达到 CR 者,再给予常规化疗难以获得益处,可以考虑尽快行 allo-HSCT。近年来,过继细胞免疫治疗包括 NK、CIK、CAR-T 等作为移植前的桥接治疗,可有效降低移植前肿瘤负荷,被越来越多地应用于临床。已有的研究结果显示,过继细胞免疫治疗桥接 allo-HSCT 可增强 GVL 效应,改善移植预后。

文献中对于难治复发的定义尚不统一,因此评价其预后时需要明确研究的纳入标准。该定义的最严格标准只包括复发患者接受再诱导化疗失败者。对于第一个再诱导化疗失败患者接受第二个再诱导化疗(尽管改变方案),能够有效的可能性极小。美国 MD Anderson 肿瘤中心的一项回顾性研究显示,第二个再诱导化疗获得 CR 的可能性小于 1%。尽管在这种情况下进行移植的疗效也相对差(HLA 相合的同胞移植后的 3 年以上 DFS 只有 10% 左右),allo-HSCT 却是此类患者唯一可能获得长期生存的手段。此类患者如果移植前白血病负荷小、外周血无白血病细胞则预后相对略好,因此有研究尝试在移植前通过强化疗清除外周血中的白血病细胞来提高疗效,但是通过减少白血病负荷能否改变预后尚无定论。有些报道采用相对宽松的标准来定义难治复发,比如 Hiddemann 等定义:不管是否接受再诱导治疗,在第一次缓解期 12 个月内复发、第二次或更多次复发均为难治复发患者。根据这个定义,难治复发患者接受移植的预后要好于根据严格定义者。

第三节 移植效果

一、HLA 同胞相合 HSCT

根据 EBMT 最近发布结果,在 CR1 接受 HLA 相合同胞供者 allo-HSCT 的 AML 患者,其 LFS 为 55%~60%。与过去相比,异基因移植后 LFS 在不断提高,接受移植患者的年龄也在逐步增大。

EORTC/GIMEMAAML-10 大型临床研究提示 <46 岁的 AML-CR1 患者中巩固 1 个强化疗之后异基因移植后 DFS 为 43.4%;15~25 岁患者异基因移植 4 年 DFS 为 54.7%;26~35 岁患者为 55.4%。荷兰 - 比利时 - 瑞士三国联合针对 55 岁以下非 t(15;17)阳性或 AML-M3 的 AML-CR1 进行了 3 个连续研究,囊括了 2287 例患者;其中 268 例接受了异基因移植(82%)。移植组复发率分为 32%;低危组无病存活率为 72%,中危组为 53%,高危组为 33%;与化疗

相比，40 岁以下患者异基因移植后无病存活优势显著（55% vs. 37%，P<0.001）。

二、非血缘供者 HSCT

在过去的 20 年间，HLA 高分辨基因学配型技术及遗传免疫学的进展有效地指导了供者的选择。全球供者库和巨大协作网络的建立为寻求适合的供者提供了便利，非血缘供者造血干细胞移植（URD-HSCT）的数量有了飞速的增长。随着移植技术方案的成熟和支持治疗的进步，URD-HSCT 效果已获得明显的改善，大量的临床研究显示 URD-HSCT 达到了与同胞供者移植接近的疗效。美国国家骨髓供者组织（NMDP）最新的数据显示，2012 年接受非血缘供者 allo-HSCT 的患者中，AML 约占 41%。

URD-HSCT 主要适用于缺乏同胞供者的中高危 AML 患者，其疗效接近同胞供者移植并显著优于大剂量化疗。国际骨髓移植登记组织（CIBMTR）近期公布了 AML 患者分别接受 HLA 相合同胞供者移植（624 例）、HLA 8/8 相合 URD 移植（1193 例）和 HLA 7/8 相合 URD 移植（406 例）的结果，表明接受 HLA8/8 相合与 HLA7/8 相合 URD 移植患者的 OS 与接受同胞供者移植的患者相近。德国 AML01/99 试验纳入了具有不良预后核型或诱导第 15 天骨髓原始细胞 >5% 的患者，并将其定义为高危 AML。同胞供者 HSCT、无关供者 HSCT 的 4 年 OS 分别为 68% 与 56%（P=0.01）。EBMT 急性白血病工作组分析了超过 10 000 名不同疾病分期的 AML 患者临床数据，结果显示同胞供者移植和 URD-HSCT 患者 3 年总 OS 分别为 47% 和 46%，其疗效接近并与单中心的研究结果一致。

三、单倍型供者 HSCT

目前，对于不具备同胞供者又需要接受 allo-HSCT 的患者而言，亲属单倍体相合供者已成为造血干细胞的一个重要来源。近年来，单倍体相合移植（haplo-HSCT）已在世界范围内成功开展，结束了供者来源缺乏的时代，并用于多种恶性、非恶性血液病及其他疾病的治疗。

意大利的 Perugia 中心单倍体相合移植采取的体外去 T 细胞的方案，结果显示在缓解期进行单倍体相合移植的 AML 患者 LFS 为 45%~50%。EBMT 的数据显示 AML 患者在 CR1、≥CR2、未缓解时行单倍体相合移植，2 年的 LFS 分别是 48%、21% 和 13%。

王昱等回顾性分析了北京大学血液病研究所 2002 年 5 月到 2010 年 12 月的连续性移植病例，255 例 AML 病例（228 例 CR1，27 例 CR2）接受了单倍体相合移植，3 年 LFS 和 OS 分别为 70.1%（95%CI 64.3%~75.9%）和 72.9%（95%CI 67.1%~78.7%）。黄晓军等首次前瞻性比较了单倍型相合 HSCT 和化疗对 CR1 期中高危 AML 的疗效，可评价病例 132 例，接受单倍型相合 HSCT 者 58 例，接受化疗者 74 例，两组的复发率分别为 12% 和 57.8%（P<0.0001），DFS 分别为 73.1% 和 44.2%（P<0.0001），OS 分别为 77.5% 和 54.7%（P=0.001），证实对于 CR1 期中高危 AML 患者而言，缓解后治疗选择单倍型相合 HSCT 优于化疗。

2006 年北京大学血液病研究所首次展示了单倍体相合移植与 HLA 相合同胞供者移植可以取得相当的 LFS 和 OS。随后又发表论文证实了单倍体相合移植可以取得与 HLA 相合无关供者移植相当的疗效。这些结果陆续被国内外学者在高加索人群中的研究所证实，从而确立了单倍体相合移植在异基因造血干细胞移植领域的地位。

四、非血缘脐血细胞移植

与健康供者相比，非血缘脐血细胞移植（UCBT）具有如下优势：HLA 相容性要求相对较低；能够快速获得干细胞而实施移植；对供者没有风险。第一个大型回顾性研究发表于 2004 年，提示应用 UCBT 治疗成人 AML 患者取得了较好的疗效。最近一项大型回顾性研究表明，HLA 4 -6/6 相合 UCBT 与 8/8、7/8 相合外周血造血干细胞和骨髓相比有类似的 LFS。UCBT 使用的一个主要限制是造血干细胞的数量有限。目前正在研究缩短中性粒细胞缺乏时间的方法，以降低早期 NRM 和改善 LFS，包括双份 UCBT，脐血细胞体外扩增以提高造血干 / 祖细胞的数量，与去 T 细胞半相合 PBPC 联合输注，脐血细胞直接注入患者的骨髓以减少造血干细胞非特异性损失，以及改善造血干 / 祖细胞的归巢等。

第四节　减低预处理强度的治疗

由 NMDP 公布的近二十年非血缘供者移植数据显示，接受减剂预处理移植患者的 100 天移植相关死亡率在 1996—1998 年、1999—2002 年、2003—2006 年期间分别为 42%、20% 和 17%。随着移植相关并发症发生率和死亡率的下降，接受 URD-HSCT 患者的总生存率从 2003 年的 42.2% 上升至 2007 年的 51.5%，在 5 年间上升了 10% 左右。EBMT 急性白血病工作组研究表明，对于接受 RIC 移植的 AML，同胞供者移植和 URD 移植患者 DFS 均为 54%。

减低强度预处理或非清髓性方案降低了 allo-HSCT 的相关毒性，年龄较大或有共患病的患者对 RIC 移植有良好的耐受性。然而，在成人 AML 治疗中，明显降低预处理强度可能会降低白血病患者的长期生存，尤其是高危 AML 患者。事实上，清髓性 allo-HSCT 的结果已经证明剂量强度的重要性。我们目前正面临着挑战：如何在老年 AML 患者中优化 RIC 移植，既降低预处理强度，又要保证异基因移植的效果？事实上，由于减少了预处理方案的抗白血病作用，RIC 移植在很大程度上依靠 GVL 作用来清除残留白血病细胞。一些Ⅱ期临床研究表明 RIC 移植的并发症和 NRM 少于清髓性移植，许多中心已经提出将 AML 患者移植的年龄上限提升到 65~70 岁。目前 RIC 移植治疗 AML 的 NRM 为 15%~20%，移植后复发是最常见的死因。同时，从方法学的角度来看，RIC 能否使 AML 患者获益不仅要看移植时的疾病状况，也要考虑移植前接受的强化治疗和 RIC 方案本身的清髓程度。因此，区分真正的非清髓方案(如 2 GyTBI)和其他 RIC 方案是非常重要的。在不影响 GVL 效应的前提下减少毒性，能够使大多数 AML 患者获益，而较大剂量 RIC 尽管有增加毒性的危险，对一些患者仍然是必要。因此，对于每个患者，都需要寻找剂量强度、毒性、疾病控制之间的平衡点。在减少毒性保证患者的生活质量同时，降低 RIC 的复发率仍是当前的主要目标。

（黄晓军）

参考文献

1. Döhner H, Longo DL, Weisdorf DJ, et al. Acute myeloid leukemia. N Engl J Med, 2015, 373(12): 1136-1152.
2. Koreth J, Schlenk R, Kopecky KJ, et al. Allogeneic stem cell transplantation for acute myeloid leukemia in first complete remission: systematic review and meta-analysis of prospective clinical trials. JAMA, 2009, 301: 2349-

2361.

3. Doehner H, Estey E, Grimwade D, et al. Diagnosis and management of AML in adults: 2017 ELN recommendations from an international expert panel. Blood, 2017, 129 (4): 424-447.
4. Takami A. Hematopoietic stem cell transplantation for acute myeloid leukemia. Int J Hematol, 2018, 107(5): 513-518.
5. Xu L, Chen H, Chen J, et al. The consensus on indications, conditioning regimen, and donor selection of allogeneic hematopoietic cell transplantation for hematological diseases in China-recommendations from the Chinese Society of Hematology. J Hematol Oncol, 2018, 11 (1): 33.
6. Wang Y, Chang YJ, Xu LP, et al. Who is the best donor for a related HLA haplotype-mismatched transplant? Blood, 2014, 124 (6): 843-850.

第二章

成人急性淋巴细胞白血病

ALL 是由于原始及幼稚淋巴细胞在造血组织异常增殖并浸润全身各组织脏器的一种造血系统恶性克隆性疾病，包含一组生物学特性及预后不同的异质性疾病。虽然其多发于儿童（诊断时的中位年龄为 15 岁），但 ALL 也是成人第二常见的急性白血病，并且老年患者预后很差。美国 ALL 的发病率为 1.6/10 万人，2016 年新发病例为 6590 例(80%~85% 为 B-ALL)，其中 1400 例死于该病。虽然成人 ALL 的预后较差，但其存活率不断提高。20 世纪 50 年代前 ALL 患者仅能存活数月，70 年代单药化疗使 ALL 存活率达到 20%，80 年代采用多药联合化疗及颅脑预防性照射使 ALL 存活率提高到 50%。目前儿童 pre-B-ALL CR 率 98%，5 年长期 DFS 达 80%。但成人（>15 岁）临床疗效不及儿童，CR 率 70%~90%，DFS 仅为 30%~40%。临床疗效的改善得益于以下几方面进展：对 ALL 遗传异质性的进一步了解和 MRD 监测技术的不断完善，为临床提供更精准的疾病风险分层，并根据风险分层来制定相应的治疗方案；单克隆抗体、细胞免疫疗法和小分子新型靶向药物的应用，为复发难治 ALL 的治疗提供了重要补充。

第一节　移植危险度评估

成人 ALL 较儿童疗效差，这与多方面因素有关，包括预后不良标志出现几率更高，而预后良好亚型比例较低。由于这种疾病的异质性，成人 ALL 需要更加个体化的治疗。成人 ALL 患者在 CR1 进行 allo-HSCT 越来越得到提倡，相合的无关和替代供者的应用也大大扩充了供者来源。移植可以降低患者复发风险，但在选择 allo-HSCT 时必须权衡 NRM、GVHD、远期并发症等因素。成人 ALL 治疗中最受争议的问题是患者获得 CR1 后该选择哪种巩固治疗措施。积极的观点建议所有有 HLA 相合同胞供者的患者均应行 allo-HSCT，更多则倾向于鉴别出那些不经过 allo-HSCT 就有治愈希望的患者，而将 HSCT 仅应用于高危患者。因此，如何根据细胞遗传学和分子学异常、免疫分型以及其他预后因素对成人 ALL 患者进行分层治疗，将成为进一步提高成人 ALL 患者疗效的关键。

一、分子生物学异常

多种体细胞获得性遗传学改变以及原癌基因的激活和抑癌基因的失活与白血病细胞的

生长、异常分化以及恶性转化相关。其所涉及的基因多为转录因子和转录调控因子的编码基因，这些基因的异常导致淋巴祖细胞基因转录紊乱，使其分化阻滞或异常增殖，最终导致ALL的发生。转录异常主要有以下两种机制：染色体易位形成异常融合基因和结构正常基因表达紊乱。常见的ALL相关融合基因主要有：TEL-AML1、BCR-ABL、E2A-PBX1、MLL重排等。最近还发现了具有与Ph阳性ALL相似的基因表达谱但没有BCR-ABL重排的变体。

(一) TEL-AML1 融合基因

TEL-AML1是由12p13上的TEL基因与21q22上的AML1基因交互易位所致，但由于该异常十分微小，易位片段显带十分相似，通常不引起染色体的形态改变，故一般难以发现。TEL-AML1是儿童ALL最常见分子遗传学异常，约占B-ALL的1/4，但在成人ALL中较罕见，发生率约为1%~4.4%。TEL-AML1阳性ALL根据FAB分类一般为L1或L2型，免疫分型多为前B细胞型ALL(pre-B-ALL)和普通型ALL(common B-ALL)。TEL-AML1阳性患者常伴有髓系抗原(CD13、CD33和CD65)表达及CD20的低表达。临床表现为：男性多于女性，初诊时外周血白细胞计数一般小于50×10^9/L。由t(12;21)易位引起的TEL-AML1阳性ALL患儿对化疗敏感(尤其对左旋门冬酰胺酶敏感)，CR率高，5年DFS可达到89%~100%，早期复发率低，如有复发则常发生于CR 2年后。多数研究表明TEL-AML1阳性ALL患儿预后较好，但是部分研究认为TEL-AML1阳性ALL和其他ALL的复发率相似，亦有报道TEL-AML1阳性病例伴其他基因异常时预后较差。因此，TEL-AML1是否能作为独立预后指标有待于更深入的研究。

(二) BCR-ABL 融合基因

BCR-ABL融合基因是9号和22号染色体的交互易位，导致9号染色体的ABL原癌基因移至22号染色体的BCR基因，形成BCR-ABL融合基因。20%~40%成人ALL和2%~6%儿童ALL患者的白血病细胞表达BCR-ABL。患者年龄越大，BCR-ABL阳性率愈高：在儿童病例中占3%，成人病例中占20%，而大于50岁的老年病例中阳性率超过50%。BCR-ABL阳性的ALL临床特点为：初诊WBC高；免疫表型多为B-ALL，特别是Common B-ALL和pre-B-ALL；幼稚细胞多伴有CD34表达和髓系抗原表达以及易累及肝、脾及其他髓外器官。成人BCR-ABL阳性ALL的细胞遗传学改变具有相当大的异质性，40%~80%的BCR-ABL阳性ALL患者存在附加染色体的异常，最常见的为7号染色体单体及7q-、der(22)t(9;22)、9p-、8号染色体三体和双Ph染色体等。其分子学改变和CML不同，ALL主要表达p190，CML主要表达p210，ALL成人患者中表达p190达到50%~77%，儿童患者中p190表达>90%。

(三) E2A-PBX1 融合基因

E2A-PBX1融合基因由1号染色体上的前B白血病1(PBX1)基因和第19号染色体上的免疫球蛋白增强子结合因子(E2A)基因，在衍生19号染色体上形成E2A-PBX1，在约5%的儿童和3%的成人ALL患者存在t(1;19)(q23;p13)染色体易位。免疫学检测几乎全部为前B细胞表型，临床上常表现为高白细胞计数。先前的研究认为该型ALL患者对化疗的反应差，只能获得短期缓解。但是近年的研究发现强烈化疗可以改善t(1;19)易位患者的预后。

(四) 混合谱系白血病(mixed lineage leukemia，MLL)重排

MLL基因位于11q23，涉及11q23的染色体异常是造血系统肿瘤中常见的改变。常见的11q23易位包括t(4;11)(q21;q23)、t(6;11)(q27;q23)、t(9;11)(p21;q23)、t(10;11)(p12;

q23)和t(11;19)(q23;p13),参与融合的基因分别为AF4、AF6、AF9、AF10和ENL。MLL基因重排在ALL中的发生率为6%。伴MLL基因异常的ALL多为B细胞来源,特别是B祖细胞和前B细胞。其主要临床的特点包括:高白细胞计数;髓外浸润常见,易发生中枢神经系统白血病;化疗CR率低,缓解后易复发;预后差,生存期短。MLL相关ALL恶性程度高、对常规的化疗不敏感,即使HSCT亦难以改善其预后。MLL-AF4是MLL易位中最常见的类型,MLL-AF4在约50%的婴儿病例、2%的儿童病例及5%~6%的成人病例中出现,是预后最差的指标之一,尤其在婴儿ALL预后更差。

(五) BCR-ABL样ALL

BCR-ABL样ALL和BCR-ABL阳性ALL患者具有相似的基因表达谱,在BCR-ABL样ALL超过80%的病例中,该变体具有B细胞发育关键转录因子的缺失,包括IKAROS家族锌指1(IKZF1)、转录因子3(E2A)、早期B-细胞因子1(EBF1)和配对框5(PAX5)。在90%的BCR-ABL样ALL中可见激酶激活突变,其中最常见的包括重排涉及ABL1、JAK2、PDGFRB、CRLF2和EPOR,激活IL7R和FLT3的突变以及SH2B3的缺失,SH2B3编码JAK2阴性调节因子LNK。这具有重要的治疗意义,因为它表明BCR-ABL样ALL像BCR-ABL阳性ALL一样往往预后较差,但可能对酪氨酸激酶抑制剂有反应。

二、细胞遗传学异常

60%~70%的成人ALL具有克隆性染色体异常,包括染色体的倍体和结构异常。染色体结构异常中最常见的是t(9;22)(q22;q11),其次为9p21异常和11q23异常。倍体异常包括超二倍体、亚二倍体、低亚二倍体或近单倍体。细胞遗传学改变的频率和模式在不同年龄组之间存在显著差异。例如,超二倍体和ETV6-RUNX1 ALL约占儿童标危ALL的60%,但在老年ALL患者中非常罕见。在pre-B-ALL中,超二倍体(每个白血病细胞含大于50条染色体)提示预后良好,占儿童病例的50%,但只占成人病例的10%;亚二倍体(每个白血病细胞少于45条染色体)出现在不到2%的儿童或成人病例中,提示预后不良;低亚二倍体(33至39条染色体)或近单倍体(23~29条染色体)亚型预后更差。MRC UKALL XII / ECOG 2993试验中成年ALL的细胞遗传学数据显示,Ph^+ALL、t(4;11)(q21;q23)、t(8;14)(q24.1;q32)、复杂核型(5个或更多染色体异常)或低亚二倍体/近三倍体预后较差,而高超二倍体或del(9p)的预后较好。也有报道显示成人中具有t(1;19)/TCF3(E2A)-PBX1易位的患者预后不良。

三、免疫分型

根据免疫学标记分为B-ALL(约85%)和T-ALL(约15%)。用于鉴别B-ALL的抗原标志物包括CD19、CD20、CD22、CD24和CD79a等。根据B细胞分化阶段,可以分为4种B-ALL亚型:B祖细胞型(CD19+CyCD22+HLA-DR+)、早前B细胞型($CD10^+CD19^+CyCD22^+HLA^-DR^+$,又称Common B-ALL)、前B细胞型($CyIg^+CD10^+CD19^+CD20^+CD22^+HLA^-DR^+$)和成熟B细胞型($SmIg^+CD10^+CD19^+CD20^+CD22^+HLA^-DR^+$)。虽然免疫表型与细胞遗传学亚群之间没有明显的相关性,但Pro-B与t(4;11)/MLL(别名KT2MA)-MLL-r;pre-B与t(1;19)/TCF3-PBX1重排具有相关性。B祖细胞型是预后不良的标志之一。CD20的表达(>20%)与耐药相关,但可作为治疗靶点。

T 系 ALL 的抗原标志物包括 CD1a、CD2、CD3(表面和细胞质)、CD4、CD5、CD7 和 CD8。根据分化阶段,T-ALL 亚型分为早前 T 细胞型($CyCD3^+CD7^+$)、前 T 细胞型($CD2^+CyCD3^+CD5^+CD7^+$)、皮质 T 细胞型($CD1a^+CD2^+CyCD3^+CD5^+CD7^+$)和成熟 T 细胞型($CD2^+sCD3^+CD5^+CD7^+$)。ETP(early-T precursor)-ALL 被纳入最新的 WHO 分类,其特征为缺乏 CD1a 和 CD8 表达,CD5 表达较弱,至少有一个骨髓和(或)干细胞标记。ALL 的免疫分型与预后密切相关,皮质 T 细胞型和成熟 T 细胞型患者的 CR 率(91%)显著高于早前 T 细胞型和前 T 细胞型(56%);成熟 T 细胞型的 DFS 也显著高于前 T 细胞型(分别为 55% 和 15%)。此外,CD34 阳性患者 CR 率显著低于阴性患者,而 CD1a 阳性和缺乏 CD13 表达者预后较好。

四、成人 ALL 的预后因素

正确的预后分层有助于确定合适的初始治疗方案以及何时考虑 allo-HSCT。诊断时的年龄和白细胞计数最早用于预后分层。高龄患者往往预后较差,主要是由于老年患者常伴有更多的预后不良因素、更多的合并症和无法耐受标准剂量的化疗。在其他因素相同的情况下,10 岁患者的复发风险是 20 岁患者的一半,而 40 岁患者的复发风险则是 20 岁患者的 2 倍。大多数研究将 35 岁作为界限,年龄 <35 岁为低风险因素,>35 岁为高风险因素。初诊时白细胞总数升高也是一项不良预后因素。WBC>30×10^9/L 的 CR 率和中位 CR 时间均低于 WBC<30×10^9/L 者。CALGB 报道 WBC<30×10^9/L 的 B-ALL 患者中位 DFS 为 2.3 年,WBC>30×10^9/L 者的中位 DFS 为 0.8 年;而 WBC>100×10^9/L 者很少长期无病生存。最大前瞻性临床试验(MRC UKALL XII / ECOG E2993)发现,年龄和白细胞计数(B-ALL>30×10^9/L 或 T-ALL>100×10^9/L)是 DFS 和 OS 的独立预后因素。根据这两个因素,Ph 阴性 ALL 可分为低危(无高危因素)、中危(年龄 >35 岁或 WBC 计数升高)或高危(年龄 >35 岁和 WBC 计数升高),其 5 年 OS 分别为 55%、34% 和 5%。

近年来研究发现,细胞遗传学变化在风险评估中具有更重要作用。对预后影响最大的细胞遗传学异常是 t(9;22),在前 TKI 时代,Ph 阳性 ALL 的 1 年 OS 仅为 10%。在 Ph 阴性 ALL 中,t(4;11)、KMT2A 易位、t(8;14)、复杂核型和低亚二倍体 / 近三倍都是预后较差的细胞遗传学改变,而超二倍体和 del(9p)的患者预后较好。

除了疾病特征之外,对初始诱导治疗的反应也可预测预后。对治疗的反应反映了白血病细胞的遗传学和宿主的药代动力学及药物遗传学,其预后意义比目前任何生物学或临床特征更强。在治疗的不同时间点评估 MRD 可以作为治疗决策的重要因素。Bassan 等在强化治疗结束时(达到 CR 后约 5 个月),根据 MRD 状态将患者分配到维持化疗或 HSCT,而不管他们在诊断时的预后分层。MRD 阳性患者分配到 HSCT,而 MRD 阴性患者接受维持化疗。对于 MRD 阴性患者,无论其诊断时属于高危或者低危,预后均较好,5 年 OS 可达 75%。Dhredin 等的一项大型前瞻性队列研究也证实,早期 MRD 反应较诊断时的预后分层更重要。在初期诱导缓解治疗中、末期 MRD 水平小于 0.01% 的患者预后极佳;相反,诱导缓解治疗结束时 MRD 达 1% 以上、或在随后治疗期 MRD 达 0.1% 以上的患者则非常容易复发。

综上所述,目前比较公认的成人 ALL 预后相关因素包括:诊断时年龄 >35 岁;白细胞 >30×10^9/L(B-ALL)或 >100×10^9/L(T-ALL);免疫分型为 pro-B 或 early-T;细胞遗传学异常如 t(9;22)/BCR/ABL(+)、t(4;11)/AML1-AF4(+)、t(8;14)/Myc/IGH(+)、复杂核型、低亚二倍或近三倍体等;CR1 期 >4 周;MRD 在诱导治疗后 $\geqslant10^{-3}$ 或巩固治疗后 $\geqslant10^{-4}$。具有一项以上不

良因素的患者为高危组，反之则为标危组，其中细胞和分子遗传学异常以及 MRD 监测是最有意义的预后因素。

第二节　移植适应证

多数欧洲 ALL 研究组将成人 ALL allo-HSCT 的适应证定为有高危特征和不良预后因素的患者，这些患者单纯依靠化疗的生存率可能低于 40%。MRC UKALL XII/ECOG E2993 试验将存在 Ph 染色体 t(9;22)、WBC>30×10^9/L 的 B-ALL、WBC>100×10^9/L 的 T-ALL 归为高危组。MRC/ECOG 将其他细胞遗传学改变，包括 t(4;11)、t(8;14)、低亚二倍体、近三倍体以及复杂核型列为高危组。除了以上疾病相关危险因素，其他预后因素也需要用来评价 HSCT 过程本身的风险，例如患者年龄、供者特征、HLA 相合程度等。此外，对机体并发症的评估有助于预处理方案强度的选择。

第一次巩固化疗后 MRD 也应该作为选择 HSCT 的重要依据。GMALL、NILG、PETHEMA 研究组的结果显示，即使是高危 ALL 患者，只要不具备恶性程度最高的特征(WBC>100×10^9/L，pre/pro/ 成熟 T 表型，极高危细胞遗传学)，如果 MRD 阴性，即使不进行 allo-HSCT，也可以从化疗中获益。这一数据也意味着许多 MRD 阴性患者可以在首次缓解时免于 HSCT。在 MRD 阳性患者，allo-HSCT 成功率从 35% 至 60% 不等，取决于移植后向 MRD 阴性转化的状态。

2007 年美国血液学年会(ASH)给出了 <55 岁成人 ALL 根据风险分层进行 allo-HSCT 的建议：<40 岁患者，若有 HLA 相合同胞供者，无论高危或标危，CR1 推荐 HLA 相合同胞供者 HSCT；若无 HLA 相合同胞供者，高危患者 CR1 建议 HLA 相合无关供者 HSCT。对具有不良预后因素(Ph 阳性 ALL，诱导治疗后 MRD≥10^{-3}、≥CR2 或原发难治 ALL 患者)，只要有 HLA 相合供者均推荐 allo-HSCT。由此可见，相比 CR1 状态，所有 CR2 及 CR2 以上的患者都是 allo-HSCT 的适应证，这一点已形成共识。北大人民医院的结果显示，高危 Ph 阴性 ALL 患者的半相合与全相合同胞供者移植的结果相似，因此半相合移植也可作为高危 ALL 的治疗首选。

一、Ph 阳性 ALL

(一) CR1 期

年轻成人(<40 岁，AYA)经 TKI 联合化疗诱导治疗获得血液学 CR 后，巩固阶段包括 TKI+ 强化化疗 +CNS 白血病预防，若有 HLA 相合供者可以考虑接受 allo-HSCT；如在化疗后 MRD 下降速度较快者(诱导治疗后 3 个月内达到分子生物学缓解)也可选择 auto-HSCT。移植后还应接受 2~3 年维持治疗，包括 TKI、加或不加每月一次长春新碱 / 泼尼松方案小化疗；若能耐受副作用，也可加用低剂量甲氨蝶呤(每周)+6- 巯嘌呤(每日)方案小化疗。

40 岁以上成人，若年龄小于 65 岁或不伴有复杂并发症，缓解后的治疗类似年轻成人(<40 岁)，allo-HSCT 指征和移植后维持治疗方案也与之类似。

(二) 复发或难治性

初始治疗方案含 TKI 的复发或难治性患者，需要检测 ABL 突变，然后根据这些突变选择敏感 TKI 挽救治疗。如含 Y253H、E255K/V、F359V/C/I 突变的复发难治患者，若之前未使用过达沙替尼，可接受含达沙替尼或 ponatinib 的挽救治疗；含 V299L、T315A、F317L/V/I/C 突变者，可接受 ponatinib 或尼洛替尼治疗；而含 T315I 突变者的挽救治疗应当选择 ponatnib 或 allo-HSCT 或进入临床试验。所有这些患者若有可能，在接下来的治疗中应考虑接受 allo-HSCT 治疗。对于 allo-HSCT 后复发患者，在接受新的 TKI 基础上，可考虑二次 allo-HSCT 和(或)DLI。

二、Ph 阴性 ALL

(一) CR1 期：MRD 阳性、伴有高危的遗传学特征

年轻成人(<40 岁，AYA)患者获得 CR 后，需要常规强化和维持化疗，以及 CNS 预防，同时检测评价 MRD。MRD 持续阳性的患者若有可能建议接受 allo-HSCT 强化治疗。其次，诊断时具有高危遗传学特征的患者，如亚二倍体、复杂核型、MLL 重排等，在 CR1 期如有可能也建议接受 allo-HSCT 治疗。

40 岁以上成人，若年龄小于 65 岁或不伴有复杂并发症，缓解后的治疗类似年轻成人(<40 岁)，allo-HSCT 指征也与之类似。

(二) 复发难治性 ALL

晚期复发患者(诊断至复发时间 >36 个月)可以接受原方案再次诱导，也可首选临床试验。早期复发者的挽救治疗可选择 clofarabine、nelarabine(T-ALL)、单克隆抗体等，一旦获得 CR2，如可能应接受 allo-HSCT 强化治疗。2017 年 8 月 30 日，美国 FDA 批准了 Novartis 的 tisagenlecleucel(CTL-019，Kymriah)，一种抗 CD19 嵌合抗原受体(CAR)T 细胞用于治疗复发/难治性 B-ALL。临床试验结果表明，抗 CD19 CAR T 细胞疗法可成功诱导 B-ALL 患者获得缓解。但其相关毒性，如细胞因子释放综合征和 CAR T 细胞相关的脑病综合征等也值得重视。

第三节　移植效果

成人 ALL 化疗的总体疗效远不如儿童 ALL，目前尚没有靶向免疫疗法被批准为成人 ALL 的一线治疗，因此，allo-HSCT 仍是成人 ALL、尤其是高危患者的首选疗法。美国东部肿瘤协作组和美国医学研究委员会共同开展的 ALL 移植前瞻性研究以及英国 e ECOG E2993/MRC UKALLXIII 试验的结果均显示，allo-HSCT 在降低复发风险方面优于化疗。EBMT 和 CIBMTR 的资料显示，成人 ALL-CR1 期接受 HLA 相合异基因 HSCT 的 OS 约为 50%，复发率和 NRM 在 25%~30%；而 CR2 期或进展期接受 allo-HSCT 的患者由于复发率或疾病进展率较高，使得生存率较低，只有 15%~30%。由于新药和支持手段的改进，allo-HSCT 的适应人群在不断扩展。一般而言，65 岁可作为接受 allo-HSCT 治疗的年龄上限，但是只要身体指标允许，年龄可不作为 allo-HSCT 的禁忌。同样由于技术的改进，HSCT 的潜在供者也在不断扩增，替代供者移植也使一些高危患者获得治愈的机会。但是我们也应该清楚地认识到，allo-HSCT 的治疗相关风险远大于单纯化疗，例如由于 cGVHD 导致的 TRM(10%~20%)。因此，针对每一类型的 ALL 患者，在制定缓解后治疗方案时均要权衡利弊。

一、Ph 阳性 ALL CR1

(一) Allo-HSCT 与化疗

在前 TKI 时代，Ph 阳性 ALL 的治疗预后很差，单纯化疗的 3 年 OS 不超过 20%，而 allo-HSCT 的疗效相对较好，2 年和 3 年 OS 分别达到 40%~50% 和 36%~44%。MRC UKALL XII/ECOG 2993 研究结果显示，接受 allo-HSCT 治疗的患者生存率显著高于单纯化疗：相合同胞供者和无关供者移植的 5 年 OS 分别为 44% 和 36%，DFS 为 41% 和 36%，而化疗患者 5 年 OS 为 19%，DFS 仅为 9%。

自从伊马替尼被引入治疗方案中以来，Ph 阳性 ALL 的疗效得到了明显改善。意大利 NILG-09/00 试验中包括 94 例 Ph 阳性 ALL 患者，伊马替尼能显著改善患者生存率（5 年 OS 为 39% 与 25%，DFS 为 38% 与 23%）。日本 ALL-202 研究提示诱导及强化阶段使用伊马替尼更能提高 allo-HSCT 的疗效，CR1 接受 allo-HSCT 的患者（*n*=51）较前伊马替尼时代接受 allo-HSCT 患者（*n*=122）取得更显著的疗效，3 年 OS、DFS 和 NRM 分别为 65% 与 44%、58% 与 37% 和 21% 与 28%。NILG-09/00 研究同时还显示了 HSCT 的疗效优于化疗 + 伊马替尼：接受 allo-HSCT（*n*=45）、auto-HSCT（*n*=9）、伊马替尼 + 化疗（*n*=15）和单纯化疗（*n*=13）的患者的 5 年 OS 分别为 47%、67%、30% 和 8%，治疗相关死亡率分别为 17%、0、36% 和 23%，5 年复发率分别为 43%、33%、87% 和 100%。值得注意的是，在一些研究中，不符合 allo-HSCT 条件的患者给予含 TKI 的维持治疗，虽然短期随访结果很有希望，但在中位缓解持续时间达 20~25 个月仍然会出现晚期复发，目前这种方法并不能治愈 Ph 阳性 ALL，因此 allo-HSCT 仍然是 Ph 阳性 ALL 的标准巩固疗法，是唯一治愈选择。

近几年，无化疗诱导方案即仅由泼尼松联合达沙替尼已应用于前瞻性试验。该疗法可避免诱导死亡，导致 CR 率接近 100%，并且没有年龄限制。无化疗诱导方案治疗的患者必须仔细监测，如果出现分子复发、突变或不耐受，必须及时加强治疗强度。

(二) Allo-HSCT 与 auto-HSCT

GRALL 的Ⅱ期试验 GRAAPH-2003 显示，在经伊马替尼 + 化疗治疗获得 CR 及良好分子遗传学反应的患者中，allo-HSCT（*n*=22）与 auto-HSCT（*n*=10）的疗效相当（4 年 OS 为 55% 和 54%），均好于未接受 HSCT 者（25%）。CALGB 研究结果显示接受 auto-HSCT 或 allo-HSCT 患者的 OS 和 DFS 相似。中国医学科学院血液病医院的结果显示，对于 3 个月内获得主要分子生物学缓解的患者，auto-HSCT 后无一例复发，而 3 个月内未获得缓解的患者移植后复发率达 77.5%。法国和意大利北部研究小组的结果也证实，auto-HSCT 治疗患者 DFS 超过 60%，法国小组已经建议对低水平的 MRD 患者首选 auto-HSCT 治疗。

同胞异基因与无关供者移植：在 MRC UKALL XII/ECOG 2993 试验中，意向性治疗分析发现，虽然同胞供者移植患者的 TRM（27%）低于相合 URD 移植患者（39%），但是有或者无相合同胞供者的患者的生存率差异无显著性，5 年 OS 分别为 34% 和 25%。

(三) Allo-HSCT 后的维持治疗

一些前瞻性研究提示 allo-HSCT 后早期（<90 天）开始给予伊马替尼维持治疗能获得更好疗效。Chen 等报道 allo-HSCT 后于中位时间 70 天（20~270 天）给予 3~12 个月伊马替尼维持治疗、直至 BCR-ABL 转录水平测定连续 3 次阴性或获得完全分子学缓解后至少持续 3 个月，结果伊马替尼维持治疗组患者（*n*=62）的 5 年复发率较非维持组（*n*=20）更低（10% 与

33%)、DFS 更高(81.5% 与 33.5%)。

二、Ph 阳性 ALL 复发

联合 TKI 的治疗策略已成为 Ph 阳性 ALL 的一线治疗方案,然而原发性 TKI 耐药或者 TKI 治疗后复发患者的治疗预后极差。一些大系列研究结果显示,复发患者中位 OS 仅为 4.5~6 个月,5 年 OS 仅为 3%~10%。当前已经认识到,发生在 ABL 激酶结构域中的点突变,或者由 SRC 家族激酶介导的旁路信号途径是伊马替尼耐药的可能机制。达沙替尼和尼洛替尼等第二代 TKI 具备较伊马替尼更强的 BCR-ABL 抑制能力,同时对某些含耐伊马替尼的 ABL 点突变的细胞具有杀伤作用;此外,达沙替尼有较强的血脑通透性,能治疗有 CNS 浸润的 Ph 阳性 ALL。达沙替尼已在美国获准用于伊马替尼无法耐受或耐药的 Ph 阳性 ALL 的二线治疗,但是达沙替尼对于某些 ABL 点突变也没有作用,如 T315I、V299L、F3117L 等。一些正在进行Ⅱ~Ⅲ期临床试验的 TKI 包括 ponatinib、bosutinib 等有望治疗含 T315I 等点突变的复发难治性 CML 或 Ph 阳性 ALL。

Allo-HSCT 后复发的 Ph 阳性 ALL 的治疗选择十分有限。一些个案或小系列报道认为可以考虑在患者第一次移植后早期复发时给予新的 TKI 如达沙替尼、尼洛替尼等治疗,在获得分子学缓解后接受第二次 allo-HSCT,造血重建后再给予 DLI 以增强移植物抗白血病效应。DLI 的时机尤为重要,DLI 无法控制高肿瘤负荷的复发,在血液学复发时几乎无效,而在白血病残留病或分子学复发状态时能有效地发挥清除作用。此种情况下的 CAR-T 治疗、包括异基因 CAR-T 治疗的有效性和安全性仍在探索中。

三、Ph 阴性急性淋巴细胞白血病 CR1 期

Allo-HSCT 作为强化治疗手段被认为仅有利于 Ph 阴性 ALL 高危组患者的疗效。一项大系列多中心试验 LALA-94 研究对此作了评估,共 922 例初治 ALL 患者按风险预后等级分为 4 组:①Ph 阴性 ALL 标危组,1 个疗程获得 CR、无 CNS 累及、无 t(4;11)或 t(1;19)或其他涉及 11q23 的重排、白细胞计数 $<30\times10^9$/L;②Ph 阴性 ALL 高危组(非标危组、无 CNS 累及);③Ph 阳性 ALL;④CNS 累及。对其中 211 例 Ph 阴性 ALL 高危组患者进行意向治疗分析发现,CR1 期接受 auto-HSCT 和单纯化疗的疗效相当,5 年 OS 分别为 32% 和 21%;而 CR1 期接受 allo-HSCT 的 Ph 阴性高危组及 CNS 累及组的疗效显著提高,5 年 OS 达到 51%。

但是,另一项大系列试验 PETHEMA ALL-93 研究显示,高危组患者接受 allo-HSCT 的疗效并不具优势。这项研究共入组 222 例患者,中位年龄 27 岁(15~50 岁),高危组定义为年龄 30~50 岁、白细胞计数$\geq30\times10^9$/L、或伴有 t(9;22)、t(4;11)或其他 11q 重排、t(1;19)核型异常。对 Ph 阴性 ALL 高危组患者进行意向治疗分析发现,有 HLA 相合亲缘供者组的疗效并不比无供者组好,5 年 DFS 和 OS 分别为 37% 与 46%、40% 与 49%;而且按缓解后实际接受的治疗方式进行分析也显示类似的结果,allo-HSCT、auto-HSCT 及单纯化疗的患者的 5 年 DFS 分别为 50%、55% 和 54%。

也有一些大系列试验显示 allo-HSCT 能提高标危组患者疗效、但不能使高危组患者获益。MRC UKALL XII/ECOG 2993 研究入组患者 1913 例,年龄 15~59 岁,高危组定义为 35 岁以上、诱导获得 CR 时间超过 4 周、白细胞计数高(B 系 ALL$>30\times10^9$/L、T 系 ALL$>100\times10^9$/L)、或有 Ph 染色体,其余定义为标危组。对 Ph 阴性 ALL 患者进行意向治疗分析发现有供者组

疗效显著优于无供者组，5 年 OS 分别为 53% 与 45%（P=0.01），但是这种差异只见于标危组（62% vs. 52%，P=0.02）而非高危组（41% vs. 35%，P>0.05），造成这种情况的原因部分在于高危患者中的有供者组（2 年）NRM 远高于无供者组（36% vs. 14%），从而削弱了有供者组低复发率的优势（37% vs. 63%，P<0.001）。

近期的一个 meta 分析同样显示 allo-HSCT 在 CR1 期标危组缓解后治疗中的优势。接受 allo-HSCT 患者的全因死亡率显著低于 auto-HSCT 或单纯化疗患者（RR=0.88，95%CI：0.8~0.97），同样这种差异只是见于标危组而非高危组患者中。

四、Ph 阴性 ALL 复发

ALL 复发患者的预后极差，MRC UKALL XII/ECOG 2993 研究以及 PETHEMA 研究显示，复发后中位 OS 仅为 4.5~6 个月，5 年 OS 为 7%~10%。挽救治疗能使约 20%~30% 复发患者获得 CR2，年轻患者（年龄 <30 岁）、CR1 期时间超过 2 年是挽救治疗的 2 个良好预后因素。最近的一项 1706 例的回顾性分析数据显示，挽救治疗后 40% 患者达到 CR，1 年和 3 年生存率分别为 26% 和 11%。GMALL 研究显示，复发后未接受 allo-HSCT 的患者均未存活，而挽救治疗缓解后接受 allo-HSCT 患者 OS 为 38%，此结果证实了 allo-HSCT 对复发 ALL 的重要性。美国血液骨髓移植协会基于循证医学文献提出的指南推荐，成人 ALL 复发患者通过挽救治疗或临床试验一旦获得 CR2，allo-HSCT 应作为首选方案，尤其是对于高危患者如早期复发、T 系 ALL 等。

（韩明哲）

主要参考文献

1. Pieters R，Carroll WL. Biology and treatment of acute lymphoblastic leukemia. Hematol Oncol Clin North Am，2010，24：1-18.
2. Wenzinger C，Williams E，Gru AA.Updates in the Pathology of Precursor Lymphoid Neoplasms in the Revised Fourth Edition of the WHO Classification of Tumors of Hematopoietic and Lymphoid Tissues. Curr Hematol Malig Rep，2018，13（4）：275-288.
3. Wolach O，Amitai I，DeAngelo DJ. Current challenges and opportunities in treating adult patients with Philadelphia-negative acute lymphoblastic leukaemia. Br J Haematol，2017，179（5）：705-723.
4. Terwilliger T，Abdul-Hay M. Acute lymphoblastic leukemia：a comprehensive review and 2017 update. Blood Cancer J，2017，7（6）：e577.
5. El Fakih R，Ahmed S，Alfraih F，Hanbali A.Hematopoietic cell transplantation for acute lymphoblastic leukemia in adult patients. Hematol Oncol Stem Cell Ther，2017，10（4）：252-258.
6. Paul S，Kantarjian H，Jabbour EJ. Adult Acute Lymphoblastic Leukemia. Mayo Clin Proc，2016，91（11）：1645-1666.

第三章

儿童及青少年恶性血液病

HSCT 在儿童恶性肿瘤中的应用范围广泛，自体移植主要应用于化疗敏感的儿童晚期实体肿瘤，而 allo-HSCT 主要针对儿童难治性白血病。骨髓是最传统的造血干细胞来源，最早被用于 HSCT 中。除骨髓外，外周血中亦存在少量造血干细胞。由于正常周围血中所含干细胞很少，采集前必须用药物将骨髓中的造血干细胞动员至周围血，主要包括大剂量化疗与细胞因子，目前常用 G-CSF 作为动员剂。近年来 PBSCT 发展迅速。由于外周血造血干细胞的采集具有不经麻醉，不须进手术室采集骨髓，所采干细胞中混入的残留肿瘤细胞少，移植后血象恢复较快等优点，因此，似乎有逐渐替代 BMT 的趋势。此外，脐带血中也含有造血干细胞，虽然其所含干细胞的数量不能与骨髓和外周血相比，但因其干细胞起源于更早期阶段，故具有更强的增殖潜能，目前普遍被用于儿童及低体重者的 HSCT 中，也成为儿童 HSCT 的特色之一。相对而言，儿童恶性疾病 HSCT 的指征及预处理方案与成人有较大的区别，故本章主要对 allo-HSCT 治疗儿童恶性血液病的指征及移植预处理方案进行阐述。

第一节　移植适应证

一、急性淋巴细胞性白血病

虽然相对成人而言，儿童 ALL 化疗效果远胜于成人。近年来年龄小于 15 岁儿童 ALL 治疗有很大进展，60%~90% 的患儿单用化疗可达到长期无病生存及治愈，但仍有 10%~40% 的患儿要复发。一旦复发预后极差，特别是化疗期间早期复发者生存率不足 5%。Allo-HSCT 成为拯救复发、难治性 ALL 患儿的重要选择。

究竟哪些 ALL 患儿需要在 CR1 状态下行 HSCT？一项尚未结束的初步研究结果提示：酪氨酸激酶抑制剂联合化疗能明显改善 BCR/ABLE（+）ALL 患儿的预后，并非所有 BCR/ABLE（+）ALL 患儿都需要接受 HSCT，仅泼尼松反应不良的 BCR/ABLE（+）ALL 需要移植；MLL- 重排的婴儿 ALL 中也只是部分极其高危者（如起病时白细胞大于 300×10^9/L 及起病时年龄小于 6 个月）才显示出移植的优势。因此，Pui 等认为现如今根据 MICM 分型，儿童 CR1 的 ALL 已经没有绝对的移植指征，患儿对治疗的反应情况才是评判疗效的金标准。尽管各中心对诱导治疗的时间定义略有偏差，但相对而言诱导治疗未能达到CR基本上为各中心公认的移植指征。建立准确可信的MRD检测方法，通过MRD监测、实时评估患儿的治疗反应，也是判断移植指征的关键指标。5-3-1列出了国际上三大儿童ALL研究中心针对CR1儿童ALL的allo-HSCT指征，供大家参考。

表5-3-1　目前国际上三大儿童ALL研究中心针对CR1儿童ALL的allo-HSCT指征

研究中心	CR1移植指征
AIEOP/BFM*	诱导治疗失败（诱导治疗+33天骨髓幼稚细胞≥5%）； 低二倍体（染色体数量<44）、t(4;11)或t(9;22)(BCR-ABL1)伴诱导治疗+33天或+78天MRD阳性； T-ALL伴泼尼松反应不良伴诱导治疗+78天MRD≥10^{-3}或无MRD资料； 诱导治疗+78天MRD≥10^{-3}
Children's Oncology Group	诱导治疗失败（诱导治疗+29天骨髓幼稚细胞≥25%）； 低二倍体（染色体数量<44）； t(9;22)(BCR-ABL1)（仅限MSD移植，只有当+29天MRD>1%或+12周MRD>0.01%时才具有非血缘相关供体移植指征）
SJCRH	诱导治疗失败（诱导治疗+42天骨髓幼稚细胞≥5%）； 早前T-ALL； 诱导治疗第+42天MRD≥10^{-2}； 诱导治疗+14周MRD≥10^{-3}； 治疗过程任何时候、任何程度的MRD再现

注：AIEOP：意大利儿童血液/肿瘤协作组；BFM：柏林-法兰克福-明斯特（德国）儿童ALL协作组；MRD：微小残留白血病（Pulsipher MA，et al. Biol Blood Marrow Transplant，2011，17（1Suppl）：S137-148.）

我们在临床工作中经常碰到一些国内同行推荐来移植的高危CR ALL患儿。虽然这些患儿具备了一定的高危因素，如起病初白血病细胞数量很高，或者合并了中枢神经白血病，或者白血病细胞具有双克隆、双表型的细胞特点，或者泼尼松试验反应不良等，但是结合以上国际三大中心CR1 ALL的移植指征，我们不难看出这些高危因素都不足以使患儿进入HSCT队列。他们仍然应该选择化疗，除非化疗后阶段有确切的MRD监测可评估，并且显示这些患儿的疗效已经差到一定需要移植的程度。化疗不规范也是我们在明确移植指征时需要甄别的方面。限于我国的国情，不少基层医院并没有按照标准的方案给患儿接受该有的治疗；或者治疗过程中发生了并不太严重的感染而中断了化疗；或者部分儿童或青少年在成人中心接受化疗而没有接受规范的、足够剂量的门冬酰胺酶等，这些因素都可以人为导致化疗未能达到有效程度。在这样的情况下，如果患儿未能达到一个疗程的CR，是否一定需要接受HSCT也是需要提出疑义的。

总之，因为移植后患儿的长期生存质量是远远差于化疗后生存质量的，如果移植的疗效比化疗没有明显优势的话，患儿是没有指征进入移植程序的。事实上，在儿童ALL化疗疗效不断提高的今天，仅有极少部分的CR1 ALL患儿需要接受HSCT治疗。

那么，是否所有CR2 ALL患儿都需要接受HSCT呢？一项BFM回顾性研究的结果也否定了这一观点。他们的研究发现：对于缓解期大于36个月（或者停药6个月以上）才复发的B-ALL患儿，移植治疗并未显示出明显优势，重新化疗仍然可以使1/3的患儿获得长期无病生存，化疗仍然可以作为这些患儿的主要治疗手段。此外，不伴有骨髓复发的单纯髓外复发也不是 HSCT 指征。当然大部分除此以外的 CR2 ALL，以及 CR2 以上的 ALL 患儿具有很强的移植指征，亦即无论怎样匹配的供体，即使风险较高的半相合供体都会被考虑作为这些患儿的移植供体来源。未能获得 CR 的 ALL 患儿是否应该接受 HSCT？长期随访发现 ALL 患儿在未 CR 的状态下接受 HSCT，移植后几乎全部复发，难以获得长期生存，所以一般认为这样的患儿移植意义不大。

因此，比较简单、公认的推荐儿童 ALL 异基因移植指征归纳如下：

1. CR1 诱导治疗失败 ALL，泼尼松反应不佳的 BCR-ABL(+)ALL，起病时粒细胞大于 $300\times10^9/L$ 或年龄小于 6 个月的 MLL+ 婴儿 ALL，诱导治疗 2 疗后 MRD$\geq10^{-3}$ 的 ALL。

2. CR2 除外早期、单纯的骨髓外复发，除外停药 6 个月以上的 B-ALL 复发患儿。

3. CR3 以上 均应移植。

4. 未 CR 无移植指征。

严格而言：allo-HSCT 治疗儿童 ALL 的指征不仅随着化疗效果的改变而变化，而且还随着供、受体血缘相关与否及 HLA 匹配度的变化而变化。一般认为，同胞相合供体是最佳的移植供体来源，非血缘全相合供体次之，亲缘半相合供体最后考虑。亦即一个指征不太强的 ALL 患儿也许移植指征仅限于同胞相合供体，如果没有这样的供体，患儿仍然应该接受非移植治疗。一直以来，我们都遵循着这样的法则，使得移植的指征显得更复杂、较难遵循。但是，随着移植技术的不断改善、GVHD 治疗效果的逐渐提高，尤其是 KIR 不相合移植更有效地发挥移植物抗肿瘤作用概念的提出，使得供体选择并非完全依赖于亲缘相合或 HLA 匹配度。而且，更主要的是临床实践也提示不同供体对疗效的影响正在逐渐减弱。一些资料甚至提示同胞相合供体移植后的高复发风险使得其移植疗效差于其他供体。因此，我们不在此赘述不同供体、不同 HLA 匹配度的儿童 ALL 移植指征。

二、急性髓系白血病

随着经典化疗方案的推广应用，AML 患儿的诱导缓解率已达 70%~85%，化疗可以使得 60% 的患儿获得长期无病生存。儿童 AML 虽然发病率仅占儿童白血病的 1/4，但是死亡病例占儿童白血病的 1/2 以上。相比 ALL，除 M3 之外的大部分 AML 化疗效果不如 ALL，儿童 AML CR 率较低，复发、难治者预后更差，更多患儿需要借助 HSCT 才能获救。

毋庸置疑，≥CR2 的 AML，无论是同胞相合供体还是非血缘相合供体都应该进行 HSCT。但选择哪些 CR1 的 AML 患儿进行 HSCT 就不是件简单的事情。这主要因为对于儿童 AML 分子标记尚处逐渐认识中，疾病危险度分型的标志还不是很清晰，治疗结果尚在完善中。因为初治化疗方案各异，各个中心报道的结果也不是很一致。儿童 AML 的预后与宿主因素、治疗反应和 AML 特点三大因素相关。各种白血病亚型中 M3 预后良好，M0、M6、M7 预后相对较差，治疗相关的 AML、MDS 转化而来的 AML 预后极差。

患者的种族、超重或低体重、患者年龄、AML 特有的染色体、异常融合基因、白血病细胞表面标记和药物代谢差异都与预后有一定关系。非理想体重会增加患者的治疗相关的毒性反应。婴儿 AML 的预后各家报道不一。大多数中心应用与一般年龄儿童 AML 一样的方案提示疗效略优。起病时白细胞数量超过 $100\times10^9/L$ 提示预后差。核结合因子相关 AML（CBF-AML）主要包括 t(8;21)(q22;q22) 和 inv(16)(p13q22) 两种 AML，因为导致 CBF 转录因子的异常而命名，两者分别占儿童AML的12%和7%。近年研究发现应用大剂量阿糖胞苷为主治疗此类AML能分别达到54%和75%的长期无病生存率，因而被认为是预后良好的标志，一般在CR1状态下不考虑HSCT。但国内不少中心报道t(8;21)AML并非预后良好，可能此种核型异常的AML存在一定的地区差异。上海血液研究所Chen等报道c-KIT的过度表达或突变提示预后不良，但国际儿童肿瘤协作组(COG)更大样本的研究并未发现儿童CBF-AML c-KIT突变与预后相关。目前我国儿童CBF-AML c-KIT突变与预后的相关报道尚缺乏。此外，7%~10%的AML患者存在5、7号染色体的异常(-7/7q-或-5/5q-)。MRC AML12系列中细胞遗传学类型如-7、t(9;22)等是不利因素，5年OS仅40%。近年研究发现：AML的FLT3-ITD突变激活了增殖途径，同时还参与人$CD34^+$细胞的自我更新，具有此种分子异常者预后不良。此外，MLL^+AML占AML的15%~20%，因其伙伴基因有200多种，是一组异质性很大的疾病。MLL相关AML以M5、M4多见。MLL^+AML中65%为婴儿AML，且以MLL-AF9多见，约占40%，预后相对较好，一般不列入高危组，不考虑HSCT。MLL-AF1预后更好，曾有OS高达92%的报道。除此以外的MLL^+AML预后不佳，具有HSCT指征。本中心通过下一代测序发现了24个新的MLL伙伴基因，且发现复杂易位较单条直接MLL融合基因具有更高的危险度，而互惠融合的患儿相对于复杂易位组以及单条直接MLL融合组临床预后稍好。

不管受者情况、白血病特征如何，对AML化疗的治疗反应始终是评估疗效的金标准。治疗相关MRD的实验室监测对于筛选高危AML，评估疗效相当重要。15%的AML患儿可以通过流式细胞监测到FLT3/ITD。15%~20%的AML患儿可以通过起病初的AML细胞表面免疫标记监测到MRD的变化。流式细胞监测白血病MRD的灵敏度达到1/1000~1/10 000。因此，通过染色体、融合基因、流式细胞AML表型和分子标记的监测，大部分患者可以评估治疗反应，判断预后。有研究通过流式细胞AML免疫表型的监测发现，从MRD转阳性开始，平均173天后AML将复发，从而为早期干预提供了重要信息。但MRD的监测必须以稳定、可行的实验结果为前提。针对我国的国情，相信大多数的移植医院尚不能普遍开展这些检查，或者监测结果还缺乏可评估的质控指标，因而尚不能用于指导决定患儿是否需要进行HSCT。相对而言，AML治疗1个疗程后的肿瘤细胞比例尚存多少是每个移植中心都能明确得到的检测指标。MRC10AML临床试验的结果发现：儿童AML 1个疗程后骨髓原始细胞尚存15%以上的患儿预后明显不良，并将此定义为儿童难治性AML；而1个疗程后原始细胞5%~15%的PR患儿仍能取得较好的疗效。此后，包括MRC、COG在内的许多中心将诱导治疗1个疗程后原始细胞大于15%定义为原发诱导失败。但St Jude儿童研究医院等将治疗1个疗程以后MRD大于1%定义为难治性白血病。

[附] St Jude和MRC对儿童AML的高危险度分类如下：

(一) 细胞遗传学异常

1. DEK-NUP214[t(6;9)]
2. KAT6A-CREBBP[t(8;16)]
3. RUNX1-CBFA2T3[t(16;21)]
4. -7,-5,5q-
5. Mll重排突变除外t(9;11)

6. inv(3)(q21q26.2)
7. CBFA2T3-GLIS2[inv(16)(p13.3q24.3)]
8. ETV6-HLXB[t(7;12)(q36;p13)]
9. NUP98-NSD1
10. FLT3-ITD 合并 NUP98-NSD1 或 WT1 突变
(二)特殊类型 AML
1. MDS 转化 AML
2. 化疗相关 AML
3. AML with minimal differentiation or Acute Erythroid Leukemia
4. M7 伴有 KMT2A 重排,CBFA2T3-GLIS2[inv(16)(p13.3q24.3)],或 NUP98-KDM5A[t(11;12)(p15;p13)]
(三)治疗反应不佳
一疗程 MRD≥1%
二疗程 MRD≥0.1%
(四)CR2 以上的 AML
(五)PR 状态的 AML

不同于 ALL,AML 患儿经积极化疗 2~3 个疗程后仍未达 CR,仍然可以考虑行 allo-HSCT,但骨髓幼稚细胞尽量不大于 20%,亦即处于 PR 状态。尽可能降低幼稚细胞比例,可以减少移植后复发,但一味追求缓解,可能错失最佳移植时机,所以化疗和移植间的紧密衔接非常重要。复发、难治 AML 是最先进行 HSCT 的疾病。1971 年起西雅图移植中心率先应用 TBI 的预处理方案完成了 54 例 AML 的移植。在 AML 移植历程中具有里程碑作用的是 20 世纪 80 年代末成功进行了以 Bu 为主的非放疗的预处理,在取得移植良好效果的同时,减少了因放疗而导致的远期毒副反应,因此 BuCy 已经成为经典预处理方案沿用至今。Bu 静脉制剂的出现,减少了口服大剂量 Bu 所致的多种副作用,患者耐受性好,个体间药代动力学参数重复性高,治疗效果确切,DFS 提高,使得 BuCy 成为 allo-HSCT 中应用较普遍的预处理方案。尽管近年来许多中心正在探索以 Flu 替代 Cy,以每天一次静脉 Bu 替代每天 4 次用药的预处理,但经典的 BuCy 预处理仍然为多数移植中心所接受。

三、慢性粒细胞性白血病

CML 是造血细干胞胞克隆性疾病,是一种骨髓增生性造血干细胞性疾病,占儿童白血病的 3%~5%。CML 的自然病程分为 CML 慢性期(CML-CP)、CML 加速期(CML-AP)和 CML 急变期(CML-BP)。在 CML 治疗的 100 多年历史中曾使用过砷剂、切脾、脾区放疗及 Bu、羟基脲等化疗作为姑息治疗,但无一能改变其自然病程。儿童慢粒的临床特点与成人慢粒相似,即 95% 的患者存在 t(9;22)或 Ph 染色体及长度为 210Kb 的 BCR-ABL 融合基因,起病时多伴有脾大,许多患者是在血液检查时因血细胞明显增多而进一步就诊。CML 进入加速期的患者应尽早接受 allo-HSCT,若进展至急变期则主张先进行化疗,待达到第二次慢性期后再考虑 HSCT。

Allo-HSCT 是目前唯一能使 CML 患者获得根治的方法。虽然大多数患者经骨髓清除性预处理后已获得完全的血液学及细胞遗传学缓解，但整个疗效仍取决于骨髓移植时疾病所处的阶段。急变期行移植者其 EFS 率仅 10%~20%，加速期作移植者，DFS 率为 35%~40%，而慢性期行移植者，DFS 率可达 50%~80%。移植失败的主要原因是复发，急变期进行移植者，复发率可达 60%，而慢性型进行移植者，复发率仅为 10%~20%。EBMT 儿童白血病工作组大样本研究显示：儿童 CML 同胞和无关供者移植 3 年 OS 和 DFS 率分别为 66% 和 55%。CML-CP1 同胞供者移植 OS 和 DFS 分别为 73% 和 63%；无关供者移植分别为 65% 和 56%，总体疗效优于成人。

脾大是 CML 的特征，是疾病受累的主要部位，也是骨髓移植后主要的不良预后因素。某些研究者推荐移植前先作脾切除术或脾脏放疗以消除潜在的残留病灶。虽然研究显示移植时脾大与移植后高的复发率无关，但明显脾大者可影响血小板输注的效率，并延迟移植后血象恢复的时间。也有学者提出成人 CML 伴巨脾，移植前低剂量脾区放疗或切脾可降低移植后难治性全血细胞减少的发生。骨髓纤维化是慢粒加速期的特征，是接受标准化疗预后不佳的因素之一。移植过程中骨髓纤维化的存在可延长造血恢复的时间，一旦植入成功，则骨髓纤维化可逆转。在没有 HLA 相合的同胞供体或一个位点不相合的家庭成员供者时，可用非血缘供体。研究结果提示 DFS 率与接受 HLA 相合的同胞供体移植相当。当疾病处在慢性期，接受无非血缘供体的 HSCT 后，其复发率小于 10%，儿童 EFS 率可达到 75%。

伊马替尼（格列卫）的问世改变了 CML 的治疗进程。2006 年 Druker 等总结了伊马替尼国际随机Ⅲ期临床试验随访 5 年的结果，成人患者 5 年完全血液学缓解率为 98%，主要细胞遗传学缓解率为 92%，完全细胞遗传学缓解率为 87%，大多数在 12 个月以内获得缓解，缓解强度随治疗时间延长而增强，整体 5 年 OS 为 89%。该药可以使患者在短期内就达到分子生物学的缓解，因此患者在用药期间可以处于长期的慢性期。2003 年伊马替尼被批准用于儿童，初始剂量为每天 $300mg/m^2$（$260\sim340mg/m^2$），疗效与成人相似。CML-CP 儿童大多数治疗 3 个月后血常规恢复，治疗 1 年后完全血液学缓解率为 96%，细胞遗传学缓解率为 69%。目前并无前瞻性研究对比伊马替尼作为一线治疗与移植治疗的疗效差异，大多数历史性对照显示伊马替尼 5 年 DFS 及 OS 均表现出明显的优势。因此 2008 年美国国家癌症治疗指南做出重大修改，将伊马替尼推荐为 CML-CP 的一线治疗，而将 allo-HSCT 列为 CML-CP 的二线治疗。因原则上该药不能治愈 CML，目前我国仍然认可将异基因移植作为儿童 CML 的首选治疗，但其中的利弊关系需与患儿家长明确解释，年长患儿更有权利参与决定药物或移植治疗。对于加速期、急变期患者，伊马替尼等酪氨酸激酶或联合化疗能使大部分患者重新回到慢性期。CML 移植的另一问题是移植前使用伊马替尼是否通过选择耐药克隆、增加器官毒性、影响免疫细胞活性等增加移植相关并发症和降低疗效。包括美国国际骨髓移植研究中心在内的多项临床研究发现：移植前给予伊马替尼治疗对干细胞植入、预处理毒性、急慢性 GVHD、OS 方面并无不利影响。

四、青少年粒单细胞性白血病

青少年粒单细胞性白血病（JMML）是青少年特有的一种慢性白血病，约占儿童白血病的 2%~3%，allo-HSCT 是唯一能治愈该疾病的方法。欧洲协作组研究曾发现：发病时患儿血小板大于 $3.3\times10^9/L$ 或胎儿血红蛋白低于该年龄患儿 15% 以下者预后相对好些，亦即起病时血小板低、年龄大于 2 岁、胎儿血红蛋白高于正常 15% 是预后不良的指标。因此为了根治这些患儿，无论什么样的供体都有治疗该疾病的指征，且预后不良患儿需要抓紧时间进行移植。

尽管 HSCT 是治愈 JMML 的唯一选择，但除了以上所述的一些临床特征外，迄今尚缺乏确切的分子标记可以用来判断预后。Silvia 等通过 JMML 基因表达谱的分析研究显示：90%JMML 患儿存在 NF1、KRAS、NRAS 或 PTPN11 等 RAS 信号途径的基因异常。基因表达谱可将 JMML 分成 AML 样 JMML 及非 AML 样 JMML，尽管两者在上述基因及染色体 -7 的发生率方面没有明显差异，但后者预后明显好于前者。近年来对 JMML 的深入研究发现 JMML 是一种异质性疾病，不同亚型预后不一。Noonan 综合征、CBL 综合征者预后差，即使移植也无明显疗效的提高，故认为对这类患儿移植意义不大。2005 年 EWOG-MDS/EBMT 报道的 100 例 JMML 移植数据，是迄今样本量最大的报道，平均年龄仅 1.4 岁(0.1~14 岁)，移植后约 50% 得以长期生存，除了 13% 的移植相关死亡外，35% 患儿经历了移植后复发，提示移植后复发是治疗失败的主要原因。女孩、大于 4 岁患儿预后较差。三分之二的患儿染色体检查正常，染色体 -7 是最常见的核型异常，占整组患儿的 20%，但不同于 MDS 及 AML，染色体 -7 并没有显示与预后相关。研究显示：JMML 是一组高度异质性的疾病，具有 AML 样基因异常的 JMML 患儿较不具有 AML 样基因异常者预后明显差(生存率分别为 7% 和 74%)。针对增高的异常细胞是否需要移植前化疗，该报道持否定意见。针对异常肿大的肝脾，移植前是否需要行脾切除术？尽管该 100 例患儿中 24 例移植前切除了脾脏，但结果并未提示脾切除能减少复发或提高生存率，因此，尽管脾切除能减少血小板输注无效、增加植入率，也应慎重考虑对年幼的 JMML 患儿进行脾切除。即使选择了脾切除术，也需要接受肺炎链球菌疫苗接种和青霉素应用来预防感染。令人比较欣慰的是：回顾性分析 13 例复发后接受第二次移植的 JMML 患儿的临床资料后发现，即使是移植后 6 个月内早期复发的患儿，再次移植仍然能使 50% 的患儿获救，提示再次复发的 JMML 患儿行再次移植是值得的。

五、恶性淋巴瘤

恶性淋巴瘤作为儿童的第三大肿瘤，70% 的患儿起病时伴有骨髓、骨骼及 CNS 的远处受累。恶性淋巴瘤主要有 HL 及 NHL。多种药物的联合化疗是治疗恶性淋巴瘤的基本方法。处于疾病早期的患儿 90%~95% 可通过化疗治愈，即使是晚期患儿，近年来联合化疗也可使 60%~90% 的患儿获得 5 年无病生存。故非难治、复发患儿一般不需要接受 HSCT。但复发、难治患儿的治疗仍然存在很大挑战。

(一) 霍奇金淋巴瘤(HL)

HL 是预后良好的儿童恶性实体瘤，单纯化疗几乎可以治愈，即使晚期复发的再次应用标准的治疗方案仍有较大的治愈机会。但是，米兰合作组对于经过积极 MOPP/ABV 方案治疗后早期复发的患儿，即使使用大剂量化疗也只有 10%~20% 的长期生存率。从 20 世纪 80 年代起，人们尝试用 auto-HSCT 的方法以提高治疗淋巴瘤的疗效。由于 HL 的良好治疗反应，所以仅复发、难治患儿才需要接受 auto-HSCT。一般认为，起病时肿瘤体积大于 10cm、有 B 症状、有肺部或者两处以上淋巴结外组织受累者预后不良。通常这组患者占 HL 患儿的 10% 以下，他们通常在 1 年内疾病进展恶化，有的甚至从来未能达到缓解。HL 是一种对放疗敏感的实体肿瘤，所以一开始人们就探索含有 TBI 的预处理方案，但发现较大的副作用，包括较高间质性肺炎的发生率。在探索化疗为主的预处理方案中，北美国家普遍应用 CBV(Cy,carmustine and etoposid)方案,而欧洲多应用 BEAM(BCNU/VP16/Cy /Mel)方案。根据 EBMT 的回顾性资料分析显示:后者的疗效略好于前者,但应用过程中必须严密注意 BCNU 的肺纤维化后遗症。通常 BCNU 的剂量为 300mg/m^2,当一些中心尝试着将剂量增加到 600mg/m^2 时,移植相关的死亡率增加了 1 倍。更需注意的是如果患儿移植前曾经接受过纵隔或者肺部的放疗,将明显增加 BCNU 的毒性反应率。同时应用皮质激素可以减少毒副作用的发生。大多数中心报道难治、复发 HL 自体移植后仍有 50%~60% 的 3 年以上长期生存率。但是随着存活病例的增多,治疗相关的 MDS、AML 等第二肿瘤的发生率也逐渐增多。尽管西雅图 Anderson 等对 HL 进行的同胞异体移植的结果提示异基因移植能较自体移植明显减少复发几率,但异基因移植治疗 HL 很少被各移植中心所采纳。

(二) 非霍奇金淋巴瘤(NHL)

复发、难治 NHL 有 HSCT 指征,但是患儿是接受自身还是异基因 HSCT 一直存在争议。高剂量化疗结合 auto-HSCT 是传统的治疗化疗敏感的复发、难治 NHL 的基本选择。来自 Won 等的包含了 33 例难治、复发病例的报道显示,相对于单纯化疗的 16% 的长期生存率,自体移植达到了 59% 的 2 年 DFS,但和 CCG 等多数中心的资料一样,一是样本数量比较小,其次是这些都是非随机对照的研究结果。Auto-HSCT 联合化疗使得患儿的疗效有所提高,一些中心也尝试对难治、复发 HNL 患儿进行 allo-HSCT 治疗。对于这些预后不良的患儿,迄今尚无公认的治疗指南可以遵循。随着治疗方案的改进,复发、难治的 NHL 的比例也在不断发生变化,按照早期方案治疗失败的患儿,按照目前强烈的联合治疗可能就可达到缓解,这也是移植指征难以确定的重要原因。Loiseau 报道的 24 例复发、难治 NHL 以 Bu 为预处理的自体移植治疗,70% 的患者有效,但长期无病生存仅 33%。近年来总体趋势是由于一线方案的逐渐加强,使得进入移植治疗的难治病例化疗耐药性更强,治疗难度更高,移植疗效受到更大的挑战。何时进行移植也存在不同意见。一些中心主张对伴有远处转移和延迟缓解的高危患儿,移植应该成为一线治疗措施,而更多的中心将移植治疗保留到疾病复发、进展或治疗不缓解时才考虑。另外,针对不同的病理亚型的 NHL,也有不同的移植意见。总之,移植指征必须根据化疗疗效、病理类型、疾病状态,甚至异基因供体的 HLA 匹配程度综合考虑。通常而言,髓外病灶复发者多考虑 auto-HSCT,而骨髓复发者多主张 allo-HSCT。除此之外,BFM 曾经对 20 例复发、进展期大细胞间变性恶性淋巴瘤患儿进行了 allo-HSCT 治疗,获得了 75% 的长期 DFS,仅 15% 的治疗相关死亡及 10% 的移植后复发,提示具有有效的移植物抗淋巴瘤作用。近年来,也有不少异基因移植成功治疗儿童外周 T 细胞淋巴瘤的尝试。

六、骨髓增生异常增生综合征

骨髓增生异常增生综合征(MDS)是一组起源于造血干细胞的获得性克隆性疾病,其特征性病理生理改变是克隆性造血干 / 祖细胞发育异常和无效造血,其基本临床特征是骨髓中造血细胞有发育异常的形态学表现和外周血中血细胞减少,以及转变为 AML 的风险很高。儿童 MDS 是一种少见疾病,占儿童造血系统肿瘤的比例还不足 5%,研究表明儿童 MDS 与成人有很大的不同,这两者是否是同一疾病实体,本质上是否相同,尚需进一步研究。儿童 MDS 男性多于女性,男 : 女约为 1.5 : 1。近 1/3 的患儿伴发先天性或遗传性异常,治疗相关 MDS 非常少见。儿童原发性 MDS 的临床表现与成人相似,其症状常与贫血及白细胞或血小板减少有关。肝、脾大较成人 MDS 明显多见。患者多为高危 MDS,病情进展迅猛,常很快转化为 AML。患者对一般治疗反应差，平均生存期 9.9 个月。根据临床特点，MDS 可分为两大类。一类以血细胞减少为主，临床常与 AA 难以鉴别，治疗原则也基本同 AA，对于输血依赖的低增生性 MDS，具有 allo-HSCT 的指征。另一类是以幼稚细胞比例增高为特点的 MDS，临床有向白血病转化的趋势，异基因移植指征强，无论哪种供体都得考虑，且需要抓紧时间完善供体检查，尽早实施移植。伴有特征性染色体异常，如 -7 异常的 MDS，向白血病转化率高，也应尽早移植。7q- 患者有 2 个“重要区域”，一个位于 7q22，另一个位于 7q32~34。这些“重要区域”某个（些）基因功能的缺失可能与儿童 MDS 的发生有关。

绝大部分儿童 MDS 应将移植作为首选治疗。那些有 7 号染色单体或复杂染色体核型异常的 RCC 患儿，如有 HLA 匹配的同胞供体或无关供体，应在确诊后尽早进行移植。MDS（RAEB 和 RAEB-t）应在确诊后尽早进行 HLA 匹配的任何供体的 HSCT。现有资料表明，这些患者在移植前是否接受强化疗及骨髓原始粒细胞的比例对移植后生存率和复发率并无影响。在 WHO 成人 MDS 诊断分型标准中按骨髓原始粒细胞比例将 RAEB 再分为 RAEB-Ⅰ（骨髓原始细胞 5%~9%）和 RAEB-Ⅱ（骨髓原始细胞 10%~19%）两型。此外，将 MDS 和 AML 骨髓原始细胞的分界降低为 20%，取消了 RAEB-t 亚型。但现有资料表明这并不适合儿童 MDS。如果患者有原发性 AML 特有的染色体及其融合基因异常，如 t(8;21)/AML1-ETO、t(15;17)/PML-RARα、Inv(16)/CBFβ-MYH11、t(9;11)/MLL-AF9 等，不管原始细胞比例是多少均应诊断 AML。对于那些骨髓原始细胞比例在 20%~30% 的患儿，如无临床症状和儿童 MDS 特征性 7 号染色单体异常或前述原发性 AML 特征性染色体核型异常，应在 2 周后重复骨髓检查，如果骨髓原始细胞比例超过 30% 则诊断为 AML，如果 4 周内骨髓原始细胞比例保持稳定则诊断为 RAEB-t。干细胞来源可用骨髓干细胞或外周血干细胞。预处理方案常采用以 Bu 为基础的方案（如 EWOG-MDS 98 临床试验采用 Bu 16mg/kg，CTX 120mg/kg，Mel 140mg/m^2）。GVHD 预防：HLA 匹配的同胞供体移植常单用 CSA，其他移植常用 CSA + MTX +ATG 联合方案。同胞供体和非血缘供体 HSCT 的移植相关死亡率分别约为 15% 和 25%、5 年 DFS 分别约为 60% 和 40%，5 年复发率约 30%（两者无显著性差异）。

七、嗜血细胞性淋巴组织细胞增生症

嗜血细胞性淋巴组织细胞增生症（HLH）也称嗜血细胞综合征（HPS），目前分为原发性和继发性两大类。其中原发性 HLH 又可分为两类：一是伴有明显家族遗传倾向者，称为家族性 HLH（FHL）；二是原发性免疫缺陷病相关性 HLH。继发性 HLH 常继发于病毒、原虫、真菌、细菌、自身免疫性疾病、恶性肿瘤等。但无论原发性还是继发性 HLH，其病因及其发病机制均复杂，早期症状不典型，诊断较为困难。本病常因持续发热而易与感染性疾病相混淆，但该病进展迅速，许多患儿因就医不及时或诊断不能明确而迅速(数小时或数天内)死亡。该病的发病率较低，对其认识较晚（1952 年首次报道），且属于多因素引起的临床综合征。感染相关的 HLH 中多见病毒（尤其是 EB 病毒）和细菌感染。血液肿瘤多见于恶性淋巴瘤，已报道可引起 HPS 的恶性淋巴瘤有外周 T 细胞淋巴瘤，NK 细胞淋巴瘤，血管中心型淋巴瘤，大细胞性淋巴瘤（T- 和 B- 细胞型），Ki-1 阳性大细胞淋巴瘤（即间变性大细胞淋巴瘤），免疫母细胞淋巴结病样 T 细胞淋巴瘤和进展性 NK 细胞白血病。HLH 预后不良，取决于潜在疾病的严重程度及细胞因子风暴的强度，约有半数病例死亡。呈暴发性发病者病情急剧恶化，4 周内死亡。生存者 1~2 周血细胞数恢复，肝功能恢复需较长时间（3~4 周）。

(一) 家族性 HLH

FHL 为先天异常,病程将逐渐进展到药物不能控制而影响生命,故一旦确诊,即明确了移植指征。PRF1、UNC13D、STX11 和 STXBP2 是最常见的基因异常,HSCT 已经成为救治该类儿童的唯一希望。低年龄、有 CNS 侵犯提示预后不良。欧洲协作组报道了他们按照 HLH94 方案治疗了 249 例 HLH 的情况,其中 50% 患儿接受了 allo-HSCT,长达 6.6 年的随访发现移植后 5 年 OS 达 66%。

(二) 非 FHL

非家族性 HLH 可由各种原因引起,预后差异悬殊。通常按照经典方案治疗 8 周作为时间节点,若积极治疗 8 周无效,则具有 allo-HSCT 指征。目前已报道的样本量较大的是国际组织细胞协会开展的临床研究(HLH-94)。该研究方案的药物主要包括 CSA、地塞米松、VP16 三联,同时联合 HSCT,长期生存率约为 54%。该协会在 2004 年对 HLH-94 方案进行了修改,将 VP16 提前到初始治疗时,成为 HLH-2004 方案。我们认为方案的实施上需根据临床实际情况。比如由于重症 HLH 初诊时常伴有严重的血象降低,特别是白细胞、血小板明显降低,此时 VP16 可能需要推迟使用。另外,因为 HLH 的异质性较大,对于不同类型的 HLH,HLH-2004 方案的应用也应该具有一定的灵活性,应该视具体病情轻重来决定单用地塞米松、地塞米松 +CSA 或采用完整的 HLH-2004 方案。由于该病的复杂性,如何判断 HLH 轻重尚存在一定问题。

HSCT 对于提高 HLH 的长期生存率功不可没,是目前唯一能根治该病的方法。因此,明确诊断为原发性 HLH 特别是 FHL 者,应及早寻找供者,做好移植的准备并适时实施移植。对 EBV 相关 HLH 来说,虽然不一定属于原发性 HLH,但如经 HLH-2004 方案治疗病情难以控制,或控制后又复燃者应及时行 HSCT。HLH-94 方案治疗结果提示,对于伴有一定活动程度的 HLH 仍然可以进行 HSCT。

八、恶性实体肿瘤

因为移植过程中的 GVL 作用,使白血病患者得以长期存活。动物实验表明实体肿瘤鼠在接受异基因移植后,瘤体会明显缩小,提示移植物同样存在抗肿瘤作用。为了发挥移植物抗肿瘤作用,人们在晚期复发难治的儿童神经母细胞瘤、横纹肌肉瘤患者中进行了异基因移植的临床研究,虽然移植后患者的肿瘤细胞有所减少,但可能因为入选的患者移植前肿瘤负荷过高,在生存率方面并未显示出优势。一些研究者主张不要在患者肿瘤负荷太高、移植前状态很差时才考虑移植,如果将移植适应症适当放宽,可能会使疗效有所改善。

(一) 神经母细胞瘤(NB)

NB 被认为是迄今为止最有指征进行 auto-HSCT 的恶性实体肿瘤。长期随访发现自体移植能一定程度地提高患儿的预后。但鉴于疗效的提高比较有限,从欧洲骨髓移植登记处的资料可见早在 20 世纪 80 年代,就有异基因移植治疗儿童难治性 NB 的尝试,虽然一些病例在减少排异药或淋巴细胞输注后,通过 MIBG 监测发现肿瘤转移灶在缩小,证实了移植物抗肿瘤作用的存在,但因选择病例多属于极端晚期患儿,肿瘤负荷很高,所以移植物抗肿瘤作用未能起到控制疾病的作用,移植疗效并不乐观,因而 90 年代后移植数量减少。面对儿童肿瘤的这一晚期难治患儿缺乏有效治疗的现状,近年来欧美及日本学者又重新开始了异基因移植治疗儿童难治性 NB 的临床研究。相对而言,选择的患者可能不如之前那么晚期,患者的肿瘤负荷相对减低。累计共有近50例患者接受了这样的治疗，随访结果也较前好转。近年来一些学者也进行了KIR不合的CBT，甚至半相合移植的临床研究，获得了不错的效果。虽然因病例数量有限，目前尚得不到对NB患儿常规进行异基因移植的循证依据。但不管如何，儿童NB的异基因移植开创了异基因移植治疗儿童实体肿瘤的先河，移植治疗的结果证实了人体内移植物抗肿瘤作用的存在。

（二）其他恶性实体肿瘤

虽然原则上，化疗敏感的恶性实体肿瘤都可以进行auto-HSCT，但因临床研究并未发现对疗效的明显改善作用，故移植指征不强。其他恶性实体肿瘤的allo-HSCT更鲜见报道。

第二节　预处理方案

除重症联合免疫缺陷外，HSCT前所有患者均须接受预处理。预处理的目的主要有二：一为进一步清除体内的恶性细胞或骨髓中的异常细胞群，为移植物腾出空间；二为抑制或摧毁受者的免疫系统，便于干细胞植活。经典的预处理方案是清髓性的，包括Thomas提出的“TBI 1200cGy+Cy 60mg/(kg·d)×2天”方案及Santo提出的“Bu 4mg/(kg·d)×4天+Cy 60mg/(kg·d)×2天”非放疗方案。经过多年发展，目前使用的MAC常在经典方案基础上或联合VP16、ATG、Ara-C、Mel等。近年来，非清髓性预处理也逐渐受到人们的青睐，尤其适合于老年患者及脏器功能难以承受大剂量化疗者。

一、清髓性预处理

（一）以全身放疗为主的预处理

放疗的细胞周期非特异性抗肿瘤的作用已被公认。CTX为抗肿瘤药中免疫抑制作用较强者，可增强TBI的作用，对于造血系统以外的器官，两者几乎无重叠的毒性，故组成了经典的CTX+TBI的预处理方案。其中CTX的基本用量为60mg/(kg·d)，连用2天，而TBI的剂量及用法却有较大差异。最初人们用单次照射，剂量7~10Gy。患者对照射总剂量的耐受性与剂量率密切相关。所谓剂量率是指单位时间内接受照射的剂量，一般认为剂量率超过6cGy/min则间质性肺炎的发病率明显升高。近年来，许多单位推荐分次TBI(FrTBI)代替单次连续TBI，每日剂量2~4Gy，分1~3次完成，总剂量可达12~15Gy，4~6日完成。采用此方案的学者认为FrTBI可减少肺部并发症，并可通过提高剂量率、缩短放射时间，降低相关毒性。目前已被临床广为应用。

（二）以白消安为主的非放疗性预处理

由于某些HSCT中心不具备可供TBI的放射源、有的患者既往已接受过大剂量放疗不适宜再接受放射治疗，再者，放射治疗所造成的远期影响远远大于化疗的损伤，第二肿瘤的发生率也较其他的治疗方法明显增多，因此需要尽可能使用不含放疗的预处理方案。1983年Santos等首先对AML患者应用大剂量Bu加CTX的预处理方案，即Bu/Cy方案。Bu总剂量16mg/kg，分4天口服。CTX总剂量200mg/kg，分4天静脉滴注。之后Tutschka等又将其加以修改，把CTX总剂量减为120mg/kg，Bu剂量不变，称小Bu/Cy方案。与前者相比，小BU/Cy方案的预处理相关毒性相对低，但因曾有研究显示儿童髓系白血病BuCTX200较BuCTX120的抗白血病作用更佳，移植后复发率更低，故目前大多数中心仍将BuCTX200作为儿童 AML 标准的 MAC。近年,欧美市场已经上市的 Treosufan 较 Bu 显示了明显减少毒副反应的优势,有逐渐替代 Bu 的趋势。

Bu/Cy 方案减少了 TBI 所引起的对患者生长发育、第二肿瘤等的影响,但有报道增加了 VOD 及出血性膀胱炎的发病率。就疗效而言,对于早期 AML 或 CML 患者,两种方案抗白血病作用相似。但目前研究结果显示 ALL 对放疗应更敏感。Willemze 比较不同预处理方案治疗儿童急性白血病,认为含 TBI 的预处理在 ALL 中有更高的 DFS 和更低的复发率,并且分次 TBI 优于单次 TBI。儿童白血病应选用分次和高放射线生物学剂量的 TBI。MAC 最大限度地清除残留肿瘤细胞、减少复发、促进早期植入,因此是理想的治疗难治性白血病的预处理方案。只是年龄小于 2 岁的幼儿,为了减少其过大的远期毒副作用一般不选择 TBI 的预处理,而是通常加上依托泊苷以增加移植疗效。近年来,静脉 Bu 为儿童患者带来了福音,保证了用药剂量的准确性、药物浓度的稳定性,减少了 VOD 及出血性膀胱炎等移植相关并发症的发生率。放疗和非放疗这两种预处理究竟对儿童白血病移植患儿的并发症和预后有何影响,对此 Xu 等运用循证医学的原理和方法分析不同的预处理方案对儿童白血病的治疗效果和不良影响。通过 18 个临床研究试验共 3175 血液病移植患儿的 meta 分析发现:儿童白血病 allo-HSCT 中,TBI/Cy 和 Bu/Cy 两种预处理方案植入失败率、GVHD 发生率无明显影响,但 TBI 组移植后白内障、间质性肺炎及晚期生长发育障碍发生率增高,Bu/Cy 组 VOD、出血性膀胱炎及移植后治疗相关死亡率增加。对于急性白血病(ALL 或 AML),TBI 组移植后白血病复发和移植相关死亡少,生存率高;而对于 CML 组,TBI 组具有较高的移植后复发、较低的移植相关死亡和相似的长期 DFS。这提示不同预处理具有不同的影响,不同疾病需要采纳不同的预处理。

二、非清髓性预处理

至少有两大发现对于传统的移植预处理提出了质疑。首先,越来越多的事实已证实大剂量预处理方案,即使其剂量已大到引起严重的器官毒性,仍不能完全清除体内残余的恶性肿瘤细胞。如 IBMTR 显示:对于 CR1 的 AML 和慢性期 CML 进行同卵双胎的干细胞移植后,60% 的患者将复发。其次,许多研究发现:成功的异基因移植有赖于移植物抗肿瘤细胞的免疫反应。IBMTR 显示:CR1 的 AML 和慢性期 CML 经 HLA 全相合的干细胞移植后,复发率仅为 20% 及 10%,说明 GVL 作用在移植过程中起着很重要的作用。这些发现支持用 DLI 来治疗移植后复发的患者,并可使患者重新获得 CR。应用这一知识,结合如何更好地控制宿主和移植物免疫细胞的功能,为干细胞移植提供了新的研究方向,由此产生的非清髓性移植使得更多的患者有机会接受干细胞移植治疗。非清髓性干细胞移植,顾名思义预处理过程并非如传统的方法将受者骨髓清除掉。因而受者造血功能的完全恢复较快,一般少于 28 天;如若植入失败,自身造血很快重建,故不必将自身干细胞冻存以备不测。

非清髓移植是通过异基因造血干细胞的逐渐植入产生 GVL 作用来达到治疗目的。移植物的逐渐植入和伴随着其植入而产生的抗白血病细胞作用需要通过一定的时间而实现的。故对于高危、肿瘤负荷较高的儿童患者不适宜采用这种方式,因为此类患者往往来不及等到移植物发挥抗肿瘤作用疾病就复发了。所以非清髓移植在儿童仅适用于病情进展较慢或非恶性疾病的移植。关于儿童非清髓性预处理的临床研究较少,尤其是难治性白血病患儿往往等不到移植后的 GVL 产生疗效时,白血病就复发。Del 报道非清髓预处理方案治疗

21例白血病患儿，移植失败率为24%，完全供者嵌合比例仅为62%，但所有患儿均发生感染并且3~4级非血液学毒性占33%，未显示出非清髓预处理减低毒性反应的优势。因此有专家认为非清髓移植不应常规用于儿童患者。但对于一些确实无法耐受MAC、一般情况很差而又急需移植的患儿来说，非清髓预处理是一种值得使用的方法。此外对于非恶性疾病的患儿，若能采用非清髓性预处理则将明显改善移植后患儿的生存质量，但应注意保证一定的植入率。

总之，预处理方案的选择应结合患儿的疾病状态和种类、年龄、一般情况、近远期毒副作用承受能力、既往使用过的方案以及将进行的移植类型综合考虑。尤其应与GVHD的预防、嵌合体的检测相互配合，以达到平衡毒副作用与复发率的最佳状态。

（陈　静）

参考文献

1. Pulsipher MA, Peters C, Pui CH. High Risk Pediatric Acute Lymphoblastic Leukemia: To Transplant or Not to Transplant? Biol Blood Marrow Transplant, 2011, 17: S137-S148.
2. Tallen G, Ratei R, Mann G, et al. Long-term outcome in children with relapsed acute lymphoblastic leukemia after time-point and site-of-relapse stratification and intensified short-course multidrug chemotherapy: results of trial ALL-REZ BFM 90. J Clin Oncol, 2010, 28: 2339-2347.
3. MacMillan ML, Davies SM, Nelson GO, et al. Twenty years of unrelated donor bone marrow transplantation for pediatric acute leukemia facilitated by the National Marrow Donor Program. Biol Blood Marrow Transplant, 2008, 14: 16-22.
4. Pulsipher MA, Hunger SP, Gamis AS, et al. Allogeneic marrow transplantation in children with acute leukemia: careful comparison with chemotherapy alternatives required. Leukemia, 2010, 24(6): 1212-1216.
5. Jiao B, Wu CF, Liang Y, et al. AML1-ETO9a is correlated with C-KIT overexpression/ mutations and indicates poor disease outcome in t(8;21) acute myeloid leukemia-M2. Leukemia, 2009, 23(9): 1598-1604.
6. Bresolin S, Zecca M, Flotho C, et al. Gene expression-based classification as an independent predictor of clinical outcome in juvenile myelomonocytic leukemia. J Clin Oncol, 2010, 28: 1919-1927.
7. Xu SX, Tang XH, Xu HQ, et al. Total body irradiation plus cyclophosphamide versus busulphan with cyclophosphamide as conditioning regimen for patients with leukemia undergoing allogeneic stem cell transplantation: a meta-analysis. Leuk Lymphoma, 2010, 51(1): 50-60.
8. Liu Y, Lixia D, Jianwei L, et al. Relatively favourable prognosis for MLL-rearranged childhood acute leukaemia with reciprocal translocations. Pediatr Blood Cancer, 2018: e27266.

第四章

其他成人恶性血液病

第一节　骨髓增生异常综合征

MDS是一组起源于造血干细胞的克隆性疾病，表现为血细胞的减少，一系或多系的病态造血及无效造血，最终向急性髓系白血病转化或骨髓衰竭。近年来发病机制的研究中获得了更多的基因信息使得诊断及危险度分层进一步细化，以去甲基化药物为代表的新药应用一定程度地改善了治疗局面。尽管如此，allo-HSCT仍是迄今可治愈MDS的唯一手段。

一、疾病的预后分层及移植适应证

MDS异质性强，部分患者可长达数年无明显临床症状，也可数月内快速进展。如何判断哪些患者需要移植必须依赖一个可靠的预后评分体系。由于MDS的异质性与动态变化特征，迄今国际上通用的各类预后评估体系都不同程度地具有优势与局限。因此，血液科医生应具备熟练应用各评分系统的能力，结合患者实际情况动态、及时地给出实时病情评估及预后判断。国际预后评分系统（IPSS）将MDS划分为低危、中危-Ⅰ、中危-Ⅱ和高危四组，仅接受支持治疗的患者中位生存期分别为5.7、3.5、1.2和0.4年，25%的患者转为AML时间分别为9.4、3.3、1.1和0.2年。低危及中危-Ⅰ组进一步归为低危组；中危-Ⅱ或高危归为高危组。IPSS评分系统的局限是低估了严重粒细胞缺乏和血小板减少的致死威胁、输血依赖对脏器的损耗及预后影响，也未充分考虑年龄的影响。世界卫生组织（WHO）预后评分系统（WPSS）加入了输血依赖对预后的影响。该系统中极低危、低危、中危、高危和极高危的未移植患者中位生存时间分别是136、63、44、19和8个月，50%白血病转化的时间在极高危组仅为8个月。2012年版改良MDS国际预后评分系统（IPSS-R）迄今应用最为广泛。这一系统依据MDS预后国际工作组7000例以上患者的转归及大量临床病理参数形成，将患者分为5组，极低危、低危、中危、高危和极高危组。这一评分系统整合了以往的疾病临床特征和诊断手段，但缺乏近年来迅速发展的疾病基因突变信息。例如其中的中危组异质性依然强，尚可由二代基因测序进一步危险度分层。目前IWG-pm超过3000例患者数据提示，TP53、NRAS、ASXL1、EZH2与不良预后相关，携带SF3B1则预后良好。另外，IPSS-R系统的数据来源仅限于成人原发 MDS 和接受支持治疗患者，携带 TP53 突变及复杂核型的 t-MDS、MDS/MPN，再生障碍性贫血、PNH、Fanconi 贫血等骨髓衰竭性疾病继发的 MDS 均未在评分之列。

2002 年 Deeg 等依据 IPSS 评分提出了 MDS 患者接受异基因造血干细胞移植的适应证，即 IPSS 中危 -Ⅱ及高危的患者应尽可能在诊断早期接受移植；中危 -Ⅰ及以下者如伴有预后差的细胞遗传学改变、严重的多系血细胞减少或输血依赖应将异基因移植作为首选。美国血液与骨髓移植协会（ASBMT）也建议对于诊断时为 IPSS 中危 -Ⅱ及高危的患者，在有合适供者并符合移植条件的情况下早期选择移植；而低危或中危 -Ⅰ的患者如果同时具有一些未被 IPSS 考虑的不良预后因素（如老年、难治性贫血等）也建议尽早移植。总之，国际共识或指南中对于异基因移植治疗中危 -Ⅱ及高危患者的指征没有争议。中危 -Ⅰ及低危患者由于近年来去甲基化药物的应用，以血细胞减少为表现的 MDS 部分患者血象改善，因此，需要结合基因突变等新的预后标记以及移植风险指数等因素做出决定。就上述几个经典评分系统而言，动态评估过程中一旦发现预期生存期短于 2 年应尽早选择异基因移植；骨髓幼稚细胞 5% 以上的中危 -Ⅰ患者需重视并密切随诊，建议事先备好供者，一旦病情进展尽早移植。值得说明的是迄今去甲基化药物改善 MDS 患者血细胞减少的有效率不超过 50%，常常需两个以上疗程起效，骨髓抑制期间感染威胁大，对于幼稚细胞 >5% 的 MDS 患者即使起效仅能延长数月~1 年左右的存活期，并无治愈作用。

二、影响移植疗效的因素

（一）疾病相关因素

MDS 的移植临床研究最早获得的是上述评分系统对于移植疗效的影响，这部分数据多为 10 年前的回顾性分析，在此仅供读者了解当时以同胞全合为主加上少部分非血缘全合移植疗效的概况。IBMTR 的数据显示了 FAB 分型对异基因移植预后的影响：RA/RARS、RAEB、RAEBt 移植后中位随访 1 年的 DFS 分别为 49%~73%、31%~40%、19%~25%，复发率分别是 0~13%、45%、25%~61% 以及 58%。20 世纪末期观察到 IPSS 评分对于移植后转归的预测价值。对于低危患者（幼稚细胞 <5%）3 年的总生存率（OS）为 65%~70%，复发率 <5%；而高危患者 DFS 降低为 35%~45%，复发率大约在 10%~35%。Appelbaum 等报道 281 例同胞相合 HSCT 患者中，IPSS 低危或中危 -Ⅰ、中危 -Ⅱ及高危患者 5 年 DFS 率分别为 60%、36% 和 28%。意大利移植组通过回顾性分析 1990—2006 年间移植的 365 例 MDS（MDS-AML）患者资料，分析了 WHO 分型和 WPSS 对移植结果的影响，WPSS 低危、中危、高危和极高危患者的 5 年 OS 是 80%、63%、40% 和 16%（P<0.001），复发率分别为 9%、11%、40% 和 70%（P<0.001），TRM 是 11%、28%、40% 和 26%（P=0.005）。在幼稚细胞不高的患者中，多系病态造血和输血依赖是影响 OS 和 TRM 的因素。WPSS 对移植的影响在清髓性移植和 RIC 患者中都存在，而在 >50 岁（81 例）的老年患者人群中，WPSS 是影响复发的独立因素，对 OS 也有一定的影响（P=0.06）。

上述预后评分系统对移植疗效的影响经常被误读为移植前需要尽可能地通过去甲基化药物或化疗降低肿瘤负荷。事实上，幼稚细胞比例（5%~19%）远比预后不良的染色体核型或基因突变对移植的预后影响小。Onida 等将 692 例同胞配型相合移植 MDS 患者按染色体核型 IPSS 分类分为好、中、差三组，发现三组患者 3 年 OS 分别为 47%、40% 和 31%，生存率差异的原因主要在于复发率的影响，复发率（RR）在三组中分别为 34%、35% 和 57%。类似地，

Neville 等将 60 例患者按核型的好中差分组，7 年的 RFS 在三组中分别为 51%、40% 和 6%，复发率则相应为 19%、12% 和 82%。Fred Hutchinson 对 1042 例 MDS 移植患者按照改良的 IPSS 染色体 5 分类法分为极好、好、中等、差、极差五组，3 年的 OS 分别为 46%、46%、41%、37% 和 8%，复发率分别为 8%、17%、19%、26% 和 48%。改良的染色体 5 分类法对于高危患者有意义，但对于 MDS-RA 低危患者染色体异常并不影响预后。移植前减少的幼稚细胞的治疗意义并不明确，可以肯定的只有 Blast>10% 而拟接受 RIC 者。对于已经确定接受移植的患者，在移植前准备阶段给予去甲基化药物或化疗的另一个错误理由是避免治疗空白期。与用药风险及其有限的疗效相比，移植前更充分的支持治疗，如清除控制感染灶、改善贫血、改善脏器功能显然更有帮助。目前国内大的移植中心对于 RAEB 患者多在移植前以支持治疗为主，不经任何化疗而直接启动移植，对于已经向 AML 转化的患者，尝试性应用 1~2 疗左右 AML 诱导方案，无论是否达到完全缓解，均权衡治疗相关毒性与短暂的缓解期在其他条件允许的情况下尽早做出是否启动移植的决定。

二代测序技术使得近年的 MDS 危险度分层及预后评估更加精细化，一些正常染色体核型、评分系统为中低危的患者由于基因突变结果预后信息和治疗策略导向更加清晰。Bejar R 等人就此先后进行了大量工作，不仅明确了各类基因突变在 MDS 中的分布规律，还提出了部分基因的预后意义。如 MDS 患者携带 TP53、EZH2、RUNX1、ASLX1 或 ETV6 五类基因中的任何一个都提示不良预后。他使用大规模平行测序技术（MPSS）检测了 87 例 MDS 患者 HSCT 前肿瘤样本的 40 个 MDS 相关基因突变，92% 的患者可检测到突变，ASXL1（29%）、TP53（21%）、DNMT3A（18%）和 RUNX1（16%）基因突变频繁。在单因素分析中，只有 TP53 突变与短 OS 和 PFS 相关（P<0.001）；经临床变量调整后，TP53（P<0.027）、TET2（P<0.033）和 DNMT3A（P<0.049）基因突变与 OS 下降相关。在多因素分析中，TP53 和 TET2 基因突变与短 OS 相关。3 年 OS 无突变者为 59%（43%~72%），有突变者为 19%（9%~33%）。以下简介三个主要的预后不良基因的特点及 AML 患者中的预后研究。TP53 基因编码肿瘤蛋白 p53 蛋白，是一种作为肿瘤抑制因子的 DNA 结合蛋白，参与多种细胞应激反应，诱导细胞周期阻滞，细胞凋亡和 DNA 修复。常见于年龄较大、复杂染色体异常、单体核型的 MDS 或 AML 患者，治疗相关髓系肿瘤（t-MN）的患者 TP53 突变率明显高于原发 AML（分别为 40% 与 14.5%）。2012 年报道的一项针对 234 例复杂核型 AML 的研究显示，60% 的患者具有 TP53 基因突变，其中 30 例在第一次完全缓解期（CR1）进行 allo-HCT，TP53 异常组移植后 3 年无病生存率（LFS）为 7%，显著低于 TP53 无异常组（40%）。研究发现 TP53 阳性与 TP53 阴性的 t-MN 中位总生存时间分别为 5.2 个月和 20.6 个月，allo-HCT 后尽管 TP53 阳性（中位 11.5 个月）与阴性患者（中位 98 个月，P<0.05）的生存期均有延长，但 TP53 阳性患者的预后仍显著差于阴性患者。TET2 位于 AML 伴随的染色体易位断裂点 4q24 上，包括：t（3；4）（q26；q24）、t（4；5）（q24；p16）、t（4；7）（q24；q21）和 del（4）（q23；q24）。TET2 基因在白血病发生中主要表现为抑癌基因功能，当其功能丢失时即可能参与 AML 和其他髓性增殖性疾病发生。多数研究数据提示 TET2 基因突变为 AML 患者预后不良的标志。一项关于 TET2 基因突变对于 AML 预后影响的荟萃分析中共 2552 例 AML 患者，其中 TET2 基因突变 395 例。TET2 基因突变患者 OS（HR1.53）、LFS（HR1.64）较差。其影响涉及 AML 的低危组和中危组中。甲基化转移酶 3A（DNMT3A）基因突变定位于染色体 2p23，它的突变是正常核型 AML 患者的不良预后因素，allo-HCT 可以一定程度地改善此类患者的生存。DNMT3A-R882H 突变特

别是伴有 FLT3-ITD 阳性时，即使在异基因造血干细胞移植后复发的风险也极高。一项研究显示（115 例）CR1 期进行 allo-HCT 的 AML 患者中 DNMT3A-R882H 突变伴 FLT3-ITD 阳性共 11 例，5 年 OS 9.1%、复发率 81.8%。DNMT3A 突变（非 R882H）经过异基因造血干细胞移植后受益，而 DNMT3A（R882H 突变）移植后仍预后较差。

（二）患者年龄

MDS 发病的中位年龄处于 70~80 岁，其中 80% 初诊患者的年龄 >60 岁。二三十年前，50~60 岁的年龄经常成为患者和医生抉择移植的障碍。Kuendgen 等报道的 20 个世纪后期登记数据表明：年龄 <50 岁的 232 人中 42% 接受了移植，而 >50 岁的 2496 人中接受移植的人数仅占 8%。但随着移植体系安全性提高，移植人群的年龄已经拓展到 60 ~65 岁以上。EBMT 的资料显示，MDS 移植患者中年龄 >50 岁、>60 岁和 >65 岁患者所占的比例在 2001 年分别是 47%、10% 和 2%，而到了 2010 年则提高到 64%、33% 和 14%，MDS 移植人群的中位年龄达到 55 岁。EBMT 对 1333 例 50 岁以上的 MDS 患者移植情况（38% 的患者接受的是清髓性移植）的多中心回顾性分析研究显示，4 年的 TRM 和 OS 在 50~60 岁组及 >60 岁组并无差别。国际骨髓移植研究中心（CIBMTR）对 1080 例进行 RIC 或非清髓性（NMA）移植的 AML 或 MDS（535 例）老年患者进行分析，将其按年龄分为 40~54 岁、55~59 岁、60~65 岁及 65 岁以上四组，虽然后两组的复发率和 NRM 略有升高，但均没有达到统计学意义。多因素分析发现年龄对患者的 OS 并无影响。尽管上述文献均为回顾性分析，但提示对于 MDS 患者单纯年龄将不是移植的禁忌证。

Culter 等回顾性分析了国际骨髓移植登记处（IBMTR）资料，将患者分为非移植组、MDS 移植组和 MDS 转为白血病组。结论认为对于年龄 <60 岁，接受清髓性同胞相合移植的受者而言，IPSS 中危 -Ⅱ或高危组、向白血病转化或合并高危染色体改变的患者应该在确诊后尽快进行移植；而 IPSS 低危或中危 -Ⅰ组，将移植推迟到病情出现变化时（如出现新的染色体异常、严重的血细胞减少、疾病分级上升）再进行移植可以得到最长的生存预期。老年 MDS 患者（60~70 岁）接受 HLA 相合减低预处理强度移植（RIC）IPSS 中危 -Ⅱ或高危患者尽早移植比接受去甲基化药物治疗的患者具有更好的生存预期，这种差异在移植后 5 年更为显著。目前 75 岁以下患者已可常规选择同胞全合或非血缘全相合移植，亲属单倍体移植亦可常规于 60-65 岁的患者中实施。

（三）其他来自患者的因素

患者的一般状态、脏器功能情况及存在的并发症是比年龄更为重要的影响移植疗效的参数。大量的研究显示，对于各种移植形式（包括清髓性移植或 RIC），多种疾病（包括急性白血病、MDS、淋巴瘤等疾病）以及各年龄段的患者（无论是儿童还是成人患者），移植相关并发症指数（HCT-CI）都可以较好地预测其移植后非复发死亡风险。Sorror 等将 HCT-CI 与疾病状态结合，MDS 低危同时 HCT-CI 为 0~2 的患者接受非清髓和清髓移植后的 NRM 分别为 4% 和 11%，2 年的 OS 为 70% 和 78%。相反的，MDS 中 / 高危同时 HCT-CI 大于等于 3 的患者，NRM 分别为 29% 和 46%，2 年的 OS 只有 29% 和 24%。

MDS 患者往往伴有体内铁负荷的增高，一方面是由于长期、多次的红细胞输注，另一方面是因为无效造血导致的经胃肠道铁吸收增多。多有研究提示高铁负荷与 MDS 移植后非复发死亡风险增高相关，Ferritin>1000ng/ml 将有损于移植后无白血病生存概率。如 Cremer 报道 MDS 患者移植后 2 年 OS 输血少的（<20 单位）显著高于比输血多的（>20 单位）患者

(52% vs. 31%)。但另有许多研究未发现高铁负荷与移植转归的关联。迄今,对于计划或正在接受移植的患者来说,去铁治疗的最佳时机、频率、评估铁负荷的方法、铁过载及去铁治疗对移植转归的影响均未确定,仅获得性贫血患者移植前评估铁负荷并明确建议移植后应用phlebotomy,去铁胺1000ng/ml或地拉罗司500ng/ml,使血清铁蛋白水平<1000ng/ml。近年来由于新型祛铁剂临床推广,祛铁治疗受到空前重视。需要注意的是国人目前比较广泛地存在中重度贫血得不到及时纠正的状况,由此造成的脏器功能消耗或许远大于铁负荷造成的影响。

(四) 减低剂量/毒性(RIC)的预处理

对于高龄并且一般状态差或大脏器功能不全的非高龄患者,经全面评估医生预期无法清髓预处理者可以考虑RIC预处理。IBMTR对RIC的界定为:预处理中TBI的剂量≤5Gy,Bu≤9mg/kg,美法仑≤140mg/kg,噻替哌≤10mg/kg,常包括氟达拉滨等嘌呤类似物药物。但实际上RIC与清髓性预处理(MAC)间很难明确界定。大量的资料证实,虽然RIC可以降低TRM,但复发率上升,最终的疗效并没有很大的改善。提示作为一种进展较快的恶性疾病,预处理的强度对MDS预后有很大的影响。因此移植前的评估极其重要,正如前述年龄将不再是决定预处理强度的唯一因素,一些高龄的一般状态好的高危患者完全可以从强度更高的清髓性移植中获益,而一些年轻的低危患者如果合并大脏器功能不全则可能得益于RIC。高危患者如果由于年龄或共患病的原因选择了RIC预处理,则移植后的复发预防应高度预警。最近CINMTR/临床研究网随机研究对比RIC和MAC。患者年龄18~65岁,HCT-CI低,骨髓幼稚细胞<5%,随机应用MAC(135例)和RIC(137)方案。同胞全合/非血缘移植18个月OS MAC组略高于RIC,统计学无差异,RIC组TRM略低而复发率略高。该研究结论提示只要能耐受MAC,应将MAC作为标准预处理方案。

降低脏器毒性并不意味着一定要牺牲抗肿瘤作用,如根据血药代谢情况调节白消安静脉给药剂量的靶浓度策略既提高了预处理的安全性,也提高了疗效。109例中位年龄46岁的MDS患者接受同胞或非血缘移植后3年的RFS分别为56%和59%,NRM 31%。Treosulfan是一种既有抗白血病作用又有免疫抑制作用的烷化剂,临床研究显示有很好的安全性,并可保证植入。德国11家中心参与的一项前瞻性的Ⅱ期临床试验证实,45例MDS患者在接受14g/(m^2·d)×3天treosulfan和30mg/(m^2·d)×5天氟达拉滨预处理后行HLA相合移植,结果44例患者达到白细胞植活(中位17天),预处理的主要非血液学毒性为感染和胃肠道反应,Ⅱ~Ⅳ度aGVHD的发生率为24%,广泛型cGVHD为28%,经过中位780天的随访,2年的OS为71%,NRM17%,复发率16%。Pagel及其同事探索性的将^{131}I标记的抗CD45抗体与氟达拉滨和低剂量TBI(200cGy)联合治疗58例年龄大于50岁的高危AML/MDS患者,结果100%的患者植活并达到完全缓解,1年的OS为41%。德国的Saure等为兼顾移植前化疗的抗肿瘤作用,并避免长期骨髓抑制后继发感染等问题,采用了一种新的FLAMSA序贯治疗方案[即患者先接受氟达拉滨、安吖啶、阿糖胞苷化疗,休息2~3天后再给予大剂量美法仑(100~200mg/m^2)或美法仑联合塞替派(10mg/kg)作为预处理方案],共治疗30例初诊的高危MDS及sAML患者,中位随访28个月,得到了70%的高无疾病生存率,仅有4例患者复发,且病情在化疗序贯DLI后均得到控制并无病存活。

三、移植疗效

同胞全合供者仍是MDS移植的首选供者,近20年来,越来越多的资料证实相合的非血缘供者移植可以取得与同胞相合移植相近的疗效。据 EBMT 的统计，2009 年 MDS 移植患者中 59% 的接受的是非血缘关系移植。CIBMTR 2010 年总结的 1998—2008 年移植资料显示，<20 岁的 MDS 患者接受同胞相合移植(177 例)，处于疾病早期的患者 3 年生存率为 65%，进展期为 63%；接受非血缘移植(331 例)的生存率分别为 63% 和 47%。≥20 岁的患者接受同胞相合移植(1836 例)，疾病早期或进展期的患者 3 年 OS 分别为 50% 和 41%；而非血缘移植(1651 例)则为 44% 和 32%。可见对于疾病早期的 MDS 患者两者的移植效果已经没有统计学差异，但进展期的患者非血缘移植的疗效还有待提高。对于老年 MDS 患者来说，其 HLA 相合的供者往往也处于同样年龄段，EBMT 一项回顾性分析研究了高龄的 HLA 相合的同胞供者和年轻的非血缘供者对 MDS 移植疗效的影响。719 例中位年龄 58(50~73)岁的 MDS 患者同胞相合供者的中位年龄是 56 岁，非血缘供者中位年龄 34 岁。同胞相合组供者的年龄差异对移植疗效没有影响，但非血缘组供者年龄越小 OS 越高。接受非血缘供者年龄小于 30 岁的 OS 为 40%，同胞相合以及非血缘供者年龄大于 30 岁的 OS 分别为 33% 和 24%(P=0.04)。提示对于高龄 MDS 患者而言，年轻的非血缘供者(<30 岁)有可能优于老年同胞相合供者。

随着单倍体相合 HSCT 技术体系的显著进步和广泛运用，非体外去 T 细胞单倍体移植在 MDS 这一特定疾病中取得了公认疗效。Yu Wang 等学者基于中国数据库，分析了 14 个中心接受单倍体供者(HID)(n=226)或同胞全合供者(ISD)(n=228)HSCT 的 454 名 MDS 患者的移植结果。数据显示，在 3/6 HID，4~5/6 HID 和 ISD 患者组中，3 至 4 级 aGVHD 的发生率没有差异，而 3/6 HID 组的 cGVHD 累积发生率显著降低(35%，48% 和 51%；总体 P=0.04)；NRM 的 4 年累积发生率分别为 34%、29% 和 16%(总体 P=0.004)；累积复发率相似，分别为 6%、7% 和 10%；4 年 OS 分别为 58%、63% 和 73%(总体 P=0.07)；RFS 分别为 58%、63% 和 71%(总体 P=0.14)，成对比较显示，差异仅在 3/6 HID 组和 ISD 组间具有统计学意义。对于晚期 MDS 患者，三组间的 OS 差异较小。这些结果表明，在 MDS 患者中，ISD 仍然是最佳的供者来源，而无 ISD 可用时，HID 可能是一个有效的替代选择；HLA 位点不合程度对 HID 患者的生存率没有影响。

脐带血移植治疗 MDS 的报道相对较少。日本报道了 33 例进展期的成人患者(中位年龄 42 岁)，在经过总剂量 12Gy 的分次 TBI 及 G-CSF 和阿糖胞苷、环磷酰胺的预处理后，输注脐血的中位有核细胞数为 2.51×10^7/kg，5 年的 TRM 及复发率分别为 14% 和 16%，EFS 为 70%。Minnesota 移植组报道了他们应用 RIC 治疗 98 例 55 岁以上 AML/MDS 患者的经验，所有患者均接受了以 200cGy 全身放疗 + 环磷酰胺和氟达拉滨的 RIC 移植，其中同胞相合移植患者 38 例(中位年龄 63 岁)，脐带血移植 60 例(中位年龄 61 岁，95% 为双份脐带血移植，88% 为 1~2 个位点不合)。经过中位 2.8 年的随访，3 年的 OS 在两组分别为 37% 比 31%，多因素分析显示供者来源对于 OS、LFS、RR 或 TRM 均无影响。Eurodord 的 108 例 AML/MDS 的资料(中位年龄 43 岁，71% 的患者接受单份脐血移植，53% 为清髓性移植)显示 2 年的 RFS 和 OS 分别是 30% 和 34%，aGVHD 和 cGVHD 的发生率是 26% 和 42%，NRM 和复发率为 49% 和 21%。

四、去甲基化药物在移植领域的应用

阿扎胞苷和地西他滨两种去甲基化药物被美国 FDA 批准应用于高危 MDS 的治疗。因此，见于报道的Ⅲ期国际多中心随机对照研究均多在高危、没有条件移植的患者中进行。研究结果显示，与最佳支持治疗、其他传统治疗（小剂量阿糖胞苷或 AML 诱导化疗）相比，阿扎胞苷可以使高危 MDS 患者的中位生存期延长。相比之下地西他滨随机试验及其他级别的临床研究较少。部分移植中心将去甲基化药物作为有移植条件者诊断与移植之间的桥梁。此类研究用药指征不统一、病例数有限且多为单臂研究，在选择患者方面不可避免地存在偏倚，但总体结果提示移植前去甲基化药物的应用并不增加 TRM，或可为寻找供者争取时间。对于有异基因移植条件的患者来说，目前还没有确凿的临床资料证实去甲基化药物可以降低移植后复发率。考虑到对去甲基药物无反应的患者预后极差，中位生存期仅 4 个多月，建议在疾病进展前尽快移植。尚有研究尝试将去甲基药物应用于移植后复发的预防或抢先治疗。在 MDACC 进行的Ⅰ期临床研究中，共治疗了 45 例高危 MDS/AML 患者，移植后 6~7 周时阿扎胞苷 $32mg/m^2$，5 天，共 4 个疗程的可耐受，1 年的 OS 和 RFS 为 77% 和 58%，并观察到接受阿扎胞苷疗程较多的患者 cGVHD 发生率有下降。随后的Ⅱ期研究入选了 17 例急性白血病患者，其中 9 例为挽救治疗，5 例有效，1 年的 RFS 和 OS 分别为 55% 和 90%。目前该中心正在进行移植后阿扎胞苷维持治疗与对照组的Ⅲ期临床试验（NCT00887068）。由于目前的相关报道多为单臂试验且病例数少，因此还无法准确评价去甲基化药物在提高移植疗效方面的作用。

近年有研究显示去甲基化药物对于某些预后不良的基因突变治疗有效。Traina F 等回顾性分析了 92 例 MDS 患者的基因突变与 5- 氮杂胞苷（n=55）、地西他滨（n=26）或两者 n=11）治疗的相关性，TET2、DNMT3A、IDH1/IDH2、ASXL1、CBL、RAS 和 SF3B1 突变的发生率分别为 18%、9%、8%、26%、3%、2%、13%。多因素分析中 TET2（MUT）和（或）DNMT3A（MUT）（P=0.03）对去甲基化药物反应率高。英国 Goodyear 等人基于动物实验证实阿扎胞苷可以提高白血病细胞肿瘤抗原的表达，并扩增 Treg 的数量。在 RIC 移植后每月给予 27 例 AML 的患者阿扎胞苷，以期获得 GVL 与 GVHD 的分离。结果显示耐受性好，GVHD 的发生率低，移植后前 3 个月内 Treg 细胞水平高于对照组，同时可诱导出针对多种肿瘤抗原的 $CD8^+$ 的细胞毒 T 细胞的反应。揭示了 AZA 在作为化疗药物之外应用于移植的另一种可能性即免疫调节作用。

综上所述，异基因造血干细胞移植仍是迄今可治愈 MDS 的唯一方式。高危的（IPSS 中危 -Ⅱ及以上患者）与骨髓幼稚细胞 >5% 伴有不良预后的（严重的粒细胞缺乏、严重的血小板减少及出血倾向、不良预后染色体核型、不良预后基因等）低危 MDS 患者应在确诊后尽早进行移植；IPSS 低中危患者不具备上述危险因素是可以支持治疗维持至疾病进展时移植。移植前是否进行诱导化疗目前仍无定论，去甲基化药物因其安全性目前被一些单位用作移植前的桥接，其有效性仍待评估。患者年龄本身已经不再是移植的禁忌证。清髓性或减低预处理强度移植的选择将更多的根据患者的一般状态、伴随疾病以及铁负荷等参数而决定，高危患者推荐尽量选择清髓预处理。相合同胞供者仍是目前移植的首选供者，但 HLA 相合的非血缘移植的疗效已经接近同胞移植，而亲缘单倍体移植近 15 年左右取得了巨大进展，在部分单位疗效与同胞相合移植接近。移植前后去甲基化药物、近年新型靶向治疗及免疫治疗新药的应用仍具有巨大探索与优化空间。

（刘代红　陈育红）

主要参考文献

1. Steensma DP. MDS curreat treatment algorithm 2018, Blood Canc J, 2018, 8: 47-54.
2. Luskin MR, Carroll M, Lieberman D, et al. Clinical utility of next-generation sequencing for oncogenic mutations in patients with acute myeloid leukemia undergoing allogeneic stem cell transplantation. Biol Blood Marrow Transplant, 2016, , 22(11): 1961-1967.
3. Passweg JR, Baldomero H, Gratwohl A, et al.The EBMT activity survey: 1990-2010. Bone Marrow Transplant.. 2012, 47: 906-923.
4. Raimondi R, Tosetto A, Oneto R, et al.Validation of the Hematopoietic Cell Transplantation-Specific Comorbidity Index: a prospective, multicenter GITMO study. Blood, 2012, 120: 1327-1333.
5. Chen Y, Liu K, Xu L, et al. HLA-mismatched hematopoietic SCT without in vitro T-cell depletion for myelodysplastic syndrome.Bone Marrow Transplant, 2010, 45: 1333-1339.
6. Wang Y, Wang HX, Lai YR, et al. Haploidentical transplant for myelodysplastic syndrome: Registry-based comparison with identical-sibling transplant. Leukemia, 2016, 30: 2055-2063.

第二节　恶性淋巴瘤及多发性骨髓瘤

一、恶性淋巴瘤

尽管 auto-HSCT 仍是多数难治 / 复发淋巴瘤的标准治疗方法，尤其是 B 细胞淋巴瘤，但是仍有相当数量的患者在 auto-HSCT 后复发。对于难治 / 复发及高危患者群，allo-HSCT 成为挽救性治疗方法之一。与 auto-HSCT 相比，allo-HSCT 的优势包括：移植物内无肿瘤细胞污染；具有移植物抗淋巴瘤效应，对有复发风险的患者可以进行供者淋巴细胞输注提高疗效；为自体干细胞动员失败的患者提供移植可能。当前，在 allo-HSCT 的适应证以及预处理方案选择等重大问题上仍存在许多争论。由于淋巴瘤患者大部分趋于老年，难治 / 复发的人群往往接受过反复化疗甚至 auto-HSCT 等重度治疗，因此，常规的清髓性预处理方案在控制疾病复发的同时带来了高 TRM，影响 OS 的提高。而 RIC 方案虽然有效降低了治疗相关毒性，但是复发率却有所升高。由此，更早期地进行 allo-HSCT，避免重度治疗削弱患者对预处理耐受性的观点受到越来越多的关注。相关的初步研究结果也显示出很好的疗效。

近年来，针对特定类型淋巴瘤的单克隆抗体、小分子新药、CAR-T 细胞治疗等不断涌现，这些治疗手段在 allo-HSCT 中的应用，提高了移植疗效，降低了移植毒性，从而为 allo-HSCT 治疗恶性淋巴瘤开辟了更加深远的空间，成为新的研究热点。我国 allo-HSCT 治疗恶性淋巴瘤的研究尚处于早期探索阶段。部分复发难治性淋巴瘤患者通过这一挽救性治疗可以达到长期无病生存，这激励我们将把研究推向更深更广的领域。

（一）慢性淋巴细胞白血病 / 小细胞淋巴瘤（CLL/SLL）

CLL/SLL 是一种在临床特点上存在巨大异质性的惰性淋巴增殖性疾病。部分患者短期内疾病进展而死亡，需要更为积极的治疗。由于疗效有限，auto-HSCT 在 CLL/SLL 指南中已不再作为治疗推荐。临床及实验室研究结果证实，因移植物抗 CLL/SLL 效应存在，活动的高危 CLL/SLL 有望通过 allo-HSCT 达到根治。目前 allo-HSCT 常用于以下患者：嘌呤类似物治疗无效或 12 个月之内复发；嘌呤类似物为基础的联合方案或自体移植治疗后获得疗效，但

24个月内复发;伴TP53异常需要治疗的年轻患者。

1. 清髓性预处理　Allo-HSCT的清髓性预处理方案的定义是:白消安剂量大于10mg/kg,或美法仑剂量大于150mg/m^2,或TBI剂量大于8Gy。传统的清髓性方案包括TBI(10~16Gy)、环磷酰胺和白消安(BuCy)为基础的方案。也有增加了依托泊苷(VP16)、卡莫司汀(BCNU)的尝试。IBMTR/EBMT登记的长期随访数据显示,清髓性allo-HSCT后10年的DFS为37%,OS为41.2%。Mayo Clinic随访的12例患者10年的PFS为42%,OS为50%。可见部分CLL/SLL患者确实能通过allo-HSCT达到治愈。但是,尽管各研究组将患者的中位年龄严格控制在41~51岁,但移植相关的死亡率还高达27%~48%。M.D. Anderson肿瘤中心发现移植时是否存在疾病耐药是影响清髓性allo-HSCT后长期生存的重要因素:耐药患者的5年OS为37%,明显低于化疗敏感者78%的结果(P=0.05)。

2. 非清髓性预处理(NMA)或减低强度预处理(RIC)　近10余年来,RIC的移植方式已经成为CLL移植的主流。由于减低了预处理毒性,接受RIC移植患者的年龄比清髓性方案提高了10岁左右,上升到50~57岁,但是移植相关死亡率却降至14%~34%。

EBMT对清髓性方案与RIC方案进行了危险度配对的回顾性比较。RIC方案组TRM明显降低(HR=0.4,P=0.03),但是存在复发率升高的趋势,RIC组为28%,而清髓组为11%(P=0.008)。然而这些作用并未转化为生存获益,不论是RIC方案还是清髓方案,2年OS均为70%;RIC方案2年EFS为58%,清髓方案为62%(P=0.88)。但Fred Hutchinson肿瘤中心对26例CLL患者和194例其他类型淋巴瘤进行了回顾性研究显示伴有基础疾病的CLL患者在RIC移植后3年OS为44%,优于传统预处理方案的35%(P=0.04),而这一差别在无基础疾病的患者并不明显(P=0.75)。同时研究还发现清髓方案与RIC方案具有相似的复发率:在惰性淋巴瘤组HR为0.56(P=0.33),说明预处理方案的强弱并未影响到包含CLL在内的惰性淋巴瘤的肿瘤控制。预处理剂量的减低没有影响患者植入。骨髓毒性下降使得40%~61%的患者不需要输注血小板。移植后+28~+30天完全供者型的比例达到67%~68%;+80~+90天达到83%~100%。DLI成为普遍采用的移植后预防/治疗复发的干预模式。RIC移植联合DLI干预下,Ⅱ~Ⅳ度aGVHD的发生率为34%~55%。cGVHD的发生率高达57%~76%,并且以广泛型为主,占到21%~53%。患者5年的PFS为22%~39%,而OS可以达到39%~70%。

EBMT对各种非清髓的预处理方案进行了比较评价,认为骨髓抑制的强弱顺序为:氟达拉滨(Flu)+美法仑(Mel)±阿仑单抗(Alem)>Flu+Bu±抗胸腺球蛋白(ATG)>Flu+Cy>Flu+TBI(2Gy);免疫抑制的强弱顺序是:Flu+Mel+Alem>Flu+Bu+ATG>Flu+Cy>Flu+Mel和Flu+Bu>Flu+TBI(2Gy)。

单抗的加入增加了预处理方案的免疫抑制强度。将增高剂量的利妥昔单抗(375mg/m^2,-13d;1000mg/m^2,-6d、+1d、+8d)引入惰性淋巴瘤RIC方案中,早期报道急性GVHD的发生率降低到20%。由于50%(43/86)的高危患者在移植后进行了增高剂量的利妥昔单抗联合DLI的干预,Ⅱ~Ⅳ度急性GVHD的发生率有所升高,达到37%。在这些数据的鼓舞下,法国一项多中心的前瞻性研究也把利妥昔单抗(375mg/m^2,-5d;500mg/m^2,+1d、+8d)加入Flu+TBI的RIC方案中,证明利妥昔单抗减少了急性GVHD的发生率,并最终使OS(HR=0.1,P=0.02)和EFS(HR=0.1,P=0.035)得到改善。ATG(10mg/kg,-4d~-1d)增强了T细胞的功能抑制,主要用于无关供者移植。阿仑单抗是人CD52的单克隆抗体,作为体内去T的手段来减低移植后 GVHD 的发生，得到了充分研究。但是阿仑单抗在预处理中的应用也带来是感染和植入不良的问题，并由此影响了生存：EBMT 登记的 RIC allo-HSCT 治疗伴 17p- 的 CLL 患者，多因素分析显示阿仑单抗用于体内去 T 细胞是 PFS 的不良预后因素。英属哥伦比亚大学发现阿仑单抗在预处理方案中的应用造成 OS 明显下降。CLL3X 研究中阿仑单抗体内去 T 细胞对 EFS、OS 和 NRM 具有显著的不良影响。根据这些数据，一些中心已经放弃阿仑单抗在 RIC 方案中的应用。

M.D. Anderson 肿瘤中心发现：移植时淋巴结≥5cm 是移植后复发的不良预后因素；移植时患者是 CR 还是 PR 状态并不影响最终的结果。而类似于清髓性移植，移植时疾病耐药也是 RIC 移植后 PFS、OS 的不良预后因素。大包块、耐药与 PR 同样是患者体内存在肿瘤负荷的状态，但是最终移植的结果却不同，说明预处理方案进一步渗透、杀灭 CLL 细胞的作用在 allo-HSCT 提供的免疫治疗为主的平台上仍有一定的意义。Dana-Farber 肿瘤中心的研究还显示：既往化疗次数和骨髓的受累程度也是 PFS 和 OS 的不良预后因素。由此也提示了需要把握时机，高危患者不能等待过久，避免发生全面耐药，一旦经免疫化疗获得合理的疗效，就应该尽早移植。最近建立的 RIC 移植治疗 CLL 的预后模型包含了：移植时处于缓解状态、乳酸脱氢酶、并发症以及淋巴细胞计数 4 个危险因素，具有 0、1、2 或≥3 个危险因素的患者的 5 年 PFS 分别是 83%、63%、24% 和 6%（P<0.0001）。

近年来伊布替尼在复发 / 难治，以及高危的 CLL 治疗中占有重要地位，也尝试用于 allo-HSCT 复发的患者，且可以与 DLI 联合，降低 CLL 肿瘤负荷，提供 GVL 发挥作用的平台，但是对于 GVHD 的影响尚在探索中。

（二）滤泡淋巴瘤（FL）

Allo-HSCT 可用于治疗难治 / 复发或转化为侵袭性淋巴瘤的滤泡淋巴瘤患者。

1. 清髓性预处理　在所有的 NHL 组织学类型中，FL 似乎对移植物抗肿瘤效应尤其敏感。因此 allo-HSCT 与 auto-HSCT 比较可以显著降低复发。国际外周血和骨髓移植研究中心（CIBMTR）比较了 176 例清髓性 allo-HSCT、131 例经净化的 auto-HSCT 和 597 例未经净化 auto-HSCT 治疗的 FL 患者的数据，5 年的 TRM 分别为 30%、14% 和 8%（P<0.001），5 年复发率分别为 21%、43% 和 58%（P<0.001）。清髓性 HSCT 组复发率显著低于 2 组 auto-HSCT，但是高 TRM 发生率抵消了这一优势，最终与 auto-HSCT 组有相似的 DFS 和 OS。EBMT 的大宗病例分析，1185 例进行清髓性 allo-HSCT 治疗的 NHL 患者（包括 231 例低度恶性 NHL）与 14 687 例 auto-HSCT 患者进行比较，同样显示 allo-HSCT 组的复发风险明显下降，但 NRM（NRM）高达 38%，2 组 4 年的 OS 相当。随着移植技术的进步及支持治疗的优化，allo-HSCT 的 TRM 有望不断降低，从而改善 OS，使患者最终获益。

2. RIC 预处理　RIC 方案降低了 TRM，越来越多地受到关注并得到应用，目前在 FL 的移植治疗中超过 80%。CIBMTR 进行了回顾性分析，比较了清髓性（n=120）和 RIC allo-HSCT（n=88）治疗复发性 FL 的情况。RIC 组患者的年龄更大、有更多的并发症。两组患者移植后 3 年 OS 率（P=0.15）和 PFS（P=0.07）率相似。尽管 RIC 组患者有更高的疾病进展的风险（17% vs. 3%），但是化疗敏感性和患者的行为状态评分比预处理方案强度更有预后意义。在这样的数据支持下，FL 的 allo-HSCT 治疗似乎更倾向于应用 RIC 预处理方案。另外选择化疗敏感患者和保障患者处于良好的行为状态可能需要将 allo-HSCT 提前到疾病早期。CIBMTR 回顾性在复发 / 难治 FL 患者中，比较了进行首次 auto-HSCT（265 例）及首次 RIC

allo-HSCT(249 例)的疗效。移植后早期 allo-HSCT 组的 PFS 及 OS 均低于 auto-HSCT,但自移植后 2 年,2 组 PFS 曲线逐渐分离,而 OS 曲线在移植后 6 年出现分离,远期 PFS 和 OS,allo-HSCT 组均明显优于 auto-HSCT。

无关供者作为替代供者也成功用于治疗 FL。EBMT 的淋巴瘤工作组报告配型相合无关供者 HSCT 治疗 131 例 FL 患者,接受清髓性或 RIC 预处理,预计的 3 年 OS 和 PFS 率分别为 51% 和 47%。清髓性和 RIC 预处理方案相比较,OS、PFS 和非复发死亡均无统计学差异,而且可以获得与同胞供者相似的疗效。Peggs 等报道对移植后处于嵌合状态的患者进行 DLI,复发率显著低于未行 DLI 的患者,无论患者处于嵌合状态还是完全供者型。其他资料也显 DLI 可以降低复发风险从而提高 DFS/EFS,但需要警惕的是未经处理的 DLI 可以造成慢性 GVHD 发生率升高,影响患者的远期生存质量。也有采用不同成分 T 细胞回输的尝试。

(三) 弥漫大 B 细胞淋巴瘤(DLBCL)

Allo-HSCT 作为挽救性治疗用于自体移植失败后的 DLBCL,可以使患者获得生存获益。EBMT 回顾性分析 101 患者,其中 37 例进行清髓性移植,64 例行 RIC 移植,72 例为同胞供者,29 例为无关供者,3 年的 NRM 为 28.2%,3 年 OS 和 PFS 分别为 52% 和 42%。结果表明,allo-HSCT 在极高危患者人群仍可以达到长期生存的目标,而且 auto-HSCT 后晚期复发(>12m)、对化疗敏感的患者更能从 allo-HSCT 中获益。DSHNHLR3 研究结果也显示了类似的结果。这些均提示 allo-HSCT 可用于挽救性治疗,但是居高的 TRM 成为 allo-HSCT 应用的巨大障碍,尤其是处于复发、化疗耐药、曾接受深度治疗,低 PS 等均是危险因素。RIC 预处理降低了 TRM,使得老年和体弱患者进行移植成为可能。法国骨髓移植学会报道了 68 例接受 RIC allo-HSCT 治疗 DLBCL 患者的结果。移植前 47% 的患者处于缓解期,79% 接受过 auto-HSCT。82% 的患者具有 HLA 相合的同胞供者。1 年累积的无复发死亡率降至 23%,中位随访 49 个月,预计 2 年 OS 率为 49%,PFS 率为 44%,累积复发率 41%。Bacher 等分析了 CIBMTR 登记的 2000—2009 年 396 例接受 allo-HSCT 的 DLBCL 的资料,其中清髓性预处理 165 例,RIC 143 例,NMA 88 例。组间的基线差异包括:RIC 和 NMA 方案组的患者比清髓性方案组年龄大,更多患者既往接受过 auto-HSCT、放疗以及更多的化疗方案。而各组间急性(43%~44%)和 cGVHD(5 年为 37%~42%)的发生率相似。5 年 TRM 在清髓性 HSCT 组为 56%,高于 RIC(47%)和非清髓 HSCT 组(36%)。清髓性 HSCT 组 5 年淋巴瘤的复发 / 进展率为 26% 明显低于 RIC 组(38%)和非清髓性 HSCT 组(40%)。但是各组间 5 年 PFS 率(18%、15% 和 25%)和 OS 率(18%、20% 和 26%)没有明显差异。可见,不论预处理强度如何,allo-HSCT 可以诱导长期的 PFS。RIC 和 NMA 方案 TRM 的发生率低,但是疾病复发或进展的风险会更高,最终导致各预处理方案组间生存上没有显著性差异。

对于难治患者,更早期进行 allo-HSCT 是否可以使患者获益呢? Lazarus 等回顾性地分析了 CIBMTR 自 1995—2003 年登记的首次 auto-HSCT(837 例)和 HLA 相合的同胞供者(79 例)清髓性 HSCT 治疗难治性 DLBCL 患者的结果:尽管 allo-HSCT 组的患者更加高危,但是两组的复发率相似,HSCT 组 TRM 45% 显著高于自体移植,因此 OS 低于 auto-HSCT 组。Robinson 等报道了化疗敏感复发的 DLBCL 进行首次移植的回顾性比较结果,auto-HSCT 组 2652 例,allo-HSCT 组 115 例,其中清髓组和 RIC 组分别 54 例和 61 例,清髓组年龄显著低于 RIC 组。自体组、清髓组、RIC 组 4 年 DFS 分别为 44%、37% 和 37%,4 年 OS 分别为 55%、42% 和 57%。Allo-HSCT 组并未较 auto-HSCT 组显示出疗效优势,但是在诊断 1 年内接受移植的比例三组中分别为 21.9%、31.5% 和 32.8%，提示可能 allo-HSCT 组具有更多高危患者，此外，首次移植选择 allo-HSCT 的原因是否因为未达到缓解？自体动员失败？预期自体疗效不佳？具有双打击、P53 等预后不良因素？这些因素均影响移植后的疗效。孰优孰劣，目前还缺乏前瞻性随机对照研究。目前已有中心尝试以一线移植作为巩固治疗高危淋巴瘤患者，如高级别、双打击淋巴瘤等。美国一项多中心研究，共 311 例双打击淋巴瘤患者，其中一线移植 39 例（包括自体移植 28 例，allo-HSCT 11 例），结果提示在 CR 状态下以移植作为巩固治疗，疗效明显优于其他患者。

Allo-HSCT 为高危、难治 / 复发 DLBCL 患者提供了疾病控制的可能性。由于进行 allo-HSCT 的患者基线条件不同，选择清髓性方案或者 RIC 方案、早期进行移植还是挽救性移植、如何与新药及 CART 等治疗相结合，这些都是未解难题，难以一言以概之。

（四）套细胞淋巴瘤（MCL）

套细胞淋巴瘤是高危非霍奇金淋巴瘤之一，应用常规化疗不能治愈，部分患者虽然可以通过 auto-HSCT 达到较长时间的无疾病生存，但是通常难以达到疾病治愈的目标。allo-HSCT 可用于治疗难治、复发、auto-HSCT 失败的 MCL 患者。

由于移植物抗淋巴瘤效应的存在，已在许多研究中证实 allo-HSCT 可使 MCL 患者实现长期缓解，甚至治愈，但是清髓性 allo-HSCT 的 TRM 率高达 30%~40%。绝大多数 MCL 患者诊断时年龄大于 60 岁，RIC 或非清髓预处理可以减少治疗相关毒性，更适用于老年患者或者经过重度治疗的患者，在 MCL 患者中具有更大的应用前景。Maris 等发表了应用氟达拉滨加上 2Gy TBI 预处理的非清髓 allo-HSCT 治疗复发难治的 MCL 患者的结果。其中 HLA 相合的亲缘移植 16 例，无关供者移植 17 例。2 年的复发率和 NRM 分别为 9% 和 24%。中位随访 24.6 个月，CR 状态下进行移植的患者均无复发。2 年的 OS 和 DFS 率分别为 65% 和 60%。高治疗反应率和低复发率提示存在活跃的移植物抗 MCL 效应。更长时间随访的结果来自 Tam 等应用氟达拉滨、环磷酰胺和高剂量利妥昔单抗作为 RIC 预处理方案的 allo-HSCT 治疗 35 例复发难治、但绝大多数为化疗敏感的 MCL 患者的结果。1 年的 TRM 率为 9%。中位随访 56 个月，中位 PFS 时间为 60 个月，中位 OS 尚未达到。重要的是，在 PFS 和 OS 生存曲线上都显示出清晰的平台，提示相当比例的复发、难治的 MCL 可以通过 RIC allo-HSCT 达到治愈。英国血液和骨髓移植学会发表了 70 例经过重度治疗的复发 / 难治 MCL 患者接受了加或不加阿仑单抗的 RIC allo-HSCT 治疗的回顾性资料。预处理方案包括氟达拉滨 + 美法仑、BEAM 方案，或氟达拉滨 + 白消安。70 例患者中 57 例接受了阿仑单抗治疗。1 年的 NRM 为 18%，5 年的累积复发率为 65%，5 年 OS 为 37%，5 年 DFS 为 14%。有 27 例患者接受了 DLI，其中 26 例患者接受过含有阿仑单抗的预处理方案。为预防复发进行 DLI 的患者 3 年 OS 率高达 79%，说明了强大的移植物抗 MCL 作用。同时也验证了阿仑单抗体内去 T 联合移植后 DLI 方案的可行性和有效性。

Le Gouill 等报道了法国和德国的 12 个中心的回顾性分析的结果：70 例经重度治疗的 MCL 患者接受了 RIC allo-HSCT，移植时的中位年龄为 56 岁，其中 47 例患者 auto-HSCT 失败。Allo-HSCT 后 2 年 EFS 和 OS 率分别为 50% 和 53%，2 年 TRM 率为 32%。这项研究表明，无论经历过几线治疗，RIC allo-HSCT 不仅对化疗敏感的患者有效，作为 auto-HSCT 失败患者的挽救性治疗也是有效的。Fenske 等分析了 1996—2007 年之间，640 例进行了一次 auto-HSCT（n=433）和 RIC allo-HSCT（n=207）治疗 MCL 的结果，研究结果上报给 CIBMTR。作者定义 HSCT 前接受过 1~2 线治疗的患者为早期 MCL 患者，而其他接受过 2 线以上治疗的患者为晚期 MCL 患者。早期 MCL 患者接受 auto-HSCT 251 例，allo-HSCT 50 例。Allo-HSCT 组 1 年的 TRM 率显著高于 auto-HSCT 组（25% vs. 4%，P=0.001），而 5 年疾病进展 / 复发率低于 auto-HSCT 组（16% vs. 32%，P=0.012）。5 年 OS 率相似（allo-HSCT=62%，auto-HSCT=61%，P=0.941）。晚期 MCL，同时化疗敏感的患者接受 auto-HSCT 159 例，allo-HSCT 99 例。Allo-HSCT 组 1 年的 TRM 显著高于 auto-HSCT 组（18% vs. 9%，P=0.036）。5 年 OS 率也相似（allo-HSCT=32%，auto-HSCT=44%，P=0.193）。与早期 MCL 不同的是两组间 5 年疾病进展 / 复发率相似（auto-HSCT=38%，allo-HSCT=49%，P=0.148）。由此可见：在 MCL 疾病早期应用时，auto-HSCT 与 allo-HSCT 都有益于长期生存，allo-HSCT 具有较高的 TRM，但是复发率低。在疾病晚期 auto-HSCT 和 allo-HSCT 的治疗结果都不理想。基于以上数据，allo-HSCT 是难治、复发 MCL 患者重要的治疗选择，也是可以达到长期生存的唯一方法。由于 RIC allo-HSCT 良好的安全性和耐受性使得老年和经过重度治疗的患者可以通过 allo-HSCT 获益，也有助于消除对移植相关毒性的顾虑，使得更早期应用 allo-HSCT 治疗 MCL 成为可能。

（五）外周 T 细胞淋巴瘤 /NK 细胞淋巴瘤（PT/NKCL）

PT/NKCL 是胸腺后成熟淋巴细胞来源的少见疾病，占所有 NHL 的 5%~10%。疾病在诊断时往往已经处于进展期，IPI 评分也处于较高的危险度。除了 ALK 阳性的间变大细胞淋巴瘤（ALCL）和惰性的蕈样真菌病，绝大多数患者预后不良。由于缺乏大型的随机研究，最佳的治疗策略还有待进一步建立。目前 allo-HSCT 多用于复发、难治，以及高危的新诊断的 PT/NKCL 患者。

国际 PT/NKCL 淋巴瘤研究报告：一般治疗下，诊断时 IPI 评分≥2 的外周 T 细胞淋巴瘤 - 非特指型（PTCL-NOS）和 IPI 评分≥3 的 ALK 阴性的 ALCL 患者 5 年的 OS 为 35%。PT/NKCL 患者诊断时的中位年龄为 62 岁，部分患者可以耐受 allo-HSCT。目前绝大多数 allo-HSCT 的治疗对象都是复发 / 难治性患者。包含了 77 例各种 PT/NKCL 亚型患者的回顾性研究显示，84% 的患者组织类型集中在 PTCL-NOS、ALCL 和血管免疫母 T 细胞淋巴瘤（AITL）。大部分患者经历了平均二线以上的重度治疗，25% 为 auto-HSCT 后失败。中位随访 43 个月，5 年的 PFS 和 OS 率分别为 53% 和 57%。74% 接受清髓性预处理方案的患者 1 年和 5 年 TRM 率分别为 32% 和 34%，而移植后 20 个月以上 TRM 曲线持续处于平台状态，说明 TRM 主要发生在 allo-HSCT 后早期。不同亚型的淋巴瘤接受 allo-HSCT 治疗的长期结果也有所不同：AITL 的治疗结果最佳，5 年 OS 达到 80%；其次是 PTCL-NOS，5 年 OS 为 63%；ALCL 的 5 年 OS 为 55%。来自 EBMT 及 CIBMTR 注册的数据也显示 allo-HSCT 治疗复发 / 难治 PTCL，3~5 年 PFS 为 37%~53%。

Corradini 等报告了一组 17 例患者接受 RIC allo-HSCT 的前瞻性研究，47% 的患者既往行 auto-HSCT 治疗，只有 12% 的患者在移植时处于 CR 状态。RIC 预处理方案包含：噻替派、氟达拉滨和环磷酰胺。中位随访 28 个月，3 年的 PFS 和 OS 率分别为 64% 和 81%。尽管移植时存在残留疾病的患者高达 88%，但是预计的 2 年 TRM 却非常低，只有 6%。研究表明在极高危的重度治疗耐药的 PT/NKCL 患者，allo-HSCT 仍然提供了治愈可能。Shuetov 等报道了 17 例不同组织学类型的成熟 PT/NKCL 患者的移植结果，RIC 预处理方案为氟达拉滨（$90mg/m^2$）和低剂量 TBI（2Gy）。35% 的患者既往 auto-HSCT 治疗失败，47% 的患者在移植时处于 CR 状态。中位随访 39 个月，PFS 和 OS 分别为 53% 和 59%。2 年的 TRM 为 19%，

Ⅱ~Ⅳ度 aGVHD 和广泛型 cGVHD 的发生率分别为 65% 和 53%。该研究中患者的中位年龄为 57 岁，最高年龄达到 73 岁，说明这一 RIC allo-HSCT 方案可以被老年患者耐受。

CIBMTR 回顾性分析比较 allo-HSCT 与 auto-HSCT 在 PTCL 中的疗效，3 年 PFS 分别为 31% 和 42%，3 年 OS 分别为 41% 和 53%，但是自体移植组具有更高比例的化疗敏感患者(60% 和 86%)以及更多处于缓解状态的患者(分别为 30% 和 64%)。Allo-HSCT 与 auto-HSCT 作为高危 PT/NKCL 患者一线治疗的前瞻性对照研究正在欧洲进行，allo-HSCT 作为一线强化方案的意义将得到进一步明确。

(六) 霍奇金淋巴瘤(HL)

Auto-HSCT 是复发 HL 的标准治疗方法。对一线治疗耐药的 HL 患者只有 20%~35% 可以在 auto-HSCT 后获得长期生存，auto-HSCT 后复发的患者预后更差。目前 allo-HSCT 常用于治疗早期复发 / 难治以及 auto-HSCT 后复发的的 HL 患者。HL 患者相对趋于年轻，allo-HSCT 一直是晚期 HL 的重要治疗选择。清髓性 allo-HSCT 用于治疗晚期疾病，但是由于 TRM 率经常超过 50%，复发也并不少见。 RIC 降低了早期 TRM，使 allo-HSCT 的应用已越来越广泛，但是移植后复发仍是影响生存的另一主要问题。文献报道 allo-HSCT 后，预计 3 年复发率 36%~60%，2 年 PFS 为 25%~30%，2 年 OS 为 35%~60%。

Sarina 等报道一组复发 / 难治 HL 患者，根据是否有供者决定下一步治疗，有供者组不论 PFS 还是 OS 均明显优于无供者组(P<0.001)。挽救性 allo-HSCT 可以使复发 / 难治患者生存获益。EBMT 淋巴瘤工作组总结 285 例 RIC allo-HSCT，总体 NRM 降至 <20%，但是年龄 >45 岁、不良体能状态以及化疗耐药是 NRM 的不良预后因素，具有 2 个高危因素的患者 NRM 可高达 40% 以上。法国协作组的回顾性研究结果也提示移植时达到 CR 或 PR 的患者，其 OS、PFS 均优于未获得疗效的患者。因此确定适合进行 allo-HSCT 的患者标准有待进一步完善。GEL/TAMO 和 EBMT 发表了前瞻性 HDR-ALLO 研究的结果。这一研究遇到了招募患者困难、入组缓慢的问题。在 9 年中，92 例复发患者在挽救性化疗后进行了 RIC allo-HSCT 治疗，预处理方案包含氟达拉滨 150mg/m^2，美法仑 140mg/m^2，并以环孢素与短疗程甲氨蝶呤作为 GVHD 预防方案。无关供者移植 23 例，在移植后额外加用抗胸腺球蛋白来预防 GVHD。76 例患者对挽救性化疗有治疗反应，100 天 TRM 为 8%，1 年为 15%。复发是治疗失败的主要原因。自进入研究计算，1 年的 PFS 为 47%，4 年为 48%。发生慢性 GVHD 的患者复发率低(P=0.04)。与之前的研究结果一致，移植时处于 CR 的患者治疗结果更好，1 年和 4 年 PFS 分别达到 70% 和 50%。疾病耐药(HR 1.9，95%CI 1.0~2.7，P=0.001)和不良的行为状态评分(HR 2.5，95%CI 1.3~4.2，P=0.01)是 OS 的不良预后因素。在 allo-HSCT 后复发的患者，单独应用 DLI 治疗的总体反应率为 40%。这些结果明确表明 GVHL 效应是存在的，但是 allo-HSCT 治疗 HL 存在高复发率和高毒性的问题尚待进一步研究解决。

目前尚无对比标准清髓预处理与 RIC 预处理方案的前瞻性、大型随机对照研究。英国协作组和意大利的回顾性队列研究研究表明 allo-HSCT 具有总体生存优势。但是，这两项研究都存在是回顾性研究和样本量小的问题，尚不足以影响到临床指南。当前 allo-HSCT 治疗 HL 的研究都存在患者的入选标准不统一、治疗方案不统一、样本量较小等问题，尤其是在回顾性或登记性研究中患者与移植方法的异质性就更为显著。减少 allo-HSCT 后复发是需要进一步解决的问题，近期淋巴瘤领域活跃的新药研究不断报告出新成果，如何与移植技术相结合，有望进一步改进移植后疗效。

近年来，随着移植技术的进步及支持治疗的改进，已使 TRM 大大降低。尤其是单倍型移植技术的进步，是否具备供者已经不是困扰治疗决策的问题。CIBMTR 和 EBMT 的注册资料显示，其他替代供者移植数量从 2010 年代显著上升，也已经应用于复发 / 难治淋巴瘤的治疗。北京大学血研所尝试将“北京方案”用于复发 / 难治及高危淋巴瘤，获得快速造血重建，中性粒细胞及血小板植入时间分别为 12.5 和 14 天，并全部获得完全供者植入，1 年 TRM 为 21%，2 年 DFS 和 OS 分别为 55% 和 51%。Burroughs 等回顾性分析 allo-HSCT 治疗复发 / 难治 HL，均采用 RIC 预处理，比较了 HLA 相合同胞供者、无关供者及单倍型供者移植的结果，三组急性 GVHD 无显著性差异，但是广泛型慢性 GVHD 发生率无关供者 >HLA 相合同胞供者 > 单倍型供者，2 年复发率单倍型移植(40%)低于其他 2 组(分别为 56% 和 63%)，NRM 同胞相合组最高为 21%，其他 2 组 8%~9%，单倍型组的 PFS(51%)显著优于其他 2 组(分别为 23% 和 29%)，但总体生存无显著差异。Raiola 等也报道了 26 例单倍型移植治疗复发 / 难治 HL，预处理采用环磷酰胺 + 氟达拉滨 +TBI，3 年 OS 和 PFS 分别为 77% 和 63%，复发率为 31%。同样单倍型移植也用于 NHL 的治疗。Raiola 等报道采用包括塞替派、白消安和氟达拉滨的清髓预处理方案，PT/CY 联合环孢素、吗替麦考酚酯预防 GVHD，治疗复发 / 难治 NHL，1 年 TRM 仅为 5%，1 年复发 29%，2 年 OS70%。其他类似研究也初步显示了单倍型移植用于治疗复发 / 难治淋巴瘤，降低了 TRM，总体复发率较其他移植方式无明显改善，总体生存相当甚至有所提高。

此外淋巴瘤治疗中的新药层出不穷，显现出良好疗效，如 Brentuximab-Vendotin(抗 CD30 单抗)、PD-1/PDL-1、双靶点单克隆抗体、BTK 抑制剂、来那度胺等。此外 CAR-T 细胞治疗也使更多复发 / 难治淋巴瘤患者获得疗效。近年来很多研究者尝试将这些治疗用于 allo-HSCT，有些患者在移植前应用新药获得疗效，从而桥接 allo-HSCT，也有用于 allo-HSCT 后复发的治疗，均获得初步疗效。Chen 等也报道了一组移植前应用 Brentuximab-Vendotin 的 HL 患者，移植后 PFS、复发或疾病进展均明显优于未应用的患者，可显著提高 CR 率。邝等报道 PD-1 治疗复发 / 难治 NK-T 细胞淋巴瘤取得良好疗效，其中也包括移植后复发的患者，此外也有用于 HL 或 DLBCL、MCL 等 B 细胞淋巴瘤的尝试。

总之，这些新方法尚处于尝试阶段，远期疗效需要长时间随访，如何更好地与异基因移植相结合，进一步改善疗效，还有待于更多研究。

二、多发性骨髓瘤

多发性骨髓瘤(MM)是好发于中老年人群的浆细胞克隆性疾病。近年来随着新型药物的不断涌现，新药联合一线 auto-HSCT 治疗 MM，大大提高了治疗有效率，PFS 已达到 43~50 个月，更多患者可以获得更深层次、更长的缓解，但是仍然不能避免远期复发。Allo-HSCT 具有确切的移植物抗肿瘤效应，且输注的干细胞避免了肿瘤细胞污染，使其能用于根治恶性肿瘤，也是目前唯一能治愈 MM 的方式。传统的清髓移植方式虽然大大降低了复发率，但是具有较高的 TRM，高达 40%~50% 以上，限制了其广泛应用，大约仅有 2% 的 MM 接受 allo-HSCT。RIC 方案可在降低 NRM 的同时，保留 GVM 效应，近年来应用越来越广泛，但是仍然缺乏确切的证据证实其可使 MM 获得生存优势。自体移植后续贯 RIC allo-HSCT、新型药物引入预处理方案及异基因移植后维持治疗、预防性 DLI、联合 CAR-T 治疗等多种尝试不断开展，试图进一步改善 MM 患者的 PFS 和 OS。异基因移植的适应人群仍存在较大争议，有限的经验多来自于小样本报道或回顾性分析,目前仅选择性的用于复发 / 难治 MM 的挽救性治疗,而具有复杂核型、p53 突变、浆细胞白血病等高危因素、预期存活时间短于 2 年的年轻患者在有经验的中心,可一线选择异基因移植。

(一) 清髓预处理的 allo-HSCT

早期清髓预处理移植的数据多来自于 EBMT 和 IBMTR 登记。由于很多患者在移植前接受了多线治疗、化疗耐药,以及预处理方案和 GVHD 预防方案的不同,移植后的结果差异性较大,但是无一例外都具有较高的 TRM,尤其是接受了多重治疗的耐药患者。EBMT 的数据显示早期 TRM 高达 45%,主要死亡原因是感染、GVHD 和预处理相关毒性。同样,IBMRT 报道于 1981—1991 年间 265 例 allo-HSCT 患者早期 TRM 为 40%。移植后 5~7 年存活率仅为 20%~30%。因此,1990 年代后清髓移植在世界范围内大大减少。但是移植后获得 CR 的患者中,部分可获得长期生存,提示疾病治愈的可能。EBMT 的数据显示获得 CR 的患者,6 年 RFS 为 34%,西雅图 Hutchinson 中心的数据显示,这部分 CR 的患者 5 年 PFS 达 39%。而能够获得长期存活的患者绝大多数为在诊断 1 年内早期进行移植、移植前仅接受单线治疗、且化疗敏感。在一项比较 allo-HSCT 与 auto-HSCT 的前瞻性研究中(S9321),allo-HSCT 组由于高达 53% 的 TRM,在入组 36 例患者后被关闭。但是 7 年的随访结果显示,尽管两组的 OS 均为 39%,但是 allo-HSCT 组的 PFS 优于 auto-HSCT,分别为 22% 和 15%,此外生存曲线也显示 allo-HSCT 组 OS 出现平台,而 auto-HSCT 组仍在进一步下降。随着移植技术的进步、支持治疗的改善,TRM 有所下降。EBMT 比较 1983—1993 年间 334 例与 1994—1998 年间 356 例清髓移植,2 年 TRM 由 46% 下降至 30%。IBMTR 的数据也显示 2001—2005 年 5 年 TRM 也降至 29%。但是高达 30% 的 TRM 仍然令人难以接受,有待进一步降低。

总之,清髓移植虽然可以使部分患者获得治愈,但由于较高的 TRM,仅选择性的适用于部分高危患者的一线治疗,及 auto-HSCT 后复发或难治患者的挽救性治疗。NCCN 指南推荐作为临床试验的一部分。

(二) 减低强度预处理移植

RIC 可在降低 TRM 的同时,保留 GVM 效应,应用越来越广泛,目前在 allo-HSCT 中约占 70%。西雅图研究组最早采用低至 2Gy 的 TBI 联合氟达拉滨($30mg/m^2 \times 3$ 天)作为预处理,予环孢素联合吗替麦考酚酯作为免疫抑制治疗,成功获得了供者植入。此后,多种预处理方案及 GVHD 预防方案用于 MM 患者。预处理方案多数包括氟达拉滨,同时联合美法仑($100 \sim 180mg/m^2$)、环磷酰胺、塞替派,或者低剂量美法仑等,也有包含 TBI 的方案。有些预处理方案还包含了 ATG 或 CD52 单抗以改善植入,降低 GVHD。供者植入率约为 85%~98%,Ⅱ~Ⅳ度 aGVHD 发生率约为 25%~45%,慢性 GVHD 发生率为 40%~70%。尽管 TRM 显著降低至 10%~20%,但是 3~5 年总体生存为 36%~65%。Kroger 等也尝试采用无关供者行 RIC-HSCT 治疗进展期 MM,预处理方案采用美法仑、氟达拉滨联合 ATG,同样获得稳定植入,CR 率 40%,2 年 OS 及 EFS 分别为 74% 和 53%,证实该方案具有较好的耐受性和有效性。

来自 EBMT 的回顾性分析比较了 1998 年至 2002 年期间,320 例 RIC 和 196 例清髓移植的疗效。尽管 RIC 组患者具有更高的中位年龄(分别为 51 岁、45 岁)和更高比例的疾病进展人群(分别为 28%、21%),但是 TRM 显著低于清髓移植(P=0.001),安全性高。而 TRM 的下降,仅提高了 allo-HSCT 后的早期 OS,3~5 年 OS 并没有显著改善,主要是由于 RIC 组复发率高达 54%,为清髓移植组的 2 倍(27%)。总体而言,与传统清髓移植比较,RIC 提高了移植后早期的安全性，使更多患者可能接受 allo-HSCT，但是复发率仍高，尤其是高达 10% 左右的晚期(6~12 年)复发，值得关注。预处理中应用 CD52 单抗是 TRM、PFS 和 OS 的不利因素。由于入选患者病情、方案设计等不同，难以比较各种方案的毒性和有效率，尚无推荐方案。

(三) 自体续贯 RIC 异基因移植

由于 RIC-HSCT 的疗效受移植前疾病状态的影响，为了进一步改善疗效，20 世纪 90 年代后期，一些研究者开始尝试在新诊断的 MM 患者中行一线自体移植后续贯进行 RIC allo-HSCT，可借助自体移植前的高剂量化疗清除肿瘤负荷，同时提供 GVM 效应。一项来自美国多中心研究，102 例 MM 患者，在接受大剂量美法仑及自体移植后，续贯进行同胞相合 HSCT，预处理方案为 TBI 2Gy ± 氟达拉滨。Ⅱ~Ⅳ度急性 GVHD 及广泛型慢性 GVHD 发生率分别为 52% 和 74%。Allo-HSCT 后 5 年 NRM 仅为 18%，主要死亡原因为感染和 GVHD。治疗有效率大大提高，总有效率(CR+VGPR)达 76%，其中 CR 率显著提高，由移植前的 7% 提高至 allo-HSCT 后的 65%。中位疾病进展时间为 5 年，5 年 OS 和 PFS 分别为 64% 和 36%。另一项回顾性分析比较了 auto/allo 续贯 HSCT 与直接进行 RIC-HSCT 的疗效，也显示序贯移植的 5 年 PFS 和 OS 分别为 34% 和 59%，均高于单次 RIC-HSCT 的 22% 和 42%。但是，与清髓移植后出现生存曲线平台不同，自体续贯 allo-HSCT 后，随时间的延续，仍然持续存在疾病复发。

双次自体移植在高危患者中的疗效已得到肯定，尤其是在第一次移植后未能获得 CR 及 VGPR 的患者。为了比较自体续贯 allo-HSCT 与双次自体移植的效果，国际骨髓瘤基金会(IFM)发表了第一项前瞻性随机对照研究(IFM99-03)，具有 13 号染色体缺失和 β2 微球蛋白升高的高危患者入选该研究。两组患者的 PFS 分别为 2.6 年和 2.9 年，无统计学差异，但是自体续贯 allo-HSCT 组的 OS 则低于双次自体移植，分别为 34 和 48 个月(P=0.07)。西班牙骨髓瘤研究组则选择在第一次自体移植后未能达到接近 CR(nCR)的患者，随机进行二次自体或 allo-HSCT，两组的 PFS 和 OS 均无明显差异，但是 allo-HSCT 组的 TRM 较自体移植增高(16% 和 5%，P=0.07)。另一项包括欧洲 23 个中心的随机对照研究显示，自体续贯 allo-HSCT 组(108 例)与双次 auto-HSCT 组(249 例)比较，前者具有更高的 CR 率和 PFS，以及更低的复发率，但是 5 年 OS 分别为 58% 和 65%，无统计学差异。而延长随访至 8 年，allo-HSCT 不仅具有 PFS 优势，分别 22% 和 12%，OS 也显著优于双次自体移植，分别为 49% 和 36%。Bruno 等根据是否存在 HLA 配型相合同胞供者决定进行序贯 RIC allo-HSCT 或者二次自体移植，在这一研究中，延长随访至 7 年，也证实 allo-HSCT 组具有生存优势。一项包含 1538 例患者的 meta 分析显示，这两种治疗模式的 EFS 和 OS 均无显著差异，而自体序贯 allo-HSCT 组的 NRM 显著增多。这些结果的差异，与入组患者的年龄、体能状态、合并症、危险度分层标准，以及供者来源、预处理方案、是否应用 ATG、GVHD 预防方案等因素均相关。

在新药时代之前，高危患者的预后相当差，allo-HSCT 通过 GVM 效应可能可以清除微小克隆，改善其预后。IFM99-03 试验中均为高危患者(13 号染色体缺失和 β_2 微球蛋白升高)，但是 allo-HSCT 未能显示较双次自体 HSCT 的生存优势。另一项包括 199 例 del 13q 患者的研究中，auto/allo 组和双次 auto 组 2 年 PFS 分别为 59% 和 47%，allo-HSCT 组中位生存期显著延长(分别 34.5 和 21.8 个月)；在具有 del(17p)的患者中，双次 auto-HSCT 后的中位 PFS 和 OS 分别为 6 个月和 23.4 个月，而 auto/allo 组均未达到，allo-HSCT 显著延长 PFS 和 OS。Kroger 等报道 73 例新诊断的 MM 接受自体序贯 RIC-allo-HSCT，具有 t(4;14)或 del(17p)的患者 5 年 PFS 和 OS，分别为 24% 和 50%，与不具备这些核型异常的患者相似(分别为 30%

和54%)。法国协作组尝试在高危患者中,在预处理中加入硼替佐米并联合移植后DLI。硼替佐米组中位PFS为49个月,优于未应用组的25个月,两组的OS分别为未达到和65个月。这些结果显示allo-HSCT与auto-HSCT相比,可使高危MM患者获得生存优势,或许能够克服细胞遗传学高危因素对生存的不利影响。值得注意的是,在这些研究中,高危因素包括β_2微球蛋白 >3mg/L,不良细胞遗传学异常,包括del(13),t(4;14),或del 17p,或者一线治疗失败等,但是其中部分因素如del(13)在新药时代已不再具有预后意义。

由于allo-HSCT早期TRM高于自体移植,在多数研究中,自体续贯allo-HSCT并未较双次自体移植显出生存优势,但是随着随访时间延长,这组患者可获得更高的PFS和OS。自体续贯allo-HSCT究竟在哪些新诊断的MM患者中改善疗效和生存,新药时代的异基因移植的适应人群,仍具有争议,尚需进一步探索,因此,目前仅推荐用于部分临床试验。

(四) Allo-HSCT在MM挽救性治疗中的地位

尽管自体移植后复发的患者可以选择新药、CAR-T治疗,但仍有很多中心采用allo-HSCT,其中移植前接受深度治疗的患者TRM较高。M.D. Anderson肿瘤中心的一项回顾性分析,149例接受allo-HSCT的患者中120例为复发/难治患者,100天和5年TRM分别为17%和47%,其中采用RIC预处理的患者相对较低。来自EBMT的大宗病例报告,413例首次自体移植后复发或疾病进展的患者,接受挽救性亲缘供者或无关供者移植,1年TRM 21.5%,中位PFS和OS分别为9.6和24.7个月。西雅图Fred Hutchinson中心报道了278例allo-HSCT移植,其中179例为复发/难治患者,采用清髓预处理和RIC的分别有98和81例,首次自体移植治疗失败是死亡的高危因素,而在RIC组对OS、PFS、复发或疾病进展影响最大的不利因素也是自体移植后复发。欧洲的多中心研究显示,自体移植后复发的患者根据是否具有供者分组,有供者组的2年PFS明显优于无供者组(42%和18%,$P<0.0001$),但是总体生存没有差异,分别为54%和53%,挽救性化疗无效及高危细胞遗传学异常是生存的不利因素,而慢性GVHD是生存的保护性因素。但是CIBMTR的结果却截然相反,挽救性RIC allo-HSCT与二次自体移植比较,不论死亡率,还是PFS及OS前者均不及后者。

复发患者采用自体序贯allo-HSCT,也取得一定疗效。Karlin等报道23例第一次自体移植后复发的患者,行自体序贯allo-HSCT,2年OS可达61%,中位PFS和OS分别为36.8个月、60个月,与同期未行allo-HSCT的患者相比具有生存优势,分别为119.6个月和67.3个月($P=0.007$)。但是曾经深度治疗或处于疾病进展状态的患者获益有限。另外,对首次自体移植后复发的患者,也有学者尝试在二次移植后应用维持治疗。一组包括33例患者的单臂试验,在RIC allo-HSCT后应用来那度胺5mg单药维持治疗,3年PFS和OS分别为52%和79%,提示该方案方便可行且有效。但是,Wirk等的研究得出相反结论,提示allo-HSCT后维持治疗无效,3年复发率高达91%。挽救性allo-HSCT确实可以使小部分患者获得持久疗效,但是由于相对较高的TRM,尤其是接受过多线治疗的患者,最终并不一定能转化为生存优势,因此应结合移植前疾病状态、预处理方案选择、供者选择、持续存在的慢性GVHD对生活质量的影响等多重因素综合考虑,慎重选择。

近年来,随着移植技术的进步,供者已不再是困扰临床医师的问题。除了HLA相合同胞供者及无关供者外,单倍型相合亲属供者移植,也尝试用于MM的治疗。北京大学人民医院采用北京方案(清髓预处理)治疗复发/难治的MM,取得初步成功,全部患者获得稳定造血重建和完全供者植入,但是TRM和复发率有待进一步改善。意大利及法国协作组报道了

30 例复发 / 难治患者，采用 PT/CY 方案行单倍体移植，+30 天中性粒细胞和血小板植入率分别为 87% 和 60%，18 个月 TRM 为 10%，而 PFS 和 OS 分别为 33% 和 63%。

异基因移植后行 DLI 可增强 GVM 效应，可用于移植后复发的治疗，但是可能伴发严重 GVHD。除此之外，也有中心尝试预防性输注，以期防止疾病复发。Kroger 等报道 61 例患者完成 allo-HSCT 后，停用免疫抑制剂后，接受预防性剂量递增 DLI(共 132 次)，获得良好效果。DLI 的总反应率达 77%，半数患者获得更深层的缓解，67% 获得或维持 CR，包括 26% 的患者达到分子生物学缓解。Ⅱ~Ⅳ度 aGVHD 发生率 33%，无 DLI 相关死亡。获得分子生物学 CR 的患者中，8 年 PFS 和 OS 分别高达 62% 和 83%。也有报道，采用 G-CSF 动员的供者淋巴细胞输注，可能降低 GVHD 的发生率。具体 DLI 时机、剂量、细胞组分、免疫抑制剂的应用等因素，均会对结果产生影响，目前均在探索中。

在移植后尝试新药维持治疗，以期提高疗效。小规模Ⅰ期及Ⅱ期研究探索了沙利度胺及来那度胺在 allo-HSCT 后维持治疗的效果。伴随药物治疗出现的 NK 细胞激活，为这一治疗模式提供了理论依据，可以单药应用或联合 DLI。一项来自荷兰的多中心研究，在一线非清髓移植后早期(1~3 个月)应用来那度胺 10mg/d 维持治疗，每 28 天应用 21 天。38 例注册患者中 30 例接受了来那度胺维持治疗，尽管 37% 的患者疗效进一步提高，1 年 PFS 为 69%，但是由于急性 GVHD 发生率高达 43%，多数患者终止治疗，来那度胺维持治疗中位时间仅为 12(4~27)周。而另一组 33 例复发患者，挽救性移植后应用来那度胺 5mg 单药维持治疗，耐受性好，3 年 PFS 和 OS 分别达到 52% 和 79%。此外也有采用硼替佐米维持治疗的报道，除提高疗效还可以降低 GVHD。这些均提示如何更好地将这些药物与移植相结合仍有待进一步研究。抗 CD38 单抗，CAR-T 等新型治疗，均已经用于复发 / 难治患者，如何将这些新治疗方式与 allo-HSCT 结合，进一步改善 allo-HSCT 有效率及生存，是未来面临的重要问题。

随着蛋白酶体抑制剂和免疫调节剂等药物的广泛应用，以及新一代药物的不断涌现，MM 的疗效得以显著提高，而 allo-HSCT 的适应证、最佳的移植时机、预处理方案、供者选择、与新型药物的组合等诸多方面仍存在较多争议。新药时代，allo-HSCT 在 MM 治疗中的地位有待更多的研究结果来重新定义。

(刘开彦　路 瑾)

主要参考文献

1. Lazarus HM, Zhang MJ. Carreras J, et al. A comparison of HLA-identical sibling allogeneic versus autologous transplantation for diffuse large B-cell lymphoma: a report the CIBMTR. Biol Blood Marrow Transplant, 2010, 16 (1): 35-45.
2. Dreger P, Schetelig J, Andersen N, et al. Managing high-risk CLL during transition to a new treatment era: stem cell transplantation or novel agents? Blood. 2014; 124: 3841-3849.
3. Suzuki R. Treatment of advanced extranodal NK/T cell lymphoma, nasal-type and aggressive NK-cell leukemia. Int J Hematol, 2010, 92: 697-701.
4. Wudhikarn K, Brunsteinb CB, Bachanova, et al. Relapse of lymphoma after allogeneic hematopoietic cell transplantation: Management strategies and outcome. Biol Blood Marrow Transplant, 2011, 17: 1497-1504.
5. Loirat M, Chevallier P, Leux C, et al. Upfrontallogeneic stem-celltransplantation for patients with nonlocalized untreated peripheralT-cell lymphoma: an intention-to-treat analysis from a single center. Ann Oncol, 2015, 26: 386-392.

6. Raiola A, Dominietto A, Varaldo R, et al. Unmanipulated haploidentical BMT following non-myeloablative conditioning and posttransplantation CY for advanced Hodgkin's lymphoma. Bone Marrow Transplant, 2014, 49 (2): 190-194.

7. Sonneveld P, Avet-Loiseau H, Lonial S, et al. Treatment of multiple myeloma with high-risk cytogenetics: a consensus of the International Myeloma Working Group. Blood, 2016, 127: 2955-2962.

8. Rotta M, Storer BE, Sahebi F, et al. Long-term outcome of patients with multiple myeloma after autologous hematopoietic cell transplantation and nonmyeloablative allografting. Blood, 2009, 113: 3383-3391.

9. Chen Y, Lu J, Xu LP, et al. Safety and efficacy of haploidentical stemcelltransplantation for multiple myeloma. Bone Marrow Transplant, 2018, 53: 507-510.

10. Castagna L, Mussetti A, Devillier R, et al. Haploidentical allogeneic hematopoietic cell transplantation for multiple myeloma using post-transplantation cyclophosphamide graft-versus-host disease prophylaxis. Biol Blood Marrow Transplant, 2017, 23: 1549-1554.

第三节　骨髓增殖性肿瘤

根据 2016 年 WHO 的髓系肿瘤分类，骨髓增殖性肿瘤（MPN）主要包括慢性髓细胞性白血病（CML）、慢性中性粒细胞性白血病（CNL）、真性红细胞增多症（PV）、原发性血小板增多症（ET）、原发性骨髓纤维化（PMF）以及慢性嗜酸细胞性白血病非特指型和 MPN 无法分类几种疾病；而 MDS/MPN 则主要包括慢性粒单核细胞性白血病（CMML）、不典型慢性髓细胞性白血病（aCML）、青少年粒单核细胞性白血病（JMML），以及 MDS/MPN 伴环形铁粒幼细胞和血小板增多（MDS/MPN-RS-T）和 MDS/MPN 无法分类。这些疾病均为起源于造血干细胞的克隆性疾病，理论上造血干细胞移植仍然是目前唯一的根治手段。但因不同疾病的临床进程不同和现有治疗手段的差异，各种疾病移植的适应证和疗效也不尽相同，部分疾病因为发生率过低，或者非移植治疗效果尚佳，移植资料较少，故本节主要对临床常见的 PMF、CMML 和 CML 逐一介绍。

一、原发性骨髓纤维化

骨髓纤维化（MF）是一种克隆性的骨髓增殖性肿瘤，可以是原发性的（PMF）或者继发于 PV、ET 等其他疾病（MPN-MF）。年发病率约 1/ 百万人口，中位发病年龄 65 岁，小于 55 岁的患者约占 20%。临床以贫血、骨髓中髓系和巨核细胞增殖、纤维结缔组织沉积、髓外造血等为主要表现。预计中位生存期大概 6 年，但个体差异很大，从几个月至几十年，与确诊时所处的病期有关。大约 5%~30% 的患者进展为白血病，低危和高危患者 10 年的转白率（LT）分别为 12% 和 31%，最终的死亡原因多为骨髓衰竭、白血病、血栓性疾病、门脉高压和心力衰竭等。目前国际上较常采用的预后评分系统有 2009 年的国际预后积分系统（IPSS）、在此基础上 2010 年提出的可以在病程任何阶段评估的动态国际预后积分系统（DIPSS）及 2011 年将染色体核型以及血小板和输血依赖纳入其中的 DIPSS-plus 进行预后分组，具体见表 5-4-1。不同危险度分组患者的预后见表 5-4-2。

（一）移植适应证

虽然目前对 PMF 的发病机制的研究更为深入，以芦可替尼为代表的靶向药物已经上市，但造血干细胞移植仍是根治 PMF 的唯一手段。鉴于 PMF 的预后差异极大，多数患者为

表 5-4-1　原发性骨髓纤维化危险积分系统(分)

预后指标	IPSS	DIPSS	DIPSS-Plus
年龄 >65 岁	1	1	1
全身症状	1	1	1
HGB<100g/L	1	2	1
WBC>25 × 10^9/L	1	1	2
外周血原始细胞≥1%	1	1	1
血小板计数 <100 × 10^9/L			1
输血依赖			1
不良细胞遗传学 *			1

注:* 不良细胞遗传学核型:+8,-7/7q,i(17q),inv(3),-5/5q,12p-,11q23 重排及复杂染色体核型;
IPSS 分组:低危(0 分)、中危 -1(1 分)、中危 -2(2 分)、高危(/>3 分);
DIPSS 分组:低危(0 分)、中危 -1(1 或 2 分)、中危 -2(3 或 4 分)、高危(5 或 6 分);
DIPSS-plus 分组:低危(0 分)、中危 -1(1 分)、中危 -2(2 或 3 分)、高危(4-6 分)

表 5-4-2　原发性骨髓纤维化危险度分组与中位生存期(月)的关系

危险度分组	IPSS	DIPSS	DIPSS-plus
低危	135	未达到	185
中危 -1	95	170	78
中危 -2	48	48	35
高危	27	18	16

高龄,移植相关合并症多,仍需谨慎把握移植的适应证和时机。根据上述预后评分系统,可以看出按 IPSS、DIPSS、DIPSS-plus 分期为中危 -2 及高危组的 MF 患者预后较差,中位 OS 均 <5 年。目前尚没有随机对照研究来比较移植和其他非移植治疗方式的临床结果。2015 年一项纳入 438 例年龄 <65 岁 PMF 患者(移植组 190 例,传统治疗组 248 例)的回顾性研究显示,移植组与传统治疗组 5 年 OS 在低危,中危 -1 组,中危 -2 组和高危组(DIPSS)分别为 69%vs. 95%;52% vs. 77%;50% vs. 41%;32% vs. 11%。与传统治疗相比,DPISS 低危和中危 -1 的患者移植死亡风险增加(HR 5.6,*P*=0.0051;1.6,*P*=0.19),而中危 -2 和高危患者则明显从移植中受益(HR 0.55,*P*=0.005;0.37,*P*=0.0007)。因此,在 2014 年版的《中国异基因造血干细胞移植治疗血液系统疾病专家共识》中规定无论是原发或继发的 MF 移植适应证为中危 -2 或者高危患者。而 BBMT 以及 ELN 则推荐对于 <70 岁的中危 -2 或者高危患者,以及 <65 岁的患者,如果发生输血依赖或者外周血中原始细胞 >2%,或者不良预后细胞遗传学特征都是移植的对象。

随着对 MF 基因学研究的深入,发现一些基因突变与预后相关。Tefferi 等发现 CALR(+)/ASXL1(-)患者的生存期最长,可达中位 10.4 年;而 CALR(-)/ASXL1(+)患者最短,只有 2.3 年;其预后意义独立于 DIPSS plus 评分系统,即使在低危和中危 -1 的患者中也可以区分出预后不良和良好组(中位生存期 4 年 vs. 20 年)。目前一些新的评分体系加入了 3 个驱动基因(JAK2、MPL、CALR)以及其他体细胞基因(ASXL1、SRSF2、EZH2 和 IDH1/2)的突变状态,并进行组合形成不同的预后积分系统,如突变增强的国际预后评分系统(MIPSS)和以基因为基础的预后评分系统(GPSS)。相信随着基因诊断技术的发展,和更多临床病例的积累,基于分子水平的危险度分层将会为 PMF 移植的适应证带来新的变化。

（二）移植方式及疗效

近期多数报道 PMF 移植后 3 年 OS 大约在 45%~50%，其中清髓性移植的 1 年 TRM 为 30% 左右，RIC 移植模式的 TRM 降低为 15%~20%，但复发率 30%~35%，最终 5 年的 OS 约为 45%，与清髓性移植疗效相近。为保证 PMF 患者的移植疗效，在移植过程中需注意以下几个方面：

1. 移植前准备　多种患者 / 疾病相关性因素可以对移植疗效产生影响，如移植合并症指数（HCT-CI）≥3，全身症状，大量红细胞输注（>20U），巨脾（>22cm），疾病危险度分组，基因突变情况等。其中部分因素有可能在移植前进行纠正，如加强支持治疗，改善患者全身症状，降低 HCT-CI 等。

与其他血液疾病不同的是 MF 的患者更常合并脾大，尤其是巨脾，会导致移植后造血重建不良甚至疾病复发。有报道认为移植前脾切除有益于造血重建，但 CIBMTR 的资料显示，巨脾患者在移植前进行脾切除或者脾区放疗并不能改善包括 PMF 在内的髓系肿瘤的预后，甚至有可能因感染出血等治疗相关合并症影响移植的进行，故移植前切脾不作为常规推荐。芦可替尼可以缩小脾脏、改善全身症状以及下调与 PMF 发病相关的促炎性因子和促血管生成因子。单臂试验证实移植前应用芦可替尼，对治疗有反应的患者比无效患者有更好的 OS。但预处理前突然停药可诱发疾病症状的反弹，主要表现为全身症状加重、脾脏再次肿大，甚至诱发心源性休克、肿瘤溶解综合征等。因此，建议移植前应用芦可替尼，应缓慢减停来避免上述不良反应。

铁过载对移植疗效的影响尚有争议。近期的回顾性研究和一项荟萃分析未发现铁过载对移植后的 OS、NRM 等产生影响，因此，祛铁治疗更推荐于输血依赖的患者，这部分患者也建议在疾病早期进行移植。

转白是 MF 的终末状态，包括移植在内的任何治疗效果均不佳。对于转白的患者，建议移植前进行化疗，达到 CR 或 PR 后的患者再考虑移植。

2. 干细胞来源　CIBMTR 的回顾性资料显示，MF 在 MSD、MUD 和 NUD 移植模式下的 5 年 OS 分别为 56%、48% 和 34%，其中 MSD 与 MUD 疗效相当。EBMT 的前瞻性多中心 RIC 移植的资料显示相合供者移植的 1 年 NRM 明显低于不合供者（12% vs. 38%），但在 MSD 和 10/10 相合 MUD 间无差异。因此，MF 的移植供者应首选 MSD 或 MUD。对缺乏 HLA 相合供者的患者来说，也可尝试单倍体移植。Bregante 等分析了 95 例 MF 患者资料，发现 2011—2014 年接受 MUD 移植或单倍体移植患者的 OS 为 69%，明显高于 2000—2010 年的 21%，说明 MUD 和单倍体移植疗效在近些年明显提高。此外脐带血移植也是可供选择的方式之一，和单倍体移植一样，这两种移植模式在 PMF 中的应用多为探索性的，其安全性和疗效都有待进一步验证。北京大学人民医院正在进行单倍体移植治疗 MF 的尝试，初步结果提示可保证干细胞植入，白细胞的植活率 100%，血小板植入较慢；移植后 aGVHD 和肝脏损伤较为突出（未发表数据），尚需进一步改进。

目前尚没有研究比较 MF 行骨髓移植与外周血干细胞移植的疗效差异。但根据现有的临床资料显示 BMT 与 PBSCT 各有优势，总体疗效相当。因外周血具有植入快速的优势，因此一般推荐 PBSCT。而北京大学人民医院采用的是骨髓 + 外周血混合移植。

3. 预处理方案　对于处于疾病进展期且身体状况较好的患者，主张采用标准 BU/CY 或

TBI/Cy 清髓性预处理方案,1 年 TRM 为 20%~48%。有研究显示,根据白消安血浆浓度来调整其用量的预处理方案,可提高患者 5 年 OS(68% vs. 48%)。对于高龄、一般状态差的患者,非清髓或减 RIC 方案是合适的选择,CIBMTR 的回顾性资料显示 5 年 OS 为 47%。常用的 RIC 方案有 Bu+Flu、Mel+Flu、Flu+TBI、塞替派 +Cy 等,但没有研究证实哪一种方案更佳。EBMT 采用 BU+FLU+ 兔 ATG 治疗 MF,其中 MSD-HSCT33 例,URD-HSCT70 例,1 年 NRM 为 16%,5 年总体 OS 为 67%,年轻患者 5 年 OS 高达 82%,而 >55 岁患者为 48%。目前,尚没有前瞻性的研究比较 MF 行 MAC 和 RIC 的疗效,大多数回顾性资料认为两者疗效相当。

4. 移植后合并症处理 与其他疾病移植相比,MF 患者植入失败率高,有更多的肝脏损伤,移植后会有持续性脾大。MF 移植的植入失败率在 5%~25% 之间,在 HLA 不合移植中更多见。CIBMTR 报道 MF 行 MSD-HSCT 的植入失败率为 9%,其他亲缘关系移植 27%,URD-HSCT 为 20%,RIC 移植为 8%~17%。MF 移植相对高的植入失败率原因有骨髓微环境改变、骨髓纤维化、脾脏增大等。对于供者干细胞未植入且自体造血未恢复的患者,二次移植是唯一可行的选择。对于 PGF 患者,调节异常免疫,同时加强刺激造血及改善造血微环境是可能的选择。具体如何降低和治疗植入失败可见本书第四篇第一章。

MF 移植后脾脏缩小是个缓慢的过程,脾大可以在移植后 1 年内持续存在。针对脾大超声监测是个很好的辅助手段,如果嵌合体提示为完全供者型则无需特殊处理;如果脾大在移植后晚期仍持续存在或者出现反弹,同时嵌合体伴有供者成分下降,则要警惕复发。减停免疫抑制剂或者 DLI 是可供选择的治疗方案。JAK2 抑制剂虽然可以缩小脾脏改善症状,但无法逆转嵌合状态或清除 MRD,并可能延迟造血重建和免疫重建,增加移植后机会性感染。因此,对于 JAK2 抑制剂是否能提高移植患者的疗效仍存在争议,需进一步验证。

MF 患者移植后更容易发生早期肝损害。加拿大的 Wong 等报道了 53 例 MF 移植资料,并与同期 MDS 患者进行对比研究,发现 MF 患者在移植后 6 周内更容易出现中重度的高胆红素血症(>102.6μmol/L,发生率:44% vs. 21%)和肝窦静脉闭塞综合征(36% vs. 19%),并且最终影响患者移植疗效(轻度高胆红素血症患者的中位 OS 为 12 个月,中重度患者 6.4 个月)。门脉高压、肝脏铁沉积、内脏静脉血栓形成是移植后肝脏合并症高发的危险因素,MAC 相对于 RIC 更易发生肝损害,但未达统计学差异。对于准备移植的 MF 患者,应重视肝脏功能和门脉高压等合并症的评估,高危患者应选择 RIC,并尽量避免使用肝脏损害药物。

MF 患者 MAC 移植后复发率为 10%~18%,接受 RIC 移植的患者复发率高达 29%~43%。JAK2、MPL 和 CALR 突变是 MF 的 3 个特征性基因改变,90% 的 MF 患者至少携带其中 1 个突变。应用上述特征性基因与嵌合度联合监测 MRD,适时干预可以提高移植疗效,但目前的研究数据尚少。患者一旦复发,治疗策略与其他血液病类似,可参见第 5 篇第 7 章。来自德国的一项研究,报道了 26 例 RIC 后复发的 MF 患者,在接受中位 3 次的 DLI 后,39% 患者达到 CR;13 例无效或急变、4 例移植排斥患者接受了二次移植,总的有效率 80%(CR 9,PR 3),2 年的 OS 达到 70%。

总之,对于 IPSS、DIPSS、DIPSS-plus 等分期为中危 -2 及高危组,输血依赖,不良基因预后的 MF 患者,应尽早进行移植治疗。HLA 相合的 MSD 或 URD 外周血干细胞移植是首选,HLA 不合非血缘和单倍体移植也是有效的备选方案。针对不同患者,最合适的预处理方案有待证实,推荐年轻、一般状况较好的 MF 患者应首选 MAC 方案,而老年、存在合并症的患者可选择 RIC 方案。MF 患者移植后植入失败和早期肝脏损害发生率较其他疾病高，移植前应用 JAK2 抑制剂可能提高部分患者移植疗效。对于巨脾患者不常规进行脾切除，应重视移植前门脉高压等肝脏合并症的诊治。JAK2、CALR 突变等基因标志可用于移植后 MRD 监测并指导治疗。对于复发或排斥患者，DLI、二次移植都是有效的挽救治疗方案。

二、慢性粒单核细胞性白血病

慢性粒单核细胞性白血病（CMML）作为一种造血干细胞克隆性疾病，同时具有骨髓增殖性肿瘤和骨髓增生异常综合征的特点。其发病率在欧美大约每年 4/ 百万人口，以男性多见，中位发病年龄 72 岁。约 30% 的患者存在细胞遗传学异常，90% 以上的患者可以发现如 TET2、SRSF2、ASXL1、原癌基因 RAS 通路等相关基因的突变。WHO 根据白细胞水平将其分为 MPN-CMML（WBC=13×10^9/L）和 MDS-CMML（WBC<13×10^9/L）两组，两者在基因突变方面存在不同：MPN-CMML 更多涉及 RAS/MAPK 信号通路的激活，且预后差于 MDS-CMML。根据幼稚细胞水平又可分为三组：CMML-0（外周血原始细胞 <2%，且骨髓原始细胞 <5%），CMML-1（外周血原始细胞 2%~4% 或骨髓原始细胞 5%~9%）和 CMML-2（外周血原始细胞 5%~19%，骨髓原始细胞 10%~19% 或存在 Auer 小体）。CMML 的中位生存期大约 3 年，15%~20% 的患者在 3~5 年内转为急性白血病。异基因造血干细胞移植是目前唯一的治愈手段。

（一）移植适应证

CMML 是一组异质性疾病，患者多为高龄，因此需要根据疾病的危险度分层以及移植风险权衡利弊，决定何种患者更能从移植中获益。IPSS，R-IPSS 等评分系统主要针对的都是 MDS 患者，因此 M.D. Anderson、Mayo 诊所等单位提出了多种专门用于 CMML 的预后评分系统，主要包括血象、幼稚细胞比例等参数，部分体系还加入了基因和细胞遗传学标记，其与预后的关系具体见表 5-4-3。这些评分体系的预后价值已被证实，但并没有显示哪一种更具优势。另外，因为 CMML 移植资料较少，目前尚没有前瞻性的研究可供参考，所有基于现有资料的推荐都仅仅是专家意见，缺乏证据支持。一份针对包括 CMML 在内的 MDS 移植的国际专家共识，推荐应用 CPSS 来指导判断患者是否需要移植，对于 CPSS 中危 -2 及以上的患者建议首选移植。考虑到 CMML 极高的转白率，并且从表 5-4-3 可以看出各评分体系中，中危及以上患者的中位生存期大都小于 3 年，对于这部分患者有条件的话建议尽早移植。

表 5-4-3　不同 CMML 预后积分系统及与预后

积分系统	危险因素	危险度分层（积分）	中位生存期（月）	白血病转化率
Onida，et al（MDAPS）	1. 血红蛋白 <120g/L：1 2. 外周血中不成熟髓系细胞（CIM）：1 3. 淋巴细胞绝对值 >2.5×10^9/L：1 4. 骨髓原始细胞 >10%：1	低危（1） 中危 -1（2） 中危 -2（3） 高危（4）	24 15 8 5	19%（中位 7 个月）
Germing，et al.（Dusseldorf score for CMML）	1. 骨髓原始细胞 >5% 2. 乳酸脱氢酶 >200U/L 3. 血红蛋白 <90g/L 4. 血小板 <100×10^9/L			

续表

积分系统	危险因素	危险度分层（积分）	中位生存期（月）	白血病转化率
Such, et al.（CPSS Model）	1. FAB 分型：CMML-1：0，CMML-2：1 2. WHO 分：MDS-CMML：0，MPN-CMML：1 3. 染色体核型[#]：低危：0，中危：1，高危：2 4. 红细胞输血依赖：1	低危（0） 中危 -1（1） 中危 -2（2~3） 高危（4~5）	72 31 13 5	13% 29% 60% 73% （5 年）
Itzykson, et al.（GFM Model）	1. 年龄 >65years：2 2. 白细胞 >15 × 10^9/L：3 3. 贫血女性 <100g/L，男性 <110g/L：2 4. 血小板 <100 × 10^9/L：2 5. ASXL1 突变：2	低危（0~4） 中危（5~7） 高危（8~12）	未到达（56.0[Δ]） 38.5（27.4[Δ]） 14.4（9.2[Δ]）	
Patnaik, et al.（Mayo Model）	1. 单核细胞 >10 × 10^9/L：1 2. 外周血循环的幼稚细胞：1 3. 血红蛋白 <100g/L：1 4. 血小板 <100 × 10^9/L：1	低危（0） 中危（1） 高危（≥2）	32 18.5 10	
Patnaik, et al.（Mayo Molecular Model）	1. 单核细胞 >10 × 10^9/L：1 2. 外周血循环的幼稚细胞：1 3. 血红蛋白 <100g/L：1 4. 血小板 <100 × 10^9/L：1 5. ASXL1 移码和无意义突变：1	低危（0） 中危 -1（1） 中危 -2（2） 高危（≥3）	97 59 31 16	
Elena, et al.（CPSSMol）	1. 基因危险度分层 * 2. 骨髓原始细胞≥5%：1 3. 白细胞≥13 × 10^9/L：1 4. 红细胞输血依赖：1	低危（0） 中危 -1（1） 中危 -2（2~3） 高危（≥4）	未到达 64 37 18	0 3% 21% 48% （48 个月）

注：MDAPS：MD Anderson 预后积分系统；CPSS：CMML 特异性预后积分系统

[#]：染色体核型危险度分组：低危：正常，单独 –Y；中危：其他异常；高危：+8，复杂核型异常≥3 种，7 号染色体异常

[Δ]：无 AML 生存期

*：CPSS-Mol 基因危险度分层：0 分：低危染色体核型且无 ASXL1/NRAS/SETBP1/RUNX1 突变；1 分：中危染色体核型和 ASXL1/SETBP1 and NRAS 突变；2 分：高危染色体核型和 RUNX1 突变

（二）移植方法与疗效

目前有关 CMML 移植的资料都是回顾性的，大部分病例数较少，因患者基础状况、移植方式、移植年代不同，临床结果差异较大。回顾性资料显示 CMML 移植的 NRM 12%~52%，复发率 17%~52%，生存率 18%~75%。近期较大宗的病例报道有 3 个，分别来自 EBMT、CIBMTR 和西雅图。

2011 年 Fred Hunchinson 肿瘤中心报道了 85 例患者，中位年龄 51.7 岁，包括 34 例同胞相合供者，47 例无关相合供者，骨髓移植 32 例，外周血 53 例。结果 91% 患者达到稳定的植入，Ⅱ~Ⅳ度的 aGVHD 72%，cGVHD 26%；10 年的 RR 和 NRM 分别为 27% 和 34%。多因素分析显示 MDAPS 评分是影响 RR 的因素，而移植前血细胞比容、染色体核型分组和 HCT-CI

评分影响 NRM。最终 10 年的 OS 为 40%，多因素分析提示高龄、高 HCT-CI 评分和高危染色体核型可增加死亡率，降低 RFS。

2015 年 EBMT 总结了 2010 年前接受移植并登记的 513 例 CMML 患者的资料，中位年龄 53 岁，其中移植方式为 MAC 249 例，RIC 226 例。供者来源为亲缘移植 285 例，非血缘关系 228 例；骨髓移植占 23.2%，外周血占 76.8%；同胞相合移植 53.8%，HLA 相合非血缘 20.7%，HLA 不合非血缘移植 23.8%。移植前有 338 例患者曾接受干预治疗但仅 122 例在移植时处于 CR 状态。结果植活率 95%，未植活 3.9%，继发移植排斥 0.8%，Ⅱ~Ⅳ度的 aGVHD33%，1 年和 4 年的 NRM 分别为 31%、41%，移植时处于 CR 状态和 2002 年后移植患者的 NRM 较低（$P<0.05$）。确诊后 1 年内进行移植患者的 NRM 有降低趋势（$P=0.07$），但与原发病的分期和是否转白无关；最终 4 年的 RR 32%，OS 为 33%，同样 OS 与原发病的分期和是否转白无关。但移植时处于 CR 状态的患者 4 年 OS 更高（42% vs. 30%），多因素分析显示影响 OS 的唯一因素是移植时的 CR 状态，与 CMML 分期、是否转白无关，包括预处理方案、是否去 T、供者类型、干细胞来源等移植相关因素对移植最终效果均没有影响。提示 CMML 只要有供者就可以进行移植，其他移植技术细节并不影响最终疗效，RIC 并不优于 MAC，可应用于高龄和身体条件差的患者。

为了明确对移植疗效的影响因素，2017 年 Liu 等对 2001—2012 接受移植的 209 例汇报至 CIBMTR 的资料分析，中位年龄 57 岁，中位随访 51 个月。结果显示造血恢复与疾病 CPSS 分期无关，虽然骨髓移植组在 28 天的植入率低于 PB 组，但在 100 天时相当（WBC：94% vs. 98%；Plt：73% vs. 88%）。单因素分析 1 年的 TRM 和 RR 在 CPSS 低危 / 中危 -1 和中危 -2/ 高危组均无差异（ TRM：15% vs. 20%；RR：46% vs. 54%），多因素分析亦未发现影响因素。但多因素分析显示高 CPSS 评分，低 KPS 和 BM 移植与低 OS 相关，但高 CPSS 与 DFS，RR 和 NRM 无关。为解释高 CPSS 评分降低 OS 的原因，进一步分析移植后复发的患者，发现 CPSS 中危 -2 及以上的患者在复发后的死亡率是低危 / 中危 -1 患者的近 2 倍。同时多因素分析还显示移植前是否接受 HAM 治疗、化疗或者两者联合治疗与未接受治疗的患者相比疗效并没有差异。国内北京大学血液病研究所孙于谦等报道了 12 例中位年龄 39 岁 CMML 患者接受异基因 HCT 的疗效，其中同胞相合移植 7 例，单倍体亲缘移植 5 例。结果 12 例患者都获得了供者型植入，中位随访 17.5 个月，总体生存率为 66.7%，复发率为 16.7%。

1. 移植方式　RIC 的出现为更多高龄和身体条件不能耐受常规 MAC 的患者带来了福音，外周血相对于骨髓移植可以更早地重建造血，但并未发现具体哪种移植技术对移植疗效有显著影响。供者来源方面 HLA 相合同胞或者相合非血缘移植疗效也相当。但 2018 年日本回顾性比较 159 例 CMML 移植，中位年龄 54 岁，根据供者来源分为 4 组：HLA 相合亲缘、非血缘骨髓、非血缘脐带血和 HLA 不合同胞，多因素分析显示相合同胞 OS 最好（4 组 3 年 OS 分别为 50.4%、31.4%、15.4% 和 16.7%），复发后死亡率无差别；TRM 在非血缘脐带血中最高，100 天的 TRM 4 组分别为 3.9%、10.6%、23.3% 和 25%。北京大学血液病研究所的 5 例单倍体移植采用白血病的预处理方案，全部植活，但 2 例死于移植后感染，因此在没有 HLA 相合供者的情况下，替代供者是可选择的方案之一，重点是降低 TRM。

2. 移植前原发病治疗　EBMT 的资料提示移植时处于 CR 状态提示有更好的 OS，一项纳入 83 例患者的回顾性资料显示移植前应用 HAM 至少 3 个疗程进行桥接治疗（37 例）与 IC（41 例）+ 支持治疗（5 例）相比，HAM 可以降低复发率 22% vs. 35% $P=0.03$，不增加 1 年的

TRM，最终提高 PFS（43% vs. 27%），但对 OS 无改善。同时前述 CIBMTR 的数据也表明移植是否接受减瘤治疗与 OS 无关。基于上述数据，移植前是否进行减瘤治疗往往根据医生经验，但即使进行治疗也倾向于进行 HAM 桥接移植而不是常规化疗。考虑到 EBMT 资料中接受治疗的患者仅约 1/3 可以达到 CR，因此北京大学血液病研究所的经验是借鉴 MDS，一般幼稚细胞 >20% 方建议治疗。

因为异基因造血干细胞移植是目前唯一可能治愈 CMML 的手段，原则上对于前述评估方法确认为中高危的年轻患者，只要可耐受移植，均建议尽早进行 MAC 移植，是否在移植前接受减瘤治疗，根据患者肿瘤负荷和医生经验决定。高龄或者身体条件差的患者可以考虑接受 RIC 或者进行临床试验。替代供者的选择扩大了移植人群，但在疗效和病例数方面还需进一步积累经验。

三、慢性髓系白血病

（一）移植适应证

TKI 时代移植的适应证及移植时机，要根据疾病分期和对 TKI 的反应综合考虑，具体为：①对各种 TKI（至少包括二代 TKI）均治疗失败的 CP 患者；②对各种 TKI 均不能耐受的患者；③发生 T315I 突变或其他对所有 TKI 耐药突变的患者；④应用 TKI 过程中进展到加速期或急变期的患者。

TKI 治疗的疗效评价标准：血液学疗效：①外周血计数完全正常，外周血白细胞 < 10×10^9/L，血小板低于 450×10^9/L；②白细胞分类没有任何幼稚细胞；③没有白血病的任何症状和体征。细胞遗传学疗效：①完全细胞学反应（CCyR）：没有 Ph 阳性分裂相；②部分细胞遗传学反应（PCyR）：Ph 阳性分裂相 1%~35%；③主要细胞遗传学反应（MCyR）：Ph 阳性分裂相 0~35%；④次要细胞遗传学反应（mCyR）：Ph 阳性分裂相 >35%。分子学反应：①早期分子学反应（EMR）：在治疗 3 个月和 6 个月 BCR/ABL（IS）≤10%；②主要分子学反应（MMR）：BCR/ABL（IS）≤0.1%，如果不能用 qPCR 监测，下降幅度较基线大于 3log；③完全分子学反应（CMR）：描述方式不同，最好基于监测敏感性，如 MR4.5。复发：指失去既往获得的疗效（血液学复发和细胞遗传学复发）。

关于 TKI 治疗失败的定义：2018 年最新的 TKI 疗效观察标准，治疗 3 个月 BCR/ABL（IS）大于 10%，治疗 12 个月 >1%~10%，为治疗失败，根据突变监测情况决定更换 TKI 或评估移植；治疗 3 个月内 BCR/ABL（IS）>10%，治疗 6 个月 >1%~10%，治疗 12 个月 >0.1~1%，为治疗效果欠佳，根据突变监测情况决定继续原药或加量或更换其他 TKI 或评估移植必要性。导致治疗失败的原因分为原发性耐药和继发性耐药。对 TKI 原发性血液学耐药指治疗开始后的前 3~6 个月没有获得血液学缓解，这种情况在新诊断的 Ph^+CML 中非常罕见。继发耐药最常见的机制是 BCR-ABL 活性的再激活，出现新的点突变导致耐药：如出现 T315I、V299L、T315A、F317L/V/I/C 点突变者对达沙替尼耐药；出现 T315I、Y253H、E255K/V、F359V/C/I 点突变者对尼洛替尼耐药；T315I 和 V299L 突变对博舒替尼耐药。

关于 TKI 不耐受的标准：不同 TKI 药物的非血液学毒副作用表现不同。在不同的临床试验中的定义也不完全一致。IRIS 实验中，不耐受定义为：尽管通过适当的减低剂量和最佳对症处理，仍然反复发生 3 度或 4 度非血液学毒性；在尼罗替尼作为二线治疗的第一个临床实验中，不耐受定义为：任何 2 度非血液学毒性持续 1 个月以上或者反复发生 3 次，尽管支持治疗或减少剂量，3 度或 4 度非血液学毒性或 4 度血液学毒性超过 7 天。CML 进展期指加速期和急变期。而关于加速期和急变期的定义并不十分统一，在不同年代由不同组织提出的标准如下：①MDADCC 标准（1993 年）：外周血原始细胞数≥15%，外周原始加早幼粒细胞≥30%，外周血嗜碱性粒细胞≥20%，对治疗无效血小板低于 $100 \times 10^9/L$，核型克隆演变。②国际骨髓移植登记组（IBMTR）的标准（1997 年）：白细胞计数用常规药物治疗难以控制；白细胞倍增时间短于 5 天，外周血或骨髓中原始细胞数≥10%，外周或骨髓中原始加早幼粒细胞≥20%，外周血嗜酸和嗜碱性粒细胞≥20%，对治疗无效的贫血或血小板减少，持续血小板升高，核型演变，进行性脾大，绿色瘤或骨髓纤维化等。③世界卫生组织（WHO）标准（2008 年）：骨髓或外周血原始细胞 10%~19%，外周血嗜碱性粒细胞大于 20%，对治疗无效的贫血或血小板减少，对治疗无效的进行性脾大和白细胞增加，具有克隆演变的细胞遗传学证据。急变期急性髓性变的标准有两个：①WHO 标准：原始细胞不低于外周血白细胞或骨髓有核细胞的 20%，原始细胞髓外浸润；骨髓活检发现大的原始细胞集簇。②IBMTR 定义：外周血、骨髓或两者原始细胞的比例不低于 30%；髓外白血病细胞浸润。以上加速和急变期标准适合髓样进展的患者，任何原始淋巴细胞的比例增高被认为进入急变期。急变期患者中，约 2/3 患者为急性髓性变，1/3 患者为急淋变。不同的研究报告可能采用了不同的诊断标准，在对比疗效时需要注意，目前临床上多采用 WHO 标准。

（二）移植时机

1. 慢性期（CP）患者　在 2018 年 NCCN 指南中，第一代和第二代 TKI 均被列入 CP 患者的一线方案中。当第一代和第二代 TKI 药物疗效均欠佳时，建议换用另一种第二代 TKI，所有 TKI 无效，再考虑 allo-HSCT。移植期别、年龄、供受者性别及移植前病程是移植的预后预测因素；HCT 合并症指数是移植非复发死亡率的预后因素；移植时处在 CP 比加速期（AP）和急变期（BC）患者预后明显好，延迟移植也意味着可能失去 CP 期移植的机会，所以移植的是否最大获益依赖于规范的 TKI 疗效监测。

2. AP 患者　新诊断的 AP 患者，一线采用 TKI 治疗，异基因移植时机基于 TKI 的疗效。AP 患者的异质性很大，根据危险度分层后筛选更需要移植的患者。江倩通过队列研究比较了单中心同期进行伊马替尼和移植治疗的患者情况，伊马替尼组 87 例，移植组 45 例。多因素分析发现对于 OS 和 PFS 的高危因素为病程 >12 个月，血红蛋白 <100g/L，外周血原始细胞 >5%。没有高危因素定义为低危组患者，具备 1 个高危因素为中危组，至少 2 个高危因素为高危组。低危患者移植和伊马替尼两组预后相似，中危患者 LFS 和 OS 没有明显差别，但 PFS 在移植组好于伊马替尼组；高危组移植明显好于伊马替尼组。因此，这种方法筛选出的中高危患者采用移植比服用伊马替尼更合适。低危 AP 患者两种方法均可接受，中高危患者明显获益于移植。在伊马替尼治疗过程中进展到 AP 的患者改用二代 TKI 的疗效远远不如直接进行 HSCT。大部分在 TKI 治疗过程中进展的患者经 TKI 治疗也可以获得主要细胞遗传学缓解（MCyR），但不能达到血液学 CR（HCR），持续全血细胞减少，预后很差。所以在 TKI 治疗中进展到 AP 的患者，换用另一种 TKI，其目的是桥接移植。

3. BC 患者　为 CML 的终末期，无论起病时为 BC 或进展为 BC 的患者，TKI 只是使患者短期生存获益，应用 TKI 后的中位存活时间由 3~4 个月延长到 7~11 个月。TRIS 实验显示，在急变期患者 4 年中对伊马替尼的耐药达 90%，第二代 TKI 效果也不好，HSCT 是急变期患者长期存活的唯一途径。急变期 CML 在回到慢性期后接受移植可以获得长期生存的机会，但移植效果已经不如慢性期和加速期患者，所以对 TKI 治疗的患者，进行疗效监测及时发现病情进展，争取在进展到急变期之前进行移植。研究表明，CML-BC 患者直接行 HSCT 的治愈率不足 10%，在 CP2 期进行清髓性移植后的 2 年生存率为 40%~59%，明显好于直接移植的效果。CML 急变期患者再次缓解后维持时间均较短，一旦进入缓解期，建议尽早行 allo-HSCT。如果一味追求细胞遗传学疗效或分子生物学疗效，可能贻误移植时机。

使 BC 患者达到 CP2 或缓解期的措施如下：TKI+/- 化疗。BC 急淋变采用激素或 ALL 方案化疗联合 TKI，急髓变采用 AML 方案化疗联合 TKI。文献报道 CML-BC 患者 484 例，IM 治疗后血液学缓解率 50%~70%，完全细胞遗传学缓解率 12%~17%，达到血液学缓解的中位时间为开始治疗后 1 个月，中位缓解持续时间为 5~11 个月。关于达沙替尼治疗 CML-BC 的三项研究，共纳入患者 400 例，HCR 33%~61%，达到血液学缓解的中位时间为 2 个月，血液学缓解中位持续时间为 5~9 个月。应用尼洛替尼治疗 CML-BC 的两项研究，共纳入患者 169 例，完全血液学缓解率 60%，缓解持续的时间只有 3~9 个月。博舒替尼用于 CML 进展期患者的疗效与达沙替尼及尼洛替尼相似。采用 TKI 或者换用另一种 TKI 目的是桥接造血干细胞移植。

出现 T315I 基因突变者，对一代和二代 TKI 均无效。新药 ponatinib 是第三代 TKI，对 T315I 突变者有一定疗效。来自 Cortes 等的报告，使用 ponatinib 治疗 T315I 突变的 CML，CP 患者血液学缓解率 100%，而进展期患者血液学缓解率只有 36%。基因突变的检测阳性率在 CP 患者约 25%、AP 患者 33% 和 BC 患者中 71%。T315I 突变多出现于应用 TKI 的患者中，一旦检测到 BCR-ABL/T315I 点突变，如果没有 ponatinib 等三代 TKI 药物，清髓性异基因造血干细胞移植是 TKI 耐药患者有效的根治性治疗措施，可以作为 TKI 耐药患者的挽救性治疗，宜尽早选择 HSCT。

（三）移植方法

移植技术的进展表现在移植的各个环节，具体如下：

1. 供者类型的拓展　一般首选同胞全相合供者，非血缘供者和单倍体供者也可以作为常规供者。由于单倍体相合供者容易得到并具有移植物抗白血病效应强、再获得细胞用于 DLI 方便等优点，比非血缘移植更适于治疗进展期 CML。黄晓军等报道非体外去 T 细胞的单倍体移植可以改善进展期 CML 患者的预后，AP、BC、CP2/CR 患者中，1 年 TRM 分别为 13.3%、7.69% 和 16.9%，4 年 OS 分别为 73.3%、61.5 和 85.7%；4 年 LFS 分别为 66.5%、53.8% 和 85.7%。造血干细胞的另一个来源是脐带血，适于儿童患者。日本骨髓脐血库回顾性分析 86 CML 接受脐带血移植（CBT）的情况，2 年 OS 在 CP、AP 和 BC 中分别为 71%、59% 和 32%。

2. 造血干细胞来源　在亲缘相合移植中，PBSCT 或骨髓联合外周干细胞移植最常用；在单倍体移植中，骨髓联合外周干细胞移植和 PBSCT 最常用；在非亲缘供者中的绝大部分选择捐献外周血干细胞。

CML 患者移植的最佳干细胞来源仍存争议。大型的随机研究发现 BMT 和 PBSCT 在 aGVHD、cGVHD 和存活率上均没有区别，但 PBSCT 使髓系和血小板植活更快。有研究表明 CP 期患者 PBSCT 后没有从早期造血重建上获益，反而出现较多 GVHD，认为骨髓是 CP 患者移植的最佳干细胞来源。也有随机研究比较 CP 患者骨髓移植和 PBSCT 的效果，后者复发率降低，但增高的 cGVHD 抵消了这个优点，存活没有明显区别。骨髓和外周血干细胞均可能是 CP1 患者的干细胞来源，回顾性研究表明在进展期 CML 中应用 PBSCT 更有优势。

3. 预处理方案　①配型相合同胞移植：标准清髓预处理是 CML 患者配型相合同胞移植的首选。基于标准剂量预处理的移植具有强大的 GVL 效应，主要预处理方案有两个：

TBI+Cy，Bu+Cy。Bu 的代谢具有个体差异，在 CML 移植时采用标准 BuCy 方案，Bu 浓度低于中位值 917ng/ml 的患者，疾病复发率高，所以建议用药首日检测 Bu 的血药浓度，然后以此为参照，调整剂量使浓度在 900~1200ng/ml。采用基于血药浓度调整 Bu 剂量的预处理，131 例连续的 CP CML 患者同胞相合移植后 3 年 OS 为 86%，复发率只有 8%，非复发死亡率(NRM) 14%。在基本方案基础上修饰的方案也获得了满意的临床效果：City of Hope 的 TBI+VP16，Stanford 大学的 Cy+TBI(500cGy)，北京大学人民医院的 Cy[1.8g/(m^2·d)×2 天，TBI 770cGy，+Me-CCNU 250mg/m^2]和改良的 BuCy[Hu 0.4/(kg·12h)×2 次，Ara-C 2g/m^2，Bu 1mg/(kg·6h)×12 次，Cy1.8g/(m^2·d)×2 天，+Me-CCNU 250mg/m^2)]。高龄和脏器功能不适合常规移植的患者可尝试采用 RIC 方案进行移植。在 TKI 时代，通过 TKI 减轻瘤负荷序贯 RIC-HSCT 取得了一定疗效，但对于进展期患者疗效不佳。EBMT 登记组报告 186 例 CML 患者接受 RIC，100 天 NRM 6.1%，2 年 NRM 23.3%.3 年 OS 58%，LFS 37%，至少 40% 患者获得完全分子生物学缓解，至少 62% 患者完全细胞遗传学缓解，但 AP 患者 2 年 OS 仅 24%，BC 期患者 2 年 OS 仅 8%。Kebriaei 报告进展期 CML 64 例，接受以氟达拉滨为基础的 RIC 方案，经过中位 7 年的随访，5 年 OS 33%，PFS 20%，100 天、2 年和 5 年移植相关死亡率分别为 33%、39%、48%。提示 RIC 移植对进展期患者 GVL 效应不够强，可能需要联合其他干预措施。②替代供者移植的预处理方案：当选择非血缘供者时，一般会将免疫抑制剂加强，最常加用 ATG。又因为排斥率较高，不建议应用 RIC 方案。当选择单倍体相合供者进行非体外去 T 细胞的 HSCT 时，预处理方案强度加大并加用 ATG。黄晓军建立单倍体移植的北京方案中，预处理方案为：Ara-C 4g/m^2×2 天，Bu(IV)0.8mg/(kg·6h)×3 天，CTX 1.8g/m^2×2 天，+ 甲基环己亚硝脲(Me-CCNU) 250mg/m^2，加用抗胸腺细胞球蛋白 2.5mg/kg×4 天。采用北京方案进行单倍体移植的效果，能够达到和配型相合的同胞移植、配型相合的非血缘移植相似的疗效。

4. 移植前应用 TKI　大型研究都没有发现 TKI 对于移植的负面影响。Oehler 报告多中心的资料显示，移植前用伊马替尼 145 例，未用 231 例，在 CP 患者组用和未用伊马替尼的 3 年存活率为 78% 和 74%；AP 期患者为 54% 和 48%；BC 期为 43% 和 5%。德国 CML 研究组的资料也表明患者只要还在 CP1，计划中的移植和伊马替尼治疗失败后的移植疗效相当，长期存活分别为 88% 和 94%，而病情进展到中晚期的患者存活率只有 59%。Lee SJ 报告国际骨髓移植研究中心(CIBMTR)的资料显示，CP1 患者移植前应用伊马替尼比未用的患者生存率高。所以，因为服用 TKI 延迟移植，只要患者病情没有进展，就不会因为移植前的病程延长而影响移植疗效。对进展期患者，移植前进行 TKI 桥接已经成为标准的治疗推荐。

5. 移植后复发的预防和微小残留病监测　对于移植前处于加速期或急变期的患者，移植后如果复发也进入加速或急变期，进展可能较快，移植后建议采用对既往有效的 TKI 预防，但最佳起始时间和疗程尚不清楚。2018 年 NCCN 指南建议进展期 CML 移植后应用 TKI 预防至少一年。罗依等观察了 15 例 CML 在进展期接受了异基因移植，移植前 13 例达到 CP2。植活的患者在移植后 90 天至第 15 个月接受伊马替尼 300~400mg/d。移植前未达到 CP2 的 2 例患者移植后 3 个月内死于复发。10 例患者移植后 3 个月时接受了伊马替尼，停药后随访时间中位 25 个月(1~49 个月)，均为持续完全分子生物学缓解状态。

监测 CML 移植 MRD 的标准方法为实时定量 PCR 方法检测 BCR-ABL 拷贝数，通过 PCR 检测患者外周血 BCR-ABL1 水平最为灵敏和方便。中国已经建立了多家国际参比实验室。2108 年 NCCN 指南推荐移植后前 2 年每 3 个月检测一次，之后的 3 年每 6 个月检测一次。北京大学血液病研究所加强了早期检测，+1、+2、+3、+6、+9、+12、+18、+24、+36、+48、+60个月检测，一旦出现升高趋势，每月检测1次。

MRD动态监测可以早期预测复发。2018年NCCN指南认为CML患者HSCT后至少应该达到完全细胞遗传学缓解水平，至于移植后BCR-ABL何时转阴并不清楚。Olavarria等报道138例异基因移植情况，基于移植后3~5个月的Q-PCR检测结果分为低危、中危和高危，在BCR-ABL阴性者（低危）累积复发率为17%，低转录水平者（中危）复发率为43%，高转录水平者（高危）复发率为86%。Asnafi等观察了38例CML，认为移植后100天BCR-ABL阳性是复发和LFS的独立危险因素，而移植后晚期的结果对复发预测意义相对较小。Costello等报道移植36个月以后的BCR-ABL阳性患者复发率只有8%。但也有文献报道，认为移植后晚期的结果意义更大。Radich等报道，移植后至少存活18个月的CML患者379例，移植18个月以后至少有1次BCR-ABL阳性的患者占24%，其复发率为14%，289例持续阴性者患者复发率1%。还有人认为BCR-ABL的动态变化可以更好预测移植后复发。Lange等报道19例RIC-HSCT，移植后前4个月内BCR-ABL下降缓慢者5例最终复发，提示移植后BCR-ABL动态变化对复发的预测意义。许兰平等观察了74例未复发未干预的患者，移植后BCR-ABL/ABL中位值在+1个月为0.025%，+2个月为0.011%，+3个月为0.002%，+4个月为0，通过动态监测筛选出了低危复发的患者。黄晓军等报告，对移植后BCR-ABL下降缓慢、升高至少1log或移植半年后由阴转阳的患者进行干预，可以降低高危患者的复发率，并发现在单倍体移植中早期MRD下降快转阴早再干预需求低。

6. 移植后针对复发干预和治疗　CML患者复发的定义　2018年NCCN指南将CML移植后的复发分为血液学复发和细胞遗传学复发。血液学复发指患者在移植后又出现了CML的临床表现和血象异常。细胞遗传学复发指患者经过移植除掉的Ph^+克隆又出现，但尚未达到血液学复发的标准。分子生物学BCR/ABL的上升1log本身没有定义为复发，只是提示应该进行骨穿穿刺。分子学复发没有统一的定义，应该指细胞遗传学复发之前，失去MMR的阶段，一般认为BCR/ABL由至少3个月连续阴性转为连续2个月阳性，或在低水平时升高1log。一般将血液学和细胞遗传学复发后的治疗措施称为复发后的治疗，而把分子生物学阶段采取的阻止复发的措施称为干预。

干预时机：进展缓慢的患者有充足的时间采取干预措施，而进展快的很难把握这个时机，所以干预时要正确评价可能的进展速度。如果复发在细胞遗传学阶段甚至临床复发进入CP期，进展不快，但有些复发直接进入加速期或急变期，进展很快。

干预方法：移植后复发的治疗包括：免疫调节诱发GVL效应，TKI或DLI，二次移植等。对于仍在服用免疫抑制剂者，最简单的办法是快速减停免疫抑制剂。已经停用免疫抑制剂或移植时间太短或存在GVHD的患者，可以加用TKI。对于没有GVHD的患者，或对TKI效果不好或耐药者(如：T315I突变)，可以DLI或干扰素。干预措施根据需要可以单用或联用。移植后复发患者的预后受多种因素影响。EBMT报告了两个研究CML移植后复发的回顾性资料，移植和复发时所处的疾病分期、诊断到移植的时间、移植到复发的时间、供者类型均影响复发患者的存活，如CP患者、移植前病程不长、移植到复发的时间很长，这样的患者预后好，移植后10年的存活率可达42%。影响预后的主要因素是复发时的疾病分期。再次达到完全血液学缓解概率在CP期患者90%~100%，AP期患者50%~80%，BC患者20%~40%；完全细胞遗传学缓解超过40%，CP期高于进展期；BC期最差，2年PFS约10%。DLI治疗临床复发的 CP 患者完全细胞遗传学缓解率达 50%~100%，早期应用效果更好，对 AP 患者效果较差。干预或治疗的时机越早效果越好，在分子生物学复发阶段干预好于细胞遗传学阶段，更好于血液学阶段。Hess 等报道，18 例在分子生物学复发阶段应用伊马替尼，19 例在细胞遗传学阶段应用，完全分子生物学缓解率分别为 83.3%、57.9%，有效率分别为 94.4% 和 100%。在 BCR-ABL 指导下对 CML 患者移植后进行个体化干预，可以降低复发率，同时不增加 GVHD 风险，改善患者存活。

CML 移植后针对复发的干预或治疗除了减停免疫抑制剂、联合或单用 TKI，DLI 也是有效的方法。DLI 两个主要的合并症是短暂骨髓抑制和 GVHD。在剂量递增的 T 细胞输注治疗去 T 细胞移植后 CML 复发的研究中，Mackinnon 等发现 5×10^7/kg 可以控制疾病，随着 T 细胞数量增加，GVHD 发生率增高。Dazzi 等报告如果分次给而不是一次给予大剂量的细胞输注，可以减少 GVHD。来自 EBMT 的报告了 298 例回顾性资料，以低剂量开始，逐渐增加至需要的剂量，GVHD 发生率和骨髓抑制发生率均降低，疗效相当，预后较好，因此推荐起始剂量不超过 0.2×10^8/kg。北京大学血液病研究所采用改良的 DLI 技术，即输注单一剂量（MNC 1.0×10^8/kg）经 G-CSF 动员的单个核细胞，短程应用免疫抑制剂预防 GVHD，在降低 GVHD 的情况下保留了 GVL 效应。

二次移植也用于治疗 CML 移植后复发患者的挽救治疗，但应用 TKI、IFN、和 DLI 后，很少患者需要进行二次移植。

（四）异基因移植治疗 CML 的疗效

Allo-HSCT 具有在较短时间内彻底治愈疾病的优势，移植技术的进步使移植安全性有所提高，移植在 CML 治疗中仍然具有重要的位置。分析显示，疗效与移植前疾病分期明显相关，以慢性期患者的移植疗效最好，尤其是诊断后一年以内移植疗效更好，急变期移植的疗效最差。EBMT 的报告中 20 年的 EFS 在 CP1 患者为 40%，AP 患者为 20%、BC 患者为 10%。来自 IBMTR 的资料显示，1994—1999 年移植的 CML 患者中，诊断后一年内移植的患者 2876 例，存活率为 69%；而在诊断一年以上移植的患者 1391 例，存活率为 57%。一些单中心的移植结果比登记组报告的多中心的疗效更好，如西雅图移植组采用 BuCy 方案治疗 131 例 CP 期患者，3 年 OS 达到 86%；同样是西雅图的资料，同胞相合的移植，AP 期患者移植后 4 年 OS 和 LFS 分别为 49% 和 43%；急变期患者移植后 100 天、1 年和 3 年 LFS 分别为 43%、18% 和 11%。一项 allo-HSCT 治疗 68 例 CML 患者的临床研究提示，CP1 患者 2 年 LFS 为 85%，5 年为 81%；进展期患者 2 年 OS 为 47%，LFS 为 32%。加速期患者，确诊后一年内进行 HSCT 的 OS 和 LFS 更长且复发率更低。我国苏州大学报告 104 例进行 HSCT 的 CML 患者的随访资料，随访中位时间 37（7~99）个月，结果显示全组 3 年 LFS 为 74.5%，5 年 OS 为 70%，其中 CP 者 3 年 LFS 高于 AP/BC，分别为 78.7% 和 47.6%。北京大学人民医院采用 MRD（BCR/ABL）指导下的包括 TKI 在内的个体化干预，在配型相合的移植治疗 CP 中，3 年 OS 达到 89%，单倍体相合移植治疗进展期 CML，3 年 OS 达 56%~85%。Nicolini FE 报告多中心的队列分析结果，64 例 T315I 突变患者接受了造血干细胞移植，11 例为 MSD-HSCT，53 例为 URD- HSCT，中位随访时间为发现突变后 52 个月，移植后 26 个月，OS 在 CP 期移植患者为 59%，加速期移植患者为 67%，急变期移植患者只有 29%。所以，一旦出现 T315I，应该争取在疾病早期移植，最迟在加速期移植。罗依报告采用清髓性移植联合伊马替尼治疗 6 例 AP 患者及 9 例 BC 患者，移植前服用伊马替尼后获得完全血液学缓解率 73.3%，细胞遗传学缓解率 40%，早期移植相关死亡率 6.7%，5 年复发率、TRM 和 OS 分别为 21.0%、13.7% 和 66.0%，存活并完全分子学缓解率 66.7%。髓样变和急淋变患者移植后的疗效相似。Ahmed 回顾性分析了 2000—2011 年期间 BC CP2 期患者接受移植的情况，其中急淋变 32 例，急髓变 31 例；3 年 OS 在急淋变组为 55%，急髓变组为 39%，两组差别没有显著性，疾病特征、供者类型、造血干细胞来源和移植前的细胞遗传学反应状态等因素对 3 年 OS 均没有影响。

移植技术的进步使移植疗效明显提高，但毕竟有一定的移植相关死亡，而 TKI 具有良好安全性和疗效，所以移植时机推迟至进展期，使 CML 患者在移植中的比例明显下降。2007 年 CML 患者占异基因移植患者的 25%，2017 年 CML 比例为 3% 左右。需要重视的是患者在 CP 期移植获益最大，BC 期移植疗效明显降低，提示对于服用 TKI 治疗的患者，应密切监测疗效不要失去最佳移植时机。

总之，TKI 已经成为初诊 CML 患者的经典治疗模式，但 HSCT 在治疗进展期 CML 和 TKI 治疗失败或不耐受的患者中仍具有不可替代的位置。在 CML 患者中如何恰当应用 HSCT，如何将其与 TKI 治疗有机结合来改善移植的疗效仍然是当下需要深入讨论的问题。在 TKI 时代的移植，需要建立新的预后评估系统和疗效预测方法，让每个患者真正获益于所选择的治疗。

（陈育红　许兰平）

主要参考文献

1. Kroger NM, Deeg JH, Olavarria E, et al. Indication and management of allogeneic stem cell transplantation in primary myelofibrosis: a consensus process by an EBMT/ELN international working group. Leukemia, 2015, 29: 2126-2133.
2. Tefferi A, Guglielmelli P, Finke C, et al. Integration of mutations and karyotype towards a genetics-based prognostic scoring system (GPSS) for primary myelofibrosis. Blood, 2014, 124, Abstract 406.
3. Jain T, Mesa RA and Palmer JM. Allogeneic Stem Cell transplantation in Myelofibrosis. Biol Blood Marrow Transplant, 2017, 23(9): 1429-1436.
4. Patnaik MM and Tefferi A. Chronic myelomonocytic leukemia: 2018 update on diagnosis, risk stratification and management. Am J Hematol, 2018, 93(6): 824-840.
5. NCCN Clinical Practice Guidelines in oncology TM, Chronic Myelogenous Leukemia, V.2.2018. Innes AJ, Milojkovic D, Apperley JF. Allogeneic transplantation for CML in the TKI era: striking the right balance. Nat Rev Clin Oncol, 2016, 13(2): 79-91.
6. Xu LP, Chen H, Chen J, et al. The consensus on allogeneic hematopoietic cell transplantation for hematological diseases in China—focused on indication, conditioning regimen, and donor selection—on behalf of HSCT workgroup in Chinese Society of Hematology, Chinese Medical Association. JHO 2018.
7. Ma YR, Huang XJ, Xu ZL, et al. Transplantation from haploidentical donor is not inferior to that from identical sibling donor for patients with chronic myeloid leukemia in blast crisis or chronic phase from blast crisis. Clin Transplant, 2016, 30(9): 994-1001.
8. Xu LP, Xu ZL, Zhang XH, et al. Allogeneic Stem Cell Transplantation for Patients with T315I BCR-ABL Mutated Chronic Myeloid Leukemia. Biol Blood Marrow Transplant, 2016, 22(6): 1080-1086.
9. Jiang Q, Xu LP, Liu DH, et al. Imatinibmesylate versus allogeneic hematopoietic stem cell transplantation for patients with chronic myelogenous leukemia in the accelerated phase. Blood, 201117(11): 3032-3040.
10. Luo Y, Zhao Y, Tan Y, et al. Imatinib combined with myeloablative allogeneic hematopoietic stem cell transplantation for advanced phases of chronic myeloid leukemia. Leuk Res, 2011, 35(10): 1307-1311.

第五章

先天性代谢疾病

第一节 概 论

遗传性代谢病(IEM)是一类由于基因突变所导致的可累及内脏、神经、肌肉、骨骼和皮肤等全身多系统器官的遗传性疾病,包括多种类型代谢异常的疾病。其中,一些类型是由于溶酶体或过氧化物酶体功能异常导致,从而影响神经和认知功能的系统性生长和发展,以及心肺状态。这一些类型疾病常在婴儿期发病,童年期通常伴随着迅速恶化,导致患儿早期死亡。其中部分病种包括黏多糖病和脑白质营养不良,如能及时诊断并接受 HSCT 能够获得成功的治疗。目前,全世界已有超过 2000 例 IEM 患者进行了 HSCT 治疗。欧洲血液和骨髓移植学会及美国血液与骨髓移植学会均批准黏多糖病及脑白质营养不良为 HSCT 治疗的适应证。

一、HSCT 治疗遗传代谢病的机制

尽管 HSCT 治疗部分遗传代谢病能够提高患儿的生存率并改善其生活质量,但 HSCT 治疗矫正 IEM 的机制尚未清楚。其机制可能是基于对酶缺乏、酶交叉和和巨噬细胞衍生的组织细胞(例如,脑内的小胶质细胞和肝脏中的吞噬细胞)能力的校正。酶缺乏的校正是由供体白细胞介导的,在宿主组织中植入并分泌缺失的酶。白细胞可直接进入组织,或分泌的酶可进入循环。中枢神经系统治疗依赖于供体细胞越过血 - 脑屏障。酶交叉校正是基于健康细胞分泌酶的原理,并且可以纠正相邻细胞中酶缺乏的生化后果。

众所周知,黏多糖病的特点是中枢神经系统和其他多系统受累,包括骨骼系统、心脏和心脏瓣膜、结缔组织、面部结构、角膜、视网膜、上呼吸道和肝脏。尽管 allo-HSCT 治疗黏多糖病Ⅰ型的疗效最好,能较明显地改善内脏器官的症状,但 HSCT 显然也不能纠正黏多糖病的所有表现。移植的成功能够纠正上气道梗阻、肝脾肿大和角膜浑浊,并可改善脑积水、听力障碍和生长发育异常,但移植对于黏多糖的骨骼疾病的矫正基本无效。

脑白质营养不良能够从移植获益,其可能的原因包括:免疫抑制与代谢活性细胞群的置换导致血管周围炎症减少和代谢校正。供体来源的代谢活性细胞在受者体内(包括中枢神

经系统在内的组织)的分布和生长是治疗成功的关键因素。其中,小胶质细胞来源于造血细胞,其作为中枢神经系统的单核 - 吞噬细胞,占脑内非神经元细胞的 5%~10%。移植治疗中枢神经系统病变,主要是通过供者来源的植入于脑内的小胶质细胞。供者来源的干细胞可能需要几个月来替换受者神经系统的小胶质细胞。总之,移植在部分类型的黏多糖病和部分脑白质营养不良中的治疗作用是公认的,但在其他更为少见的遗传代谢病中的疗效及机制均不清楚。

二、HSCT 治疗遗传代谢病的局限性

尽管 HSCT 在部分类型的 IEM 的治疗取得成功,但治疗成功的患者仍然存在部分的代谢病的症状和体征。例如,IEM 继发的肌肉骨骼疾病,通常仍然需要骨科、矫形外科手术干预。此外,即使给予 HSCT 治疗,移植前已出现并发展的神经认知功能障碍和角膜浑浊仍然是不可逆的。黏多糖病Ⅰ型患儿接受 HSCT 的长期临床结果是令人鼓舞的。但是,目前移植体系本身仍然是充满风险的治疗方法。移植风险可能与 HSCT 前基因型、年龄、临床状态、供者酶活性、供体嵌合体(混合或完全供者型)、干细胞来源(包括血缘和非血缘供者的骨髓,外周血或脐带血)以及受者体内酶活性等因素有关。同时,HSCT 对于包括黏多糖病、脑白质营养不良等主要获益疾病的影响仍然需要长期的随访来进一步评估。以下针对具体类型的病种接受 HSCT 的现状及展望介绍如下。

第二节 黏多糖病

黏多糖病(MPS)是由于溶酶体中某些酶的缺乏使不同的酸性黏多糖不能完全降解,致使组织内有大量黏多糖蓄积,造成骨骼发育障碍、肝脾肿大、智力迟钝和尿中黏多糖类排出增多。黏多糖实名为氨基葡聚糖,是骨基质和结缔组织细胞的主要成分。它是由糖醛酸和 N-乙酰已糖胺或其硫酸酯组成的双糖单位的重复序列大分子,是多阴离子多聚体的糖胺多糖,其中的主要成分有硫酸皮肤素、硫酸类肝素、硫酸角质素、硫酸软骨素和透明质酸等。这些多糖的降解必须在溶酶体中进行。目前已知有 10 种溶酶体糖苷酶、硫酸酯酶和乙酰转移酶参与其降解过程,任何一种酶缺陷都会造成氨基葡萄糖链的分解障碍,导致其积聚体内并自尿中排出。

MPS 的临床表现包括肝脾肿大,角膜浑浊,气道的黏多糖堆积,心肌肥大和瓣膜增厚;神经发育在婴儿期可能是正常的,可以逐渐出现发展迟缓;骨科并发症包括外翻畸形,膝关节、髋关节发育不良,严重脊柱侧凸,齿状突发育不良,腕管综合征和扳机指。黏多糖病的临床诊断主要根据以下几点:①表现各异的各种临床表现;②骨骼 X 线检查:检查部位包括头颅、脊柱、胸部、四肢等;③尿液黏多糖检测:包括黏多糖定量检测方法和琼脂糖凝胶电泳分析,是黏多糖病的重要筛查方法之一;④酶学分析:如黏多糖贮积症Ⅰ型,为溶酶体 a-L- 艾杜糖醛酸酶缺乏;黏多糖贮积症Ⅱ型,为艾杜糖醛酸硫酸酯酶缺乏;⑤ DNA 分析:除Ⅱ型为 X 连锁隐性遗传外,其余均为常染色体隐性遗传病。目前根据患儿临床表现、酶缺陷及遗传学特点,将 MPS 分为 7 型,包括:Ⅰ、Ⅱ、Ⅲ、Ⅳ、Ⅵ、Ⅶ、Ⅸ型等 7 种型(Ⅴ已归为第Ⅰ型亚型,即 MPS-Ⅰ-S),其中Ⅲ又分ⅢA、ⅢB、ⅢC、ⅢD 四个亚型,Ⅳ型分为ⅣA 和ⅣB 亚型。Ⅰ型最为常见,临床表现亦最典型,也是 HSCT 主要的适应证,其他各类型均是移植的相对适应证。黏多糖病Ⅰ

型有 2 个亚型，均为 α-1 艾杜糖醛酸苷酶（α-Iduronidase）缺乏症，系因该酶的某种等位基因的突变所致，该基因位于 1 号染色体上。黏多糖病 I-H 型（MPS-IH 型），又称 Hurler 综合征，HSCT 治疗遗传代谢病中以该病经验最为丰富。该病为常染色体隐性遗传，患者多在婴儿或儿童期显示病态，一般预后不良，多在 10 岁内死亡，常死于呼吸道感染或心力衰竭。该病的临床特点包括：发病早，常在婴儿期或小儿期，且侏儒表现随年龄增大而逐渐显著；患者头大、颈短、肩高、驼背、脊柱侧弯；面容丑陋，表现为鼻梁凹陷、舌大、唇外翻、两眼分离、两耳低下、角膜浑浊、耳聋、出齿晚、牙齿不规则；心肌畸形，心力衰竭，肝脾肿大；四肢关节活动受限；智力落后，性功能不良。根据临床表现和 X 线骨片的改变，结合实验室检查可以诊断。诊断时需与骨骼发育落后所致的矮小症相鉴别，如呆小症（先天性甲状腺功能减低症）、多发性硫酸酶缺乏症（尿中硫化物和硫化胆固醇增多）等。

一、造血干细胞移植治疗现状及各种移植类型总体生存

1981 年 Hobbs 等首次报道采用 allo-HSCT 治疗黏多糖病Ⅰ型，从此为支持细胞治疗能够应用于这类疾病提供了证据。HSCT 必须在不可逆损伤发生前尽早进行，才能够使得 MPS 患儿长期获益。HSCT 后患者阻塞性气道症状和肝脾肿大可迅速减轻，听力、视觉在移植后有所改善，并能够稳定患儿心血管的病理改变。然而，HSCT 对于骨骼受累没有明显的改善作用，对于已发生的中枢神经系统损伤也没有任何治疗意义。

（一）同胞配型相合及无关供者造血干细胞移植

早期 HSCT 的探索性治疗结果并不满意。1998 年美国明尼苏达大学医学中心的 Peters 等报道 28 例 MPSI 型患儿接受同胞相合骨髓移植治疗，23 例患儿采用了 Bu 联合 Cy 的预处理方案，具体为 Bu 总剂量范围 12~25mg/kg，Cy 总剂量为 200~240mg/kg。移植主要结果：28 例同胞相合移植中仅 15 例（53.6%）获得完全供者植入，Ⅱ~Ⅳ级 aGVHD 发生率为 32%，广泛 cGVHD 为 0%，5 年累积生存率 75%。随后，该医学中心又报道了 40 例 MPSI 型患者接受无关相合骨髓移植后植入率及 2 年生存率分别为 62.5% 和 49%，在存活者中，约 30% 没有获得供体细胞植入。回顾分析 74 例接受无关供体骨髓或外周血干细胞移植的 MPSⅠ型的患者结果显示，移植后 3.7 年植入并且存活的比率低于 55%。随着移植技术的进步，国际骨髓移植登记组在 2013 年报道了 258 例 MPSI 型患儿的移植结果。移植类型包括同胞相合，无关供者类型等。移植中位年龄为 16.7 个月（2.1~228 个月），中位随访 57 个月。97% 儿童用含 Bu 的 MAC。90% 患儿接受 ATG 或阿仑单抗。预防 GVHD 均采用含环孢素的预防方案。中性粒细胞的累积植入率在移植后 60 天为 91%，中位植入时间是 19 天（9~60 天）。不良预后的影响因素：年龄超过 16.7 个月的预后较差。aGVHD（Ⅱ~Ⅳ度）累积发生率为 25%，cGVHD 累积发生率为 16%。同胞相合 HSCT 后的 5 年 EFS 为 81%；10/10 HLA 相合的无关供体移植后 5 年 EFS 为 66%，HLA 不合无关 HSCT 降到 41%。

2004 年以后，关于黏多糖病患儿接受 HSCT 治疗的文章陆续发表，数据显示移植后的生存率较之前明显提高。更新的一项来自欧洲多中心的数据报道了在 2004—2014 年间接受 HSCT 治疗 MPSI 型的 62 例患儿结果。预处理方案采用 Bu/Cy/ATG 或 Bu/Flu/ATG，其中 Cy 累积剂量为 200mg/kg，Flu 累积剂量为 160mg/m^2。移植类型主要包括同胞相合及无关供者。患儿中位年龄 13.5 月（3~44 个月）。中性粒细胞及血小板植入中位时间分别为 16.5 天和 31 天。OS 达到 95.2%，2 例因肺炎死亡，1 例因 cGVHD 死亡。3 例患者原发性植入失败后接受

二次移植获得存活。2017 年我国多中心报道了 31 例 MPS 患儿接受 HSCT 的数据。治疗时间从 2004—2015 年，患儿中位年龄 3.75 岁（1~7 岁）。采用 MAC 方案，包括 Bu 16~20mg/kg，Cy 200mg/kg，部分患儿加用 Flu 150~200mg/m^2 及 ATG 7.5~10mg/kg。预防 GVHD 的药物包括 CSA、MTX、吗替麦考酚酯及甲泼尼龙。31 例患儿（91.2%）获得完全供者型植入。Ⅱ~Ⅳ度 aGVHD 发生率为 41.1%，重度 aGVHD 为 11.8%。中重度 cGVHD 仅为 5.9%。移植后 3 年累积 OS 为 84.8%。2017 年美国明尼苏达大学医学中心报道了 2004 年以后接受 HSCT 治疗的 134 例患儿，92% 采用以 Bu 为主的 MAC 方案，移植后 8 年 OS 为 81%，较 2004 年以前的 8 年 OS57% 有显著的提升。主要的改进方法包括移植前 MPS 患儿均接受 ERT，预处理期间采用血药浓度指导 Bu 给药剂量。

（二）无关脐带血干细胞移植

HSCT 是目前唯一可治愈遗传性代谢病的选择，而脐带血作为一种潜在的备选造血移植物来源，日益增多地被用于这类疾病的治疗。与 BM 或 PBSC 来源相比，CBT 具有以下优点：诊断距离移植时间减少（通常在几周内），对 HLA 不匹配的耐受性更强，降低 GVHD 的发生率和严重程度。然而，相对延迟的造血重建恢复速度是制约 CBT 进一步推广的主要影响因素。

一项欧洲血液和骨髓移植学会的研究表明，CBT 后 MPS 患儿具有较高的成功植入率，并能够获得稳定、较高的酶水平。该研究比较分析了 146 例接受不同来源的 HSCT 的 MPSI 型患者，研究结果发现接受 CBT 的患者获得的完全供体植入率达到 93%，显著高于 BM 或 PBSC 来源的植入率（67%），且差异有统计学意义（P=0.044）。由于完全植入率的提高，CBT 后患儿获得正常酶水平的几率更高。显然，全供者嵌合和高水平酶表达与 HSCT 预后显著相关，高植入的嵌合性和正常酶水平能够进一步增加疗效。此外，脐带血干细胞也可能包含非造血细胞的循环祖细胞谱系，能够嫁接分化为这些组织中的功能细胞，例如心脏、大脑和胰腺，成功修复患儿已受损器官的几率相对更大。美国杜克大学医学中心报道了 159 例脐血移植治疗 IEM 患儿的预后，其中 45 例 MPSⅠ型患儿接受了无关 CBT 治疗，并已经中位随访了 5.6 年（1~11 年）。患儿的中位年龄为 1.50 岁（0.05~26.25 岁）。预处理方案均为 MAC，具体为 Bu 联合 Cy（Cy 总剂量 200mg/kg，每日 50mg/kg，共 4 天），ATG（总剂量 90mg/kg，每日 30mg/kg，共 3 天）以及含环孢素预防 GVHD 的方案。所有幸存的患者获得了疾病稳定，并且大多数继续获得认知技能，所有达到学龄期的孩子都能够上学。除 2 名儿童出现了与黏多糖病相关的视网膜疾病外，大多数患儿的角膜浑浊得到稳定或改善。共有 2 名儿童因身材矮小而接受生长激素治疗。一项 93 例黏多糖Ⅰ型患者接受无关 CBT 治疗的回顾性分析结果显示，OS 的影响因素包括：CBT 治疗时机（<4.6 个月的 82% vs. >4.6 个月的 57%；P=0.046）、预处理方案（包括 Bu 和 Cy 的 75% vs. 其他预处理方案的 44%；P=0.011）。尽早的移植治疗时机与 Bu 方案也具有较好的 EFS。同样，另一项国际骨髓登记组的调查研究比较了不同来源的 HSCT 治疗 MPSI 型的结果，发现接受 HLA 配型 6/6 相合 CBT 的患者获得最高的 EFS，其次是配型 5/6 匹配 CBT 或 10/10 匹配无关供体来源的 HSCT。几乎所有的 CBT 都能够获得完全供者植入并获得正常酶水平，同时该研究也支持更早接受移植治疗的患儿疗效更好。

（三）单倍体配型相合造血干细胞移植

在黏多糖患儿的移植治疗历程中，单倍体配型相合的血缘供者来源类型一直受到重视。

早期的 Peters 等人报告单倍体 HLA 相合 HSCT 治疗黏多糖的结果，其中只有 9 个(34.6%)患儿存活。Souillet 等人报告三例患儿接受父亲来源的骨髓移植，预处理方案为 Bu 联合 Cy 及 ATG。三例患者中有二例移植失败，仅一例获得供体植入。完全供者型植入的问题，即使在同胞相合移植类型中也具有一定的排斥率，从而严重影响移植的安全性及疗效。对于接受 HSCT 治疗的遗传代谢性疾病的儿童，由于在移植前没有接受化疗，因此他们的植入排斥风险可能比恶性血液肿瘤患者的更高。一项欧洲血液和骨髓移植学会对 146 例患儿的移植研究表明，植入失败的关键原因是“RIC 方案”和去除 T 细胞的回输模式。在接受 RIC 的 18 例患者中，只有 11% 的植入率和存活率，而接受其他包括高剂量 Cy 等 MAC 的患者有 53%~87% 的植入率。在同一研究中，接受高剂量 Cy(240~260mg/kg)的 30 例患者中，植入率为 67%；在接受 200mg/kg Cy 的 68 例患者中，总体植入率为 53%。FLU 属于强效免疫抑制剂，已知对淋巴细胞增殖具有强大抑制作用。该药在 90mg/m^2 和 125mg/m^2 剂量下显示出很少的髓外毒性。北京大学血液病研究报道采用较低剂量的 FLU(总剂量 90mg/m^2)联合 Bu(总剂量 9.6mg/kg)和 Cy(总剂量 200mg/kg)，粒细胞、血小板短时间内均获得顺利植入，初步结果显示该预处理方案可以提供持续、稳定的单倍体供体植入且不伴有严重的预处理毒性及移植合并症。

二、影响造血干细胞移植疗效的主要影响因素

移植时机(年龄、临床严重情况和分期)及移植类型(HLA 匹配程度，供体干细胞来源)是主要影响预后的因素。早期的移植生存率仅为 25%~70%。死亡主要是由于供体的可用性受限，移植失败，混合嵌合和移植相关合并症导致。一项欧洲血液和骨髓移植学会的研究分析了 HSCT 治疗 MPS 患者失败的危险因素，包括去 T 细胞的移植，RIC 和减低 Bu 用药剂量。2010 年国际血液和骨髓移植研究中心研究报道了 258 例 MPSI 型患儿接受不同来源造血干细胞的 MAC 移植的疗效。相比而言，同胞相合移植后的完全供者植入率为 70%，无关相合 PBSCT 后为 74%，无关 CBT 后可获得 93% 的高植入率；同样移植后酶水平检测，获得正常酶水平的比例在同胞相合移植为 62%，无关相合 PBSCT 为 66%，而无关不相合 PBSCT 为 56%，而无关 CBT 可达到 98%。供受者混合嵌合导致 HSCT 后酶水平无法改善，而持续较低的酶水平严重影响移植的长期疗效。

三、酶替代治疗联合造血干细胞移植

使用重组 α-L- 尿苷酸酶进行酶替代治疗已被批准用于 MPSⅠ型患者。该酶替代治疗减少了器官肥大，改善了生长速度和关节活动度，减少了睡眠呼吸暂停和尿黏多糖排泄。这种酶不能跨越血 - 脑屏障，因而不能阻止中枢神经系统功能的恶化。然而，推测在 HSCT 之前的酶替代治疗可能提高儿童的身体机能，减少移植相关并发症的发生。初步在小群体患者中的研究表明了移植围术期酶替代治疗的益处。随后，酶替代治疗联合 HSCT 在 MPSⅠ型儿童的单中心和多中心评估研究发现，总体酶替代耐受性良好，联合移植治疗不影响移植相关合并症的发生及 OS。患儿已经发生的部分临床症状，尤其是心功能不全，可以通过移植前酶替代治疗，使他们达到符合移植的脏器要求。目前，许多移植中心在移植治疗 MPS-I 患者前给予酶替代治疗。

四、造血干细胞移植治疗其他类型黏多糖病

除了移植治疗Ⅰ型 MPS 综合征被普遍接受外，其他各亚型的 MPS 综合征在早期接受移植治疗的结果并不一致。最近，Kubaski 等报道 HSCT 治疗 MPSⅡ，比较了接受 HSCT 治疗及酶替代治疗，其中 27 例为移植治疗，51 例为酶替代治疗，15 例为未治疗组。27 例移植的患者中没有一例发生移植相关死亡。相比酶替代治疗，HSCT 治疗可较大改善大多数患者的体质、关节活动和日常活动能力。HSCT 后患者的脑核磁影像明显改善，且在随访期间未见新的异常征象出现；而酶替代治疗后患者的脑核磁影像仍出现广泛的异常征象，并且脑影像学随访显示，随着年龄的增长，患者的头颅影像逐渐恶化。相比之下，HSCT 治疗的患者一般出现病情改善或表现为无进展。上述结果显示对于 MPSⅡ治疗，HSCT 似乎比酶替代更有效。酶替代治疗相对 HSCT 的另一劣势在于，酶替代治疗过程中会产生高效价抗体，从而干扰或影响疗效。异基因 HSCT 治疗 MPSⅢ型的早期结果并不令人鼓舞。总体来看，现有的移植治疗其他类型黏多糖的经验有限。到目前为止，没有令人信服的证据表明 HSCT 的适用于除Ⅰ型以外的黏多糖病。然而，日益成熟的 HSCT 技术与高额经费的酶替代治疗相比仍然具有一定的优势。如果能够在患儿 2 岁前尽早治疗，其预后结果可能更好。

第三节 遗传性脑白质病

遗传性脑白质病，又称脑白质营养不良，是指一组主要累及中枢神经系统白质的进展性遗传性疾病，其主要特点是中枢白质的髓鞘发育异常或弥漫性损害，包括了能够接受 HSCT 治疗的 3 个主要病种：肾上腺脑白质营养不良，球形细胞脑白质营养不良和异染性脑白质营养不良。目前对于 HSCT 如何纠正这一类炎性脑病的机制尚不清楚。有推测认为，可能是患者中枢神经系统中的小胶质细胞受到影响被激活，进而产生促炎症的细胞因子导致疾病发生。移植后，供体的正常小胶质细胞出现在中枢神经系统中，替代激活的小胶质细胞，并将正常的酶传递给周围细胞，最终使脱髓鞘进程停止。早期的随访报告了 HSCT 对 X 连锁肾上腺脑白质营养不良自然病史的影响。12 例接受 HSCT 治疗的男孩，移植后观察了至少 10 年，发现 2 例患儿头颅影像学异常完全逆转，1 例好转，1 例未加重，剩下的 8 个男孩有早期的进展但随后观察未见头颅影像学进一步进展，且运动功能保持正常或改善。总共有 10 例患儿的运动功能保持正常或改善；11 例患儿的语言智力保持在正常范围内。7 例患儿的非语言能力得到改善或稳定，5 例患儿症状短期加重但随后稳定。但是，对于已有晚期神经疾病的患者，HSCT 并不逆转病情，甚至可能恶化、加重已有的神经系统疾病。在已发病的男孩中，许多患儿移植后仍然发生死亡；即使幸存，仍然伴有永久的、严重的神经系统和神经心理后遗症，生活质量严重受损。

一、脑白质营养不良的主要病种

（一）X 连锁肾上腺脑白质营养不良

X 连锁肾上腺脑白质营养不良是最常见的脑白质营养不良，编码基因位于 Xq28，主要累及肾上腺和神经系统的白质传导束。国外报道该病在男性中发病率为二万分之一。100% 的患者为 ABCD1 基因（ATP-binding Cassette，Sub-family D，Member 1）缺陷，其中 93%

突变来自母亲,7% 为新发突变。此病属于过氧化酶体病,是由于肾上腺脑白质营养不良蛋白(ALDP)功能缺陷,导致极长链脂肪酸在线粒体内氧化障碍,在神经组织及肾上腺细胞中沉积。X 连锁肾上腺脑白质营养不良具有不同的临床表现,一些患者直到中年甚至更晚才发病。临床表现主要分为以下几种:①儿童脑型:儿童脑型被认为是一种慢性炎症性疾病,占受累患者的 35%。推测 VLCFA,包括中枢神经系统神经节苷脂,是自身免疫炎症反应的触发因子。患者多 4~8 岁起病,绝大多数是男孩,初起表现为行为或学习能力改变,常诊断为注意缺陷多动综合征,此症状可以持续数月或更长,然后出现进行性加重的神经系统症状。初期表现为智力运动倒退,视听障碍,可有惊厥(部分患儿可以此为首发症状);进展迅速,逐步出现构音障碍,吞咽困难,强哭强笑,肌张力增高,最终完全瘫痪,失明或失聪。患儿多在 15 岁内死亡。大多数患儿肾上腺症状可与神经症状同时出现,表现为皮肤黑及失盐表现。②青少年脑型:10~20 岁发病,临床表现与儿童脑型近似,进展速度较缓慢。③肾上腺髓质神经病(AMN):中位发病年龄 28 岁,脊髓受累为主,占受累患者的比例为 40%~45%。20 岁以上的男性起病,表现为进行性痉挛性截瘫,括约肌功能障碍及性功能障碍,进展缓慢。其中约 40%~45% 可以同时有一定程度脑受累的临床或头颅磁共振影像学表现,约 10%~20% 伴有严重脑受累,甚至导致死亡。约 70% 男性 AMN 患者伴有肾上腺皮质功能不全的表现。④单纯 Addison 病:占受累患者的 10%。可以在 2 岁至成年期起病,但是最常见的是 7.5 岁。临床上表现为不明原因的呕吐、无力或昏迷。绝大多数此型患者在中年期有可能发展为 AMN。⑤无症状型:无神经系统及肾上腺功能异常。影像学诊断主要为头颅磁共振成像:典型表现见于 85% 的神经系统受累的男性患者,表现为对称性双侧顶枕区白质长 T1 长 T2 信号,胼胝体压部早期受累,病灶周边强化。携带者头颅磁共振影像异常者不足 10%。实验室诊断有以下两种。血浆或培养的成纤维细胞中 VLCFA 测定:测定二十六烷酸、二十六烷酸 / 二十二烷酸比例、二十四烷酸 / 二十二烷酸比例,VLCFA 增高见于 99.9% 男性患者(无论是否出现神经系统症状)及 85% 女性携带者,即男性患者几乎均可通过此法诊断,但女性携带者中约 15%VLCFA 正常。ABCD1 基因诊断:为目前特异性及敏感性最高的诊断方法,可用于:①男性患者其他检查不典型时的确诊依据;②女性携带者的检测;③产前诊断。总之,X 连锁肾上腺脑白质营养不良的实验室诊断依赖于增加的 VLCFA 水平和 ABCD1 突变:推荐在所有男性肾上腺功能不全患者中进行血浆 VLCFA 的测定。

(二)异染性脑白质营养不良

异染性脑白质营养不良是一种较常见的脑白质营养不良,也是一种较常见的溶酶体病,为常染色体隐性遗传,国外报道的婴儿发病率为 1/4 万 ~1/17 万。致病基因为芳基硫酯酶 A 基因(ARSA),位于染色体 22q13 和 10q22.1(PSAP)。病因为 ARSA 或神经鞘酯(脑硫脂)激活蛋白 B 的缺陷,使溶酶体内脑硫酯水解受阻,沉积于中枢神经系统的白质、周围神经系统及其他内脏组织。临床症状可表现为痉挛性四肢瘫痪、共济失调、语言障碍、癫痫发作及进行性智能减退,一般于起病后 4 个月至 4 年内死亡。MLD 按发病年龄和病情的严重程度分为:①晚婴型,最常见,病情最重,多在 1~2 岁发病,病情进展迅速,一般于 5 岁前死亡。②青少年型,发病年龄从青少年早期至晚期不等,年龄较小者以周围神经受累较重,年龄较大者以学习、行为障碍为主,病情进展可以缓慢或迅速。③成人型,多于 18 岁后发病,症状与青少年晚期型相似,病情较轻,进展缓慢,常以精神症状为首发。辅助检查中头颅 MRI 表现为累及双侧侧脑室周围白质,特别是半卵圆中心白质,T2WI 可见"虎纹"或"豹斑"信号征,呈对称性改变。胼胝体受累为异染性脑白质营养不良的一个重要征象，特别是膝部和压部同时受累在早期病变的诊断和鉴别诊断上有重要价值，早期皮质下白质不受累，后期累及皮质下白质、小脑白质，并出现脑萎缩。确诊依赖 ARSA 基因或酶学检查。

（三）球形细胞脑白质营养不良

球形细胞脑白质营养不良又称 Krabbe 病，是由于 β 半乳糖脑苷脂酶（GALC）基因缺陷导致溶酶体内 GALC 酶缺乏，引起半乳糖脑苷脂在中枢神经和周围神经系统蓄积，属于溶酶体贮积病，呈常染色体隐性遗传。与其他溶酶体贮积病相似，相同或相似基因型的患者可有各种各样的临床表现及疾病过程。本病主要的组织学特征为神经元损伤、少突胶质细胞缺失导致神经系统广泛的脱髓鞘及大量的多核球形细胞浸润。

根据发病年龄的不同分为 4 型，发病越早者存活时间越短：①婴儿型（<6 个月发病）；约占 90%，开始有易激惹、哭闹，喂养困难，肌张力减低，头控制不佳，发育迟缓，对声、光、触等刺激敏感，以后出现肌张力增高，腱反射亢进。Duffner 等对 112 例 GLD 婴儿型患儿进行研究统计后得出，最早出现的症状中，易激惹、哭闹占 49%，双手握拳占 33%，运动控制不佳占 28%，喂养困难占 24%。患儿末梢神经受累时，则腱反射减低或消失。智力减退者，常有癫痫发作、眼球震颤和视神经萎缩。不规则发热也是本病特点。本病进展较快，最后呈去大脑强直状态，常在 2~3 岁以内（平均 13 个月）因感染或球麻痹而死亡。Korn-Lubetzki 等曾报道过 8 例 GLD 婴儿型患儿，其中 2 例以外周神经病变为首发症状，表现为肌无力、肌张力降低，后期始出现易激惹、智力倒退等中枢神经系统症状。②晚发婴儿型（6 个月至 3 岁发病）和③青少年型（3~8 岁发病）：晚发婴儿型或青少年型发病者主要表现为偏瘫、共济失调、视神经萎缩，随后出现痴呆、癫痫发作，迅速地退化以致无行为能力，多于诊断后 2~7 年内死亡。④成年型（>8 岁发病）：成年发病者临床表现多样，可有精细动作的丧失、四肢感觉异常、虚弱甚至卧床不起，有或无智力的改变。

二、造血干细胞移植治疗现状及各种移植类型总体生存

在 1990 年，Aubourg 等首次报道一例肾上腺脑白质营养不良患儿成功接受 BMT 治疗。欧洲血液和骨髓移植中心和美国明尼苏达医学中心联合报道了 1982—1999 年间，94 例肾上腺脑白质营养不良患儿接受同胞相合和无关供者来源的 HSCT，以 Bu 联合 Cy 的预处理方案为主，3 年累积治疗相关死亡率 14%，5 年累积 OS 为 56%。主要死亡原因包括脑病进展（21 例）和 GVHD（5 例）。同胞相合组 39 例（93%）获得稳定植入，无关供者组 41 例（80%）获得植入。同胞相合组重度 GVHD 的发生率为 12%，无关供者组重度 GVHD 发生率为 8%。

成人型肾上腺脑白质营养不良的中位发生年龄大于 28 岁，相对儿童型进展缓慢，总体预后仍然很差。文献报道有发病后 3 年、6 年和 25 年死亡。目前推荐的治疗原则，可以在疾病早期进行异基因 HSCT 治疗。2017 年一项欧洲多中心报道了 4 例成人型肾上腺脑白质营养不良的异基因 HSCT 治疗的资料，所有患者均为男性，表现为脑脱髓鞘病变。14 例患者中位年龄为 33 岁（21~48 岁）。中位随访时间 65 个月，8 例存活。死亡原因包括移植相关感染死亡的 3 例；植入失败死亡 2 例，由于原发病进展的死亡 1 例。在 8 例存活者中，大脑脱髓鞘和严重的神经认知障碍均未进一步加重、恶化。

全球已有超过 100 例异染性脑白质营养不良患者接受了 HSCT 治疗。2015 年美国明尼苏达医学中心报道 40 例 MLD 患者接受 HSCT 的疗效。21 例（53%）获得中位生存期为

10 年的 OS。17 例(42.5%)出现治疗相关死亡;2 例(5%)死于 MLD 进展。35 例(88%)接受 MAC,主要预处理方案包括 Bu 联合 Cy。11 例接受同胞相合移植,14 例接受无关相合移植,15 例接受 CBT。总共有 35 例(87.5%)获得完全供者植入,中性粒细胞恢复的中位时间为移植后 +16 天(12~17 天)。中位血小板恢复时间为移植后 +42 天(33~53 天)。累积急性Ⅱ~Ⅳ度 aGVHD 为 44%;重度 aGVHD 为 16%。cGVHD 的累积发生率为 32%。5 年累积 OS 为 59%,其中晚婴型 50%,青少年型 59%,成人型 67%,但各组间并不存在显著的统计学差异。

HSCT 治疗异染性脑白质营养不良的可能机制在于骨髓单核细胞能够穿过血 - 脑屏障,分化为小胶质细胞,并递送酶到少突胶质细胞和神经元,以纠正酶缺乏。HSCT 也是目前唯一的治疗脑白质营养不良的方法,已经被证明可以终止神经系统病变的进展。HSCT 治疗此病所面临的主要问题之一是更换为供者来源的小胶质细胞的过程缓慢,尤其与疾病自身的快速进展相比较。这使得 HSCT 对于有明显神经症状的患者或对于那些患有神经系统疾病的患者无效。即使无症状的晚婴型患儿接受移植治疗后仍观察到神经功能恶化和白质异常的影像学进展,提示该疾病进展迅速以至于尚未获得 HSCT 的疗效。而在患有青少年型和成人型患者中,HSCT 的疗效并不一致。Martje 等报道 1 例 14 岁青少年型患儿接受无关 CBT 后,获得运动和行为功能的改善,同时获得了影像学上的改善。然而 Hosson 等报道 5 例有症状的成人患者接受 HSCT 治疗后,这 5 例患者中仅有一位患者病情稳定。Martin 等报告 27 例无关 CBT 治疗晚婴型和青少年型 MLD 的研究。26 例采用 Bu 联合 Cy 的 MAC 方案,3 例(11.1%)植入失败。中性粒细胞及血小板累积植入率分别为 77.8% 和 77.8%。中位中性粒细胞和血小板植入时间分别是 28 天(14~76 天),120 天(37~379 天)。Ⅱ~Ⅳ度 aGVHD 累积发生率为 40.7%,cGVHD 累积发生率为 25.9%。20 例(74.1%)患儿存活,死亡原因包括感染、方案相关毒性或疾病进展。神经系统随访发现,患者的运动功能症状在移植后没有改善。尽管脑干听觉诱发反应、视觉诱发电位、脑电图和(或)周围神经传导在青少年型患者中,被稳定或改善,但大多数患儿仍持续恶化。移植时无症状的儿童最受益于 HSCT。幼年起病且症状轻微的儿童接受移植后表现为稳定或恶化的运动技能,但可保持认知技能。总的来说,青少年型移植后的总体疗效优于晚婴型。综合以上资料,目前研究很难对 HSCT 治疗异染性脑白质营养不良的疗效作出明确的结论。各移植类型在治疗婴儿型异染性脑白质营养不良都表现不佳,青少年和成人型的症状前患者是 HSCT 的理想候选者。但对于轻度症状的患者,很难决定是否进行 HSCT,需要更好地了解 MLD 自然史将有助于个体化预测患者的临床病程。

HSCT 已应用于儿童球形细胞脑白质营养不良的治疗。2005 年一项美国多中心报道了 11 例无症状新生儿及 14 例有症状的 GLD 婴儿进行无关 CBT,均采用 Bu 联合 Cy 的 MAC 方案,所有婴儿均获得供体造血干细胞的持续植入,中性粒细胞植入的时间在移植后 17 到 18 天,血小板植入的时间在移植后 57 天到 70 天。无症状的 11 例婴儿全部获得长期存活,14 例有症状婴儿中 6 例(42.8%)存活,其中 4 例死于原发病进展,1 例死于 GVHD,1 例死于腺病毒感染,1 例死于肝脏活检。该研究结果认为无症状患儿移植后能够维持正常视觉、听觉和正常认知的发展,而有症状的婴儿在移植后有较高的死亡率和较小的神经功能获益。另一项美国明尼苏达大学医学中心报道 HSCT 治疗了 5 例儿童球状白质营养不良,移植后的神经系统均获得不同程度的稳定和改善。两例迟发性球状细胞白质营养不良患儿移植前存在神经功能障碍,包括共济失调、震颤、运动不协调和步态功能障碍,在移植后均获得缓解。3 例迟发性患儿的认知、语言和记忆继续正常发展。对于有临床症状的婴儿型患儿,即使成功植入，其治疗效果也不理想。因此，HSCT 似乎不适用于有临床症状的婴儿型患儿。晚发型球形细胞脑白质营养不良的病病进展较为缓慢，为患儿提供了更好的干预机会，其中枢神经系统退化经 HSCT 治疗后可逆转。

近期，欧洲血液和骨髓移植中心联合美国杜克大学医学中心报道了 1996—2013 年间 169 例各类型脑白质营养不良接受 CBT 治疗的情况。病种包括肾上腺脑白质营养不良（56 例），球形细胞白质营养不良（47 例）和异染性脑白质营养不良（66 例）。6 年 OS 为 61%。135 例采用 Bu 联合 Cy 的 MAC 方案。156 例采用以环孢素主的预防 GVHD 方案。肾上腺脑白质营养不良患儿接受移植治疗的中位年龄为 8.2 岁，异染性脑白质营养不良为 4.3 岁，球形细胞白质营养不良为 0.6 岁。移植后 60 天粒细胞累积植入率 86.3%（81.2%~91.7%），中位植入时间为 21 天（11~83 天）。移植后 180 天血小板累积植入率 68%，中位植入时间是移植后 52 天（13~200 天）。总植入成功率为 83.2%。Ⅱ~Ⅳ度 aGVHD 累积发生率为 35.3%，重度 aGVHD 累积发生率为 20.2%；5 年 cGVHD 累积发生率为 30.2%。神经功能和疾病相关结果：移植前功能状态评分与预后密切相关，移植前评分大于 80 分移植后生存率 50%（随访中位时间 69 个月），60~80 分之间生存率降至 20%，小于 60 分生存率仅 30%。移植时无症状患者，移植后 62% 患儿仍无症状。在 CBT 后，患者的视觉和听觉在大多数情况下稳定或改善。移植后 24% 的患者有癫痫发作。72% 的患者神经系统的症状或体征在移植后保持稳定或好转。其中，X 连锁肾上腺脑白质营养不良似乎有更好的临床结果：①移植前无症状患者，移植后仍保持无症状；②移植后听力损失或视力均大多能获得稳定；③移植后癫痫发生率仅 18%；④几乎所有患者（92.6%）肾上腺功能稳定。

三、影响造血干细胞移植疗效的主要影响因素

HLA 位点不合和移植前有神经系统症状是影响移植预后的主要不良因素。移植结果受疾病状态、供体来源和 HLA 匹配的影响。最常见的死亡原因是进展性脑病和 GVHD。存活率明显受到移植时疾病状态、神经功能障碍的数量和头颅影像学严重程度评分的影响。头颅磁共振影像学评分低于 9 分的 5 年生存率为 92%；更差患者的 5 年生存率为 45%。早期移植患者如头颅磁共振影像严重度评分 <9 或 10 分，通常认为移植获益较好。但很多患儿都是未能及时确诊，而是等到神经发育发生改变，出现视力、听力问题，出现学习困难或运动异常，才能获得诊断。这些已经发生神经系统症状的患儿接受移植后的发病率和死亡率明显增高。总的来说，移植前患者的影像学评分 <9 分的 5 年生存率能够达到 92%，而影像学评分 >9 分的 5 年生存率仅为 45%。有报道影像学评分超过 13 分的患儿，已经无法耐受常规 allo-HSCT 治疗。由于 HSCT 预处理毒性及早期合并症的发生等因素，患有晚期疾病的患儿通常在移植后半年内发生显著的疾病进展，甚至死亡。近年有研究报道移植时操作智商大于 80 分，影像学评分小于 10 分及正常的磁共振波谱成像，是预后良好的因素，移植后 5 年生存率达到 89%。洛伦佐油是三油酸甘油酯和三芥酸甘油酯的 4∶1 混合物。在二十六酸水平显著升高的男孩中，洛伦佐油疗法似乎降低了神经进展的风险。目前，洛伦佐油被用在围移植手术期，但仍没有证据表明它有益于 HSCT 的结果。

综上所述，大量的数据证实了 allo-HSCT 可改变遗传性脑白质营养不良的神经系统的进展，主要适用的病种包括异染性脑白质营养不良、球细胞白质营养不良和肾上腺脑白质营养不良。HSCT 应用于有症状的患儿总体预后不好。晚期球细胞白质营养不良与异染性脑白

质营养不良患者接受移植治疗的疗效远低于预期，而是否需要对于无症状或者出生几周的婴儿，实施 HSCT 存在争议。采用以 Bu 为主的预处理方案获得良好的共识。在动物实验中发现，与辐射的预处理方案相比，Bu 的预处理方案更促进受者脑内供体来源的造血细胞生长。现有的数据表明早期肾上腺脑白质营养不良患儿接受移植治疗预后较好。造血干细胞来源如何选择？采用 MAC 方案或非清髓型方案？血缘供者来源比无关脐带血与无关供者来源有很大时间上的优势，但需要综合考虑患儿病情、进展、不同来源的造血干细胞剂量及整体移植体系的安全性。HSCT 目的是促进中枢神经系统中小胶质细胞的快速移植，从而实现疾病稳定。未来的 HSCT 体系需要采用低毒性甚至无毒的预处理方案，同时要确保供体来源小胶质细胞的完全植入。

总之，移植治疗部分遗传代谢病已经取得了显著的进展，并在今后一段时间内仍然是国内唯一治愈该类型疾病的手段。MPSⅠ型患儿的 HSCT 已成为一个较安全的标准治疗程序，最近报道的存活率超过 80%，且儿童生活质量随着 HSCT 也在改善。HLA 匹配的同胞供者，无关脐带血及其他类型供者来源，已被用来治疗急需的患儿。移植成功的关键在于供体嵌合体完全植入和移植后正常酶水平。同样，酶替代治疗越来越多地用作 HSCT 前辅助治疗。RIC 的 HSCT 体系和保证供者完全植入率及获得有效的酶活性可进一步增强移植治疗的结果。

（陈　瑶）

参考文献

1. Hobbs JR, Hugh-Jones K, Barrett AJ, et al. Reversal of clinical features of Hurler's disease and biochemical improvement after treatment by bone-marrow transplantation. Lancet, 1981, 2(8249): 709-712.
2. M Aldenhoven, SA Jones, D Bonney, et al. Hematopoietic Cell Transplantation for Mucopolysaccharidosis Patients Is Safe and Effective: Results after Implementation of International Guidelines. Biol Blood Marrow Transplan, 2015, 21(6): 1106-1109.
3. NJ Rodgers, AM Kaizer, WP Miller, et al. Mortality after hematopoietic stem cell transplantation for severe mucopolysaccharidosis type Ⅰ: the 30-year University of Minnesota experience. J Inher Metab Dis, 2017, 40(2): 271-280.
4. Boelens JJ, Rocha V, Aldenhoven M, et al. EUROCORD, Inborn error Working Party of EBMT and Duke University. Risk factor analysis of outcomes after unrelated cord blood transplantation in patients with hurler syndrome. Biol Blood Marrow Transplant, 2009, 15: 618-625.
5. Boelens JJ, Wynn RF, O'Meara A, et al. Outcomes of hematopoietic stem cell transplantation for Hurler's syndrome in Europe: a risk factor analysis for graft failure. Bone Marrow Transplant, 2007, 40: 225-233.
6. Chen Y, Xu LP, Zhang XH, et al. Busulfan, Fludarabine, and Cyclophosphamide (BFC) conditioning allowed stable engraftment after haplo-identical allogeneic stem cell transplantation in children with adrenoleukodystrophy and mucopolysaccharidosis. Bone Marrow Transplant, 2018, 53(6): 770-773.
7. Peters C, Charnas LR, Tan Y, et al. Cerebral X-linked adrenoleukodystrophy: the international hematopoietic cell transplantation experience from 1982 to 1999. Blood, 2004, 104: 881-888.
8. Orchard PJ, Tolar J. Transplant Outcomes in Leukodystrophies. Semin Hematol, 2010, 47: 70-78.
9. Tran C, Patel J, Stacy H, et al. Long-term outcome of patients with X-linked adrenoleukodystrophy: A retrospective cohort study. Eur J Paediatr Neurol, 2017, 21: 600-609.
10. Martin HR, Poe MD, Provenzale JM, et al. Neurodevelopmental outcomes of umbilical cord blood transplantation in metachromatic leukodystrophy. Biol Blood Marrow Transplant, 2013, 19: 616-624.

第六章

遗传性血红蛋白病及先天性骨髓造血衰竭

地中海贫血（简称地贫）在我国南方省区流行广泛，尤其是广西、广东、海南、云南和贵州等地。镰状细胞病（SCD）主要分布于非洲和美籍非洲人。由于人口的流动，种族之间的交融，似乎在逐渐淡化地域限制。本章重点叙述常见的地贫移植，对SCD和范可尼贫血（FA）的移植应用做简要叙述。

第一节　地中海贫血

地中海贫血是一组由于某类珠蛋白基因缺陷，致使珠蛋白链合成缺如或不足所引起的遗传性溶血性贫血。地贫广泛流行于地中海流域、中东、印度次大陆、东南亚及中国南部，我国广西、广东、海南、湖南、江西、云南、四川等南方地区为高发区。地贫主要分为α地贫和β地贫两大类。根据临床表现分为轻型、中间型及重型地贫三种类型。近年来根据临床上的输血程度又分为输血依赖型地贫（TDT）和非输血依赖型地贫（NTDT）。TDT是指平时Hb<70g/L，依赖输血治疗才能生存的地贫患者，常见类型为重型β地贫、重型HbH病、重型β地贫复合HbE病、重型α地贫等。重型α地贫又称Hb Bart胎儿水肿综合征，常在妊娠34~40周成为死胎，流产或早产后胎儿绝大部分在数小时内死亡，能存活的极其罕见。NTDT是指平时Hb在70g/L~100g/L之间，不依赖输血生存的地贫患者，常见为HbH病、中间型β地贫、β地贫复合HbE病等。少数情况下中间型地贫和重型地贫临床上难以鉴别，应综合分析，咨询专家。临床上根据地域特点、家族史、小细胞低色素性贫血及血红蛋白分析往往可以做出地贫诊断，对于诊断困难者，需通过基因诊断确诊。轻型地贫是指临床上无症状或仅有轻度贫血症状的α地贫或β地贫基因携带者，临床上无需治疗，只需在婚育时做好遗传咨询。TDT和NTDT临床上需要规范化治疗。地贫的常规治疗方法主要有：

（1）输血治疗：TDT目前主张采用高剂量输血治疗，维持患者Hb在90~140g/L之间。一般每3~4周输血1次，每千克体重需输12ml红细胞（相等于20ml全血），每次输血时间大于3~4小时。推荐去白红细胞，对有严重过敏反应者可以考虑输洗涤红细胞。NTDT患者大多数平时能维持Hb在75g/L以上，无需依赖长期规则输血。输血指征为：①Hb低于70g/L；②脾脏进行性增大（Hb下降的水平与脾增大的速度平行）；③生长发育迟缓：身材矮小、继发性性腺及骨龄发育异常；④运动耐量减低；⑤严重的骨骼改变和畸形；⑥妊娠；⑦感染；⑧其他并发症，如心衰、肺动脉高压、血栓栓塞性疾病、下肢溃疡、病理性骨折等。只有在临床症状表现如重型 β 地贫时，才需长期规则输血，若感染后，暂时的 Hb 下降，输血后可回升。对妊娠期间的 NTDT 患者，需长期规则输血，应维持 Hb>100g/L，避免由于缺氧引起胎儿宫内生长迟缓、胎儿宫内死亡及早产。

(2) 祛铁治疗：TDT 和 NTDT 患者患者由于反复接受输血及长期贫血导致肠道吸收过多等原因可导致继发性铁过载，过多的铁沉积在心肌、肝、脾、肾、胰腺、脑、骨髓等全身组织器官，可引起相应的细胞损伤及脏器功能衰竭。应密切监测和准确评估铁过载状况及时祛铁治疗。常用的评估铁过载指标有：①血清铁蛋白（SF）检测：建议每 3 个月测量 SF 进行评估。但 SF 易受炎症、肝脏疾病、肿瘤、溶血及维生素 C 缺乏等因素影响，故数值不够准确。且 SF 不能准确反映脏器铁沉积情况。②磁共振（MRI）检查评估肝铁浓度（LIC）：为评估地贫铁过载无创性的检查。TDT 患者建议≥4 岁可进行首次 MRI 检测 LIC，有条件时可每 1 年评估 1 次；NTDT 贫患者≥6 岁可进行首次 MRI 检测 LIC（TIF 建议为≥10 岁，缺失型 HbH 患者可推迟至≥15 岁），以后每 1~2 年评估 1 次。③MRI 检查评估心铁浓度（T2* 值）：我们建议 TDT 患者≥6 岁可进行首次心脏 MRI T2* 检测，有条件时可每 1 年评估 1 次，并定期对患者进行心功能评估。对于重度铁过载的成年 NTDT 患者应进行 MRI 检测心脏 T2* 评估心脏铁沉积状况。目前临床上可供选择的祛铁剂有：去铁胺、去铁酮和地拉罗司。应根据地贫的类型、铁过载沉积，患者的依从性和耐受性和患者家庭的经济情况等因素选择合适的祛铁药物。TDT 患者 2 岁后，当接受过 10~20 国际单位红细胞的输血或 SF>1000μg/L、LIC>3mgFe/g 干重时应进行祛铁治疗，推荐应用地拉罗司或去铁胺，地拉罗司 30~40mg/(kg·d)，每天一次口服。去铁胺剂量：儿童 25~40mg/(k·d) 或成人 50~60mg/(kg·d)，皮下注射或静脉点滴每天维持 8~12 小时，每周 5~7 天。6 岁以上患者可应用去铁酮祛铁治疗，剂量为 75mg/(kg·d)，分三次口服。对一些重度铁过载、铁过载引起心力衰竭可进行强化祛铁治疗，可采用两种祛铁剂联用。重型患者长期维持 SF<2500μg/L 可减少铁过载相应并发症的发生，当 SF<500μg/L 时应暂停祛铁治疗。中间型患者的 SF≥800μg/L 或 LIC>5mgFe/g 干重，应进行祛铁治疗。国际地贫联盟（TIF）推荐地拉罗司起始剂量为 10mg/(kg·d)，治疗 6 个月后，地拉罗司剂量应增至 20mg/(kg·d)；如果 SF<300μg/L 或 LIC<3mg/Fe/g 干重应停用祛铁治疗。

(3) 脾切除及脾动脉栓塞：对巨脾或及脾功能亢进者可行脾切除术或脾动脉栓塞术，以减轻溶血，脾切后患者输血量减少，红细胞寿命延长，贫血症状改善。目前认为 HbH 病、中间型 β- 地贫、β- 地贫复合 HbE 病患者脾切效果好，脾切后因免疫功能减低容易合并感染，同时血小板明显增高，易导致血栓栓塞，肝脏含铁血红素沉积加重并明显增大，其他器官亦受累。脾切后因立即给予抗生素预防感染 1~2 个月。脾切术后血 PLT>500×10^9/L 应给予阿司匹林、双嘧达莫等抗凝药物，如 PLT>700×10^9/L 应给予羟基脲降血小板治疗。切脾指征：①脾大 6cm 以上或脾功能亢进；②每年输血量超过 200~250ml/kg 红细胞者；③5 岁以上(5 岁以前小儿机体免疫功能发育未完善，术后常并发严重感染)。

(4) γ 珠蛋白基因活化剂：如羟基脲、5- 氮胞苷、白消安、丁酸钠类等药物，能活化 γ 珠蛋白基因的表达，增加 γ 珠蛋白链的合成，增加 HbF 的合成，改善贫血症状。该类药物对中间型 β 地贫效果较好，但对重型 β 地贫效果较差。

(5) 造血干细胞移植：尽管规范化输血和规律祛铁能使重型地贫患者的寿命延长，但经济花费巨大且消耗巨大血源资源。因为经济问题，我国许多重型地贫患者没有办法维持高剂量输血和规律祛铁治疗，而且目前血源紧张，因此需要寻求根治性治疗，彻底解决地贫的问题。Allo-HSCT 是唯一能根治重型地贫的治疗方法。

一、移植适应证和供体选择

适应证：重型（重型 β 地贫、重型 HbH 病、重型 β 地贫复合 HbE 等）或输血依赖的中间型地贫（中间型 β 地贫、HbH 病、β 地贫复合 HbE 等）患者。供者选择顺序为：HLA 全相合同胞供者→ HLA 全相合非血缘供者→ HLA 单倍体血缘供者。目前 HLA 全相合非血缘供者移植及 HLA 单倍体血缘供者移植仅限于有经验的移植中心开展。

二、地贫患者移植特点及移植前危险因素

要成功对地贫进行移植治疗，首先要了解地贫的特点。地贫虽是一种非恶性疾病，但移植难度很大，主要是因为：①地贫患者的骨髓增生极其旺盛，预处理时不易清除；②地贫患者的免疫功能是完整的，其他血液系统恶性疾病往往经过多次化疗、放疗，免疫功能受到一定程度的抑制，地贫患儿在预处理时免疫清除很困难；③患者一般都经过反复输血治疗，反复接受异体抗原致敏，移植物排斥概率大；④患者多伴有脾大，增加移植物排斥概率；⑤患儿重要脏器功能受损，地贫患者常因祛铁治疗不规则，出现继发性血色病，合并肝脾肿大、肝纤维化、心功能不全，使得移植过程中出现肝静脉闭塞病、心脏毒性、中枢神经系统并发症的概率大大增加。上述特点使得患儿的清髓、免疫清除都较恶性血液病患者更困难，造血干细胞移植后不易植活，移植物排斥率高，移植相关并发症增多等。

根据 Pesaro 经验，对于 161 例 <17 岁患者使用完全相同预处理方案进行同胞骨髓移植结果进行多因素分析显示：肝大 2cm、肝纤维化和不规则祛铁为 3 个不良预后因素，降低了生存率。规范祛铁被定义为首次输血后 18 个月内开始祛铁治疗，用祛铁胺每周至少用 5 天，每次至少皮下注射 8~12 小时。据此将地贫患者分为 3 个危险等级：一级为无上述 3 种危险因素；二级有 1~2 种危险因素；三级有 3 种危险因素。目前上述三级患者移植后无地贫生存分别在 90%、84% 和 78%。该分级方案将肝活检纳入了评估体系。我国地贫患者绝大多数属于Ⅱ度及以上，少有Ⅰ度。因肝活检为侵入性操作，故 Pesaro 分级方案在我国的临床应用有一定的局限性。因此移植前规则输血及规则祛铁治疗尤为关键。年龄大小与病程长短、铁负荷、器官损伤程度是一致的，患儿年龄≥7 岁同时伴肝右肋下≥5cm 是移植的高危因素，移植并发症肝静脉闭塞增加，移植相关死亡率增加。因此，HSCT 是重型地贫的首选治疗，应尽早进行，患者最佳年龄为 2~7 岁。

三、预处理方案及 GVHD 的预防

（一）清髓预处理方案

地贫移植预处理有两个目的：清除自身骨髓，腾出龛位；抑制免疫，建立耐受环境以让移植物能生存和生长。TBI 能够同时达到两个目的，但是 TBI 应用于儿童会引起生长发育延迟和增加了继发性肿瘤的机会，限制了 TBI 在儿童造血干细胞移植中的应用。不含 TBI 的预处理方案的毒性依然未确定，Bu 及其衍生物在治疗非恶性血液病方面积累了较多的经验。Bu 对骨髓 - 红系轴最原始的前体细胞具有良好作用，在慢性粒细胞白血病移植预处理

方面已经使用超过 40 年，而且骨髓致死剂量的 Bu 对淋巴系统毒性相当小，很少引起免疫抑制。Cy 是大多数血液系统恶性肿瘤预处理方案的主要组成部分，Cy（200mg/kg）分 4 天使用具有抗肿瘤作用和足够的免疫抑制允许移植物植入，Cy 的剂量限制性毒性是心脏而不是骨髓，对于年龄大的重型地贫患者，需要减少 Cy 剂量。所以目前大多数移植中心地贫移植预处理方案仍以 Bu（16~20mg/kg）+Cy（200mg/kg）作为基础。

尽管标准的 BuCy 具有良好的清髓作用和免疫抑制作用，但是由于重型地贫患者往往具有骨髓增生旺盛、存在髓外造血、脾大和长期输血带来的异常免疫，因而要克服地贫患者的免疫屏障更为困难。加大 Bu 剂量、加用塞替派、氟达拉滨或抗胸腺细胞球蛋白均有助于提高地贫移植植入率。目前国内常用的地贫移植预处理方案，广西医科大学一附院采用 Bu+Cy+Flu+ATG 方案，南方医院儿科采用 Bu+Cy+Flu+TT 均获得较好效果。

（二）减低强度预处理方案

多项研究表明，对于免疫功能正常的地贫患者，减低预处理剂量很难获得稳定的供者植入状态，移植物排斥率增高，一般不推荐。而Ⅲ度 TM 患者，由于预处理相关毒性大，可考虑减低强度的预处理方案。2014 年泰国移植中心对 22 例 >10 岁的Ⅲ度地贫患者采用减低强度预处理方案：移植前 -56~-52 天和 -28~-24 天分别给予 5 天 Flu 40mg/(m^2·d) 和地塞米松 25mg/(m^2·d)，-10~-15 天 Flu 35mg/(m^2·d)、-10~-7 天 Bu 130mg/(m^2·d)、-4~-2 天 ATG 1.5mg/(kg·d)；结果显示 DFS 为 90%，无一例移植排斥反应，移植相关并发症发生率也较低。

GVHD 预防国际上多采用 CsA 联合短程 MTX 方案；广西医科大学附一医院采用 CsA+MTX+MMF+ATG；术后维持 CsA 血药浓度（200 ± 50）μg/ml，如无 GVHD 表现，移植术后 12 个月起缓慢减量，至术后 18 个月停用。取得很好的临床效果，318 例 HLA 相合同胞移植Ⅱ~Ⅳ度 aGVHD 为 12.2%。无关供者移植和单倍体移植可加舒莱并将环孢素改成他克莫司预防 aGVHD。

四、移植疗效

最近 20 年来，由于预防措施的改进、移植相关并发症的有效控制、新的预处理方案的应用，HLA 相合的同胞移植获得了相当的成功。EBMT 报道多中心 1016 例同胞移植治疗地贫的结果，无病生存率为 83%；广西医科大学附院 2001 年以来进行了 318 例重型 β 地中海贫血 HLA 相合同胞异基因造血干细胞移植，采用外周造血干细胞联合骨髓移植或脐血联合骨髓移植，取得很好的临床效果，无病生存率为 93%。由南方医院儿科、广州妇女儿童医学中心、深圳市儿童医院和四川大学华西第二医院儿科共总结 224 例同胞外周造血干细胞移植，无病生存率为 95%。

大约 25%~30% 的地贫患者有 HLA 相合同胞供者，对于无 HLA 相合同胞供者的地贫患者，可以选择非血缘供者造血干细胞移植。随着 HLA 高分辨检测和移植技术的进步，HLA 全相合的非血缘供者与同胞供者 HSCT 疗效相当。与同胞移植相比较，非血缘供者移植物排斥率高、GVHD 发生率高且重度 GVHD 发生率高。La Nasa G 报道 68 例行 HLA 相合无关供者骨髓移植的结果：无病生存率为 66%。广西医科大学附一医院总结 78 例非亲缘供者移植的结果，3 年无病生存率为 92%。中山大学附二医院儿科总结 50 例非血缘供者移植的结果，2 年无病生存率为 92%。

对于无 HLA 相合同胞供者及无 HLA 匹配的非血缘供者的患者来说，单倍体移植技术的进展几乎使所有的患者均能找到供者。近年来，随着技术的进步，单倍体移植也取得重大进展。泰国多中心研究报道了 31 例单倍体移植的结果，2 年无病生存率为 93.5%。南方医院儿科总结 36 例单倍体移植结果:无病生存率为 85.7%。广西医科大学附一医院目前完成 11 例单倍体移植,11 例无病生存率为 100%。

五、移植相关主要并发症的处理

对 GVHD 的一线治疗药物仍是糖皮质激素如甲泼尼龙(起始剂量 1~2mg/kg·d),可与环孢素、MMF 等联合使用。当一线治疗无效时,可酌情选择他克莫司、西罗莫司、巴利昔单抗、ATG、利妥昔单抗、芦可替尼、间充质干细胞等。

肝静脉闭塞病(VOD)又称肝窦间隙阻塞综合征,典型症状为肝脏肿大、体重增加和黄疸,症状和体征常常出现于 -3~+20 天。使用包含白消安预处理方案的地贫移植容易发生 VOD,可导致多器官功能衰竭,涉及肾、心脏和肺等器官,死亡率为 5%~10%。地贫患者因肝铁过载等原因,VOD 发生率高,应十分注意 VOD 的预防及早期治疗。VOD 的预防可采用肝素 100~200U/(kg·d)至术后 +20 天,前列地尔 20μg/d 至术后 +30d,熊去氧胆酸 12mg/(kg·d)至术后 3 个月。VOD 的治疗除可应用肝素和熊去氧胆酸外,暂停损害肝功能药物,暂停环孢素或他克莫司改用其他免疫抑制剂,应注意维持 HGB≥100g/L、PLT≥50×10^9/L、血清白蛋白 >30g/L,每日监测体重,限制静脉输液量≤50ml/(kg·d),保持出量大于入量,必要时利尿。对于重度 VOD 的治疗,可使用去纤核苷酸(defibrotide,DFT)。

移植后出血性膀胱炎(HC)根据其发生时间,可分为早发型(EOHC)和迟发型(LOHC)两种。EOHC 多发生于预处理期间或预处理后 72 小时内,主要与预处理放化疗损伤有关。LOHC 多发生于 HSCT 2 周后,多与感染相关,尤其以巨细胞病毒和 BK 病毒(BKV)感染与 HC 发生关系最为密切。根据血尿程度,HC 临床分级:Ⅰ度,镜下血尿;Ⅱ度,肉眼血尿;Ⅲ度,肉眼血尿伴血块;Ⅳ度,血块梗阻尿道,严重者出现肾功能衰竭。

CTX 导致的 EOHC,美司钠(按 CTX 总量的 1.6 倍,分 6 次使用,分别为 CTX 前、CTX 同时使用、CTX 结束后 3、6、9、12 小时)联合水化(液体总量为体表面积 ×2500ml)、碱化等措施可取得良好的预防效果,但目前针对 LOHC 尚无有效预防手段。HC 的治疗以对症支持为主,可给予水化、碱化及血小板输注维持 PLT≥50×10^9/L,辅以 654-2 或奥西布宁解痉、吗啡镇痛,尽量避免使用止血药物,酌情减量免疫抑制剂,必要时予免疫球蛋白治疗。对于 CMV 感染相关的 HC,可予静脉使用抗病毒药物(更昔洛韦或膦甲酸钠);对于 BKV 感染相关的 HC,可全身应用或膀胱内注射西多福韦或喹诺酮类药物。Ⅲ~Ⅳ度 HC 可考虑给予少量激素减少膀胱黏膜炎症反应,必要时可行耻骨上膀胱切开造瘘以持续膀胱灌洗,膀胱灌洗液可应用生理盐水、呋喃西林、前列腺素 E2、雌激素、重组Ⅶa 因子等。

植入功能不良(PGF)发生率可达 5%~27%,是指 HSCT 术后 28 天以仍存在中性粒细胞缺乏(NEC<0.5×10^9/L)及血小板减少(PLT<20×10^9/L),伴或不伴 HGB 下降,并持续至少 2 周以上。PGF 与植入失败合称为移植后骨髓造血衰竭综合征,PGF 嵌合率检查为完全供者嵌合,可与植入失败相鉴别。移植后获得造血细胞植活后再出现 PGF 者为继发性 PGF,从未获得造血细胞恢复者为原发性 PGF。

对于 PGF 的治疗目前尚无统一标准,可减停免疫抑制剂、使用糖皮质激素、供者淋巴细胞输注、分选的 $CD34^+$ 细胞输注、间充质干细胞等。原发性 PGF 的治疗疗效明显差于继发性 PGF,提示原发性与继发性 PGF 在机制上可能存在差异,继发性 PGF 可能与移植后 GVHD、感染、药物等因素有关,而原发性 PGF 可能与原发病或宿主造血微环境受损有关。

六、移植后嵌合状态监测及长期管理

移植后监测供者基因嵌合率对预测移植排斥及移植失败有重要的临床意义，检查频率可为细胞植入后3个月每周监测，以后每月或每3个月进行监测直到移植后2年。地贫移植后混合嵌合现象很常见，并不意味着移植失败，9%~10%患者表现为持续的嵌合状态，既不需要输血，也无GVHD表现。移植后供者基因嵌合状态分3个水平：嵌合程度1（宿主细胞百分比<10%），嵌合程度2（宿主细胞百分比占10%–25%），嵌合程度3（宿主细胞百分比>25%）。宿主残余造血干细胞比例升高会增加移植物排斥的风险，当超过25%时地贫患者中96%出现移植物排斥。对嵌合程度2的患者，可减停免疫抑制药物；嵌合程度3的患者，可应用供者淋巴细胞输注，应短程应用环孢素预防GVHD；如治疗后无反应，还可予Flu预处理后输注供者外周血造血干细胞。

地贫移植成功后，仍有很多并发症需要处理，主要包括铁过载、慢性肝炎和肝纤维化、内分泌功能障碍（性腺功能不全、生长发育延迟、甲状腺功能低下、糖尿病等）及继发肿瘤等。

铁过载会损伤脏器及加重药物的毒性作用，对于有铁过载的地贫移植患者均有指征进行祛铁治疗。①铁螯合剂：皮下注射去铁胺可有效降低铁负荷；口服铁螯合剂有去铁酮和地拉罗司，由于去铁酮可能出现中性粒细胞减少，地拉罗司可能出现肝转氨酶增高，故应定期检测相关检查；药物剂量、监测和并发症管理同非移植患者。每3个月检验肝肾功能，每2个月测血清铁蛋白（SF）水平；当至少2次SF<1000μg/L，可停止祛铁治疗，这个过程需要数月至数年。②放血疗法：适用于能耐受该治疗且Hb≥100g/L，每2周放血6ml/kg，当Hb<95g/L或收缩压低于基础值需要停止治疗；每次放血前需要做全血细胞计数。

地贫移植的肝脏并发症与铁过载、HCV感染、肝脏GVHD以及VOD有关。铁过载和HCV感染是移植后肝脏疾病进展的独立危险因素，肝纤维化是发生肝癌的危险因素，有效的祛铁治疗可逆转慢性肝炎甚至肝纤维化。

内分泌功能障碍与铁过载、预处理药物毒性、病毒感染以及cGVHD有关。糖耐量受损和糖尿病的发生率在0~9%，危险因素包括铁过载和糖皮质激素。性腺功能减退影响多达50%的患者，是地贫患者最常见的内分泌失调，铁过载损伤性腺功能，大剂量白消安的性腺毒性也是主要因素。7岁以后接受HSCT的患者性腺功能减退症发生率显著增加，已有多项研究报道早期行HSCT的地贫患者可成功受孕。祛铁治疗和相关激素替代治疗有助于改善或纠正内分泌功能障碍。

地贫在HSCT移植后10~25年有继发肿瘤的风险，主要是口腔癌和甲状腺癌，移植后实体瘤发生的中位时间是18年，cGVHD是实体瘤发生的独立危险因素。常规甲状腺超声检查、治疗HCV感染以及祛铁治疗可能降低实体瘤的发生率。

Allo-HSCT是重型地贫唯一的治愈措施，应尽早进行。地贫分度是影响地贫患者移植疗效的因素。HLA相合同胞地贫儿童移植具有很高的治愈率，很低的移植相关并发症发生率和死亡率。成人地贫移植具有高的移植相关死亡率和移植排斥发生率，如何提高成人地贫移植疗效值得进一步探讨。非血缘供者移植和单倍体移植扩大了移植的范围，分子组织配型技术的改善和整体移植的进步提高了非血缘和单倍体移植的疗效。移植成功患者仍有很多合并症需要处理，需要处理铁过载及一些移植晚期并发症。延迟移植会降低移植成功率，我们认为对于所有的有HLA相合同胞供者的重型地贫患者应尽早移植，对于无HLA相合同胞供者的患者建议在有经验的移植中心开展非血缘供者或单倍体移植。

第二节　镰状细胞病

镰状细胞病(SCD)是常染色体显性遗传病，是1949年世界上最早发现的第一个分子病。SCDA主要见于非洲黑人，欧美国家的黑人移民，此外也见于中东、希腊、土著印第安人及与上述地区民族长期通婚的人群。全世界大约每年出生各种类型血红蛋白病约300 000例，其中80%为SCD。其主要分子病理是血红蛋白β链第6位上的谷氨酸被缬氨酸代替形成HbS，HbS在脱氧条件下形成多聚体，产生红细胞镰变，镰变红细胞变形能力降低，在微循环内淤滞。造成血管堵塞，引起组织器官损伤以至坏死。临床表现为剧烈疼痛的血管阻塞危象、组织缺血性坏死、器官功能损害等。目前常规治疗方法包括输血、祛铁、梗死预防及羟基脲治疗，近10多年来由于筛查技术的进步以及羟基脲的应用，SCD患者的生存及生活质量得到了极大改善。Allo-HSCT目前唯一能治愈SCD的方法，主要适用于有神经系统并发症及反复血管阻塞危象的患者。同胞异基因造血干细胞移植治疗镰细胞性贫血取得了良好的疗效，全球近1000例的同胞移植结果显示总生存和无病生存均超过了90%，其主要限制在于缺乏合适的同胞供者和预处理相关毒性，目前HLA相合同胞骨髓移植及脐带血移植已经成为该病的标准治疗方案；而非清髓移植及非血缘供者移植和单倍体相合供者移植仅适用于一些临床试验。

一、移植适应证

根据CIBMTR及EBMT的骨髓移植指征为：①发生过脑卒中；②TCD发现患者颅内血管血流速率进行性增高；③脑缺血 - 神经系统症状持续时间 >24小时；④反复发生血管阻塞危象；⑤反复胸痛综合征；⑥骨坏死；⑦无症状性脑卒中伴认知损害；⑧反复阴茎异常勃起；⑨镰状细胞性肾病；存在红细胞同种异体免疫反应。

二、移植疗效

对于有合适同胞供者的SCD患者应尽早移植，预处理方案建议采用清髓性预处理方案，以Bu+Cy+ATG(阿伦单抗)为主的预处理方案是其主要预处理方案，曲奥思凡和塞替派用于预处理，与白消安比较，疗效相似，VOD发生率低。目前的研究显示年龄 <16岁的SCD患者行allo-HSCT的总生存率：92%~94%，无病生存率：82%~90%，移植相关死亡率：7%，移植物排斥率：10%~15%。干细胞移植治疗成人SCD患者疗效和经验均有限。

一项来自于EBMT、Eurocord及CIBMTR共23个国家，106个移植中心共计1000例SCD同胞异基因造血干细胞移植的结果显示：中位年龄9岁(1~54岁)，85%的患者 <16岁，大多数患者是因为HBSS合并卒中而移植，87%患者采用清髓性预处理方案，84%为骨髓移植，外周血干细胞移植和脐带血移植分别为7%和9%，5年总生存和无事件生存分别为92.9%和91.4%。23例患者早期植入失败，70例患者死亡，最常见的死亡原因为感染。

成人SCD患者由于长期接受输血，铁过载及血管阻塞等容易出现器官功能不全，采用传统的清髓性预处理方案，移植相关死亡率高。由于非清髓造血干细胞移植显著减轻了预处理强度并加强移植后免疫抑制，具有并发症轻，危险小，患者存活质量高等优点，可能更适合成人患者和伴重要脏器功能不全患者。减低预处理强度有两个目的：①产生足够的骨髓抑制，需要通过输注供者骨髓来恢复造血；②不清除患者自身造血，即使在无供者干细胞输注情况下也能恢复自身造血。非清髓移植急性 GVHD 发生率低，大多数患者都能达到早期植入。不幸的是，几乎所有在移植后减停免疫抑制剂的过程中出现移植失败，疾病复发。减低剂量移植中形成稳定的供受者嵌合状态是很重要的，预处理方案中加强免疫抑制有促进植入和形成稳定嵌合作用。目前来说非清髓性预处理方案仍然不能作为常规，仅仅适合于临床试验情况下。

Krishnamurti 报道 7 例 SCD 患者采用 Bu(6.4mg/kg)+Flu(175mg/m^2)+ATG(130mg/m^2)+全淋巴结照射(500cGy)，CSA+MMF 预防 GVHD，所有患者均恢复造血，6 例患者稳定植入，无Ⅱ度以上急性 GVHD 和广泛型慢性 GVHD，5 例患者为混合嵌合。

HLA 相合同胞异基因骨髓移植是 SCD 患者首选移植方式，对于无 HLA 相合同胞供者的 SCD 患者来说，非血缘供者、脐带血和单倍体造血干细胞移植扩大了供者来源。脐血有免疫源性低，来源方便，获取迅速个优点。但存在移植排斥率高，免疫重建延迟，脐血细胞数固定，高移植相关死亡率的缺点。脐带血移植中性粒细胞和血小板植入缓慢。来自 EBMT 最大的同胞脐带血移植治疗 SCD6 年的随访结果显示，无病生存率 >90%，取得了与同胞骨髓移植同样的疗效。无关脐带血移植治疗 SCD 疗效不理想，尽管总生存好，但是存在移植物排斥率高的问题。2 个研究显示移植物排斥率在 46% 左右，非血缘异基因造血干细胞移植较少用于 SCD 患者，其有高 GVHD 发生率和移植排斥发生率。几乎所有 SCD 患者均能找到一个 HLA 相合的单倍型供者，但由于单倍体造血干细胞移植具有高 GVHD 风险、高排斥率和免疫重建不良而很少用于 SCD。目前少数几个移植中心正在进行 $CD34^+$ 分选的单倍体移植治疗 SCD。Dallas 比较了 HLA 相合同胞清髓移植和单倍体非清髓移植治疗 SCD 疗效，结果显示同胞移植柱 OS 率和 GF 率分别为 93% 和 0%，而单倍体移植组 OS 率和 DFS 率分别为 75% 和 38%。

目前来说无关脐带血移植、非亲缘外周血干细胞移植及单倍体相合造血干细胞移植在 SCD 治疗均适合于某些临床试验，不适合于一线治疗。

三、移植成功后的问题

SCD 患者移植成功后面临着许多问题，例如铁过载问题，移植成功后，由于不再输血，体内的铁过载被冻结，没有额外的铁负荷进入体内，但是由于既往输血引起的铁过载，体内多余的铁仍有组织毒性，所以如何排出体内的铁仍是一个问题，目前在移植后铁过载治疗的金标准是放血疗法，6ml/kg，每月一次，一直到血清铁蛋白 <1000ng/ml；其他药物排铁还有地拉罗司或者去铁胺去铁。笔者在一些移植成功的地贫患者实行放血疗法排铁，按照 5ml/kg，每 1 个月一次，也取得了不错的疗效，血清铁蛋白水平逐月下降。对于一些发展中国家的患者来说，移植后嵌合稳定，移植后采取放血疗法去铁，不失为一种既方便又经济的去铁方法。

采用清髓性预处理方案的 HLA 相合同胞骨髓移植治 SCD 有很高的治愈率，应当作为 SCD 的一线推荐治疗，对于有合适同胞供者的年龄 <16 岁的 SCD 患者应尽早行同胞骨髓移植。非清髓移植不仅适合于成人患者，而且适合于高危的儿童 SCD 患者。非亲缘脐带血移植、非亲缘外周血移植及单倍体移植目前不适合于 SCD 一线治疗，仅适合于某些临床试验。

第三节　范可尼贫血

范可尼贫血（FA）是一种常染色体隐性或 X 连锁隐性遗传性疾病，其典型特征为先天性畸形、进行性骨髓衰竭和显著的肿瘤易感性为特点。非移植治疗方法包括雄激素、维生素和抗氧化剂治疗，以及造血生长因子治疗。Allo-HSCT 是目前大多数 FA 患者唯一的治愈方法。

应当在疾病出现 MDS 或 AML 转化，特别是 10 岁以前移植疗效较好，多数患者是在出现骨髓衰竭时行造血干细胞移植。来自于 IBMTR 的数据显示：年龄 <10 岁组，3 年总生存为 81%；而年龄 >10 岁组，3 年总生存为 69%。

FA 患者对烷化剂和放疗高度敏感，仅能耐受低剂量化疗和放疗。1984 年，Gluckman 首次采用低剂量 Cy 和单次放疗进行预处理获得成功，低剂量 Cy+ 低剂量 TBI 曾是 FA 患者的标准预处理。然而其用于非亲缘移植时移植排斥率高、急慢性 GVHD 发生率高和长期生存率低，晚期肿瘤发生率高。含 Flu、ATG 及低剂量 CTX（60mg/kg）的预处理方案能显著降低预处理相关毒性、急慢性 GVHD 发生率、移植物排斥发生率和提高 DFS，已经广泛用于 FA 患者预处理。

一、移植疗效

HLA 相合同胞移植对于年龄 <10 岁且没有进展为 MDS 或急性白血病的 FA 患者取得了良好疗效。影响移植疗效因素包括移植年龄、移植前是否使用雄激素、预处理方案、克隆转化前移植、移植后慢性 GVHD 和继发恶性肿瘤。Ayas M 等报导了在 1993—2011 年一共 94 例范可尼贫血患者行 HLA 相合同胞移植的结果，其 1 年、5 年和 10 年总生存分别为 92.5%、89% 和 86%；作者认为采用 CTX（60mg/kg）及含氟达拉滨预处理方案有较好疗效。

大多数 FA 患者找不到 HLA 相合的同胞供者，由于高移植物排斥率、高 GVHD 发生率和高机会性感染发生率，替代供者造血干细胞移植治疗 FA 疗效劣于同胞移植。如何优化预处理，提高植入率和降低 GVHD 发生率是非血缘异基因造血干细胞移植的瓶颈。多项研究显示预处理中加入 Flu 能提高植入率，而采用 T 细胞去除策略显著减少了 GVHD 风险。Macmillan ML 报导了 130 例 FA 患者（中位年龄 9 岁）接受非亲缘异基因造血干细胞移植，所有患者接受 TBI+Cy+ATG ± Flu 的预处理方案，输注去 T 骨髓或未处理的冻存脐带血干细胞，Ⅱ~Ⅳ度 aGVHD 发生率为 20%，cGVHD 发生率为 10%，1 年总生存率 63%，5 年总生存率 57%，采用低剂量 TBI+Cy+ATG+Flu 的预处理方案组，5 年存活率达 95%。

国内部分同行进行了 HLA 单倍体相合的造血干细胞移植治疗 FA 研究，也取得了成功，但目前都处于病例数少，个案报导研究，没有大规模的系列的报导。汪文静等回顾性分析了 5 例 FA 患者接受非亲缘及单倍体相合异基因造血干细胞移植，采用 Cy+ATG+Flu 预处理，2 例采用单倍体相合骨髓联合外周血干细胞移植，3 例采用非血缘供者外周血干细胞移植。移植后均达到造血重建，1 例死于颅内感染，4 例存活者均已脱离输血支持且保持完全供者嵌合。

对于 FA 伴发 MDS 或急性白血病患者的移植很棘手，经验有限。移植前是否需要化疗证据不足，疗效也差，可以考虑不化疗直接行异基因造血干细胞移植。建议所有 FA 患者移植前均应行骨髓细胞学和细胞遗传学检查以除外疾病转化可能。

二、移植后继发恶性肿瘤

FA 患者本身由于基因组不稳定，容易发生恶性肿瘤。同时造血干细胞移植前的放化疗预处理及合并的 cGVHD 均会引起继发性恶性肿瘤。FA 患者的长期随访发现有很高的继发性肿瘤风险，继发性肿瘤以白血病和上皮来源肿瘤为主。意大利 FA 登记组报道了 180 例 FA 患者 20 年随访结果，共有 27 例患者发生实体瘤，最常见部位为头颈部肿瘤(44%)，其他部位肿瘤包括肝(11%)，乳腺、甲状腺及生殖道(各占 7%)，移植组和非移植组无论在总的恶性肿瘤发生和头颈部肿瘤发生方面均无差异。这也间接说明移植并不会增加范可尼贫血患者的肿瘤发生率。

同胞全合 HSCT 是 FA 患者有效的治疗方法，采用 Flu+ 低剂量 Cy+ATG 的预处理方案为首选。如有 HLA 匹配同胞供者，于确诊后疾病进展为 MDS 及急性白血病前尽早行 allo-HSCT；在缺乏同胞供者来源时，非血缘供者和 UCBT 治疗也可以作为替代选择的供者来源，单倍体相合造血干细胞移植可以作为一种补充。移植并不会增加 FA 患者的肿瘤发生。

（章忠明　赖永榕）

参考文献

1. 中华医学会儿科学分会血液学组．重型 β 地中海贫血的诊断和治疗指南．中华儿科学杂志，2012，48(3)：186-189.
2. Cappellini MD，Cohen A，Porter J，et al. Guidelines for the Management of Transfusion Dependent Thalassaemia (TDT). 3rd edition. Nicosia：Thalassaemia International Federation，2014.
3. Taher A，Vichinsky E，Musallam K，et al. Guidelines for the Management of Non Transfusion Dependent Thalassaemia (NTDT). Nicosia：Thalassaemia International Federation，2013.
4. 中华医学会血液学分会红细胞疾病学组．输血依赖型地中海贫血诊断与治疗中国专家共识(2018 年版). 中华血液学杂志，2018，39(9)：705-708.
5. Baronciani D，Angelucci E，Potschger U，et al. Hemopoietic stem cell transplantation in thalassemia：a report from the European Society for Blood and Bone Marrow Transplantation Hemoglobinopathy Registry，2000-2010. Bone Marrow Transplant，2016，51：536-541.
6. Li CF，Wu XD，Feng XQ，et al.A novel conditioning regimen improves outcomes in b-thalassemia major patients using unrelated donor peripheral blood stem cell transplantation，Blood，2012，120：3875-3881.
7. Gluckman E，Cappelli B，Bernaudin F et al Sickle cell disease：an international survey of results of HLA-identical sibling hematopoietic stem cell transplantation. Blood，2017，129(11)：1548-1556.
8. Dallas MH，Triplett B，Shook DR，et al. Long-term outcome and evaluation of organ function in pediatric patients undergoing haploidentical and matched related hematopoietic cell transplantation for sickle cell disease.Biol Blood Marrow Transplant，2013，19(5)：820-830.
9. Peffault de LR，Porcher R，Dalle JH，et al. Allogeneic hematopoietic stem cell transplantation in Fanconi anemia：the European Group for Blood and Marrow Transplantation experience.Blood，2013，122(26)：4279-4286.
10. 汪文静，孙于谦，唐菲菲，等．替代供者异基因造血干细胞移植治疗范可尼贫血五例分析．中华内科杂志，2018，57(1)：54-56.

第七章

重型再生障碍性贫血

重型再生障碍性贫血（SAA）是一组由化学物质、生物因素、放射线或不明原因引起的严重骨髓造血功能衰竭，以贫血、出血、感染及全血细胞减少为特征的疾病。骨髓增生重度减低（< 正常的 25%），通常外周血 ANC 绝对值 $<0.5\times10^9/L$、PLT$<20\times10^9/L$ 或（和）网织红细胞绝对值 $<40\times10^9/L$。SAA 较为凶险，未经有效药物或 allo-HSCT 治疗的患者半数以上于确诊后 6 个月内死亡。

MSD-HSCT 是 SAA 患者首选治疗，而 HLA 不全匹配亲缘供者 HSCT、无关供者 HSCT（URD-HSCT）、单倍体供者 HSCT（HID-HSCT）、脐带血 HSCT（CBT）等也是重要的替代治疗方法。近年来学者们通过不断改善 SAA 移植前输血方法，采用包含强效免疫抑制剂的预处理方案，改良 GVHD 预防措施等，使 allo-HSCT 治疗 SAA 疗效得到显著提高。

第一节　移植适应证

Allo-HSCT 和 IST 是治疗 SAA 患者的两种主要手段，选择何种治疗方法主要根据患者年龄、供者及患者一般状况。英国血液学会认为，年龄小于 35 岁具有 HLA 匹配同胞供者的 SAA，确诊后应立即进行以 Cy+ATG 为预处理的 MSD-HSCT，无 MSD 的儿童 SAA 则可选择 HLA 匹配 URD-HSCT 或马 ATG（h-ATG）联合 CSP 的 IST；年龄在 35~50 岁的 SAA 既可选择 MSD-HSCT，也可以选择 IST；年龄大于 50 岁或无 HLA 匹配同胞供者的 SAA，应首选 h-ATG 联合 CSP IST，治疗 3~6 个月时评估疗效，无效者应选择 MSD-HSCT 或 URD-HSCT。

多数学者认为 SAA 患者 MSD-HSCT 疗效优于 IST。早期西雅图一项大系列研究，对 1978—1991 年间 168 例接受 allo-BMT 和 227 例接受 IST 的 SAA 患者疗效进行比较，结果显示 allo-BMT 组患者 15 年总体生存率（OS）为 69%，明显高于 IST 组的 38%（$P<0.001$），尤其是 40 岁以下患者 allo-BMT 疗效更显著。一项研究分析了 100 例 17 岁以下 SAA 患儿疗效，结果显示 37 例患儿 MSD-BMT 后 10 年 OS 为 97% ± 3%，明显高于 63 例 IST 患儿的 55% ± 8%（$P=0.004$）。与西雅图结果类似，欧洲血液与骨髓移植组（EBMT）一项回顾性研究表明 1991—2002 年间 1567 例 SAA 患者 allo-BMT 后 10 年 OS 为 73%，高于 912 例 IST 患者 68%（$P=0.002$）。此外，也有不少研究显示年龄超过 40 岁 SAA 患者，allo-HSCT 亦可取得

较好疗效。Sangiolo D 等分析了 23 例 40~68 岁 SAA 患者 MSD-HSCT 的疗效，中位随访 9.1 年，OS 达 65%。Maury S 对 30 例中位年龄 46(31~66)岁 SAA 患者行 MSD-HSCT，5 年 OS 达 77% ± 8%。特别是近年对预处理方案的改进，Cy 剂量个体化，移植疗效得到进一步提高，年龄不再是阻碍 SAA 患者 MSD-HSCT 的关键因素。Shin SH 等研究将预处理 Cy 减量至 50mg/(kg·d)× 2，同时联合其他免疫抑制剂，结果发现 >40 岁 SAA 患者与≤40 岁者 MSD-HSCT 后 5 年 OS 分别为 93.7% vs. 88.9%(P=0.20)，FFS 分别为 73.7% vs. 81.0%(P=0.73)，疗效无明显差异。

MSD-HSCT 不仅疗效优于 IST，而且治疗后生存质量也优于 IST。一项回顾性研究比较分析 1976—1999 年间 52 例行 MSD-HSCT 和 155 例行 IST 的 SAA 患者生存质量，结果发现两组 OS 和 FFS 相似，而 IST 后患者药物的毒副作用明显、输血依赖持续时间较长、较多患者仅获得部分缓解，且部分患者 IST 后出现疾病复发，部分患者还会发生克隆性疾病，如 PNH、MDS、AML。Allo-HSCT 后患者多数可停药，生活质量较高。一项 allo-HSCT 与 IST 后恶性肿瘤发生情况的研究显示，860 例 SAA 患者 IST 后，42 例发生恶性肿瘤，而 748 例 SAA 患者 allo-HSCT 后仅 9 例发生恶性肿瘤。SAA 患者 IST 后 10 年恶性肿瘤发生率为 18.8%，而 allo-HSCT 后仅为 3.1%。此项研究中，MDS 和 AML 的发生仅见于 IST 者，而 IST 和 allo-HSCT 患者实体肿瘤发生率相似。EBMT 分析 2479 例 SAA 患者治疗后晚期恶性肿瘤的发生情况，IST 组发生率为 1.2%，是 allo-HSCT 组发生率 0.1% 的 12 倍。上述多项研究显示出 SAA 患者 MSD-HSCT 较 IST 具有明显优势。

早年替代供者(无关供者、不全匹配亲缘供者、单倍体供者、脐带血) HSCT(AD allo-HSCT)往往作为一疗程 IST 无效 SAA 患者的二线治疗选择。近年移植技术取得长足进步，URD-HSCT、不全匹配亲缘供者、HID-HSCT 的病例数明显增多，且很多研究显示其疗效可以和 MSD-HSCT 相媲美(详见后文)。

中国异基因造血干细胞移植专家共识提出 SAA 移植时机和适应证如下：①新诊断的 SAA 患者：年龄 <50 岁 SAA 或极重型 SAA(vSAA)患者，HLA 匹配同胞供者移植是一线治疗选择；儿童 SAA 和 vSAA 患者，无关非血缘供者≥9/10 位点相合，URD-HSCT 推荐作为一线选择；年轻患者如无 MSD 推荐采用 HID-HSCT 治疗；②难治和 / 或复发 SAA：<50 岁 SAA 或 vSAA 患者经 IST 治疗失败或复发，可以选择 HID-HSCT，MUD-HSCT，或 CBT；50~60 岁 SAA 和 vSAA 患者经 IST 治疗失败或复发，ECOG 体能评分≤2，推荐进行 MSD 或 URD-HSCT；③输血依赖的非 SAA 患者，移植适应证同 SAA。SAA 患者一旦选择 HSCT 治疗，应尽早进行，尤其是在尚未发生活动性感染的状态下最佳。

第二节 匹配的同胞供体造血干细胞移植

匹配的同胞供体造血干细胞移植(MSD-HSCT)是 SAA 重要的治疗手段之一。近年 MSD-HSCT 治疗 SAA 患者疗效不断提高。EBMT 资料显示 2000—2009 年间 MSD-HSCT 治疗 1951 例 SAA 患者 10 年 OS 达 79% ± 2%，尤其是儿童患者 OS 高达 92%，FFS 达 89%。而一些单中心的资料则显示 SAA 患者 MSD-HSCT 后获得理想疗效：西雅图报道 81 例 SAA 患者 MSD-HSCT 后 10 年 OS 为 88%；Marsh JC 等对 21 例 SAA 患者 MSD-HSCT 后 2 年 OS 高达 95% ± 5%；日本学者 Yagasaki H 等报道 30 例儿童及青少年 SAA 患者 MSD-HSCT 后 10

年 OS 更高达 100%。但 SAA 患者 MSD-HSCT 后移植物排斥(GR)、aGVHD、cGVHD 仍是影响移植疗效的主要风险因素。

一、移植物排斥

(一) GF 的发生率及影响因素

SAA 患者 MSD-HSCT 后 GR 发生率约 5%~15%,主要是因为供受者遗传学不一致所致。大量的动物和临床研究证实,尽管供、受者 HLAⅠ、Ⅱ类抗原匹配,但存在次要组织相容性抗原不匹配,患者移植前多次输血中的树突细胞可使受者致敏,移植后易导致 GR;此外,GR 的发生也可由持续存在的宿主 T 细胞介导的骨髓衰竭引起。GR 分为两种类型,原发性排斥指移植后缺乏移植物任何造血重建的征象;晚期排斥指最初造血重建后再次出现缺乏移植物造血的征象。

(二) GF 的预防方法

早期单独应用 Cy 作为预处理方案的 SAA 患者,MSD-HSCT 后 GR 发生率较高。20 世纪 70 年代早期西雅图报道 SAA 患者 MSD-HSCT 后 GR 发生率超过 35%,EBMT 报道 1980 年以前 SAA 患者移植后 GR 发生率高达 32%。SAA 患者发生 GR 明显影响患者疗效,因此如何降低 GR 是提高 SAA 患者移植疗效的关键因素之一。

1. 过滤或照射血制品　血制品在输注前进行体外 20Gy γ 射线照射或过滤去除白细胞以消除次要组织相容性抗原的致敏,能有效防止移植后 GR 的发生。意大利多中心对 71 例 SAA 患者 MSD-HSCT 后 GR 发生相关因素进行研究,所有患者在移植前均输注过滤去除白细胞或照射处理的血制品,单用 Cy 预处理,移植后 GR 发生率仅为 8%。

2. 早期进行 allo-HSCT　移植前 IST 增加 SAA 患者移植后 GR 发生风险。Kobayashi R 等分析了 66 例 SAA 患儿 MSD-BMT 后情况,其中 1 例患儿植入前死亡,11 例患儿发生 GR,多因素分析发现,移植前应用 ATG 和 CSP 进行 IST 无效后再行移植的患儿移植后 GR 发生风险显著增加(P=0.001),FFS 显著降低(P=0.044)。因此为减少移植后 GR 的发生,具有 HLA 匹配同胞供者的 SAA 患者应尽早行 MSD-HSCT,不要等 IST 无效后再选择 MSD-HSCT。

3. 改进移植预处理方案　加强预处理方案的免疫抑制作用也能够明显降低 GR 的发生率。应用包含低剂量全身放疗(TBI)或胸腹联合放疗(TAI)或全淋巴系统放疗(TLI)对移植前多次输血的 SAA 患者能明显降低 GR 发生率,提高移植疗效。Inamoto 等对 49 例移植前多次输血,且多数患者具有应用 ATG、CSP、皮质激素、雄激素或以上药物联合治疗无效的病史,进行 MSD-HSCT(33 例)或 URD-HSCT(16 例),预处理方案分别为 Cy 200mg/kg+TLI 750cGy 或 Cy 200mg/kg+TBI 500cGy+TLI 500cGY ± ATG,GVHD 预防方案为 CSP+ 短程 MTX,结果显示移植后仅 2 例发生 GR(4.1%),Ⅱ~Ⅳ度 aGVHD 发生率为 23%,cGVHD 发生率为 29%,中位随访 7 年,OS 达 81%。Inagaki 等对 17 例 SAA 患者进行 allo-HSCT,其中 MSD-HSCT 8 例,AD allo-HSCT 9 例;MSD-HSCT 患者预处理方案为 Cy 200mg/kg+TBI 300cGY,AD allo-HSCT 患者在此基础上加用兔 ATG(r-ATG)10mg/kg,结果 15/17 例患者(88%)移植后植入中位时间是 18 天;中位随访 67(2~22)个月,14 例患者生存,FFS 达 81.9%。但近年研究证实,虽然包含 TBI 的预处理方案可有效降低 GR 发生率,但因为其增加 TRM 及第二肿瘤发生率,影响患者生长发育及生育功能而使长期生存率降低,因此近年多数学者通常不再应用 TBI 作为 SAA 患者 MSD-HSCT 预处理。

ATG+Cy方案首先由西雅图学者提出并开始应用于SAA allo-HSCT后发生GR的挽救性治疗，由于其在二次移植中良好作用，从1988年开始学者们逐步将其作为SAA患者同胞供者首次allo-HSCT的首选预处理方案，并使SAA患者移植疗效得到明显提高。Konopacki J等对61例SAA患者进行MSD-HSCT，应用Cy 200mg/kg联合ATG 2.5mg/(kg·d)×5为预处理方案，6年OS达87%。Ladeb S等对97例SAA患者行MSD-HSCT，预处理方案为Cy联合ATG，4年OS为76.8%。20世纪80年代西雅图81例具有GR发生高风险(76例患者移植前大量输注血制品，44例患者为IST失败者)SAA患者，采用Cy联合ATG为预处理方案行MSD-HSCT，移植后1~7个月，仅3例患者发生GR，GR发生率低至3.7%，且其中2例成功进行二次移植并存活，中位随访9.2(0.5~16.4)年，OS高达88%。尽管一项小系列随机对照研究未能证明添加ATG到大剂量Cy的预处理改善SAA移植的OS，但EBMT回顾性研究表明SAA患者MSD-HSCT以ATG+Cy预处理者OS明显优于单用Cy预处理者。ATG+Cy目前仍然是SAA患者MSD-HSCT最常用预处理方案之一。

近年研究还尝试在预处理方案中加入氟达拉滨(Flu)以降低GR发生率，提高OS。George等对35例SAA患者行MSD-HSCT，应用Cy 120mg/kg+Flu 180mg/m^2 ± ATG 40mg/kg为预处理，FFS达82.8%，与26例应用Cy 200mg/kg+ATG预处理的历史对照比较，GR发生率明显较低(2.9% vs. 30.7%；*P*=0.003)，FFS明显较高(82.8% vs. 38.4%，*P*=0.005)。George等对14例儿童SAA应用含Flu的预处理方案后行MSD-HSCT，中位随访18个月，FFS高达85.7%。Maury S等对30例年龄大于30岁的SAA患者应用以Flu及Cy为基础的预处理方案(Flu+Cy ± ATG)后行MSD-HSCT，结果显示，5年OS达77%。Al-Zahrani H等对38例SAA行MSD-BMT，应用Flu 30mg/(m^2·d)×3+Cy 50mg/(kg·d)×4为预处理方案，结果4例(11%)患者发生Ⅱ~Ⅳ度aGVHD，8例(25%)患者发生广泛型cGVHD，仅1例(3%)患者发生GR，中位随访43个月，OS为79%。Shin SH等对117连续成人SAA以Flu-Cy-ATG［Flu 30mg/(m^2·d)×6，Cy 50mg/(kg·d)×2，ATG 2.5mg/(kg·d)］为预处理行MSD-HSCT，取得较好疗效，≤40岁与>40岁患者5年OS达93.7% vs. 88.9%(*P*=0.2)，FFS 73.7% vs. 81%(*P*=0.73)，无1例患者发生原发GR，5年继发性植入功能不良发生率20.8% vs. 7.9%(*P*=0.11)。该作者认为Flu-低剂量Cy-ATG方案特别适合年长的SAA患者MSD-HSCT。因此，不少学者认为以Flu为基础的预处理方案耐受性好，GR发生率低，目前也成为MSD-HSCT常用预处理方案。

有学者将抗CD52单克隆抗体(阿伦单抗)应用到SAA患者预处理取得较好疗效。Marsh JC等对21例SAA患者采用Flu 30mg/(m^2·d)×4，Cy 300mg/(m^2·d)×4，阿伦单抗60(40~100)mg预处理后MSD-HSCT，无1例患者发生原发性GR，2例患者发生晚期GR，2年OS达95%。另有学者研究也发现SAA患者MSD-HSCT采用阿伦单抗或ATG预处理可以取得同等OS(91%vs85%，*P*=0.562)。

此外，也有少数学者尝试采用Cy联合烷化剂的预处理方案以降低SAA移植后GR发生率。Ommati等回顾性比较Cy+ATG与Cy+Bu预处理后MSD-HSCT治疗41例SAA患者疗效，结果发现两组患者临床特征无差异，移植后两组患者ANC与PLT植入时间、aGVHD、cGVHD发生率、TRM等均无明显差异。Cy-Bu组患者黏膜炎发生率较高(71% vs. 24%；*P*=0.004)，Cy-ATG组患者晚期GR发生率较高(41% vs. 4%，*P*=0.009)，尽管Cy-ATG组中位随访时间(101个月)长于Cy-Bu组(67个月，*P*=0.04)，两组OS无明显差异(69% vs. 58%，

P=0.32)。但鉴于 Bu 后期不良作用,如果临床特别需要,Cy-Bu 预处理方案也可用于 SAA 患者 MSD-HSCT。

4. 加强 GVHD 预防 预防 GVHD 的免疫抑制治疗在防止 GR 方面也起到一定作用。EBMT 一项回顾性研究显示,应用 CSP 比应用 MTX 预防 GVHD 能更有效降低 GR。但西雅图的一项前瞻性随机对照研究显示,长期应用 MTX 与短程 MTX 联合 CSP 在 GR 发生方面无显著性差异。动物研究显示 MTX 联合 CSP 比单独 CSP 应用,不但能有效预防 GVHD 发生,而且也能预防 GR 发生,从而增加植入。MTX 联合他克莫司可以起到同等作用。而近期有学者研究发现 MMF 与 CSP 联合应用比 MTX 与 CSP 联合更能较好的预防 GR,但其降低 GR 作用还有待临床研究进一步证实。

5. 干细胞来源及回输干细胞数量 20 世纪 70 年代,研究者们发现输注供者骨髓细胞数量与 SAA 患者 GR 发生风险存在相反关系,输注骨髓细胞数量较高($>3\times10^8$/kg)的 SAA 患者移植后 GR 发生率较低,反之 GR 发生率较高。以此研究为基础,不少学者对 SAA 患者尝试通过输注 G-CSF 动员的 PBSC 以增加输注的 HSC 数量而降低 GR 发生率。与单独进行 BMT 的患者相比,虽然 PBSCT 包含的 $CD34^+$ 造血干 / 祖细胞数量较高,能有效降低 GR 发生率,但 G-CSF 动员的 PBSC 包含大约 10 倍于骨髓数量的 T 淋巴细胞,增加移植后 cGVHD 发生风险,并没有改善 SAA 患者 OS。有学者对 21 例 SAA 进行 allo-BMT,控制骨髓有核细胞数$\leqslant2.5\times10^8$,无 1 例患者发生 GR,cGVHD 发生率仅 16%,但该细胞数作用还有待研究进一步证实。对于 SAA 患者,因无需 PBSC 的 GVL 作用,且应用 PBSC 导致 cGVHD 的风险显著增加,移植后 OS 降低。因此 SAA 患者进行 MSD-HSCT 应选择骨髓 HSC,多数学者认为较适宜的单个核细胞数是 $3.0\sim3.5\times10^8$/kg,这样既可以降低移植后 GR 发生率,又可以避免增加 cGVHD 风险。此外,回输 $CD34^+$ 细胞数低于 2×10^6/kg 者容易发生 GR。解决这个问题的有效方法可采用骨髓移植 +$CD34^+$ 细胞分选的 PBSCT。Cho BS 等对具有高危排斥(中位输血量 147 单位,中位病史长达 67 个月)的 32 例成人 SAA 患者采用 Flu-Cy-ATG 预处理后骨髓联合 CD34 纯化 PBSCT,结果无 1 例患者发生 GR,8 年 OS 高达 87.5%。

因此,有移植倾向的 SAA 患者移植前输血应常规进行过滤照射,尽早进行移植而避免 ATG 等免疫抑制治疗,应用 Cy 联合 ATG 或(和)Flu 为基本预处理方案,短疗程 MTX 联合 CSP 为基本 GVHD 预防方案是降低 SAA 患者 MSD-HSCT 后 GR 发生率的有效方法。

(三) GF 的监测

SAA 患者 MSD-HSCT 后的嵌合状态对 GR 发生具有一定的预测作用。一项对 45 例 SAA 患者 MSD-BMT 后以 STR-PCR 连续监测患者嵌合状态,结果发现移植后 72% 患者达完全供者嵌合,11% 为稳定的混合嵌合型,17% 为宿主嵌合型,移植后出现宿主嵌合型的患者 GR 发生率高达 50%。SAA 患者 MSD-HSCT 后出现混合嵌合状态常见。有学者研究发现 SAA 患者 allo-PBSCT 或 allo-BMT 后约 60% 患者为混合嵌合状态,这些患者最终 2/3 可转变为完全供者嵌合,其余患者最终发生 GR。但也有研究认为混合嵌合状态与 GR 相关性不明确。有文献报道 116 例 SAA 患者行 MSD-HSCT,结果移植后 54% 患者出现混合嵌合状态,虽然具有混合嵌合状态的患者 GR 发生率(14%)较完全供者嵌合 GR 发生率(9%)高,但二者间无统计学差异。Lawler M 等监测 91 例 SAA 或 FA 患者 allo-HSCT 后 STR-PCR 情况,结果发现移植后 14 例患者为进展性混合嵌合(受体细胞比例 >10%~15% 持续增加超过 3 个月),10 例患者最终发生 GR,因此,SAA 患者 allo-HSCT 后出现进展性混合嵌合状态者发生 GR 风险显著增高(P<0.0001)。McCann 和 Lawler 等研究发现 SAA 患者移植后不同嵌合状态与其生存密切相关。SAA 患者移植后出现完全供者嵌合与稳定的混合嵌合者 OS 明显优于出现进展性混合嵌合者(P=0.0009),出现进展性混合嵌合的患者具有高危 GR 的风险(P<0.0001)。SAA 患者 MSD-HSCT 后免疫抑制剂至少应用 9 个月,且在此后 3 个月内逐渐减量至停用,因此 SAA 患者需在 MSD-HSCT 后 1、3、6、12 个月监测嵌合状态,出现进展性混合嵌合状态的患者应高度警惕 GR 的发生。

(四) GF 的治疗

发生原发性或晚期 GR 的患者常可通过二次移植进行挽救治疗。Cy 联合 ATG 的预处理方案首先由西雅图应用于移植后发生 GR 患者的挽救治疗。19 例移植后发生 GR 患者应用 Cy 联合 ATG 的预处理方案进行二次移植,15 例患者获得移植物植入,且 50% 患者获得长期生存。Horan JT 等对 166 例发生移植后 GR(16% 为原发性 GR,84% 为晚期 GR)的 SAA 患者进行第二次 MSD-HSCT,2/3 患者一般状况评分小于 90 分,88% 的患者二次移植治疗采用与第一次移植治疗相同的供者,84% 的患者二次移植时应用 allo-BMT,结果显示,有二项因素影响患者预后:移植时间间隔(首次移植和二次移植间隔时间)及二次移植前患者一般状况评分。较短的移植时间间隔(≤3 个月)和较差的一般状况评分(小于 90 分)增加二次移植后患者 TRM。一般状况评分 90~100 分的患者,移植时间间隔≤3 个月,二次移植后 8 年 OS 为 56%,而 >3 个月组患者为 76%;而一般状况评分较低患者不同移植时间间隔二次移植后的 OS 分别为 33% 和 61%。二次移植失败的主要原因是植入失败(166 例患者中 72 例再次发生 GR),这多见于原发性 GR 或较早时间出现的晚期 GR 患者。EBMT 的资料也显示 162 例 SAA GR 患者采用二次移植补救治疗,其中 MSD-HSCT 110 例,URD-HSCT 52 例,结果 42 例(26%)患者再次发生 GR,中位随访 3.5 年,5 年 OS 60.7%,多变量分析提示影响疗效的独立预后因素是体能评分≥80 分。因此对发生 GR 的患者进行二次移植,应不断探索新的具有更强免疫抑制作用的预处理方案以提高二次移植的疗效。最近,有学者对 24 例 SAA 发生 GR 患者进行二次 MSD-HSCT,这 24 例患者年龄 <60 岁,ECOG≤2,无主要脏器功能衰竭,预处理方案为 TLI 750cGy+ATG 1.25mg/(kg·d)×3,结果除 1 例患者外,其余 23 例患者均获粒细胞与血小板植入,2 例患者发生晚期 GR,通过第三次移植获得植入,中位随访 57.4 个月,5 年 OS 与 FFS 分别高达 95.7% 与 87.5%。该研究表明发生 GR 患者如果体能状态较好,采用 TLI-ATG 预处理后二次移植仍能取得良好效果。

此外,移植后发生 GR 的患者有时也能发生自身造血恢复(AR)。SAA 患者 MSD-HSCT 后 AR 少见,发生率及长期生存率不明。近年随着嵌合体检测技术的进步,人们对 AR 的发现逐渐增加。Piccin A 等回顾性分析了 EBMT 1205 例 MSD-HSCT SAA 患者疗效,其中 45 例患者发生 GR 后出现 AR,发生率为 4.2%。这 45 例患者移植后 10 年 OS 为 84%,发生 GR 且未出现 AR 组患者(n=136) OS 仅为 16%,对照组患者(AR 和未发生 GR 者,n=1024)为 74%。此研究结果表明,SAA 患者 MSD-HSCT 后发生 GR 者中少数患者可出现 AR,发生 AR 者预后良好。因此,发生 GR 的患者如未采取特殊治疗,应加强支持治疗及感染的预防,以期患者出现 AR。

二、急性移植物抗宿主病

SAA 患者 MSD-HSCT 后 aGVHD 发生率 5%~30%,其高危因素包括患者年龄较大、供者具有多次妊娠史等。Ⅱ~Ⅳ度 aGVHD 明显影响 SAA 患者 MSD-HSCT 的 OS。西雅图早期资料显示发生Ⅱ~Ⅳ度 aGVHD 的 SAA 患者 MSD-HSCT 后 11 年 OS 仅为 45%，而 0~Ⅰ度 aGVHD 患者则高达 80%。与此类似，IBMTR 随后资料显示发生Ⅱ~Ⅳ度 aGVHD 的 SAA 患者 5 年 OS 仅为 31%，而Ⅰ度 aGVHD 患者则高达 80%。基于目前对 aGVHD 无特别有效的治疗方法，而 SAA 又不同于白血病，aGVHD 对患者毫无益处，因此研究者们尝试采用多种不同方法加强对 SAA 患者移植后 aGVHD 的预防。

（一）预处理方案改进

预处理方案中联合应用 ATG、阿伦单抗等对预防 aGVHD 明显有效，这可能与 ATG 及阿伦单抗耗竭输注的供者移植物中 T 淋巴细胞有关。一项多中心随机研究，应用 MTX+CSP 预防 GVHD，预处理方案单独应用 Cy 组患者 aGVHD 发生率为 18%，而应用 Cy+ATG 组患者 aGVHD 发生率仅为 11%。来自 EBMT 资料也证实 ATG 在 MSD-HSCT 中具有预防 GVHD，改善疗效的作用，特别是采用 PBSCT 者中 ATG 作用尤为突出，262 例 allo-PBSCT 预处理方案中包含 ATG 者移植后Ⅱ~Ⅳ度 aGVHD 发生率 10%，明显低于 462 例未用 ATG 者（21%，P=0.0003），前者广泛型 cGVHD 发生率 2%，明显低于后者 9%（P=0.001），移植后 10 年 OS 前者 73%，明显优于后者 65%（P=0.008）。Gómez-Almaguer D 等对 298 例 SAA 患者研究证实预处理方案包含 ATG 者 FFS 79%，明显优于其他方案 61%（P=0.001）。此外，不同 ATG 制剂对 GVHD 发生率也有一定影响，Kekre N 等对 2008-2013 年间 546 例 SAA 患者 MSD-HSCT 资料分析表明，采用 r-ATG 者Ⅱ~Ⅳ度 aGVHD 发生率 6%，明显低于 h-ATG 者 17%（P<0.001），cGVHD 发生率前者 9%，明显低于后者 20%（P<0.001）。作者所在移植中心对 113 例 SAA MSD-HSCT 患者资料分析也表明 58 例预处理包含 r-ATG 者 aGVHD 发生率（20.7% ± 5.3% vs. 43.4% ± 7.0%，P=0.015）与 cGVHD 发生率（20.1% ± 5.8% vs. 46.0% ± 7.9%，P=0.003）明显低于采用猪 ATG（p-ATG）者，但两组患者Ⅲ~ⅣaGVHD 发生率（3.4% ± 2.4% vs. 12.3% ± 4.7%，P=0.098），广泛型 cGVHD 发生率（12.6% ± 4.9% vs. 11.5% ± 4.9%，P=0.905）无明显差异，两组患者 3 年 OS（93.1% ± 3.3% vs. 84.4% ± 5.7%，P=0.235）无明显差异。Judith C 等回顾性分析了 50 例 SAA 患者 allo-HSCT 疗效，其中 MSD-HSCT 21 例，URD-HSCT 29 例，以 Flu 30mg/（m^2·d）× 4+Cy 300mg/（m^2·d）× 4+ 阿伦单抗 60（40~100）mg 为预处理方案，MSD-HSCT 组患者 2 年 OS 高达 95% ± 5%，仅 7 例（13.7%）患者发生 aGVHD（Ⅰ~Ⅱ度），2 例（4%）发生 cGVHD。年龄大于 50 岁患者组，移植后 2 年 OS 亦可达 71%。且采取这种预处理方案移植后病毒感染率较低，只有 2 例患者发生晚期 GR。目前普遍研究认为，阿伦单抗的应用可降低 GVHD 发生率，提高 OS，尤其是年龄大于 50 岁的患者中也取得良好疗效。当然其确切疗效还有待随机对照研究证实。

（二）GVHD 预防方案改进

20 世纪 70~80 年代期间，SAA 患者 MSD-HSCT 后常应用 MTX 预防 aGVHD，Ⅱ~Ⅳ度 aGVHD 发生率约为 35%。20 世纪 90 年代开始 CSP 用于 SAA 患者 MSD-HSCT 后 GVHD 预防，起初 CSP 单药用于预防 GVHD。回顾性资料分析显示 SAA 患者 MSD-HSCT 后应用 CSP 比单独应用 MTX 可显著提高 SAA 患者 OS。此后根据动物实验方面取得令人鼓舞的结果，采用短程 MTX（骨髓输注完成 24 小时后给予 MTX 15mg/m^2，BMT 后第 3、6、11 天给予 10mg/m^2）+CSP 预防 GVHD 在 SAA 患者 MSD-HSCT 中得到广泛应用。Sorror 等对 46 例 SAA 患者 allo-HSCT 后随机应用 CSP 联合短疗程 MTX 与单用 MTX 预防 GVHD 效果进行比较，结果发现前者Ⅱ~Ⅳ度 aGVHD 发生率 18%，明显低于后者 54%（P=0.01），且前者无 1 例患者发生Ⅲ或Ⅳ度 aGVHD，后者则分别有 3 例与 6 例患者发生，该研究组对此研究进一步随访 18~23 年，发现 CSP+ 短程 MTX 组患者较 MTX 组患者的生存优势仍持续存在，前者 OS 为 73%，优于后者 42%（P=0.06）。西雅图的研究也证明了这一点。IBMTR 一项回顾性研究分析了 595 例 SAA 患者 MSD-BMT 临床资料，SAA 患者以 CSP 单独或 CSP 联合短程 MTX 与 MTX 单独应用预防 GVHD 进行对比分析，结果发现前者 OS 为 69%，明显高于后者 56%。更重要的是，在短程 MTX 联合 CSP 组患者中无一例发生Ⅳ度 aGVHD。同样，研究者们也发现采用联合用药预防 aGVHD 者 OS 也明显优于单独应用 CSP 者。GITMO/EBMT 前瞻性随机研究发现以短程 MTX 联合 CSP 预防组患者较单独应用 CSP 组 SAA 患者 5 年 OS 明显提高，MTX+CSP 组患者 aGVHD 发生率为 30%，单独应用 CSP 组患者则为 38%。西雅图对 81 例 SAA 患者进行 MSD-BMT，以 ATG+Cy 作为预处理方案，应用短程 MTX+CSP 预防 GVHD，结果显示，虽然Ⅱ~Ⅳ度 aGVHD 累积发生率为 24%，而Ⅲ度 aGVHD 发生率为 0，Ⅳ度仅 2.4%。近年，有学者对 949 例 SAA MSD-HSCT 及 URD-HSCT 后短程 MTX 联合 CSP 与 MTX 联合他克莫司（FK506）预防 GVHD 效果进行对比分析，结果发现两者 TRM、GR、aGVHD、cGVHD 发生率均无明显差异。

吗替麦考酚酯（MMF）对预防 GVHD 具有一定作用。Ostronoff F 等前瞻性研究 23 例 SAA 患者 MSD-HSCT 疗效，结果发现，MMF 联合 CSP 预防 GVHD 患者与短程 MTX 联合 CSP 患者相比较，OS 和 2 年 EFS 相似，aGVHD 发生率类似。

移植后 Cy（PTCY）证实在 MSD-HSCT 后具有可行性。George B 等新近对 30 例 SAA 患者采用 MSD-PBSCT，以 PTCY 作为唯一药物预防 GVHD，预处理方案为 Flu 30mg/（m^2·d）×6，Cy 50mg/（kg·d）×2，TBI 200cGy（-1 天）。移植后 +3 及 +4 天分别采用 Cy 50mg/（kg·d）单药预防 GVHD，未用其他免疫抑制剂。输注 $CD34^+$ 干细胞数量为 8.9（5.2~17.2）×10^6/kg，结果 27 例（90%）患者获得造血植入，aGVHD 及 cGVHD 发生率较低，与历史对照短程 MTX+CSP 相比两者 OS 无明显差异。其中Ⅱ~Ⅳ度 aGVHD 发生率 22%，Ⅲ~ⅣaGVHD 发生率 11.1%，2 年累积 cGVHD 发生率 22.7%。14 例患者（46.6%）在应用 PTCY 后不需要应用任何其他免疫抑制剂。

去除移植物 T 淋巴细胞对于预防急、慢性 GVHD 发生十分有用。阿伦单抗体外去除移植物 T 淋巴细胞后能明显降低 GVHD 发生率。Novitzky 等对阿伦单抗体外去除移植物 T 淋巴细胞预防 GVHD 作用进行了研究，30 例 SAA 患者进行 allo-PBSCT，患者中位年龄 23.5 岁，预处理方案为 Flu 150mg/m^2，Cy 120mg/kg，移植物在 20℃体外条件下经阿伦单抗处理 30 分钟后直接输注给患者，其中每 10^{10} 个单个核细胞加阿伦单抗 1mg。结果移植后中位随访 1939（105~2964）天，所有患者均生存，无 1 例患者发生Ⅰ度以上 aGVHD 及 cGVHD，只有 2 例患者发生 GR，4 例患者发生 CMV 激活。虽然阿伦单抗在 SAA 患者 allo-HSCT 中可以取得较好疗效，但遗憾的是目前大多数移植中心难以得到该药。

三、慢性移植物抗宿主病

在采取各种措施降低 GR 和 aGVHD 发生率取得进步的同时，cGVHD 仍是 SAA 患者 MSD-HSCT 后主要并发症。不同研究报道 SAA 患者 MSD-HSCT 后 cGVHD 发生率变化较大，儿童 SAA 患者为 0~25%，成人 SAA 患者为 40%~60%。近年文献报道的包括成人和儿童 SAA 患者 MSD-HSCT 后 cGVHD 发生率为 10%~30%。

（一）cGVHD 的危险因素

早期研究发现，SAA 患者 MSD-HSCT 后发生 aGVHD 是 cGVHD 最重要的危险因素。无 aGVHD 病史者 cGVHD 的发生与供者 PBSC 输注数量、患者年龄增加、先前类固醇激素应用、含 TBI 的预处理等有关。最近研究发现，输注骨髓细胞数量增加（$>3.4\times10^8$/kg）也显著增加广泛型 cGVHD 的发生（HR 7.7），并降低患者 OS。

（二）cGVHD 的预防措施

起初骨髓是 MSD-HSCT 唯一的 HSC 来源。从 20 世纪 90 年代晚期始，G-CSF 动员的 PBSCT 逐渐成为 MSD-HSCT 的主要手段。然而不少研究者发现 SAA 患者采用 G-CSF 动员的 PBSCT 较 allo-BMT 后 cGVHD 发生率明显增高。欧洲一项回顾性研究显示，进行 MSD-HSCT 的 SAA 患者，20 岁以下患者组 allo-PBSCT 后 cGVHD 发生率为 27%，而同年龄组患者 allo-BMT 后 cGVHD 发生率仅为 12%。此外，美国学者研究发现，所有 SAA 患者进行 MSD-HSCT，allo-PBSCT 组患者 cGVHD 发生率均较 allo-BMT 组患者明显较高。在西雅图的研究中，自从采用 Cy 联合 ATG 作为预处理方案且不再采用 allo-PBSCT，cGVHD 的发生率显著降低（26%）。应用 Cy 联合 ATG 作为预处理方案，行 allo-BMT 的 SAA 患者组与应用 Cy 作为预处理方案，进行 PBSCT 的对照组相比，cGVHD 发生率降低，疗效也更佳。因此，SAA 患者行 MSD-HSCT 治疗仍应首选 allo-BMT，可以显著降低 cGVHD 发生率。

此外，SAA 患者行 MSD-HSCT，应用 Cy+ATG 预处理方案，以 MTX+CSP 预防 GVHD 的前提下，限制回输骨髓有核细胞数低至 2.5×10^8/kg 可能是最有效的预防 cGVHD 发生的方法，但回输骨髓细胞数量过低可能会影响 OS。此外，有研究者采用骨髓 + 纯化外周血 $CD34^+$ 细胞作为 HSC 来源进行 allo-HSCT，取得良好疗效。Cho BS 等对 32 例多次输血及病史较长 SAA 患者行 MSD-BMT+ 纯化外周血 $CD34^+$ 细胞 allo-PBSCT，所有患者均获得稳定重建造血，8 年 OS 高达 87.5%，aGVHD 发生率仅 9.4%，cGVHD 发生率仅 18%。

（三）cGVHD 的治疗及预后

虽然 cGVHD 患者治疗缓解后可以停用免疫抑制剂，但多数患者免疫抑制剂应用时间仍较其他患者延长。有研究表明 cGVHD 发生的峰值时间在移植后 1 年。cGVHD 患者移植后 7 年才有可能完全停用免疫抑制剂。以往约 1/3 的患者死于 cGVHD 治疗后感染，近年来由于感染防治的加强，死亡率有所下降，但 cGVHD 仍是影响移植疗效的重要因素。近年研究也显示 cGVHD 持续存在是移植后发生实体肿瘤的危险因素之一。此外，西雅图对 SAA 患者移植后长期生存者调查显示，cGVHD 也是发生白内障，肺部阻塞性疾病，骨关节疾病及抑郁症的高危因素。

免疫抑制剂如泼尼松、硫唑嘌呤、Cy、丙卡巴肼、CSP、反应停、MMF、他克莫司及体外光治疗法、JAK2 抑制剂芦可替尼、间充质干细胞，单独或联合应用，对治疗 cGVHD 均有一定效果。早期诊断及早期应用 CSP 联合泼尼松的免疫抑制治疗可以缩短 cGVHD 持续时间。近年 cGVHD 的治疗有效率得到提高，但发生 cGVHD 的患者 OS 仍无显著改善。因此，cGVHD 相关死亡仍是 SAA 患者移植后一个严重问题。

四、其他影响移植疗效的因素

（一）移植年代

随着年代变化，SAA 患者 MSD-HSCT 后 OS 不断得到改善。20 世纪 70 年代 OS 为

40%~60%，近年达 74%~100%。西雅图的资料显示 SAA 患者移植后 5 年 OS 与年代变化明显相关。从 1977 年前 41% 上升至 1977—1988 年间 61%，至 1988 年后 88%。Locas-ciulli 等对 EBMT 大系列资料分析表明，1997—2002 年间 SAA 患者接受 MSD-HSCT，10 年 OS 为 80%，明显优于 1991—1996 年间移植的患者（74%，*P*=0.003）。同样西班牙研究组对 1982—2004 年期间进行 MSD-HSCT 的 62 例儿童 SAA 患者疗效进行分析，中位随访 127 个月，5 年 OS 达 82%，其中 1991—2004 年间移植患者 OS 91% 明显优于 1982—1991 年间移植者 61%。

（二）患者年龄

IBMTR 资料显示 1991—1997 年间 1699 例 SAA 患者进行了 MSD-HSCT，虽然仅少数患者应用 Cy+ATG 预处理方案及 MTX+CSP 预防 GVHD，但结果显示，874 例小于 20 岁患者移植后 5 年 OS 达 75%，696 例 21~39 岁患者为 68%，而 129 例大于 40 岁患者仅为 35%。此后研究表明，1995—2003 年间，305 例 20 岁及以下 SAA 患者进行 MSD-BMT，5 年 OS 高达 85%，明显优于 253 例大于 20 岁患者的 64%。EBMT 在 1991—2002 年间对 1275 例 SAA 患者行 MSD-HSCT，结果同样发现患者年龄是影响 SAA 移植疗效的关键因素，其中，1997—2002 年间接受移植儿童（小于 16 岁）SAA 患者 OS 高达 91%，而成人仅为 74%。近年一项大系列回顾性研究分析了 IBMTR 1307 例行 MSD-HSCT 治疗的 SAA 患者疗效，根据年龄分为 <20 岁组、20~40 岁组、 >40 岁组三组，结果显示，>40 岁组患者 TRM 明显高于 <20 岁组患者（*P*<0.0001）和 20~40 岁组患者（*P*=0.008），而 20~40 岁组患者 TRM 明显高于 <20 岁组患者（*P*<0.0001）。20 岁以下患者 5 年 OS 达 82%，明显高于 >40 岁组患者（50%）。EBMT 一项研究显示 SAA 患者行 MSD-HSCT 治疗，<10 岁、10~20 岁、21~30 岁、31~40 岁者长期 OS 分别为 89%、87%、77%、68%，明显优于年龄大于 40 岁者（47%）。近年日本学者 Mori T 等对 203 例≥16 岁 SAA 患者 MSD-HSCT 资料分析表明年龄 >40 岁者疗效较≤40 岁者明显较差。

年龄是影响 SAA 患者 MSD-HSCT 疗效的关键因素之一，但通过改良预处理方案及其他移植措施，年老 SAA 患者移植疗效也可得到显著提高。西雅图一项研究回顾性分析了 23 例 40~68 岁 SAA 患者 MSD-HSCT 后疗效，预处理应用 Cy 200mg/kg，结果显示，Ⅱ、Ⅲ、Ⅳ度 aGVHD 发生率分别为 30%、4%、0，cGVHD 发生率为 26%。中位随访 9.1 年，OS 达 65%。Maury S 对 30 例 46（31~66）岁 SAA 患者行 MSD-HSCT，5 年 OS 为 77% ± 8%。EBMT 2316 例 SAA 患者 MSD-HSCT 资料显示 <20 岁、21~30 岁、31~40 岁、41~50 岁、 >50 岁患者移植后 5 年 OS 分别为 85% ± 2%、77% ± 4%、71% ± 7%、68% ± 8%、48% ± 10%。该结果表明，21~30 岁，31~40 岁，41~50 岁这三个年龄阶段患者疗效差异不明显，且疗效显著。

（三）干细胞来源

EBMT 资料显示在 1995—2003 年间，约 20% 行 MSD-HSCT 的 SAA 患者采用 G-CSF 动员的 PBSC 作为 HSC 来源。Chu R 等比较 1997—2003 年间不同干细胞来源 SAA 患者 MSD-HSCT 疗效差异，其中，接受 G-CSF 动员骨髓移植（G-allo-BMT）组患者 78 例，allo-BMT 组患者 547 例，allo-PBSCT 组患者 134 例，结果显示，allo-BMT 组患者 OS 明显优于其他两组患者，allo-PBSCT 组患者 aGVHD、cGVHD 发生率明显高于 G-allo-BMT 及 allo-BMT 组患者。Bacigalupo A 等分析了 1886 例 SAA 患者 MSD-HSCT 疗效，其中 allo-BMT 组患者 1163 例，allo-PBSCT 组患者 723 例，多因素分析结果显示，年龄大于 20 岁（*P*<0.0001）、诊断至移植间隔时间大于 114 天（*P*=0.006）、预处理方案中未应用 ATG（*P*=0.0001）或 Cy（*P*=0.008）及应用 allo-PBSCT（*P*<0.00001）患者 OS 显著下降。此外，不仅在 <20 岁患者中 allo-BMT 组患者 OS

明显高于 allo-PBSCT 组患者(90% vs. 76%, P<0.00001),而且在 >20 岁组患者中亦是如此(74% vs. 64%, P=0.001);甚至在年龄 >50 岁患者中,allo-BMT 的 OS 优势仍存在(69% vs. 39%, P=0.01)。因此,SAA 患者 MSD-HSCT 推荐 allo-BMT。

(四) 供受者性别

供受者性别也对 SAA 移植疗效具有明显影响。EBMT 的一项大系列多中心研究证实了这一点。供受者性别相同与不同组 SAA 患者 MSD-HSCT 后 5 年 OS 分别为 68% 和 60%(P=0.001)。与供受者性别相同移植患者比较,女性供者,男性患者移植后 OS 较低,TRM 的 RR 为 1.52(P<0.001),严重 GVHD 的 RR 为 1.33(P=0.03);而男性供者,女性患者移植后 TRM 的 RR 为 1.44(P=0.01),发生 GR 的 RR 达到 2.2(P=0.01)。

总之,影响 SAA 患者 MSD-HSCT OS 的因素较多,包括患者年龄、诊断至移植的时间、移植前感染、移植前输血量与次数、移植前 IST、移植的年代、供受者性别、预处理方案、影响 GR 的相关因素、影响 GVHD 发生的相关因素、移植后患者嵌合状态等。明确这些影响因素,对于我们改进移植方式,提高 SAA 疗效至关重要。

第三节　替代供者造血干细胞移植

SAA 中具有 HLA 匹配同胞供者的患者不足 30%。既往认为 AD allo-HSCT 供受者间遗传学差异较大使得移植相关并发症发生率高,与 MSD-HSCT 相比疗效明显较差,这类治疗常应用于一个或多个疗程 IST 无效 SAA 患者。但近年不少研究发现随着分子生物学配型技术的发展、预处理方案和支持治疗的改善,AD allo-HSCT 疗效得到显著提高,甚至有些研究表明其疗效与 MSD-HSCT 疗效无明显差异。因此,AD allo-HSCT 在 SAA 患者的治疗中越来越占有重要地位,逐渐成为无 HLA 匹配同胞供者的 SAA 患者的有效替代治疗手段。

一、非血缘供者异基因造血干细胞移植

(一) URD-HSCT 的疗效

早年研究显示 AD allo-HSCT 疗效较差,一项回顾性研究分析了在 1988—1995 年间 141 例 SAA 患者 URD-HSCT 临床资料,结果中位随访 36 个月,OS 仅 36%,89% 患者获得稳定植入,52% 患者发生Ⅱ~Ⅳ度 aGVHD。但近年不少研究者发现 AD allo-HSCT 疗效得到明显改善。Viollier R 等分析了 1990—2005 年 498 例 SAA 患者 URD-HSCT 临床资料,结果显示移植后 5 年 OS 由 1998 年前的 32% ± 8% 提高至 1998 年后的 57% ± 8%(P<0.0001)。英国学者 Samarasinghe S 等研究发现 43 例儿童 SAA 患者采用 r-ATG/CSP IST 5 年累积有效率仅 32.5%,5 年 FFS 仅 13.3%,而同期 44 例 IST 治疗无效儿童患者 URD-HSCT 后 5 年 FFS 高达 95.01%。Choi YB 等对 1998—2012 年间进行一线 AD allo-HSCT(23 例)与 IST(19 例)治疗儿童及青少年 SAA 患者疗效进行对比分析,结果一线 AD allo-HSCT 治疗组患者 5 年 OS 91.3%,IST 组患者 71.2%,无明显差异(P=0.187),但前者 5 年 FFS 91.3%,明显高于 IST 组患者 30.7%(P<0.001)。此外,一线 AD allo-HSCT 治疗组患者 5 年 FFS 91.3% 也明显高于 IST 治疗无效后补救 AD allo-HSCT 者 50.9%(P=0.015)。Dufour C 等比较一线 URD-HSCT(29 例)与 MSD-HSCT(87 例)、IST(58 例)及 IST 治疗无效后 URD-HSCT 补救治疗(24 例)四种方式

治疗儿童SAA疗效，结果前三种治疗方式2年OS分别为96%±4%、91%±3%（P=0.30）、94%±3%（P=0.68），明显高于IST治疗无效后URD-HSCT补救治疗组患者74%±9%（P=0.02）。2年EFS前两组患者分别为92%±5%、87%±4%（P=0.37），无明显差异，但前两组患者2年EFS明显优于后两组患者40%±7%（P=0.0001）与74%±9%（P=0.02）。该研究说明儿童SAA患者采用URD-HSCT一线治疗可以取得与MSD-HSCT同等疗效，而明显优于IST。2016年丹麦学者Mortensen BK等比较MSD-HSCT（25例）与URD-HSCT（26例）治疗SAA患者疗效差异，结果5年OS分别为96%与89%，无明显差异（P=0.33），100天累积Ⅱ~Ⅳ度aGVHD（分别为13%和15%，P=0.78）发生率、2年累积cGVHD（分别为4%和11.5%，P=0.11）发生率两组患者均无统计学差异。来自EBMT的资料，Bacigalupo A等对2005—2009年间移植的1448例SAA疗效进行分析，其中MSD-HSCT 940例，URD-HSCT 508例，结果URD-HSCT患者Ⅱ~Ⅳ度aGVHD（25% vs. 13%，P<0.0001）及cGVHD（26% vs. 14%，P<0.0001）发生率较高。多变量分析发现MSD-HSCT与URD-HSCT不影响患者OS，两者疗效无差异，而影响疗效的关键性因素是allo-PBSCT、诊断到移植时间间隔超过180天、患者年龄超过20岁、预处理方案不含ATG、供/受者CMV血清学状态非均阴性。鉴于URD allo-HSCT治疗SAA疗效与MSD-HSCT相当，对无同胞全合供者的年轻SAA患者，URD-HSCT应该考虑一线治疗选择。

（二）URD-HSCT疗效的影响因素

众多研究发现患者年龄、供受者HLA匹配程度、干细胞来源及诊断至移植时间间隔等影响SAA患者URD-HSCT疗效。

1. 年龄　Kennedy-Nasser等对36例儿童SAA患者接受38例次allo-HSCT的资料进行了回顾性分析，其中MSD-HSCT 15例，AD allo-HSCT 21例（包括无关供者11例，不匹配无关供者7例，不匹配亲缘供者3例），2例患者接受第二次AD allo-HSCT，结果移植后中位随访52（6~99）个月，4年OS分别为93%与89%。Chen J等对127例SAA患儿行allo-HSCT，其中53例患儿行MSD-HSCT，74例患儿行AD allo-HSCT，中位随访45.5（13~139）个月，5年OS分别为90.6%、83.7%（P=0.251）。日本学者Yagasaki H等对61例SAA儿童及青少年患者行MSD-HSCT或URD-HSCT，结果30例MSD-HSCT患儿10年OS为100%，而31例URD-HSCT患儿OS则为93.8%，两者差异无统计学意义（P=0.252）。中国台湾学者Hsieh MY等对26例儿童SAA患者进行HSCT，结果14例MSD-HSCT患儿5年OS为100%，而12例AD allo-HSCT患者则为83.3%，两者疗效亦无统计学差异（P=0.125）。因此AD allo-HSCT治疗年轻SAA患者可以取得类似于MSD-HSCT的疗效。IBMTR资料回顾性分析了1998—2007年间3470例SAA患者allo-HSCT疗效，结果464例≤20岁SAA患者URD-HSCT后OS显著高于441例>20岁SAA患者（P<0.0001）。另一项研究结果与此类似，20岁以下进行HLA匹配URD-BMT治疗的SAA患者，预处理方案应用TBI 2Gy+Cy+ATG，5年OS为78%，明显优于年龄大于20岁患者(50%)。EBMT的资料及Marsh JC等研究同样证实年长(>20岁)是影响URD-HSCT的独立预后因素。法国学者Devillier R等研究则认为年龄超过30岁是SAA患者URD-HSCT独立不良预后因素。

2. HLA匹配程度　1998年后分子生物学高分辨配型技术的应用使URD-HSCT治疗SAA患者的疗效得到明显提高。有研究表明1998年后349例SAA患者URD-HSCT后5年OS为57%，而1998年前149例患者移植后5年OS仅32%（P<0.0001）。法国研究者对

1989—2004 年进行 URD-HSCT 的 89 例 SAA 患者疗效进行分析，发现 1998 年后移植者 5 年 OS 为 50% ± 7%，明显优于 1998 年前移植者 29% ± 7%（$P<0.01$），该研究同时发现 1998 年后患者进行 HLA-A、B、C、DRB1、DQB1 位点高分辨配型患者明显较多（$P=0.0004$），多变量分析表明 HLA 高分辨配型（$P<0.01$）及受者年龄小于 17 岁（$P<0.0001$）是影响移植疗效的两项重要因素，年轻患者、HLA 高分辨 10 个位点全相合者移植后 5 年 OS 高达 78% ± 11%。Passweg 等总结 IBMTR 1988-1998 年间 318 例 SAA 患者 AD allo-HSCT 资料，也证明了 HLA 高分辨配型的重要性。该研究中所有患者均无 HLA 匹配同胞供者，且 IST 无效，多数为年轻患者，多数患者未采用 HLA 高分辨技术配型，移植前均多次输血，66 例患者采用 1 个位点不匹配亲缘供者，20 例采用 1 个以上位点不匹配亲缘供者，181 例采用匹配 URD，51 例采用不匹配 URD，结果 1 个位点不匹配亲缘供者、1 个以上位点不匹配亲缘供者、匹配 URD、不匹配 URD allo-HSCT 后 100 天 GR 发生率分别高达 21%、25%、15% 和 18%，相应 5 年 OS 分别只有 49%、30%、39% 和 36%。Yagasaki H 等回顾性分析了日本骨髓库 301 例 SAA 患者 URD-BMT 的疗效，研究 HLA-A、B、C、DRB1、DQB1 位点对疗效的影响。结果发现 HLA 10/10 点匹配 URD-HSCT 疗效最佳，但若无 HLA 匹配无关供者，任何单一位点不匹配或 HAL-C、DRB1、DQB1 中多位点不匹配 URD-HSCT，也是安全、可行的。但最近法国学者 Devillier R 等研究认为 HLA 9/10 位点相合是影响 SAA 患者 URD-HSCT 疗效独立不良预后因素

3. 诊断至移植时间间隔　SAA 患者 AD allo-HSCT 宜尽早进行，诊断至移植时间间隔越长，疗效越差。Bacigalupo A 等分析 IST 失败后行 AD-HSCT SAA 患者疗效，结果显示，59 例诊断至移植时间间隔≤2 年 SAA 患者移植后 5 年 OS 为 87%，明显高于 37 例诊断至移植时间 >2 年患者 55%（$P=0.0004$）。EBMT 资料显示 SAA 诊断到移植时间间隔超过 180 天是 MSD-HSCT 及 URD-HSCT 影响疗效独立不良预后因素。法国学者 Devillier R 等研究发现 SAA 诊断到移植时间超过 12 月是 URD-HSCT 独立不良预后因素。

4. 干细胞来源　Eapen M 等分析不同干细胞来源 296 例 SAA 患者 HLA-A、B、C、DRB1 位点匹配 URD-HSCT 后疗效差异，其中 allo-BMT 225 例，allo-PBSCT 71 例，结果显示 allo-PBSCT 组患者移植后Ⅱ~Ⅳ度 aGVHD 发生率明显较高（48% vs. 31%，$P=0.02$），两组患者 cGVHD 发生率无显著差异（$P=0.14$）；allo-BMT 组患者 OS 明显高于 allo-PBSCT 组患者（76% vs. 61%，$P=0.04$）。与此类似，IBMTR 一份 SAA 患者行 URD-HSCT 研究资料表明，allo-PBSCT 患者 TRM 明显高于 allo-BMT 患者（$P=0.05$），allo-PBSCT 组患者 2 年 OS 为 55%，而 allo-BMT 组患者为 76%。EBMT 资料及 Marsh JC 等研究均证实 URD-BMT 疗效优于 allo-PBSCT。Lee JW 等研究也表明 allo-PBSCT 后 cGVHD 的发生率明显增加。因此 SAA 患者行 URD-HSCT 也应首选 allo-BMT。

5. 预处理方案　SAA 患者 AD allo-HSCT 最佳预处理方案尚无明确定论。影响 SAA 患者 AD allo-HSCT 疗效的关键性问题是 GR 发生率高，其次是 aGVHD 与 cGVHD 发生率高。目前对于 AD allo-HSCT 一般多采用包含 TBI 的预处理方案。采用包含 TBI 的预处理方案能有效解决 GR 问题，但存在导致 aGVHD、cGVHD 发生率、TRM 增加的风险，且存在导致继发性肿瘤的危险。Deeg 等对 55 例移植前多次输血的 SAA 患者进行 HLA 匹配 URD-BMT，患者移植前曾接受过中位 3 个疗程 IST，预处理方案为 Cy 200mg/kg+ATG 90mg/kg+TBI，其中 TBI 采用逐步减低剂量（6、4、2Gy）的方式进行，结果发现所有接受 TBI 6Gy 或 4Gy 的 20

例患者全部获得植入，OS 为 50%，而 35 例接受 2Gy TBI 者，1 例患者发生 GR，OS 为 66%；日本学者对 154 例 SAA 患者 URD-HSCT 疗效分析表明，OS 为 64%，GR 发生率为 11%，aGVHD 发生率为 20%，cGVHD 发生率为 30%，影响疗效的因素包括年龄较大（>20 岁）、预处理方案中不含有 ATG、诊断至移植的时间较长（>3 年），该组研究中不少患者采用了包含 TBI 或 TLI 的预处理，他们发现 TBI 2Gy 疗效最佳。Kennedy-Nasser 等采用预处理方案 Cy 200mg/kg+ATG 90mg/kg 或阿伦单抗 +TBI 2Gy，对 21 例儿童 SAA 患者进行 AD allo-HSCT，结果获得与 MSD-HSCT 类似较好疗效，结果证明 AD allo-HSCT 采用包含小剂量 TBI（2Gy）预处理对儿童 SAA 患者适宜。因此 2Gy 的 TBI+ Cy+ATG 的预处理方案在 URD-BMT 治疗中可达到稳定植入，显著减少器官毒性，提高移植疗效的作用。近年有学者研究认为在 TBI 2Gy+Flu+ATG 预处理的基础上，Cy 剂量减量至 50~100mg/kg 较为适宜，早期死亡率降低。

值得一提的是，也有研究者采用较大剂量 TBI 取得良好效果。Kim 等对 40 例 SAA URD-HSCT 患者进行了一项前瞻性研究，研究中到大剂量 TBI 的适宜性，5 例患者预处理方案为 Cy 120mg/kg 联合 12Gy TBI，9 例患者 Cy 120mg/kg 联合 10Gy TBI，26 例患者 Cy120mg/kg 联合 8Gy TBI，结果显示，移植后 3 年 OS 分别为 40%、44%、92%；26 例应用 8Gy TBI 预处理的患者无一例发生Ⅲ~Ⅳ度 aGVHD；影响疗效的因素包括 TBI 剂量（8Gy vs. ≥10Gy，P=0.001）、cGVHD（无或局限型 vs. 广泛型，P=0.013）、供受者 HLA 配型技术（DNA 配型 vs. 血清学配型；P=0.006）、移植前输血量（≤90 vs. >90U，P=0.02）。Lee JW 等采用 8Gy TBI 也取得较好疗效，他们对 50 例 SAA 患者行 URD-HSCT，其中 33 例患者为 HLA 全匹配（8/8），17 例患者为 HLA 不全匹配，应用他克莫司（FK506）+ 短程 MTX 预防 GVHD，预处理方案为 TBI 800cGy+Cy 120mg/kg；结果移植后 5 年 OS 达 88%，Ⅱ~Ⅳ度 aGVHD 与 cGVHD 发生率分别为 46% 与 50.3%；多因素分析显示，aGVHD 的发生仅与 HLA 不全匹配程度明显相关。Park SS 等最近研究 TBI 800cGy+Cy 100~120mg/kg 预处理中加入低剂量 r-ATG 的作用，结果发现低至 2.5mg/kg r-ATG 具有降低Ⅱ~Ⅳ度 aGVHD、cGVHD 发生率及改善无 GVHD、无失败生存（GFFS）作用。因此，URD-HSCT 预处理方案中 TBI 剂量大小也值得进一步探讨，加入 ATG 作用巨大。

AD allo-HSCT 预处理除采用包含 TBI 方案外，也可采用强烈免疫抑制预处理。Bacigalupo A 等分析了 EBMT 100 例 IST 失败后行 URD-HSCT 患者疗效，应用 Flu+Cy+ATG ± 低剂量 TBI（2Gy）为预处理方案，结果显示，5 年 OS Flu+Cy+ATG（FAC）组为 73%，含 TBI 组为 79%；Ⅱ~Ⅳ度 aGVHD 发生率，FAC 组为 18%，TBI 组为 7%；cGVHD 发生率 FAC 组为 27%，TBI 组为 50%，两组间均无显著差异，说明加用 Flu 可以替代小剂量 TBI 预处理。Judith C 等分析的 50 例 SAA 患者 allo-HSCT 疗效，其中 21 例患者行 MSD-HSCT，29 例患者行 URD-HSCT，应用 Flu 30mg/（m^2·d）×4 +Cy 300mg/（m^2·d）×4+ 阿伦单抗 60（40~100）mg（FCC）为预处理方案，URD-HSCT 组患者 2 年 OS 达 83%。Samarasinghe S 等回顾性分析了 44 例 SAA 儿童 URD-HSCT 后疗效，其中 40 例患儿有 IST 失败史，应用 FCC 预处理方案，5 年 OS 为 95%，Ⅰ~Ⅱ度 aGVHD 发生率 31.8%，Ⅲ~Ⅳ度 aGVHD 发生率仅 2.3%，cGVHD 发生率仅 6.8%，无 1 例患儿发生 GR。这说明采用强烈免疫抑制预处理，也可以替代低剂量 TBI，并取得良好疗效。Marsh JC 等研究也表明强烈免疫抑制预处理可以替代低剂量 TBI 而获得较好疗效，尤其是采用阿伦单抗预处理者。他们采用 Flu 30mg/（m^2·d）×4，CY 300mg/（m^2·d）×4 联合阿伦单抗（中位 50mg）或 r-ATG（中位 11.25mg/kg），8 例 9/10 个位点相合者预处理方案加用 2Gy TBI，结果应用阿伦单抗预处理者 5 年 OS 达 88%，明显优于应用 ATG 者 57%（P=0.026）。Kang HJ 等同样也证实 Flu-Cy-ATG 预处理后 SAA 患者 URD-HSCT 可以获得稳定造血植入。该作者比较高剂量 Cy 方案（28 例）Cy 50mg/（kg·d）×4，Flu 30mg/（m^2·d）×4，r-ATG 2.5mg/（kg·d）×3 与减低 Cy 剂量方案（29 例）Cy 60mg/（kg·d）×2，Flu 40（m^2·d）×5，r-ATG 2.5mg/（kg·d）×3 疗效差异，结果两组患者均获得完全供者造血植入，但减低剂量组患者 5 年 OS（96.7% vs. 67.9%，P=0.004）及 FFS（93.3% vs. 64.3%，P=0.008）明显优于标准剂量组患者，主要是高剂量组患者 TRM 高达 32.1%。因此，预处理方案宜个体化，年轻的患者采用标准预处理，而年长者适当降低 Cy 剂量以降低 TRM，提高 OS。

6. GVHD 预防　GITMO/EBMT 进行一项前瞻性研究分析 69 例 SAA 患者 AD allo-HSCT 后 aGVHD 严重程度与 OS 关系，结果显示，发生 0~Ⅰ度 aGVHD 患者移植后 OS 为 98%，显著高于发生Ⅱ~Ⅲ度 aGVHD 患者移植后 OS（70%，P=0.0017）。

SAA 患者 AD allo-HSCT，应用 allo-PBSCT 或 HLA 不全匹配移植显著增加 aGVHD 与 cGVHD 的发生率。与 MSD-HSCT 类似，AD allo-HSCT 亦普遍采用 FK506 或 CSP 联合 MTX 预防 GVHD。Yagasaki H 等配对分析 47 例 SAA 患者 URD-BMT 应用 FK506/MTX 或 CSP/MTX 预防 GVHD 效果，结果显示，两组患者Ⅱ~Ⅳ度 aGVHD 发生率（28.9% vs. 32.6%，P=0.558）及 cGVHD 发生率（13.3% vs. 36%，P=0.104）均无统计学差异；但 FK506 组患者 5 年 OS 为 82.8%，明显优于 CSP 组患者（49.5%，P=0.012）。因此，URD-BMT 选择 FK506/MTX 为 GVHD 预防方案可能对于降低 TRM，改善患者生存可能具有一定作用，但仍需大系列前瞻性研究予以证实。

二、单倍型异基因造血干细胞移植

由于早年采用 HID-HSCT 治疗 SAA 后 GR 及严重 GVHD 发生率均极高，疗效较差，此项治疗长期不被学界看好。韩国学者 Im HJ 等研究 12 例儿童及青少年 SAA 患者 HID-HSCT 疗效，6 例患者应用 Flu 150mg/m^2+Cy 120mg/kg+r-ATG 7.5mg/kg 预处理，6 例患者应用低剂量 TBI 400cGy+Flu 150mg/m^2+Cy 100mg/kg+r-ATG 7.5mg/kg 预处理，回输体外经过 CD3 阴性分选去除供者 T 淋巴细胞的 PBSC，结果显示，移植后 11 例患者 ANC 中位植入时间为 10（9~13）天，1 例患者未植入，2 例患者发生晚期 GR。这 3 例患者随后进行二次移植并达稳定植入。除外发生 GR 的 3 例患者，其余 9 例患者中 3 例发生 aGVHD（Ⅱ度 2 例，Ⅲ度 1 例）。中位随访 14.3（4.1~40.7）个月，12 例患者均存活并脱离血制品输注。该作者近年总结 21 例 SAA 患者采取上述方法进行 HID-HSCT 疗效，结果发现 3 年 OS 高达 94%。因此，儿童及青少年 SAA 患者进行体外经过 CD3 阴性分选去除 T 淋巴细胞，allo-PBSCT 的疗效尚佳，但过程繁琐，难以广泛推广应用。

近年国内学者采用非去 T 淋巴细胞 HID-HSCT 治疗 SAA 取得重大进展。黄晓军等早先探索对 IST 治疗无效、多次输血的 19 例 SAA 患者采用非去除 T 淋巴细胞 HID-HSCT 治疗的可行性，预处理方案为 Bu 3.2mg/（kg·d）×2+Cy 50mg/（kg·d）×4+r-ATG 2.5mg/（kg·d）×4 或猪 ATG 20mg/（kg·d）×4，采用未去除移植物 T 淋巴细胞的 G-CSF 动员的骨髓 +PBSC 移植，结果移植后Ⅱ~Ⅳ度 aGVHD 发生率 42.1%±11.3%，cGVHD 发生率 56.2%±12.4%，中位随访 746 天，OS 为 64.6%±12.4%。该研究初步证明了非去 T 淋巴细胞 HID-HSCT 治疗 SAA 的可行性。黄晓军教授等为研究 HID-HSCT 补救治疗 SAA 的适宜性，进行了一项前瞻性多中心研究，101 例 SAA 患者入组 HID-HSCT，中位年龄 19（2~45）岁，其中 48 例（47.5%）是儿童。所有患者均为 IST 治疗失败者。诊断到移植的中位时间间隔为 8（4~156）个月。预处理方案为 Bu 3.2mg/（kg·d）×2+Cy 50mg/（kg·d）×4+r-ATG 2.5mg/（kg·d）×4，GVHD 预防方案为 CSP 联合 MMF 及短程 MTX，HID-HSCT 患者采用未去除移植物 T 淋巴细胞的 G-CSF 动员的骨髓 +PBSC 移植。结果移植后所有存活 28 天以上患者均获得完全供者髓系植入。髓系及血小板植入中位时间分别为 12（9~25）天和 15（7~101）天，血小板累积植入率 94.1±0.1%。中位随访 183（30~436）个月，无 1 例患者发生 GR，2 例患者发生继发性移植物功能不良。HID-HSCT 患者与 48 例同期接受 MSD-HSCT 者相比较，Ⅱ~Ⅳ度 aGVHD 累积发生率（33.7% vs. 4.2%，P<0.001）及 cGVHD 发生率（22.4% vs. 6.6%，P=0.014）较高，但Ⅲ~Ⅳ度 aGVHD 发生率无明显差异（7.9% vs. 2.1%，P=0.157），3 年预计总 OS（89.0% vs. 91.0%，P=0.555）和 FFS 率（86.8% vs. 80.3%，P=0.659）均无明显差异。多因素分析显示，两组患者植入率和 OS 无明显差异。因此，SAA 患者采用 HID-HSCT 进行补救治疗预后良好，可作为 IST 无效的 SAA 患者有效的治疗选择。随后，黄晓军教授等进一步评价 HID-HSCT 一线治疗 SAA 的可行性。他们对 2012 年 6 月到 2015 年 9 月多中心登记资料进行分析，158 例接受一线移植治疗 SAA 患者入组，其中 89 例患者接受 HID-HSCT，69 例接受 MSD-HSCT。87.6%HID-HSCT 的患者采用未去除移植物 T 淋巴细胞的 G-CSF 动员的骨髓 +PBSC 移植，HID 组和 MRD 组患者髓系中位植入时间分别为 12(9~20)天和 11(8~19)天，累积植入率分别为 97.8 和 97.1%(P=0.528)。前者 1 例患者发生原发性 GF，后者 1 例发生晚期 GF。HID-HSCT 患者 1 年Ⅱ~Ⅳ度 aGVHD 累积发生率（30.3 vs. 1.5%，P<0.001）及Ⅲ~Ⅳ度 aGVHD 发生率（10.1% vs. 1.5%，P=0.026）较高，cGVHD 发生率（30.6 vs. 4.4%，P<0.001）较高，但广泛型 cGVHD 发生率（3.4% vs. 0%，P=0.426）无明显差异。HID-HSCT 组和 MSD-HSCT 组患者预计 3 年 OS（86.1% vs. 91.3%，P=0.358）和 FFS（85.0% vs. 89.8%，P=0.413）均无显著性差异。多因素分析示影响 OS 的不良因素为移植前血制品输注较多及不良的体能状态评分。移植类型对原发 GF 和 OS 无影响。该研究表明 HID-HSCT 对 SAA 患者作为一线治疗安全有效，在有经验的医院可以开展。黄晓军教授研究团队研究了儿童 SAA HID-HSCT 一线治疗的可行性，他们对 52 例 17 岁以下儿童 SAA 一线 IST（24 例）及 HID-HSCT（28 例）治疗的资料进行回顾性分析，结果 HID-HSCT 与 IST 组患者预计 10 年 OS 为 89.3±5.8% 与 73.4±12.6%（P=0.806），无明显差异，而 HID-HSCT 组患者 10 年 FFS 高达 89.3±5.8%，明显优于 IST 组患者 52.6±10.5%（P=0.008）。值得一提的是末次随访时 HID-HSCT 组患者 24/25（96%）血细胞计数完全正常，明显高于 IST 组患者 10/20 例（50%，P=0.003）。因此，HID-HSCT 适合于儿童 SAA 患者一线治疗。国内张曦教授等对多中心 MSD-HSCT 及 HID-HSCT 治疗 189 例 SAA 患者多中心临床资料进行回顾性分析，结果 MSD-HSCT 及 HID-HSCT 组患者移植后 5 年 OS 分别为 72% 与 76.5%，无明显差异，获得造血植入中位时间及 aGVHD、cGVHD 发生率均无明显差异，但进行亚组分析时发现年龄大于 40 岁患者进行 HID-HSCT 疗效较年轻患者及 MSD-HSCT 患者者中年龄大于 40 岁明显较差，该研究提示非去 T 淋巴细胞 HID-HSCT 治疗适合于年龄小于 40 岁 SAA 患者。因此，HID-HSCT 至少适合于年轻患者，特别儿童 SAA 患者一线治疗。

目前 SAA 患者 HID-HSCT 合适的预处理方案尚无定论，不少移植中心采用 Bu 3.2mg/（kg·d）×2+Cy 50mg/（kg·d）×4+r-ATG 2.5mg/（kg·d）×4 预处理方案，以 CSP 联合 MMF 及短程 MTX 为 GVHD 预防方案获得较好的植入率与 OS。也有学者在上述预处理基础上加用 Flu 30mg/(m²·d)×4,采用 r-ATG 2.5mg/(kg·d)×4 或猪 ALG 20mg/(kg·d)×4 也取得较好植入率与疗效。此外,有学者对儿童 SAA 患者采用 Flu 150~200mg/m²,Cy 120~200mg/kg 及 r-ATG 10~12mg/kg 或 ATG(费申尤斯)20~30mg/kg 预处理方案,部分患者在此基础上加用 2~5Gy TBI 预处理,取得较好的移植效果。最近,韩国学者前瞻性研究成人 SAA 患者 HID-HSCT 预处理方案 TBI-Flu-ATG 的合适剂量,采用 G-CSF 动员的未处理 PBSC 进行移植,他们将 r-ATG 剂量从 10mg/kg 逐步减量至 7.5mg/kg、5mg/kg,而 TBI 剂量由初始 800cGy 减量为 600cGy,Flu 剂量固定为 30 mg/(m²·d)×5。结果发现在保证完全初始植入的前提下,减低预处理剂量至 TBI 600cGy,r-ATG 5mg/kg 是适宜的预处理方案,与大剂量预处理相比无论 2 年 OS 91.7% vs. 70%(P=0.155),还是无 GVHD OS 78.4% vs. 50%(P=0.115)均显示出疗效改善的趋势。此外,近年有两项小系列研究采用 HID-HSCT 治疗难治性 SAA 患者,移植后采用大剂量 Cy 预防 GVHD 取得初步效果,GVHD 发生率及其他移植相关并发症发生率较低,其可行性还需大系列研究证实。此外,SAA 患者 HID-HSCT 后 MSC 输注作用还有待研究。HID-HSCT 发生 GF 风险明显增加,与存在供者特异性抗体(DSA)有一定关系。有研究显示,HID-HSCT 受者中,DSA 阳性率 10%~21%。黄晓军教授等研究发现 HID-HSCT 患者中,DSA MFI≥10 000 与原发性 GF 密切相关(P<0.001),DSA MFI≥2000 与移植物功能不良密切相关(P<0.001)。故所有拟接受 HID-HSCT 的 SAA 患者,移植前应常规进行 DSA 检测,DSA 强阳性患者通常需要更换供者,无其他供者可换时,则需要对患者进行治疗,以降低其体内的 DSA 水平。

三、脐带血异基因造血干细胞移植

尽管来自欧洲 SAA 工作部及欧洲脐带血委员会的资料显示 20 例儿童 SAA 患者采用 HLA 匹配同胞全合脐带血移植(CBT)(其中 7 例患者加用同一供者骨髓)7 年 OS 达 81%。但多数 SAA 患者难以得到这样的供者,只能考虑 URD-CBT。URD-CBT 的潜在优势是对 HLA 不匹配具有较好的耐受性,所以在无 HLA 匹配供者时可考虑应用。但一份脐带血包含的有核细胞数较少,而 SAA 患者增加输注 HSC 数量可以促进植入,因此 SAA 患者 URD-CBT 仍面临植入失败的问题。SAA 患者最初 URD-CBT 的结果令人沮丧,因为 GR 发生率和 TRM 均较高。虽然一些小系列研究显示 URD-CBT 治疗 SAA 患者也可取得较好疗效,但 Peffault de Latour R 等分析 1996—2009 年 32 个中心的 71 例 SAA 患者 URD-CBT 疗效,发现 60 天时累积 ANC 植入率为 51%±6%,移植后 180 天 PLT 累积植入率 37%±7%,中位随访 35(3~83)个月,预期 3 年 OS 仅为 38%±6%。Yosbimi 等对 31 例中位年龄 27.9(0.8~72.7)岁 SAA 患者 URD-CBT 资料进行分析,25 例患者移植前曾接受 IST,4 例患者 HLA 6 个位点全相合、18 例患者 1 个位点不相合、9 例患者 2 个位点不相合,结果移植后 ANC 及 PLT 植入率分别为 54.8% 与 72.2%,≥Ⅱ度 aGVHD 发生率为 17.1%,cGVHD 发生率为 19.7%,13 例患者已中位生存 33.7(6~77)个月,2 年 OS 仅 41.1%,其中预处理方案采用 TBI 2~5Gy、Flu 及 Cy 者(5 例),OS 为 80%,明显优于 12 例 TBI/美法仑(Mel)/Flu 预处理者(46.9%)及 14 例其他预处理方案者(21.4%)。但也有研究者采用 URD-CBT 治疗 SAA 患者取得较好疗效。国内孙志敏教授等研究表明 URD-CBT 治疗 SAA 患者虽然 GR 率极高,但可以获得较好 OS。她们对 18 例 SAA 患者行 URD-CBT,预处理方案均采用 Cy(1200mg/m²)、r-ATG 30mg/kg(费申尤斯)联合 Flu(120mg/m²),结果除 2 例患者早期死亡外,15 例患者发生早期 GR,但均获得 AR,另 1 例患者获造血植入,但移植后 3 个月发生 GR。这组患者中位生存时间 750(330~1913)天,2 年 OS 高达 88.9%。日本学者对 1998—2013 年间 27 例无关 URD-CBT 患者资料进行回顾性分析,7 例患者预处理方案为 Flu 120~175mg/m^2+Cy 50~100mg/kg+TBI 2~6Gy,3 例在上述基础上加用 r-ATG(5~10mg/kg),4 例为 Flu+Mel 80~120mg/m^2+TBI,6 例为 Flu+Cy+ATG,7 例为其他预处理方案,GVHD 预防方案以 CSP 或他克莫司为基础,结果 8 例患者发生原发性 GF,5 年 OS 与 FFS 分别为 69.5% 与 59.3%,作者进一步分析发现除移植年代是影响疗效因素外,预处理方案中不包含 ATG 而含有 TBI 是改善疗效的重要因素;11 例采用 Flu+Cy/Mel+TBI 预处理者 5 年 OS 与 FFS 为 100%,明显优于 16 例采用其他预处理方案者 OS 48.6%(P=0.007)和 FFS 31.2%(P<0.001)。目前,总体结果是 URD-CBT 治疗 SAA 患者疗效欠佳,因此,URD-CBT 合适预处理方案及确切疗效还有待大系列前瞻性研究进一步研究。

总之,allo-HSCT 是治疗 SAA 患者重要手段,尤其是 MSD-BMT 是 50 岁以下 SAA 患者首选治疗。儿童 SAA 患者如果具有 HLA 匹配无关供者,移植可能获得比 IST 更长的生存期,应尽早进行移植,URD-HSCT 是儿童 SAA 患者一线治疗选择;年轻 SAA 患者如无 HLA 匹配同胞供者,推荐一线选择 HID-HSCT 治疗;首选 IST 的患者也应在确诊后即积极准备移植供者,若患者在 IST 后 3~6 个月内疗效不佳,即可尽早进行 URD-HSCT 或 HID-HSCT 治疗。SAA 患者如果条件容许,宜进行 allo-BMT。此外,根据不同移植类型、患者年龄、体能状态等选择合适的预处理方案及 GVHD 预防方案是提高疗效的关键。

(冯四洲)

主要参考文献

1. Xu LP, Chen H, Chen J, et al. The consensus on indications, conditioning regimen, and donor selection of allogeneic hematopoietic cell transplantation for hematological diseases in China-recommendations from the Chinese Socity of Hematolog. J Hematol Oncol, 2018, 11(1):33.
2. Bacigalupo A, Socié G, Hamladji RM, et al. Current outcome of HLA identical sibling versus unrelated donor transplants in severe aplastic anemia: an EBMT analysis. Haematologica, 2015, 100(5):696-702.
3. Xu LP, Wang SQ, Wu DP, et al. Haplo-identical transplantation for acquired severe aplastic anemia in a multicentre prospective study. Br J Haematol, 2016, 175(2):265-274.
4. Xu LP, Jin S, Wang SQ, et al. Upfront haploidentical transplant for acquired severe aplastic anemia: registry-based comparison with matched related transplant. J Hematol Oncol, 2017, 10(1):25.
5. Chen X, Wei JL, Huang Y, et al. Effect of antithymocyte globulin source on outcomes of HLA-matched sibling allogeneic hematopoietic stem cell transplantation for patients with severe aplastic anemia. Biol Blood Marrow Transplant, 2018, 24(1):86-90.
6. Chang YJ, Zhao XY, Xu LP, et al. Donor-specific anti-human leukocyte antigen antibodies were associated with primary graft failure after unmanipulated haploidentical blood and marrow transplantation: a prospective study with randomly assigned training and validation sets. J Hematol Oncol, 2015, 8:84.
7. Shin SH, Jeon YW, Yoon JH, et al. Comparable outcomes between younger (≤40 years) and older (440 years) adult patients with severe aplastic anemia after HLA-matched sibling stem cell transplantation using fludarabine-based conditioning. Bone Marrow Transplant, 2016, 51(11):1456-1463.
8. Zeng YJ, Wang SB, Wang JS, et al. Optimal donor for severe aplastic anemia patient requiring allogeneic

hematopoietic stem cell transplantation: A large-sample study from China. Sci Rep, 2018, 8(1): 2479.
9. Cheng YF, Xu ZL, Zhang YY, et al. First-line choice for severe aplastic anemia in children: Transplantation from a haploidentical donor vs immunosuppressive therapy. Clin Transplant, 2018, 32(2): e13179.
10. Xu LP, Xu ZL, Wang FR, et al. Unmanipulated haploidentical transplantation conditioning with busulfan, cyclophosphamide and anti-thymoglobulin for adult severe aplastic anaemia. Bone Marrow Transplant, 2018, 53(2): 188-192.

第八章

单倍体相合造血干细胞移植

目前，单倍体相合供者已成为HLA相合同胞供者以外的造血干细胞重要来源。在我国，Haplo-SCT已经超过HLA相合同胞供者移植，成为第一位的移植模式。几乎所有的患者至少有一个单倍型相合的家庭成员，包括父母、兄弟姐妹以及旁系亲属等。与无关供者及脐血移植相比，Haplo-SCT具有如下优点：①可以根据供者年龄、受者疾病状态等因素选择最佳供者；②可根据供者特征获得合适数量和质量的移植物；③可随时获得供者来源的移植物用于各种细胞治疗。国内外的Haplo-SCT主要分为两种模式：即体外去除T细胞的移植模式和非体外去除T细胞的移植模式。近年来，移植技术的进展极大的扩展了Haplo-SCT的适应证范围(表5-8-1)，为众多患者提供了治愈疾病的机会。本章内容主要从预处理方案、GVHD预防、植入、TRM、复发、LFS和OS等方面详述国内外主要移植中心采用的Haplo-SCT方案，介绍影响移植疗效的因素、如何选择最佳的供者以及Haplo-SCT与其他移植的优劣等，并提出该领域存在的问题、对前景进行了展望。

表5-8-1 单倍体相合造血干细胞移植适应证

分类	疾病类型
恶性血液病	急性髓系白血病
	急性淋巴细胞白血病
	慢性粒细胞白血病
	慢性淋巴细胞白血病
	骨髓增生异常综合征
	非霍奇金淋巴瘤
	霍奇金淋巴瘤
	多发性骨髓瘤
	骨髓增生性疾病
	组织细胞增生症

续表

分类	疾病类型
良性血液病	重度再生障碍性贫血
	阵发性睡眠性血红蛋白尿症
	遗传性球形红细胞症
	镰状细胞疾病
	地中海贫血
先天性免疫缺陷	Wiskott-AldrichA 综合征
	重症联合免疫缺陷
	Omenn 综合征
	白细胞介素 -10 缺乏
	X 连锁多内分泌腺病肠病免疫失调综合征
	慢性肉芽肿病
先天性骨髓衰竭综合征	先天性巨核细胞性发育不良血小板减少
	单纯红细胞再生障碍性贫血
	范可尼贫血
	Pearson 综合征
	Kostmann 综合征
退化或遗传、代谢性疾病	肾上腺脑白质营养不良
	婴儿遗传性脑白质萎缩症
家族性嗜血细胞综合征	嗜血细胞综合征
其他	骨硬化病
	神经母细胞瘤
	实体瘤

第一节　体外去除 T/B 细胞的单倍体相合移植模式

Haplo-SCT 面临的障碍主要是供受者之间 HLA 抗原不合导致受者→供者方向的原发和继发性 GF 以及供者→受者方向的 GVHD，产生 GF 和 GVHD 的主要效应细胞是移植物中存在的同种反应性 T 细胞，因此，体外去除 T 细胞和（或）B 细胞以克服 GF、GVHD，从而跨越 HLA 不合免疫屏障代表了 Haplo-SCT 的一个方向。

一、体外去除 T 细胞的 Haplo-SCT

基于体外去除 T 细胞和移植物中超大量 $CD34^+$ 造血干细胞对同种反应性 T 细胞具有否决作用的理论，意大利的 Aversa 教授和以色列的 Reisner 教授领衔的团队建立了体外去除 T 细胞的 Haplo-SCT 模式，对 NK 细胞同种反应性在移植中的作用以及移植后细胞治疗等的系列研究，建立了成熟的移植方案，这一方式曾是Haplo-SCT领域的主流模式。1998年，该团队在《新英格兰医学杂志》上报道的43例患者中，AML的预计1.5年DFS为36%±11%，ALL预计2.5年的DFS为17%±7%。2005年，该团队在《临床肿瘤杂志》上发表了104例在1999—2004年接受移植患者的结果，这些患者的中位年龄为33(9~64)岁，其中男性56例、女性48例，AML 67例、ALL 37例，均为具有复发高危因素的患者。供者来源包括同胞供者45例、父母供者32例、子女供者11例、堂兄弟或姐妹12例、侄子供者2例、叔叔供者2例。在该移植模式下，移植物抗宿主方向上供者NK细胞同种反应性的存在有助于降低AML患者的复发率、改善生存。

（一）预处理方案

TBI 8Gy，-9天；噻替派5mg/(kg·d)，-8~-7天；Flu 40mg/(m^2·d)，-7~-3天；兔抗人胸腺细胞球蛋白(ATG，法国赛达)5mg/(kg·d)，-5~-2天。

（二）移植物组成和GVHD预防

采用免疫磁珠（德国美天旎公司或美国百特公司产品）阳性分选$CD34^+$造血干细胞，中位去除T、B细胞的数量为4.5log和3.2log，中位回输的$CD34^+$细胞数量为13.8(5.1~29.7)×10^6/kg、$CD3^+$细胞数量为1(0.04~3)×10^4/kg、$CD20^+$细胞数量为4.1(0.4~22.2)×10^4/kg。无GVHD预防。

（三）造血重建

可进行评估的101例患者中，94例(91%)获得植入，NEC达到1000/μl的中位时间为11天(范围：9~30天)，PLT达到25 000/μl的中位时间为15天(范围：11~45天)；多因素分析没有显示移植物中CD34+细胞、$CD3^+$细胞以及疾病状态等影响NEC和PLT的植入。

（四）急性和慢性GVHD

100例可评估的患者中，8例发生急性GVHD，Ⅱ度6例、Ⅲ~Ⅳ度2例。3例患者发生慢性GVHD，其中局限性1例，广泛性2例。

（五）复发和TRM

38例患者发生TRM，中位时间为移植后的4个月(0.5~14个月)，死亡原因包括感染27例、多器官功能衰竭2例、GVHD 2例、中枢神经系统毒性3例、特发性间质性肺炎3例、植入失败1例。26例患者移植后复发，复发中位时间为6个月(1~29个月)，其中AML 16例，ALL 10例，移植前处CR和复发状态的患者累积复发率分别为16%和51%，26例患者接受挽救治疗的有DLI 5例、DLI联合伊马替尼1例、来自同一供者的二次Haplo-SCT 2例、18例患者因疾病快速进展未进行挽救治疗。最终25例患者死亡，仅接受DLI联合伊马替尼的患者随访6个月后仍处于血液学和细胞遗传学CR状态。

（六）随访和生存

中位随访22(1~65)个月后，41例患者处于DFS，移植前CR的AML和ALL患者的预计2年DFS分别为48%和46%，多因素分析发现疾病状态是影响DFS的唯一因素。

2010年报道的欧洲一项多中心研究显示接受体外去除T细胞Haplo-SCT的127例儿童患者预计5年DFS为27%，多因素分析显示在大移植中心接受移植的患者具有较好的DFS率。Stern等发现在体外去除T细胞的Haplo-SCT模式下，如果母亲为供者，那么受者移植后的复发率、TRM均减低，EFS显著增加；多因素分析仍显示母亲做为供者与良好预后密切相关。

二、体外去除 CD3/CD19 细胞的 Haplo-SCT

德国图宾根大学的 Handgreting 等主要采用体外去除 $CD3^+$ 细胞和 $CD19^+$ 细胞的方式进行 Haplo-SCT。

(一) 预处理方案

Flu $150mg/m^2$ 或 $200mg/m^2$;塞替哌 10mg/kg;Bu $120mg/m^2$;OKT3 5mg/d −5~+14 天;GVHD 预防:如果移植物中 $CD3^+$ 细胞数大于 5×10^4/kg 时,应用 MMF 进行预防,15mg/kg 每天用药 2 次。

(二) 干细胞采集和 GVHD 预防

供者应用 G-CSF 10μg/(kg·d),连用 5 天,第 4~5 天采集干细胞,$CD34^+$ 造血干细胞的目标数量为 6×10^6/kg,然后,阳性去除 $CD3^+$ 细胞和 $CD19^+$ 细胞。

(三) 移植物组成和植入

移植物中 $CD34^+$ 细胞的量为 7.0(3.2~22)$\times10^6$/kg,$CD3^+$ 细胞为 4.2(0.6~44)$\times10^4$/kg,$CD56^+$ 细胞数量 2.7(0.00~37.3)$\times10^7$/kg。5 例(5/61)患者发生移植排斥,NEC 和 PLT 的中位植入时间分别为 12(9~50)天和 11 天(7~38)天,4 例患者发生继发性 GF,2 例应用来自其他单倍型相合供者的干细胞进行二次移植。

(四) 急性和慢性 GVHD

移植后Ⅱ~Ⅳ度 aGVHD 的发生率为 46%,cGVHD 的发生率为 18%,其中局限性为 7 例,广泛性为 4 例,回输的移植物中 $CD3^+$T 细胞数量 $>7.5\times10^4$/kg 的患者 GVHD 发生率显著高于移植物中 $CD3^+$T 细胞数量 $\leqslant7.5\times10^4$/kg。

(五) 复发和非复发相关死亡(NRM)

竞争风险分析,显示 2 年的疾病累积复发率为 31%,发生 cGVHD 的患者 2 年生存率好于没有发生 cGVHD 的患者(67% vs. 24%,P=0.084)。移植后 100 天和 2 年的 NRM 分别为 23% 和 42%,26 例患者发生 NRM,其中感染 16 例,GVHD 4 例,其他原因 6 例。

(六) 随访和生存

中位随访 869 天(181~1932),OS 为 26%,预计 1 年和 2 年的 OS 分别为 41% 和 28%;EFS 分别为 34% 和 25%,AML、ALL 和 NHL 患者的 2 年 OS 分别为 29%、0% 和 50%。发生 cGVHD 患者的 OS 和 EFS 明显提高。

总之,体外去除 $CD3^+$ 细胞和 $CD19^+$ 细胞结合减低剂量预处理方案是一种可供选择的 Haplo-SCT 方案,考虑到 cGVHD 与生存的关系,探讨 $CD3^+$ 细胞去除的剂量是一个值得考虑的问题。目前德国学者主要采用选择性去除 TCR$\alpha\beta^+$ 和 $CD19^+$ 细胞的策略进行 Haplo-SCT,主要用于儿童患者,其移植适应证还包括神经母细胞瘤、原发性免疫缺陷等疾病。

第二节 非体外去除 T 细胞的单倍体相合移植模式

体外去除 T 细胞的 Haplo-SCT 具有移植后免疫重建延迟、感染发生率高和复发率高等不足,而且需要特殊的仪器设备、费用消耗大。相对而言,非去除 T 细胞的移植模式具备简便易行、对部分患者亚群(如霍奇金淋巴瘤等)具有很强的 GVL 作用等优势,目前已替代去除 T 细胞的移植方案成为 Haplo-SCT 领域的主流模式。

一、基于 G-CSF 和 ATG 诱导免疫耐受的移植模式

北京大学黄晓军教授团队建立了基于 G-CSF 和 ATG 诱导免疫耐受的非体外去除 T 细胞的单倍型相合骨髓 + 外周血移植体系（被世界骨髓移植协会命名为“北京方案”）。“北京方案”治疗中高危 AML 和 ALL 优于单用化疗，治疗 AML、ALL、MDS 和 SAA 的疗效与 HLA 相合同胞供者移植相当，治疗恶性血液病疗效与无关供者移植相当；是当今 Haplo-SCT 的主流移植模式之一。

（一）预处理方案

采用清髓预处理方案，具体包括阿糖胞苷（Ara-C）4g/（m^2·d），-10~-9 天；Bu 2008 年以前采用 4mg/（kg·d），-8~-6 天，2008 年以后采用 3.2mg/（kg·d），-8~-6 天；Cy 1.8g/（m^2·d），-5~-4 天；甲基环己亚硝脲（Me-CCNU）250mg/m^2 -3 天；兔 ATG 2.5mg/（kg·d），-5~-2 天，或猪 ATG（武汉生物制品有限公司）20mg/（kg·d），-5~-2 天。

（二）干细胞采集和 GVHD 预防

供者于 -3 天开始皮下注射 G-CSF 5μg/（kg·d），连用 5 天，在 01 天和 02 天分别骨髓采集物和外周血采集物，于采集的当天回输给受者。GVHD 预防：CSA 2.5mg/（kg·d），-9 天开始，胃肠功能恢复后改为口服给药，维持谷浓度 150~250ng/ml；MTX 15mg/m^2 +1 天静脉给药，10mg/m^2 +3、+6、+11 天静脉给药。MMF 0.5g/d，每 12 小时用药 1 次，-9~+30 天，+60 天减为半量，后逐渐停药。

（三）移植物组成和植入

黄晓军等报道了 171 例接受“北京方案”治疗的恶性血液病患者的临床结果，这些患者接受的移植物中含 $CD34^+$ 细胞 1.8（0.2~13.4）× 10^6/kg，$CD3^+$ 细胞 2.2（0.05~9.7）× 10^8/kg，$CD4^+$ 细胞 1.0（0.04~4.0）× 10^8/kg 和 $CD8^+$ 细胞 0.8（0.1~3.0）× 10^8/kg。所有患者都获得完全造血重建，NEC 和 PLT 的中位植入时间分别为 12（9~26）天和 15（8~151）天，总体人群分析和亚组患者分析都显示骨髓和外周血混合移植物中 $CD34^+$ 细胞的数量是 PLT 植入的独立影响因素，HLA 位点不合与植入并无关联，提示“北京方案”成功跨越了 HLA 不合屏障、解决了移植排斥问题。

（四）急性和慢性 GVHD

黄晓军等分析 171 患者的预后发现，100 天Ⅱ~Ⅳ度和Ⅲ~Ⅳ度急性 GVHD 的累积发生率分别为 55% 和 23.3%。总的慢性 GVHD 发生率为 44.67%，其中局限性和广泛性慢性 GVHD 的发生率分别为 21.3% 和 23.3%。亚组人群分析显示包括儿童、CML 患者和 AL 患者接受“北京方案”后急性、慢性 GVHD 的发生率无差异。最近，一项关于 756 例患者的长期随访结果显示移植后 100 天Ⅱ~Ⅳ度和Ⅲ~Ⅳ度急性 GVHD 的累积发生率分别为 43% 和 14%。移植后 2 年局限性和广泛性慢性 GVHD 的累积发生率分别为 21.3% 和 23.3%。多因素分析显示急性 GVHD 发生的高危因素包括移植时间（2002—2005 年）、母亲供子女移植；慢性 GVHD 发生的高危因素包括移植时间（2002—2005 年）、移植前疾病状态（高危患者）以及移植物中 $CD3^+$ 细胞数量大于 1.53 × 10^8/kg。常英军等的研究显示危险分层指导的小剂量糖皮质激素预防，可使高危患者急性 GVHD 发生率由 48% 降至 21%，促进了血小板重建，降低了继发性高血压和股骨头坏死的发生率，增强了“北京方案”的安全性，改善了移植预后。

（五）移植后感染

“北京方案”治疗后 100 天 CMV 血症的发生率为 64%，CMV 相关肺炎的发生率为 4%，

CMV 血清学阳性受者 CMV 血症的发生率（D+/R+ 56%，D−/R+ 59%）显著高于 CMV 血清学阴性的患者（D+/R− 42%，D−/R− 12%）。孙于谦等分析了 2007 年 1 月 ~2008 年 12 月 31 日在该中心接受 HBMT 的恶性血液病患者，结果发现 39 例患者发生侵袭性真菌（IFI）感染，包括 4 例确诊病例和 35 例拟诊病例，从移植到诊断的中位时间为 26(6~405）天。移植后 40 天、1 年、2 年和 3 年 IFI 的累积发生率分别是 8.25%、13.1%、13.1% 和 13.4%。多因素分析表明血小板植入时间(大于 17 天)、疾病状态(高危)以及Ⅲ~Ⅳ度急性 GVHD 是 IFI 发生的高危因素。没有高危因素、具备 1 个、2 个或 3 个高危因素的患者移植后 IFI 的累积发生率分别是 4.48%、7.86%、23.1% 和 29.6%。因此，对于接受 Haplo-SCT 的患者应该重视 IFI 感染问题，对于具备 2 个 IFI 发生高危因素的患者应该密切监测、早期干预。

（六）复发和 TRM

标危 AML 和 ALL 的 3 年累积复发率分别为 11.9% 和 24.3%；高危 AML 和 ALL 复发率分别为 20.2% 和 48.5%。对于 CML 患者而言，移植前处于慢性期和非慢性期患者 4 年累积复发率分别为 3.29% 和 31.45%，这提示移植时机的选择对 CML 患者的预后至关重要。王昱等报道了 756 例 AL 患者的长期随访结果，其中 140 例患者复发，复发中位时间为 183（10~1700）天，2 年累计复发率为 18%，影响复发的因素有疾病类型（ALL 和 AML 复发率高于 CML）和移植前的疾病状态。北京大学血液病研究所建立的改良 DLI 体系为移植后复发患者提供了良好的防治策略。

在 756 例接受“北京方案”治疗的患者中，240 例患者死亡，其中复发死亡 104 例，其他死亡原因有 GVHD（16 例）、感染（细菌 31 例、真菌 41 例、病毒 17 例以及混合感染 28 例）、器官功能衰竭 3 例；3 年累计 TRM 为 18%（95%CI 15%~21%），多因素分析显示移植前疾病状态与 TRM 密切相关。

（七）随访和生存

中位随访 1154（335~3511）天，756 例患者中 480 例存活，3 年 LFS 和 OS 分别为 67% 和 63%。影响生存的因素有移植前疾病状态、疾病类型（CML 患者的生存优于 AML 和 ALL）。

（八）“北京方案”治疗 MDS 的临床结果

陈育红等报道了 36 例接受“北京方案”治疗的 MDS 患者的临床结果，其中 18 例 RAEB 患者和 18 例 RAEBT 患者，男性 27 例、女性 9 例，从诊断到接受移植的中位时间为 7 个（1.5~204）月；预处理方案和 GVHD 预防同白血病，所有患者都采用兔 ATG。所有患者都获稳定供者植入，NEC 和 PLT 的中位植入时间分别为 12（9~29）天和 14（8~67）天。移植后 100 天Ⅱ~Ⅳ度和Ⅲ~Ⅳ度急性 GVHD 的累积发生率分别为 60.3% ± 8.7% 和 15.2% ± 17.1%。慢性 GVHD 的 2 年累积发生率为 56.4% ± 10.4%。中位随访 17（2.2~55）个月，2 年累积复发率为 19.25% ± 9.73%；11 例患者死亡，死因为复发（3 例）、GVHD（1 例）和感染（7 例）；预计 2 年 LFS 和 OS 分别为 64.63% ± 9.14% 和 62.98% ± 10.18%。单因素分析显示 3 个位点不合的患者 TRM 高于 1~2 个位点不合的患者。

（九）“北京方案”治疗再生障碍性贫血的临床结果

许兰平等用“北京方案”治疗了 19 例 AA/SAA 患者，预处理方案采用和 GVHD 预防采用分别见表 5-8-2 和表 5-8-3。19 例患者回输移植物中含有 $CD34^+$ 细胞的量为 1.59（0.58~4.51）× 10^6/kg。所有患者都获得供者植入，NEC 植入的中位时间为 12（10~29）天；2 例患者发生继发性植入失败；PLT 的累积植入率为 84.21% ± 10.53%，中位植入时间为

18(8~180)天。19例患者中8例(42.05%)发生Ⅱ~Ⅳ度急性GVHD;在可评估的16例患者中,9例(56.25%)发生慢性GVHD,轻度和中/重度慢性GVHD的累积发生率分别为56.2%±12.4%和12.5%±8.3%。中位随访746(90~1970)天,患者100天、1年、2年TRM分别为10.5%±7.1%、27.3%±10.4%和35.4%±12.0%。移植死亡包括GVHD(2例)、感染(2例)和植入失败。OS为64.5%。我们的初步结果显示Haplo-SCT治疗AA/SAA是一种可行的选择。已有的资料提示,对于1个疗程免疫抑制剂治疗失败,且缺乏HLA相合同胞或无关供者的SAA而言,Haplo-SCT是一种可以考虑的选择。目前,国内外还没有关于Haplo-SCT治疗AA/SAA的公认的移植物来源和预处理方案以及GVHD预防方案。因此,欧洲血液和骨髓移植登记组推荐Haplo-SCT治疗难治性SAA应该在有经验的移植中心进行,其目标应该是保证造血植入的同时尽量降低GVHD发生率、提高总体生存。在国内,对于缺乏HLA同胞相合供者的有移植适应证的SAA患者而言,尤其是急需移植的患者,有经验的中心可以选择Haplo-SCT。

表5-8-2　基于G-CSF和ATG诱导免疫耐受的单倍型相合移植不同的预处理方案

作者,年限	预处理方案
Wang Y, et al. 2014	Ara-C, 4g/(m²·d), i.v., -10~-9d; Bu, 12mg/kg分口服12次, -8~-6d; Cy, 1.8g/(m²·d), i.v., -5~-4d; Me-CCNU, 250mg/m², 口服, -3d; 兔ATG, 2.5mg/(kg·d), i.v., -5~-2天
Lin X, et al. 2015	Flu, 25mg/(m²·d), i.v., -9~-5d; Bu, 3.2mg/(kg·d), i.v., -8~-5d; Cy, 60mg/(kg·d), i.v., -3~-2d; 兔ATG, 2.5mg/(kg·d), i.v., -5~-1天
Shin SH, et al. 2015	Flu, 180mg/m², i.v.; Bu, 6.4mg/kg; 兔ATG, 12mg/kg, (n=37); Flu, 150mg/m², i.v.; Bu, 6.4mg/kg, 兔ATG, 10mg/kg, TBI, 800cGy, (n=23)
Peccatori J, et al. 2015	Treo, 14g/m², -6~-4d; Flu, 30mg/m², -6~-2d
Luo Y, et al. 2014	Ara-C, 4g/(m²·d), i.v., -10~-9d; Bu, 3.2mg/(kg·d), i.v., -8~-6d; Cy, 1.8g/(m²·d), i.v., -5~-4d; Me-CCNU, 250mg/m², -3d; 兔ATG, 2.5mg/(kg·d), -5~-2d
Chen J, et al. 2013	方案A: Me-CCNU, 250mg/m², -10d; Ara-C, 4g/(m²·d), -9~-8d; Bu, 4mg/(kg·d), 口服, -7~-5d; Cy1.8g/(m²·d), -4~-3d。方案B: Me-CCNU, 250mg/(m²·d), -8d; TBI, 8-8.5Gy, -7~-6d; Ara-C, 4g/(m²·d), -6~-5d; Cy, 1.8g/(m²·d), -4~-3d
Tang BL, et al. 2015	Flu 30mg/(m²·d), i.v., -6~-3d; 兔ATG 2.5mg/(kg·d), i.v., -5~-3d; Cy, 50mg/(kg·d), i.v., -2d; 3GyTBI, -1d
Yahng SA, et al. 2015	800cGy TBI(分次照射, 200cGy, BID, -9~-8d; Flu, 30mg/(m²·d), i.v., -7~-3d; Bu, 3.2mg/(kg·d), i.v, -6~-5d; 兔ATG1.25mg/(kg·d), -4~-1d
Di Bartolomeo P, et al. 2013	方案A: Ara-C, 3g/(m²·d), i.v., 用3d; Cy, 45mg/(kg·d), 用2d; TBI, 10Gy, 用2d或Treo, 14g/(m²·d), 用3d或口服Bu, 16mg/kg, 用4d。方案B: Flu, 160mg/m²用4天或塞替派, 5mg/(kg·d)用1d; Flu, 150mg/m², 用3d; Mel, 140mg/m²用1d。方案C: 塞替派, 5mg/(kg·d), -7~-6d; Bu, 3.2mg/(kg·d)联合Flu, 50mg/(m²·d), i.v., -5~-3d。方案D: 塞替派, 5mg/kg, -6d; Bu, 3.2mg/(kg·d), -5~-4d; Flu, 50mg/(m²·d), i.v., -5~-3d
Xu LP, et al. 2012	Bu, 3.2mg/(kg·d), i.v., -7~-6d; Cy, 50mg/(kg·d), i.v., -5~-2d; 兔ATG, 2.5mg/(kg·d)或porcineATG, 20mg/(kg·d), i.v., -5~-2d(为SAA方案)
Gao L, et al. 2014	Flu, 30mg/(m²·d), i.v., -5~-2d; Cy, 45mg/(kg·d), i.v., -3~-2d; 兔ATG, 2.5mg/(kg·d), i.v, -5~-2d(为SAA方案)

注:G-CSF:粒细胞集落刺激因子;ATG:抗胸腺球蛋白;Ara-C:阿糖胞苷;Bu:白消安;Cy:环磷酰胺;Me-CCNU:司莫司汀;Flu:氟达拉滨;TBI:全身淋巴照射;Treo:苏消安;Mel:美法仑

表 5-8-3　基于 G-CSF 和 ATG 诱导免疫耐受的单倍型相合移植的 GVHD 预防方案

作者，年限	GVHD 预防方案
Huang XJ，et al. 2006	CSA，2.5mg/kg，-9d 开始应用调整 CSA 浓度，胃肠功能恢复改为口服，9~10 个月后停药；MMF，0.5g，BID，口服，-9~180d；MTX，15mg/m^2，+1d；10mg/m^2，+3、+6 和 +11d
Ogawa H，et al. 2008	FK506，0.02mg/(kg·d)，i.v.，维持血药浓度 10~15ng/ml；PSL1mg/(kg·d)，-4d 开始
Chen XH，et al. 2009	CSA，1.5mg/(kg·d)，-7~1d；2.5mg/(kg·d)，-1~+365；MMF，1000mg/d，-7~100d；MTX，15mg/m^2，+1d；10mg/m^2，+3、+6 和 +11d
Lee KH，et al. 2011	CSA，1.5mg/(kg·d)，-1d 开始，维持血药浓度 100~300ng/ml；MTX，15mg/m^2，+1d；10mg/m^2，+3，+6 和 +11d
Wang HX，et al. 2012	CSA，1.5mg/(kg·d)，-7~-2d，2.5mg/(kg·d)，-2d 开始，而后改为 5mg/(kg·d) 口服；ATG，5mg/(kg·d)，-4~-1d；MMF，0.25-0.5g/d，+7~+100d；MTX，15mg/m^2，+1d；10mg/m^2，+3、+6 和 +11d；CD25 单克隆抗体，20mg/d，回输前和 +4d
Huang WR，et al. 2012	CSA，2.5mg/(kg·d)，i.v.，-7d~+6 个月；MMF0.5g，q12h，-7~+28d；MTX(15mg/m^2，+1；10mg/m^2，+3，+6 和 +11)
Di Bartolomeo P，et al. 2013	CSA，1.5mg/(kg·d)，-7~-2d，3mg/(kg·d)，-2d 开始，而后 5mg/(kg·d) 口服；ATG，5mg/(kg·d)，-4~-1d；MMF15mg/kg，+7~+100d；MTX，15mg/m^2，+1d；10mg/m^2，+3、+6 和 +11d；CD25 单克隆抗体，10~20mg/d，0d 和 +4d
Chen J，et al. 2013	CSA，3mg/(kg·d)，-10d 开始持续 24 小时静滴，胃肠功能恢复后改为口服，维持血药浓度 200~300ng/ml；MTX，15mg/m^2，+1d；10mg/m^2，+3，+6 和 +11d；MMF，1.0g，BID，-10~+30d，然后渐减量至 60d 停药；兔 ATG，2.5mg/(kg·d)，-5~-2d
Luo Y，et al. 2014	CSA，2.5mg/(kg·d)，从 -7~+300d，维持血药浓度 200~300ng/ml；MMF，500mg/d，口服，-9~+100；MTX，15mg/m^2，+1d；10mg/m^2，+3、+6 和 +11d
Peccatori J，et al. 2015	ATG-F，10mg/kg，-4~-2d；西罗莫司，口服，根据浓度调整剂量，维持血药浓度 8~15ng/ml，-1d 开始应用；MMF，15mg/kg，TID，口服或静脉，0d 开始应用
Lin X，et al. 2015	CSA，3mg/(kg·d)，i.v.，-1d 开始，胃肠功能恢复后改为口服，+180~+270d 停药；MTX，15mg/m^2，+1d；10mg/m^2，+3、+6、+9 和 +11d

注：G-CSF：粒细胞集落刺激因子；ATG：抗胸腺球蛋白；GVHD：移植物抗宿主病；CSA：环孢素 A；MTX：甲氨蝶呤；MMF：吗替麦考酚酯

总之，北京大学团队建立的“北京方案”不仅成功跨越了 HLA 不合免疫屏障，解决了移植排斥等问题，使 Haplo-SCT 成为该中心的移植常规，同时将适应证扩展至 SAA、遗传性球形红细胞增多症、遗传代谢病等良性血液病的治疗。“北京方案”作为一种单倍体移植模已经得到国内外学者的广泛认可。该团队已经在体系完善方面完成了如下工作：①建立了微小残留病指导的、基于供者淋巴细胞回输、干扰素等干预手段的复发防治体系；②初步从骨髓微环境、细胞免疫和体液免疫角度阐明了植入不良的发生机制，并建立他汀类药物、针对性处理供者特异性 HLA 抗体等植入失败防治新方法；③CMV 特异性 T 细胞治疗移植后难治性 CMV 感染等。

许兰平等代表中国血液和骨髓移植登记组在《骨髓移植》杂志上报道了我国造血干细胞移植的现状，自 2008 年 1 月 1 日至 2016 年 6 月 30 日，我国 76 个移植中心共计完成异基因造血干细胞移植 16 631 例，其中 Haplo-SCT 所占的比例从 2008 年的 29.6% 上升至 2016

年的 51.7%，该数据表明单倍型相合供者已经占我国异基因供者来源的半壁江山。

二、非体外去除 T 细胞的 G-CSF 预激的单倍型相合骨髓移植

国内外学者以及我们的研究表明，G-CSF 作用于健康供者可增加骨髓移植物中 $CD34^+$ 细胞数量、促进植入；同时可诱导骨髓 T 细胞产生免疫耐受、并改变骨髓免疫细胞组成。2001 年，澳大利亚学者莫顿等的研究表明与 G-CSF 动员的外周血造血干细胞（G-PB）相比，接受 G-CSF 预激骨髓移植的 HLA 相合同胞受者，移植后造血植入与接受 G-PB 移植（G-PBSCT）的同胞受者相当，但急性和慢性 GVHD 发生率低于 G-PBSCT，两组移植患者的生存相当，但是 G-BM 移植后需长期应用激素的慢性 GVHD 患者数量显著减少。2002 年国内空军总医院的学者报道了 15 例接受单倍型相合 G-BM 移植的资料，结果显示 OS 约为 60%。2013 年，意大利和以色列的一项欧洲多中心研究共纳入 80 例患者，这些患者接受单倍体相合 G-BM 移植后预计 3 年总生存率为 45% ± 6%，这项迄今为止样本量最大的来自欧美国家的应用 G-BM 作为移植物的 Haplo-SCT 报道，令人鼓舞的临床结果提示基于 G-CSF 和 ATG 诱导免疫耐受的移植模式可成功跨越 HLA 不合免疫屏障，取得良好临床疗效；该方案同样适用于高加索人群，所以具有普遍意义。

（一）预处理方案

意大利和以色列学者报道的上述提到的欧洲多中心研究采用了清髓预处理方案（MAC）和非清髓预处理方案（RIC）两种，2005 年 1 月 ~2008 年 4 月采用的 MAC 如下（n=29）：Ara-C 3g/（m^2·d）每天分 2 次静脉给药，连用 3 天；Cy 45mg/（kg·d）连用 2 天；TBI 10Gy 分 2 天照射（n=7）或曲奥舒凡（treosulfan）14mg/（m^2·d）连用 3 天（n=11）或口服 Bu 4mg/（kg·d）连用 4 天（n=11）。同期的 RIC 方案如下：Flu 160mg/m^2 分 4 天给药（n=1）或塞替哌 5mg/（kg·d）用药 1 天，Flu 50mg/m^2·d 连用 3 天；Mel 140mg/m^2，用药 1 天（n=2）。2008 年 5 月以后采用的 MAC 如下（n=35）：塞替哌 5mg/（kg·d），−7~−6 天；Bu 3.2mg/（kg·d）静脉给药 3 小时以上，−5~−3 天；Flu 50mg/m^2·d，静脉给药 1 小时以上，−5~−3 天；同期应用的 RIC 方案：塞替哌 5mg/（kg·d）−6 天；Bu 3.2mg/(kg·d)静脉给药 3 小时以上，−5~−3 天；Flu 50mg/(m^2·d)，静脉给药 1 小时以上，−5~−3 天。

（二）干细胞采集和 GVHD 预防

供者于 −7~−1 天皮下注射 G-CSF 4μg/（kg·d），0 天采集骨髓，采集量为 15ml/kg。GVHD 预防方案如下：ATG 5mg/（kg·d），−4~−1 天（Fresenius AT）；CSA 1.5mg/kg·d，持续静脉给药，−7~−2 天，3mg/（kg·d），−1 天到患者能口服，改为 5~6mg/（kg·d），分 2 次口服，维持血药浓度 150~350ng/ml，如无慢性 GVHD，CSA 从 180 天开始逐渐减量（每周减量 5%）至 365 天停用。MTX 15mg/m^2 +1 天静脉给药，10mg/m^2 +3、+6、+11 天静脉给药。MMF 15mg/（kg·d），分 2 次口服，−7~+100 天；巴利昔单抗 20mg（体重大于 35kg）或 10mg（体重小于等于 35kg），30 分钟静脉点滴，0 天于回输干细胞前 2 小时用药，+4 再给药一次。

（三）移植物组成和植入

所有患者都采用 G-BM 作为移植物，其中有核细胞数量为 7.4（1~29）× 10^8/kg，$CD34^+$ 细胞数量为 2（0.7~11）× 10^6/kg，$CD3^+$ 细胞数量 2.9（1~9.8）× 10^7/kg。6 例患者在移植后 +21 天前死于移植相关并发症，中性粒细胞未植活，1 例原发植入失败患者在 29 天时死于感染。72 例（91%）患者获得 3 系植入，100 天的 NEC 和 PLT 的累积植入率分别为 93% ± 0.1% 和 75% ± 0.2%，二者的中位植入时间分别是 21（12~38）天和 28（14~185）天。

（四）急性和慢性 GVHD

所有 80 例患者中，73 例可评价急性 GVHD 的发生情况，其中Ⅰ度 GVHD 14 例（19%）、Ⅱ度 GVHD 16 例（22%），移植后 100 天Ⅱ~Ⅳ度和Ⅲ~Ⅳ度急性 GVHD 的累积发生率分别为 24% 和 5%。在 59 例可评估的患者中，局限和广泛型慢性 GVHD 的发生率分别为 12% 和 6%，中位发生时间为 145（100~445）天，2 年局限和广泛型慢性 GVHD 的累积发生率分别为 17% 和 6%。

（五）复发和 TRM

18 例患者复发，复发的中位时间为 180（56~467）天，1 年和 5 年累计复发率分别为 21% 和 28%。复发患者中 14 例死于复发或化疗相关并发症，4 例处于缓解状态，2 例接受了来自其他单倍型相合供者来源的 2 次移植。27 例（34%）患者死于移植相关并发症，死亡中位时间为 76（6~369）天，死亡原因有感染 11 例、肺炎 15 例、多脏器功能衰竭 5 例、急性 GVHD 3 例和肝功能衰竭 1 例。移植后半年、1 年和 3 年的累计 TRM 分别为 32%、36% 和 36%。CMV 血症发生率为 70% ± 0.27%，细菌感染败血症为 47% ± 0.32%，出血性膀胱炎 31% ± 0.27%，中枢神经系统合并症 16% ± 0.7%，真菌感染 14% ± 0.17%，肝静脉闭塞病 6% ± 0.07%。

（六）随访和生存

中位随访 18（6~74）个月，预计 3 年 DFS 为 38% ± 6%，标危组和高危组患者预计 3 年 DFS 分别是 44% ± 8% 和 30% ± 10%；OS 分别为 54% ± 8% 和 33% ± 4%。疾病状态是影响 OS 和 DFS 的重要因素。

当然，由于随访时间较短，应用 G-BM 作为移植物的单倍体相合移植的长期疗效还需进一步观察。国内空军总医院比较了 29 例接受 G-BM+G-PB 混合移植物的单倍体移植和 96 例接受 G-BM 移植物的单倍体移植的疗效，结果发现混合移植具有造血重建快、复发率低等优势，虽然 G-BM+G-PB 混合移植组Ⅱ~Ⅳ急性 GVHD 的发生率高于单纯应用 G-BM 组患者，但两组患者在Ⅲ~Ⅳ急性 GVHD 和慢性 GVHD 发生率方面没有统计学差异；混合移植组患者的 LFS（68.9%）较单纯 G-BM 组（59.3%）有一定优势。目前，空军总医院也采用 G-CSF 动员的外周血和骨髓混合移植物作为 Haplo-SCT 患者的移植物来源。

三、移植后应用大剂量环磷酰胺诱导免疫耐受的移植模式

美国约翰·霍普金斯大学医学院的 Fuchs 教授等在移植后采用大剂量 Cy 选择性去除同种反应性 T 细胞诱导免疫耐受的方法进行 Haplo-SCT 治疗血液病，也取得了较好的疗效（被称为巴尔的摩模式）；该模式也是当前 Haplo-SCT 的主流移植模式之一。

（一）预处理方案

该中心采用的方案包括 Flu 30mg/（m^2·d），-6~-2 天；TBI 2Gy -1 天；Cy 14.5mg/（kg·d），-6~-5 天；Cy 50mg/（kg·d），+3~+4 天。

（二）GVHD 预防

他克莫司 1mg，每天，获得治疗浓度后（5~15ng/ml）后改为口服至停用；如无活动性 GVHD，他克莫司 +180 天停用。MMF，15mg/（m^2·d），分三次口服，每天最大剂量不超过 3g，+35 天停用。

(三) 移植物组成和植入

回输的稳态骨髓移植物中含有单个核细胞数量为 1.6×10^8/kg,CD34$^+$ 细胞数量为 4.8×10^6/kg,CD3$^+$ 细胞数量 4.2×10^7/kg。在可评估的 66 例患者 9 例发生了移植排斥,NEC 和 PLT 的中位植入时间分别为 15(11~42)天和 24(0~395)天。

(四) 急性和慢性 GVHD

移植后 200 天Ⅱ~Ⅳ度和Ⅲ~Ⅳ度急性 GVHD 的累积发生率分别为 34% 和 6%。接受一剂或两剂 Cy 进行 GVHD 预防患者的 1 年广泛性慢性 GVHD 的累积发生率为分别为 25% 和 5%,提示回输移植物后两剂 Cy 预防能显著降低慢性 GVHD 发生率。

(五) 复发和 TRM

移植后 1 年和 2 年的预计复发率分别是 51% 和 58%;100 天和 1 年的 TRM 分别为 4% 和 15%。有趣的是作者发现在他们的移植模式中淋系恶性血液病患者的复发率低于其他患者,目前机制仍不明了。68 例患者中死亡 31 例,其中复发 31 例(46%)、GVHD 2 例(3%)、感染 4 例(6%)、中枢神经系统出血 2 例(3%)、继发 AML(受者来源)1 例(1%)和原因不明 2 例(3%)。

(六) 随访和生存情况

中位随访 245(112~1483)天,1 年和 2 年的实际生存率为 46% 和 36%;与髓系血液病相比,淋系血液病无事件生存率显著提高。

巴尔的摩研究小组的后续研究发现移植后 Cy 应用可能可以消除供受者之间 HLA 不合对 GVHD 和 EFS 的不利影响;此外,KIR“A”单倍型的纯合子患者接受至少 1 个 KIR“B”单倍型的供者移植物后,生存得到改善。目前,采用大剂量 Cy 诱导免疫耐受的 Haplo-SCT 方案主要在美国和部分欧洲移植中心应用,因此,本书不再就该部分内容做详细论述。

目前国内外不同移植中心采用的体外去除 T 和(或)B 细胞的单倍体移植模式以及非体外去除 T 细胞的单倍体相合移植模式各有利弊,非体外去除 T 细胞的移植模式的优点在于:①无需体外去除 T 细胞所需的复杂设备和专业技术人员;②花费较低;③移植物中的 T 细胞具有潜在的 GVL 作用;④与 CD34$^+$ 分选的单倍体移植相比免疫重建较快。缺点是:①较高的 GVHD 发生率;②采用非清髓预处理方案的患者复发率较高。体外去除 T 细胞的单倍体移植模式的优点在于:①很好地解决了移植物抗宿主问题,移植后 GVHD 发生率低;②存活患者具有较好的生活质量。缺点在于:①免疫重建延迟导致感染和复发率增高;②需要昂贵的设备和专业技术人员;③花费较高。因此,意大利学者采用 Treg 促进移植后免疫重建以改善移植预后,初步结果令人鼓舞。尽管如此,以“北京方案”和“巴尔的摩”方案为代表的非体外去除 T 细胞的 Haplo-SCT 方案已经逐步取代体外去除 T 细胞的 Haplo-SCT 方案,在全球范围内成为的主流模式。

第三节　单倍体相合移植预后影响因素

如前述,包括移植前疾病状态、基础疾病的类型、移植物组分、移植前后的 MRD 状态等多种因素或生物学标记物均可影响 Haplo-SCT 的预后(表 5-8-4)。最近,北京大学血液病研究所的研究团队回顾性分析了造血干细胞移植特异合并症指数(HCT-CI)对单倍体相合移植预后的影响,2006 年 1 月至 2009 年 9 月 526 例接受 HBMT 的患者纳入本研究,HCT-CI 参照西雅图标准(Blood,2005,106:2912),按照 HCT-CI 积分将 526 例患者分为两组:一组患

表 5-8-4　单倍型相合造血干细胞移植的预后影响因素

文献	疾病(患者数)	因素	潜在临床影响
Ichinohe,等 . 2004	恶性疾病(35)	移植物抗宿主方向的 NIMA 不合	Ⅲ/Ⅳ度 aGVHD 风险降低
黄晓军,等 . 2007	恶性疾病(116)	KIR 配体不合	aGVHD 和复发增加,OS 降低
常英军,等 .2008	恶性疾病(43)	14 天的 $CD56^{bright}$ NK 细胞	LFS 提升
Stern,et al. 2008	急性白血病(118)	母亲作为供者 NK 同种反应性	LFS 较父亲作为供者显著提高 无论是父亲还是母亲作为供者,存在 NK 同种反应性的患者 LFS 显著提高
罗小华,等 . 2009	恶性疾病(141)	G-BM 中 CD4/CD8(<1.16)	Ⅲ/Ⅳ度 aGVHD 发生率和 TRM 降低,OS 增加
常英军,等 . 2009	恶性疾病(206)	ALC30(≥300μl/L)	复发和 TRM 降低,LFS 和 OS 提升
常英军,等 . 2009	恶性疾病(31)	移植物中 $CD4^+CD45RA^+$ CD62L+ 细胞($>0.22\times10^8$/kg) 移植物中 $CD4^+CD45RA^+$ 细胞($>0.45\times10^8$/kg)	Ⅱ~Ⅳ度 aGVHD 发生率增加 慢性 GVHD 发生率增加
常英军,等 . 2009	恶性疾病(348)	移植物中 $CD34^+$ 细胞($>2.19\times10^8$/kg)	血小板植入加速
赵翔宇,等 .2009	恶性疾病(41)	移植物中 $CD56^{bright}$ NK 细胞($>1.9\times10^6$/kg) 移植物中 $CD56^{dim}/CD56^{bright}$ NK 细胞比例(>8.0)	Ⅱ~Ⅳ度 aGVHD 发生率增加 Ⅲ/Ⅳ度 aGVHD 发生率和 TRM 降低,OS 增加
Klingebiel,等 .2010	ALL(127)	移植物中 $CD34^+$ 细胞 $\geq12.4\times10^6$/kg 大的移植中心(1995—2004 年间完成 Allo-HSCT≥231 例)	复发率降低、LFS 提高 复发率降低、LFS 提高
霍明瑞,等 . 2011	恶性疾病(481)	HLA-B 不合	Ⅲ/Ⅳ度 aGVHD 发生率和 TRM 升高,LFS 和 OS 增加
Kanda,等 . 2011	恶性疾病(327)	HLA-B 抗原不合	TRM 增加,OS 降低
Kasamon,等 . 2011	恶性疾病(212)	配体不合	良好的 PFS
赵晓甦,等 . 2012	ALL(139)	移植后 MFC 检测 MRD 阳性	复发增加、LFS 和 OS 降低
卢晟烨,等 . 2011	恶性疾病(23)	移植物中 $CD4^+CD25^{high}CD45RA^+CD62L^+$T 细胞($>3.0\times10^6$/kg)	Ⅱ~Ⅳ度 aGVHD 发生率增加
孙于谦,等 .2012	恶性血液病(291)	血小板植入延迟、疾病处于进展期以及 aGVHD	同时具备 2 个以上高危因素的患者 IFI 发生率显著升高

续表

文献	疾病(患者数)	因素	潜在临床影响
Yoshihara,等.2012	恶性血液病(79)	DSA	DSA 阳性患者中性粒细胞和血小板的植入率显著低于阴性患者
王昱,等.2013	白血病(756)	母亲作为供者	aGVHD 发生率增加
常英军,等.2013	MDS(78)	ALC30(≥300μl/L)	复发和 TRM 降低,LFS 和 OS 提升
王洪涛,等.2014	恶性血液病(502)	改良 EBMT 积分(1~6 分)	积分越高 TRM 越高,生存越差
王昱,等. 2014	AML,t(8;21)	RUNX1-RUNX1T1	移植后 1、2、3 个月 RUNX1-RUNX1T1 下降 >3log 的患者复发率低于下降≤3log 的患者(30 天:P=0.05;60 天:P<0.001;90 天:P=0.001)
刘竞,等.2014	AML(16)/ALL(24)	MLL 基因	移植后 MLL^+(检测到 MLL 即为阳性)患者 3 年 CIR 显著高于 MLL^- 患者(93.5% vs. 12.5%,P<0.001),3 年 OS 分别为(12.5% vs. 77.8%,P<0.001)
常英军,等.2015	血液病(345)	DSA	DSA 大于 10 000 时,移植排斥的发生率显著增加;大于 2000 时植入不良的发生率显著增加
赵晓甦,等. 2015	T-ALL(10)	E2A-PBX1	伴有 E2A-PBX1 融合基因 ALL 患者移植后一旦 E2A-PBX1 基因转阳,其水平迅速上升,病情进展迅速,预后差
赵晓甦,等. 2017	T-ALL(29)	SIL-TAL1	移植后 SIL-TAL1>0 的患者的 CIR 显著高于为 0 的患者(100% vs. 0%,P<0.001),两组患者 2 年 OS 分别为 6% 和 92%(P<0.001)
常英军,等.2017	AML(161)	移植后 MFC 检测 MRD 阳性	复发增加、LFS 和 OS 降低
唐菲菲,等.2017	AML(53)	CBFB-MYH11	移植后前 3 个月每个时间点 CBFB-MYH11 下降下降 >3log 的患者的 3 年 CIR 显著低于(8.6% vs. 43.2%,P=0.005)、LFS 显著高于下降≤3log 的患者(71.7% vs. 44.5%,P=0.038)

注:BM:骨髓;NIMA:非遗传自母亲的抗原;aGVHD:急性移植物抗宿主病;G-BM:粒细胞集落刺激因子(G-CSF)动员的骨髓;G-PB:G-CSF 动员的外周血干细胞;KIR:杀伤抑制性受体;TRM:移植相关死亡;LFS:无病生存;OS= 总体生存;TCD:T 细胞去除;NK:自然杀伤细胞;ALC30:移植后 30 天重建的淋巴细胞绝对数;ALL:急性淋巴细胞白血病;Allo-HSCT:异基因造血干细胞移植;HLA:人类白细胞抗原;MDS:骨髓增生异常综合征;PFS:疾病无进展生存;IFI:侵袭性真菌感染;DSA:供者特异 HLA 抗体

者积分为 0~2 分（A 组），一组患者积分≥3 分（B 组）；结果发现 A 组患者的复发率和 TRM 分别为 11.59% 和 15.93%，显著低于 B 组的 23.23% 和 34.3%；A 组患者的 OS 显著高于 B 组患者（78.05% vs. 55.45%）。多因素分析显示 HCT-CI 积分和移植前疾病状态是影响复发、TRM 和 OS 的独立预后因素；女性供者是影响 TRM 和 OS 的独立预后因素。遗憾的是在这组人群中没有观察到炎性肠病等移植前合并症。

在另一项研究中，北京大学血研所团队观察了移植前危险因素对非体外去除 T 细胞的单倍体相合骨髓和外周血移植预后的影响，依据积分将入组的 255 例 AML 患者分为两组，标危组应符合以下条件之一：①存在预后良好的细胞遗传学异常、初诊时 WBC 计数 $<50\times10^9$/L；②存在预后良好或中等的细胞遗传学异常、1~2 疗程诱导治疗后达到 CR。高危组应符合以下条件之一：①存在预后差的细胞遗传学异常；②1~2 疗程诱导治疗后未达到 CR、无论细胞遗传学异常如何；③存在良好的细胞遗传学异常、但初诊时 WBC 计数 $\geq50\times10^9$/L。结果发现标危组和高危组患者 3 年的累计复发率分别为 8% 和 10%、TRM 分别为 11% 和 36%，两组患者的 LFS 分别为 80% 和 52%（$P<0.001$）。

总之，北京大学血研所的资料显示 HCT-CI 积分以及根据细胞遗传学异常、初诊时的 WBC 计数以及诱导治疗反应制定的危险分层积分系统都能很好地预测非体外去除 T 细胞的单倍体相合骨髓和外周血移植的预后，从而有助于筛选预后不良的高危人群，并尽早采取干预措施以改善这些患者的移植预后。此外，利用多参数流式细胞仪检测移植后微小残留病以及应用实时定量聚合酶链反应技术检测 RUNX1-RUNX1T1、SIL-TAL1、MLL、E2A-PBX1 以及 CBFB-MYH11 等分子标记不仅被用于预测复发，而且被用于危险分层指导的复发干预，降低了复发率，改善了移植预后。

第四节　如何选择单倍型相合的最佳供者

多数患者具有至少 1 个单倍型相合供者，因此如何在移植前从这些候选供者中找出最佳供者，对取得良好疗效具有重要意义。近年来，国内外研究证实供受者之间 HLA 不合位点的数量不再是影响 Haplo-SCT 预后的因素；因此，供者特异性 HLA 抗体（DSA）、年龄、供受者之间杀伤细胞抑制性受体（KIR）不合、非母亲来源的 HLA 抗原（NIMA）不合对移植预后的影响备受关注，成为供者选择的重要依据。

（一）DSA

DSA 对预后的影响备受关注。常英军等发现 DSA 平均荧光强度（MFI）≥10 000 的患者接受移植后移植排斥的发生率显著高于 DSA<10 000 的患者；DSA MFI≥2000 的患者接受移植后植入不良的发生率显著高于 DSA<2000 的患者；多因素分析显示 DSA 是影响移植排斥和植入不良的独立因素；DSA MFI≥10 000 不仅是移植排斥的独立影响因素，而且与高 TRM 和低 OS 密切相关。因此，尽管关于更换供者的 DSA MFI 的最佳阈值国内外学者还有争议，但是单倍型相合供者选择时必须考虑 DSA。

（二）ABO 血型

在 Allo-SCT 过程中，供受者血型涉及全相合、大不合、小不合以及双向不合。ABO 血型大不合的供者应该选择性去除红细胞，小不合的患者应该去除采集物中的血浆。由于移植物体外处理不可避免的引起细胞丢失，尤其是 $CD34^+$ 细胞，后者是影响造血重建的重要因素之一。因此，Haplo-SCT 中，ABO 血型选择的优先顺序应该是全相合、小不合、大不合。

（三）供者年龄和性别

年轻供者骨髓中具有更丰富的 CD34⁺ 造血干 / 祖细胞和 CD3⁺CD4⁻CD8⁻ 的调节性 T 细胞。在无关供者移植中，年龄大的供者提供的干细胞移植后，受者Ⅲ~Ⅳ度急性 GVHD 和慢性 GVHD 发生率增高、总体生存率降低；这种现象在 HLA 不合移植中尤为明显。多次怀孕的老年女性供者也与移植后的高 GVHD 发生率和低 OS 密切相关。尽管浙江大学及美国约翰霍普金斯大学团队都未发现供者年龄对 Haplo-SCT 预后的不良影响，但由于随着年龄的增长，克隆性造血的发生率显著增加，后者增加血液恶性肿瘤的风险。因此，年轻的、男性供者应是单倍体移植的首选供者。

（四）供受者之间的亲缘关系

单倍型相合移植使得父母、子女以及旁系亲属都可能成为移植供者，这些供者与受者之间存在或近或远的亲缘关系。当有多个供者时，我们如何应该依据亲缘关系进行选择呢？北京大学血液病研究所的资料显示：①与母亲相比，父亲供者具有低 GVHD 和 NRM 率，生存提高；②儿童供者急性 GVHD 发生率低；③姐姐作为供者预后差于父亲供者；④与 NIMA 不合的同胞供者相比，母亲供者急慢性 GVHD 发生率、NRM 增高。旁系供者移植后，白血病无病生存和 OS 虽然与直系亲属无关系，但 2 年广泛性慢性 GVHD 发生率明显增加。因此，供受者关系选择的先后顺序是儿童、同胞、父亲、母亲或旁系亲属。

（五）供受者之间 KIR 配基不合

意大利的 Ruggeri 教授等发现 KIR 不合导致的 NK 同种反应性在移植物抗宿主方向可以杀伤受者体内残存的 T 细胞促进植入，并能通过杀伤受者抗原提呈细胞降低 GVHD，以及杀伤白血病细胞发挥 GVL 效应。在“北京方案”中，KIR 不合患者急性 GVHD 发生和复发率增高，总体生存率降低。欧美学者也发现在非体外去除 T 细胞 Haplo-SCT 模式下，KIR 不合患者 NRM 降低，OS 和 EFS 升高。国内外不同移植中心关于 KIR 不合对移植预后影响不一致的结果可能是由于预处理方案、干细胞来源、基础疾病以及定义 KIR 不合的模式不同所致，因此，KIR 不合对移植预后及供者选择时要考充分虑移植模式。

（六）非母亲来源的 HLA 抗原不合

母亲在怀孕期间，母亲和胎儿之间形成的免疫耐受可能对移植预后有重要影响。日本学者的研究发现，非去除 T 细胞的 Haplo-SCT 中，母亲作为供者的总生存期延长。国际骨髓移植登记处的资料显示非体外去除 T 细胞的 Haplo-SCT 模式中，与接受非父亲来源的 HLA 抗原（NIPA）不合的 Haplo-SCT 相比，接受 NIMA 不合移植物的患者，移植后 GVHD 的发生率和 NRM 显著降低，这种现象并未受到是否采用清髓预处理或者非清髓预处理的影响。

综合国内基于“北京方案”关于供者特征对移植预后的研究结果，笔者提出的供者选择原则见图 5-8-1。由于目前国内外存在多种 Haplo-SCT 模式，这些模式在供受者种族（高加索人群或黄色人种或印第安人）干细胞来源（或采用骨髓、G-CSF 动员的外周血、或采用 G-CSF 刺激的骨髓）、是否对移植物进行体外处理（去除 T 细胞或非去除 T 细胞）、预处理方案（清髓预处理或非清髓预处理）以及 GVHD 预防（不同药物组合）等方面都存在差异，目前没有一个全世界公认的单倍体相合移植模式。因此，在遵循上述供者选择原则的同时，还需要考虑的是：①影响预后的因素因 Haplo-SCT 模式不同而异，选择供者时应考虑移植模式；②随着移植并发症处理以及支持治疗等手段的不断改进，某些影响预后的供者特征可能会

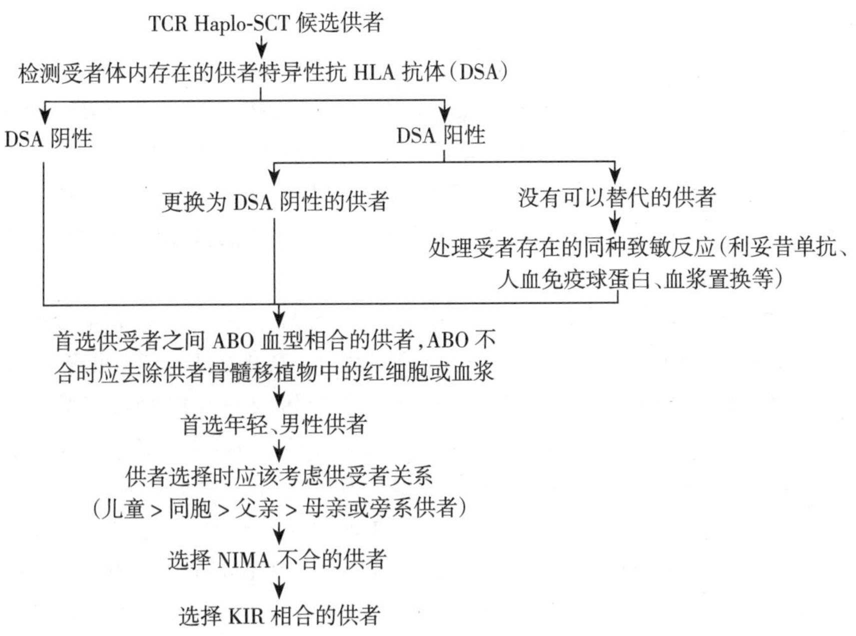

图 5-8-1　国内基于"北京方案"关于供者特征对移植预后研究供者选择原则

失去对移植预后影响的价值，国内外学者还会发现新的供者特征。可见，供者选择的目的是提高移植疗效，"仁者见仁智者见智"极其重要。令人欣喜的是，北京大学团队最近发表的资料显示，对于移植前，应用发展的眼光看待供者选择原则问题，且不断更新之。

第五节　单倍体合移植和其他移植方式的比较

作为 HLA 相合同胞供者、无关供者及脐血移植外的一种在世界范围内开展的新的移植方式，Haplo-SCT 与 MSD-SCT、MUD-SCT 以及 UCBT 的疗效优劣近年来备受关注。2006 年北京大学血液病研究所发表在《血液》杂志上的论文在异基因造血干细胞移植历史上首次展示了 Haplo-SCT 与 HLA 相合同胞供者移植可以取得相当的 LFS 和 OS。随后，该课题组又在《临床癌症研究》杂志上发表论文，证实了 Haplo-SCT 可以取得与 HLA 相合无关供者移植相当的疗效。这些结果陆续被国内外学者的研究所证实，从而使 Haplo-SCT 的数量和疗效在全球范围内呈现逐年上升的趋势，成为重要的干细胞来源之一。

一、Haplo-SCT 和其他移植方法比较的回顾性研究

（一）Haplo-SCT 与 MSD-SCT 疗效比较

2006 年，陆道培教授报道了 135 例 Haplo-SCT 结果，并与同期在该中心接受移植的 158 例 MSD-SCT 进行了比较，Haplo-SCT 组患者的预处理方案、移植物来源以及 GVHD 预防等(见前述)，MSD-SCT 组除了预处理方案中不含有 ATG 外，其他移植程序和方法都与 Haplo-SCT 组相同。结果发现两组患者在移植后的 30 天都获得完全供者嵌合，Haplo-SCT 组和 MSD-SCT 组 NEC 植入的中位时间分别为 12（10~25）天和 15（10~25）天，PLT 植入的中位时间分别是 15（7~151）天和 15（2~108）天。Haplo-SCT 组和 MSD-SCT 组Ⅱ~Ⅳ度急性 GVHD 的累积

发生率分别为40%和32%，慢性GVHD的2年累积发生率分别为55%和56%。Haplo-SCT组100天CMV再激活的累积发生率和出血性膀胱炎的发生率分别为65%和35%（P<0.001），MSD-SCT组则为39%和13%（P<0.001）。Haplo-SCT组和MSD-SCT组患者的2年累计复发率分别为18%和13%，TRM分别为22%和14%。Haplo-SCT组患者的2年预计LFS和OS分别为64%和71%，MSD-SCT组为71%和72%。多因素分析显示移植前疾病状态和疾病类型是影响移植预后的重要因素，高危患者复发率高，OS低；CML和MDS患者复发率低，OS高。

2011年，北京大学血液病研究报道了Haplo-SCT和MSD-SCT治疗高危急性白血病的研究结果，Haplo-SCT组患者除了年龄较MSD-SCT组小，其他疾病特征两组具有可比性。Haplo-SCT组患者NEC和PLT植入的中位时间分别是13（9~29）天和15（7~74）天，MSD-SCT组NEC和PLT植入的中位时间则是16（11~25）天和15（7~100）天。Haplo-SCT组和MSD-SCT组患者移植后100天Ⅱ~Ⅳ度急性GVHD的累计发生率分别为49%和24%，慢性GVHD的2年累计发生率分别为62%和39%。Haplo-SCT组和MSD-SCT组患者2年累计复发率分别为26%和49%（P=0.008）；NRM分别为34%和38%。Haplo-SCT组和MSD-SCT组患者的预计3年LFS分别为42%和15%（P=0.029），OS分别为42%和20%（P=0.048）。我们的资料显示对于高危急性白血病患者而言，Haplo-SCT移植比MSD-SCT移植具有低复发率、高生存率优势，这种结果可能得益于单倍体相合移植后较强的GVL效应，Haplo-SCT移植后较高的慢性GVHD可能有利于抗白血病，此外，HLA位点不合导致的T细胞同种反应性提高也是GVL效应的另一重要因素。

国内第三军医大学新桥医院的陈幸华教授等比较了46例接受Haplo-SCT患者和52例接受MSD-SCT患者的临床结果，该中心Haplo-SCT组采用的预处理方案包括A方案：（n=34）Ara-C 3g/m^2，每12小时一次连续用3天，Cy 50mg/（kg·d），连续用2天，TBI 2天，总剂量9~9.5Gy；B方案（n=14）：洛莫司汀120mg/m^2，用1天，Bu 130mg/m^2，联用3天，Cy 45mg/（kg·d），连续用2天，Ara-C 2g/m^2，每12小时一次连续用2天；所有患者都给予ATG（德国费森尤斯）5mg/（kg·d），联用4天。MSD-SCT组患者预处理方案包括C方案（n=21）：Cy 60mg/（kg·d），连续用2天，TBI 2天，总剂量9~9.5Gy；D方案（n=31）：Bu 0.8mg/kg，6小时一次，连续应用4天，Cy 60mg/（kg·d），连续用2天。所有患者均回输G-CSF动员的外周血干细胞（G-PB）或G-CSF预激的骨髓联合G-PB，在干细胞回输后的24小时开始应用G-CSF 5μg/（kg·d）。

Haplo-SCT组GVHD预防方案如下：CSA 1.5mg/（kg·d），静脉给药，-7天开始，-1天胃肠功能允许即给予2.5mg/（kg·d），口服给药直至患者出院，根据血药浓度调整CSA剂量，从移植后150天开始逐渐停用；MTX，静脉给药，+1天15mg/m^2，+3、+6、+11天剂量均为10mg/m^2；MMF 1g/d，-7天到+100天，根据有无严重GVHD、感染或复发风险调整MMF的应用。MSD-SCT组GVHD预防方案如下：CSA 1.5mg/（kg·d），静脉给药，-7天开始，-1天胃肠功能允许即给予2.5mg/（kg·d），口服给药直至患者出院，根据血药浓度调整CSA剂量，从移植后100天开始逐渐停用；MTX，静脉给药，+1天15mg/m^2，+3、+6天剂量均为10mg/m^2；MMF 1g/d，-7天到+60天，根据有无严重GVHD、感染或复发风险调整MMF的应用。

作者发现移植后的30天所有患者都获得完全供者嵌合，Haplo-SCT组和MSD-SCT组NEC植入的中位时间分别为13（10~18）天和16（8~26）天，PLT植入的中位时间分别是19（17~25）天和20（12~39）天。Haplo-SCT组和MSD-SCT组Ⅰ~Ⅱ度急性GVHD的发生率分别为 43.5% 和 21.2%（$P<0.05$），慢性 GVHD 的发生率分别为 10.9% 和 34.6%（$P<0.05$）。Haplo-SCT 组和 MSD-SCT 组患者 100 天 CMV 血症的累积发生率分别为 8.7% 和 0%（$P<0.001$）。Haplo-SCT 组和 MSD-SCT 组患者的 2 年累积复发率分别为 23.9% 和 19.2%，TRM 分别为 8.7% 和 9.6%。Haplo-SCT 组患者的 2 年预计 LFS 和 OS 分别为 70.6% 和 77.8%，MSD-SCT 组为 72.2% 和 76.5%。多因素分析显示移植前疾病处于早期或诊断 CML 的患者复发率低，生存率高。随后，浙江大学、南方医科大学以及欧美学者发表的文献均证实，无论在我国人群还是在欧美人群中，Haplo-SCT 与 MSD-SCT 治疗恶性血液病可以取得相当的疗效。

（二）Haplo-SCT 与 MUD-SCT 疗效比较

2009 年，北京大学血液病研究所黄晓军教授报道了接受 Haplo-SCT（n=219）和 MUD-SCT（n=78）的恶性血液病患者的移植结果，Haplo-SCT 组患者移植方案同前所述，MUD-SCT 组患者除了 Ara-C 2g/（m^2·d），于 –10、–9 天静脉给药外，预处理方案的其他用药与 Haplo-SCT 组相同。不同的是 Haplo-SCT 组应用 G-CSF 动员的骨髓和外周血混合移植物，MUD-SCT 组患者只应用 G-CSF 动员的外周血作为移植物。两组患者都在移植后的 30 天获得完全供者嵌合，Haplo-SCT 组和 MUD-SCT 组 NEC 植入的中位时间分别为 13（9~24）天和 12（9~20）天，PLT 植入的中位时间分别是 15（7~140）天和 13（4~85）天。Haplo-SCT 组和 MUD-SCT 组Ⅱ~Ⅳ度急性 GVHD 的累积发生率分别为 47% 和 31%（P=0.033），慢性 GVHD 的 2 年累积发生率分别为 54% 和 40%。Haplo-SCT 组和 MUD-SCT 组 100 天 CMV 血症的累计发生率分别为 66% 和 55%。Haplo-SCT 组和 MUD-SCT 组患者的 2 年累计复发率分别为 12% 和 18%，TRM 分别为 20% 和 18%。Haplo-SCT 组患者的 2 年预计 LFS 和 OS 分别为 74% 和 74%，MUD-SCT 组为 67% 和 61%。多因素分析显示 CML 患者无论是接受 Haplo-SCT 还是 MUD-SCT 都较 AML、ALL 和 MDS 患者具有较好的生存率。这一研究证实 Haplo-SCT 与 MUD-SCT 可以取得相当的疗效。

国内南方医科大学的刘启发教授团队报道了 Haplo-SCT、MSD-SCT 和 MUD-SCT 治疗 91 例慢性期 CML 的疗效，Haplo-SCT 组、MSD-SCT 组和 MUD-SCT 组患者分别为 13 例、48 例和 30 例，预处理方案：方案一：TBI 4.5Gy/d，–5~–4 天；Cy 60mg/（kg·d），–3~–2 天；方案二：Bu 4mg/（kg·d），Q6h，口服，或 3.2mg/（kg·d），静脉给药，–6~–4 天；Cy 60mg/（kg·d），–3~–2 天；Ara-C 2g/m^2.d，–3~–2 天；Haplo-SCT 组患者 3 例接受 TBI+Cy 方案，10 例接受 BU/Cy 方案；MSD-SCT 患者 10 例接受 TBI+Cy 方案，38 例接受 BU/Cy 方案；MUD-SCT 患者 5 例接受 TBI+Cy 方案，25 例接受 Bu/Cy 方案。GVHD 预防方案：MTX 15mg/m^2，+1 天，10mg/m^2，+3、+6 天；CSA 1.5mg/（kg·d），静脉给药，–7 天开始，–1 天胃肠功能允许即给予 2.5mg/（kg·d），口服给药直至患者出院，根据血药浓度调整 CSA 剂量，从移植后 100 天开始逐渐停用；MMF 0.5g 每天 2 次口服，0~+30 天；兔 ATG 2.5mg/（kg·d），–3~–1 天。Haplo-SCT 组患者 9 例应用 MTX+CSA+ATG 方案，4 例应用 MTX+CSA+ATG+MMF 方案；MSD-SCT 患者均应用 MTX+CSA 方案；MUD-SCT 组患者 21 例应用 MTX+CSA，9 例应用 MTX+CSA+ATG 方案。三组患者都采用稳态骨髓或 G-PB 作为移植物。结果显示除 2 例患者死于预处理毒性外，其他所有患者均获得造血植入，NEC 和 PLT 植入的中位时间分别为 14（7~27）天和 15（7~49）天；三组患者在造血植入时间上无差异。MSD-SCT 组与 Haplo-SCT/MUD-SCT 组移植后 100 天Ⅱ~Ⅳ度急性 GVHD 的累积发生率分别是 25.5% 和 40.5%；Ⅲ~Ⅳ度急性 GVHD 的累积发生率分别为 0 和 14.3%。慢性 GVHD 和广泛性慢性 GVHD 的 1 年累积发生率在 MSD-SCT 组为

51.1% 和 31.9%，Haplo-SCT/MUD-SCT 组为 37.1% 和 10.8%。

中位随访 56.7(0~150.8)个月，所有患者的预计 5 年累积 TRM 为 15.9%，MSD-SCT 组及 Haplo-SCT/MUD-SCT 组分别为 6.6% 和 26.3%(P=0.010)。MSD-SCT 组及 Haplo-SCT/MUD-SCT 组患者的预计 5 年累积复发率分别是 9.5% 和 12.9%。所有患者的预计 5 年累积 LFS 和 OS 分别是 81.8% 和 74.8%；MSD-SCT 组及 Haplo-SCT/MUD-SCT 组患者的预计 5 年累积 DFS 分别是 84.4% 和 63.7%；OS 分别为 90.9% 和 71.5%。该中心报道的较高 OS 和 LFS 可能与入组的所有患者都是慢性期的 CML 有关，此外，Haplo-SCT 组患者中病例数只有 13 例，加之为回顾性分析，所以关于在 CML CP 患者 MSD-SCT 和 Haplo-SCT 的优劣还需深入探讨。

最近，美国乔治亚州立大学的研究人员对在该中心接受移植的 282 例患者进行了回顾性分析，其中接受 Haplo-SCT、MSD-SCT 和 MUD-SCT 的患者分别为 53、117 和 101 例。Haplo-SCT 组预处理方案：方案一(n=35)：Flu 30mg/(m^2·d)，-6~-2 天；TBI 2Gy -1 天；Cy 14.5mg/(kg·d)，-6~-5 天；Cy 50mg/(kg·d)，+3~+4 天；方案二(n=18)：Flu 25mg/(m^2·d)，-6~-2 天；Bu 110~130mg/m^2，静脉给药，-7~-4 天；Cy 14.5mg/(kg·d)，-3~-2 天；Cy 50mg/(kg·d)，+3~+4 天。MSD-SCT 组预处理方案包括：①Flu 150mg/m^2，Bu IV，260mg/m^2，Cy 1.5g/m^2，兔 ATG 4.5mg/kg；②Flu 120mg/m^2，Mel 140mg/m^2；③Mel 140mg/m^2，TBI 8Gy；④ 其他。MUD-SCT 组预处理方案包括：①Flu 160mg/m^2，Bu 16mg/kg 口服或 520mg/m^2 Ⅳ，Alemtu 33mg；②Flu 9mg/m^2，Cy 2.25g/m^2，Alemtu 33mg ± rituximab；③Flu 150mg/m^2，Mel 140mg/m^2；④Flu 120mg/m^2，Mel 140mg/m^2，兔 ATG 6mg/kg；⑤其他。所有患者都用以下 GVHD 预防方案：他克莫司 +5~+180 天，根据血药浓度调整药物剂量，维持血药浓度 5~15ng/ml，MMF +5~+35 天，每天最大剂量 3g，分次口服。

移植后 6 个月时，Haplo-SCT、MSD-SCT 和 MUD-SCT 组患者Ⅱ~Ⅳ度急性 GVHD 的发生率分别为 39%、30% 和 27%；Ⅲ~Ⅳ度急性 GVHD 的发生率分别是 11%、8% 和 11%。移植后 24 个月是慢性 GVHD 的累积发生率在 Haplo-SCT、MSD-SCT 和 MUD-SCT 组分别为 38%、54% 和 54%。24 个月时 Haplo-SCT、MSD-SCT 和 NUDT 组患者的累计 TRM 率分别是 7%、13%、16%；DFS 分别是 60%、53% 和 52%，预计 24 个月生存率为 64%、76% 和 67%。多因素分析显示 ALL 患者 DFS 最差，HCT-CI 是 OS 独立预后影响因素，HCT-CI≥2 的患者 OS 显著低于 HCT-CI≤1 的患者。这项来自美国乔治亚州立大学的单中心研究结果以及随后欧美其他中心的研究结果都证实了我国关于 Haplo-SCT 可以取得与 MSD-SCT 及 MUD-SCT 相当的疗效这一结论。

(三) Haplo-SCT 和 UCBT 疗效比较

目前，Haplo-SCT 和 UCBT 已经是无 HLA 相合同胞供者以外的重要移植方案。美国血液和骨髓移植临床试验协作组的一项多中心研究比较了 Haplo-SCT(n=50)和双份脐血移植(dUCBT，n=50)的疗效，Haplo-SCT 组患者的预处理方案和 GVHD 预防方案采用移植后 Cy 诱导免疫耐受的移植模式(见前述)。dUCBT 组患者的预处理方案包括 Flu 40mg/(m^2·d)，-6~-2 天；Cy 50mg/(kg·d)，-6 天；TBI 2Gy -1 天；根据肌酐清除率调整 Flu 剂量。GVHD 预防：MMF，1g Q8h(体重≥50kg 的患者)或者是 15mg/(kg·d)(体重 <50kg 的患者)，Q8H，-3~+30 天或造血植入 7 天停用。CSA 调整剂量维持血药浓度 200~400ng/ml，直至 +100 天，如无 GVHD 发生，+101 天起每周减量 10%，+180~+200 天停药。他克莫司调整剂量维持 5~10ng/ml 的谷浓度。

Haplo-SCT 组患者 1 例植入失败死亡，dUCBT 组 5 例植入失败死亡；Haplo-SCT 组和 dUCBT 组患者移植后 56 天 NEC 累计植入率分别为 96% 和 94%，中位植入时间分别是 16(12~83)天和 15(4~47)天；100 天 PLT 累积植入率分别为 98% 和 82%，中位植入时间分别为 24(1~92)天和 38(3~87)天。Haplo-SCT 组患者移植后 100 天Ⅱ~Ⅳ度和Ⅲ~Ⅳ度急性 GVHD 的累计发生率分别为 32% 和 0%，慢性 GVHD 的 1 年累计发生率为 13%；dUCBT 组患者移植后 100 天Ⅱ~Ⅳ度和Ⅲ~Ⅳ度急性 GVHD 的累积发生率分别为 40% 和 21%，慢性 GVHD 的 1 年累积发生率为 25%。

中位随访 365(56~411)天，Haplo-SCT 组患者的 1 年累计复发率和 NRM 分别为 45% 和 7%，1 年累计 PFS 和 OS 分别为 48% 和 62%；dUCBT 组患者的 1 年累积复发率和 NRM 分别为 31% 和 24%，1 年累积 PFS 和 OS 分别为 46% 和 54%。这一研究的重要意义在于利用多中心研究证实了单中心研究的结果，即同样采用减低预处理剂量的方案的前提下，Haplo-SCT 和 UCBT 可以取得相当的疗效，尽管是回顾性研究，但为今后供者的选择提供了借鉴。

北京大学血研所的研究也证实 Haplo-SCT 治疗恶性血液病疗效不差于 UCBT，然而，Haplo-SCT 后 GVHD 的发生率仍高于 UCBT。西班牙学者回顾性分析了 67 例接受 allo-HSCT 的急性白血病患者，其中 38 例接受无关供者脐血移植(UCBT)、29 例接受了 Haplo-SCT。同样发现 Haplo-SCT 和 UCBT 可以获得相当的移植疗效。

综述所述，目前单倍型相合供者、无关脐血和无关供者成为继 HLA 相合同胞供者以外的三类重要干细胞来源。

二、Haplo-SCT 和 MSD-SCT 比较的前瞻性研究

2015 年，《血液》杂志报道了一项由北京大学牵头的多中心、前瞻性研究，该研究入组 450 例患者，其中接受 Haplo-SCT 和 MSD-SCT 的患者分别为 231 例和 219 例，作者发现两组的 3 年累积复发率均为 15%(P=0.98)，累积 NRM 分别是 13% 和 8%(P=0.13)；预计 3 年 LFS 分别是 79% 和 82%(P=0.36)、OS 分别是 74% 和 78%(P=0.34)。2016 年，《临床癌症研究》杂志发表了由北京大学牵头的另一项多中心、前瞻性、生物学随机的研究，该研究中王昱等比较了 Haplo-SCT(n=121) 和 MSD-SCT(n=89) 治疗高危 ALL 的疗效，结果发现 Haplo-SCT 组和 MSD-SCT 组患者在 3 年累积复发率(18% vs. 24%，P=0.30) 和 NRM(13% vs. 11%，P=0.84) 方面均无统计学差异，两组患者在预计 3 年 LFS(68% vs. 64%，P=0.56) 和 OS (75%vs.69%，P=0.51) 方面也无统计学差异。

2016 年，《英国血液学杂志》报道了来自中国的多中心、前瞻性比较 Haplo-SCT(n=101) 和 MSD-SCT 治疗 SAA(n=48) 的研究结果，两组患者 28 天时的 NEC 植入率无统计学差异；然而，Haplo-SCT 组患者的 PLT 累计植入率显著低于 MSD-SCT 组患者(94.1% vs. 95.8%，P=0.031)；Ⅱ~Ⅳ度急性 GVHD 的发生率显著高于 MSD-SCT 组(33.7% vs. 4.2%，P<0.001)。就 1 年慢性 GVHD 累积发生率而言，Haplo-SCT 组患者也显著高于 MSD-SCT 组，无论是总体慢性 GVHD(22.4% vs. 6.6%，P=0.014) 还是广泛慢性 GVHD(5.0% vs. 0，P=0.044)。尽管 Haplo-SCT 组早期 CMV 血症的发生率显著高于 MSD-SCT 组(68.3% vs. 39.6%，P=0.002)，但两组患者的无治疗失败生存和 OS 均无统计学差异。

上述三项来自中国的多中心、前瞻性研究提供了有力证据，表明无论是 AML、ALL 还是 SAA，Haplo-SCT 都可以获得与 MSD-SCT 相当的疗效。目前，欧美学者正在开展类似的

前瞻性、多中心研究以期明确基于移植后 Cy 诱导免疫耐受的 Haplo-SCT 模式是否能取得与 MSD-SCT 一致的疗效。

基于国内外关于 Haplo-SCT、MSD-SCT、MUD-SCT 以及 UBCT 治疗血液病的疗效比较，并结合相关文献，笔者将各种移植类型的优势和缺点进行了比较（表 5-8-5）。此外，各移植中心还应该根据自己对不同移植方式的特长及经验选择是应用单倍体相合移植、脐血移植、还是无关供者移植。例如：马塞诸萨州总医院 Ballen 教授，安徽省立医院的孙自敏教授等更倾向于选择 UCBT，因为他们对脐血移植更专业、更感兴趣。在北京大学血液病研究所，黄晓军教授带领的团队在缺乏 HLA 相合同胞供者的情况下，更倾向于选择 Haplo-SCT，因为该团队的初步研究发现对于某些 AML 亚群患者，单倍型相合供者来源的干细胞较同胞相合来源的干细胞具有更强的 GVL 效应。

表 5-8-5　HLA 相合同胞供者移植、无关供者移植、脐血移植以及单倍型相合移植之间的优缺点比较

	MSD-SCT	MUD-SCT	UCBT	Haplo-SCT
供者是否容易得到	同胞供者中 25% 左右	寻找周期长，少数民族人群中很难找到合适供者	少数民族人群中很难找到合适供者	几乎人人都有供者
花费	供者费用低，1 万 ~2 万元（¥）左右	供者费用较高，3 万 ~5 万元（¥）左右	每份脐血 2 万 ~3 万元（¥）左右	供者费用低，1 万 ~2 万元（¥）左右
移植物质量（包括 $CD34^+$ 细胞等）	受年龄等因素影响	受年龄等因素影响	不同脐血间差异大	受年龄等因素影响
植入	快	快	慢	快
GVHD	低	较高	低	较高
免疫重建	快	快	慢	较快
感染	中度风险	高风险	高风险，尤其是病毒感染	高风险，尤其是病毒感染
复发风险	中等	中等	中等	去除 T 细胞移植复发风险高，非去 T 移植有较强的 GVL 效应
二次移植物 *	易获得	不易获得	不能获得	易获得

注：MDST：人类白细胞分化抗原（HLA）相合同胞供者移植；MUD-SCT：HLA 相合无关供者移植；UCBT：脐血移植；Haplo-SCT：单倍体相合造血干细胞移植；GVHD：急性移植物抗宿主病；GVL：移植物抗白血病

现今，Haplo-SCT 已经成为 MSD-SCT 以外一种重要的移植方式，几乎所有患者（包括少数民族和混血种族），特别是急需移植的患者，都能即可得到单倍型相合供者来源的干细胞。国内外多数移植中心普遍采用非体外去除 T 细胞的 Haplo-SCT 模式。尽管 Haplo-SCT 治疗各类疾病已经取得长足进步，然而仍有许多问题等待国内外学者去解决：①到底有多少疾病亚群接受 Haplo-SCT 的疗效优于 MSD-SCT，仍待大样本、前瞻性、多中心临床队列研究证实；②在基于 G-CSF 和 ATG 诱导免疫耐受的 Haplo-SCT 方案中，ATG 的最佳用量是多少？目前仍是未解之谜;③对于不同来源的移植物,稳态骨髓、G-CSF 预激的骨髓、G-CSF 动员的外周血移植物以及 G-CSF 预激的骨髓和外周血混合移植物,那种是最佳移植物? 是否不同疾病类型的最佳移植物不同? ④植入失败问题,包括植入不良以及持续性血小板减少等,仍是亟待解决的临床问题;⑤如何开发能有效治疗移植后难治性病毒感染的新策略? 如何促进单倍体相合移植后的免疫重建速度,以降低复发和感染发生率? 以便早期对预后差的患者进行干预。

面对这些问题,许多临床大夫深深感到“山重水复疑无路”,然而,随着 Haplo-SCT 移植相关的免疫耐受和免疫重建这一重大科学问题的逐步阐明,国内外学会针对上述存在的种种亟待解决的问题提出新的解决方案,我们也必将迎来 Haplo-SCT 移植领域的“柳暗花明又一村”的新局面,最终提高移植疗效,造福急需移植挽救生命的广大患者。

（常英军　黄晓军）

主要参考文献

1. Xu LP, Wu DP, Han MZ, et al. A review of hematopoietic cell transplantation in China: data and trends during 2008-2016. Bone Marrow Transplant, 2017, 52(11): 1512-1518.
2. Chang YJ, Huang XJ. Haploidentical stem cell transplantation: anti-thymocyte globulin-based experience. Semin Hematol, 2016, 53(2): 82-89.
3. Xu L, Chen H, Chen J, et al. The consensus on indications, conditioning regimen, and donor selection of allogeneic hematopoietic cell transplantation for hematological diseases in China-recommendations from the Chinese Society of Hematology. J Hematol Oncol, 2018, 11(1): 33.
4. Huang XJ, Chang YJ. Unmanipulated HLA-mismatched/haploidentical blood and marrow hematopoietic stem cell transplantation. Biol Blood Marrow Transplant, 2011, 17(2): 197-204.
5. Kanakry CG, Fuchs EJ, Luznik L. Modern approaches to HLA-haploidentical blood or marrow transplantation. Nat Rev Clin Oncol, 2016, 13(1): 10-24.
6. Chang YJ, Huang XJ. Haploidentical bone marrow transplantation without T-cell depletion. Semin Oncol, 2012, 39(6): 653-663.
7. Chang YJ, Huang XJ. [How I manage minimal residual disease positive patients with acute leukemia who underwent allogeneic stem cell transplantation]. Zhonghua Xue Ye Xue Za Zhi, 2018, 39(6): 448-453.
8. Chang YJ, Luznik L, Fuchs EJ, Huang XJ. How do we choose the best donor for T-cell-replete, HLA-haploidentical transplantation? J Hematol Oncol, 2016, 9: 35.
9. Lu DP, Dong L, Wu T, et al. Conditioning including antithymocyte globulin followed by unmanipulated HLA-mismatched/haploidentical blood and marrow transplantation can achieve comparable outcomes with HLA-identical sibling transplantation. Blood, 2006, 107(8): 3065-3073.
10. Xiao-Jun H, Lan-Ping X, Kai-Yan L, et al. Partially matched related donor transplantation can achieve outcomes comparable with unrelated donor transplantation for patients with hematologic malignancies. Clin Cancer Res, 2009, 15(14): 4777-4783.

第九章

非血缘造血干细胞移植

非血缘造血干细胞移植又称无关供者造血干细胞移植，是 allo-HSCT 的一种类型。随着造血干细胞供者登记中心的发展和 HLA 分型技术的进步，非血缘造血干细胞移植作为替代造血干细胞来源，已获得与亲缘全相合供者移植相似的治疗效果，广泛应用于血液系统恶性疾病的治疗。世界范围内家庭规模正逐渐缩小，意味着在同一家庭中得到 HLA 全相合供者的机会越来越少，非血缘供者成为异基因造血干细胞的重要来源，在全部移植类型中的比例已超过同胞全相合供者造血干细胞移植。近年来我国半相合造血干细胞移植技术得到长足发展。由于亲缘间半相合供者获得的便捷性和经济性，与欧美国家非血缘造血干细胞做为最主要移植物来源的现状不同，近年来我国非血缘造血干细胞移植的增长速度低于半相合移植。我国非亲缘 / 亲缘移植的比例由 2008 年的 1 : 3.46 降至 2015 年的 1 : 4.49，造血干细胞移植案例中非血缘供者移植的比例由 2008 年的 20.4%（216/1062）降至 2015 年的 13.6%（540/3975）。

第一节　历史沿革及现状

Allo-HSCT 最早始于亲缘供者，HLA 相合的同胞全相合供者移植通常是 allo-HSCT 的首选。然而仅有 25%~35% 的患者能找到 HLA 配型相合的同胞供者。1973 年，一例来自丹麦血库的供者骨髓移植治疗遗传性免疫缺陷疾病获得成功，意味着全球首例非血缘 allo-HSCT 的成功实施。1979 年，美国 Hutchinson 医学中心首次成功对一位身患急性淋巴细胞白血病的患者进行了非血缘 allo-HSCT，我国非血缘造血干细胞移植开始于 20 世纪 90 年代。自此，非血缘 allo-HSCT 应用日益广泛，扩大了异基因造血干细胞移植的供者来源。

在过去的二十年间，HLA 高分辨基因学配型技术及遗传免疫学的进展有效地指导了适合供者的选择。全球供者库和巨大协作网络的建立为寻求适合的供者提供了便利，非血缘供者造血干细胞移植的数量有了飞速的增长。近年来，随着移植技术方案的成熟和支持治疗的进步，移植现状已获得明显改善。大量临床研究显示，非血缘供者造血干细胞移植达到了与同胞供者移植接近的疗效，这让患者、家属和移植医生均认为非血缘供者是在缺乏 HLA 配型相合的同胞供者时可考虑的供者选择之一。移植相关死亡仍是影响非血缘供者 allo-

HSCT 疗效的首要原因。尽管多项研究表明，非血缘供者 allo-HSCT 较同胞供者移植有更强的 GVL 效应，使得疾病的复发率明显下降，但预处理毒性、GVHD 等移植并发症在一定程度上抵消了这一优势。随着近年来移植技术方案的成熟，通过合理地选择患者、确定适当的移植时间以及在并发症的防治和支持治疗方面的进步，非血缘供者 allo-HSCT 并发症的发生率和死亡率正逐年降低，患者的 DFS 逐渐提高。此外，RIC 方案可以降低移植相关死亡率，使老年及有合并症的患者也可获得移植治疗的机会，这进一步扩大了 allo-HSCT 的应用范围。

一、造血干细胞供者登记中心的发展

非血缘供者造血干细胞移植的成功实施激起了人们对造血干细胞捐赠的热情。随着人们逐渐意识到“捐赠救人”的重要性，他们自愿组织起来，募集资金，宣传呼吁更多的人加入到捐赠登记中心，这便是捐赠中心的雏形。民间力量推动了国内及全球捐赠中心的发展。世界上最早的骨髓捐献志愿者登记中心——“Anthony Nolan”基金会成立于 1974 年，创立者是一位 Wiskott-Aldrich 综合征患儿（Anthony Nolan）的母亲 Shirley Nolan。Anthony 出生于 1971 年，在出生后不久就被诊断患有罕见的 Wiskott-Aldrich 综合征，骨髓移植是唯一的治疗方法，但当时没有一个组织可以提供配型资料。Anthony 母亲自此致力于建立 HLA 配型资料的登记中心，组织联络干细胞捐赠并检测登记捐赠者的 HLA 资料和信息。遗憾的是，Anthony 一直未能找到合适的供者并于 1979 年死亡。如今，“Anthony Nolan”基金会发展成为全球最大的几个干细胞登记中心之一。全球范围内的骨髓和外周造血干细胞登记供者均在增加，现已有超过 2800 万的捐赠登记，其中包括超过 70 万的脐带血捐赠登记。一位身患急性淋巴细胞白血病的 10 岁女孩 Laura 与病魔抗争的故事推动了美国国家骨髓捐赠事业的发展。1979 年 Laura 进行了非血缘供者骨髓移植，这也是全球首例非血缘异基因造血干细胞移植治疗白血病的病例。1981 年 Laura 的父亲 Graves 建立了“Laura Graves”基金会，长期致力于骨髓捐赠的宣传与志愿者的募集工作，并成为美国国立骨髓登记中心（National Marrow Donor Program，NMDP）的雏形。1986 年，NMDP 正式成立，目前已成为全球最大的国立骨髓登记中心。社会的积极响应促进了非血缘供者登记中心的成立。截至 2012 年，全球范围大约有 57 个国家成立造血干细胞捐赠登记处，已登记的捐赠志愿者及脐血干细胞资料超过 2200 万份。在过去的十年中，随着各种造血干细胞登记中心的建立和发展，患者找到至少一位合适供者的几率大大增加，而全球协作为寻找适合的供者提供了更多的机会，推动了造血干细胞移植事业的发展。

二、造血干细胞供者登记中心的运作

造血干细胞库按其采集储存的干细胞来源不同可以分为骨髓库和脐血库。随着外周血造血干细胞移植的开展，目前在非血缘供者造血干细胞移植中，外周血干细胞已取代骨髓成为造血干细胞的主要来源。此外，按储存方式的不同可以分为实物库和资料库。实物库即为保存实物组织或细胞，需要时可随时使用；而资料库保存的是志愿者相应的干细胞资料，需要时可检阅匹配后再进行采集。每个登记中心均有各自的标准、政策和运作程序，它们支配着非血缘供者造血干细胞登记中心管理的各个方面。供者的招募和管理是整个登记中心运作的关键，而血样的处理、样品分型的标准、资料的追踪等方面也需要有一定的标准、政策和程序。其他如对捐献志愿者的评估、造血干细胞的采集和检测、干细胞的运送等均需要有相应的操作条款使其标准化。

非血缘供者造血干细胞登记中心的首要工作是招募并保证有效的供者数量。此外，一个造血干细胞供者登记中心的建立必须具备若干重要元素：第一，登记中心必须登记有完备的志愿者资料，并不断更新供者的地址、健康状况以及捐赠意向，确保在初配（primary search）成功后能联系到供者本人并评估其是否适合做干细胞供者；第二，完整的HLA分型资料有利于寻找合适的供者。在过去的二十年里，HLA分型技术有了极大的发展。之前多采用血清学分型技术，而目前各个登记中心已将分子生物学分型作为标准方法来录入捐赠者的HLA资料；第三，登记中心需要对供者资料进行人口统计学信息分析。人种多样性是保证造血干细胞库满足不同患者需要的重要前提，同时不同种族或遗传背景的患者找到供者的几率是有差异的。因此全球各国造血干细胞供者登记中心一直就提高"造血干细胞库"的种族多样性做着不懈的努力。增加供者资料库中人种的分布，确保资料库中少数人群的比例，才能满足患者的需要；第四，了解各个区域进行移植活动的现状，总结规律协调整体规划和指南制定，识别影响移植疗效的高危因素，决定移植趋势，规范移植技术，优化移植效果，引领临床或基础科研，为制定行业标准提供支持，为资质审核和认证提供依据。

三、全球造血干细胞供者登记中心的现状

随着全球经济发展和人们健康意识的提高，allo-HSCT已成为多种血液系统恶性疾病治疗的首选方案之一。以全球74亿人口计算，目前全世界每年新增白血病患者约35万人，但每年实施的HSCT仅约5万，即仅有约14%的患者接受移植治疗。在我国，每年新增白血病患者约6.6万人，但每年开展的异基因造血干细胞数仅3000余例。造血干细胞的来源仍是制约移植开展的重要因素。造血干细胞供者登记中心的建立和全球协作网络的完善为更多的患者提供了移植机会。以下介绍几个主要的造血干细胞移植供者登记中心和协作组织。

（一）国际造血干细胞登记中心和造血干细胞移植协作组织

1. 全球骨髓资料库（Bone Marrow Donors Worldwide，BMDW）（http://www.bmdw.org）　BMDW是1988年在欧洲骨髓移植协作组织（European Group of Blood and Marrow Transplantation，EBMT）旗下的免疫生物学工作组（Immunobiology Working Party）基础上发展起来的，其最初目标在于收集非血缘供者和脐血捐赠者的HLA配型资料，协调全球HLA资料的调配。BMDW的宗旨在于推动干细胞捐赠和脐血库的建立，提供HLA配型及其他非血缘供者造血干细胞移植的相关资料，让移植医生更容易获得捐赠者的信息。BMDW的工作目标是：①扩大全球范围登记中心造血干细胞及脐血资料储备；②简化寻找供者的程序，减少寻找供者的时间和花费；③提供寻找适合的非血缘供者或脐血概率的评估；④提供寻找部分位点不相合的非血缘供者干细胞或脐血搜寻方案；⑤推动在亲属间寻找合适供者的策略；⑥为患者提供移植相关信息；⑦推动互联网搜寻合适供者的计划。BMDW一直致力于全球造血干细胞及脐血HLA资料的收集，目前BMDW共有超过3000万份非血缘供者造血干细胞和脐血资料。这些资料分别来自53个国家的75家造血干细胞供者登记中心以及36个国家的53家脐血库。尽管通过BMDW中检索到配型相合的供者并不意味着该供者一定适合捐赠或是能找到该供者，但BMDW为在全球范围内寻着适合的供者提供了可能。

2. 美国国立骨髓捐赠者登记中心（National Marrow Donor Program，NMDP）（http://www.marrow.org）　创立于1986年，是目前全球最大的造血干细胞捐献志愿者登记中心。在经历

了三十余年的运作后，美国 NMDP 现已有超过 1900 万的带有 HLA 分型数据的捐赠者资料，其中包括 23.8 万份脐血资料。截至 2016 年已为全球 80 000 余例造血干细胞移植提供了移植物。目前 NMDP 每年提供移植物约 12 000 余例，其中为他国提供的造血干细胞份数超过了 50%。NMDP 在全球范围内有超过 450 个中心：174 个造血干细胞移植中心（其中 43 个国际移植中心）、73 个供者登记中心（其中 7 个国际供者登记中心）、97 个干细胞采集中心（其中有 16 个国际中心）、97 个外周血干细胞采集中心（其中 7 个国际中心）、26 个 HLA 配型实验室(其中 24 个为国际协作组织)、24 个脐血干细胞登记中心、2 个血样贮备库。2006 年 5 月，NMDP 与我国造血干细胞捐赠者资料库即中华骨髓库（CMDP）已正式签订合作协议。自此中美两国需要造血干细胞移植的白血病患者将拥有更多的配型成功机会。目前，NMDP 的信息系统每天能为 80 000 人提供 HLA 检索服务，并将寻求合适供者的时间缩短至 3~4 周，同时正努力增加库中不同种族的供者。NMDP 就推动造血干细胞捐赠事业做着不懈努力。2009 年 NMDP 的供者登记中心又有了一个新的名称“Be The Match Foundation”，旨在招募更多的供者和资金援助，帮助更多等待移植的患者寻找适合的造血干细胞供者。

3. 国际骨髓移植登记中心（Center for International Blood and Marrow Transplant Research，CIBMTR）（http://www.cibmtr.org） 成立于 2004 年 7 月，由威斯康星大学的国际骨髓移植登记中心（International Bone Marrow Transplant Registry，IBMTR）和 NMDP 的研究机构（NMDP-Research）组成，是造血干细胞移植领域的一个重要国际性研究机构。IBMTR 和 NMDP-Research 均为造血干细胞移植领域的专业学术机构，其主要工作是组织开展临床试验和研究评估。2008 年 CIBMTR 已经具有来自 52 个国家的 459 个成员单位，至今临床数据库患者已经超过 465000 例。至 2016 年，我国已有来自 24 个省的 76 个移植中心加入 CIBMTR。CIBMTR 在整合了 IBMTR 和 NMDP-Research 的研究力量的基础上，进一步发挥其研究优势以支持有关造血干细胞移植领域的研究工作。其主要开展临床观察、临床试验、免疫生物学、数据统计和分析等四个领域的研究工作，对全球造血干细胞移植工作的开展起到了指导和推动的作用。CIBMTR 通过广泛的全球协作，对造血干细胞移植资料进行回顾性分析，并通过前瞻性多中心临床试验，研究最佳的移植治疗措施，以切实提高造血干细胞移植的安全性和成功率。

4. 欧洲骨髓移植协作组织（European Group of Blood and Marrow Transplantation，EBMT）（http://www.ebmt.org） 成立于 1974 年，是一个非营利性组织，总部设在荷兰的马斯特里赫特。EBMT 的宗旨在于从供者招募、组织配型、临床协作、科学研究、医学教育、标准化、质量控制等全方面推动造血干细胞移植事业的发展，每年有大量的科研产出。目前 EBMT 有 10 个协作组，分别为急性白血病、严重的再生障碍性贫血、自身免疫性疾病、细胞治疗和免疫学、慢性恶性肿瘤、先天遗传缺陷、感染性疾病、淋巴瘤、儿童疾病和移植并发症。EBMT 采取会员制，会员包括正式会员、准会员、个人会员或企业赞助。正式会员有责任把每例移植患者报告给登记组，会员单位要求报告所有移植活动。EBMT 每年会举行会议，总结各个协作组的经验，提出新的造血干细胞移植指南，并开展继续教育。EBMT 为科学家和移植医生提供交流和分享经验的平台，有利于促进相互协作。

5. 亚太国际骨髓移植协作组织（Asia Pacific Blood and Marrow Transplantation Group，APBMT）（http://www.apbmt.org） 成立于 1990 年，其成立之初主要为亚洲国家的移植医生提供一个交流和协作的平台，从 1990—1994 年早期的 APBMT 会议在中国和日本举行，1995—2003 年共举行了 4 次全体大会。从 2004 年开始 APBMT 会议每年举行，自此 APBMT 的组织机构不断完善，并于2006年建立了APBMT造血干细胞移植资料登记中心。2009年APBMT制定了章程并确认成为WBMT创会会员之一。目前参加APBMT的造血干细胞移植单位已有21个国家和地区，通过每年的国际会议、移植登记系统以及与WBMT成员成立协作组，APBMT正不断扩大自身的影响力。APBMT的工作宗旨在于促进造血干细胞移植领域的基础和临床研究，推动亚太地区造血干细胞移植事业的发展。

6. 其他国际造血干细胞供者及移植协作组　目前全球范围的造血干细胞库及造血干细胞协作组织正朝着全球协作的方向发展，除了各国及各地区造血干细胞协作组织的国际交流和协作，各种全球性的造血干细胞移植协作组织也不断发展壮大。全球骨髓供者联合组织（The World Marrow Donor Association，WMDA）正是基于对全球协作需求的基础上建立起来的。WMDA的工作目标在于促进国际间的信息交流和程序的标准化，跨越国界推动国际间造血干细胞的捐赠。目前，WMDA正不断地扩大国际成员，通过年会和提交报告的形式来探讨全球造血干细胞移植共同的问题并努力达成一致的意见，制定统一的标准。2007年，EBMT、CIBMTR和APBMT联合WMDA和WHO召开会议，讨论建立一个全球性造血干细胞移植工作协作网。其目的在于建立一个全球化的移植资料检索和报告系统，为患者和移植医生提供快速有效的信息咨询和处理意见。全球造血干细胞移植协作网络（Worldwide Network for Blood and Marrow Transplantation，WBMT）于2007年正式成立。目前WBMT由19个组织成员构成，全球超过70个国家和地区参与其中，并在2013年1月被世界卫生组织授予"非政府组织"称号。通过科学家、临床医生、护理人员以及各个科学组织间的良好合作，造血干细胞移植技术得到了快速发展和提高。预后良好的患者，移植后无病生存率可以达到90%以上。

（二）华人造血干细胞供者登记中心的发展

华人造血干细胞供者登记中心的起步相对较晚，目前主要有中国造血干细胞移植捐赠者资料库，即中华骨髓库（Chinese Marrow Donor Program，CMDP）（http://www.cmdp.com.cn）和台湾慈济骨髓干细胞中心（Tzu Chi Stem Cell Center in Taiwan）（http://tw.tzuchi.org/btcscc/）。

1. 中华骨髓库（Chinese Marrow Donor Program，CMDP）　我国大陆地区的造血干细胞捐赠事业始于1993年。中华骨髓库的前身是1992年经原卫生部批准建立的"中国非血缘关系骨髓移植供者资料检索库"。1996年9月首例非血缘供者外周血造血干细胞移植成功实施。上海分库志愿者孙伟，为一位患有急性淋巴白血病杭州学生高某捐献了造血干细胞。2001年在政府的支持下中国红十字会重新成立了"中国造血干细胞移植捐赠者资料库"，统一管理和规范开展志愿捐献者的宣传、组织、动员及HLA分型，为患者检索配型相合的捐献者及提供移植相关服务等。中心由分库、实验室、专家委员会、移植医院和采集中心构成。2002年中国造血干细胞捐献者资料库管理中心覆盖全国的电脑网络系统开始正式运行，资料库的建设迈上了一个新台阶。目前CMDP在专家委员会及31家省级（不含港澳台）分库、地市级工作站的协作下，与23家HLA组织配型实验室、6家HLA高分辨分型确认实验室、1家HLA质量控制实验室、7家脐血库（公共脐带血库）及130余家移植/采集医院合作，共同为血液病等患者提供服务。截至2018年7月底中华骨髓库入库资料已超过250万人份，已为患者提供造血干细胞7500余份，其中向国（境）外捐献超过280例，共向世界骨髓库上传数据96万多人份。CMDP除了供者登记，对移植患者也进行了登记和不定期随访。CMDP起草了多项技术性规范文件的基本稿，包括供者体检、采集、捐献后不良反应、二次捐献等。

2. 台湾慈济骨髓干细胞中心(Tzu Chi Stem Cell Center in Taiwan)　中国台湾地区的造血干细胞捐赠事业略早于大陆地区。1993年前,台湾"法令"限制骨髓移植必须在三等亲以内,1993年5月"台湾立法院"通过了"人体器官移植条例"修正案,开放了非亲属间的骨髓捐赠,同时也唤起了专家学者及社会各界人士对骨髓捐赠相关事宜的关注。台湾慈济基金会于1993年10月成立"台湾骨髓捐赠资料中心",2002年正式改制为"慈济骨髓干细胞中心",并依"台湾卫生署"建议申请为非营利医疗机构,下辖免疫基因实验室、脐带血库、捐赠活动暨关怀组、资料库及行政组等四个部门。截至2018年07月31日止,志愿捐赠者累计42.5万人,入库脐血1.2万份,寻求配对者累计5.6万人,骨髓与外周血移植数累计5000余例,总计为全球31个国家和地区提供干细胞来源。此外,在我国大陆地区造血干细胞捐赠工作的起步阶段,慈济骨髓干细胞中心为我国造血干细胞移植事业发展作出了重要的贡献。

非血缘供者造血干细胞登记中心和国际合作的建立、发展和成熟是人类的一个伟大进步。随着造血干细胞捐赠事业的发展,移植技术取得了长足的进步,其对供者的需求也不断扩大。供者的招募、HLA检测技术、供受者间资料匹配、供者搜寻的网络系统、个体化的移植策略仍旧是造血干细胞登记中心和移植组织的工作重点。与此同时,由于全球一体化和国际间捐赠的日益频繁,建立移植医生、科学家和管理人员组成的全球协作组织进而规范、管理国际间捐赠事业的发展势在必行。随着现代医学、生物学、信息学等不断发展,需继续加强造血干细胞登记中心与移植组织的国际协作与资源共享,服务于临床的同时推动科研产出,最终推动造血干细胞移植事业发展。

第二节　供者的选择

供受者间遗传免疫差异是非血缘供者造血干细胞移植成功实施的最关键因素。在造血干细胞移植中,供受者间的遗传差异越大,患者移植后并发症如GVHD的危险性越高。免疫重建的延迟会增加移植相关死亡的风险。供受者HLA相合性是影响非血缘供者造血干细胞移植临床结果的主要因素,随着人类基因组计划宣告完成以及深度测序技术的不断发展,对供受者基因配对的研究也日益丰富。NK细胞的异基因活性,细胞因子和免疫应答基因的多态性等均被证实是影响移植疗效的关键因素。

一、HLA与非血缘供者造血干细胞移植

在过去的五十年间,HLA的研究进展使器官移植成为一种极有价值的治疗手段。大量的临床实践证明,供受者之间HLA配型是非血缘造血干细胞移植成败的关键。最初,潜在供者的选择是通过对供受者HLA-A、-B、-DR抗原相合度的血清学检测而达成。20世纪90年代,HLA分子生物学配型方法逐渐应用于临床,人们发现血清学检测相同的抗原可由不同的等位基因编码,而allo-HSCT中这些等位基因的差异增加了植入失败、aGVHD和死亡的危险。随着HLA分型技术的进步和大量的临床回顾性研究报道,HLA分型和供受者HLA配型的精确性不断提高,明显改善了造血干细胞移植的疗效和安全性。目前,HLA-A、-B、-C、-DRB1、-DQB1基因位点相合已成为选择"全相合"非血缘供者国际通用的黄金标准。

(一) HLA配型与造血干细胞移植预后的关联

在造血干细胞移植中,供受者间HLA等位基因完全相同被称为全相合(match),如果有

基因位点不相同则被称为不相合(mismatch)。HLA 不全相合对造血干细胞移植预后究竟有何影响？如何选择最为合适的不全相合供者？这些都是目前 HLA 配型研究的焦点问题。大量的临床回顾性研究试图阐明 HLA 不相合与移植结果的关系，但由于疾病种类及其阶段、HLA 分型技术、移植前危险因素、GVHD 防治措施等差异造成所得结论差别很大。尽管如此，这些数据对 HLA 不全相合供者的选择和移植风险的评估有重要的参考价值。

1. HLA 等位基因不相合数量与移植风险　由于 HLA 基因的高度多态性与连锁不平衡，很多患者无法找到完全匹配的供者，只能接受 HLA 不完全相合的造血干细胞移植。与半相合造血干细胞移植患者不同，大量研究表明，非血缘造血干细胞移植中植入失败、GVHD 发生的风险和移植相关死亡率均随着 HLA 等位基因不相合数量的增加而上升。NMDP 对 1988—2003 年间 3857 例非血缘供者造血干细胞移植的回顾性研究分析显示，HLA-A、-B、-C 或 -DRB1 任意一个位点的不相合均可导致移植后急性 GVHD 的发生率和 TRM 增高，但对移植物植入、慢性 GVHD 和疾病的复发无显著影响。HLA 等位基因 8/8、7/8、6/8 相合患者的一年生存率分别为 52%、43%、33%，即每增加一个 HLA 等位基因的不合则患者的生存率约降低 10%。EBMT 对 2000—2014 年间 6545 例 CR1 期接受 allo-HSCT 的高危 AML 患者的回顾性分析显示，HLA 等位基因 10/10 相合移植患者的 2 年 OS 明显优于 9/10 相合移植患者，两组分别为 57 % 及 49%。

2. HLA 等位基因不相合位点与移植疗效　HLA 不相合数量与非血缘造血干细胞移植风险的关联已经得到了充分的证实，但特定 HLA 基因位点的不相合对非血缘供者造血干细胞移植结果的影响尚有待深入研究。来自日本骨髓库(Japan Marrow Donor Program，JMDP)的 7898 对非血缘供受者数据发现，HLA-A、-B、-C、和 -DPB1 任意一个基因位点不相合均会显著增加发生Ⅲ~Ⅳ级急性 GVHD 的风险，而 HLA-C 等位基因不相合会增加发生慢性 GVHD 的风险。但是 HLA-C 和 -DPB1 不相合可以通过增加 GVL 效应减少复发。Shaw 等对 5929 例 allo-HSCT 病例分析的结果认为，在 HLA-A、-B、-C、-DRB1、-DQB1 相合的患者中，HLA-DP 不相合会增加 aGVHD 的发生率，同时也通过 GVL 效应降低疾病的复发率，因此对移植患者总生存率没有影响。因此，移植时选择 HLA 匹配位点时必须仔细权衡 GVHD 和复发对患者生存的影响。一项综合了 1988—2012 年期间以非血缘造血干细胞移植为手段治疗急性白血病为主的血液恶性肿瘤患者共 100 000 人的 meta 分析结果显示，HLA-A、-B、-C、-DRB1 及 -DPB1 任一位点不合(包括等位基因及抗原不合)，均显著增加患者发生 aGVHD 的风险。而只有 HLA-DQB1 不相合对该结局未产生显著影响；HLA-A 与 -C 位点不相合对患者发生 cGVHD 风险显著增加，而其他位点不合则对该并发症未产生显著影响；HLA-DPB1 等位基因不相合可显著减少疾病复发风险，HLA-C 位点不相合也有减少疾病复发风险的趋势，但差异无统计学意义，尚需要更多研究证实。其他位点不相合对抵抗疾病复发无显著影响；HLA-DPB1 等位基因不相合对死亡与 TRM 无显著影响，HLA-DQB1 位点不合对死亡同样无显著影响，其他位点不合均显著增加患者发生该两结局的风险；以上六位点任一位点不合均未对供者造血细胞植入产生显著影响。

3. HLA 等位基因的可允许不相合与造血干细胞移植　HLA 不相合对移植结果的影响除了与特定的基因位点有关外，还与等位基因的特点有关，即同一位点的不同等位基因不相合对移植可能造成不同的影响。多项回顾性研究表明，某些特定的等位基因不相合似乎不增加 aGVHD 或 TRM 的发生率，甚至还能引起 GVL 效应，降低移植后复发。因此引入了

HLA 等位基因可允许不相合(permissive mismatch)和非允许不相合(nonpermissive mismatch)的概念。可允许不相合是指在部分 HLA 等位基因不相合的 allo-HSCT 中,GVHD 的发生率及移植失败率无明显增加,可被临床所接受。比如,在其他位点全相合的基础上,允许性 HLA-DPB1 不合患者与非允许性不合者相比,后者发生 aGVHD 与 TRM 的风险显著增加(表 5-9-1),但复发风险明显下降。探索寻找允许性 HLA-DPB1 不合供者极大拓展了造血干细胞的来源。虽然目前国际上对可允许不相合和非允许不相合等位基因的界定尚无一致的结论,但现有的一些大样本临床研究对供者的选择仍有一定的参考价值。Kawase 等回顾性析了 JMDP 中 5210 对非血缘供受者的 HLA-A、-B、-C、-DRB1、-DQB1、-DPB1 等位基因,鉴定了一类非允许不相合。该研究发现,全相合组和无非允许不相合组的急性 GVHD 发生率几乎相同,而非允许不相合越多,aGVHD 发生率越高,总生存率越低。由此推测,HLA 基因位点不相合的移植结果,是非允许 HLA 等位基因不相合组合临床效应的累加。但是,Solomon 等的一项研究发现 HLA-DR 不相合在 GVHD 方向可以减少 NRM 而提高生存率。HLA-DP 非允许不相合与复发率下降有关。与 HLA-DPB1 相合或可允许不相合相比,HLA-DPB1 非允许不相合可以提高 OS 和 DFS。血缘供者 HLA 等位基因可允许不相合的研究及其信息的完整化可使更多的患者从中受益。

表 5-9-1　非允许等位基因不相合与严重急性 GVHD 的关系(JMDP)

HLA 等位基因不相合组合(供者 - 受者)	例数	危害比(95% 置信区间)	*P* 值
A0206-A0201	131	1.78(1.32~2.41)	<0.001
A0206-A0207	27	3.45(2.09~5.70)	<0.001
A2602-A2601	21	3.35(1.89~5.91)	<0.001
A2603-A2601	35	2.17(1.29~3.64)	0.003
B1501-B1507	19	3.34(1.85~5.99)	<0.001
C0303-C1502	25	3.22(1.75~5.89)	<0.001
C0304-C0801	69	2.34(1.55~3.52)	<0.001
C0401-C0303	42	2.81(1.72~4.60)	<0.001
C0801-C0303	80	2.32(1.58~3.40)	<0.001
C1402-C0304	23	3.66(2.00~6.68)	<0.001
C1502-C0304	27	3.77(2.20~6.47)	<0.001
C1502-C1402	50	4.97(3.41~7.25)	<0.001
DR0405-DR0403	53	2.13(1.28~3.53)	0.003
(DR1403-DQ0301)-(DR1401-DQ0502)	19	2.81(1.44~5.51)	0.002
DP0301-DP0501	49	2.41(1.49~3.89)	<0.001
DP0501-DP0901	71	2.03(1.30~3.16)	0.002

(二) HLA 配型原则与非血缘供者的选择

1. HLA 配型原则　非血缘供者的选择有赖于供受者间 HLA 等位基因的匹配程度。尽管关于 HLA 等位基因不相合对移植结果产生影响的相关机制尚未完全阐明,合适的造血干细胞移植供者的定义也随着 HLA 的研究进展而不断发生变化。供者的选择不仅受到当前已知 HLA 基因分型技术的制约，也受移植术式和疾病特性的影响。一些基本的观念已得到较普遍认同：①高分辨率的基因分型技术是目前非血缘供者配型和选择的标准技术；②HLA 等位基因不相合的数量是影响移植结果的重要危险因素；③HLA 等位基因不相合与移植排斥、GVHD、移植相关死亡等有关；④非 HLA 因素对造血干细胞移植临床结果有一定影响。这些基本观点强调了基因分型在造血干细胞移植供者评估和选择中的重要性，同时也表明 HLA 配型应尽可能包括 HLA-A、-B、-C、-DRB1、-DQB1、-DPB1 等位点。此外，还应充分考虑到非 HLA 因素对供者选择和移植结果的可能影响。

2. 非血缘供者的选择　选择合适的非血缘供者需要进行 HLA 高分辨率分型，目前的分型技术可以识别多种相合水平：12/12 相合（A、B、C、DRB1、DQB1、DPB1），10/10 相合（A、B、C、DRB1、DQB1），8/8 相合（A、B、C、DRB1）或 6/6 相合（A、B、DRB1）。不同移植中心的 HLA 配型标准有所不同，但应尽可能选择等位基因匹配程度最高的供者，HLA 10/10 相合是目前国际通用的黄金标准。由于 HLA-DP 在移植中的作用逐渐被人们所认识，如果有多个 10/10 匹配的供者情况下应考虑进行 DPB1 分型的检测。当等待移植的患者检索不到 HLA 全相合的非血缘供者时，必须考虑到疾病进展对预后的影响。

患者方面的其他因素，如年龄、疾病类型、疾病进程、CMV 携带情况、种族等均为影响移植后生存的因素。在疾病低、中危险组中 HLA 单个位点不相合对移植后死亡的风险较高危组明显增加。但对疾病高危组患者而言，移植后复发是引起死亡的主要因素，而 GVHD 和移植相关并发症对死亡率无显著影响。CIBMTR 2017 年度报告显示，接受 HLA 全相合的非血缘造血干细胞移植的患者中，低危、中危及高危 AML 患者的 3 年 OS 分别为 52%、49%、和 25%；低危、中危及高危儿童 ALL 患者中分别为 68%、56% 和 43%；低危、中危及高危成人 ALL 患者中分别为 58%、37% 和 25%；低危组和高危组 MDS 患者中，3 年 OS 分别为 49% 和 41%。Fürst 等对不同年龄组的 8/10 不相合的 3019 例无关供者造血干细胞移植的研究显示，在 18~35 岁、36~55 岁和大于 55 岁的患者，与同年龄的 10/10 全相合供者移植相比危险系数分别为 1.14，1.40 及 2.27。Shaw 等的研究显示，HLA 12/12 基因位点相合与 10/10 基因位点相合的疾病早期患者 5 年生存率分别为 63 % 和 41% 。而对于晚期患者 12/12 基因位点的优势不再显现。因此，患者应在疾病早期选择移植治疗。而对于高危组的患者，在找不到 HLA 全相合供者的情况下，可选择 1~2 个 HLA 等位基因不相合的非血缘供者。在未找到适合的非血缘供者或时间不容许拖延，也可选择脐血干细胞移植，一般要求有核细胞 $> 2 \times 10^7$/kg，且不多于 2 个 HLA 基因位点不相合（4/6）。

二、KIR 不相合与非血缘供者造血干细胞移植

Allo-HSCT 中 GVHD 和 GVL 效应主要归因于供者来源的同种异体反应性 T 细胞和 NK 细胞对受者细胞的杀伤作用。杀伤细胞免疫球蛋白样受体（KIR）表达在 NK 细胞和部分 T 细胞的表面，通过与靶细胞表面的 MHCⅠ类分子结合，传导抑制或活化信号，从而调节 NK 细胞和 T 细胞的活性。

（一）KIR 不相合定义

KIR 的配体为 MHCⅠ类分子与自身抗原肽组成的复合体。这些配体可以是 HLA-A、B、C 等特定等位基因的产物，也可以是非经典的 MHCⅠ类分子如 HLA-Ⅰ、HLA-G 类分子。根据

胞外决定簇数目 KIR 可以分为 KIR1D、KIR2D、KIR3D。根据功能分类，胞质区有长尾（L）的具有免疫受体酪氨酸抑制基序（immunoreceptortyrosine-based inhibitory motif, ITIM）为抑制性受体，如 KIR2DL、KIR3DL；胞质区为短尾（S）的不具有 ITIM，为活化性受体，如 KIR2DS、KIR3DS。抑制性受体与相应的 MHCⅠ类分子结合后传导抑制性信号，阻止 NK 细胞及细胞毒 T 细胞的溶细胞作用。当抑制性受体与活化受体共同存在时，抑制性受体对 MHCⅠ类分子的亲和力远远大于活化性受体，因此产生抑制信号。抑制性 KIR 识别 MHCⅠ类分子具有选择性，KIR2DL1/2DS1（又名 CD158a）识别 HLA-Cw*02、0307、0310、0315、04、05、06、0707、0709、1204、1205、15、1602、17、18。其共同特点是 HLA 第 80 位氨基酸残基为赖氨酸，77 位为天冬酰胺，被称为第二组（HLA-C2）；KIR2DL2/2DL3、2DS2（又名 CD158b）识别 HLA-Cw*01、03、07、08、12、13、14、1507、16，其共同特点是 HLA 第 80 位氨基酸残基为天冬酰胺，77 位为丝氨酸，被称为第一组（HLA-C1）。KIR3DL1 的配体为含有 Bw4 表型的 HLA-B 分子；KIR3DL2 识别 HLA-A3/-A11。如果供者抑制性 KIR 缺乏 1~3 个相应的配体，则认为 KIR-配体不相合，简称为 KIR 不相合；如果供者抑制性 KIR 的配体均存在，则认为 KIR 相合；假如某一配体的相应受体未出现，则无论该配体出现还是缺乏，都认为这一受体配体是相合的。

（二）KIR 不相合在非血缘供者移植中的影响

2002 年，*Science* 杂志首次报道了 HLA 半相合移植中供者抑制性 KIR- 配体不相合可以显著改善移植预后，并将该重大发现称之为“完美的不相合”。该项研究对接受 HLA 半相合同胞供者 allo-HSCT 的 AML 的考察显示，当供者 KIR 与受者 MHC-Ⅰ类分子不相合时，GVHD 的发生降低，移植后 5 年无复发生存明显延长。当存在 GVH 方向的 KIR 不相合时，NK 细胞通过杀伤受者（宿主）体内的 APC，阻断了 APC 向供者 T 细胞递呈抗原，从而阻止了 GVHD 的发生。同时，NK 细胞通过 GVL 效应可选择性杀伤肿瘤细胞。这种 GVL 效应是由于肿瘤细胞表面 MHCⅠ类分子的表达下调或缺失，NK 细胞因 KIR 不能识别相应的配体而达成的；此外，NK 细胞抑制性受体与 MHCⅠ类分子的结合需要内源性抗原，一些白血病细胞可能由于自身肽的改变而使 NK 细胞不能与 MHCⅠ类分子正常结合而被杀伤。之前有关 KIR 不相合在 allo-HSCT 中的研究多集于 HLA 半相合移植，近年来 KIR 不相合在非血缘供者造血干细胞移植中的研究也日益增多。

在非血缘供者造血干细胞移植中，供受者 KIR 及其配体对移植结果的影响尚存在一定的争议。Giebel 等分析了 130 例非血缘供者造血干细胞移植的预后，结果显示抑制性 KIR-配体不相合与 KIR- 配体相合移植患者的总生存率分别为 87% 和 48%，无病生存率为 87% 和 39%，TRM 为 6% 和 40%，复发率为 6% 和 21%。该结果提示 KIR- 配体不相合所致的异源反应性 NK 细胞能改善预后。Gagne 等的研究显示，在 GVH 方向上当 KIR- 配体相合时，所有患者均发生 GVHD；当 KIR- 配体不相合时，仅 50% 的患者发生 GVHD。但 Miller 等对 2062 例非血缘供者移植的研究发现，KIR- 配体不相合虽然能减少 AML 患者的复发，但Ⅲ~Ⅳ度急性 GVHD 的发生率却显著增高。此外，也有报道表明非血缘供者移植中 KIR- 配体不相合引起的 NK 细胞异源反应性与移植后严重感染的发生及 TRM 升高有密切的关系，其原因可能是 NK 细胞异源反应性阻碍了机体对移植后早期感染的有效免疫。此外关于激活性 KIR，一般认为供者含有的激活性受体越多，则越容易激活 NK 细胞异源反应性。然而有研究却得出相反的结论：供者含激活性受体基因越少，移植预后越好。其原因可能是移植物中供者来源的 NK 和(或)T 淋巴细胞表达较少的激活性受体,导致移植物攻击宿主的免疫系统,阻滞了宿主免疫系统的重建进而削弱了 GVL 效应。Solomon 等的研究显示供者 KIR- 配体不相合可以显著提高移植患者的 OS 和 DFS。此外,与 KIR A/A 单倍型的供者相比,KIR B/x 单倍型伴随 KIR2DS2 的供者呈现更差的 OS 和 DFS。而未发现供者 KIR 基因型对急性 GVHD(Ⅱ~Ⅳ或Ⅲ~Ⅳ度)的影响。

在非血缘供者造血干细胞移植中,这些不一致的结果可能与不同的患者人群、疾病类型、预处理方案、移植物组成以及免疫抑制方案等因素有关。非血缘供者造血干细胞移植的预处理方案与 HLA 半相合移植有显著的不同,前者移植物一般采用非去 T 细胞骨髓或外周血干细胞,而之前报道的 HLA 半相合移植多采用去 T 细胞移植。当采用非去 T 细胞移植时,GVHD 的预防主要依靠移植后使用大量的免疫抑制剂,而移植后大量免疫抑制剂的使用将严重影响 NK 细胞的成熟。去 T 细胞移植显著降低由同种反应性 T 细胞介导的 GVHD 的发生率,并有助于移植后供者异源反应性 NK 的重建;而非去 T 细胞移植中,由于受者体内存在大量供者成熟的 T 细胞,可产生 T 细胞介导的异源反应,影响移植排斥和 GVHD 的发生,并且会抑制 NK 细胞的重建。因此,供受者 KIR 基因及其配体在非血缘供者造血干细胞移植中的作用仍有待进一步的临床研究。

三、非 HLA 免疫遗传因素与非血缘供者造血干细胞移植

尽管 HLA 配型是供者选择和决定造血干细胞移植疗效的主要因素,但随着 HLA 检测技术的提高,即使在 HLA 全相合的 allo-HSCT 中仍有一定比例的患者发生 GVHD。随着人类基因组计划的完成以及后基因时代的到来,对 GVHD 发生发展的分子遗传学研究日益增多。目前发现供受者次要组织相容性抗原、细胞因子基因及天然免疫相关基因等的多态性与 GVHD 发生风险和移植后非复发死亡密切相关,为研究 GVHD 的发病机制、探索 GVHD 的预防措施提供了新的线索。

(一) 次要组织相容性抗原(minor histocompatibility antigens,mHags)

1. mHags 的形成原理　mHags 是相对于主要组织相容性抗原而命名。mHags 由非 MHC 基因编码,由于其编码基因在种群内存在某些等位基因的单核苷酸多态性(SNP)致使编码的同源蛋白的氨基酸不同。第一个在分子水平鉴定的 mHags——HA-1 是由 KIAA0203 基因编码。由于其序列存在两个等位基因的多态性,因此其编码的 HA-1 的九肽分子在第 3 位氨基酸上表现为精氨酸(VLRDDLLEA,HA-1R)与组氨酸(VLHDDLLEA,HA-1H)的差异。这些蛋白经加工处理成为多肽与 MHC 结合表达于受者抗原递呈细胞表面,被供者 T 细胞作为外源物质所识别,而这些多肽即 mHags。mHags 主要包括两类:一类是由 Y 染色体基因编码的 mHAgs,这类与性别相关的 mHAgs 被称为 H-Y 抗原;另一类是由常染色体基因编码的 mHAgs。

2. mHags 的组织分布　mHags 的表达包括局限性表达和广泛性表达。在目前发现的 30 余种 mHags 中,HA-3、HA-8、UGT2B17、ACC-4、ACC-5 及 H-Y 在各种细胞表面均有表达;HA-1、HA-2、ACC1、ACC2、LRH-1、CTL-7A7、RDR173、DNR-7、LB-ADIR-1、ACC-6 仅局限性地在造血细胞起源细胞(包括白血病及其前体细胞)表面表达,在上皮起源的成纤维细胞、角质形成细胞、黑素细胞以及内皮细胞等表面不表达。另外,还有分布于单一造血细胞系的 mHAgs,如 HB-1 是淋巴细胞系特异性表达的 mHAgs,其表达局限于 B 细胞型急性淋巴细胞

白血病(B-ALL)和EB病毒转化的B细胞表面。

3. mHags与造血干细胞移植　1990年,研究者首次报道了mHags与allo-HSCT的关系:在一位女性再生障碍性贫血患者接受HLA全相合男性同胞供者骨髓移植后植入失败的病例中,研究证实患者来源的T细胞能够通过识别一种特异性表达于男性细胞的抗原而溶解供者血细胞,此类抗原即H-Y抗原。当患者接受性别不匹配的供者时,免疫反应可以直接针对Y染色体上基因编码的H-Y抗原,因此发生GVHD的风险较高。在allo-HSCT中,mHags的组织分布决定了其免疫效应的方向和强度:表达广泛的mHags(如H-Y)同时参与GVHD和GVL效应;在非造血细胞上选择性表达的mHags(如CD31)可诱导GVHD,但不诱导GVL效应;在造血细胞上选择性表达的mHags(如HA-1、HA-2)可诱导GVL效应,但不产生或仅产生轻度GVHD;局限于单一造血细胞系的mHags(如HB-1)可诱导GVL效应,但不产生GVHD。此外,GVHD的发生是由宿主细胞表面mHags的密度和供者能识别mHags的T细胞受体共同决定。临床重度GVHD的发生要求供者T细胞识别多种不相合的受者mHags并发生免疫反应,单一mHags的不相合不能导致发生重度GVHD。

应用合成HA-1/HA-2多肽诱导产生HA-1/HA-2特异性细胞毒性T细胞(CTL),体外研究发现其对白血病细胞(ALL/AML)有选择性杀伤作用,对GVHD的靶细胞如成纤维细胞、内皮细胞和肝细胞等均无细胞毒作用。将体外诱导的HA-1/HA-2特异性CTL输入白血病小鼠,可发挥强大的GVL效应。局限表达于造血细胞起源细胞(如HA-1、HA-2)或单一造血细胞系的mHags分子(如HB-1)可在体内诱导产生特异性CTL,对白血病或淋巴瘤细胞发挥细胞毒作用,但对非造血细胞无此作用。这一策略在增强GVL效应的同时不增加GVHD风险,实现GVL效应与GVHD的分离。

尽管mHags在GVL效应与GVHD的分离研究中具有广泛的应用前景,但迄今为止,尚不能确定人类有多少个mHags。据推测,小鼠可能有大于700个mHags基因,而人类的基因数将更多,庞大的mHags基因信息将成为移植免疫的难题之一。另一方面,由于mHags的表达具有HLA限制性,而基于mHags的免疫治疗要求移植供受者之间HLA相合且特定的mHags不相合,因此目前可作为免疫治疗靶抗原而广泛应用于临床移植治疗的mHags数量极为有限。目前mHags相关的数据库已建立(http://www.lumc.nl/dbminor),而进一步发现新的局限性表达的mHags将是今后研究与应用的关键。随着临床试验的推进,基于mHags的免疫治疗,如mHags特异性T细胞输注、mHags疫苗,有望成为造血干细胞移植后复发白血病治疗的新方法。

(二)细胞因子基因多态性

急性GVHD的组织损伤是由供者T细胞识别宿主细胞表面抗原,介导细胞毒作用引起。其中大量炎性细胞因子参与了GVHD的发生和发展,即“细胞因子风暴学说”。由于遗传基因的多态性,不同个体内细胞因子的表达高低不同。细胞因子基因上游区内,特别是启动子/增强子区内DNA序列的不同,即使是一个核苷酸的突变、插入或丢失都可能显著改变转录因子的结合能力和(或)结合方式,从而影响基因转录,最终表现为细胞因子水平的差异。近年研究发现,异基因移植供者和(或)受者肿瘤坏死因子α(TNF-α)、白细胞介素(IL)-10、IL-6、γ干扰素(IFN-γ)、IL-1家族和转化生长因子β(TGF-β)基因的SNP与GVHD的发生有重要的关系(表5-9-2)。

表 5-9-2　供 / 受者细胞因子基因多态性与 GVHD 的关系

基因	多态性	受者 / 供者	供者类型	急性 GVHD、移植疗效
TNF-α	TNF-863，TNF-857	供者和（或）受者	非血缘移植	增加急性 GVHD 风险
	TNF-238	供者和（或）受者	非血缘移植	增加Ⅱ~Ⅳ度急性 GVHD 风险及移植相关死亡率
	TNF-1031	供者和（或）受者	非血缘移植	增加移植相关死亡率
TNF 受体Ⅱ（TNFRⅡ）	TNFRⅡ-196R（R：精氨酸）	供者	非血缘移植	增加重度急性 GVHD 风险
	TNFRⅡ-196M（M：甲硫氨酸）	纯合子供者	非血缘移植	降低急性 GVHD 风险
	TNFRⅡ-196R（R：精氨酸）	受者	同胞移植	增加重度急性 GVHD 风险
IL-10	-1082A/-819C/-592（IL-10 低表达）	受者	同胞移植	增加重度急性 GVHD 风险
	-1082A/-819T/-592A（IL-10 中度表达）	受者	同胞移植	增加重度急性 GVHD 风险
	-1082A/-819C/-592C（IL-10 高表达）	受者	非血缘移植	降低急性 GVHD 风险及移植相关死亡率
IL-6	IL-6-174	受者	非血缘移植	增加重度急性 GVHD 风险
IL-17A	197A	受者	非血缘移植	增加重度急性 GVHD 风险
IL-1 家族	IL-1α-899	供者和受者	非血缘移植	降低移植相关死亡率
IFN-γ	IFN-γ2/2*	受者	同胞移植	降低急性 GVHD 风险
	IFN-γ3/3*	受者	同胞移植	增加急性 GVHD 风险
TGFβ	TGFβ+869	供者	同胞移植	增加急性 GVHD 风险
TGFβ 受体Ⅱ（TGFβRⅡ）	TGFβRⅡ+1167	受者	同胞移植	增加急性 GVHD 风险

注：*IFN-γ 等位基因 2：IFN-γ 第一个内含子具有（CA）n 微卫星序列的多态性，人群中最常见的两个等位基因是（CA）12——等位基因 2，（CA）13——等位基因 3

目前国内外不同移植中心对细胞因子基因多态性与移植并发症、移植疗效的研究报道存在不一致性，可能与种群差异、样本数量、预处理方案、移植方式、GVHD 预防方案等不均一性有关。进一步在大样本移植患者中研究细胞因子多态性与移植的关系，对预测移植风险、优化供者选择、制定个体化的免疫预防和治疗方案具有重要意义。

（三）天然免疫及感染相关基因与造血干细胞移植

机体的天然免疫最初被认为是一种通过巨噬细胞非特异性吞噬入侵病原微生物的反应，最近越来越多的研究证实天然免疫能特异性识别“自我”和“非我”，可能通过宿主组织 / 细胞表面的病原微生物识别受体（pathogen recognition receptors，PRR），如 Toll 样受体（toll-like receptors,TLR)、NOD 样受体(nucleotide-binding oligomerisation domain containing receptors)识别病原微生物表面特异分子,激活抗原递呈细胞进而启动免疫反应。PRR 在 GVHD 的发生、感染等移植并发症中的作用日益受到关注,其中 NOD2/CARD15 是近年来研究的热点。NOD2/CARD15 主要在胃肠道免疫系统针对细菌细胞壁的反应中激活核转录因子 κB(NF-κB),参与胃肠道的抗感染免疫反应。最近研究发现,NOD2/CARD15 基因的三个单核苷酸位点(8,12,13)的变异在 HLA 相合非血缘供者和同胞供者移植中均与 aGVHD 的发生风险及严重程度密切相关,当供者和(或)受者具有 NOD2/CARD15 基因单核苷酸位点突变时,受者重度 aGVHD 的发生风险和 TRM 均显著增加。其他天然免疫及感染相关基因,如 TLR 基因、髓过氧化物酶(MPO)基因、甘露糖结合凝集素(MBL)基因、Fcγ 受体基因等的单核苷酸多态性均发现与感染、移植相关死亡等并发症相关。

随着 allo-HSCT 移植相关基因研究的深入和基因检测技术的进步,分析整条染色体上成千上万个基因位点及其变异已成为可能。利用先进的分子生物学实验技术检测并筛选与 GVHD 等移植并发症的发生相关的分子遗传学因素,将对进一步指导合适供者的选择具有重要意义,但不同分子遗传学因素对移植结果的影响仍需进一步在大样本供者 / 受者的临床研究中证实。

第三节 临 床 应 用

非血缘供者 allo-HSCT 主要用于血液系统恶性疾病的治疗,其中对白血病的治疗占绝大多数。20 世纪末,随着酪氨酸激酶抑制剂伊马替尼成为 CML 的一线治疗药物,AML 逐渐取代 CML 成为接受非血缘供者 allo-HSCT 治疗的主要疾病。CIBMTR 2017 年度报告显示,allo-HSCT 在 AML、ALL 及 MDS 中的应用呈逐年增长趋势。2013 年后,allo-HSCT 在 CLL 及淋巴瘤中的应用呈递减趋势,而在 CML 及 MM 中基本持平。NMDP 最新的统计数字显示,2012 年接受非血缘供者 allo-HSCT 的患者中 AML 约占 41%,ALL 约占 17%,MDS 约占 18%,淋巴瘤约占 14%,CML 约占 4%,其他类型白血病约占 6%。以下重点阐述非血缘移植应用情况,其他相关内容请参照异基因移植治疗疾病各论。

一、急性髓细胞白血病的移植现状

随着移植技术的进步,同胞或非血缘供者 allo-HSCT 越来越多地应用于 AML 患者 CR1 后治疗。目前 AML 已成为接受非血缘供者 allo-HSCT 的首要疾病。

目前普遍认为非血缘供者 allo-HSCT 主要适用于缺乏同胞供者的中高危 AML 患者,其疗效接近同胞供者移植并显著优于大剂量化疗,但对于低危患者目前尚存在一定的争议。CIBMTR 公布的 2005—2015 年期间接受清髓性 allo-HSCT 的 AML 患者,分别接受 HLA 相合同胞供者移植 13118 例和非血缘供者移植 20012 例,根据疾病进展状况分为早期、中期和进展期。早期患者中同胞供者和非血缘供者的 3 年 OS 分别为 59% 和 52%,中期患者的 3 年 OS 分别为 52% 和 49%,进展期患者 3 年 OS 则分别为 27% 和 25%(http://www.cibmtr.org)。EBMT 统计了 2007—2015 年接受移植的高危组 AML 患者的数据,UMD 移植患者 2 年 NPM 为 18%,2 年复发率 39%,2 年 LFS 及 OS 分别为 43% 和 50%。来自 EBMT 的多因素分析表明,在接受 HLA8/10、9/10 相合的非亲缘供者移植的 AML 患者中,对于年龄≥50 岁者减剂量预处理方案可增加 2 年 DFS(40.3% vs. 34.3%,P=0.03),并减低 NRM(29.6% vs. 35.8%,P=0.05)。而对于年龄 <50 岁的患者,两组间 DFS 和 NRM 均无显著差异。Fukuda 等对 605 例 CR1 期进行移植的年轻(≤50 岁)的中高危 AML 患者预后进行分析,亲缘及非亲缘全相合供者移植患者 4 年 OS 分别为 62% 和 59%,两者无显著差别。非亲缘供者移植患者仅累积 NRM 高于亲缘供者移植。Solh 等研究表明,在≥60 岁的 AML 及 MDS 患者,亲缘及非亲缘全相合供者移植 2 年 NRM 分别为 17% 及 23%,复发率分别为 32% 及 34%,OS 分别为 62% 及 55%,DFS 分别为 51% 及 43%,两组间均无显著差异。一项依据 CIBMTR 数据的研究对接受减低剂量预处理的 allo-HSCT 患者进行分析。在 40~54 岁、55~59 岁、60~64 岁和 65 岁以上年龄组患者中 2 年 OS 分别为 44%(95%CI:37%~52%)、50%(95%CI:41%~59%)、34%(95%CI:25%~43%)和 36%(95%CI:24%~49%)。通过多变量分析发现年龄对无复发死亡、复发、DFS 和 OS 均无影响。

二、急性淋巴细胞性白血病的移植现状

随着移植技术的发展和移植疗效的提高,非血缘供者 allo-HSCT 的疗效已接近同胞供者移植。EBMT 的一项研究分析了 5000 余例接受 allo-HSCT 的成人 ALL 病例,在 CR1 阶段移植的患者,接受清髓预处理方案的同胞供者和非血缘供者移植的 5 年 OS 分别是 55% 和 54%(P=0.57),接受减剂量预处理方案的两者 5 年 OS 均为 54%(P=0.23);在 CR2 阶段移植的患者,接受清髓预处理方案的同胞供者和非血缘供者移植的 5 年 OS 分别是 34% 和 40%(P=0.46),接受减剂量预处理方案的两者 5 年 OS 相似(19% vs. 18%,P=0.17);同胞供者移植的 3 年 OS 为 39%,非血缘供者移植为 37%。总结本项 5000 余例接受 allo-HSCT 的成人 ALL 的研究我们可以看出:平衡复发和移植相关死亡的风险成为选择 allo-HSCT 治疗要考虑的主要问题。CIBMTR 公布的 2005—2015 年间接受 allo-HSCT 的成人 ALL 患者,其中包括 HLA 相合同胞供者移植(4335 例)和非血缘供者移植(5557 例),疾病早期患者接受同胞和非血缘供者移植的 3 年 OS 分别为 59% 和 57%,疾病中期患者的 3 年 OS 分别为 39% 和 38%,进展期患者 3 年 OS 则分别为 28% 和 25%(http://www.cibmtr.org)。由此可见,allo-HSCT 在减少 ALL 患者复发率方面的优势日益显著,而非血缘供者 allo-HSCT 在 ALL 治疗中的应用也逐渐增多。Kieh 等报道的一项成人 ALL 在 CR1 进行同胞 / 非血缘供者 allo-HSCT 的多中心临床研究显示,同胞供者和非血缘供者移植的 5 年 DFS 分别为 42% 和 45%,移植相关死亡率分别为 39% 和 31%。Chim 等对 108 例成人 ALL 进行 allo-HSCT 的 15 年长期随访的结果显示,HLA 相合的同胞供者 allo-HSCT 和非血缘供者 allo-HSCT 的 DFS 分别为 28.2% 和 63.2%(P=0.03),TRM 分别为 17.3% 和 14.9%(P=0.82),而非血缘供者 allo-HSCT 后复发率显著低于同胞供者 allo-HSCT(30.2% 比 64.3%,P=0.03)。因此在缺乏合适同胞供者的情况下,通过造血干细胞登记中心寻找 HLA 匹配的非血缘供者是一个合适的选择。苏州大学吴德沛研究组报道,对于 Ph^+ 成人 ALL 患者,同胞供者移植、非血缘全相合供者移植和亲缘间单倍型移植三组的 3 年 OS 分别为 68%、49% 和 43%,同胞全相合组与非亲缘供体全相合组、同胞全相合与亲缘单倍型组分别比较,差异有显著性意义(P<0.05),而非亲缘供体全相合与亲缘间单倍型移植比较差异无显著性意义。同时,在疾病早期进行移植可显著提高 Ph^+ ALL 的长期生存率。

儿童 ALL 移植疗效的报道中,同胞供者和非血缘供者的移植结果相当。因此在缺乏 HLA 相合同胞供者时,非血缘供者也可考虑。CIBMTR 及 Berlin-Frankfurt-Muenster (BFM)

协作组 ALL-SCT-BFM 2003 临床研究均显示，儿童 ALL 患者接受 HLA 相合的同胞供者和非血缘供者 allo-HSCT 的 OS 和 DFS 无明显差异。来自多个中心的报道显示，在 CR1 和 CR2 接受同胞 / 非血缘供者 allo-HSCT 的“高危”儿童 ALL 患者的 DFS 约为 40%~50%，其中非血缘供者已成为儿童 ALL 患者接受 allo-HSCT 的一个重要来源。

三、骨髓增生异常综合征的移植现状

MDS 是一种造血干细胞克隆性疾病。传统的 MDS 治疗以支持治疗为主，化疗 CR 率为 15%~64% 且持续缓解时间较短。尽管新药如去甲基化药物、免疫调节剂等药物的使用，可以改善骨髓功能减缓疾病的进程，但同胞 / 非血缘供者 allo-HSCT 仍是“治愈”MDS 的唯一方法。现有数据显示，2008—2016 年间我国 allo-HSCT 中 MDS 占所有移植的 9%，且数量呈逐年上升趋势。但迄今为止，在 MDS 治疗中，缺乏比较药物和移植治疗优劣的大宗临床试验。随着移植技术的逐步完善，MDS 的移植疗效不断提高。EBMT 关于近几年 MDS 移植的研究数据显示，在去除患者年龄和疾病状态因素影响后，非血缘供者移植的疗效也已接近 HLA 相合同胞移植的水平。NMDP 的统计显示，MDS 患者接受非血缘供者移植的比例从 20 世纪 90 年代初的 9% 增加至目前的 14%，移植后 2 年 OS 从 1987—2003 年的 37% 上升至 2013—2016 年的 52%，非血缘供者移植在 MDS 治疗中的地位日益收到重视。CIBMTR 公布的 2005—2015 年期间接受 allo-HSCT 的 MDS 患者，其中包括疾病早期患者（2717 例）和疾病进展期患者（4894 例），疾病早期患者中同胞供者和非血缘供者的 3 年 OS 分别为 52% 和 49%，疾病进展期患者的 3 年 OS 分别为 45% 和 41%（http://www.cibmtr.org）。NMDP 的数据表明，对于骨髓原始细胞 <5% 的 MDS 患者，接受 HLA 相合同胞和非血缘供者移植的 3 年 OS 分别为 70% 和 65%；对于进展期 MDS 两者的差距增大，同胞供者和非血缘供者移植患者的 3 年 OS 分别为 40%~45% 和 25%~30%。

四、其他血液系统疾病

目前，非血缘 allo-HSCT 在其他的血液系统疾病中也得到了一定的应用和尝试，如重型再障、淋巴瘤、多发性骨髓瘤等，近年来应用例数呈不断上升趋势。在重型再障、复发难治再障的治疗中非血缘 allo-HSCT 被证实是良好的治疗措施，治疗结果与同胞供者移植相比并无统计学差异。在淋巴瘤的治疗中，allo-HSCT 曾作为淋巴瘤的挽救性治疗得到广泛应用。由于清髓预处理方案较高的移植相关死亡率，目前使用较多的是减剂量预处理方案。同时由于淋巴瘤的类型和分期繁多，因此移植治疗的结果差异较大。

随着现代生物医学的发展，对于血液系统恶性疾病的危险分层及个体化治疗技术得到了长足的进步，从而大大改善了疾病的预后。非血缘供者造血干细胞移植在血液系统恶性疾病治疗中的成功实施，拓宽了 allo-HSCT 供者的来源。随着全球造血干细胞登记中心及协作组织的建立和完善、HLA 配型技术的进步、移植并发症防治和支持治疗的进展，非血缘供者造血干细胞移植的数量有了快速增长且临床疗效日益提高，成为了多种血液系统恶性疾病的主要根治措施之一。进一步优化造血干细胞登记中心的干细胞供给流程，发现更多影响移植预后的供受者因素，针对不同的患者和疾病特征选择最佳移植时机和方案，以提高患者的长期无病生存和生存质量，将会是移植医生不断思考问题。

（黄　河）

参考文献

1. 中华医学会血液学分会干细胞应用学组．中国异基因造血干细胞移植治疗血液系统疾病专家共识(I) ——适应证、预处理方案及供者选择(2014年版). 中华血液学杂志,2014,35(8):775-780.
2. Xu LP,Wu DP,Han MZ,et al. A review of hematopoietic cell transplantation in China:data and trends during 2008—2016. Bone Marrow Transplant,2017,52(11):1512-1518.
3. 黄晓军．中国造血干细胞移植登记工作现状和展望．内科理论与实践,2018,13(02):69-72.
4. Saito H,Ito M,Kato S. The Japan Marrow Donor Program,25 years of experience in achieving 20000 bone marrow transplantations:organization structure,activity,and financial basis. Bone Marrow Transplant,2018,53(5):609-616.
5. Lorentino F,Labopin M,Bernardi M. Comparable outcomes of haploidentical,10/10 and 9/10 unrelated donor transplantation in adverse karyotype AML in first complete remission. Am J Hematol,2018,93(10):1236-1244.
6. Gragert L,Eapen M,Williams E,et al. HLA match likelihoods for hematopoietic stem-cell grafts in the U.S. registry. N Engl J Med,2014,371(4):339-348.
7. Switzer GE,Macis M,Fabi R,et al. Providing Level-of-Match Information to Perfectly Matched Unrelated Stem Cell Donors:Evaluating Acceptability and Potential Changes in Donor Availability. Biol Blood Marrow Transplant,2018,24(10):2110-2118.
8. Espinoza JL,Takami A,et al. single nucleotide polymorphism of IL-17 gene in the recipient is associated with acute GVHD after HLA-matched unrelated BMT. Bone Marrow Transplant,2011,46(11):1455-1463.
9. Versluis J,Labopin M,Ruggeri A,et al. Alternative donors for allogeneic hematopoietic stem cell transplantation in poor-risk AML in CR1. Blood Adv,2017,1(7):477-485.
10. Fasslrinner F,Schetelig J,Burchert A. Long-term efficacy of reduced-intensity versus myeloablative conditioning before allogeneic haemopoietic cell transplantation in patients with acute myeloid leukaemia in first complete remission:retrospective follow-up of an open-label,randomised phase 3 trial. Lancet Haematol,2018,5(4):e161-e169.

第十章

脐带血造血干细胞移植

第一节 脐带血库的建立和发展

20 世纪 60 年代 Ende M 和 Ende N 等用 8 份新鲜脐血在 17 天内分次输注给一名 16 岁的急性淋巴细胞白血病患者，尽管没能获得造血重建，但是通过检测外周血红细胞抗原发现了其中一份或多份脐血曾经获得了短暂的混合嵌合。20 世纪 70~80 年代初期，Koike 和 Besalduch-Vidal 比较了脐带血和骨髓中的造血干细胞数目，证明了脐带血中含有足够数目的 HSC 可用于移植。Koike 还发现脐带血 HSC 可以经过冷冻保存而不影响活性和增殖潜能，可作为一种用于移植的 HSC 来源。Broxmeyer 在美国印第安纳大学医学院（IUSM）系统地研究了人脐带血（UCB）的生物学特性及 UCB 的冷冻保存，这些研究确定了 UCB 作为可移植的 HSC/HPC 的可能性，为脐带血的大规模存储以及临床脐血造血干细胞移植（CBT）奠定了可靠的理论基础。1988 年 10 月，Gluckman 等在法国巴黎圣路易医院对一名 5 岁的 Fanconi 贫血患儿进行 HLA 相合的同胞 CBT 并获得成功，由此拉开了临床 CBT 的序幕。

1992 年 9 月美国纽约血液中心（NYBC）建立了世界上第一个脐带血库，目前仍是世界上存储规模最大、完成移植例数最多的国家公共脐带血库。同年，Gluckman 等建立了国际脐血移植登记处，此后意大利米兰大学建立了欧洲第一个公共脐血库。1993 年，欧洲脐血移植登记处成立，1997 年，国际脐血库联盟（NETCORD）成立，由纽约、米兰、杜塞尔多夫、伦敦、巴塞罗那、巴黎、莱顿及东京等 8 个公共脐血库发起，其宗旨是安全、迅速地向全世界提供脐带血。考虑到每份脐带血中有限的细胞数量，非血缘 CBT（UCBT）起初仅应用于儿童血液肿瘤及代谢性疾病。随着脐血移植技术的改进、对供受者 HLA 相合程度和细胞数量的深入认识、双份 UCBT 及减低剂量预处理方案的应用，成人 UCBT 也得到了明显的发展。目前全球已有 45 000 例以上的儿童和成人患者接受了血缘 CBT 或 UCBT。来自全球的 100 多家公共脐血库已冻存了 600 000 份以上的脐血备用。在缺乏 HLA 相合同胞供者的情况下，HLA 相合的非血缘造血干细胞移植、UCBT 和单倍型造血干细胞移植已成为安全可靠的治疗选择。根据北美国际骨髓移植登记处（IBMTR）的资料显示，1998 年至今，在小于 20 岁年轻患者的造血干细胞移植中，有 20% 以上的患者接受了 UCBT。目前在日本，约 50% 的非血缘造血干细胞移植采用 UCBT。2001 年，我国第一家脐带血造血干细胞库在天津市成立，至今我国卫健委（原卫生部）正式批准建立了天津、北京、上海、广东（包括广州分库）、山东、浙江、四川 7 家（8 个）公共脐带血库，库存公共脐血总量约 10 万份以上，为临床提供合格的非血缘脐血。

第二节 脐血移植中脐血的选择

一、单份脐血移植中脐血的选择

关于单份 UCBT 如何选择合适的脐血，研究发现，脐血的有核细胞数量（TNC）、$CD34^+$ 细胞数量、供受者 HLA 匹配程度、ABO 血型是否相合和受者体内的 HLA 抗体，对 UCBT 后植入及疗效的影响较大。

（一）脐血中 TNC、$CD34^+$ 细胞和集落形成单位数对 UCBT 植入和生存的影响

2004 年 Gluckman 等回顾分析 550 例接受 UCBT 治疗恶性血液病疗效显示：脐血冷冻前 TNC 和 $CD34^+$ 细胞数是 UCBT 后造血和免疫重建以及生存的决定性因素；UCBT 后植入的速率和嵌合状态与脐血中 CFU-GM 含量相关，但是，CFU-GM 检测方法难以标准化，目前临床上主要依靠脐血 TNC 并结合 $CD34^+$ 细胞计数来进行脐血的筛选。

1. 2006 年 Eurocord 推荐

（1）HLA-A、-B、-DRB1 中≥2/6 个位点不合时，应选用脐血冷冻前 TNC>3×10^7/kg（指受者体重）或者 $CD34^+$ 细胞≥2×10^5/kg 的脐血进行移植。

（2）对非恶性血液病患者，由于排斥的风险较大且不需要 GVL 效应，应避免采用 HLA≥2/6 个位点不合的脐血移植，同时应选用 TNC>3.5×10^7/kg 的脐血进行移植。

（3）如果单份脐血不能满足以上要求，可以考虑双份 UCBT，双份脐血的 TNC≥3×10^7/kg，如果可能，双份脐血之间 HLA 不合应尽量 <1/6 个位点。

2. 2012 年中国脐血移植协作组推荐

（1）受者与脐血 HLA6/6 个位点相合：脐血冷冻前 TNC>2.5×10^7/kg，其中 $CD34^+$ 细胞 > 1.2×10^5/kg。

（2）受者与脐血 HLA5/6 个位点相合：脐血冷冻前 TNC>3.5×10^7/kg，其中 $CD34^+$ 细胞 > 1.5×10^5/kg。

（3）受者与脐血 HLA4/6 个位点相合：脐血冷冻前 TNC>4.0×10^7/kg，其中 $CD34^+$ 细胞 > 1.8×10^5/kg 或冷冻前 TNC>3.5×10^7/kg，其中 $CD34^+$ 细胞 >2.0×10^5/kg，小管复苏，回收率≥80%。在脐血的选择中 TNC 和 $CD34^+$ 细胞确定后选择 CFU 或 CFU-GM 数量高的脐血。

3. 2016 年英国脐血移植选择指南推荐

（1）受者与脐血 HLA8/8（HLA-A、-B、-Cw、-DRB1）个位点相合，脐血冷冻前 TNC>3×10^7/kg。

（2）受者与脐血 HLA7/8 个位点相合，优先选择 HLA-DRB1 相合且 TNC>5×10^7/kg。

（3）受者与脐血 HLA5-6/8 个位点相合，避免 HLA-DRB1 不合。

（4）尽量少选 HLA4/8 个位点相合者作为单份移植物，除非没有其他选择，此时要求 TNC>5×10^7/kg。

（5）不推荐选 3/8 相合的脐血。

(6) 对于恶性血液病推荐脐血冷冻前 TNC≥3.0×10^7/kg、CD34⁺ 细胞≥1.0~1.7×10^5/kg 或者解冻后 TNC≥2.0~2.5×10^7/kg、CD34⁺ 细胞≥1.0~1.2×10^5/kg。

(7) 非恶性血液病推荐脐血冷冻前 TNC≥3~5×10^7/kg 或者解冻后 TNC≥3.0×10^7/kg。

(8) 对于骨髓衰竭性疾病(再生障碍性贫血或先天性骨髓衰竭)或血红蛋白病,脐血冷冻前 TNC>5×10^7/kg、CD34⁺ 细胞在冷冻前及复苏后均应 >1.7×10^5/kg。

究竟 UCBT 获得植入最低的细胞数量是多少? 目前尚不能确定,有些恶性血液病患者输注较低细胞数量的脐血也获得了植入和生存,日本东京大学的 Takahashi S 等认为输入 TNC<2×10^7/kg 的脐血也能获得植入,在没有其他供源又急需接受移植的急性白血病患者也可作为一种治疗选择。对于不同患者和不同疾病类型,合适的细胞数量的阈值仍在探索中。

(二) HLA 相合程度对植入和生存的影响

脐血因含 T 淋巴细胞数量低且以未成熟 T 细胞为主,脐血移植中供受者 HLA 相合的程度比非血缘骨髓或外周血移植要求低。以 HLA-A、-B、-DRB1 6 个位点高分辨配型进行筛查脐血,一般要求 4/6 至 6/6 个位点相合,HLA 不相合应≤2/6 个位点。前期研究认为供受者 HLA 配型位点不合数目多,脐血植入率降低,TRM 升高,Ⅲ~Ⅳ度急性 GVHD 发生率提高,而在恶性疾病中的复发率减低,总体生存率与其他类型的移植相比无明显差异。然而,HLA 配型在脐血移植中所扮演的角色以及与脐血的细胞数量间的关系尚未完全阐明。

近年来,国外大部分移植中心越来越倾向于将 HLA-Cw 也作为脐血的选择。Eapen 等的研究发现使用 HLA-A、HLA-B、HLA-Cw 和 HLA-DRB1 8 个位点选择脐血,仅有 C 位点不合的脐血比 8 个位点全合的脐血移植,TRM 明显升高;在 HLA-A、HLA-B、HLA-DRB1 有 1 个位点不合的前提下,C 位点不合脐血仍比 C 位点相合的脐血 TRM 高。选择 HLA-Cw 与 HLA-DRB1 位点均不合的脐血进行 UCBT 将会增加 TRM。C 位点不合比 C 位点相合的脐血移植更容易发生移植失败、移植后感染和器官功能衰竭。因此,C 位点应为选择脐血时考虑的因素之一。目前有关 HLA 不合的方向(GVH、HVG 方向或双向不合)对移植结果的影响尚存在不同的观点。Matsuno 等认为 GVH 方向不合降低中性粒细胞植入率;而 Stevens 等研究发现,当进行 HLA 不全相合的 UCBT 时,如果发生不合位点在供者为纯合子表达时(GVH 方向),其植入时间缩短,TRM 降低,总体疗效与 HLA 相合的 UCBT 相当。而当受者为纯合子,供者在该位点只有一个位点与受者相合时(HVG),植入较缓慢,移植失败及复发率明显增加。最近日本学者 Kanda 通过对 2977 例单份 UCBT 治疗白血病或 MDS 结果回顾性分析认为供受者 HLA 单方向不合(GVH 方向或 HVG 方向)不影响 OS。Kanda 认为其结论与 Matsuno 或 Stevens 不一致可能与病例年龄、预处理方案及 GVHD 预防不同有关。在儿童组 GVH 不合病例有较低的非复发死亡率,与 Stevens 报道相同,但是 GVH 方向不合儿童组复发率增高,故 OS 无影响。而在成人组清髓性预处理方案可能部分抵消了 HLA 不合对植入的影响。另外 Kanda 认为低强度 GVHD 预防方案可能在移植早期增强供者 T 细胞识别 GVH 方向不合的受者抗原,导致嗜血综合征或类似反应,从而降低植入率,Matsuno 得出的结论可能与其使用的较弱的 GVHD 预防方案有关。

新近日本学者回顾性总结单份 UCBT 1157 例白血病和 MDS 患者,得出 HLA-DPB1 高分辨不合明显降低移植后 5 年累积复发率(26.6% vs. 38.3%,$P<.001$)而没有增加急性 GVHD 的发生率和 TRM,认为 HLA-DPB1 不合的单份 UCBT 治疗白血病可以诱导出更强的 GVL 效应。因此分析供受者 HLA-DPB1 位点对移植后疗效的影响有助于更精确地选择合适的脐血。

纽约血液中心的1061例恶性血液病患者的UCBT结果显示，选择脐血时需同时考虑HLA相合情况及TNC，当TNC≥5×10^7/kg，即使HLA位点不合，TRM也未增高。HLA6/6个位点全合的脐血仍然是最理想的脐血来源，此时可以不考虑TNC的影响。1个位点不合且TNC≥2.5×10^7/kg的脐血和2个位点不合TNC≥5×10^7/kg的脐血也是较理想的选择。

（三）ABO血型对植入的影响

Allo-HSCT供受体的ABO血型不合可导致移植后红系植入延迟及纯红细胞再生障碍性贫血，而关于UCBT中ABO血型对植入的影响的研究较少。日本学者Tomonari等研究分析95例成人患者接受清髓性UCBT，结果表明供受者ABO血型相合或者次要不合的患者血小板恢复快于ABO血型主要不合及主次均不合，且移植过程中输注血小板和红细胞的数量较少，没有出现红系植入延迟及纯红细胞再障患者。笔者认为：在细胞数量相当和HLA相合的情况下，应该选择ABO血型相合的脐血，依次选择次要不合、主要不合、主次均不合的脐血。

Eurocord回顾性研究了约1000例双份脐血移植，发现双份脐血与受者间的ABO相容性与急性GVHD、NRM、OS相关。因此，他们推荐首选与患者血型相合的脐血，然后依次选择次要不合、主要不合者。

本中心的一项单中心回顾性研究中，208例接受了清髓预处理的单份UCBT，其中供受者ABO血型相合99例，次要不合60例，主要不合38例，主次均不合11例。结果显示ABO血型相合与不合的UCBT相比，中性粒细胞、血小板、红细胞累积植入率，Ⅱ~Ⅳ度aGVHD、Ⅲ~Ⅳ度aGVHD及180天TRM的累积发生率差异均无统计学意义（P值均>0.05），且无一例发生纯红细胞再生障碍。因此，UCBT中供受者ABO血型不相合对移植结果的影响不大，但需要进一步的临床研究证实。

（四）HLA抗体对植入的影响

研究认为移植前受者体内存在供者特异性抗体（DSA）对UCBT后NEC及PLT的植入有影响。日本红十字会东京血液中心386例血液系统恶性疾病清髓性UCBT的结果表明，DSA阳性组移植后NEC恢复较DSA阴性组延迟，而DSA阳性患者较阴性患者NEC、PLT恢复均明显延迟。Cutler和Ruggeri等分析Eurocord的研究资料也得出相同结论，植入率下降、原发病复发增加及OS降低。

NMDP指南建议HSCT前应常规对受者进行HLA抗体检测。即使在HLA10/10全合的非血缘HSCT中，因为HLA-DP位点错配的存在，抗HLA抗体的检测仍十分必要；有研究建议应避免选择DSA阳性者作为HSCT供者，这也是目前阻止抗HLA抗体介导的原发性GF最简单、有效的方法。CBWG及2016年英国脐血移植选择指南也指出无论是清髓还是减低强度预处理、单份或双份UCBT，应避免选择DSA阳性的脐血进行移植。

（五）杀伤细胞免疫球蛋白样受体对植入的影响

供受者KIR配体是否相合对脐血移植临床疗效的影响目前尚无定论。在欧洲脐血登记处的一项多中心研究中，218例接受UCBT的患者与脐血KIR配体不相合，移植后复发率较KIR配体相合组降低（20% vs. 37%，P=0.03），中位随访14个月，DFS明显增加（57%和40%，P=0.02），这些差异在34个月后再次分析仍与之前结果相同。而明尼苏达大学的另一项研究中，257例患者接受了单份或双份的脐血移植，在接受清髓性预处理方案的患者中，供受者KIR配体是否相合的移植效果无明显差异；而接受RIC预处理方案的患者中，供受者KIR配体不相合的患者 aGVHD 发生率较高，OS 较低。可见供受者 KIR 配体是否相合，即便是同一移植类型而预处理方案不同，移植的结果是也是不同的。UCBT 中 KIR 的作用有待进一步的研究。

鉴于以上，结合笔者单位单份 UCBT（sUCBT）治疗恶性血液病的经验，制订中国科技大学附属第一医院（安徽省立医院）sUCBT 脐血的选择标准及步骤：①移植受者：进行 HLA-A、-B、-Cw、-DRB1、-DQB1 和 -DPB1 高分辨配型，同时做 HLA 抗体的初筛检测；②脐血的初筛：脐血与受者 HLA-A、-B 和 DRB1 高分辨配型 4/6 个位点相合，冷冻前 TNC>3×10^7/kg、CD34>1.5×10^5/kg 和 CFU 数高的脐血进行小管复苏；③脐血的确定：对于恶性血液病，脐血与受者 HLA-A、-B、-Cw 和 DRB1 高分辨基因配型≥4/8 个位点相合并同时满足 HLA-A、-B、-Cw、-DRB1 和 DQB1 高分辨配型≥5/10 个位点相合，小管复苏后 TNC>2.5×10^7/kg、CD34>1.2×10^5/kg，细胞活力 >80%（特别是 $CD34^+$ 细胞活力高）。对于非恶性血液病，脐血与受者 HLA-A、-B、-Cw 和 DRB1 高分辨基因配型≥5/8 个位点相合同时 HLA-A、-B、-Cw、-DRB1 和 DQB1 高分辨配型≥6/10 个位点相合，小管复苏后 TNC>3×10^7/kg、CD34>1.5×10^5/kg，细胞回收率 >80%（特别是 $CD34^+$ 细胞活力高）；④受者 HLA 抗体的初筛如果阳性，做抗体特异性检测，DSA 阳性的脐血不能使用；⑤对于恶性血液病，脐血与受者的非遗传性母体抗原（NIMA）不合者优先；⑥原则上同一个位点不允许两个点同时不相合；⑦在以上均满足的情况下，选择与受者 ABO 血型相合的脐血。

二、双份脐血移植中脐血的选择

近年来，单份脐血移植技术不断地改进和完善，随着在成人和大体重患儿中植入率及总体疗效的提高，更多的学者倾向于将双份脐血移植作为在没有合适的单份脐血的情况下的一种次选方案。Eurocord 和 2016 年英国脐血移植选择指南推荐双份脐血的选择标准为：当单份脐血 TNC<3×10^7/kg 时应选择双份脐血移植，双份脐血的总 TNC>3.0×10^7/kg，且每份脐血冷冻时的 TNC>1.5×10^7/kg，双份脐血间及与受者间的 HLA 不相合≤2/6 位点。

第三节 脐血移植技术和临床应用

一、预处理和 GVHD 预防方案

预处理方案和 GVHD 预防方案是决定植入、移植疗效和受者生活质量最重要的因素。预处理和 GVHD 预防方案的设计需要考虑多方面的因素，如受者基础疾病的性质和移植时疾病的状态、受者年龄、脏器功能、供受者间 HLA 相合情况以及受者是否伴有其他疾病等。由于脐血 TNC 含量低和较低的 T 细胞免疫原性（大部分 T 细胞为 naive T 细胞）以及移植后缺少 DLI，最佳的预处理和 GVHD 预防方案是在保证植入前提下，同时具有较低的移植相关死亡率和复发率。因此，含有较强的细胞毒（恶性疾病）和免疫抑制预处理方案和相对其他非血缘造 HSCT 减弱的 GVHD 预防方案是 UCBT 中较合理的方案。

（一）清髓性预处理方案

1. 以 TBI 为主的预处理方案　TBI 具有抗肿瘤和免疫抑制双重作用，是 UCBT 治疗恶性血液病清髓性预处理方案的基石。TBI 分为单次或分次照射，目前国内外常用分次 TBI，

因其具有相对高的治疗效果且副作用小。TBI 总剂量大多以 12~13.75 Gy 分 4~9 次照射，剂量率多在 5~7cGy/min。由于单用全身照射还不足以消灭体内的肿瘤细胞和抑制受者免疫来保证植入，故常将 TBI 与化疗药物联用。和 TBI 联用的药物通常有 Cy、Flu 和 Ara-C。含高剂量 TBI 方案有：TBI 13.2Gy+Flu 75mg/m^2+Cy 120mg/kg；TBI 12Gy+Cy 120mg/kg+Ara-C 8~12g/m^2 及 TBI 12Gy+Flu 150mg/m^2+Ara-C 10g/m^2 等，已成为多数移植中心清髓性 UCBT 标准的预处理方案。这些含高剂量 TBI 的方案在保证充分的抗白血病作用的同时也提供了充足的免疫抑制来促进植入，植入率均在 90% 以上。

Wagner 等早期的报道，1994—2001 年 102 例恶性及非恶性血液病儿童（中位年龄 7.4 岁，中位体重 25.9kg）接受 UCBT。主要采用 TBI 13.2~13.75Gy+Cy 120mg/kg+ATG 90mg/kg（马源）的预处理方案。GVHD 预防方案：2 例采用 CSP+MTX；100 例采用 CSP+ 甲泼尼龙（MP）。移植后 42 天 NEC 和 6 个月 PLT 恢复的累积发生率分别为 88% 和 65%。63 例发生急性 GVHD，其中Ⅰ~Ⅱ度 52 例、Ⅲ~Ⅳ度仅 11 例。慢性 GVHD 发生率 10%。1 年 TRM 和 OS 的累积发生率分别为 30% 和 58%。Kurtzberg 等报道了 191 例行 UCBT 的恶性血液病儿童（其中高危患者占 77%），中位年龄 7.7 岁，中位体重 25.9kg。采用 TBI 13.5Gy+Cy 120mg/kg+ATG 的预处理方案。GVHD 预防方案：CSP+MP。21 例发生原发性植入失败，2 例发生继发性植入失败。42 天 NEC 和 6 个月 PLT 恢复的累积发生率分别为 79.9% 和 63%。Ⅲ~Ⅳ度急性 GVHD 和 2 年慢性 GVHD 的累积发生率分别为 19.5%、20.8%。中位随访时间 27.4 个月，93/191 例死亡，主要死亡原因为复发（37 例）、GVHD（25 例）、植入失败（16 例）和感染（9 例）。1 年 OS 和 2 年复发率分别是 57.3% 和 19.9%。

日本脐带血库分析了不同年龄组急性白血病 UCBT 的效果，证明清髓性 UCBT 用于 50~55 岁白血病患者是安全有效的。老年组 19 例，中位年龄 52 岁(50~55)岁；年轻组 81 例，中位年龄 36 岁（16~49）岁。采用 TBI+Cy+Ara-C 为主的清髓性预处理方案，GVHD 预防方案主要为 CSP+MTX，不含 ATG。老年组和年轻组相比 42 天 NEC 植入率（89% vs. 93%）、80 天 PLT 植入率(81% vs.75%)相似。累积Ⅱ/Ⅳ度急性 GVHD(53% vs. 62%)、广泛型慢性 GVHD(21% vs. 23%)、3 年 TRM（5% vs. 9%）、OS（77% vs.75%）和 DFS（72% vs. 71%）、复发率（22% vs. 19%）两组之间均无显著性差异。

2. 以化疗药物为主的预处理方案　Bu 是不含 TBI 的清髓性预处理方案的基础，大剂量 BU 虽然具有清髓作用，但对成熟淋巴细胞的毒性是有限的，故没有明显的免疫抑制作用，通常在 BuCy2 方案的基础上加用 Flu 或塞替派（TT）或 Ara-C 等促进植入。不同剂量的美法仑（Mel）也作为非 TBI 方案的重要组成部分，均需增加 Cy、TT、低剂量的 TBI 等来促进植入。

Gluckman 等分析了 UCBT 治疗 93 例 Fanconi 贫血患者，并分析了影响植入的因素，认为 Flu 用于预处理方案是改善预后的独立因素，因为 Flu 可根除异常细胞克隆，可能促进植入而不增加 TRM。

ATG 已证实在非血缘或 HLA 不全相合的血缘造血干细胞移植中有促进植入、降低急慢性 GVHD、改善生活质量的作用。但由于 ATG 半衰期长，UCBT 中 ATG 的应用可能会进一步延迟免疫重建、增加严重感染的几率，还可能降低植入率、增加复发及移植后淋巴增殖性疾病的风险，因此多数文献认为 UCBT 中不用 ATG。如果使用 ATG，剂量不易大，并避免在移植日前后使用。

本中心建立不含 ATG 的清髓性 UCBT 治疗恶性血液病取得很好的疗效：我们回顾性

分析了2000—2011年58名行sUCBT恶性血液病患者的疗效。中位年龄为11(2~42)岁，其中高危难治患者34例(占75.9%)，采用传统清髓预处理(TBI 12Gy+Cy 120mg/kg或Bu 12.8mg/kg +Cy 120mg/kg)联合ATG/CSA/MMF GVHD预防方案的患者23例，改良清髓(TBI 12Gy+Cy 120mg/kg+Ara-C 8g/m^2或Flu 120mg/m^2+Bu 12.8mg/kg+Cy 120mg/kg)联合CSA/MMF不含ATG的GVHD预防方案34例。结果显示：不含ATG的改良清髓性方案组30天NEC植入率和120天PLT植入率均明显高于传统含ATG的清髓性方案(97.1% vs. 62.5%，$P<0.01$和82.4% vs. 50.0%，$P<0.05$)，不含ATG改良清髓性方案的3年OS和3年DFS也明显提高(67.6% vs. 45.8%，$P<0.05$和67.6% vs. 45.8%，$P<0.05$)。此外不含ATG改良清髓性方案组的复发率和非复发死亡率比传统含ATG清髓性方案组低(5.9% vs. 12.5%，$P=0.37$和26.5% vs. 41.7%，$P=0.18$)。两组的急、慢性GVHD发生率未见明显差异。继而进行前瞻性临床试验，纳入2011—2015年188名恶性血液病患者，采用不含ATG的改良清髓方案行sUCBT，结果与回顾性研究中不含ATG的改良清髓方案的疗效相符，证明不含ATG的改良清髓方案耐受性好、植入率高(达97%)，用于高危、难治和进展期患者，移植后复发率较低，生存率高。

（二）减低强度预处理方案（RIC）

RIC为高龄及脏器功能受损的恶性血液病患者提供了一种治疗选择，扩大了UCBT的适应证。2003年Barker等率先报道43例恶性血液病患者接受RIC的UCBT，其中21例采用Bu/Flu/TBI，22例采用Cy/Flu/TBI预处理方案，超过一半的患者接受了双份脐血移植，所有患者采用CSP及MMF预防GVHD。几乎所有脐血HLA不合均≤2/6位点，42天髓系植入率Bu/Flu/TBI组和Cy/Flu/TBI组分别为76% vs. 94%($P<0.01$)。Cy/Flu/TBI组移植后1年OS为41%，明显高于Bu/Flu/TBI组的24%。Brunstein等将采用RIC(TBI/Cy/Flu)的UCBT与单倍体骨髓移植进行比较发现，两组植入率相当，分别为94%与96%，1年非复发死亡率分别为24%与7%；UCBT组的复发率低于单倍体骨髓移植，分别为31%和45%；两组1年EFS无差别，分别为46%和48%。最近，Brunstein等分析了来自CIBMTR的585例RIC-UCBT和RIC-PBSCT的急性白血病患者的移植结果，发现采用TBI/Cy/Flu预处理方案的121例RIC-UCBT患者的TRM及OS与RIC-PBSCT相当。

对于自身合并症多且缺少合适血缘供者的老年恶性血液病患者，RIC-UCBT是一种疗效较好的治疗手段。Navneet S等比较了43例RIC-UCBT和47例RIC-BMT/PBSCT的临床疗效，入组患者均为55岁以上的老年人，多数采用Cy 50mg/kg+Flu 200mg/m^2+TBI 200cGy预处理方案，CSP+MMF预防GVHD。两组急性GVHD(42% vs. 49%)、半年TRM率(23% vs. 28%)、3年PFS率(30% vs. 34%)和OS率(43% vs. 34%)均无明显差异。

RIC-UCBT也可作为初次植入失败的一种有效的补救手段。Waki等报道了80例成人(中位年龄51岁)在初次移植失败后3个月内行UCBT。采用Flu为基础的预处理方案，Flu(138mg/m^2)单用或联合其他化疗药物Mel(80mg/m^2)、Bu(8mg/kg)、Cy(60mg/kg)或TBI(2~4Gy)，61/80例可评估的患者，14%患者移植前伴3~4度器官毒性损害，82%患者伴有感染。尽管患者一般情况不佳，植入率却达74%。Ⅱ~Ⅳ度、Ⅲ~Ⅳ度急性GVHD发生率分别为20%、9%。100天TRM为45%，主要死因为感染，1年OS、PFS率和复发率分别为33%、29%、16%，多因素分析提示TNC≥2.5×10^7/kg以及使用包含烷化剂的预处理方案者植入率较高，相反高危患者以及有3~4度器官毒性损害者死亡率较高。

脐血移植治疗SAA一直是研究的热点和难点。近年来许多研究者发现RIC-UCBT治疗

SAA 可获得满意的疗效。K Kudo 新近的一项研究报道了 27 例儿童获得性 SAA 行 sUCBT 的疗效，其中 11 例患者采用 Flu（120~175mg/m^2）+Cy（50~100mg/kg）或 Mel（80~120mg/m^2）+TBI（2~6Gy）且不含 ATG 的预处理方案联合 CSA 或他克莫司预防 GVHD，100% 获得了持久的中性粒细胞植入，5 年总生存率和 5 年无失败生存率均为 100%，提示该方案可作为脐血移植治疗 SAA 的一种行之有效的方法。Peffault de Latour R 等的一项前瞻性多中心 2 期临床试验对 RIC-UCBT 治疗 SAA 的有效性和安全性进行了评估。研究纳入了 29 例 IST 失败的 SAA 患者，中位年龄为 16 岁，采用 Flu（120mg/m^2）+Cy（120mg/kg）+ATG（5mg/kg）+ 小剂量 TBI（2Gy）预处理方案联合 CSA 单药预防 GVHD，所有患者均接受单份或双份脐血移植，要求每份脐血或两份脐血总的冷冻前 TNC≥4×10^7/kg 且每一份脐血与受者 HLA≥4/6 个位点相合。研究随访中位时间为 38.8 个月，29 例中可评估的 26 例患者 23 例（88%）患者获得了植入，1 年 OS 为 88.5%，2 年 OS 为 84%。Ⅱ~Ⅳ度急性 GVHD 和慢行 GVHD 发生率分别为 45.8% 和 36%。以上二项 RIC-UCBT 治疗 SAA 取得高的植入率和生存率，为 SAA 患者提供了一种新的治疗手段。

由于 UCBT 后具有较强的 GVL 作用，RIC-UCBT 越来越多应用于临床，为更多的患者提供安全、有效的治疗方案。结合免疫细胞治疗，可以使老年及脏器功能不佳的患者能够接受脐血移植，治愈恶性血液病。

（三）UCBT 后 GVHD 预防方案

考虑到 MTX 黏膜毒性及对造血重建的影响，目前多数移植中心采用 CSP 或 FK506 联合 MMF 预防 GVHD。CSP 或 FK506 用药基本同其他异基因移植；MMF 于 +1 天始 2~3g/d 或 25~30mg/（kg·d）分次口服，根据 GVHD、感染的发生情况，30d 开始减量，通常在 100 天内停用。

二、原发性植入失败的早期诊断和挽救性治疗

尽管目前我们脐血移植植入率已经达到 95% 以上，但由于接受脐血移植的患者基本上都没有 HLA 相合的同胞供者，脐血植入失败后患者处于全血细胞减少的状态，如不及早进行二次移植挽救治疗很难存活。

早期脐血移植植入失败后较常采用二次脐血移植进行挽救治疗，但由于植入时间延长感染率增加且 TRM 较高，移植后总体生存率仅 30~40% 左右。最近一些研究显示亲缘单倍体移植用于恶性血液病的治疗可获得和脐血移植一样的疗效。来自日本的学者研究也发现，亲缘单倍体移植用于脐血移植后植入失败的挽救治疗疗效优于脐血移植挽救治疗。既往采用二次脐血移植作为挽救治疗，植入率低，移植相关死亡率高，总体生存率仅 30% 左右。我们采用 STR-PCR 毛细管电泳技术早期预测原发性植入失败，并在国际上首次采用减低剂量预处理的体内去 T 的亲缘单倍体移植对 17 例原发性植入失败的患者进行挽救性治疗，患者 1 年和 3 年的 DFS 分别达到了 64.7% 和 57.5%。

三、植入前综合征

1994 年由 Radford 等首先提出植入综合征（ES）这一概念，是指造血干细胞移植术后中性粒细胞恢复早期，部分患者出现不明原因非感染性发热、非药源性皮疹、非感染性腹泻、黄疸、非心源性肺水肿、多器官功能衰竭等临床症状的统称。这一现象多见于自体移植。2003

年 Takaue 研究组观察到接受 RIC 方案的脐血移植也会出现发热、皮疹、液体潴留等类似 ES 的临床症状，并称之为早期炎症综合征（EIS）。2005 年 Kishi 等报道在脐血移植术后，部分患者在 NEC 植入前，甚至未植入的患者也会出现上述类似的临床症状，并将其称之为植入前免疫反应（pre-immune response，PIR），2008 年韩国学者称之为植入前综合征（pre-engraftment syndrome，PES）。Hong KT 等认为 ES 和 PES 可能是相同的病因，故将两者合并，于 2013 年第一次提出围植入期综合征（peri-engraftment syndrome，peri-ES）。PES 发病率各中心报道不一，在 20%~78%，与 ES 相比，非感染性发热、充血性皮疹、血清 CRP 升高和体重增加在 PES 中更常见，其中非感染性发热和充血性皮疹是诊断 PES 最为特异性的临床表现。PES 典型征象一般出现在 UCBT 后 5~13 天内，中性粒细胞恢复前 4~15 天，主要累及皮肤、胃肠道、肺脏。PES 缺乏特异性的病理学、组织学改变和生化标记物，因此 PES 的诊断至今尚无统一的标准。由于 PES 与 ES 的临床症状之间无明显差异，两者之间最大的差异在于发生时间不一致。PES 被定义为发生≥植入前 6 天的免疫反应，而植入前后 96 小时内的反应被定义为 ES，PES 的诊断标准主要参考 ES 的诊断标准（表 5-10-1）。PES 诊断标准：当患者发热（体温≥38.3℃），没有证据表明感染或广谱抗生素治疗无效；非药物引起的皮疹，水样腹泻（稀水便≥2 次 / 天连续 3 天以上而无病原菌发现），黄疸（血清总胆红素 >2.0mg/dl），或体重增加 >10% 的基础体重，这些变化被定义为免疫反应。

表 5-10-1　植入前综合征诊断标准

主要标准	非感染性发热（T≥38.3℃）
	非药源性皮疹（面积≥25%）
次要标准	非感染性腹泻（水样便≥2 次 / 天，至少连续 3 天）
	肝功能异常（转氨酶水平≥基值 2 倍以上，或胆红素≥34mol/L）
	弥漫性肺部浸润的非心源性肺水肿、低氧血症
	体重增加≥3%
	肾功能损害（肌酐≥基值 2 倍以上）
诊断：2 项主要标准，或 1 项主要标准 + 至少 1 项次要标准	

本中心此前的研究发现 PES 与植入率、急性 GVHD 相关，而与粒细胞的植入时间、慢性 GVHD、TRM 及 OS 无关。严重 PES、GVHD 等免疫反应亦可导致脏器功能的损伤，因此早期识别 PES、及早治疗可以减少严重 PES 导致的脏器损伤及其继发的严重急性 GVHD。我们通过对 PES 发生时间、最高体温、临床症状、环孢素浓度、MP 初始剂量、MP 起效的天数、MP 有效维持至减量的天数、MP 治疗无效等 8 项因素进行多因素分析，结果表明 UCBT 后 7 天内发生的 PES、超过 2 个以上临床症状和 MP 治疗无效是 PES 患者预后不良的高危因素。采用积分方式将 1 个高危因素计 1 分，有 PES 无高危因素计 0 分，对 MP 给予分层治疗，对 MP 耐药的患者，加用抗 CD25 单抗等治疗，在植入率达 97% 的基础上，高危 PES 患者 180 天移植相关死亡率下降，1 年 OS 率提高。

目前 PES 的诊断仍然缺乏特异性指标，UCBT 后早期发热的鉴别尤其是已存在明确感染的患者是否合并 PES 较为困难；此外，PES 的皮疹、黄疸、水钠潴留、腹泻以及肺部症状的表现均缺乏特异性。探明 PES 的发病机制、寻找特异的炎症因子或其他检测指标，识别重症 PES，加以预防，保留轻度 PES 益于植入，对进一步提高脐血移植的疗效具有重要的临床意义。

四、其他移植相关并发症的预防和治疗

UCBT 造血重建延缓，早期 T 细胞免疫重建慢，因此移植早期感染的防治更为重要，尤其是真菌感染和病毒感染。其他并发症的预防和治疗同异基因骨髓或外周血造血干细胞移植。

第四节　脐血移植的前景

一、改善脐血移植疗效的新策略

由于脐血 HSC 数量有限以及脐血植入延迟，由此引起的移植早期较高的移植相关并发症是 UCBT 广泛应用于成人和高体重患者的最大瓶颈。目前增加脐血 HSC 数量以加快植入的方法主要有以下几种：

（一）脐血 HSC 体外扩增

为了增加脐血的细胞数量，研究者尝试脐血细胞进行体外扩增，以增加移植物中祖细胞的绝对数量。通常采用联合细胞因子、基质细胞共培养或者灌注培养等方法，在扩增的同时尽量减少造血干细胞的分化，维持其长期造血能力。

从现有的Ⅰ/Ⅱ期临床试验结果表明，体外扩增的脐血细胞进行移植是安全的，但未得出植入的速度加快的预期结果；另外，由于缺乏特异性的标记，尚不能对扩增后的细胞进行必要的跟踪，因而还无法确定扩增的脐血造血干 / 祖细胞在长期造血重建中的作用机制。人脐血造血干 / 祖细胞扩增的起始培养细胞、维持 HSC 自我更新和扩增的最佳细胞因子组合以及细胞内信号途径等至今也尚未明确。

（二）加入低剂量亲缘单倍体的 $CD34^+$ 细胞或间充质干细胞共移植

Liu 等采用 UCBT 联合纯化的亲缘单倍体 $CD34^+$ 细胞共同移植，移植后早期单倍体干细胞植入，经过一段时间脐血和第三方细胞混合嵌合，最终移植后 100 天内大部分患者获得脐血的完全嵌合，但 6/45 例患者为持续的单倍体植入，分析可能与输入的 $CD34^+$ 细胞数量相关，此种共同移植后患者中性粒细胞恢复时间提前且感染的机会减少，GVHD 发生率和复发率降低，OS 和 EFS 和 HLA 相合的同胞移植相似。

Bautista G 等早期的一项研究对 55 名高危白血病成人患者采用了血缘单倍型经纯化的低剂量外周血 $CD34^+$ 细胞（中位数 2.4×10^6/kg）与非血缘脐血共输注的治疗方法。患者中位年龄 34 岁（16~60 岁）、体重 70kg（43~95kg）。脐血 TNC 中位数 2.39×10^7/kg、$CD34^+$ 细胞中位数 1.1×10^5/kg。NEC>0.5 × 10^9/L、脐血 NEC>0.5 × 10^9/L、完全脐血 HSC 嵌合的中位时间依次为 10、21 和 44 天，其累计发生率为 96%、95%、91%。PLT>20 × 10^9/L 的中位时间为 32 天，累积植入率 78%。Ⅱ~Ⅳ度和Ⅲ~Ⅳ度急性 GVHD、慢性广泛型 GVHD 的累积发生率分别为 62%、11%、7%。累积复发率 17%。DNA 多态性分析显示，移植后早期为外周血 $CD34^+$ 细胞表型，后期则转变为脐血细胞表型。此后，他们又对比了 135 例白血病患者行第三方供者经纯化的低剂量外周血 $CD34^+$ 细胞与非血缘脐血共同输注治疗（Haplo-Cord）和 72 例行单

份脐血移植治疗白血病的疗效。多因素分析表明，Haplo-Cord 组患者的 NEC 植入和 PLT 植入速率均明显较快（HR 2.3，95%CI 1.5~3.3，P<0.001 和 HR 1.6，95%CI 1.2~2.3，P=0.015），而慢性 GVHD 也较低（HR 0.5，95%CI 0.3~0.8，P=0.01）。非复发死亡率、复发率、DFS、无 GVHD 无复发生存率两组未见明显差异，而就疾病相关性结果而言，Haplo-Cord 组 AML 患者的复发率明显升高了（HR 2.3，95%CI 1~5.4，P=0.04），但 DFS 并没有显著性差异。

Fernández MN 等采用此方法进行 UCBT，发现移植后粒系恢复时间明显缩短，GVHD 和复发率均较低，TRM 和 OS 与 HLA 相合同胞移植相似。NK、B 系恢复较快，T 系恢复较慢常大于 1 年，可能因此增加了感染相关死亡率。移植后嵌合状态最早为单倍体占优势，但逐渐被脐血细胞替代，并最终形成完全脐血嵌合。之后他们的一项多中心临床研究进一步证实了该方法的可行性，共有 132 例高危恶性血液病患者纳入了该项研究。患者的中位年龄为 37 岁，输注的脐血细胞中位数为 2.4×10^7/kg，第三方 $CD34^+$ 细胞中位数为 1.4×10^5/kg。结果显示，中性粒细胞植入中位时间为 11.5 天，血小板植入中位时间为 36 天，提示第三方外周血干细胞快速而短暂的植入可缩短移植后粒缺时间，减少早期感染，从而为脐血干细胞的植活提供充分的时间并降低 TRM。

同样脐血与动员的外周血干细胞比例与移植后造血重建密切相关。Ram1'rez 等报道，在 NOD-SCID 鼠的动物模型中，当动员的外周血干细胞与脐血细胞比例较低时（<10：1），在各个时间段里脐血均优势植入，在移植后 15 天以后，外周血干细胞的嵌合逐渐消失，这说明脐血的植入潜能较外周血干细胞高。若动员的外周血干细胞与脐血细胞比例偏高（达到 50：1）时，外周血干细胞能够抑制脐血的植入，这可能是因为移植前预处理后，骨髓剩余的干细胞龛位有限，脐血与动员的外周血干细胞竞争性植入有限的龛位。因此当脐血与动员的外周血干细胞共移植时，动员的外周血干细胞与脐血细胞需控制在合适的比例范围内（5：1~10：1）。

另外有研究表明 UCBT 联合第三者骨髓间充质干细胞进行移植，也可以安全有效地促进脐血的植入。MSC 在体外实验中显示较强的免疫抑制作用，在 NOD/SCID 小鼠体内可促进脐血 HSC 植入。Gonzalo-Daganzo R 等对 9 名成人患者采用脐带血联合第三方动员外周血移植的同时输注和外周血相同供者的 MSC。中位 MSC 1.20×10^6/kg［（1.04~2.15）$\times10^6$/kg］。输注中无不良反应。与 46 名采用相同移植类型但未使用 MSC 的对照组相比，髓系及血小板植入时间无明显差别。4 名患者出现Ⅱ度急性 GVHD，其中 2 例常规治疗无效后输注 MSC 达完全缓解，无Ⅲ~Ⅳ度急性 GVHD 和广泛慢性 GVHD 发生。Mcmillan 等应用 MSC 联合 UCBT 治疗 8 例血液病患儿，于移植 0 天输注来自父母的 MSC，其中 3 例于 21 天的时候第二次输注。所有患者均获得植入，但植入时间无明显缩短。Bernardo ME 等给 13 例行 UCBT 的患者辅助输注父母的 MSC，植入时间未见明显缩短但 GVHD 发生较低。显示 MSC 促进脐血植入的作用有限，但用于预防及治疗 GVHD 具有较好的效果，确切的疗效尚需更多的病例来证实。

（三）改善脐血 HSC 归巢缺陷

脐血 HSC 归巢能力的缺陷也是脐血植入延迟的重要因素。目前，研究 HSC 归巢能力缺陷的热点集中在骨髓微环境和细胞因子两个方面。在已知的细胞因子中，基质衍生因子 1（SDF-1）是对归巢影响最强的一种分子，减弱其活性会导致 HSC 归巢能力的下降。而 CD26 分子具有蛋白水解酶活性，其受体就包括 SDF-1，如能对其进行活性阻断，去除或抑制 CD26

细胞表面的 1 种二肽基肽酶，可以提高小鼠的 HSC 在经致死量 X 线照射后小鼠体内的归巢和再植力。此外，岩藻糖基化工程可以修复选择素蛋白配体活性基团在干细胞表面的缺陷，对于提高干细胞归巢能力具有直接效应。

1. 脐血 HSC 选择素配体糖基化异常及修复　P 和 E 选择素是表达在骨髓血管内皮细胞表面上的 C- 凝集素家族成员膜蛋白，两者主要的配体是表达在 HSC 表面的 P 选择素糖蛋白配基 -1（PSGL-1），E 选择素亦与 HSC 表面的 CD44 结合。PSGL-1 及 CD44 的功能与其糖基化修饰密切相关。P 和 E 选择素与 PSGL-1 及 CD44 的相互作用介导的 HSC 在血管内皮上的滚动与黏附是 HSC 归巢的关键起始步骤。研究发现约有 25%~30% 的脐血 HSC（主要是有干细胞功能的 $CD34^{+}CD38^{low/-}$ 细胞）表面 PSGL-1 存在 α1-3 岩藻糖基缺失，从而丧失与 P 和 E 选择素结合的能力。研究发现体外岩藻糖基转移酶Ⅵ（FT Ⅵ）可有效地催化岩藻糖自 GDP-fucose 到选择素配体上的生化反应。体内外实验结果显示：岩藻糖基化工程技术可显著增加由 P-、E- 选择素介导的脐血 HSC 在亚致死量照射的 NOD/SCID 小鼠的归巢效率且不影响长期植入。Popat 等首先将此技术用于临床，采用双份脐血移植，其中一份经体外糖基化处理。实验入组了 22 例高危恶性血液病患者，并与 31 例行双份脐血移植的恶性血液病患者进行历史对照。结果显示，实验组中性粒细胞植入时间和血小板植入时间均明显快于对照组（17 vs. 26，*P*=0.0023 和 35 vs. 45，*P*=0.0520），表明体外岩藻糖基化工程技术是改善双份脐血移植植入效率，加快植入速率的一种安全、有效的方法。

2. CD26 阻断技术处理脐血 HSC　SDF-1 是目前已知的 $CD34^{+}$HSC 最强大的趋化剂，而 SDF-1 基因“敲除”的小鼠骨髓基本不能造血。SDF1 与其受体 CXCR4 结合对 HSC 的移行和定居起重要作用，HSC 沿着 SDF-1 浓度梯度进入骨内膜下毗邻成骨细胞的骨髓龛，重建造血和免疫功能。CD26/DPPIV 是细胞表面上一种氨基肽酶，可以在多肽的倒数第二个 L- 脯氨酸或 L- 丙氨酸处，切除 N- 末端的二肽。CD26 是 SDF-1/CXCR4 轴的负性调节因子，可降解 SDF-1 的 N 末端二个脯氨酸，使其丧失趋化活性。正常情况下，CD26 水解 SDF-1 的作用是部分 HSC 释放到血液环境的机制之一。和骨髓相比，脐血 CD34、CD26 双阳性细胞占 CD34 阳性细胞比例明显偏高且活性更强，导致造血微环境中趋化因子 SDF-1 被更多的水解消耗。动物实验已证明抑制或剔除供者细胞上的 CD26 会促进短期 / 长期植入，提高小鼠存活率。故抑制脐血 HSC 表面 CD26，是改善其归巢缺陷的重要手段。

（四）改善免疫重建

Hanley 等利用 AD5f35pp65 抗原刺激使得脐血产生针对巨细胞病毒和腺病毒特异性 T 细胞。针对 EB 病毒、巨细胞病毒和腺病毒感染的特异性 T 细胞用于脐血移植后病毒感染的预防和治疗的临床试验也正在研究中。

（五）探索脐血移植中 GVHD 与 GVL 分离的机制

非血缘脐血移植临床结果显示慢性 GVHD 发生率低而复发率也较低（GVL 效应较强），与外周血的 NK 细胞相比，脐血移植后 NK 细胞的细胞毒性作用明显降低，但 IL-2 等细胞因子能够迅速提升其细胞毒性作用，甚至能够达到外周血中的 NK 细胞相同的水平。这有可能进一步增强脐血移植的 GVL 作用，相关的临床试验正被用于难治性白血病的治疗。

我中心的一项回顾性研究比较了 UCBT 与 URD-HSCT 的疗效，研究表明两种移植后患者 3 年 OS 未见明显差异，但 UCBT 组患者的 3 年慢性 GVHD 发生率和中度 / 重度慢性 GVHD 发生率明显低于 UPBSCT 组，分别为 20% vs. 50%（*P*<0.001）和 5.44% vs. 28.62%

(*P*=0.004);3 年无复发无严重的 GVHD 的生存(GRFS)明显更高 54.4% vs. 39.5%(*P*=0.04)。

2016 年美国西雅图移植中心 Filippo 等回顾性分析 2006.1—2014.12 该中心 582 例急性白血病和 MDS 患者,采用 UCBT140 例,无关 HLA 相合供者移植 344 例,9/10 相合无关供者移植 98 例,移植前使用 10 色流式细胞术检测患者体内 MRD,三组患者移植前 MRD 阳性率分别为 33%、31% 和 39%,研究结果显示:4 年 OS 率分别为 UCBT 组 71%、无关 HLA 相合组 63% 和 9/10 相合无关供者组 49%(与 UCBT 比 *P*=0.004),4 年累计复发率 UCBT 组明显低于其他二组,分别为 UCBT 组 15%、无关 HLA 相合组 24%(与 UCBT 组相比 *P*=0.01)和 9/10 相合无关供者组 25%(与 UCBT 相比 *P*=0.04),对于移植前 MRD 阳性患者,移植后不论是 OS 还是复发率均比 UCBT 组低;急慢性 GVHD 的发生率三组未见显著性差异。临床资料显示出 UCBT 具有很强的 GVL 效应,并不依赖慢性 GVHD 来降低移植后的复发,脐血移植可以克服移植前 MRD 阳性高危患者移植后高复发的问题。

许多 GVHD 动物模型的研究发现,$CD4^{+}$CD25+Treg 在 GVHD 的预防、治疗中起着非常重要的作用。CD4+CD25+Treg 既参与维持免疫耐受,也可控制 GVHD,而不影响移植后 GVL 效应。Brunstein 等将扩增自第三方脐血的 Tregs 细胞输注给 23 名双份脐血移植的患者,发现Ⅱ-Ⅳ度 aGVHD 发生率降低,且未发现明显的毒性反应。因此探究 Tregs 细胞在脐血移植 GVHD 发生中的作用机制,为临床提供干预 GVHD 的分子靶点十分重要。

UCBT 临床应用已近 30 年,由于脐血来源广泛以及其自身特殊的免疫学特性,其作为新的造血干细胞移植的供源具有极大优势和潜力,在治疗儿童和成人恶性及非恶性血液系统疾病方面已被广为接受。在某些情况下,UCBT 还表现出超过骨髓及外周血干细胞移植的优越性,如对 HLA 表型不相合的耐受、移植后较强的 GLV 效应、低的慢性 GVHD 和较低的复发率和较高的 GRFS。UCBT 将是 GVHD 和 GVL 分离的最佳的移植类型,随着对脐血移植机制的深入研究及对供受者 HLA 配型奥秘的探究,脐血移植的应用将更加广泛。

近年来,脐带血输注治疗脑瘫和自闭症患儿显示出鼓舞人心的疗效,同时脐血在某些中枢神经系统疾病、遗传性缺陷性疾病及缺血性血管病中也具有广阔的应用前景。因此,我们应该珍惜脐血这一珍贵的资源,充分发挥脐带血的作用,进一步的推进我国脐血移植及脐血的临床应用。

(孙自敏)

参考文献

1. Butler Merlin G, Menitove Jay E. Umbilical cord blood banking: an update.J Assist Reprod Genet, 2011, 28: 669-676.
2. Kurtzberg J, Prasad VK, Carter SL, et al. Results of the Cord Blood Transplantation Study (COBLT): clinical outcomes of unrelated donor umbilical cord blood transplantation in pediatric patients with hematologic malignancies. Blood, 2008, 112: 4318-4327.
3. Zimin Sun, Huilan Liu, Chenhui Luo, et al. Better outcomes of modified myeloablative conditioning without antithymocyte globulin versus myeloablative conditioning in cord blood transplantation for hematological malignancies: A retrospective (development) and a prospective (validation) study. Int J Cancer, 2018, 143(3): 699-708.
4. Huilan Liu, Xingbing Wang, Liangquan Geng, et al. Successful second transplantation with non-myeloablative

conditioning using haploidentical donors for young patients after graft failure following double umbilical cord cell transplantation. Pediatr Transplant, 2010, 14: 465-470.

5. Wang X, Liu H, Li L, et al. Pre-engraftment syndrome after unrelated donor umbilical cord blood transplantation in patients with hematologic malignancies. Eur J Haematol, 2012, 88 (1): 39-45.
6. Tang B, Zhu X, Zheng C, et al .Successful early unmanipulated haploidentical transplantation with reduced-intensity conditioning for primary graft failure after cord blood transplantation in hematologic malignancy patients. Bone Marrow Transplantat, 2015, 50 (2): 248-252.
7. Liu H, Rich ES, Godley L, et al. Reduced-intensity conditioning with combined haploidentical and cord blood transplantation results in rapid engraftment, low GVHD, and durable remissions.Blood, 2011, 118: 6438-6445.
8. Tong J, Xuan L, Sun Y, et al. Umbilical Cord Blood Transplantation without Antithymocyte Globulin Results in Similar Survival but Better Quality of Life Compared with Unrelated Peripheral Blood Stem Cell Transplantation for the Treatment of Acute Leukemia-A Retrospective Study in China. Biol Blood Marrow Transplant, 2017, 23(9): 1541-1548.
9. Milano F, Gooley T, Wood B, et al. Cord-Blood Transplantation in Patients with Minimal Residual Disease. New Engl J Med, 2016, 375 (10): 944.

第十一章

非清髓造血干细胞移植

第一节 非清髓造血干细胞移植的历史演变

自从 1957 年 Thomas ED 在新英格兰杂志首次报道人异基因骨髓移植成功以来，allo-HSCT 已经走过了整整 60 个年头。在一代代医学工作者不懈努力下，这项技术不断改进完善，逐渐完成从低效高毒——高效高度——高效低毒的演变。减低强度预处理（RIC）及非清髓（NMA）造血干细胞移植就是减毒增效的成功尝试和实践。世界范围内已完成造血干细胞移植的总数已经超过 100 万人，并且每年移植的数量仍在增加，每年完成移植数超过 4 万例，其中近一半 allo-HSCT 是属于 RIC-HSCT 或者 NMA-HSCT，最高移植年龄已经超过 70 岁。本章将对非清髓造血干细胞移植的历史演变、方法流程及疗效做详细介绍。

一、非清髓造血干细胞移植概念的提出

传统的 allo-HSCT 主要采用 TBI 和（或）大剂量化疗（烷化剂）做清髓性预处理（MA），摧毁受体免疫系统，以便供体造血干细胞植入。更重要的是预处理可以清除恶性疾病，再由后续的 GVL 效应对白血病细胞进行长期的控制。与化疗相比，清髓性 allo-HSCT 供者细胞植入稳定可靠，抗白血病作用强，白血病复发率低，治疗效果好。但其主要缺点是毒性大，强烈的预处理除了造成危及生命的重度全血细胞减少外，还引起治疗相关非血液学毒性，如肝、肺、肾、心、胃肠道和中枢神经系统的毒性，移植相关死亡率高。而大剂量放疗对内分泌系统造成影响，会导致不孕和儿童发育异常，还增加第二肿瘤的发生率。由于老年或体弱的患者不能耐受清髓性预处理，使得清髓性 allo-HSCT 仅限于能耐受强烈治疗的患者（早期移植受者年龄一般小于 50 岁）。大部分恶性血液病患者中位发病年龄在 65~75 岁，因此，自 20 世纪 90 年代起，移植专家试图通过减轻预处理剂量来减少移植相关死亡率。但传统观点认为，allo-HSCT 前的清髓性预处理是彻底清除肿瘤细胞和保证供体细胞植入的关键，减低预处理强度虽然可以降低毒性，但亦将导致植入失败率和白血病复发率增加，长期以来此问题一直未能有效解决。

五十多年来,传统的清髓性 allo-HSCT 的基础和临床研究至少在以下四个方面得出肯定结论:①有些血液系统肿瘤即使给予非常强的预处理治疗也是不可治愈的,比如 10-15GY 分次 TBI 对于杀灭白血病细胞未必足够,因此清髓性移植仍有 10%~20% 的复发率;②植入的供者造血细胞能提供一种持久的 GVL 效应,这也是 allo-HSCT 治愈肿瘤的重要机制;③对地中海贫血和镰刀细胞贫血通过常规清髓性移植,偶有稳定的混合性嵌合体出现,但也足以治愈这些遗传性血液系统疾病;④HLA 相合的移植中,HVG 和 GVH 作用都是 T 细胞介导的,T 细胞可以为供者造血干细胞的植入开辟空间,预处理的骨髓腾空作用并非必需。由此提出问题:是否能将用于防治 GVHD 的免疫抑制治疗用于预处理阶段,因而促进异基因移植物植活? 这样就可以减轻预处理强度,并建立一种新型安全的移植方案,使之能适用于老人以及不能耐受清髓性 allo-HSCT 的虚弱患者。

Allo-HSCT 的另一个主要并发症和致死原因是 GVHD,GVHD 发生的细胞因子学说认为移植前的预处理对移植后急性 GVHD 有重要影响。Ball(2008)等提出的急性 GVHD 三阶段理论认为,GVHD 始于预处理的细胞毒作用导致组织损伤和炎性细胞因子(如 TNF-α,IL-6 和 IL-1 等)释放,上调受体细胞表面 MHC 分子的表达,继而促进受体 APC 细胞的成熟和供体 T 细胞的活化,成为 GVHD 的启动阶段。这称为经典的细胞因子释放理论。它引导人们想方设法减轻细胞因子产生以减轻 GVHD。人们提出这样的假设:如果在预处理阶段加强免疫抑制(清淋),而减少细胞毒药物和处理(非清髓),可以减少组织损伤和细胞因子的释放,从而减轻 GVHD。这个假设随后被一系列的研究所证实:用低剂量的细胞毒结合高剂量的免疫抑制作为移植预处理同样可以移植成功,而且急性 GVHD 减轻。

二、非清髓造血干细胞移植的概念

NST 是在传统清髓性移植方案的基础上加以改良,通过诱导供受者免疫耐受达到供者细胞稳定植活的方案。NST 强调干细胞植入后,通过 DSI 或 DLI 强化 GVT/GVL 效应,达到清除受者残存肿瘤细胞的目的。RIC-HSCT 是为了减轻清髓性移植中预处理所带来的不必要的毒副作用,减低预处理的强度(包括药物和 TBI 剂量),同时又能让受体得到足够的免疫抑制和髓系清除保证供体细胞植入和肿瘤细胞杀伤的移植方法。近年来绝大多数国内外有关 NST 和 RIC 的报道往往视为一类,不做严格区分,少数两者比较的文献倾向于 NST 以免疫抑制为主(淋巴系统清除),髓系不清除,或细胞毒剂量很小;而 RIC 在足够免疫抑制致淋巴清除外,相比 NST 更注重髓系清除,预处理细胞毒剂量界定标准:①清髓性移植(MA),导致不可逆的血细胞减少,必须有干细胞支持;②非清髓(NMA),导致轻度血细胞减少而且没有造血干细胞支持也能自行恢复;③减低强度预处理(RIC),是介于 MA 和 NMA 之间,两者标准均不符合,它们引起不同时限的血细胞减少,需要给予干细胞支持,但如果没有干细胞支持,骨髓抑制往往可逆(通常在 28 天内恢复)。RIC 烷化剂或 TBI 剂量往往比 MA 减少 30% 左右(Bacigalupo et al. 2009)。NST 概念提出之初,曾有学者还提出非清除(nonablative)或小移植(mini-transplantation)等,但上述名称都未真正完整准确地表达出 NST 的内涵。笔者认为:NST 绝不仅仅是预处理剂量和强度的降低,也不是一味追求预处理越小越好,更不是所谓的小移植或干细胞解救支持治疗。严格地讲,完整的 NST 概念应包括非清髓预处理和移植前后免疫治疗两个部分(图 5-11-1)。非清髓预处理意味着经适当强度的预处理后供体细胞能稳定植活,而且如果供体细胞未植活,受体细胞应能恢复自身造血功

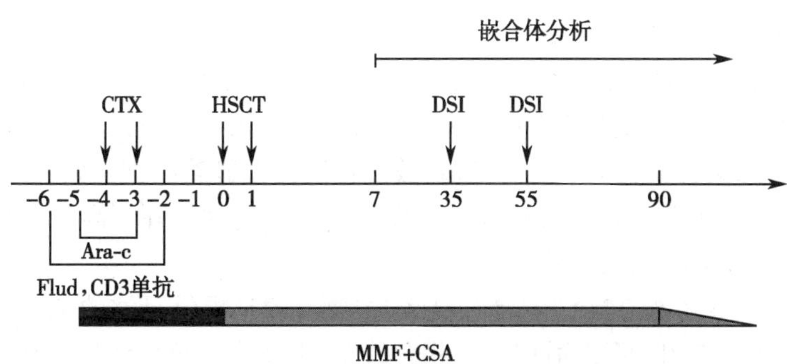

图 5-11-1　非清髓性异基因外周造血干细胞移植模式图

能，并且恢复期 <28 天；与 RIC 相比，移植前后的免疫治疗占有更重要的地位。它包括移植前的免疫耐受处理和移植后增强 GVL 效应的免疫治疗（如 DSI/DLI）等。所以，从我们的实践和文献报道来分析，从预处理强度和移植过程都难以严格区分 NST 和 RIC，应归于一类移植更为合适。

NST/RIC 是对传统 allo-HSCT 的发展和改进。概括地讲，NST/RIC 与传统 allo-HSCT 主要有三方面不同：①预处理不同：首先是预处理的观念不同。传统观点认为应最大限度地强化预处理，以希望彻底杀灭肿瘤细胞或替代宿主细胞，抑制受体抗移植物反应（HVGR），使供体细胞植活。而 NST/RIC 则认为，预处理应有一定强度（特别对增殖快的恶性疾病），以尽可能多地杀灭肿瘤细胞，但预处理更重要的作用是诱导宿主细胞对供体细胞产生特异性的无反应性，促进供体稳定植入（完全或部分），并发挥 GVT/GVL 效应。其次，NST/RIC 的预处理剂量明显弱于清髓性预处理，在非清髓预处理后如果不进行造血干细胞移植，患者能恢复自体造血，而且非清髓预处理几乎均加用了免疫抑制剂如氟达拉滨、ATG、抗 CD3 单克隆抗体等。②植入方式不同：传统 allo-HSCT 造血恢复后几乎均为完全植入，而 NST/RIC 造血恢复后早期混合性嵌合体（2.5%~97%）较常见，后期逐渐转变为完全性植入。③移植后处置不同：NST/RIC 强调采用 DSI/DLI 等有效的抗白血病治疗手段，以预防和治疗肿瘤及白血病复发。

第二节　非清髓造血干细胞移植的方法流程

一、非清髓造血干细胞移植的适应证

与传统的 allo-HSCT 相比，NST/RIC 主要的优势之一是低毒，因此适用于老年患者，笔者成功进行 NST/RIC 的最大年龄是 75 岁、移植前伴有器官功能障碍不耐受常规清髓性预处理的患者。NST/RIC 减轻了对受体的毒性，甚至可能避免不育，因此对于年轻患者同样适合，据报道最小移植年龄为 1 岁。

从疾病种类来说，NST/RIC 已被愈来愈多地用于急、慢性白血病、恶性淋巴瘤、多发性骨髓瘤、骨髓增生异常综合征等恶性血液病的治疗；也可以用于再生障碍性贫血、范可尼贫血、地中海贫血、镰状细胞贫血、骨髓纤维化、阵发性睡眠性血红蛋白尿等非恶性血液病的治疗。另外还可用于严重自身免疫性疾病、先天性疾病（如先天性角化不良）以及实体瘤的治疗。

尤其适用于 GVL/GVT 敏感病例，如 CLL 和 CML。

从疾病状态来说，急性白血病复发状态下行 allo-HSCT，无论清髓性移植还是 NST/RIC，均有较高的复发率。文献报道难治复发患者 NST/RIC 移植后的复发率高于清髓性移植，但由于移植相关死亡率明显低于清髓性移植，故总存活并无显著区别。如应用 NST/RIC 移植后主动的 DLI/DSI 来增强 GVL 作用，有些文献报道总体复发率并不高于清髓性移植，故不能确定白血病复发期不适合做 NST。

从移植供者类型来说，NMA/RIC 预处理的主要目的是提供足够的免疫抑制，使供受者形成免疫耐受，故 NST/RIC 不仅适用于全相合移植，更适合与单倍体移植和无关供体移植，也能用于包括外周血干细胞移植、骨髓和脐血移植。笔者 2004 年在 BBMT 报道非清髓移植单倍体移植治疗高危难治复发急性白血病的数据，2 年 OS 达 57%。

患者诊断、疾病状态、供者情况（HLA 配型、HLA 抗体，是否血缘相关等）、危险度分层以及有无合并症均影响着移植预处理的选择。Sorror ML（2014）认为年龄大于 65 岁、HCT- 并发症指数（HCT-CI）≥4、疾病缓解期的患者将会从 NST/RIC 中获益。年轻人、肿瘤负荷高的难治复发病例同样适合做 NST/RIC，但需要在移植前加强肿瘤清除，移植后 DLI/DSI 和靶向药物等维持治疗，争取更好的疗效。

二、非清髓造血干细胞移植的预处理方案

与清髓性移植不同，NMA 预处理的目的是在保证供体植入的前提下尽量减轻毒性。最经典的非清髓预处理方案是低剂量 TBI，其建立在 Storb R 等临床前试验 2Gy TBI 的基础上。然而，多中心临床研究发现，虽然大多数患者可形成完全供者嵌合，但非致命性的移植排斥率却高达 20%。如果在预处理方案中加入 Flu（90mg/m^2），移植排斥率会降低到 3%。因此，临床实际应用的 NMA 方案中常用的药物还包括环磷酰胺、白消安、美法仑和塞替派等细胞毒药物，加上抗人胸腺细胞球蛋白或其他免疫抑制剂，组成具有不同免疫抑制强度的方案。与 NMA 相似，RIC 的目的也是可逆的骨髓抑制，较少的非血液学毒性。NMA/RIC 对恶性细胞作用较温和，同时提供足够的免疫抑制预防移植排斥，在这种理念下派生出很多预处理方案。归纳后 NMA 方案大致分为三大类：①以 Flu 或（和）ATG 为主，结合 CTX、Ara-C 等化疗药物组成预处理方案，如 FLU+CY+ATG、FLU+Ara-C+IDA、克拉曲滨 +AraC、FLU/MEL、FLU/BU、FLU/CY 等；②以低剂量 TBI（ ≤2GY）结合 BU、MEL、FLU 等化疗药物组成预处理方案等；如 FLU/TBI、TLI/ATG、TBI 等；③其他方案。关于 RIC 预处理强度的定义也有不同的版本，比较权威的是国际血液骨髓移植研究中心（CIBMTR）采用的 RIC 定义：TBI 总剂量≤500cGy；BU 总剂量≤9mg/kg；美法仑（MEL）总剂量≤140mg/m^2；塞替派（cetipiine）总剂量≤10mg/kg；通常，方案中还包括嘌呤类似物，如氟达拉滨、克拉屈滨或喷司他丁。Giralt 等认为 RIC 应符合以下指标：美法仑总剂量≤140mg/m^2，BU 总剂量≤8mg/kg，CY 总剂量≤120mg/kg，如果用 TBI 照射剂量 <5Gy，分次照射总量小于 800cGY。对体外移植物处理去 T 和体内去 T（ATG 或 alemtuzumab）均未作要求。氟达拉滨的剂量通常是 120~150mg/m^2，分 3~5 天。

Storb R 等报道用 2-Gy TBI 加 / 不加 Flu（90mg/m^2）做 NMA 预处理，移植前加 CSA 和 MMF 做免疫抑制，分析 1092 例 HLA 全相合移植（亲缘 n=611，无关供者 n=481），结果发现最主要的治疗失败是复发，5 年的 NRM 为 24%，大部分是发生过 GVHD 的病人。2009 年笔者报告了我国 NST 协作组 9 个中心接受了血缘相关 HLA 相合 NST 的 243 例患者的结果，

预处理方案为 FAC（Flu、ATG 和 CY）基础上加用阿糖胞苷或白消安等非清髓预处理，GVHD 预防用的是 CSP 加 MMF；移植成功 241 例（占 99.2%），移植失败 2 例（占 0.8%），移植时处于 CR1 期的白血病复发率仅 17.2%，而难治复发的 36 例复发率达 50%。本组 243 例中 MDS/AA、CL、AL-CR 和 RF/RL、AL 患者的 5 年预期生存率分别为 76.5%、73.9%、70.7% 和 27.8%。MD Anderson 研究团队用氟达拉滨联合不同剂量美法仑（180，140，100mg/m^2）做预处理进行异基因 HSCT 治疗高危 AML 和 MDS，移植前处于未缓解状态的病人 2 年 OS 分别是 40% 和 23%，而处于缓解期的病人 4 年的 PFS 达到 71% 和 68%。有研究用新型嘌呤类似物克拉曲滨、氯法拉滨代替氟达拉滨与白消安，同低剂量 TBI 一起进行 RIC，现有结果对植入和移植结果并无显著影响。

为减轻恶性血液病的复发，有研究者将放射免疫治疗与非清髓移植预处理相结合治疗年老、体弱、进展期的 NHL、AML 或者 MDS。根据病人恶性细胞表达抗原不同，运用 ^{131}碘和 ^{90}钇标记的 CD20，CD33 及 CD45 抗体进行治疗。西雅图 John M. Pagel 报道用 ^{131}I-BC8 偶联抗 CD45 抗体 +Flu+2Gy TBI 进行 HLA 全相合 HSCT 的 69 例的难治复发 AML 和高危 MDS，年龄均大于 50 岁，移植后 28 天 100% 获得疾病完全缓解和供者完全植入，100 天的 NRM 为 12%，一年复发率为 40%，一年 OS 为 41%。这些结果提示 CD45- 靶向的放射免疫药物与 RIC 预处理合用可以安全用于老年高危 AML 或者 MDS 患者，延长其生存时间。

据 CIBMTR 1676 例大宗病例的回顾性研究：以 RIC 预处理加用 ATG 或者 alemtuzumab 进行体内去除 T 细胞。供者有亲缘与非血缘，干细胞来源有骨髓也有 PBSC，结果显示加用 ATG 或 alemtuzumab 导致复发率增加及 DFS 减低。而另一个来自欧洲白血病工作组回顾性研究：1250 例处于 CR1 的 AML 患者进行 HLA 亲缘全相合 PBSC 移植，RIC 联合 ATG，结果观察到急性和慢性 GVHD 明显减少，但复发率、NRM 和 DFS 和 OS 相似。而且发现以白消安为基础的 RIC，加用 ATG 剂量 <6mg/kg（兔抗）并不会导致复发率增加，而≥6mg/kg 则会显著增加复发率。

阿伦单抗（alemtuzumab）是人 CD52 的单克隆抗体，作为体内去 T 的方法得到了充分的研究。英国血液和骨髓移植研究学会研究了 Flu+Mel+ 阿伦单抗（40~60mg，−2d~−1d）的 RIC 预处理方案效果，研究对象中包含 32% 无关 HLA 全合供者和 10% 无关 HLA 不合供者，急、慢性 GVHD 的发生率分别为 41% 和 33%。英国和西班牙双中心的回顾性研究将阿伦单抗（20~100mg）作为 RIC 移植后的免疫抑制治疗，有效地将 GVHD 降低到 19% 的低水平。但是阿伦单抗在预处理中的应用也带来了相应的问题。首先是感染，机会性感染成为 NRM 的主要原因，因感染死亡的患者占到 22%；其次是植入不良，British Columbia 大学发现阿伦单抗的应用阻碍了患者达到完全供者型，+100 天达到 90% 以上供者核型的病例只有 51.62%（16/31），而感染和植入不良降低了总生存。EBMT 登记的 RIC-HSCT 治疗伴 17p- 的 CLL 患者，多因素分析显示阿伦单抗用于体内去 T 是 PFS 的不良预后因素。根据这些数据，一些中心已经放弃阿伦单抗在 RIC 方案中的应用。

关于 RIC 和 NMA 预处理报道很多，由于选择患者标准不统一，年龄差别大（1~75 岁）、合并症多、疾病状态各样，很难把结果直接做横向比较，也缺乏不同预处理间的前瞻性随机对照研究，尚不能确定最佳的预处理剂量和方案（表 5-11-1）。

表 5-11-1　目前常用的 NMA/RIC 预处理方案

预处理方案简称	组成	总剂量
TBI	全身照射	1-2Gy(0d)
Flu/TBI	氟达拉滨	90mg/m²(-4d to-2d)
	全身照射	2Gy(0d)
TLI/ATG	全淋巴照射	8Gy(-11d to-2d)
	抗胸腺细胞球蛋白	7mg/kg(-11d to-7d)
Flu/MEL	氟达拉滨	150mg/m²(-7d to-3d)
	美法仑	140mg/m²(-2d,-1d)
Flu/BU	氟达拉滨	150mg/m²(-9d to-5d)
	白消安	8~10mg/kg(-6d to-4d)
Flu/CY	氟达拉滨	150mg/m²(-7to-3)
	环磷酰胺	30~40mg/kg(-2,-1)
Flu/BU/TT	氟达拉滨	150mg/m²(-7 to-5)
	白消安	8mg/kg(-6 to-4)
	塞替哌	5mg/kg(-3)
FLU/ATG/CY/Ara-C*	氟达拉滨	150mg/m²(-6 to-2d)
	环磷酰胺	60~80mg/kg(-4d,-2d)
	抗胸腺细胞球蛋白	6~7mg/kg(兔)(-5 to-2d)
		15~20mg/kg(猪)(-5 to-2d)
	阿糖胞苷	6~12g/m²(-6 to -3d)
FLU/ATG/CY/BU*	氟达拉滨	150mg/m²(-6 to-2d)
	环磷酰胺	70~90mg/kg(-4d,-2d)
	抗胸腺细胞球蛋白	6~7mg/kg(兔)(-5 to-2d)
		15~20mg/kg(猪)(-5 to-2d)
	白消安	8~12mg/kg(-6 to-4)
FLU/ATG/CY/MEL*	氟达拉滨	150mg/m²(-6 to-2d)
	环磷酰胺	60~80mg/kg(-4d,-2d)
	抗胸腺细胞球蛋白	6~7mg/kg(兔)(-5 to-2d)
		15~20mg/kg(猪)(-5 to-2d)
	美法仑	100~140mg/m²(-3d to-1d)
Flu/BCNU/ MEL	氟达拉滨	150mg/m²(-6 to-2d)
	卡莫司汀	2×200mg/m²
	美法仑	140mg/m²(-2d,-1d)
FLU/ATG/CY*	氟达拉滨	0~90mg/m²(-5 to-3d)
(For SAA)	环磷酰胺	60~80mg/kg(-4d,-2d)
	抗胸腺细胞球蛋白	7mg/kg(兔)(-5 to-2d)
		20mg/kg(猪)(-5 to-2d)
FLU/ATG/CY/Ara-C/TBI*		剂量同 FLU/ATG/CY/Ara-C 组
(For 单倍体移植)	TBI	2Gy(-1d)

注:* 为中国非清髓移植协助组方案

三、非清髓造血干细胞移植的 GVHD 及预防

目前并没有推荐最佳的 NST/RIC 后的 GVHD 预防方案。文献中 NST/RIC 的 GVHD 预防方案推荐用 CSP（口服剂量 1.5mg/kg，2 次 / 日）加 MMF（口服剂量 15mg/kg，2 次 / 日，0d~+27d）；FK506（口服剂量：0.06mg/kg，2 次 / 日）加 MMF 方案；经典的 CSP 加 MTX 方案，在 Haplo-HSCT 后加用抗 CD25 单抗和间充质干细胞等。Ganetsky et al（2015）报道在移植后早期（1 周内）维持较高浓度的他克莫司（>12ng/ml）有助于减低Ⅱ~Ⅳ aGVHD 发生率并不增加复发率。Armand 等（2016）报道一个多中心随机对照研究，在 RIC（Flu/Cy/TBI）移植后 GVHD 预防在他克莫司和低剂量 MTX 基础上增加西罗莫司会降低 aGVHD 发生率（实验组 9%，对照组 25%，p=0.015），而 2 年 OS、复发率、PFS、NRM 和慢性 GVHD 均无明显差异。可以推荐用于 RIC 的 GVHD 预防。多个研究（2015）均显示用 MMF 替代小剂量 MTX 与环孢素（或者他克莫司）联合预防 GVHD 会降低 RIC 后的急性 GVHD 的发生风险。GVHD 治疗方案与传统清髓性移植无区别。

NST 的急性 GVHD 各家报道发生率不一，近年来的文献报告倾向于认为 NST/RIC 的急性 GVHD 较清髓性移植发生率低，而慢性 GVHD 在两种移植相似。其机制为减低强度的预处理和早期混合嵌合的共同作用，导致受体和供者的双向免疫耐受。其次，NST/RIC 的延迟 aGVHD（移植后 100 天后发生的 aGVHD），多发生在 DLI 后，或从混合嵌合到完全嵌合转变之时。DLI 相关的 GVHD 多发生在细胞输注后的 2~4 周，DSI 的 GVHD 发生率低于 DLI。aGVHD 多为Ⅰ~Ⅱ度，较少见Ⅲ~Ⅳ度重度 GVHD。Storb 等报告 156 例 NST，Ⅱ~Ⅳ度 aGVHD 占 20%。西班牙的 Nieto 等报道 32 例中老年恶性血液病患者用 2Gy TBI 和氟达拉滨预处理及他克莫司和 MMF 作为 GVHD 预防，移植后Ⅱ~Ⅳ度和Ⅲ~Ⅳ度 aGVHD 发生率分别为 15.6% 和 3%，广泛性慢性 GVHD 发生率为 41%，NRM 为 15.6%，随访 19 个月，OS 和 PFS 分别是 62.5% 和 50%。董征等报道 30 例难治复发性白血病单倍体 NST 的结果，预处理方案为氟达拉滨、抗胸腺细胞球蛋白、环磷酰胺、全身照射联合阿糖胞苷或白消安。GVHD 预防方案为 CSP、MMF、CD25 单抗联合间充质干细胞。结果发现Ⅱ~Ⅳ度 aGVHD 发生率为 40%，累计 3 年总的疾病复发率为 16.7%，EFS 为 43.3%，OS 为 50.0%。

众所周知，GVHD 和 GVL 常常是相伴随的。西雅图研究组分析了 322 例非清髓移植后急性和慢性 GVHD 对长期存活的影响结果。提示Ⅱ~Ⅳ度 aGVHD 并不与低复发相关，反而与 NRM 和较低的 DFS 相关；而慢性 GVHD 与低复发相关（HR=0.4，P=0.006），并与较好的 PFS 显著相关（HR=0.5，P=0.003）。Valcarcel 等通过分析 93 例病人 AML 和进展期 MDS 的 NST 结果，也得出相似的结论。认为设法降低Ⅱ~Ⅳ度 aGVHD 有助于提高 NST 后存活率。

四、非清髓造血干细胞移植的嵌合体

由于 NST/RIC 后混合嵌合的比例较清髓性移植显著增加，在移植后嵌合的比例会随病情变化不断演变，对判断移植成功或排斥，DLI/DSI 输注的时机和免疫抑制剂的调整均有重要的指导意义，因此 NST/RIC 后嵌合体的动态监测必不可少。

所谓 MC，是指在宿主体内同时存在供者或宿主来源造血细胞的状态，各自的比例范围为 2.5%~97%。这个范围是由测定嵌合体方法的敏感性所界定的。混合嵌合体的定量依赖于测定供受者之间不同的基因标志。异性间移植嵌合体可用常规细胞遗传学分析，但这种

方法因分裂细胞太少不适合定量检测混合嵌合比例。用X-和Y-染色体特异性探针的荧光原位杂交(FISH)方法可以分析静止期的所有有核细胞,敏感性可以达0.1%。PCR技术为基础的多态性小卫星(可变数目重复序列,VNTR)和微卫星(短串联重复序列,STRs)标记测定,既适用于同性也适用于异性移植及同卵双生移植,是目前标准的嵌合体分子生物学检测方法。但是这些方法是半定量性质,敏感性不高,只有1%~5%,而且有非特异性扩增的干扰。近年来,有学者用Y染色体特异性序列、寡核苷酸多态性(SNP-PCR)加测序、HLA单抗流式计数,HLA特异序列定量PCR等进行更快捷的检测,敏感性达0.1%,但是这些方法因检测过程复杂使其运用受到限制。Indel是近年来发现的新一代多态性位点,是指基因组中插入或缺失了不同类型和大小的小片段DNA。运用实时定量PCR检测这些小片段,可以用于嵌合体检测,该方法灵敏度高,特异性强,重复性好,已经越来越多被应用于临床标本检测。Morris Kletzel等(2013)报道127例移植后血标本同时用VNTR-PCR和qPCR-alleleseQR两种方法定量检测嵌合体,结果两者高度一致,而qPCR-alleleseQR可达0.01%。Christian Bach等(2015)运用indel-qPCR方法建立了移植后嵌合体检测技术,结果与STR-PCR有较好的一致性,受者比例略高于STR-PCR方法,indel-qPCR需要的样本DNA更少(15ng比60ng),敏感性更高(0.1-0.01%)。

非清髓移植后嵌合体检测具有重要的临床意义。肖秀斌等报道用STR-PCR检测6例血液病NST患者外周血及骨髓中早期嵌合体的变化规律,探讨分子植入(ME,供体嵌合比例达到50%)与造血恢复、移植排斥的关系。结果NST后5例早期植入成功的病例外周血嵌合体变化特点为:+1天供者造血细胞比例为13%~60%,+7天嵌合比例均>50%,+14天达到完全供者造血嵌合(FDC),+21~+28天嵌合比例稳定在80%~100%。这5例ME时间平均为+6天,较造血恢复时间提前5天(P>0.05)。而1例在+7天嵌合比例<50%,+14天虽然恢复造血,但嵌合为完全受者细胞。上述结果提示NST早期嵌合体检测及ME时间对判断植入、预测移植排斥具有重要意义。如果NST后+7天供者造血细胞嵌合比例<50%,+14天仍未达到ME,预示着发生移植排斥的可能性较大。

近年来,有不少关于allo-HSCT后嵌合体对移植排斥和白血病复发预测价值的研究。有研究认为嵌合体供者成分的减少与白血病复发同时发生,因此嵌合体变化对白血病复发无预测作用。有些学者认为嵌合体的变化出现在白血病临床复发之前,可以预测复发,并通过撤除免疫抑制剂、DSI/DLI或二次移植等预防白血病复发。近期对移植后嵌合体的系列研究表明供体造血细胞比例快速减少高度提示复发,相反,供体细胞比例逐渐增加最后达FDC者往往持续缓解。笔者曾报道24例NST中的8例移植后早期达到MC,供者嵌合比例逐渐增加最终转变为FDC,除1例短暂复发经DSI后再次CR外,其余5例均持续CR;而嵌合体明显减少的7例有4例发生移植排斥和白血病复发,说明嵌合体的演变趋势与移植排斥和复发明显相关。

五、非清髓造血干细胞移植的DLI

与传统清髓性移植不同,NST/RIC的预处理强度减轻,移植后早期形成供受者混合嵌合的概率明显增加,而且抗白血病作用很大程度上依赖移植后的免疫治疗,主要是DLI。一般来说,非清髓移植后有三种情况进行DLI:①非清髓移植后早期(+35d,+55d),针对高危或残留阳性的高复发风险病例进行预防性输注(PDLI);②针对疾病复发/进展后的治疗性输注(tDLI);③当出现供受者混合嵌合时促进供体植入的输注。

预防性 DLI 是 RIC/NST 移植后预防疾病复发的有效手段,目前被广泛应用于高危或难治复发患者。pDLI 也可以用于促进免疫重建及促进混合嵌合向完全供者嵌合的转变;并且在移植后病毒感染的预防和治疗上也可以发挥一定作用。Tan 等(2014)报道 DLI 治疗 16 例 MRD 阳性的分子学复发患者,所有病人 MRD 均转阴,1 年的 OS 达 92%,aGVHD 发生率约 30%。Wang 等多中心的研究报道 123 例进展期急性白血病移植后 pDLI 结果:其中 50 例接受 DSI(GCSF 动员的 PBSC)联合短疗程 GVHD 预防,结果显示Ⅱ~Ⅳ aGVHD 发生率仅 17%,没有 DLI 者 aGVHD 发生率反而有 23%。DSI 组 2 年的复发率为 46%,明显低于未 DSI 组的 66%;DSI 组 3 年 OS 和 LFS 均明显高于未 DSI 组。值得注意的是 DSI 组 cGVHD 的发生率是 38%,而未 DSI 组仅为 17%。其他研究也得出类似结果:用 GSCF 动员后 PBSC(mDLI/DSI)预防性输注可以延长进展期急性白血病患者总生存,减少复发。

移植后复发的病例通过 DLI 可以再次达到完全缓解,但是单纯 DLI 的完全缓解率只有 15%~20%。DLI 的疗效主要取决于输注前的疾病状态。据 EBMT 报道 399 例移植后复发的 AML 患者,其中 43% 接受 DLI,OS 为 21%,而没有 DLI 的患者 OS 只有 9%;接受 DLI 的患者中有 75% 接受了化疗,再次完全缓解率为 12%。最近 EBMT 对进行 RIC 后复发的 AML 病例进行分析,发现复发后的治疗方案各异,接受 DLI 加或不加化疗者占 33%,所有病人 2 年 OS 为 14%。影响 OS 的有利因素有移植到复发的时间超过 5m,骨髓原始细胞低于 27%,无 aGVHD,具有这些有利因素的病例 2 年 OS 为 32%。如果 DLI 前接受化疗并达到 CR,2 年的 OS 可达 55%。目前研究认为 DLI 用于 allo-HSCT 后复发的的治疗,即使不联合常规化疗或去甲基化药物,DLI 在移植后晚期复发、白血病负荷低、分子水平复发及经治疗能获得再次 CR 时均起良好作用。

目前 DLI 主要以 CD3 细胞计数。在不同的研究中细胞数量范围很大,T 细胞在 10^4~10^8 个 /kg 之间。Chalendon 等研究发现,在 CML 移植后复发行 DLI 治疗,当 CD3 细胞数 >10^7/kg 时,GVHD 发生率明显高于 <10^7/kg(47% 比 34%,P<0.01)。Abhinav 等总结了 DLI 细胞数和 CML 疗效的关系,T 细胞数小于 1×10^8/kg 时偏少,而当大于 4.5×10^8/kg 时,则会导致更多的并发症,反而对疗效不利。对于 AML,T 细胞数超过 1.5×10^8/kg 也不会增加疗效;对于 ALL,T 细胞数在 1×10^8~2×10^8/kg 效果较好。

在缺乏供者细胞的时候,移植后复发是否可以选择无关供者细胞输注是 NST 移植后免疫治疗的现实问题。Kumar AJ 等报告 53 例急性白血病 /MDS 移植后复发的患者,其中 18 例接受无关供者 DLI(uDLI),35 例接受原供者 DLI,结果二者 a GVHD 发生率分别为 44% 和 35%(p=0.50);重度 GVHD 和中位 OS 两组间没有明显差异,说明无关供者和原供者作用相似。笔者研究结果提示无关供者 DLI 后 GVHD 发生率更低,一般会发生无关供者植入,反而可以促进原供者嵌合率增加。

DLI 后主要的不良反应为 GVHD 和造血抑制,发生程度与细胞数量、T 细胞含量、动员与否、移植后时间、冻存与还是新鲜细胞、HLA 配型相合程度和受体的肿瘤负荷相关。疾病复发后的 tDLI 前常进行化疗,容易导致造血抑制,发生时间一般在 tDLI 后的 30 天左右。预防性 DLI、DSI、输注冻存后复苏的细胞及低肿瘤负荷时的 DLI,一般不会导致严重的血细胞减少。对 GVHD 而言,输注 T 细胞数量多、HLA 单倍体相合移植、DLI 前联合去 T 治疗会增加 GVHD 的发生风险;而输注动员后外周血干细胞(DSI)和冻存后的细胞 GVHD 发生率较小,GVL 作用相似。DLI 输注的成熟 T 淋巴细胞含有一定的异体反应性 T 细胞,在移植后早期，即使输注 T 细胞剂量低至 0.1×10^6/kg，也有可能导致严重的 GVHD；如果推迟到 +6 个月以上输注，GVHD 的风险大大减低，即使细胞数到达 5×10^6/kg，也能很好耐受。有报道显示 DLI 后 aGVHD 和 cGVHD 发生率可达 42%~45%，在 DLI 后进行短疗程环孢素和 MTX 可使 GVHD 发生率明显下降。笔者在临床实践中也采用 DSI 后短暂骤停免疫抑制剂，在 DSI 后 7~10 天逐步恢复部分免疫抑制剂，称为骤停缓加。在充分发挥 DSI 的 GVL 作用同时，有效避免严重 GVHD 的发生。上述方法同样适用于单倍体移植后的 DLI。

当患者疾病类型属于进展缓慢的恶性血液病，如 CML 慢性期、MM 或 CLL 将从 allo-HSCT 和移植后 DLI 获益。高度恶性血液病，如 CML 急变期、AML、ALL、侵袭性淋巴瘤，疾病的进展速度超过免疫细胞扩增速度，限制了 GVL 作用的发挥，因此在非 CML 患者中 DLI 的有效率仅 10%~40%，仍有提高的空间。Schmid 等用序贯化疗 +RIC 移植 +proDLI 治疗 75 例高危 AML/MDS 患者，结果显示 CR 率达 88%，2 年 OS 和 DFS 分别为 42% 和 40%，预后不良组疗效与预后良好组比较无差别。黄晓军等研究发现，G-CSF 动员的 PBPC 输注（DSI）较 DLI 具有更强 GVL 效应，预防性输注也是安全可行的。他们回顾性分析了 33 例晚期 AML 移植患者 DSI 的治疗效果，其中 20 例发生 aGVHD，6 例为Ⅱ~Ⅳ度，无 GVHD 相关死亡和输注相关血细胞减少出现，中位随访 18 个月，DFS 和 OS 分别为 69.0% 和 50.2%。

六、非清髓造血干细胞移植的治疗相关毒性

与清髓性移植相比，RIC 后输血需求较 MAC 减少。RIC 移植过程中有相当比例中性粒细胞比例始终大于 0.5×10^9/L 或中性粒细胞缺乏期非常短（中位时间 13 天），细菌感染大大减少。真菌感染和 CMV 感染与 MAC 并没有显著区别，只不过有推迟现象。RIC 耐受性良好，黏膜炎症和组织脏器损害（肝、肾、胃肠道和肺）均显著减低。

第三节 非清髓造血干细胞移植疗效和前景

一、RIC/NST 治疗常见血液病的疗效

（一）急性髓系白血病

AML 是成人异基因造血干细胞移植最常见的适应证。CIBMTR 和 CALGB 的数据提示接受 RIC 的老年患者与单独接受化疗的老年患者相比，PFS 有所改善。一些研究表明，年龄不影响老年人 AML 进行 RIC 的结局，这部分病人 HSCT 的预后主要取决于移植时的疾病状态。与常规化疗方案相比，RIC 改善了 OS 和 EFS，OS 为 42%~79%，PFS 为 37%~76%，NRM 为 4%~33%。尽管缺乏随机对照研究结果，现有结果显示 AML 和 MDS 接受 RIC 移植与采用 MAC 移植的结果相似。NMA 是为了进一步减低 NRM 而设计，NMA 移植可使年老体弱患者获得长期缓解，但对于高危复发患者来说，疗效明显不如 RIC 和 MAC。因此对于 AML 在移植前应尽量降低肿瘤负荷，根据患者身体条件个性化的增加预处理强度，并通过移植后 DLI 来增强 GVL 作用是必要的。西雅图移植中心报道 274 例行 NST 治疗的 AML 前瞻性结果，其中 CR1 160 例，CR2 71 例，两次以上疾病进展的病例 43 例，预处理由 Flu+2Gy TBI 组成，CR1 病例 5 年 OS 为 37%，CR2 为 34%，而难治复发的病例仅 18%。影响存活的因素包括细胞遗传学，核型预后较好者 5 年 OS 为 40%，预后差的仅 19%。慢性 GVHD 与较好的 OS 相关，

可使复发率下降 50%，后续的观察显示 AML 对 GVL 作用较敏感。

（二）骨髓增生异常综合征

MDS 是一组高度异质性疾病，针对不同的预后分级应选择不同的治疗。但 allo-HSCT 仍是治愈中、高危 MDS 的首选方法。由于 MDS 好发于中、老年人，常合并造血衰竭及其他并发症，因此，越来越多的学者选择 RIC/NST 治疗 MDS。预处理方案上多选用：①在应用氟达拉滨基础上，联合不同烷化剂（白消安、美法仑）及免疫抑制剂（ATG）；②低剂量 TBI 联合化疗药物如阿糖胞苷、伊达比星等。不同 RIC 预处理方案的疗效差异较大：对于处于疾病缓解期或中低危的 MDS 患者，选择以氟达拉滨 + 白消安预处理方案 RIC-HSCT 可使 MDS 患者获得较高的 OS，且不增高 TRM。笔者尝试对中低危 MDS 用氟达拉滨 +CTX+ATG 方案预处理，避免用烷化剂和阿糖胞苷，显著减少了预处理毒性，结果显示患者造血恢复快，干细胞植入好，NRM 低。而对于高危 MDS，加强预处理中的细胞毒药物（白消安或阿糖胞苷）以期达到减低肿瘤负荷及减少复发的目的。在此预处理中联合应用阿仑单抗等药物，则可减少 MDS 患者 GVHD 发生率，但是，该预处理方案对于处于疾病进展期的 MDS 患者，复发率高达 51%。MDS 进行氟达拉滨 + 美法仑预处理的 RIC-HSCT，复发率较低，但 TRM 可高达 35.2%。应用含阿糖胞苷、伊达比星等药物的预处理进行 RIC-HSCT，则可使 MDS 患者获得 69.8%~75.5% 的 OS，TRM 为 8.5%~10.3%。Kroger 等报道 103 例行 RIC 的 MDS 合并骨髓纤维化患者的结果，预处理为白消安（10mg/kg）+ 氟达拉滨 +ATG，5 年复发率仅 29%，5 年 DFS 和 OS 分别为 51% 和 67%。因此，适当强度的预处理对于 MDS 是必要的。

（三）急性淋巴细胞白血病

尽管 ALL 对移植后 GVL 效应相对不敏感，但移植后出现 GVHD 患者的复发风险降低。英国医学研究委员会（MRC）/ 东方合作肿瘤学组（ECOG）的 MRC UKALL XI/ECOG E2993 大型前瞻性研究显示，标危 ALL 患者接受 HCT 的 5 年生存率 53%，比接受常规化疗的 45% 有显著改善。然而，高危 ALL 移植与化疗的 5 年 OS 无显著差异（41% 对 35%，P=0.2），可能与 HCT 患者 2 年的 NRM 较高（36%）有关。而 RIC 是不适合 MAC 患者的备选治疗方案。Flu-Mel 预处理方案治疗 ALL，可使存活率 >60%，NRM 和复发率均为 20% 左右。有研究将 MAC 和 RIC 移植效果相比较，ph 阴性 ALL 两者有类似的结果，而 Ph 阳性患者 RIC 复发率较 MAC 高。联合应用 TKI 治疗可改善 ph 阳性 ALL 行 RIC 的预后。Bachanova 等报道在移植前使用 TKI 至 MRD 转阴的患者分别进行 RIC 与 MAC，结果提示 RIC 具有更高的 OS（55% vs. 33%）。一项来自 EBMT 的回顾性研究比较了 576 例成人 CR 期进行 MAC 和 RIC MSD-HSCT 的疗效，包含括 RIC 127 例，MAC 449 例，中位随访 16 个月，2 年 NRM 分别为 21%±5% 和 29%±2%，复发率分别为 47%±5% 和 31%±2%（P<0.001）。多因素分析显示 RIC 的 NRM 低而复发率较高，2 年的 LFS 分别为 32%±6% 和 38%±3%（P=0.07）。结果提示预处理类型（RIC 和 MAC）和 LFS 没有显著相关性（P=0.23，HR=0.84）。尽管不是随机对照研究，但仍可以得出 RIC 移植是治疗成人 ALL 有效的治疗选择，特别是对那些处于缓解期且年龄大于 45 岁的不适合做清髓性移植的患者。来自 CIBMTR 和 EBMT 的初步结果均显示 ALL 患者接受 RIC/NST 和 MAC 移植生存率相似。

（四）慢性粒细胞白血病

CML 是前 TKI 时代 allo-HSCT 最常见的适应证，是移植物抗肿瘤作用的最佳证据。RIC 方案是治疗难治性 TKI 耐药 CML 患者的有效治疗方案。CML 行 RIC-HCT 的预后取决于疾病分期，慢性期患者效果最佳，其结果与 MAC 移植相似。然而，RIC 移植可能不适合于进展期 CML。对 RIC 移植后 MRD 阳性患者 TKI 治疗和 DLI 均有效。笔者认为，CML 为骨髓增殖性疾病，应选用含有一定强度的烷化剂或 TBI 的 RIC/NMA 方案方可保证供体细胞植入，减少移植排斥，特别是处于加速期和急变期时。

（五）慢性淋巴细胞白血病

CLL 对移植物抗肿瘤作用也很敏感。RIC 和 NMA 移植模式显示出令人鼓舞的结果，存活率在 50%~65% 之间。Khouri 等使用 FLU+CY 联合免疫调节剂利妥昔单抗进行预处理，在复发的病人中采取撤除免疫抑制剂并应用 DLI 治疗复发难治性 CLL，获得了 51% 的 5 年 OS，该方案具有良好的安全性，NRM 为仅 17%。

由于 GVL 存在效应，allo-HSCT 对 CLL 具有根治的可能。但是，CLL 好发于老年人群，中位诊断年龄为 70~72 岁，只有约三分之一患者在 60 岁以下，所以大部分患者丧失 allo-HSCT 的机会。CLL 在年轻患者往往具有更高的侵袭性，因此年轻患者的预期生存比老年患者短。2007 年 EBMT 发布了年轻患者可选择 allo-HSCT 的共识：①嘌呤类似物治疗无效或 12 个月之内复发；②嘌呤类似物为基础的联合方案或自体移植治疗后获得疗效，但 24 个月内复发；③伴 TP53 异常需要治疗的患者。超高危 CLL 包括具有 17p（TP53 位点）缺失、TP53 突变、氟达拉滨耐药和 FCR、FC 等强方案治疗后 24 个月内复发。对于这些具有高危和超高危因素的 CLL，allo-HSCT 是合理的治疗选择。RIC 方案有效降低了移植的 TRM，使老年人和年轻人一样能从移植中获益。近 10 年来，RIC 的移植已经成为 CLL 移植的主流模式。由于减低了预处理毒性，接受 RIC 移植患者的年龄比清髓性方案提高了 10 岁左右，上升到 50~57 岁，但是移植相关死亡率却降至 14%~34%。EBMT 对 MAC 与 RIC 进行了危险度配对的回顾性比较，结果提示 RIC 方案组 TRM 明显降低（HR=0.4，P=0.03），但是复发率有升高趋势，RIC 组为 28%，而 MAC 组为 11%（P=0.008）。最终 RIC 的低毒性并未转化为生存获益，不论是 RIC 组还是 MAC 组 2 年 OS 率均为 70%；RIC 组 2 年 EFS 为 58%，MAC 组为 62%（P=0.88）。将增高剂量的利妥昔单抗（375mg/m^2，-13d；1000mg/m^2，-6d，+1d，+8d）加入到惰性淋巴瘤的 RIC 方案中以后，早期报道 aGVHD 的发生率降低到 20%。在此鼓舞下，法国一项多中心的前瞻性研究也把利妥昔单抗（375mg/m^2，-5d；500mg/m^2，+1d，+8d）联合到 Flu+TBI 的 RIC 方案中，确证了利妥昔单抗可减少 aGVHD 的发生率，并最终使 OS（HR=0.1，P=0.02）和 EFS（HR=0.1，P=0.035）得到改善。

至于 CLL 移植时机，目前认为高危患者不能等待过久，避免发生全面耐药，一旦经免疫化疗获得合理的疗效，就应该尽早移植。NCCN 强调：17p- 患者的移植时机是在一线化疗后获得治疗反应（CR 或 PR）时；11q- 的患者，如果一线免疫化疗后疗效是 PR，也需要考虑 allo-HSCT；对于不具有高危细胞遗传学的患者，在一线单药治疗后 1~2 年、免疫化疗后 3 年内短期复发，则需要在挽救性治疗后进行 allo-HSCT。RIC 治疗 CLL 的疗效与预后因素相关，最近建立的 RIC 移植治疗 CLL 的预后模型包含：移植时疾病状态、乳酸脱氢酶、并发症以及淋巴细胞计数 4 个危险因素，具有 0、1、2 或≥3 个危险因素的患者的 5 年 PFS 率分别是 83%，63%，24% 和 6%（P<0.0001）。

（六）淋巴瘤

有数据支持 RIC 移植在各种 NHL 患者中的使用，并且 RIC 移植的结果类似于 MAC 移植。最近，靶向治疗和放射免疫治疗已被纳入 RIC 方案，以降低接受移植的患者的肿瘤负荷，从而减少复发风险并且不增加 NRM。

目前，DLBCL 的 allo-HSCT 大多使用 RIC 方案，包括老年患者在内的患者能从 RIC 移植中获益，目前 DLBCL 进行 RIC 移植的年龄扩展到 65~72 岁。最近的研究表明 60~70 岁的老人进行 RIC 后 NRM 并没有显著增加，自体移植复发的患者也可再次从异体移植中获益。在 CIBMTR 总结了 503 例自体移植后复发进行异基因移植的患者，3 年 NRM 为 30%，进展 / 复发率为 38%，OS 为 37%，多因素分析显示年龄不是预后因素，而 KPS<80、自体移植到异体移植时间 <1 年、疾病耐药性是影响疗效的主要原因。

CIBMTR 给出 DLBCL 的异体移植适应证：①自体移植后复发；②不适合自体移植（干细胞采集数量不够，淋巴瘤骨髓浸润，合并骨髓增生异常等），或很难从自体移植中获益（对起始化疗或者二线三线化疗耐药，化学免疫治疗缓解后 12 个月内复发，从惰性淋巴瘤转化的 DLBCL 化疗后复发）；③双打击 DLBCL。

复发性难治性滤泡性淋巴瘤可用 NST 治愈。Khouri 等人报导了在 MD Anderson 癌症中心接受 FCR 预处理（FLU、Cy 和利妥昔单抗）的 47 名患者的数据，5 年 PFS 和 OS 均为 85%，11 年 OS 为 78%，PFS 为 72%，NRM 只有 15%。另外两项研究，由 Thompson 等和 CALGB 联合使用 FLU-MEL 预处理治疗的 RIC-HSCT，联合或不联合使用阿仑珠单抗，中位随访时间 3 年，存活率为 76%~81%，PFS 为 75%。CIBMTR 的最近报告 61 例接受 RIC 异体 HSCT 治疗 3 级 FL 患者，随访至 5 年，NRM 为 27%，OS 为 54%，说明组织学 3 级的 FL 不应该是异体 HCT 的一个排除因素，并且 RIC 移植可以使 3 级 FL 患者长期存活。Allo-HSCT 特别是 RIC 为难治复发的 FL 提供了治愈的机会。对于 65 岁以上的患者来说，RIC 的预后与 55~64 岁年龄组的患者相当。

尽管最近出现了对 MCL 很有治疗前景的新药，如 BTK 抑制剂伊布替尼，苯达莫司汀等，但对于绝大多数 R/R MCL 患者而言，allo-HSCT 仍然是唯一治愈的方法。NST 也越来越多的应用于 R/R MCL 治疗中。KHORI 等对 MCL 用 FCR 预处理进行 NST，6 年的 PFS 为 43%，存活率为 53%。但 Hamadani 等报道了来自 CIBMTR 的结果，128 例 R/R MCL 患者接受 RIC/NST，3 年 OS 和 PFS 只有 30% 和 25%，这可能这组病人中大部分为耐药或者自体移植后复发有关。

最近，MD Anderson 癌症中心的研究组对 CLL 和 NHL 患者用苯达莫司汀、氟达拉滨和利妥昔单抗进行 NMA 预处理的Ⅱ期研究，中位随访 1 年，OS 和 PFS 分别为 89% 和 80%，NRM 为 9%。这种方案具有良好的耐受性，血细胞减少的发生率低，可以作为门诊移植一种预处理方案。

近十年来，放射免疫治疗已成为血液病特别是耐药 NHL 的一种有前景的治疗选择。放射标记单克隆抗体单药应用时具有低毒性率和高应答率的优点。Gopal 等人评估 ^{90}Y-ibritumomab tiuxetan 加入 FLU-2GyTBI 方案对经受过强烈化疗无效的侵袭性 NHL 患者中，30 个月的 OS、PFS 和 NRM 分别为 54.1%、31.1% 和 15.9%，第 100 天的 NRM 仅为 2.5%，并且这种策略也可以诱导其他难治性疾病的早期反应，并且提供足够的时间让患者从 GVT 中获益。

Khouri 等报道了 ^{90}Y-ibritumomab tiuxetan 联合氟达拉滨和环磷酰胺治疗难治性滤泡性淋巴瘤的临床结果，化疗耐药和化疗敏感病例的 3 年 PFS 分别为 80% 和 87%，结果令人满意，可尝试用于对挽救性化疗耐药的 CD20 阳性的其他恶性肿瘤。新药 epratuzumab（抗 CD22

单抗)联合 ^{90}Y 对难治性滤泡性淋巴瘤也有良好的疗效。

尽管霍奇金淋巴瘤对 GVT 的敏感性相对较低,但 RIC 移植可以使 30%~40% 的霍奇金淋巴瘤取得持久的缓解,并且其中大多数都是自体造血干细胞移植后复发的患者。在 HLA 全相合血缘和非血缘移植中,FLU-MEL 的 RIC 移植预处理方案已被普遍使用,NRM<15%,复发是这类患者移植失败的主要原因。复发风险和疾病对化疗耐药、一般状态差、年龄>45、自体移植后复发 <6 个月以及移植早于 2002 年有关。本妥昔单抗(brentuximab vedotin,BV)是一种靶向 CD30 的新型抗体偶联药物,已被批准用于治疗复发和难治性霍奇金淋巴瘤。移植前应用本妥昔单抗,显著增加异基因移植的 CR 率。同时将吉西他滨(800mg/m²×1d)加入到氟达拉滨[33mg/(m²·d)×4d]- 美法仑[70mg/(m²·d)×2d]预处理后,随访 18 个月,PFS 和 OS 分别为 55% 和 78%,NRM 只有 15%,显示出令人鼓舞的结果。

(七) 多发性骨髓瘤

MM 患者往往是相对脆弱,前期研究已证明 MAC-HSCT 移植 NRM 很高。RIC-HSCT 成为经历过自体移植患者的首选挽救性治疗方案。RIC 和 MAC 的结果是相似的,RIC 移植有更高的复发率,这抵消了 NRM 减少的益处。一些研究正在探讨将硼替佐米和来那度胺纳入预处理方案的意义,尚需要进行前瞻性试验。

法国骨髓移植协会比较了 284 例高危 MM 患者两种治疗方法的效果,一个是双次自体移植和自体接 RIC/NST 序贯移植,自体序贯异体组生存率较低,可能归结于异体移植是给予高剂量 ATG 干扰了移植物抗骨髓瘤效应。Bruno 等比较了自体序贯全相合异体和双自体移植的疗效,中位随访 45 个月,自体 / 异体组 OS 和 EFS 均高于双自体组,分别为 80 个月比 54 个月(P=0.01),和 35 个月比 29 个月(P=0.02)。EBMT 发起的另一项前瞻性研究用相似的预处理比较自体移植和异基因移植也得到相似的结果。EBMT 的 MM 分会比较了 320 例 RIC 和 196 例 MAC 的结果显示 RIC 的 NRM 较低(24% 比 37%,P=0.002),但 PFS 也较低(19% vs. 35%,P=0.001),OS 无显著性差异。由于 RIC 降低的 NRM 被较高的复发率抵消,在 OS 上并无优势。

(八) 再生障碍性贫血

与肿瘤性疾病不同,SAA 的预处理目的是充分抑制受体异常的免疫状态,诱导免疫耐受供体植入,尽可能避免大剂量放化疗导致的器官毒副作用。故 SAA 预处理方案均强调免疫抑制,符合非清髓移植的理念。CIBMTR 的 SAA 工作组推荐年轻患者(<40 岁)的标准的预处理方案为 CTX(200mg/kg)+ATG,该非清髓性方案能有效预防移植排斥及 GVHD,长期生存率可达 80%。来自 EBMT 的数据显示同胞全相合移植时,单用 CTX 和 CTX+ATG 预处理的 10 年 OS 分别为 75%、85%。笔者将新型免疫抑制剂氟达拉宾加入 SAA 预处理,剂量在 30~90mg/m² 间,据病程长短和输血量多少进行调整,将 CTX 的剂量减少至标准剂量的 1/3(40~80mg/kg),治疗相关并发症显著减少,减少移植后输血对移植排斥的影响,使供体植入成功率接近 100%。汪少飞(2015)报道用 NST 治疗 14 例重型再生障碍性贫血,预处理方案采用氟达拉滨(FLu)30mg/(m²·d)×4d;环磷酰胺(CTX)30~40mg/kg×2d;抗胸腺 / 淋巴细胞球蛋白(ATG/ALG):兔抗 ATG(法国)1.5~2mg/kg×4d,或猪抗 ALG(武汉)15~20mg/kg×4d。干细胞来源为 GCSF 动员后的亲缘全相合 PBSC。GVHD 预防采用 CSA 或 FK506+MMF,均获得快速造血重建,ANC>0.5×10⁹/L 的中位时间为移植后 9(8~10)天,PLT≥20×10⁹/L 中位时间为移植后 13(9~31)天。14 例患者在移植后 14 天均获得完全供者植入,没有出现早期或晚期植入失败，无Ⅱ度以上 GVHD 发生。中位随访 54.5（5~144）个月，12 例患者无病存活，2 例死于严重感染。

然而，这个方案的免疫抑制对 SAA 无关供者和单倍体移植显然是不够的。来自美国、欧洲的大样本研究结果表明 URD-HSCT 5 年的 OS 比 MSD-HSCT 供者显著降低，移植排斥发生率高，而联合 TBI 时移植排斥发生率降低，但器官毒性及感染发生率也增加。目前，非亲缘和单倍体干细胞移植治疗再生障碍性贫血的预处理方案没有统一标准。文献在非清髓 FLU+CTX+ATG 基础上进行多种尝试，比如加入 alemtuzumab、美法仑、白消安、塞替哌等来加强免疫抑制，促进供体植入，移植后 +3d 加大剂量 CTX 或者间充质干细胞来减轻 GVHD。考虑到 CTX 毒副作用，氟达拉滨完全或部分取代环磷酰胺的临床试验正受到关注。与此相似，Ngwube A 等（2015）用阿伦单抗 + 氟达拉滨 + 美法仑为 RIC 预处理进行 17 例亲缘及无关供者移植治疗 SAA，5 年 EFS 和 OS 为 88%，其中 MRD 和 URD 分别是 100% 和 78%，中性粒细胞和血小板中位植入时间为 +14（10-27）d 和 +23.5（11-65）d。TRM 为 12%，Ⅱ~Ⅳ和Ⅲ~Ⅳ aGVHD 发生率分别是 29% 和 18%。笔者在原有全相合移植预处理方案（FLU+CTX+ATG）基础上加 2Gy TBI 的预处理同样取得无关供者和单倍体移植的成功。欧洲骨髓移植协作 - 再生障碍性贫血工作组总结 20 例 Haplo-SCT 患者，100 天移植失败率为 25%，其 5 年 OS 仅为 30%。曹新玉等报道 41 例非清髓移植治疗 SAA 的结果，预处理方案以 ATG 和 CTX 为基础，加氟达拉滨、白消安或低剂量 TBI（200~600cGy），发生移植排斥 6 例（占 15.8%），获得供体植入 38 例，5 年预期 OS 为 75%；韩伟等报道以减低剂量的 Bu/Cy+ATG 为预处理方案，进行 HLA 不相合的骨髓加外周血干细胞移植 17 例，供体全部获得植入，TRM 为 6/17，存活率 64.7%，高于国外报道的结果。

（九）骨髓纤维化

尽管新药 JAK2 抑制剂芦可替尼已经应用于 MF 的治疗，allo-HSCT 仍然是治愈 MF 的唯一方法。目前认为 IPSS 和 DIPSS 分级为中危 -2 和高危的 MF 以及合并 ASXL1，EZH2，SRSF2 和 IDH1/2 突变的 MF 有较高的白血病转化风险，OS 较低，应该考虑 allo-HSCT。但移植的时机并没有明确的结论。植入失败率、NRM 较高是影响 MF 移植疗效的主要因素。早期以 TBI 联合 Bu/Cy 方案预处理的清髓性移植，疗效并不理想，OS 大约 30%~60%，EFS 25%~50%，TRM 30%~40%。近 5 年的研究多采用 RIC/NST 治疗 MF。来自 CIBMTR 的 233 例 RIC/NST 移植治疗 MF 的数据，比较了亲缘全相合（MSD），无关全相合（URD）和无关部分相合（mURD）三组的结果，总体 5 年 OS 为 47%，多因素分析显示供者是独立影响因素，MSD，URD 和 mURD 的 5 年 OS 分别是 56%，48% 和 34%。Schmohl JU 等比较了清髓和非清髓移植治疗 53 例骨髓纤维化的结果，3 年的 OS、DFS 和 NRM 分别是 54%、53%、15%（RIC）和 63%、58%、34 %（MAC），RIC 组复发率 34 %，而 MAC 组仅 8 %。RIC 比 MAC 的 GVHD 发生率更低（0% 比 26%）。虽然使用 MAC 或 RIC 观察到相似的 OS 和 DFS，但使用 RIC 导致 aGVHD 发生率较低，因此 RIC 方案可能是 MF 患者 allo-HSCT 的首选移植方法。Robin M 等（2016）报道 160 例 MF 患者进行两种 RIC 的比较研究结果，两组预处理分别是氟达拉滨 + 白消安（FB）和氟达拉滨 + 美法仑（FM），结果 aGVHD 的发生率 FM 为 62%，而 FB 组 31%（P=0.001）；7 年的 PFS、OS、NRM 分别是 52%、52%、43%（FM 组），33%、59%、31%（FB 组）。虽然，FM 组 NRM 较高，但对疾病控制更好，因此两组有相似的 OS。为解决 RIC 较高的复发率和植入失败，有报道对增大的脾脏进行低剂量（4GY）照射后再进行 RIC 移植，取得安全、植入可靠、造血恢复快的效果。也有学者移植前和移植后利用新药芦可替尼降低肿瘤负荷缩小脾脏的方法,也取得初步疗效。

(十) 其他疾病

除血液系统疾病外,NST 也尝试用于某些免疫和遗传缺陷症的治疗。因为 RIC/NST 毒性反应轻,GVHD 发生率低,被广泛应用于地中海贫血、镰刀状贫血、范可尼贫血等,有时甚至是这些遗传性疾病的唯一治愈手段。Amrolia 等用氟达拉滨和 ATG 组成非清髓预处理方案对 8 例遗传缺陷病行 NST,全部病例均形成供体细胞植入,免疫功能恢复良好并且无 GVHD。Andrews 等对 55 例地中海贫血行 HLA 相合的 NST,20 例发生移植排斥,20 例宿主细胞全部消失,15 例形成稳定混合嵌合体达 1~7 年,临床症状改善或恢复正常。Walters 等用 BU+CTX+ATG 预处理,对 22 例镰状细胞贫血患者行 NST 治疗,16 例完全植活,4 年 OS 和 DFS 分别为 91% 和 73%。Woolfoy 等用 NST 治疗 3 例免疫异常缺陷病,2 例移植后形成稳定的混合嵌合体,免疫功能重建较快,疗效可靠且安全易行。以上研究提示,NST 在遗传性血液病治疗中也有较广阔的前景,只要诱导形成含正常供体细胞 20% 以上的混合嵌合体,就有可能纠正多数患者的临床症状。此外,近年来也有用 NST 治疗获得性免疫缺陷病,如难治复发性系统性红斑狼疮、类风湿关节炎,甚至 AIDS 等的尝试。

二、特殊类型的 RIC/NST

(一) 单倍体移植

随着对 GVL 作用的深入认识,单倍体移植的减低剂量预处理逐渐应用于临床,该方案在有效降低 TRM 和 GVHD 的同时,提供足够的免疫抑制促进供体细胞植入,和移植后 DLI 一起发挥 GVL 效应,最终达到完全治愈疾病的目的。1999 年 Sykes 等用非清髓的单倍体造血干细胞移植治疗 NHL 患者 5 例,均获得良好的植入及嵌合。2004 年 Ichinohe 等用 RIC-haplo-HSCT 治疗 35 例患者获得较好的植入、总生存率及无事件生存率。特别对于找不到全相合供者的老年患者、合并器官障碍的恶性血液病患者获益更多。

目前单倍体移植减低剂量预处理方案众多,多数方案使用低剂量全身照射或氟达拉滨、马利兰、美法仑、环磷酰胺,绝大多数加免疫抑制剂,这些方案均能获得良好的植入及造血恢复。Raj 等报道 55 例 haplo-HSCT 治疗高危恶性血液病的疗效,预处理采用 Flu(150mg/m^2)+CY(14.5mg/kg×2d)+2Gy TBI,及应用移植后大剂量 CTX(d3,d4)预防 GVHD,NEC 和 PLT 植入的中位时间分别为 17d 和 21d,除 2 例患者外其余患者均成功植入;巨细胞病毒阳性率 79%,没有 CMV 病发生。该方案使患者获得良好的植入及较好的生存,可见对高危恶性血液病患者而言,不同的移植物来源(外周血干细胞或骨髓)的 haplo-HSCT 疗效无显著差别。Lee 等曾报道单倍体移植治疗 31 例(高风险 MDS/AML25 例,骨髓衰竭病 6 例)患者数据,预处理采用 RIC 方案:Flu(180mg/m^2)+ 马利兰(6.4mg/kg)+ATG(12mg/kg),NEC 和 PLT 植入的中位时间为 16.5d 和 23d,除 3 例患者外其余患者均成功植入。可见 RIC/NMA 预处理方案且无体外去除 T 细胞的 haplo-HSCT 是可行的,该方案也能保证供体细胞的植入,并且没有过高的 GVHD 和 TRM。GVHD 和复发仍是 RIC-haplo-HSCT 的主要并发症和死亡原因,但是随着移植方案的改进,也能取得满意的效果。

(二) 脐血移植

非血缘脐血移植(UCB)同样可以选择 RIC 或者 NMA 预处理方案,被称为 RIC-UCBT。

有 RIC 适应证的患者均适合脐血移植，在单份 UCBT 的移植物细胞数目足够前提下，未成年患者不推荐使用双份 UCBT。RIC-UCBT 移植对于各型白血病、多发性骨髓瘤和淋巴瘤均有较好的疗效。常用 RIC/NST 移植方案：①Flu+200cGy TBI+BU(8mg/kg)；②Flu+200cGy TBI+CY(50mg/kg)。根据患者体重和脐血细胞数可以选择单份或者双份脐血，植入成功率可达 90%~97%，Ⅱ~Ⅳ度 GVHD 发生率、TRM 为 24%~38%，1 年 OS 约 40%~50%。明尼苏达的 Brunstein 等用 UCBT(85% 患者行双份 UCBT)治疗 110 例年龄为 45~70 岁患者，预处理采用 FLu+CY+TBI 的 RIC 方案，GVHD 预防应用 CSA 和 MMF，脐血移植物单个核细胞数 3.0×10^7/kg，结果 95 例患者植入成功(96%)，15 例患者发生植入失败或移植排斥(14%)，NEC 植入中位时间为 12d，62 例患者血小板植入时间超过 180d；在移植早期嵌合体均为混合嵌合状态，而生存时间 >1 年患者均转为供者型嵌合；Ⅲ~Ⅳ度 aGVHD 发生率为 22%，cGVHD 发生率为 23%；3 年 TRM 为 26%，3 年 OS 和 EFS 率分别为 45% 和 38%；采用双份 UCBT 者疗效优于单份 UCBT 者。

（三）微移植

NST/RIC 经过 20 多年的发展，已经是一种相对成熟的移植理念，成为针对不同患者的合理治疗选择。虽然有适应证放宽、TRM 减少、aGVHD 减轻等诸多利好结果，但是存在复发率高的问题，总体疗效并不比清髓性移植有明显改善。未来有关减轻 TRM 的研究要在减轻预处理强度和药物种类，减少 GVHD(特别重度 aGVHD)的发生率上下功夫。异基因造血干细胞移植的未来还会受到新型抗肿瘤药物和免疫靶向治疗的挑战。TKI 使 CML 的移植不再是一线治疗；硼替佐米、来那度胺、CD38 单抗的使用使骨髓瘤的移植变得不是那么迫切；利妥昔单抗时代也使 60% 的 DLBCL 患者不需要移植也可以获得长期缓解。移植的发展要更加个体化、精细化，充分利用基础医学研究的最新进展，包括新型免疫抑制药物或抗肿瘤药物、体外修饰的免疫细胞和干细胞(如 CART/NK 细胞、双阴性 T 细胞、微泡及基因转染间充质干细胞)，在移植这个平台上针对不同的患者给予精准治疗。微移植是在传统移植的基础上发展起来的新型移植模式，它在预处理中尽量避免使用免疫抑制剂，也不要求腾空骨髓，只采用一定剂量清除肿瘤的化疗或靶向药物，甚至是 CART 细胞，保证造血抑制可逆，化疗后输注 HLA 不相合经体外修饰的外周造血干细胞，不做 GVHD 预防，在受者体内形成一过性的供者微嵌合，达到避免 GVHD 而且保留供者和受者的免疫细胞功能，充分发挥 GVL 作用，同时刺激受体细胞发挥 RVL 作用。以此循环 3-4 个疗程达到彻底清除肿瘤 MRD，治愈疾病的目的。15 年来我中心已经完成 1000 多例微移植，临床实践证明微移植确实做到了高效微毒，避免了 GVHD，微移植的年龄已经放宽至 88 岁，临床疗效接近甚至超过传统移植。但微移植也有 GVL 作用不够强，复发率高的缺点。在微移植平台上，新型分子靶向药物和修饰后细胞免疫治疗有更广阔的应用前景。我们有理由相信，通过给予不同的疾病、不同的患者以个性化的治疗，减少不必要的毒副作用，会让移植变得更加高效微毒甚至无毒。

（孙琪云　艾辉胜）

主要参考文献

1. Chabannon C, Kuball J, Bondanza A, et al. Hematopoietic stem cell transplantation in its 60s: A platform for cellular therapies [J]. Sci Transl Med, 2018, 10: 436.

2. Sorror ML, Storb R, Sandmaier BM, et al.Comorbidity-Age Index: A Clinical Measure of Biologic Age Before Allogeneic Hematopoietic Cell Transplantation [J]. J Clin Oncol, 2014, 32: 3249-3256.
3. Giralt S, Ballen K, Rizzo D, et al. Reduced-intensity conditioning regimen workshop: defining the dose spectrum. Report of a workshop convened by the center for international blood and marrow transplant research [J]. Biol Blood Marrow Transplant, 2009, 15(3): 367.
4. Bacigalupo A1, Ballen K, Rizzo D, et al. Defining the intensity of conditioning regimens: working definitions [J]. Biol Blood Marrow Transplant, 2009, 15(12): 1628-1633.
5. Sorror ML, Storb RF, Sandmaier BM, et al. Comorbidity-age index: a clinical measure of biologic age before allogeneic hematopoietic cell transplantation [J].J Clin Oncol, 2014, 32(29): 3249-3256.
6. 艾辉胜,黄晓军,乔振华,等. 非清髓异基因造血干细胞移植治疗血液病多中心临床报告[J]. 中华血液学杂志,2009,30(8):505-508.
7. 董征,胡锴勋,余长林,等. 单倍体非清髓造血干细胞移植治疗难治复发性白血病的长期随访结果[J]. 中华血液学杂志,2013,34(3):217-220.
8. Guo M, Hu KX, Liu GX, et al.HLA-mismatched stem-cell microtransplantation as postremission therapy for acute myeloid leukemia: long-term follow-up [J]. JClinOncol, 2012, 30(33): 4084-4090.
9. Guo M, Chao NJ, Li JY, et al.HLA-Mismatched Microtransplant in Older Patients Newly Diagnosed With Acute Myeloid Leukemia: Results From the Microtransplantation Interest Group [J]. JAMA Oncol, 2018, 4(1): 54-62.
10. David KA, Cooper D, Strair R. Clinical Studies in Hematologic Microtransplantation [J]. Curr Hematol Malig Rep, 2017, 12(1): 51-60.

第六篇

自体造血干细胞移植各论

第一章

恶性淋巴瘤

自体造血干细胞移植治疗恶性淋巴瘤的适应证如下：

1. 敏感的复发性霍奇金淋巴瘤。
2. 化疗敏感的复发弥漫大 B 细胞淋巴瘤。
3. 化疗敏感的复发或大细胞转化型滤泡淋巴瘤。
4. 第一次完全缓解期(CR1)患者的巩固治疗或治疗化疗敏感的复发性外周 T 细胞淋巴瘤。
5. 第一次完全缓解期患者的巩固治疗或是治疗化疗敏感的复发性细胞淋巴瘤。

第一节　霍奇金淋巴瘤

一、经典型霍奇金淋巴瘤

Ⅰ~Ⅱ期 HL 的患者可以通过单纯放疗获得缓解，复发率约为 20%~25%。以化疗进行诱导治疗后，在Ⅰ~Ⅱ期患者组复发率为 10%~15%；Ⅲ~Ⅳ期患者组复发率为 30%~40%。达到部分缓解的患者，约有 10%~15% 可以出现疾病进展。

第一次复发的 HL 患者，最终的治疗结果与初始治疗方案、初始治疗反应的持续时间，以及疾病分期有关。Ⅰ~Ⅱ期 HL 患者可以进行单纯放射治疗也可以进行化疗与放疗的联合治疗。单纯放疗的复发率比联合治疗更高，但是经两种治疗后患者的生存率是相似的。第一次复发的患者对放、化疗的敏感性是相似的。60% 以上的患者可以通过挽救性化疗获得持久的治疗反应。Ⅲ~Ⅳ期 HL 患者一旦复发预后欠佳。预后良好的因素包括局部复发和首次完全缓解期超过 12 个月。Milan 肿瘤研究所报道：首次缓解期大于或小于 12 个月患者 8 年的总体生存率分别为 54% 和 28%，而那些未达到完全缓解者(也就是诱导治疗失败)的患者仅为 8%。不良预后因素的数量对治疗结果有明显的影响。British Columbia 癌症中心分析了 80 例初始系统性治疗后复发患者的数据。与二线治疗结果有关的不良预后因素有：第一次完全缓解的持续时间少于 12 个月、发病时 Ann Arbor 分期为Ⅳ期，以及复发时存在 B 症状。中位随访 75 个月，具有任何一个不良预后因素的患者在挽救性治疗后无治疗失败的生存率为 17%，而无不良预后因素的患者为 82%。另一个报告评估了在初始放疗或化疗后复发的 187 例患者的资料，多因素分析结果表明，首次缓解持续时间少于 12 个月和复发时疾病处于Ⅲ~Ⅳ期是二次治疗失败的不良预后因素。具有 0、1 和 2 个因素的患者 5 年的无复发生存率（RFS）分别为 62%、47% 和 32%；总体生存率（OS）分别为 87%、59% 和 44%。原发耐药的 HL 是指不能通过化疗或放疗获得完全缓解（CR）或部分缓解（PR）的疾病。以德国 HL 研究组方案治疗的 3807 例患者中有 239 例（6.3%）患者在首次化疗诱导过程中发生了疾病进展。其中有 153 例进一步接受了挽救性化疗，43% 的患者获得了 CR 或 PR；38 例患者接受了挽救性放疗，66% 的患者获得了 CR 或 PR。70 例对挽救性治疗有反应的患者接受了自体 HSCT。中位随访 52 个月，所有接受过挽救性治疗的患者 5 年的无治疗失败生存率和总体生存率分别为 17% 和 26%。

自体 HSCT 治疗时，二线治疗有反应的患者会比无治疗反应的患者有更好的疗效。75 例原发耐药的 HL 患者在二线挽救性治疗后进行了自体 HSCT。中位随访 10 年后，对二线化疗敏感和耐药的患者总体生存率分别为 66% 和 17%（危险比为 4.3）。

（一）移植适应证

自体 HSCT 可以使复发或耐药的患者获得持续缓解。但是有 5% 的治疗相关死亡率，并且晚期可以发生 t-MDS 和（或）t-AML。因此，仅限于高危患者的治疗选择。包括：早期复发（治疗后≤12 个月）或诱导失败；挽救性化疗后第二次复发；系统性复发，即使发生在治疗 12 个月以后。

自体 HSCT 作为一线治疗是有争议的。一些文献研究了化疗（加或不加放疗）后有高复发风险的Ⅲ~Ⅳ期 HL 患者的特点。晚期 HL 国际预后因素研究项目提供了包含了 5141 例患者的最大宗的数据，发现了 7 个不良预后因素：Ⅳ期疾病、男性、年龄大于 45 岁、血红蛋白浓度低于 105g/L、白细胞计数≥15 000/μl、淋巴细胞计数 <600/μl 和（或）低于白细胞计数的 8%、血清白蛋白浓度低于 40g/L。每个因素都可以减少患者 7% 的 5 年无疾病进展生存率。存在 0 或 1 个危险因素时，5 年的无疾病进展生存率分别为 84% 和 77%。如果同时出现 5 至 7 个不良预后因素，并且包含年龄大于 45 岁的因素，那么 5 年的无疾病进展生存率会下降至 42%。这组极高危的患者只占到总体人数的 7%。因此，需要国际合作进行随机试验来评价特定治疗的疗效。尽管国际预后因素研究项目的研究对象是进行化疗的患者，这些预后因素的发现也有益于预测自体 HSCT 治疗复发或耐药患者的临床结果。两个前瞻性随机试验比较了自体 HSCT 与常规化疗对一线化疗有治疗反应的Ⅲ~Ⅳ期 HL 的结果，初步结果显示移植组并未得到生存获益。因此，即使对伴有 5~7 个不良预后因素的患者，自体 HSCT 也不作为一线推荐。

（二）移植疗效

当前绝大多数中心自体 HSCT 的早期死亡率不到 5%，复发率接近 40%~50%。由于移植物抗宿主病和其他早期死亡原因，异基因移植通常不作为一线推荐。欧洲血液和骨髓移植组发表了自体与异基因移植结果的差异，90 例对化疗敏感的患者，接受自体移植后的生存率为 64%，而异基因移植为 30%，P=0.007。结果上的差异主要来源于异基因移植增加了移植相关死亡率（65% vs. 12%）。一些大规模临床试验结果显示：第一次复发的患者在自体 HSCT 后 5 年的无事件生存率为 35%~60%。移植治疗结果与初始诱导治疗的结果在一定程度上存在相关性。在初始诱导治疗后完全缓解期超过 12 个月的患者复发后进行自体

HSCT,5 年的无疾病进展生存率为 47%~60%;而首次缓解时间小于 12 个月的患者为 32%。诱导治疗未达完全缓解的患者结果更糟。自体造血干细胞移植后 3 年的无事件生存率为 34%~38%,5 年为 32%。3 年的总体生存率为 50%,5 年为 36%。

自体 HSCT 与常规化疗相比,移植治疗高危(耐药疾病或完全缓解的持续时间少于 12 个月)患者的结果与化疗治疗低危患者的结果相似。一项研究比较了自体 HSCT 治疗以及常规挽救性化疗治疗 60 例第一次复发或耐药患者的结果。无事件生存和无疾病进展生存在移植组更高(分别为 53% vs. 7% 和 62% vs. 32%)。但是,总体生存率无显著性差异(54% vs. 47%)。对存在不良预后因素(耐药或完全缓解少于 12 个月)的患者,自体移植的益处十分明显,所有的生存参数都得到提高。英国国家淋巴瘤调查组进行了一项前瞻性的随机对照研究,比较高剂量 BEAM(卡莫司汀,依托泊苷,阿糖胞苷,美法仑)后进行自体 HSCT 与 miniBEAM(常规剂量)化疗治疗高危型 HL 患者的结果。移植组 3 年的无事件生存率显著高于化疗组(53% vs. 10%)而导致试验终止。但是这一研究和其他类似的随机对照研究都未显示出总体生存率上的差异。回顾性病例对照研究将 86 例诱导治疗失败的患者进行自体 HSCT 的结果,与来自国际数据库的 258 例进行常规治疗的患者进行了比较。自诊断开始中位随访 22 个月,预期的 6 年的总体生存率在移植患者有升高的趋势(38% vs. 29%, P=0.058)。德国 HL 研究组对 70 例耐药的 HL 患者进行了自体 HSCT,5 年的无复发生存率和总体生存率分别为 31% 和 43%。在单经挽救性放疗的患者,4 年的无复发生存率和总体生存率分别为 22% 和 52%。7 篇文献总结了 1000 例以上自体 HSCT 的经验。患者无疾病进展生存得到提高,5 年的无进展生存率为 49%~53%。共同的不良预后因素是:移植前化疗耐药、伴有 B 症状的活动性残留疾病和早期复发。

挽救性治疗是指在耐药复发患者自体 HSCT 前进行的减少肿瘤负荷的治疗。但是尚无对照性研究证实挽救性治疗可以影响到患者的无病生存情况。在单臂研究中,移植时的疾病状态是一个重要的预测生存和至治疗失败时间的预后因素。494 例 HL 患者进行了自体 HSCT,在移植时处于完全缓解状态的患者 5 年无复发生存率为 63%;化疗敏感或是化疗耐药患者 5 年的无复发生存率分别为 37% 和 17%。挽救性治疗的疗效与移植结果的相关性不仅反映了肿瘤负荷对移植结果的影响,还反映了肿瘤的药物敏感性对移植结果的影响。挽救性治疗方案通常依据既往治疗方案进行选择。例如,单一的四药联合方案如 ABVD 治疗 12 个月内复发的患者可以用 MOPP 联合方案进行治疗。如果是一个 7、8 种药物的联合方案治疗,治疗后 12 个月内发生的疾病进展,可以考虑 DHAP 方案(地塞米松,大剂量阿糖胞苷、顺铂)。一些较新的二线治疗方案,如 ESHAP(依托泊苷,甲泼尼龙,阿糖胞苷,顺铂), ASHAP(多柔比星,顺铂,阿糖胞苷,甲泼尼龙),以及 ICE(异环磷酰胺,卡铂,依托泊苷)都可以作为挽救性方案进行应用。挽救性治疗的目标是在移植前达到一个最低的肿瘤负荷状态。一般在接受预处理方案之前可能需要做两个或两个疗程以上的治疗。

(三) 预处理方案

HL 移植最常用的预处理方案是 CBV(环磷酰胺,卡莫司汀,依托泊苷)以及 BEAM(卡莫司汀,依托泊苷,阿糖胞苷,美法仑)。分次全身照射通常与依托泊苷和环磷酰胺联合应用。但是,由于对有套区放疗史或化、放疗性肺炎或肺弥散能力下降的患者具有肺毒性,这种预处理方法较少使用。由于洛莫司汀(CCNU)具有较低的呼吸系统不良事件的发生率,一些中心把它作为卡莫司汀(BCNU)的替代药物。

其他一些清髓性预处理方案还包括：连续大剂量化疗和BEAM、大剂量白消安和依托泊苷、环磷酰胺、全淋巴照射加上卡铂、依托泊苷和环磷酰胺，与常用预处理方案相比没有更多优势。

（四）供者细胞的选择

自体外周血造血干细胞（PBSC）与自体骨髓移植相比具有更快速的血液学恢复并且可以缩短住院时间。经济学分析显示，外周血干细胞移植大大减少了住院时间，从而每名患者节约成本约23%。

（五）辅助放疗

自体HSCT前后辅助的受累区域的照射被广泛使用，尤其对移植前正电子发射断层扫描（PET）检测到阳性病灶的患者。没有随机试验表明辅助放疗可以最终在生存上获益，但也有研究发现，辅助放疗可以控制局部的残留病变，可能有助于改善预后。在73例复发的HL患者，43例接受了受累区域的放射治疗作为挽救治疗的一个组成部分，一般在预处理治疗之前进行。复发的大包块（大于5cm）部位都进行常规放疗。单因素分析显示，放射治疗可以显著改善预后，但在多因素分析中没有发现放疗的意义，可能是因为在预处理时患者处于“非大包块”或无疾病状态。

研究报道100例复发或耐药的HL患者，24例在移植前后接受共有67处相关部位的放疗。随访中发现，只有1/4的患者在照射部位出现复发。复发时处于Ⅰ~Ⅲ期疾病的患者，受累区域照射可以改善3年的无复发率（RFR）（100% vs. 67%），有提高生存的趋势。39例既往无放疗史的患者，受累区域照射（n=14）改善了3年生存率（93% vs. 55%）并且有提高3年FFR的趋势（85% vs. 57%，P=0.07）。如果同时符合两条标准：复发阶段处于Ⅰ~Ⅲ期疾病并且既往无放疗史，生存率显著优于那些经过含放疗的高剂量治疗的患者。47例复发的HL患者在受累区域放射后、预处理前进行了分次的全淋巴照射。常规挽救性化疗后，患者接受了一疗程放疗，包括受累区域15Gy在5天内分10次的治疗（一天内分2次）。随后是全淋巴照射20Gy在4天内分12次进行（每天分3次）。最后进行了自体骨髓移植。结果中位随访40个月，53%的患者无病存活，全部患者6.5年的无病生存率（DFS）为50%，复发患者的DFS高于耐药患者（79% vs. 33%），治疗相关死亡8例（17%）。但是，应用放疗需要谨慎，特别在预处理前短期内进行大纵隔区域放疗的患者可能会发生毒性反应。随着各移植中心经验的增多，治疗相关死亡率已经有所下降。

（六）t-MDS或t-AML

淋巴组织恶性肿瘤进行自体HSCT预计5~7年t-MDS/AML的发生率为9%~18%，大多发生在移植后2到4年。在移植前这些患者通常没有克隆性细胞遗传学异常，在移植后发生的异常符合治疗相关MDS的特点：5或7号染色体异常［如烷化剂和（或）放射治疗］；11q23或21q22异常（如拓扑异构酶Ⅱ抑制剂）。这些结果表明，既往淋巴瘤治疗和移植预处理方案可能是MDS发生的直接原因。

612例霍奇金淋巴瘤（HL）和非霍奇金淋巴瘤（NHL）患者接受了自体HSCT。预计的6年治疗相关的MDS/AML的累积发生率为8.6%。接受依托泊苷化疗的患者发生MDS/AML的相对危险度为7.7。多因素分析显示，与移植前放疗有关，而与移植前化疗或与处理方案无关。2739例HL和NHL患者接受自体HSCT的多中心病例对照研究显示了相似的治疗相关MDS/AML的发生率（7年8.1%）。全身照射（TBI）的剂量>13.2Gy（RR 4.6），高剂量的氮芥治疗（≥50mg/m^2,RR 4.3）和长期苯丁酸氮芥治疗（≥10 个月,RR 8.4）可以增加并发症的发生率。该研究发现的因素在当前已经不大具有临床意义了:TBI 在自体 HSCT 方案中很少被使用,氮芥和苯丁酸氮芥已不常用于 HL 和 NHL 的一线治疗。移植前具有细胞遗传学异常的患者在移植后出现 MDS 和急性白血病的风险特别高。一项研究报告了 7 例患者在骨髓采集前检测到克隆性异常,其中 3 例进行了自体 HSCT,全部发生了 MDS 或急性白血病;而在全部的移植患者中 MDS 和急性白血病的发生率为 9%~18%。因此,复发的 HL 患者如果考虑进行自体干细胞移植应该在采集冻存自体细胞前进行骨髓形态学和细胞遗传学的检查。

自体 HSCT 的远期毒性是一个有争议的问题。法国的研究提示实体肿瘤发生率有所增加,而 British Columbia 的分析表明,与常规剂量治疗相比二次肿瘤的发生率没有增加,二次肿瘤的发病率两组患者均为 9%,而 >35 岁患者发生 MDS/AML 的几率有所增加。

（七）移植后复发

1. 影响复发的危险因素　如上所述,自体 HSCT 后 40%~50% 的患者可以复发。自体 HSCT 后复发和(或)降低生存的危险因素包括:①CR 持续时间小于 12 个月;②化疗耐药的疾病(诱导失败或耐药复发);③化疗失败的次数增加;④移植时存在微小残留疾病或更高肿瘤负荷;⑤移植时有大包块;⑥复发时有 B 症状;⑦复发时为结外病变;⑧行为状态评分差;⑨既往放疗区域内出现复发;⑩移植后淋巴细胞的绝对值恢复缓慢;⑪国际预后因素项目评分高;⑫挽救治疗后、预处理开始之前进行的 PET 扫描阳性。

可以应用危险因素来设计预后指数。回顾性分析移植治疗 119 例复发或难治性 HL 的资料,回归分析发现复发时全身症状、复发时播散到肺和骨髓的疾病、并在移植时肿瘤负荷超过微小残留疾病状态是总生存率和无疾病进展的不良预后因素。存在 0、1、2、3 个因素的患者的无疾病进展率(FFP)分别为 85%、57%、41% 和 20%。无不良预后因素的患者 4 年的 FFP 为 85%(n=46);存在一个或更多不良预后因素的患者只有 41%(n=68)。法国骨髓移植登记组中选择了 280 例患者考察 2 个不良预后因素:完全缓解时间小于 12 个月和结外复发。具有 0、1、2 个不良预后因素的患者的 4 年生存率分别为 93%、59% 和 43%。PET-PET 扫描用于评价疗效是 HL 的预测参数之一。在 PET-CT 阴性患者可以从挽救性自体 HSCT 中得到长期获益。

2. 移植后复发的治疗　自体 HSCT 后系统性复发的患者,由于骨髓储备有限,治疗选择也有限,只有少数患者可以耐受二次自体移植。联合化疗可以使部分患者再次缓解,但是在药物选择上尚无共识。其他的治疗还可以包括 CD30 单抗、局部放疗或异基因 HSCT。回顾性分析显示 71 例复发或原发耐药的 HL 接受自体 HSCT 后疾病再次出现进展的患者,中位生存期为 25 个月。中位随访 46 个月,16 例(23%)患者存活,其中 9 例处于缓解状态。疾病进展后可以进行以下治疗:吉西他滨为基础的化疗(63%),MOPP(39%),放疗(13%)或二次 HSCT(34%)。与接受其他治疗的患者相比,二次 HSCT(异体或自体)可以显著提高中位生存时间(40 个月 vs. 19 个月)。

自体 HSCT 治疗失败可以进行异基因 HSCT 作为挽救性治疗。意大利的回顾研究报道了自体 HSCT 后复发的 185 例 HL 患者,122 例(66%)进行了 HLA 配型找到合适的供者,其中 104 人进行了异基因 HSCT。在意向性治疗分析中,有异基因供者的患者与无供者的患者相比具有更高的 2 年无疾病进展比例(39% vs. 14%)和总体生存率(66% vs. 42%)。西班牙非清髓 HSCT 治疗的 40 例患者得出了令人鼓舞的结果，尽管 2 年的总体 PFS 为 32%，TRM 为 25%。在自体 HSCT 12 个月以上复发的患者 2 年的 PFS 为 70%。化疗耐药的患者 PFS 为 10%，而化疗敏感的患者为 55%。

异基因移植后供者淋巴细胞输注（DLI）是进一步克服复发、提高疗效的重要方法。49 例多次复发的 HL 患者，90% 是在自体 HSCT 后出现疾病进展，接受了非清髓的 HSCT。所有患者都获得了植入，100 天和 2 年的非复发死亡率分别为 4.1% 和 16%。16 例患者中 9 例在供者淋巴细胞输注后有治疗反应（8 例为完全反应，1 例为部分反应）。预计 4 年的总体生存率和无进展生存率分别为 56% 和 39%。同一个研究组的另一项研究报告扩大到 76 例多次复发或难治性 HL 患者进行非清髓性异基因 HSCT 加上阿仑单抗体内去 T 的治疗，4 年的总体生存率和无疾病进展生存率分别为 64% 和 59%。22 例表现为嵌合状态和 24 例复发的患者进行了逐渐增加剂量的 DLI。因复发接受 DLI 的患者总体和完全反应率分别为 79% 和 64%。因嵌合状态接受 DLI 的患者比 9 个月时呈现完全供者型的患者 4 年的复发率明显降低（5% vs. 43%）。这些研究的结果表明，复发 HL 患者，首选的挽救性治疗是自体 HSCT。如果自体移植失败，可以考虑非清髓性异基因 HSCT 或清髓性异基因 HSCT。

二、结节性淋巴细胞为主型霍奇金淋巴瘤

结节性淋巴细胞为主型霍奇金淋巴瘤（NLPHL）以淋巴细胞和组织细胞为背景特点。通常为惰性经过，偶尔出现晚期复发。晚期 NLPHL 预后差于早期疾病，可以化疗治疗。欧洲淋巴瘤组织的研究中绝大多数（80%~95%）患者进行了化疗（MOPP 或 ABVD 样方案）加或不加放疗。Ⅲ期患者 8 年的无病生存和无治疗失败生存率分别为 94% 和 62%。Ⅳ期患者分别为 41% 和 24%。95 例 LPHL 的患者，中位随访 6.5 年，13 例(14%)转化为侵袭性淋巴瘤。10 年和 20 年侵袭性淋巴瘤的转化率分别为 7% 和 30%。

自体移植作为复发 / 转化 NLPHL 的二线治疗可以取得肯定的疗效。164 例 NLPHL 患者中 19 例转化为大细胞淋巴瘤，转化患者的总体生存率为 60%。19 例复发或耐药的 NLPHL，进行自体 HSCT 的治疗结果与复发 / 耐药的结节硬化型经自体 HSCT 的治疗结果进行了比较。两组无疾病进展生存与 OS 是相似的：5 年的无疾病进展生存 NLPHL 为 50%，而结节硬化型为 39%（P=0.03），两组的 OS 分别为 56% 和 53%（P=0.36）。M.D.Anderson 肿瘤中心的结果显示 26 例复发 / 耐药患者均获得植入。移植后，22 例患者完全缓解。没有发生治疗相关的死亡或治疗相关骨髓增生异常综合征和（或）急性髓细胞性白血病。最终有 7 例患者复发。只有 1 例复发为弥漫性大 B 细胞淋巴瘤，其余都是 NLPHL 复发。自体移植的结果与化疗是否敏感以及移植时的病理结果有关。移植后 4 例化疗不敏感患者中有 3 例（75%）复发。而 22 例化疗敏感的疾病 4 例（18%）复发。中位随访 50 个月（2~138 个月）5 年 EFS 和 OS 分别为 69% 和 76%。在化疗敏感患者，5 年 EFS 和 OS 分别为 79% 和 82%。全部 26 例患者中，18 例患者在移植时处于 NLPHL 复发状态，8 例转化为 LCL。移植时为 NLPHL 的患者 5 年 EFS 和 OS 分别为 61% 和 73%。对于那些在移植时转化为 LCL 的患者，EFS 和 OS 分别为 87% 和 87%。

由于 NLPHL 细胞表达 CD20，利妥昔单抗在一线方案和挽救性治疗中单用或与化疗联合应用显示出令人鼓舞的疗效，也可以作为预处理方案的一部分，更有效地进行体内净化。

第二节 非霍奇金淋巴瘤

一、弥漫大B细胞淋巴瘤

(一) 移植适应证

复发或耐药的DLBCL进行系统性化疗联合或不联合利妥昔单抗的挽救性治疗,继而对于化疗敏感的患者进行高剂量化疗和自体造血干细胞移植(HSCT)。化疗敏感的患者如果干细胞动员失败或在二线化疗后存在骨髓侵犯,可以考虑进行异基因HSCT。

自体HSCT适用患者的要求在不同国家和不同的移植中心是不同的。年龄不应作为主要决定因素。一般根据患者的"生理年龄"进行个体化考虑。美国血液和骨髓移植学会(ASBMT)发布了HSCT治疗DLBCL的2010声明,明确的观点有:化疗敏感的复发的DLBCL推荐以自体HSCT作为挽救性治疗;尽管老年人的治疗结果不如年轻人,年龄并不是自体HSCT的禁忌;外周血是自体HSCT标准的干细胞来源;不推荐两次或多次连续的自体HSCT。当前ASBMT认为尚无足够的数据可以明确回答以下问题:自体HSCT后进行利妥昔单抗维持治疗的必要性;自体HSCT前诱导治疗的最佳疗程;异基因HSCT的应用;异基因移植应用减低强度的预处理方案还是清髓性方案。

具备一个或多个下列因素的患者不适合自体HSCT:直接胆红素>2mg/dl(34.2μmol/L);血清肌酐>2.5mg/L(221μmol/L);长期稳定透析治疗的患者不包含在内。东部肿瘤协作组(ECOG)的行为状态评分为3分或4分,因骨疼痛造成的ECOG 3、4分不包含在内。纽约心脏协会心功能分级为Ⅲ或Ⅳ级。

(二) 影响自体HSCT疗效的因素

自体HSCT治疗经二线化疗获得疗效的复发或耐药的DLBCL患者,相比单纯化疗患者有更高的生存率。化疗敏感的复发患者或化疗敏感但从未获得完全缓解的患者,自体HSCT后3~5年的无病生存率(DFS)为30%~60%。而二线化疗耐药的DLBCL患者自体HSCT后,DFS不足10%~20%。多中心随机试验(PARMA试验)在215例化疗敏感的复发性侵袭性NHL(主要是DLBCL)患者中进行了自体HSCT与巩固化疗的比较。在最初的两个周期的DHAP(地塞米松,顺铂,阿糖胞苷)后,109例(50%)化疗敏感的患者随机分配到4周期的DHAP或高剂量化疗(卡莫司汀,依托泊苷,阿糖胞苷,环磷酰胺,美司钠)后自体HSCT组。中位随访5年以上,自体HSCT显示了更高的无事件生存率(46% vs. 12%)和总生存率(53% vs. 32%)。PARMA试验的疗效标准基于CT结果。应用18氟脱氧葡萄糖(FDG)的正电子发射断层扫描(PET)是当前评价疾病状态和疗效的常规手段。大量研究表明,HSCT前PET扫描阴性的患者有更高的无进展生存率和总体生存率。尽管PET阳性的患者治疗结果比PET阴性的患者差,化疗敏感的PET阳性患者也可以获益于HSCT。60例多种亚型淋巴瘤患者接受自体HSCT的研究,评价了移植前后的FDG-PET扫描结果对1年无事件生存和总体生存的影响。在这项研究中所有的患者根据CT标准来评判都获得了部分反应以上的疗效。结果显示:移植前FDG-PET阳性的患者1年的无事件生存率(43% vs. 80%)和总体生存率(53% vs. 92%)减低;移植后FDG-PET阳性的患者1年的无事件生存率(25% vs. 81%)和总体生存率(50% vs. 90%)减低。移植前后FDG-PET扫描结果对移植后1年的无事件生存率和总体生存率的影响在不同淋巴瘤亚型之间没有差异(即侵袭性淋巴瘤,滤泡性淋巴瘤,HL)。39例原发耐药或复发DLBCL的回顾性病历分析评价了ASCT前PET扫描的预后价值。中位随访3年,ASCT之前PET扫描阴性与阳性患者在治疗结果上存在显著差异:PET阴性患者有更高的3年无进展生存率(分别为81%和35%);PET阴性患者有更高的3年总体生存率(分别为81%和39%)。一项包含12项630例复发性淋巴瘤(313例DLBCL)患者的系统回顾和荟萃分析评估了挽救化疗后自体HSCT前的PET结果的预后价值。PET阳性的患者无进展生存期缩短(危险比为4.3,95%CI 3.1~6.0)。42例DLBCL患者在二线化疗后进行了自体HSCT,回顾性分析显示,化疗后HSCT前PET扫描阳性而在HSCT后达到PET阴性的患者与那些在HSCT前就达到PET阴性的患者有相似的无事件生存率(EFS)。相反,那些HSCT后未达到PET阴性的患者EFS很差。

综上所述,建议二线方案化疗后获得部分缓解以上疗效的患者进行自体HSCT。化疗敏感但是干细胞动员失败的患者可以考虑异基因HSCT。鼓励对化疗无反应的患者参加临床试验。

(三)干细胞采集

造血干细胞可以直接从骨髓获得,或者通过单采经粒细胞集落刺激因子(G-CSF)动员后的外周血获得。由于外周血前体细胞(PBPCS)比骨髓细胞具有更快植入和肿瘤细胞污染少的优势,因而更多被应用。

PBPCS在5%的二甲亚砜中冷冻保存,在输注前解冻。输入的外周血造血干细胞或骨髓如果混入了DLBCL细胞,可能会导致复发。但是大多数患者在原发包块部位复发,输入混入干细胞内的肿瘤细胞不一定可以导致复发;当然也不排除这些肿瘤细胞选择性地回到了曾经受累的部位。基因标记物研究和干细胞采集物中微小残留疾病的研究支持回输的淋巴瘤细胞导致复发的理论:第一次完全缓解期内的11例DLBCL患者,聚合酶链反应(PCR)检测骨髓内肿瘤细胞阴性,7例在采集的PBSC中仍存在较大量的淋巴瘤细胞。5例接受混入了多量淋巴瘤细胞的自体外周血干细胞移植的患者,4例早期复发,3例表现为播散性淋巴瘤。另一研究中应用bcl-2重排的PCR扩增检测采集物内残留的淋巴瘤细胞,在57%的患者呈现阳性。在干细胞采集物内未检测到Bcl-2阳性细胞的患者无病生存率(DFS)高于检测到阳性细胞的患者。可以从干细胞采集物中培养出淋巴瘤细胞的患者也有较高的复发风险。但是,目前还没有足够的数据可以明确采集物淋巴瘤细胞的净化在侵袭性淋巴瘤自体HSCT中的意义。

(四)预处理方案

目前还没有最佳的预处理方案的共识,各单位都根据自己的经验应用不同的方案。自体HSCT采用清髓性预处理方案。

清髓性预处理方案包括单药或药物联合方案,可以对骨髓内的造血干细胞造成损伤,在移植后1~3周之内出现显著的全血细胞减少。所造成的全血细胞减少是持久的,通常是不可逆的,除非输注造血干细胞重建造血,否则在绝大多数情况下是致死性的。

常用预处理方案包括:卡莫司汀,环磷酰胺,阿糖胞苷和美法仑;白消安和环磷酰胺;美法仑,白消安和全身照射(TBI);环磷酰胺(加或不加依托泊苷)加全身照射;苯达莫司汀,依托泊苷,阿糖胞苷,美法仑。有研究对大剂量利妥昔单抗联合干细胞动员和预处理方案进行评价。67例复发的侵袭性NHL患者在动员化疗前1天(375mg/m^2)和化疗后8天(1000mg/

m^2),HSCT 第 1、8 天(1000mg/m^2)应用利妥昔单抗。中位随访 20 个月,预期的 2 年无病生存和总体生存率分别为 67% 和 80%,明显优于接受同样预处理方案不加利妥昔单抗的历史对照组(43% 和 53%)。感染在利妥昔单抗治疗组并无明显增加。

自体 HSCT 后患者需要进行长期的有关复发或是治疗相关毒性的随访。大多数复发发生在 HSCT 后前 2 年,在 HSCT 后大约 8 年后非复发死亡才会超过复发成为主要的死亡原因。非复发死亡(NRM)的最常见的原因为呼吸衰竭(31%),感染(13%),心脏毒性(15%),继发恶性肿瘤(15%)。移植后 2 年内最常见的死亡原因是呼吸衰竭和感染。2 年后,继发的恶性肿瘤,包括骨髓增生异常综合征、急性白血病和其他实体肿瘤是最常见的 NRM 原因。

(五) 利妥昔单抗维持治疗

重组人鼠嵌合性 CD20 单克隆抗体——利妥昔单抗是 DLBCL 的初始治疗的标准组成药物,也加入到二线化疗方案中治疗复发或耐药的疾病。而利妥昔单抗维持治疗并未改善自体 HSCT 后患者的长期结果。Ⅲ期的多中心随机的 CORAL 试验对第一次复发或原发耐药的 DLBCL 患者应用 R-ICE 或 R-DHAP 进行挽救性治疗,之后对 242 例化疗敏感患者进行了自体 HSCT,移植后二次随机,患者或是进入到利妥昔单抗维持治疗(375mg/m^2,每 2 个月 1 次维持 1 年)组或是进入观察组。中位随访 44 个月,利妥昔单抗维持治疗组与观察组 4 年的无事件生存率(52% vs. 53%),无进展生存率(52% vs. 56%)和总体生存率(61% vs. 65%)相似。移植 +100 天后利妥昔单抗治疗组发生了更多的不良事件,其中绝大多数是感染。目前对化疗敏感患者接受自体 HSCT 以后不建议进行利妥昔单抗的维持治疗,可以予以观察直到疾病复发。利妥昔单抗维持治疗并不能改善患者的预后,却可以增加长期毒性。

(六) 自体 HSCT 后复发

DLBCL 在自体造血干细胞移植(HSCT)后复发的最佳治疗方法目前尚不明确。给予第三线化疗,对于化疗敏感的患者考虑进行异基因 HSCT,或是进入临床试验。

利妥昔单抗联合化疗治疗自体 HSCT 后复发的患者可以提高反应率。82 例自体 HSCT 后复发的 DLBCL 患者应用包含或不包含利妥昔单抗的挽救治疗。接受利妥昔单抗的患者完全缓解率(55% vs. 21%)和 3 年的总体生存率(50% vs. 20%)显著高于未用利妥昔单抗的患者。不论既往是否有利妥昔单抗的应用史,再次应用利妥昔单抗治疗都有意义。化疗敏感的患者可以考虑异基因 HSCT。在大多数中心,年龄小于 65 岁、心、肝、肾功能正常,具有良好行为状态(ECOG 评分 0 或 1)的患者一般给予非清髓性的异基因 HSCT。传统的清髓性移植的要求比较严格,一般要求患者年龄低于 55 岁。一些小型研究表明,非清髓 HSCT 对自体 HSCT 后复发的 DLBCL 患者有意义。最大宗的 101 例自体 HSCT 后复发 DLBCL 患者进行清髓性异基因 HSCT(36%)和非清髓 HSCT(64%)治疗的结果显示,中位随访 3 年,3 年的无复发死亡率(NRM)为 28%,复发率为 30%,无进展生存率为 42%,总体生存率为 54%。与清髓性方案相比,非清髓性预处理方案有减少 NRM 的趋势,但有较高的复发率,导致无进展生存率和总体生存率相似。NRM 在 45 岁以上的患者和自体 HSCT 后 12 个月内复发的患者更高。移植时表现为耐药的患者移植后复发更多见。

二、滤泡淋巴瘤

(一) 移植适应证

自体或异体 HSCT 治疗滤泡淋巴瘤是有争议的。以往的研究中:在 HSCT 时处于完全缓解或是存在微小残留疾病的患者通过自体 HSCT 可以延长无进展生存时间和总体生存时间。一些在免疫治疗(例如:利妥昔单抗)应用前的回顾性、随机研究结果支持自体 HSCT 用于滤泡性淋巴瘤的治疗。各种试图清除移植物内残留肿瘤细胞的技术方法并未显示出优势。因此,对复发患者,尤其是耐药或是缓解期短的人群可以进行不经净化的自体 HSCT。欧洲的Ⅲ期随机试验(CUP 试验)在 89 例复发或进展型滤泡性淋巴瘤患者中比较了自体 HSCT 和化疗治疗的结果。中位随访 69 个月,自体 HSCT 组有明显的优势:更高的 2 年无进展生存率[(55%~58%) vs. 26%];更高的 4 年总体生存率[(71%~77%) vs. 46%)]。没有明确的证据支持移植物需要进行肿瘤细胞净化。自体 HSCT 后复发的患者可以考虑非清髓性或减低预处理强度的异基因 HSCT。清髓性异基因 HSCT 的治疗相关的死亡率接近 40%,但部分患者可以由此治愈。而减低预处理强度的异基因 HSCT 治疗相关的死亡率(约 10%~20%)较低,长期无进展生存率接近 60%。上述研究是在利妥昔单抗用于滤泡性淋巴瘤治疗之前的时期进行的,并且有批评认为每组患者的例数过低。利妥昔单抗治疗的卓越疗效导致临床医生产生质疑:HSCT 在利妥昔单抗时代是否仍有意义。254 例复发性滤泡性淋巴瘤的回顾性分析显示,自体 HSCT 治疗的患者与未接受 HSCT 的患者相比,5 年的无事件生存率(51% vs. 24%)和总体生存率(70% vs. 42%)更高。对挽救方案中含有利妥昔单抗的患者,HSCT 在 5 年无事件生存和总体生存率上的优势不再具有统计学意义。但是其他研究没有证实这一结果,并且对于那些在初始治疗中包含了利妥昔单抗的患者再把利妥昔单抗加入挽救性治疗方案中是否还会出现相似的结果,目前尚不清楚。但是依然需要指出:几个成熟的单中心登记性研究报告了滤泡性淋巴瘤患者自体 HSCT 的长期随访结果。在这些研究中,10 年的无进展生存率为 30%~50%。这些研究的一个令人鼓舞的结果是生存曲线在自体 HSCT 后 10~15 年之间出现一个平台,说明这样的治疗策略可以使 1/4~1/3 的移植患者获得治愈。其中 Dana-Farber 癌症研究所和 St.Bartholomew 医院的研究者回顾性分析了 121 例处于第二次或者以上缓解期的滤泡性淋巴瘤患者进行自体 HSCT 后的长期结果。与第二次缓解期应用常规治疗的患者的历史对照相比,接受自体 HSCT 的患者有更高的无复发生存率(15 年时为 49% vs. 11%)和总体生存率(15 年时为 53% vs. 30%)。在接受环磷酰胺 + 全身照射进行自体 HSCT 的患者治疗相关的骨髓增生异常综合征 / 急性髓系白血病发生率为 10%。出现这一并发症的患者许多在死亡时仍处于淋巴瘤的完全缓解期。12 年的随访中持续缓解的曲线在 48% 的水平呈现一个平台,说明自体 HSCT 可以带来长期的无复发生存。是否免疫化疗可以获得类似的长期生存尚不清楚。另外,Nebraska 的一组 248 例复发性滤泡性淋巴瘤患者进行自体 HSCT 治疗的长期结果显示:存活的患者中位随访 6 年,5 年的总体生存率和无事件生存率分别为 63% 和 44%。移植的时机影响到最终结果:第一或第二次复发的患者具有最好的结果。因此,针对滤泡淋巴瘤患者的自体 HSCT 治疗,进行一些更为深入的讨论还是现实和必要的。

(二) 预处理方案

尚无公认的自体 HSCT 最佳的预处理方案。包含了免疫治疗(例如,利妥昔单抗)或放射免疫治疗的方案被认为是安全的,可以清除掉骨髓和外周血(以及采集产物)中残留的恶性肿瘤细胞,也就是体内净化。这些药物被纳入大多数复发性或耐药的滤泡性淋巴瘤患者的治疗方案中。

早期的研究报道了包含这些药物的预处理方案的卓越疗效:25 例惰性 NHL 患者,其中

14 例为复发或耐药的滤泡性淋巴瘤，予以高剂量序贯化疗联合（15 例）或不联合（10 例）多剂利妥昔单抗，然后进行自体 HSCT 的结果显示：14 例经免疫化学治疗的患者获得了完全临床和分子学缓解。免疫化疗患者和单纯化疗患者的采集物中肿瘤细胞 PCR 阴性的比例分别为 93% 和 40%。在早期探索性研究中，患者在 3 疗程 CHOP 方案后给予利妥昔单抗联合 HAM（大剂量阿糖胞苷和米托蒽醌）化疗，完成外周血造血干细胞动员采集后给与高剂量化疗联合全身照射加上自体移植。7 例 t(14;18) 阳性的滤泡性淋巴瘤患者在 1 个或 2 个利妥昔单抗联合 HAM 方案后，采集物 t(14;18)PCR 为阴性。与此相反，相同方案不联合利妥昔单抗治疗的 47 例患者 PCR 的阳性率为 74%。125 例滤泡性淋巴瘤患者进行自体 HSCT 的队列研究比较了接受高剂量放射免疫治疗和常规大剂量化疗作为预处理方案的疗效。采用放射免疫治疗的患者 5 年的无疾病进展生存率（48% vs. 29%）和总体生存率（67% vs. 53%）明显高于单纯化疗。对预处理方案的选择必须考虑到移植单位的经验、方案短期和长期毒性以及患者合并症的情况。从历史上看，许多包含 HSCT 的治疗滤泡性淋巴瘤的方案都把全身照射作为预处理方案的一部分。但是，全身照射和后续发生的骨髓增生异常综合征之间可能存在相关性，使得许多中心转向选择单纯化疗作为预处理方案。少数中心使用和发展了 HAM 和高剂量放射免疫治疗的方案。

（三）干细胞采集

一般认为，由于更快的植入和肿瘤细胞污染的可能性小，外周血造血干细胞（PBPCS）成为自体 HSCT 的首选细胞来源。但是 Nebraska 大学的研究报道 100 例 PBPCT 治疗的患者结果。4 年无治疗失败生存和总体生存率分别为 44% 和 65%。未净化的骨髓和 PBPC 移植的结果相比，没有发现统计学差异。其他研究也报告了类似的结果。重要的是，尽管 PBPC 中肿瘤细胞污染可能性小于未净化的骨髓，PBPC 的采集物中仍然可以有肿瘤细胞存在。在另外一些研究中，PBPC 采集物用 PCR 检测到肿瘤细胞的患者在移植后的骨髓和外周血中 PCR 检测也趋于阳性，比那些 PBPC PCR 阴性的患者有更高的复发风险。

（四）体外肿瘤细胞净化

滤泡性淋巴瘤的骨髓和外周血侵犯的高发率被视为是自体 HSCT 的一个主要障碍，理论上造成回输的骨髓或外周血干细胞的肿瘤细胞污染。因此，一些方法尝试来解决这个问题，包括使用在体内和体外肿瘤细胞净化技术。体外应用多种技术清除自体移植物中的残留肿瘤细胞未见到明显获益。因此，除非是临床试验，并不要求回输细胞前对自体移植物进行处理。但是，采集前应用利妥昔单抗或是放射免疫治疗可能有助于减少移植物中的肿瘤细胞污染。

（五）维持治疗

维持治疗是指长期应用低毒性药物来防止疾病进展。利妥昔单抗维持治疗不论在初始化疗后还是在复发或耐药疾病的自体 HSCT 后都改善了无进展生存。一项针对再诱导缓解后获得完全缓解或非常好的部分缓解的复发性滤泡性淋巴瘤患者的多中心Ⅲ期临床试验，将 280 例患者随机分配进入自体 HSCT 不联合或联合利妥昔单抗体内净化组，进一步每组再随机进入 2 年的利妥昔单抗维持治疗或观察组。包含的初步分析显示，接受利妥昔单抗体内净化（54% vs. 48%）和接受利妥昔单抗维持治疗（59% vs. 43%）的患者 5 年的无进展生存率有显著的优势。同时进行了体内净化和利妥昔单抗维持治疗的患者 5 年的无进展生存率最高，达到 55%，而两个阶段都未应用利妥昔单抗的患者为 38%。然而，考虑到利妥昔单抗维持治疗后，毒性是否增加，以及是否影响总体生存仍不确定。因此是否给予维持治疗必须考虑到获得更深疗效的益处以及患者对长期治疗的耐受性。比如，利妥昔单抗维持与下列情况的发生有关。包括：较高的晚期中性粒细胞减少、感染，尤其是病毒的激活（例如，肝炎）和疫苗接种反应迟钝（例如，接种流感疫苗）等。其中，疫苗接种反应迟钝在异基因移植的患者特别受到关注，因为他们在移植后 1~2 年需要广泛接种疫苗进行再次免疫。在给予利妥昔单抗维持治疗时，可以使用既定的方案，例如上述研究的方案：利妥昔单抗 375mg/m^2，3 个月一次，共 2 年。目前还没有治疗期限超过 2 年的数据发表，出于安全性及有效性考虑，利妥昔单抗维持治疗不超过二年。

三、外周 T 细胞淋巴瘤

（一）移植适应证

治疗 PTCL 的回顾性分析和小型的前瞻性临床试验选择了具有良好行为状态的患者进行了自体 HSCT，评估了疗效。总的来说，CR1 的患者比第二次及以上 CR 或部分缓解（PR）的患者更能通过自体 HSCT 获益。1990 年 1 月至 1999 年 12 月，115 例接受高剂量化疗和自体 HSCT 的 PTCL 患者的回顾性分析，包括处于第一次 CR 的 37 例，第二次或以上的 CR 患者 28 例，PR 患者 44 例以及 6 例耐药疾病。5 年无病生存率和 OS 分别为 60% 和 56%。在第一次 CR 期移植的患者比二次或以上 CR 或 PR 的患者具有更高的 5 年 OS（80% vs. 50%）。耐药患者没有长期无病存活者。虽然第一次 CR 期进行自体 HSCT，3 年 OS 为 85%，但是 5 年 OS 为 30%。因此，对局部受累、具有低或低中 IPI 评分、处于第一次 CR 的 PTCL，NOS 患者不常规进行自体 HSCT。主要因为这样的患者 5 年的总体生存率在化疗加上放射巩固治疗后在 50%~75% 之间。而高中或高 IPI 评分、处于第一次 CR 的 PTCL，NOS 患者，如果符合移植条件，一般给予自体 HSCT 作为强化。因为这类患者在联合化疗治疗后 5 年生存率≤20%。

（二）移植疗效

自体 HSCT 的治疗相关发病率和死亡率相对较低（ ≤3%）；然而，接受自体 HSCT 的患者存在细菌、病毒和真菌感染的风险。感染时程根据移植预处理造成的免疫缺陷与血细胞减少的程度不同，可以在移植后不同阶段有所不同。此外，自体 HSCT 的效果根据淋巴瘤亚型和国际预后指数（IPI）评分而有变化。Ⅱ期临床试验中，160 例未经治疗的 PTCL（非 ALK 阳性的 ALCL）进行 6 个周期的双周 CHOEP 治疗，>60 岁患者不使用依托泊苷。115 例（72%）达到完全或部分缓解，进而进行高剂量化疗和自体 HSCT。治疗相关的死亡率为 4%。中位随访 60.5 个月，估计的 5 年 OS 和 PFS 分别为 51%（95%CI 43%~59%）和 44%（95%CI 36%~52%）。在亚组分析中，ALK 阴性 ALCL 与其他组织类型患者相比有更好的结果。其他组织学亚型之间的结果差异无统计学意义。不同组织学类型 5 年 OS 和 PFS 分别为：ALK 阴性 ALCL（31 例）70% 和 61%；血管免疫母细胞淋巴瘤（30 例）52% 和 49%；EATL（21 例）48% 和 38%；PTCL，NOS（62 例）47% 和 38%。另一个回顾性分析评估了 2000—2006 年之间治疗的 83 例 PTCL 患者，其中 32 例 PTCL，NOS 和 27 例 AILD。治疗计划包括 4~6 个周期的 CHOP 后用地塞米松、卡莫司汀、依托泊苷、美法仑和阿糖胞苷，或依托泊苷、甲泼尼龙、阿糖胞苷和顺铂进行干细胞动员。然后以环磷酰胺和全身照射作为预处理，进一步进行自体 HSCT。83 例患者中 55 例完成了化疗和接受了自体 HSCT。24 例患者由于疾病进展未接受自体 HSCT。3 年 OS 为 48%，随 PTCL 预后指数评分变化而变化。

一些小型的前瞻性试验评价了自体 HSCT 作为初始治疗的组成部分治疗 PTCL 的作用。在一般情况下，这些试验包括异质性的患者人群和运用各种诱导和预处理方案。有几个研究包含了 ALK 阳性的 ALCL 患者，已知的不需要 HSCT、预后良好的患者群。这些研究中，自体 HSCT 后 3 年 OS 率 86%，5~12 年 OS 接近 30%。普遍的研究倾向于选择年轻的患者。年龄的偏倚、治疗方法的异质性和试验的非随机设计，使得第一次 CR 期的 PTCL 患者进行自体 HSCT 的疗效不能得到明确评估。急需大型的国际协作的随机研究来回答这个重要的问题。

四、套细胞淋巴瘤（MCL）

许多临床医生将常规化疗后高剂量化疗和自体 HSCT 作为 MCL 患者的初始治疗。研究还评估了自体 HSCT 治疗复发及耐药疾病。虽然自体 HSCT 并不能达到治愈的目标，但部分患者可以经历长时间的缓解。自体 HSCT 后中位无事件生存时间接近 3 年。Dana Farber 的 28 例 MCL 中 20 例在移植前处于复发阶段进行了经体外净化自体 HSCT，预计移植后 4 年 DFS 为 31%。其他 3 个研究报告，至少 50% 的套细胞淋巴瘤患者在 HSCT 后 2~5 年后复发。西雅图的研究结果提示，Ⅰ/Ⅱ期临床试验应用大剂量 ^{131}I 标记的 CD20 抗体（托西莫单抗）联合依托泊苷、环磷酰胺，之后进行自体 HSCT 治疗复发和（或）耐药的 MCL 患者，中位随访 19 个月，16 例患者中 15 例仍然存活，预计 3 年总体和无进展生存率分别为 93% 和 61%。

一些研究探索了清髓性化疗后自体 HSCT 在 MCL 对诱导化疗获得初步反应后的作用，并且已经成为许多中心的常规操作。到目前为止，自体 HSCT 与单纯联合化疗相比并未延长总体生存期，并不能治愈进展性的 MCL，大多数患者表现为晚期复发。经过这样的治疗，5 年的总体生存率为 50%~75%。前瞻性的临床试验对 122 例 <65 岁的晚期 MCL 患者在 CHOP 样诱导治疗后获得完全或部分缓解后随机进行了自体 HSCT 或干扰素 α 维持治疗的研究，中位随访 25~34 个月，中位无进展生存期在接受 HSCT 患者明显延长（39 个月 vs. 17 个月），尽管 2 年的总体生存率未见明显差异（86% vs. 82%）。其他的回顾性和前瞻性研究评价了这种方法：195 例接受自体 HSCT 的 MCL 5 年的总体生存率和无进展生存率分别为 50% 和 33%。在 HSCT 时疾病状态是影响生存的最重要的因素；HSCT 时不在第一次 CR 期但是化疗敏感的患者死亡率是第一次 CR 期患者的 3 倍。单中心的回顾性分析 118 例接受自体 HSCT 的 MCL 患者总体生存和无进展生存率分别为 57% 和 48%。在诊断时 MCL 国际预后指数（MIPI）是 HSCT 后生存的最强的预测因素（危险比为 3.5；95%CI 2.1~6.0）。增加 HSCT 前诱导方案的强度与 HSCT 后生存率改善无关。前瞻性Ⅱ期随机试验包含 160 例连续、未经治疗、小于 66 岁的 MCL 患者经剂量增强的 R-CHOP 或者利妥昔单抗联合大剂量阿糖胞苷治疗后对有治疗反应的患者进行高剂量化疗加上自体 HSCT。总体反应率为 96%，其中完全缓解率达到 54%。中位随访 3.9 年，意向性治疗分析结果显示 4 年的无事件生存和总体生存率分别为 63% 和 81%。中位随访 6.5 年，预计的 10 年无事件生存率和总体生存率分别为 43% 和 58%。单臂Ⅱ期研究评价了 87 例新诊断的小于 66 岁的 MCL 进行自体 HSCT 的结果，初始 3 个疗程的 R-CHOP 化疗后至少获得部分反应的患者可以给予大剂量阿糖胞苷后用含利妥昔单抗的干细胞动员方案，BEAM 预处理后回输自体造血干细胞。4 年总体和完全缓解率分别为 70% 和 64%。所有患者和对 R-CHOP 方案至少获得部分反应患者 4 年

的总生存率分别为66%和79%。在第一次缓解期,应用新的诱导方案包括单克隆抗体联合化疗的组合,之后进行自体或异体HSCT,可以影响这些患者的转归。需要对患者进行更长期的随访。

如上所述,对年轻、健康的患者,建议在常规化疗(例如,R-CHOP,R-CVP,BR)后进行高剂量化疗和自体HSCT。诱导化疗的强度并未影响到自体HSCT的结果。但是,经R-hyper-CVAD诱导获得了部分反应的患者并不建议予以自体HSCT。

(刘开彦)

参考文献

1. Smith SD, Moskowitz CH, Dean R, et al.Autologous stem cell transplant for early relapsed/refractory Hodgkin lymphoma: results from two transplant centres.Br J Haematol, 2011, 153: 358.
2. Oliansky DM, Czuczman M, Fisher RI, et al.The role of cytotoxic therapy with hematopoietic stem cell transplantation in the treatment of diffuse large B cell lymphoma: update of the 2001 evidence-based review.Biol Blood Marrow Transplant, 2011, 17: 20.
3. Visani G, Malerba L, Stefani PM, et al.BeEAM (bendamustine, etoposide, cytarabine, melphalan) before autologous stem cell transplantation is safe and effective for resistant/relapsed lymphoma patients.Blood, 2011, 118: 3419.
4. Gisselbrecht C, Schmitz N, Mounier N, et al.Rituximab maintenance therapy after autologous stem-cell transplantation in patients with relapsed CD20(+) diffuse large B-cell lymphoma: final analysis of the collaborative trial in relapsed aggressive lymphoma.J Clin Oncol, 2012, 30: 4462.
5. d'Amore F, Relander T, Lauritzsen GF, et al.Up-front autologous stem-cell transplantation in peripheral T-cell lymphoma: NLG-T-01.J Clin Oncol, 2012, 30: 3093.
6. Dietrich S, Tielesch B, Rieger M, et al.Patterns and outcome of relapse after autologous stem cell transplantation for mantle cell lymphoma.Cancer, 2011, 117: 1901.
7. Le Gouill S, Kröger N, Dhedin N, et al.Reduced-intensity conditioning allogeneic stem cell transplantation for relapsed/refractory mantle cell lymphoma: a multicenter experience.Ann Oncol, 2012, 23: 2695.
8. Geisler CH, Kolstad A, Laurell A, et al.Nordic MCL2 trial update: six-year follow-up after intensive immunochemotherapy for untreated mantle cell lymphoma followed by BEAM or BEAC + autologous stem-cell support: still very long survival but late relapses do occur.Br J Haematol, 2012, 158: 355.

第二章

多发性骨髓瘤及其他浆细胞疾病

多发性骨髓瘤(MM)是最常见的恶性浆细胞疾病,年发病率约1.3/10万~5/10万,在许多国家是发病率位居第二的血液恶性肿瘤。男性多于女性,中位发病年龄57~63岁。随着我国逐渐进入老龄化社会,可以预期MM在中国的发病率将会进一步上升。

MM患者骨髓中克隆性浆细胞异常增生,同时分泌单克隆免疫球蛋白或其片段(M蛋白),并导致相关器官或组织损伤。常见临床表现为骨痛、贫血、肾功能不全、感染、高钙血症以及继发淀粉样变性引起的相应症状。依照增多的异常免疫球蛋白类型可分为以下类型:IgG型、IgA型、IgD型、IgM型、IgE型、轻链型(每一种根据轻链类型又分为κ及λ型,例如IgG κ型)、双克隆型以及不分泌型。其中最多见的为IgG型,最少见的为IgE型。不同类型的MM临床表现上存在差别,如IgA型骨质破坏较轻而器官损害较重,较易累及呼吸系统以及胃肠道;IgD型中95%为IgDλ型,容易出现肾脏累及。MM可合并髓外浆细胞瘤、浆细胞白血病以及继发淀粉样变性。

随着对MM生物学特性的不断深入研究,新的药物不断涌现,缓解率以及长期生存率均有不同程度提高。在欧洲,MM的中位生存时间已经达到8~10年。随着疗效的持续改善,这一疾病的预后分层体系以及疗效评判体系也随之改变。MM预后分层体系从最早的Durie-Salmon分期、浆细胞标记指数等,进展到依靠常规细胞遗传学、荧光原位杂交技术以及全基因组测序等进行分期分层。由于90%的MM存在细胞遗传学异常,因此细胞遗传学成为现行预后分层的主要依据。鉴于常规核型分析阳性率只有约20%,在多数中心不再采用而仅使用分选后的荧光原位杂交技术。然而常规核型分析技术可反应肿瘤增殖状况以及细胞遗传学全貌,仍有其一定临床价值。原位荧光杂交技术可提高细胞遗传学异常的检出率,$CD138^+$磁珠分选骨髓瘤细胞或同时行胞质免疫球蛋白染色以区别浆细胞。常用的检测位点包括:IgH重排、17p-(p53缺失)、13q14缺失、1q21扩增;若FISH检测IgH重排阳性,则进一步检测t(4;14)、t(11;14)、t(14;16)、t(14;20)等。

在治疗方面,auto-HSCT能使大部分MM患者生存获益。此外,含新药的诱导治疗也可提高完全缓解率,改善患者生存。例如,来那度胺联合硼替佐米、地塞米松治疗初治多发性骨髓瘤的缓解率可达100%。其他新药如CD138单克隆抗体、针对瘤细胞表面糖蛋白CS1的单抗、第二代蛋白酶体抑制剂、第三代的免疫调节剂、组蛋白去乙酰化酶抑制以及免疫检查点抑制剂等。allo-HSCT 等将会为部分 MM 患者带来进一步的生存获益。

其他浆细胞疾病包括:轻链系统性淀粉样变性、POEMS 综合征以及意义未明单克隆免疫球蛋白增多症伴肾脏损害(MGRS)等,auto-HSCT 在其中也占有举足轻重的地位。

第一节　多发性骨髓瘤

一、自体移植在多发性骨髓瘤中的地位

适合移植患者在诱导治疗之后序贯进行 auto-HSCT 已经成为 MM 的标准治疗模式。auto-HSCT 最早于 1983 年由 McElwain and Powles 提出,使用 100~140mg/m^2 的美法仑治疗浆细胞白血病以及 MM。随后的研究显示输入自体干细胞可减轻骨髓抑制。在一系列的 RCT 研究之后,auto-HSCT 逐渐成为 MM 的标准治疗。法国骨髓瘤协作组证实了 65 岁以下患者自体骨髓造血干细胞移植的 CR、EFS 以及 OS 均优于传统化疗。此后,多个随机对照试验证实了这一论点,确立了 auto-HSCT 在 MM 中的地位。荟萃分析结果同样显示 auto-HSCT(诱导治疗没有蛋白酶体抑制剂以及免疫调节剂)可延长 PFS,但 OS 没有获益。随着支持治疗的进一步改善,auto-HSCT 的 TRM 仅为 1%~2%。使得 auto-HSCT 甚至可在门诊完成,这为 auto-HSCT 治疗 MM 提供了更为广阔的空间。在北美以及欧洲,MM 是 auto-HSCT 的首要适应证。北美地区每年 auto-HSCT 的例数在 2000 例以上,而且 65 岁以上的老年患者所占比例持续上升,已经达 25% 以上。相比之下我国 2017 年 MM 患者的 auto-HSCT 登记数量为 506 例,远低于欧美国家。

随着新药不断出现,含有新药的化疗是否可以完全取代 auto-HSCT? 现有结果显示,无论是以沙利度胺还是以硼替佐米、来那度胺为基础的诱导方案,含有新药的诱导治疗都显示了比既往长春新碱联合多柔比星、地塞米松(vincrestine+adriamycin+dexamethasone,VAD)方案优越的 CR 率,并在 auto-HSCT 之后获得进一步提高。因此,auto-HSCT 与新药方案不能单兵突进,而应作为两种治疗策略,相辅相成互相补充。随机对照临床研究 IFM0901 的结果再次证实 auto-HSCT 在 MM 治疗中的地位。其他新药例如达雷木单抗、CAR-T 等的加入是否可以取代 auto-HSCT 有赖于进一步的临床试验的结果。表 6-2-1 是 Rd、RCd、VRd 诱导治疗后 auto-HSCT 与非 auto-HSCT 的随机对照Ⅲ期临床试验。结果显示,auto-HSCT 在 PFS 上获益显著,但在 OS 上获益不明显。

二、移植前诱导治疗

对于适于移植患者,蛋白酶体抑制剂联合免疫调节剂以及地塞米松的方案已经成为标准诱导治疗方案。含有新药的诱导方案比既往 VAD 方案显示出更优越的 CR 率,并在移植之后获得进一步提高。需要注意的是,含新药的诱导方案对于干细胞采集会有一定影响,以来那度胺为著,沙利度胺次之。因此,建议在拟行 auto-HSCT 之前的诱导治疗以 3~4 个疗程为宜,尤其来那度胺的使用应在 4~6 个疗程以内。超过 4 个疗程的诱导方案中仅有 VTD 存在安全性以及有效性结果,因此不建议在所有患者中使用超过 4 个疗程以上的诱导化疗。不同初治诱导方案疗效见表 6-2-2。

表 6-2-1　新药治疗下 auto-HSCT 与化疗的比较：初治 <65 岁 MM 的Ⅲ期 RCT 结果

临床试验	例数	诱导方案	对照组	ORR	EFS/PFS	OS
Palumbo	402	Rd×4 周期	MPR×6 周期→不维持	巩固后 CR 18%	中位 PFS 22 个月	5 年 OS：59%
			MPR×6 周期→ R 维持		中位 PFS 34 个月	5 年 OS：70%
			Mel 200mg/m^2×2 周期→不维持	巩固后 CR 23%	中位 PFS 37 个月	5 年 OS：67%
			Mel 200mg/m^2×2 周期→ R 维持		中位 PFS 55 个月	5 年 OS：78%
Gay	389	Rd×4 周期	CRd×6 周期→ R 维持	CR 27%	中位 PFS 28 个月	4 年 OS：76%
			CRd×6 周期→ Rp 维持	CR 23%	中位 PFS 24 个月	4 年 OS：68%
			Mel 200mg/m^2×2 周期→不维持	CR 33%	中位 PFS 32 个月	4 年 OS：75%
			Mel 200mg/m^2×2 周期→ Rp 维持	CR 37%	中位 PFS 38 个月	4 年 OS：77%
Cavo	1503	VCd×3~4 周期	VMP → +/–VRd → R- 维持	≥VGPR 75%	3 年 PFS57%	中位 OS：NR
			Mel 200mg/m^2×1 或 2 → +/–VRd → R- 维持	≥VGPR 84%	3 年 PFS64%	中位 OS：NR
Attal	700	VRd×3 周期	VRd×5 周期→ R- 维持	CR：48% MRD（–）：65%	中位 PFS：36 月	4 年 OS：82%
			Mel 200mg/m^2 → VRd×2 周期→ R- 维持	CR：59% MRD（–）：79%	中位 PFS：50 月	4 年 OS：81%

注：ORR：总有效率；PFS：无疾病进展生存率；Rd：来那度胺 + 地塞米松；MPR：美法仑 + 醋酸泼尼松 + 来那度胺；R：来那度胺；CRd：环磷酰胺 + 来那度胺 + 地塞米松；Rp：来那度胺 + 醋酸泼尼松；VMP：硼替佐米 + 美法仑 + 醋酸泼尼松；VRd：硼替佐米 + 来那度胺 + 地塞米松；NR：未达到缓解

表 6-2-2　已发表的 auto-HSCT 联合不同诱导治疗的研究结果

作者	方案	例数	中位随访时间（月）	CR（%）	PFS	OS
Sonneveld P	PAD	413	41	7	中位 35 个月	5 年 61%
	MEL200			21		
	V 维持			36		
Cavo M	VTD	236	43	23	3 年 60%	3 年 90%
	MEL200			49		
	VTD 巩固			61		
Rosiñol L	VTD	130	35	35	中位 56 个月	4 年 74%
	MEL200			46		
	T/IFN/VT 维持			—		
Attal M	VRD	350	39	—	中位 50 个月	4 年 81%
	MEL200			59		
	VRD 巩固			—		
	R 维持			—		
Cavo M	VCD	1499	53	—	3 年 65%	3 年 86%
	MEL200			32		
	VRD 巩固 / 无			—		
	R 维持			—		
Rosiñol L	KRD	46	17	24	2 年 91%	—
	MEL200			41		
	KRD 巩固			61		
	R 维持			—		
Moreau P	IRD	42	20	12	20 个月 83%	20 个月 95%
	MEL200			17		
	IRD/IR 巩固			29/44		
	I 维持			—		

注：PAD：硼替佐米 + 多柔比星 + 地塞米松；MEL200：美法仑 200mg/m^2 预处理 + 自体干细胞支持；VTD：硼替佐米 + 沙利度胺 + 地塞米松；T：沙利度胺；IFN：干扰素维持；VT：硼替佐米 + 沙利度胺维持；VRD：硼替佐米 + 来那度胺 + 地塞米松；R：来那度胺维持；KRD：卡非佐米 + 来那度胺 + 地塞米松；IRD：伊沙佐米 + 来那度胺 + 地塞米松；IR：伊沙佐米 + 来那度胺；I：伊沙佐米

不同诱导方案的毒副作用不同。硼替佐米为主的方案中主要为神经毒性；含沙利度胺的方案尤其与多柔比星联用应注意血栓的风险；含环磷酰胺的方案需注意骨髓抑制，尤其对于肾功能不全患者；对于出现神经病变者可通过改变注射途径（静脉改为皮下）、降低剂量以及延长使用间隔（每周两次改为每周一次）减轻神经病变；二代的蛋白酶体抑制剂伊沙佐米神经毒性显著减少，心脏毒性弱于卡非佐米。经 IRD 诱导 12% 患者可获得 CR。卡非佐米的 CR 率高于伊沙佐米，但心血管毒性显著增加，主要症状为高血压。

三、移植前准备工作

（一）进一步确立诊断

在移植之前进一步询问病史，尤其在以贫血起病的患者中需要仔细鉴别其他肿瘤以及是否合并 MDS。对于无症状 MM（冒烟型 MM）以及意义未明的单克隆免疫球蛋白增多症（monoclonal gammopathy of undetermined significance，MGUS）不建议 auto-HSCT。

（二）进一步确认分期、预后分层

主要是 R-ISS 分期。对于已经确立为有症状的 MM 患者可以不再进行 DS 分期，但若进行临床研究仍要求评估 DS 分期。对于移植前复发的患者，如果生存时间从移植开始计算，DS 分期以及 ISS 分期则以移植前指标计算。但对于已获缓解的患者移植前评估分期意义不大，但是可根据治疗修正的 ISS 进行分期，指导预后分层。预后分层是目前 MM 治疗中最为重要的理念。由于移植后维持治疗对于不同预后患者的意义存在差异，因此建议所有 MM 患者在移植前尽可能完善预后分层，尤其是移植前复发者。目前，不同的协作组与中心采用的预后分层标准不尽相同，表 6-2-3~ 表 6-2-5 列出了现行若干协作组的预后分层标准。预后分层应以患者初诊时信息为准，若于 auto-HSCT 前复发，可再次完善相应检查重新分层。需要注意的是，MM 的预后分层标准是在不断演进及更新的。例如，既往研究认为 t(4;14)属高危预后组，但随着硼替佐米的应用，t(4;14)伴有低 β_2 微球蛋白者应属中等危险组。对于高危患者而言，基因的不稳定性以及克隆的异质性更强，因此在这些患者中应尽快取得深度缓解。对于高危患者，建议在移植后进行巩固治疗以及序贯含硼替佐米或其他蛋白酶体抑制剂的维持治疗，维持时间至少 1 年，Mayo Clinic 建议 3 年。

表 6-2-3　国际骨髓瘤工作组（International Myeloma Working Group，IMWG）预后分层系统

	高危	标危
细胞遗传学异常类型	FISH：t(4;14)，t(14;20)，t(14;16)，del17/17p，1q21 扩增 非超二倍体核型 核型分析出现 -13 GEP：高危信号	其他所有包括：t(11;14)；t(6;14)

表 6-2-4　Mayo Clinic 预后分层体系以及治疗推荐（mSMART3.0）

	高危	标危
细胞遗传学异常类型	FISH：t(4;14)，t(14;20)，t(14;16)，del17/17p，p53 突变，1q21 扩增 高浆细胞标记指数 GEP：高危信号 双打击、三打击	其他所有包括：t(11;14)；t(6;14)，trisomy
R-ISS	Ⅲ期	Ⅰ~Ⅱ期

注：双打击 MM：是指 FISH 出现以下异常中的 2 种：t(4;14)，t(14;20)，t(14;16)，del17/17p，p53 突变，1q21 扩增；三打击 MM 是指出现 3 种

表 6-2-5　国际分期体系（ISS）及修订的国际分期体系（R-ISS）

分期	ISS 的标准	R-ISS 的标准
Ⅰ期	β_2-MG<3.5mg/L 和白蛋白≥35g/L	ISSⅠ期和非细胞遗传学高危患者同时 LDH 水平正常
Ⅱ期	不符合Ⅰ和Ⅲ期的所有患者	不符合 R-ISSⅠ和Ⅲ期的所有患者
Ⅲ期	β_2-MG≥5.5mg/L	ISS Ⅲ期同时细胞遗传学高危患者 * 或者 LDH 高于正常水平

注：β_2-MG：β_2 微球蛋白；* 细胞遗传学高危指间期荧光原位杂交检出 del(17p)，t(4;14)，t(14;16)

（三）移植前完善疗效评估

需要完成的检测项目包括：血常规、肝肾功能（包括白蛋白）、电解质（包括钙离子）、凝血功能、血清免疫球蛋白、血清免疫固定电泳、尿固定电泳、β_2免疫球蛋白（β_2-MG）、C反应蛋白（CRP）、尿液检查尿常规、24小时尿轻链、骨髓检查骨髓细胞学涂片分类，建议进行流式细胞术检测免疫残留，确认移植前的疗效评估。研究显示，与急性白血病不同，对于诱导治疗获得PR的MM患者增加诱导疗程不会使生存获益。对于诱导治疗耐药的患者也有可能从auto-HSCT中获益，近期的回顾性研究结果已经证实了这一点。因此对于原发难治的患者应尽快进行auto-HSCT而非挽救性化疗减低肿瘤负荷之后再行auto-HSCT。

传统疗效标准包括严格意义的完全缓解（sCR）、完全缓解（CR）、非常好的部分缓解（VGPR）、部分缓解（PR）、微小缓解（MR）、疾病稳定（SD）、疾病进展（PD）。MRD疗效评价标准包括持续MRD阴性、流式MRD阴性、测序MRD阴性和原有影像学阳性的MRD阴性。MRD检测应在CR的基础上进行。下文各疗效评判标准中，“连续两次检测”是指在开始新的治疗方案之前的任意时间点进行的两次检测。

1. 传统的IMWG疗效标准

（1）sCR：满足CR标准的基础上加上血清游离轻链（FLC）比值正常以及经免疫组化证实骨髓中无克隆性浆细胞。骨髓克隆性浆细胞的定义为：应用免疫组化方法检测连续两次κ/λ>4∶1或<1∶2（分别针对κ型和λ型患者，计数≥100个浆细胞）。

（2）CR：血清和尿免疫固定电泳阴性，软组织浆细胞瘤消失，骨髓中浆细胞<5%；对仅依靠血清FLC水平作为可测量病变的患者，除了满足以上CR的标准外，还要求血清FLC的比值连续两次评估均恢复正常（0.26~1.65）。

（3）VGPR：血清蛋白电泳检测不到M蛋白，但血清和尿免疫固定电泳仍阳性；或M蛋白降低≥90%且尿M蛋白<100mg/24h；在仅依靠血清FLC作为可测量病变的患者，除满足以上VGPR的标准外，还要求连续两次受累和未受累血清FLC之间的差值缩小>90%。

（4）PR：①血清M蛋白减少≥50%，24小时尿M蛋白减少≥90%或降至<200mg/24h；②如果血清和尿中M蛋白无法检测，则要求受累与未非受累血清FLC之间的差值缩小≥50%，以替代M蛋白标准；③如果血清和尿中M蛋白以及血清FLC都不可测定，并基线骨髓浆细胞比例≥30%时，则要求骨髓内浆细胞数目减少≥50%；④除了上述标准外，如果基线存在软组织浆细胞瘤，则要求可测量病变SPD（最大垂直径乘积之和）缩小≥50%。以上指标均需连续两次评估，同时应无新的骨质病变发生或原有骨质病变进展的证据。

（5）MR（仅用于难治/复发MM的评价）：血清M蛋白减少25%~49%并且24小时尿轻链减少50%~89%。如果基线存在软组织浆细胞瘤，则要求可测量病变SPD缩小25%~49%。溶骨性病变的数量和大小没有增加（可允许压缩性骨折的发生）。

（6）SD：不符合CR、VGPR、PR、MR及PD标准，同时无新的骨质病变或原有骨质病变进展的证据。

（7）PD：符合以下1项即可（以下所有数据均与获得的最低数值相比）：①血清M蛋白升高≥25%（升高绝对值≥5g/L）或M蛋白增加≥10g/L（基线血清M蛋白≥50g/L时）；②尿M蛋白升高≥25%（升高绝对值≥200mg/24h）；③如果血清和尿M蛋白无法检出，则要求受累与非受累血清FLC之间的差值增加≥25%（增加绝对值>100mg/L）；④如果血清和尿中M蛋白以及血清FLC都不可测定，则要求骨髓浆细胞比例升高≥25%（增加绝对值≥10%）；⑤出现新的软组织浆细胞瘤病变:原有 1 个以上的可测量病变 SPD 从最低点增加≥50%,或原有的≥1cm 的病变其长轴增加≥50%;⑥循环浆细胞增加≥50%(在仅有循环中浆细胞作为可测量病变时应用,绝对值要求至少为 200 个细胞 /μl)。

(8) 临床复发:符合以下 1 项或多项:①出现新的骨病变或者软组织浆细胞瘤(骨质疏松性骨折除外);②明确的(可测量病变 SPD 增加 50% 且绝对值≥1cm)已有的浆细胞瘤或骨病变增加;③高钙血症;④ Hb 下降≥20g/L(与治疗或非 MM 因素无关);⑤从 MM 治疗开始血肌酐上升≥176.8μmol/L(2mg/dl)并且与 MM 相关;⑥血清 M 蛋白相关的高黏滞血症。

(9) CR 后复发:符合以下 1 项之一:①免疫固定电泳证实血或尿 M 蛋白再次出现;②骨髓浆细胞比例≥5%;③出现 PD 的任何其他表现。

2. IMWG MRD 疗效标准

(1) 持续 MRD 阴性:新一代流式(new generation flow,NGF)或新一代测序(new generation sequencing,NGS)检测骨髓 MRD 阴性并且影像学检测阴性,至少间隔 1 年两次检测均为阴性。进一步的评估用 MRD 阴性持续时间描述,例如“5 年 MRD 阴性”。

(2) 流式 MRD 阴性:NGF 检测显示骨髓无表型异常的克隆性浆细胞,流式采用 EuroFlow 标准操作规程(或者应用经过验证的等效方法),最低检测敏感度为 10^5 个有核细胞中可检测出 1 个克隆性浆细胞。

(3) 测序 MRD 阴性:NGS 检测显示骨髓无克隆性浆细胞,克隆定义为应用 LymphoSIGHT 平台(或者经过验证的等效方法)进行 DNA 测序,未发现有两个相同的序列。最低检测敏感度为 10^5 个有核细胞中可检测出 1 个克隆性浆细胞。

(4) 原有影像学阳性的 MRD 阴性:要求 NGF 或 NGS 检测 MRD 阴性,并且原有 PET-CT 上所有高代谢病灶消失,或者病灶标准摄取值(SUV)低于纵隔血池,或者低于周围正常组织的 SUV 值。

(5) MRD 阴性后复发:失去 MRD 阴性状态(NGF 或者 NGS 证实存在克隆性浆细胞,或影像学提示 MM 复发);固定电泳或蛋白电泳检测血清或尿中 M 蛋白再现;骨髓中克隆浆细胞≥5%;出现任何其他疾病进展的情况(例如新的浆细胞瘤、溶骨性破坏或者高钙血症)。

(四) 移植前脏器功能评估

脏器功能评估包括心脏、肾脏是否存在潜在感染,是否合并中枢浸润。尽管欧洲很多国家以及我国指南均将适于 auto-HSCT 的年龄定位≤65 岁,但在 65~74 岁进行的 auto-HSCT 的 MM 患者中已经证实了其与 65 岁以下患者有同等耐受性。因此,对于 65 岁以上,一般状况好,没有严重并发症的也可考虑 auto-HSCT。肾功能损伤甚至透析患者也可以进行 auto-HSCT。2017 年 IBMTR 统计了 1492 例行 auto-HSCT 的 MM 患者。5 年 PFS 与 OS 在轻、中[肾小球滤过率 30~60ml/(min·1.73m^2)、重度肾功能损伤(肾小球滤过率 <30ml/(min·1.73m^2)]患者中无差异。对于中度肾功能损伤患者使用美法仑 140mg/m^2 预处理,5 年 PFS 为 18%,而使用 200mg/m^2 美法仑进行预处理 5 年的 PFS 为 46%(P=0.009)。这提示在中度肾功能损伤中不减少美法仑剂量患者获益更大。对于严重肾功能损伤且在移植后获得 MRD 阴性的年轻患者可以考虑进行肾脏移植。

Mayo 诊所以及 EMN 指南均推荐所有患者使用 HCT-CI,这一部分需要看看王峰蓉是否包括在内。

四、造血干细胞动员与采集

一般要求采集物的单个核细胞数 $>5\times10^8$/kg；CD34$^+$ 细胞 $>2\times10^6$/kg，应尽量采集够两次auto-HSCT 的造血干细胞。干细胞采集过程中并发症少见，如水电解质失衡、低体温、低钙血症、低血容量、血小板减少、血细胞减少、寒战、严重头痛。干细胞采集后加入 10% 的 DMSO 后低温保存。干细胞储存温度为 -80~-196℃。DMSO 副作用：恶心、呕吐、腹部绞痛、寒战、呼吸困难、低血压、高血压、心动过缓。少见副作用有心律失常、肺泡出血、急性肾衰、心跳呼吸骤停。

目前动员方案并不统一，主要分为化疗联合 G-CSF 方案、G-CSF 联合普乐沙福，以及单用 G-CSF 进行动员三种方案。化疗联合 G-CSF 动员可使循环中干细胞数量增加 60 倍，单用 G-CSF 动员可使循环中干细胞数量增加 18 倍。单用 G-CSF 动员：10μg/（kg·d），在第 5 天（白细胞 $>2.0\times10^9$/L）开始采集。

（一）化疗联合 G-CSF 动员

一般使用 CTX 2~4g/m^2，并在化疗后合并使用生长因子。一般使用 G-CSF 5~10μg/（kg·d）×5~7 天，第 5 天开始采集干细胞。少数使用 GM-CSF 进行动员。生长因子在化疗后连续使用，并在化疗后第 10~14 天、白细胞 $>2.0\times10^9$/L 或是粒细胞缺乏恢复时开始采集干细胞。化疗动员可增加外周血单个核细胞的产率，但并未使 OS 获益。同时化疗伴随感染的发生增加，采集时间不易确定。因此，在新药时代化疗动员的地位越来越受到质疑。Mayo Clinic 推荐化疗联合 G-CSF 用于普乐沙福联合 G-CSF 动员失败、外周血有较多浆细胞以及在诱导治疗期间出现快速疾病进展的患者。

（二）G-CSF 单独使用

G-CSF 5-10μg/（kg·d）×5~7 天，第 5 天开始采集。聚乙二醇化的 G-CSF（Peg G-CSF）半衰期为 33 小时，给药频率为 1/ 日。一项Ⅱ期 26 例单中心 MM 患者资料中，在 CAD（CTX、多柔比星、地塞米松 4 天）之后第 5 天使用 Peg G-CSF 12mg，采集量以及植入时间均与历史对照组（用 G-CSF）相近。白细胞与血小板植入时间分别为 14、11 天。

（三）普乐沙福（AMD3100）联合 G-CSF

AMD3100 是 CXCR4 受体的拮抗剂，其干细胞动员机制为解除干细胞与基质细胞之间的黏附，使干细胞释放入血。一项双盲Ⅲ期临床试验比较了 G-CSF+AMD3100 与 G-CSF+安慰剂的疗效。结果显示 AMD3100（plerixafor）组 54% 的患者在 1 天采集后即可达到 CD34+$\geqslant6\times10^6$/kg，对照组患者需要 4 天采集才可以达到目标。血小板与中性粒细胞的植入时间和单用 G-CSF 相比没有差异，未出现药物相关的严重不良事件。结果提示应用普乐沙福能显著缩短动员时间、提高动员成功率，这对于以耐受性较差的老年人群为主的 MM 患者具有明显优势。有研究表明，普乐沙福的动员效果与 SDF-1 的基因多态性有关。其主要不良反应为注射部位局部反应、感觉异常、头痛、头晕、恶心、腹部胀满感。用法为采集前一天晚上 10 时给予 240μg/kg。

五、预处理方案

1995—1999 年期间，单药美法仑占预处理方案的 50%，2005—2010 年期间预处理方案基本全部为单药美法仑，TBI 的方案不再使用。目前，高剂量美法仑（200mg/m^2）是标准的预处理方案。迈维宁(Evomela)是应用变性环糊精技术生产的美法仑针剂,不含丙二醇,2016年被美国FDA批准用于MM造血干细胞移植预处理治疗,同时也是第一个被批准的高剂量预处理药物。区别于传统美法仑,引入环糊精新型技术,增加了药物稳定性和溶解性,规避了传统美法仑中丙二醇的潜在毒性,因此对于肾功能损伤患者无需减量。一项Ⅱb期开放的多中心非随机研究入组了61例多发性骨髓瘤患者,评估迈维宁作为高剂量预处理方案的疗效和安全性。移植前第三天和第二天应用剂量100mg/(m^2·d),主要研究终点是ORR、CRR和TRM。结果显示ORR为95%,CRR为31%,TRM为0,100%清髓,中性粒细胞植入时间为12天,血小板为13天。安全性结果显示,不良反应与传统美法仑相似,同时3/4级口腔黏膜炎比率5%,明显低于传统美法仑,无一例出现4级口腔黏膜炎。除美法仑外,临床上还有其他预处理模式,以下是常见的几种方案。

(一) 放疗

随机对照临床试验结果显示,以Bu+TBI作为预处理方案并未显著延长患者生存,原因在于TBI影响患者生活质量以及脏器功能。因而在随后进行的试验中都避免使用TBI以及Bu。这使得单药大剂量美法仑成为较为通用的预处理方案。

鉴于恶性浆细胞对放疗敏感,DSMM1研究组将TBI换为全骨髓照射(TMI)即保护肺与肝脏同时进行全骨髓照射,剂量8Gy。移植后获得CR患者的4年预计DFS分别为62.4%,50.4%(P=0.138)。虽然TMI组患者合并更强的肺以及胃肠道毒性,但从生存结果来看似乎TMI组较高。因此放疗的地位有待于进一步评估,在难治复发患者中可能仍有其独特作用。

(二) 静脉注射白消安联合美法仑

由于口服白消安的肝脏毒副作用,尤其是部分患者会发生肝静脉闭塞综合征(SOS),因而换用静脉注射白消安。一项比较美法仑联合白消安组与单独使用美法仑预处理组的Ⅲ期临床试验正在进行之中。给药方式为Bu 130mg/m^2 IV/d×4天,之后美法仑70mg/m^2×2天,结果显示联合组有生存的获益,中位PFS为65个月,单药美法仑组为34个月(P=0.013),联合用药组缓解深度较对照组更深。

(三) 硼替佐米联合美法仑

IFM的Ⅲ期试验中,硼替佐米2次是在美法仑之前给予,2次是在美法仑之后给予。剂量为1mg/m^2,-6、-3、+1、+4天,美法仑200mg/m^2,-2天。结果显示硼替佐米的加入并未使PFS及OS获益。

(四) 地塞米松联合BEAM方案

回顾性11例伴有髓外浆细胞瘤研究结果显示,地塞米松、卡莫司汀联合依托泊苷、阿糖胞苷、美法仑对于伴有髓外病变的MM疗效好。但此结论缺乏随机对照研究的支持。具体用法:地塞米松8mg/次,3次/日×10天;卡莫司汀45mg/m^2,-9天;美法仑15mg/m^2,-8天;阿糖胞苷75mg/次,2次/日×4天,-7~-4天;依托泊苷50mg/m^2×4天,-7~-4天。

尽管研究者都在利用新药试图进一步提高移植的疗效,但是如何设计出更科学合理的新的预处理方案以及入组患者的选择等都是有待于进一步探讨的问题。

六、序贯双次移植及单次移植的选择

序贯双次移植是指在第一次auto-HSCT之后6个月之内进行第二次auto-HSCT。在美国,序贯双次auto-HSCT的比例约占MM中auto-HSCT总量的20%。建议在部分高危患者中使用。

由于既往序贯双次移植研究中仅1项有OS获益，因此推荐序贯双次移植用于第一次auto-HSCT后没有获得VGPR患者。然而这些临床研究中的诱导治疗基本不含新药。鉴于此，含有新药诱导治疗序贯双次auto-HSCT与单次auto-HSCT的随机对照临床试验正在开展。欧洲的EMN02研究纳入了1192例MM患者，受试者在BCD（硼替佐米联合环磷酰胺、地塞米松）3~4个疗程后进行外周血干细胞采集，之后进行第一次随机：一组进行VMP（硼替佐米联合美法仑、醋酸泼尼松）4个疗程，另一组进行auto-HSCT（根据每个中心习惯，对于仅允许单次移植的中心，仅进行VMP和单次auto-HSCT的随机；对于允许序贯双次auto-HSCT中心，进行三组随机即VMP、单次auto-HSCT、双次auto-HSCT）；移植后进行第二次随机，一组使用VRD两个疗程巩固治疗，另一组不进行巩固治疗；所有患者均使用来那度胺进行维持治疗。结果显示，序贯双次移植与单次移植相比，PFS及OS均有获益。分3年PFS别为73%、64%，3年OS分别为89%、82%，在高危患者中尤其明显。在美国进行的StaMINA试验是在诱导治疗之后对660例患者随机分为序贯双次auto-HSCT与单次auto-HSCT组，对诱导治疗方案不做规定。其中57%患者诱导治疗使用RVD（硼替佐米联合来那度胺、地塞米松），仅有13%患者诱导治疗使用BCD（在EMN02试验中，这一数据是100%），而100%患者均进行VRD巩固治疗且为4个疗程（这一数据在EMN02是50%，2个疗程）。试验结果显示双次移植在PFS以及OS上均无获益。两项试验结果的差异表明，缓解深度较深的VRD用于诱导治疗以及巩固治疗，减少了序贯双次auto-HSCT的必要性。此外，两个试验中关于高危的定义有所不同，StaMINA除了细胞遗传学之外，纳入了高β_2微球蛋白作为危险因素，这可能是StaMINA中的高危患者没有明显获益的原因之一。

七、早期移植还是晚期移植

早期移植是指诊断后12月之内进行auto-HSCT，晚期移植是指在诱导治疗之后先采集干细胞，在第一次复发时再进行auto-HSCT。

既往仅有一项回顾性研究分析比较了诱导治疗之后序贯auto-HSCT与复发后将auto-HSCT作为挽救治疗的优劣。结果表明，早期移植在生活质量上优于晚期移植，患者会有一段不需任何治疗的“蜜月期”，早期移植的PFS有着更多获益但在长期生存上与晚期移植相比没有任何优势。IFM0901的试验结果显示，早期auto-HSCT可以获得更深的缓解率。早期移植与晚期移植组CR率分别为59%比48%，MRD阴性率两组分别为79%比65%，PFS分别为50个月比36个月。生活质量在早期移植组好，但3年的OS在两组间没有差异。

因此，对于年轻适于移植的患者仍应尽早进行移植，即使不愿意进行早期移植的也应提前冻存干细胞，以免治疗后干细胞采集困难。鉴于目前早期移植与晚期移植的OS相同，在低危或暂时拒绝auto-HSCT的患者可采用晚期移植。

八、移植后的巩固及维持治疗

巩固治疗是指在auto-HSCT后增加2~4个疗程的化疗（剂量强度同诱导化疗），以进一步增加缓解深度。已有数个随机对照临床试验证实了巩固治疗在PFS的获益，但OS是否获益存在争议。StaMINA的研究显示，4个疗程RVD巩固治疗并无PFS及OS的获益，但

EMN02 的结果显示 2 个疗程的 RVD 巩固有 PFS 的获益。因此 Mayo Clinic 的指南建议在目前状况下除非进行临床研究，不建议常规加入巩固治疗。而 EMN 指南建议常规加入巩固治疗。其他二代蛋白酶体抑制剂联合免疫调节剂、地塞米松的巩固治疗，也显示了更深层次的缓解，IRD 巩固可使 CRR 从 20% 提高到 32%，KTD 可使完全缓解率从 31% 提高到 64%，而 KRD 巩固治疗可使 CR 率从 45% 提高到 70%。欧洲目前现行所有适于移植的临床试验中均加入巩固治疗，只不过是方案不同而已。

维持治疗是指使用较巩固治疗较小剂量长期治疗，维持治疗需要权衡疗效以及安全性。

（一）干扰素

干扰素作为 MM 化疗后的维持治疗仅可稍延长 PFS，对 OS 没有获益，且由于其副作用以及经济因素，这一治疗基本被否定，在 auto-HSCT 后维持结果相同。在用长效干扰素 α2b 每周一次对 30 例患者进行维持治疗，中位使用剂量为每周 15mg。76% 的患者由于临床有效仍在继续使用，中位使用时间 16 个月(2~42 个月)。但由于不是随机对照研究，尚不能证明其有效性。

（二）沙利度胺

关于移植后用沙利度胺进行维持治疗目前已经有 8 个随机对照临床研究，8 个研究均显示了 PFS 的获益，但仅 3 个临床研究显示 OS 的获益，可延长 OS 6~9 个月。2 个荟萃分析的结果也显示了沙利度胺 OS 的获益，因而 IMWG 推荐 auto-HSCT 后进行沙利度胺的维持治疗。其中 50% 以上的患者在使用 7 个月至 2 年时因副作用停药。主要影响药物使用的副作用为，周围神经病、血栓、便秘、嗜睡、心动过缓等。需要注意的是对于高危患者沙利度胺维持治疗反而会缩短生存期。因此，高危 MM 患者不推荐沙利度胺维持治疗。

（三）来那度胺

沙利度胺的主要副作用为周围神经病、便秘、嗜睡、血栓。而来那度胺的副作用较沙利度胺明显减少，其主要副作用为中性粒细胞减少以及血栓。相较于沙利度胺，来那度胺较上一代药物显著增强了对 NK 细胞、T 细胞的活化以及对骨髓瘤细胞的直接杀伤作用，更适用于维持治疗。CALGB 以及 IFM 的结果均显示了移植后来那度胺维持治疗对 PFS 的获益。在 CALGB 研究中，来那度胺维持组中位 PFS 为 48 个月，而对照组为 30.9 个月；IFM0502 研究中，来那度胺维持治疗组中位 PFS 为 41 个月，而对照组为 24 个月。且在所有亚组分析中都能显示来那度胺的 PFS 获益，因而也可用于高危患者的维持治疗。IMWG 分析 1380 例 MM 患者的结果显示，使用来那度胺进行维持治疗可使疾病进展的风险下降 65%。来那度胺维持治疗的瓶颈之一是继发肿瘤的发生率增高，IFM 的结果显示来那度胺维持组肿瘤的继发率为 3.1%，而对照组为 1.2%。在 CALGB 研究中，来那度胺维持治疗组的二次肿瘤发生率为 8%，对照组为 3%。

（四）硼替佐米

HOVON-65/GMMG-HD4 试验显示硼替佐米维持治疗相比于沙利度胺 PFS 有所延长(P=0.04)，死亡率下降(P=0.05)，3~4 级神经病变两组相似：5% vs. 8%，尤其在高危患者如 17p- 以及伴有肾功能不全患者中硼替佐米维持治疗获益明显。硼替佐米联合沙利度胺维持治疗优于沙利度胺维持治疗。

Mayo Clinic 推荐高危患者使用硼替佐米或者其他蛋白酶体抑制剂例如伊沙佐米、卡非佐米进行维持治疗。

九、小结及展望

总之，在 MM 的治疗中，auto-HSCT 应与新药结合成为适合移植患者的常规治疗的一部分。随着预后分层的进一步细化，诱导治疗效果的不断提高，以及在新的单抗类药物出现，Car-T 加入一线治疗之际，auto-HSCT 是否能维持目前的地位是未来值得我们回答的问题。同时，新药的加入以及移植后不同维持和巩固治疗方案的建立进一步提高了 auto-HSCT 的疗效。如何更合理地应用这些策略使其达到最优的效果也是未来需要回答的问题。总之，多种治疗措施将使 MM 的 auto-HSCT 疗效不断提高。更为精细的预后分层以及使用新的终点指标，例如 MRD 阴性，将有助于回答这些问题，最终使 MM 获得治愈。

第二节　轻链系统性淀粉样变性

一、疾病的分类、易受累器官及临床表现

淀粉样变性是由于错误折叠的蛋白无法正常溶解，在细胞外聚集形成不溶性的纤维丝，沉积在除了脑室膜之外的任何组织，损伤组织结构并进一步导致脏器功能的受损。引起原发系统性淀粉样变性的蛋白目前发现的已经有 36 种，在血液系统中以轻链沉积引起的原发系统性淀粉样变性最为常见。淀粉样变性的发病率约为 0.8/10 万，约为 MM 的 1/10，60~79 岁为发病高峰。产生轻链的可以是浆细胞也可以是 B 细胞。84% 的轻链型淀粉样变性（light-chain amyloidosis，AL）患者骨髓内可见克隆性浆细胞。与 MM 不同，其骨髓内克隆型浆细胞比例一般在 5%~10%，可与继发于 MM 的淀粉样变性相鉴别（约有 10%~15% 的淀粉样变性的患者是继发于 MM 之后）。对于淀粉样变性而言，轻链本身的理化特性比其浓度更为重要，不同的理化特性决定了轻链对组织的不同亲嗜性。正确的病因诊断以及基因分型非常重要。

在 AL 中，Lamda 轻链型多于 Kappa 轻链型，比例约为 3 : 1。说明在 AL 的发生中胚系编码的一些特性决定了基因的倾向性。突变一般发生在 B 细胞成熟或是淋巴滤泡的抗原选择之后。

淀粉样变性可以累及各个器官。2014 年欧洲血液年会 Wechalekar 等统计了 714 例淀粉样变性患者，常见累积的器官如下，心脏（68%）、肾脏（67%）、胃肠道（20%）、肝脏（13%）、外周神经系统等。疾病呈进行性发展，重要器官的功能衰竭是其主要死因，预后差，5 年总生存率 16%，10 年总生存率仅 4.7%。其中以肾脏累及为主要表现的患者预后最好，中位生存期为 47 个月，心脏累及患者中位生存期为 25 个月，而肝脏累及患者预后最差，中位生存期仅为 18 个月。因此淀粉样变性的早期诊断尤为重要。

肾脏是常见的受累器官。在所有进行肾脏活检的患者中，肾脏淀粉样变性占 10%。常见表现为水肿、蛋白尿、肾病综合征及肾功能不全。少数出现血尿，1/3 进展为终末期肾病。尿蛋白 0.5g/24h 提示肾脏受累，尿蛋白 >5g/24h 及 eGFR<50ml/min·1.73m^2 是影响生存的独立危险因素，血清白蛋白水平的下降（<30g/L）对生存无显著影响。

既往认为心脏是第二容易被累及的器官，但随着血清学指标（cTNI，NT-ProBNP）的早期应用，目前被认为已上升至第一位受累器官。心脏 MRI 检查有助于早期发现心肌受累，"斑马征"以及心肌的延迟强化是其特征性改变。心肌受累者最后血压常是低的，长期的心脏受累会出现心前区的隆起，可以在二尖瓣区听到收缩期杂音，三尖瓣区（剑突下）听到收缩期杂音。心电图出现胸导联 Q 波消失，V1~V4 的 R 波递增不良，侧壁导联 T 波倒置。对于 PR 间期以及 QT 间期延长者注意 β 受体阻滞剂减量。在超声心动图上更敏感的指标是长轴应变率。

其他累及的器官包括，肝脏：肝大、腹水、碱性磷酸酶升高；胃肠道：假性肠梗阻、腹泻便秘交替、胃肠镜下黏膜下小血肿；肺：间质病变以及胸腔积液、纵隔淋巴结肿大、气管镜下黏膜变白容易出血；声带：声音嘶哑；皮肤黏膜：紫癜样皮疹、眶周紫癜；其他软组织受累可出现舌下腺颌下腺肿大、腮腺肿大、舌体肥大、腕管综合征、指甲皲裂等。在 AL 患者中还可出现凝血指标的异常，包括 PT 延长等，PT 延长主要与 X：C 下降有关，TT 延长一般与肝脏淀粉样变性以及低血清白蛋白有关。因此，合并肝脏浸润及肾病综合征的患者应常规监测凝血指标。

二、再次复核诊断、分期、疗效评估以及预后分层

1. 确定是否存在淀粉样变性　病变组织病理刚果红（+），普通光学显微镜呈无定形的均匀的嗜伊红染色，偏振电子显微镜呈特异的苹果绿色荧光双折射。电镜下呈特征性的淀粉样纤维，排列杂乱无序，直径约 8~12nm。

2. 确定淀粉样变为淀粉样轻链蛋白　免疫组化或者免疫电镜检查到单克隆轻链的沉积，出现克隆性浆细胞增生的证据包括外周血、尿中出现 M 蛋白或血清游离轻链比值异常或骨髓流式细胞术检查免疫表型发现克隆性浆细胞。注意与家族性（AF），继发性（AA）和老年性系统性淀粉样变性（SSA）伴发单克隆球蛋白血症相鉴别。

3. 确定诊断时器官受累的范围以及目前缓解情况（表 6-2-6、表 6-2-7）。

表 6-2-6　轻链淀粉样变性器官受累的诊断标准

器官	诊断标准
肾脏	24 小时尿蛋白 >0.5g/l，且主要为白蛋白
心脏	UCG：平均室壁厚度 >12mm，排除其他病因 NT-ProBNP>332pg/ml
肝脏	总长度 >15cm（排除心衰），或 ALP>1.5 倍正常上限值
神经系统	周围：对称性下肢感觉运动神经病变 自主神经病变：胃排空紊乱，假性梗阻，排泄失调（排除直接由胃肠道淀粉样变所导致）
胃肠道	有症状并经直接活检证实
肺	有症状并经直接活检证实 影像学检查典型的弥漫性肺间质病变
软组织	临床上有舌大、关节病、跛行，考虑由血管淀粉样变引起，由活检证实的肌病或假性肥大、淋巴结、腕管综合征

表 6-2-7　轻链淀粉样变性的疗效评价

血液学完全缓解	血清以及尿中免疫固定电泳正常，异常的单克隆免疫球蛋白消失，血清游离轻链比例正常，骨髓中浆细胞比例 <5%
血液学非常好的缓解	dFLC<40mg/l
血液学部分缓解	dFLC 下降≥50%（对于治疗前 dFLC<50mg/l 者，要求 dFLC≤10mg/l）
血液学无反应	除外 CR、VGCR、PR
肾脏反应	24 小时尿蛋白降低 50% 以上，肌酐清除率较前增加 25% 或除外肾脏进展尿蛋白下降至 <0.5g
心脏	平均室间隔厚度下降 2mm，射血分数提高 20%，没有增加利尿剂的应用和室壁厚度的增加和（或）在肌酐清除率≥45ml/min·1.73m^2 的患者中 NT-proBNP 降低≥30%（绝对值 >300ng/L，在基线大于 665ng/L 者）
肝脏	碱性磷酸酶降低 50% 以上，肝脏缩小至少 2cm

注：dFLC：血清游离轻链差值

目前常用的分期系统有两种，2004 Mayo 分期及 2012 Mayo 分期系统。2004 年 Dispenzieri 等基于 NT-ProBNP 及 cTnT 提出了 3 级预后分级。2012 年 Shaji Kuamr 等在 Mayo2012 分期加入了血清游离轻链的指标，血清游离轻链差值≥180mg/L，cTnT≥0.025ng/ml（cTNI≥0.07），NT-ProBNP≥1800pg/mL 各为 1 分，得分从 0~3 分，比例各占 25%、27%、25%、23%、中位生存期分别为 94.1 个月、40.3 个月、14 个月、5.8 个月。

预后分层：没有像 MM 一样明确的预后分层系统，其中有一些因素证实与预后相关：①细胞遗传学：建议完善 CD138 分选的 FISH，其中 t（11；14）占 40% 以上，预后差，对 Venetoclax 敏感；②dFLC≤50mg/l 预后好；③骨髓中流式检测单克隆浆细胞 >2.5% 预后差，2 年 PFS 分别为 41% vs. 56%（P=0.0072），2 年 OS 分别为 55% vs. 70%；（P=0.012）。结束访视时 MRD 阴性预后好；④骨髓中浆细胞 >10% 预后差。

三、自体造血干细胞移植

美法仑预处理联合 auto-HSCT 用于轻链淀粉样变性的治疗中要比 MM 大约晚十年。首项关于 auto-HSCT 治疗轻链淀粉样变性的临床研究入组了 25 例患者，中位年龄 48（29~60）岁，其中 64% 为初治患者，10 位患者累及器官≥3 个。在中位随访 24 个月后，2 年 OS 为 68%，62% 获得血液学 CR，2/3 器官缓解，其中以肾脏累及为主要表现者预后最好，3 例移植后 1 年复发。在 1998 年 MP 口服治疗仅有 5% 患者能够获得血液学 CR，此研究首次证实了不化疗直接进行 auto-HSCT 在轻链淀粉样变性中的有效性以及安全性。

但由于轻链淀粉样变性患者的特殊性，其在 auto-HSCT 过程中的移植相关死亡率较高。干细胞动员及采集中出现副作用的几率也明显高于 MM 患者。2007 年法国研究组的结果证实了这一点。因此很长时间以来，auto-HSCT 在 AL 中的地位始终受到质疑。

2007 年，法国研究组（IFM）的结果显示口服美法仑联合地塞米松方案与自体移植相比，生存获益优于后者。在中位随访 3 年后，auto-HSCT 组的中位 OS 为 22.2 个月，而口服美法仑联合地塞米松方案中位 OS 为 56.9 个月。在意向移植组中，由于病例数较少（37 例），且最终有 1/3 患者因为脏器原因没有进行移植，100 天内的移植相关死亡高达 24%（明显高于其他中心报告的早期死亡率，说明可能很多患者不适于进行 auto-HSCT)。故这些因素可能是 auto-HSCT 组没有呈现生存优势的原因。不过随后德国的研究以及 Mayo Clinic 的研究结果都证实了 auto-HSCT 在轻链淀粉样变性中的作用。其中 Mayo Clinic 的 Gertz 教授对 1995—2012 年期间 134 个中心进行 auto-HSCT 的 1536 例患者进行分析，总血液学有效率 61%，总血液学 CRR 为 33%，总的脏器缓解率 30%。随着时间的推移，支持治疗技术不断改进，早期诊断不断完善，AL 的生存相较以前有显著提高。此外，非常有趣的一点是患者在有经验的中心治疗生存优于经验较少的中心，再次说明轻链淀粉样变性是一多器官系统受累的疾病。多学科的合作支持，完备的支持治疗以及对疾病的深入了解是在轻链淀粉样变性患者中进行 auto-HSCT 的必要条件。因此建议 auto-HSCT 尽量在区域内的淀粉样变性的诊疗中心完成。auto-HSCT 前患者的筛选对于移植疗效的保证非常重要。表 6-2-8 列出了各个中心对于轻链淀粉样变性患者行 auto-HSCT 前的筛选标准。

表 6-2-8　不同中心对于 AL 是否可以进行 auto-HSCT 的标准

指标	Boston	Tufts	Mayo	MSKCC	海德堡
年龄(岁)	NA	<75	<70	<71*	<70
NT-ProBNP (pg/ml)	NA	<8500	≤5000	NA	NA
cTNT	NA	NA	≤0.06	NA	NA
EF%	≥40	>45	>45	>45	NA
NYHA	NA	Ⅰ或Ⅱ	Ⅰ或Ⅱ	NA	Ⅰ或Ⅱ
ECOG	NA	0~2	0~2	0~2	0~2
sBP(mmHg)	>90	>90	>90	>90	>90
肺弥散功能	>50	>40	>50	>50	NA
累及器官数	≤2	≤3	≤2	≤2	NA
其他	无症状性胸腔积液，无持续性心衰	eGFR>30，没有症状性心律失常，无持续胸腔积液	肌酐清除率 >30ml/min	无心源性晕厥、症状性心律失常、无持续性胸腔积液	无症状性胸腔积液，肌酐清除率 >30ml/min

注：*：如果出现早期心衰或肌酐清除率 <51ml/min，要求 <71 岁，否则没有年龄限制

在采集中可使用 G-CSF 或普乐沙福联合 G-CSF(德国使用环磷酰胺联合 G-CSF 动员)。需要注意的是相比于 MM，轻链淀粉样变性患者容易出现与脏器累及相关的水钠潴留、低血压、心律失常以及心衰等不良反应。

AL 的预处理方案基本同 MM。近半数的患者使用 100~140mg/m^2 的美法仑进行预处理。关于美法仑的剂量目前存在争议，部分专家认为如果需要减少美法仑的剂量，则意味这些患者无法进行 auto-HSCT。但也有专家认为减少美法仑的剂量同样可使患者获益。新剂型美法仑问世之后，是否会有新的循证医学证据支持需要等待。2004 年的回顾性研究比较了 100~140mg/m^2(仅 40 例)与 200mg/m^2 预处理，发现两组的移植相关死亡率相近，但在高剂量组总有效率更高，75% vs. 53%。

对于 auto-HSCT 后未获得 CR 的患者，巩固治疗可带来进一步的生存获益。移植后维持治疗在 AL 中的证据主要来源于来那度胺，来那度胺的使用可使 PFS 以及 OS 获益。需要注意的是来那度胺在轻链淀粉样变性患者中可加重肾脏以及心脏损伤，而且在这些患者中皮疹发生率也较骨髓瘤要高。对于严重脏器累及且对治疗不缓解的患者可考虑器官移植。

四、诱导治疗

轻链淀粉样变性患者骨髓中克隆常较少，早期的临床研究均证实在 auto-HSCT 前诱导治疗的加入并不能带来生存获益。Sanchorawala 等的研究结果显示 MP 两个疗程之后进行 auto-HSCT 相比于直接进行 auto-HSCT 无生存优势，且存在患者体力评分恶化不能进行 auto-HSCT 的风险。2015 年 Mayo Clinic 的前瞻单臂研究结果也显示在 auto-HSCT 前加入两个疗程 BD（硼替佐米联合地塞米松）作为诱导治疗，尽管总有效率高达 100%，但有 14% 患者由于硼替佐米的副作用不能进行 auto-HSCT。国内南京军区总医院的结果显示了在以肾脏受累（100%）为主要表现的患者中，BD 诱导两个疗程联合 auto-HSCT 优于单独 auto-HSCT。这是一个单中心、前瞻、随机对照研究，比较了两个疗程 BD 之后序贯 auto-HSCT 与单纯 auto-HSCT 的优劣。结果显示 BD 两个疗程带来了生存获益。此研究中每组患者各 28 例，其中 57.1% 合并心脏受累，联合组 1 年的 OS 为 85.7%，单独 auto-HSCT 组为 53.5%。目前基于循证医学证据推荐的移植前的诱导化疗指征为：①骨髓中浆细胞 ≥10% 者，因为这样的患者预后差；②预计 auto-HSCT 时间在 2 个月以上者；③肾脏受累为主要表现心脏受累较轻者。

五、治疗进展

淀粉样纤维抗体，包括 NEOD001、抗 SAP 抗体。上述淀粉样物质的特异性抗体可以通过直接中和血液循环中的可溶性淀粉样物，及诱导巨噬细胞吞噬不溶性淀粉样物质来达到减轻淀粉样物质负荷的目的。

Doxycycline 能减少低聚体的产生分解淀粉样纤维。在一项回顾性研究中，doxycycline（100~200mg/d）能减少合并心脏淀粉样变性患者的早期病死率。另一项回顾性研究发现，超声心动图评估后发现，表儿茶素（epigallocatechin gallate，EGCG）可能改善合并心脏淀粉样患者的心功能，但对 NTproBNP、cTnT 并无显著改善意义。

二代蛋白酶抑制剂伊沙佐米、卡非佐米。伊沙佐米是一种口服制剂，在复发或难治的 AL 型淀粉样变性的Ⅰ期临床研究中，52% 的患者可获得血清学缓解，高于硼替佐米单药治疗。其在心脏和肾脏的缓解率分别为 50% 及 18%。同时，因其副作用相对温和，主要为腹泻、恶心、乏力、周围神经损害等。美国 FDA 推荐其治疗难治或复发性 AL 型淀粉样变性。目前该药已进入第Ⅲ期临床研究。卡非佐米（20~36mg/m^2）作为一种静脉用蛋白酶抑制剂，对于难治或复发性 AL 型淀粉样变性亦有肯定疗效（血清学缓解率为 78%，其中 67% 为 VGPR）。在副作用上，对比硼替佐米其神经毒性弱，但心血管不良事件更为普遍。

CD38 单抗在 AL 中亦取得显著疗效，单药的血液学有效率达 76%，由于改为皮下注射，患者耐受性良好。在初治患者中，联合 BCD 的国际三期试验正在开展。

第三节　POEMS 综合征

POEMS 综合征是在 1958 年由 Crow 首次描述的，1969 年 Fukase 将其作为一个独立的综合征而提出。1980 年 Bardwick 提出并总结了 POEMS 综合征的五大典型症状，即：多发性神经病（polyneuropathy），脏器肿大（organomegay），内分泌障碍（endocrinopay），单克隆 γ 球蛋白（monoclonal gammopathy）和皮肤改变（skin change）。1984 年日本学者 Nakanis 用这五个典型症状的英文首字母连在一起大写，将其命名为"POEMS 综合征"。所以，POEMS 综合征一度被称为 Crow-Fukase 综合征和 Nakanishi 综合征。

POEMS 综合征是一种少见的独立性单克隆浆细胞疾病。其发病机制尚不十分清楚，推测骨髓中克隆性浆细胞分泌的高水平血管内皮生长因子（vascular endothelial growth factor，VEGF）可能是引起 POEMS 综合征多种症状的原因。VEGF 可以促进血管通透性增加，从而使疾病表现为外周水肿、全身水肿、视神经乳头水肿。VEGF 也是真皮微血管内皮细胞的促有丝分裂因子，或许可以解释皮肤增厚的原因。VEGF 可引起多发性神经病变，但其作用并非是直接的。这是由于神经组织并不表达 VEGF 的 mRNA 和 VEGF 受体。推测 VEGF 可能通过增加微血管通透性而影响血 - 神经屏障，导致水肿引起神经内压增高。血 - 神经屏障通透性增加使得对神经有毒性的血清成分如补体和凝血酶引起神经损害。

POEMS 综合征的诊断标准包括强制诊断标准、主要诊断标准及次要诊断标准。按照 Mayo POEMS 诊断要求，必须符合 2 个强制性诊断标准，至少 1 个主要诊断标准以及至少 1 个次要诊断标准。2 个强制性的主要诊断标准为：多发性周围神经病和单克隆浆细胞增生；3 个主要诊断标准包括 Castleman 病、硬化性骨病和血清血管内皮生长因子水平升高；6 个次要诊断标准包括：器官肿大、浆膜腔积液或肢体水肿、内分泌改变、皮肤改变、视乳头水肿、器官肿大、红细胞增多症或血小板增多症。

POEMS 综合征的治疗主要以清除异常浆细胞为主，因此一线治疗包括 RD 方案（来那度胺、地塞米松）；MD 方案（美法仑、地塞米松），也有采用硼替佐米为基础的治疗。由于神经病变为本病的主要症状之一，故硼替佐米因其神经病变副作用而应用较少。auto-HSCT 对于没有禁忌证的患者均可以应用，但预处理前高容量负荷的患者是 auto-HSCT 的相对禁忌，且 auto-HSCT 过程中植入综合征发生几率较高，需要引起额外关注和重视。早期加用糖皮质激素可以减少 TRM。关于维持治疗目前没有相应的研究，其临床应用需在疗效评价后进行权衡。POEMS 综合征 auto-HSCT 的预处理方案同 MM。

POEMS 综合征的疗效评价尚无公认标准，通常包括血液学疗效及 VEGF 疗效。血清 VEGF 的变化与疾病的严重程度平行。VEGF 下降至正常水平、下降超过 50%、下降和增加均未超过 50%、增加超过 50% 分别为 VEGF 疗效的完全缓解、部分缓解、疾病稳定和疾病进展。而血液学疗效标准则参照 MM，血尿免疫固定电泳阴性 + 血清游离轻链比值正常定义为完全缓解、血尿免疫固定电泳由阴转为阳性或者血清蛋白电泳增加 50% 且绝对值增加 5g/L 定义为疾病进展 / 复发。

POEMS 综合征的患者的预后较好，中数生存期为 165 个月，神经病变的不断恶化是 POEMS 综合征的常见结局和死因。

（路　瑾）

主要参考文献

1. Lu J, Chen W, et al. Clinical features and treatment outcome in newly diagnosed Chinese patients with multiple myeloma: results of a multicenter analysis. Blood Cancer J, 2014, 4: e239.
2. McElwain TJ, Powles RL. High-dose intravenous melphalan for plasma-cell leukaemia and myeloma. Lancet, 1983, 2: 822-824.
3. Attal M, Lauwers-Cances V, Hulin C, et al. Lenalidomide, Bortezomib, and Dexamethasone with Transplantation for Myeloma. N Engl J Med, 2017, 376: 1311-1320.
4. Vij R, Kumar S, Zhang MJ, et al. Impact of pretransplant therapy and depth of disease response before autologous transplantation for multiple myeloma. Biol Blood Marrow Transplant, 2015, 21: 335-241.
5. Parrish C, Rahemtulla A, Cavet J, et al. Autologous Stem Cell Transplantation Is an Effective Salvage Therapy for Primary Refractory Multiple Myeloma. Biol Blood Marrow Transplant, 2015, 21: 1330-1334.
6. Gonsalves WI, Buadi FK, Ailawadhi S, et al. Utilization of hematopoietic stem cell transplantation for the treatment of multiple myeloma: a Mayo Stratification of Myeloma and Risk-Adapted Therapy (mSMART) consensus statement. Bone Marrow Transplant, 2018.
7. Gay F, Engelhardt M, Terpos E, et al. From transplant to novel cellular therapies in multiple myeloma: European Myeloma Network guidelines and future perspectives. Haematologica, 2018, 103: 197-211.
8. Muchtar E, Jevremovic D, Dispenzieri A, et al. The prognostic value of multiparametric flow cytometry in AL amyloidosis at diagnosis and at the end of first-line treatment. Blood, 2017, 129: 82-87.
9. Comenzo RL, Vosburgh E, Falk RH, et al. Dose-intensive melphalan with blood stem-cell support for the treatment of AL (amyloid light-chain) amyloidosis: survival and responses in 25 patients. Blood, 1998, 91: 3662-3670.
10. Sanchorawala V, Sun F, Quillen K, et al. Long-term outcome of patients with AL amyloidosis treated with high-dose melphalan and stem cell transplantation: 20-year experience. Blood, 2015, 126: 2345-2347.

第三章

急性髓系白血病

自体造血干细胞移植(auto-HSCT)是指采集患者自身缓解期或造血功能未受累骨髓干细胞或外周血干细胞,并进行适当的体外保存,在患者接受大剂量化疗和(或)放疗后,再将保存的造血干细胞输注给患者自身,以重建造血和免疫功能的方法。Auto-HSCT 的优点在于不受有无供者的限制;移植后不发生 GVHD;免疫功能恢复相对快感染并发症也较轻,因而对患者年龄的限制也较异基因移植要宽。

Auto-HSCT 的主要适应证是对化疗和(或)放疗较为敏感且骨髓未受累的各类肿瘤(包括血液系统肿瘤和实体肿瘤)及自身免疫系统疾病。研究表明,随着化疗和(或)放疗剂量的增加,肿瘤细胞的杀伤亦增加。因此,在患者接受大剂量化疗和(或)放疗前,将其骨髓或外周血干细胞采集并体外保存待大剂量化疗和(或)放疗后再回输,既可以争取最大限度杀灭体内残存的肿瘤细胞,又可挽救大剂量化疗和(或)放疗对正常造血细胞的损伤,从而达到治愈疾病的目的。

世界上第一例 auto-HSCT 治疗 AML 成功实施是在 1977 年。早期 auto-HSCT 作为进展期急性白血病的挽救性治疗,为随后接受异基因造血干细胞移植创造条件。由于所输注的自体造血干细胞是在患者白血病缓解期采集的患者自体骨髓造血干细胞。这样的治疗策略虽然可以取得血液学缓解,但难以达到治愈。

Auto-HSCT 随后被用于疾病缓解状态,作为无关供者缓解后的巩固治疗。由于标准剂量化疗难以使 AML 患者获得长期无病生存,自 20 世纪 70 年代中期 auto-HSCT 治疗 AML 病例数量显著增加。据 CIBMTR(国际外周血和骨髓移植研究中心)的全球统计资料显示,近 20 年来 auto-HSCT 的数量不断增长,其增长速度显著高于异基因移植(allo-HSCT)的数量。然而对于 AML 患者,接受 allo-HSCT 的病例数量还是高于 auto-HSCT。

早期应用自体 BMT 治疗白血病,由于骨髓中白血病细胞的污染导致复发率增高,这促进了体外净化技术的研究和开展。但由于体外净化效果有限,并且其本身亦可造成干细胞的损伤。近年来 $CD34^+$ 细胞纯化技术已经在临床应用,例如 Clinimax 仪器可进行 $CD34^+$ 细胞纯化。同样,该纯化技术不但会使干细胞数量损失,还使得一些造血重建的辅助细胞及淋巴细胞被去除。因此有研究认为 CD34+ 细胞纯化可能会影响患者的造血重建和免疫重建。

自 20 世纪 80 年代开始,随着外周血干细胞研究的进展以及外周血干细胞动员采集技术的成熟，自体外周血干细胞移植（aPBSCT）在不同移植中心广泛开展并取得成功。临床研究表明，不同肿瘤患者的外周血中肿瘤细胞检出率不同。由于 PBSCT 具有造血植入快、易于冷冻保存、较少肿瘤细胞污染等优点，使得其在部分血液系统恶性肿瘤，如多发性骨髓瘤、淋巴瘤及一些实体肿瘤的自体移植中广泛开展，并逐渐取代自体 BMT。目前自体 BMT 已经被 aPBSCT 所取代。随着对白血病细胞遗传学和分子生物学研究的深入以及与预后关系的认识，auto-HSCT 在 AML 治疗中的地位和意义逐渐清晰。

一、移植适应证

AML 经过标准 3+7 方案诱导化疗取得完全缓解率（CRR）可以达到 60%~80%。若不经过适当的缓解后治疗（PRT），绝大多数患者将在几个月内复发。PRT 的目的为清除残留病灶，使患者获得长期生存，甚至治愈。对于年轻或身体状况良好的患者，目前推荐降低 / 预防复发的三个策略包括：以中 / 大剂量阿糖胞苷（Ara-C）为基础的强烈化疗、allo-HSCT 和 auto-HSCT。而选择治疗策略主要基于几个方面的因素：白血病细胞遗传学和分子生物学特征、治疗合并症、年龄和其他初诊时特征（如 WBC≥50×10^9/L）以及获得缓解的诱导疗程数等。

传统依据细胞形态学对于 AML 的诊断和分型，尚不能充分反映 AML 的生物学特点及临床预后。随着对白血病的细胞遗传学和分子生物学研究的深入，AML 的诊断分型更加准确，同时充分揭示了其生物学特点和临床预后，提示 AML 的异质性。据此将 AML 分为预后良好、预后中等及预后差三个类型，详见表 6-3-1、表 6-3-2。因此，使得随后的临床试验可以根据白血病生物学预后而设计，从而更好判断各个类型 AML 对于不同治疗策略（如化疗、auto-HSCT、allo-HSCT）的远期疗效。

（一）AML 接受自体移植后的预后因素

目前公认的 AML 对于常规化疗的预后不良因素包括：年龄；发病时高白血病细胞计数（≥50 000/μl），或有髓外白血病存在；FAB 分型为 M0、M1、M5、M6、M7；白血病细胞具有预后不良的细胞遗传学标和 / 或分子生物学标志；继发性 AML；大于一个疗程诱导化疗取得第一次完全缓解（CR1）等。上述 AML 的预后不良的因素用于判断 auto-HSCT 治疗 AML 同样适用。研究表明对于 AML-CR1 患者，发病时高白血病细胞计数，大于一个疗程获得 CR1，及白血病细胞具有预后不良的细胞遗传学标和 / 或分子生物学标志患者，auto-HSCT 后预后差。

表 6-3-1 2017 年 NCCN 关于 AML 细胞遗传学和分子生物学异常的危险度分层标准：

危险分级	细胞遗传学改变	分子生物学异常
预后良好	具有核结合因子：inv（16）或 t（16；16）或 t（8；21）或 t（15；17）	正常核型 NPM1（+）/FLT_3-ITD（-）；或孤立性 CEBPA（双突变）
预后中等	正常核型 +8 only t（9；11）only 其他介于预后良好和预后差之间的细胞遗传学改变	t（8；21），inv（16），t（16；16）伴有 c-KIT 突变

续表

危险分级	细胞遗传学改变	分子生物学异常
预后差	复杂染色体改变(≥3 种克隆性染色体异常) 单体核型 –5,5q-,–7,7q-; 11q23,除外 t(9;11) inv(3),t(3;3) t(6;9) t(9;22)	正常核形,伴有 FLT3-ITD 突变 TP53 突变

表 6-3-2 2017 版急性髓系白血病中国诊疗指南危险分层

预后等级	细胞遗传学	分子学异常
预后良好	inv(16)(p13q22)或 t(16;16)(p13;q22) t(8;21)(q22;q22)	NPM1 突变但不伴有 FLT3-ITD 突变; CEBPA 双突变
预后中等	正常核型 t(9;11)(p22;q23) 其他异常	inv(16)(p13q22)t(16;16)(p13;q22)伴有 C-KIT 突变; t(8;21)(q22;q22)伴有 C-KIT 突变
预后不良	单体核型 复杂核型(≥3 种),不伴有 t(8;21)(q22;q22),inv(16)(p13q22)或 t(16;16)(p13;q22)或 t(15;17)(q22;q12) -5 -7 5q- -17 或 abn(17p) 11q23 染色体易位,除外 t(9;11) inv(3)(q21;q26.2) 或 t(3;3)(q21;q26.2) t(6;9)(p23;q34) t(9;22)(q34.1;q11.2)	TP53 突变 RUNX1(AML1)突变 ASXL1 突变 FLT3-ITD 突变

(二) AML 自体移植后疗效

AML-CR1 患者自体移植后无疾病生存(DFS)报道在 34%~76%,其中包括自体骨髓移植(净化和非净化的骨髓)和自体外周血干细胞移植。然而上述临床试验因诱导方案,巩固方案和疗程的不一致性,其结果缺乏可比性。新近荟萃分析结果也显示,auto-HSCT 较单纯化疗可改善部分 AML 患者的 DFS,而对于 OS 无改善。来自 Stein 等报道了单一大剂量阿糖胞苷联合去甲氧柔红霉素后 auto-HSCT 治疗 AML-CR1 患者。预处理为含 TBI 的方案,auto-HSCT 后应用 IL-2 预防复发。结果显示患者 5 年 DFS 接近 70%,进一步分析 2 年 DFS 在细胞遗传学预后良好、中等、差三组分别为 88%、48% 和 70%。尽管 auto-HSCT 在不同细胞遗传学预后分组中的作用还没有被广泛研究。有 2 项比较性研究对此进行了探讨。一项来自 Slovak 等的研究显示,预后良好组的 AML 患者 auto-HSCT 疗效优于单纯巩固化疗患者,而这一优势未在预后中等和预后差组患者中显现。然而 Burnett 等研究显示，对于不同预后组 AML 患者，auto-HSCT 均显示有改善 DFS 趋势。来自荷兰和瑞士协作组的前瞻性随机对照研究显示，auto-HSCT 治疗 AML5 年复发率 58%，化疗组 70%（P=0.02）；5 年 RFS，auto-HSCT 组 38%，化疗组 29%（P=0.06）。但在去除预后不良的单倍体畸形后，auto-HSCT 组与化疗组相比 RFS 有显著差异（P=0.014）。由于复发患者后续接受移植比例 auto-HSCT 组为 18%，化疗组为 39%，因此两组 5 年 OS 无显著差异。一项来自德国前瞻性临床试验入组了高危 AML（包括具有预后不良的细胞遗传学异常，诱导缓解第 15 天检测骨髓原始细胞大于 5%）。结果显示共 137/234 患者获得 CR。随后分别采用同胞相合移植、非血缘供者移植及自体移植，4 年 OS 分别为 68%、56%、23%（P=0.01）。

综上所述，对于年轻成人 AML 高危患者推荐优先行 allo-HSCT；对于预后良好患者如合并 t(8;21) 或 inv(16) 等，单纯给予 3~4 疗程中 / 大剂量 Ara-C 巩固治疗或 1~2 个疗程大剂量 Ara-C 巩固治疗后行 auto-HSCT；对于中度危险组患者（约占 AML 的 50%），PRT 治疗策略包括中 / 大剂量 Ara-C 强烈化疗和（或）联合 auto-HSCT 或全相合 allo-HSCT。对于预后差组 AML 患者，建议采用异基因移植（包括同胞相合移植、非血缘供者移植以及单倍体相合移植等）。北京大学血液病研究所新近研究显示，对于 AML 伴 t(8;21) 异位且巩固治疗第二疗程后 MRD 下降小于 3 个对数级的患者，异基因移植与化疗 / 自体移植相比可降低复发率。因此，依据诱导和巩固化疗后 MRD 水平进行危险分层可以有助于指导患者移植方式的选择。

目前，NCCN 指南（2018 版）未再推荐自体移植作为 AML-CR 患者的巩固治疗措施。中国成人急性髓系白血病（非 APL）诊疗指南（2017 年版）仍然推荐：auto-HSCT 可以作为 AML 预后良好和预后中等组患者巩固治疗的措施之一。欧洲白血病治疗指南 ELN 2017 版关于 AML 治疗做出如下推荐：1 疗程的强烈巩固治疗后进行自体造血干细胞移植可以减少巩固治疗的疗程，从而缩短巩固治疗的时间。

二、移植治疗的时机

目前，虽然还没有前瞻性研究证实 AML-CR1 患者接受 auto-HSCT 可以改善 OS。然而来自西雅图的研究显示，AML 患者在完全缓解期采集骨髓冻存，待复发时接受移植。结果，4 年无白血病复发生存为 13%，可见复发患者未从 auto-HSCT 中获益。因此建议对于 AML-CR1 患者，应密切监测微小残留病变(MRD)。在出现 MRD 阳性时尽早接受造血干细胞移植，包括 auto-HSCT，以减少移植后复发。ELN 指南 2017 版对于 AML 患者巩固治疗的建议中指出，通过诱导和巩固化疗后达到 MRD 阴性患者，接受 auto-HSCT 以改善 auto-HSCT 疗效。

关于 AML 缓解后需要采用几疗程巩固化疗再采集自体造血干细胞目前还没有定论。目前，多数移植中心在诱导缓解后，进行 1 或 2 个疗程大剂量 AraC 巩固化疗，随后进行自体造血干细胞动员采集。自体干细胞动员方案通常亦采用中至大剂量阿糖胞苷加 G-CSF。根据中国成人急性髓系白血病（非 APL）诊疗指南（2017 年版）推荐：对于预后良好和中等类型 AML，建议 CR1 后采用中大剂量阿糖胞苷（Ara-C）巩固化疗 2~3 个疗程后进行 auto-HSCT。

三、预处理方案

与异基因造血干细胞移植的预处理目的有所不同，auto-HSCT 预处理目的主要是最大限度清除患者体内的肿瘤细胞，而不联合免疫抑制剂。早期 auto-HSCT 通常采用异基因移植的预处理方案，主要包括两大类即含 TBI 方案；非 TBI 方案。表 6-3-3 列举了国际上常用的 auto-HSCT 的预处理方案。

非 TBI 方案中，最常采用的为白消安联合环磷酰胺（Bu/Cy）方案，其中 Cy 剂量为 120mg/kg。包含 TBI 的预处理方案中，以 TBI/Cy 最常采用，推荐 TBI 剂量范围 12.0Gy 至 15.75Gy。有报道显示，预处理采用总剂量为 15.75Gy 的 TBI，移植后 3 年累积复发率为 12%。而 12Gy 的预处理，移植后 3 年累积复发率为 35%。然而，由于 TBI 剂量与移植相关并发症和死亡呈正相关，因而两个剂量组患者的 DFS 无差异。有研究比较了 TBI/Cy 与 Bu/Cy 两种预处理方案治疗 AML 的优劣。对于 AML-CR1 患者两组 DFS 无显著差异（2 年 DFS：69% vs. 55%，*P*=0.52），而对于大于 CR1 的 AML 患者，TBI/Cy 预处理方案在 DFS 优于 Bu/Cy2（2 年 DFS：38% vs. 7%；*P*=0.04）。

为减少 auto-HSCT 后复发，有学者尝试在预处理方案中应用其他化疗药物代替环磷酰胺。依托泊苷（VP16）是最常用于预处理方案中的拓扑异构酶-Ⅱ抑制剂。研究表明，由 VP16/Bu 组成的预处理方案治疗 AML-CR1、CR2 患者，移植后复发率为 22%，3 年 DFS 为 78%。西雅图研究探索了 TBI/Cy+VP16 用于自体移植的疗效及安全性。在这项Ⅰ期临床试验中，VP16 44mg/kg；Cy 103mg/kg，TBI 12cGy 被证明是安全的。一项Ⅱ期临床试验采用 60mg/kg VP16 加分次 TBI（FTBI）12Gy 及 Cy（75mg/kg），序贯输注未经净化的自体骨髓，结果显示 DFS 为 61%，预计复发率为 33%，多数患者出现黏膜炎和皮肤损害。另一项研究提示 Bu/Cy+VP16 作为预处理方案治疗 AML，2 年 DFS 为 44%，但 VOD 和弥漫性肺泡出血发生率高，多数患者出现严重的皮肤损害。随后，剂量依赖性研究证实，低剂量 VP16（30mg/kg）联合 Bu/Cy 作为预处理方案，移植相关毒性小，患者可以获得更好的生存。

为加强预处理方案抗白血病作用，Ferrara 等在自体造血干细胞移植预处理方案中应用蒽环类药物。去甲氧柔红霉素（IDA）联合 Bu（IDA 20mg/m^2，-13~-11d；Bu 4mg/(kg·d)，-5~-2d）分别治疗初发和继发于 MDS 的 AML 患者。结果显示，患者 5 年 OS 70%，DFS 60%，与传统 Bu/Cy 预处理方案相比具有优势。此方案的主要不良反应为中度黏膜炎（55%）。Jerjis 等在传统的 Bu/Cy 或 TBI/Bu 方案基础上加用 IDA（21mg/m^2·d，-12~-11d）治疗不同预后组的 AML。结果显示，DFS 显著优于对照（*P*=0.047），且两组患者粒细胞及血小板植入时间均无统计学显著差异。近年，欧洲学者报道了 Bu 加美法仑（BUMEL）作为 auto-HSCT 的预处理方案治疗 AML 取得较为满意的效果。对于具有预后不良细胞遗传学标志和 FLT3/ITD（+）患者，BUMEL 预处理方案组 5 年复发率显著降低（53% vs. 69%，HR：0.52，*P*=0.002）。从而改善了 AML 自体移植的无病生存（LFS）（42% vs. 25%，HR：0.54，*P*=0.002）和总生存（54% vs. 36%，HR：0.61，*P*=0.02）。目前，尚缺乏随机对照研究证实 auto-HSCT 治疗 AML 的最佳预处理方案（表 6-3-3）。

表 6-3-3　急性髓系白血病自体造血干细胞移植预处理方案

Regimen	Description
Cy/TBI	Cy，60mg/kg×2 TBI，10Gy
Cy/FTBI	Cy，60mg/kg×2 FTBI，10~1320Gy

续表

Regimen	Description
BAVC	BCNU, $800mg/m^2$×1 AMSA, $150mg/m^2$×3 VP16, $150mg/m^2$×3 Ara-C, $300mg/m^2$
Bu/Cy	Bu, 4mg/kg×4 Cy, 50mg/kg×4
Bu/Cy	Bu, 4mg/kg×4 Cy, 60mg/kg×2
Bu/VP16	Bu, 4mg/kg×4 VP16, 60mg/kg×1
FTBI, VP16, Cy	FTBI, 12Gy VP16, 60mg/kg×1 Cy, 75mg/kg×1
Bu/VP16/Cy	Bu, 4mg/kg×4 VP16, 60mg/kg×1 或 30mg/kg×1 Cy, 60mg/kg×2
Bu/Cy/FTBI	Bu, 10.6mg/kg Cy, 60mg/kg FTBI, 12Gy
^{131}I 标记的抗 CD45 抗体 /Cy/TBI	^{131}I (estimated marrowdose, 4~30Gy) Cy, 120mg/kg TBI, 12Gy
Bu/Mel	Bu, 8~16mg/kg Mel, 120~140mg/m^2

注：Cy：环磷酰胺；Bu：白消安；VP16：依托泊苷；Ara-C：阿糖胞苷；BCNU：卡氮芥；FTBI：分次全身照射；TBI：全身照射；BAVC：BCNU，amsacrine（AMSA），VP16，Ara-C；Mel：美法仑

四、造血干细胞来源

Auto-HSCT 后早期主要移植相关并发症和死亡原因在于预处理相关组织损伤（例如黏膜炎、间质性肺炎、VOD 等）以及造血延迟所导致的感染、出血等并发症。20 世纪 80 年代中期，有临床研究显示 AML 患者在诱导 / 巩固治疗后，其外周血中未检测到白血病细胞，这使得自体外周干细胞移植（PBSCT）治疗 AML 在临床逐渐开展。总体看来，与自体骨髓移植（BMT）比较，采用动员后的外周血干细胞移植，患者中性粒细胞和血小板恢复较快，从而减少了 TRM。但这一策略是否可以延长患者的 DFS 还缺乏随机对照研究。在开展 PBSCT 的初期阶段，有些学者在 AML 患者诱导化疗后即开始动员采集自体外周干细胞。结果，使得 PBSCT 后复发率高于自体骨髓移植。来自 EBMT 的大宗病例的回顾性研究，分析比较了 PBSCT 及净化的 BMT 的远期疗效。结果显示，2 年的无白血病生存（LFS）分别为 44%±6%

与57%±3%(P=0.01)。然而该研究的局限是两组患者一般资料对比具有差异。也有研究表明，PBSCT与BMT比较二者DFS无显著差异。

总之,采用PBSCT可以加快移植后造血重建,从而减少TRM。同时由于其便于冷冻保存等优点,因而目前在AML患者自体移植中已经基本取代自体骨髓移植。但对于患者复发及DFS的影响,还需要随机对照研究加以验证。

五、净化

Auto-HSCT后白血病复发的根源来自两方面,一是患者体内残留的白血病细胞,二是采集的自体干细胞内存在污染的白血病细胞。因此,可通过自体干细胞体外净化以期达到降低auto-HSCT后复发的目的。虽然,实验室证实体外净化可减少回输的自体干细胞中污染的白血病细胞,但临床研究结果对净化的意义仍存在争议。一些大宗病例回顾性分析结果显示,对于AML-CR患者,采用净化的自体骨髓或外周血造血干细胞移植,其LFS并未优于未净化的自体移植。

净化包括体内净化和体外净化。体外净化移植物途径主要有物理学、化学、生物学、免疫学等方法。各种净化方法在体外实验中均有一定效果,但其临床疗效一直存在争论。其主要原因在于缺乏随机对照的临床试验加以验证,同时缺乏有效而可靠的评估手段。环磷酰胺衍生物:4-氢过氧化环磷酰胺(4-hydroperoxycyclophosphamide,4-HC)、马磷酰胺(mafosfamide,INN)是公认有效的净化制剂。一项回顾性研究分析294例行auto-HSCT的AML-CR1患者,多因素分析显示,接受4-HC体外净化组患者与未净化组相比,3年DFS更高(56% vs. 31%)。美国主要采用5-HC进行体外净化,而在欧洲更多采用INN。然而,两种药物均未获批用于临床,目前也无可供临床应用的商品化的药物。

单克隆抗体进行免疫净化主要有两种形式:其一是用针对白血病免疫表型的单抗与相应的抗原结合,借助补体依赖的细胞毒作用、免疫磁珠或免疫毒素等效应机制达到净化目的,一般可达到3~6个对数级的杀伤效果;另一种是$CD34^+$细胞选择,经一次纯化后$CD34^+$细胞的纯度可达60%,并可使肿瘤细胞减少约3个对数级。然而纯化技术不可避免会造成干细胞损伤影响植入,因此此技术更适合淋巴瘤、MM等肿瘤细胞不表达$CD34^+$的疾病。针对白血病细胞分化抗原的单克隆抗体(monoclonal antibody,MAB)有$CD33^+$MAB、CD15及CD14MAB等。采用密度梯度离心法进行净化费时且需要特殊设备,同样会造成干细胞损失,使造血恢复显著延迟。上述净化方法因缺乏随机对照研究的证实,因而目前均未批准用于临床。

六、移植疗效

(一)自体造血干细胞移植治疗AML疗效

一项来自City of Hope癌症研究中心的报告表明,AML-CR1患者应用HD Ara-C+IDA+G-CSF动员并采集自体外周干细胞,随后采用含TBI的预处理行auto-HSCT,移植后应用IL-2预防复发。经随访后结果取得了5年DFS>60%的疗效。此研究进一步依据细胞遗传学危险分层,分析不同预后AML自体移植后DFS。结果如图6-3-1所示。

对于AML-CR2患者,由于再次化疗效果欠佳,无法获得长期生存,因此多项研究探索了挽救性治疗的途径,包括自体移植、异基因移植等。其中关于auto-HSCT治疗AML-CR2的

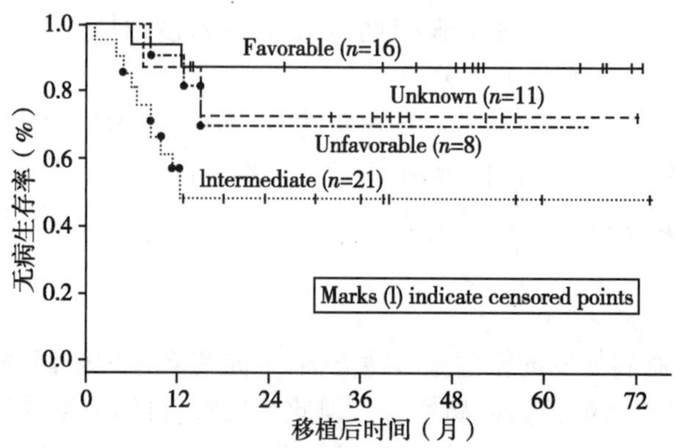

图 6-3-1 不同预后 AML 自体移植后无病存活状况（DFS）

研究多采用净化骨髓作为造血干细胞来源。净化方式包括采用药物（5-HC 等）和 MAB 方法。结果 5 年 DFS 为 19%~56%，复发率为 25%~73%，其中部分纳入的患者为 CR3。另有 2 项研究采用未经净化的骨髓作为自体移植的来源，其 DFS 达 42%~48%。此两项研究纳入的患者 CR1 持续时间为 11.5~14 个月，并且其中一项研究中有 30% 为 APL 患者。总之，具有预后良好组患者，CR1 持续时间 >12 个月者，在自体移植后可获得较为理想的长期生存。

有 EBMT 回顾性研究比较 AML-CR2 患者接受 allo-HSCT 与 auto-HSCT 的疗效分析。结果显示：TRM 32% vs. 20%（P=0.02）；复发率 42% vs. 63%（P=0.001）均有统计学差异，然而 LFS 无差异（39% vs. 30%，p=0.22）。西雅图移植中心的研究比较了进展期 AML 患者二次自体移植与非血缘移植的疗效。两组患者的基线特征均衡可比，结果显示虽然非血缘移植的复发率低于 auto-HSCT，但两组患者的 DFS 无显著差异。因此，对于 AML≥CR2 患者，如果无合适的异基因供者或者年龄大于 60 岁，二次自体移植也是可以选择的巩固治疗措施。当然二次 auto-HSCT 还需要有足够的造血干细胞来支持。

（二）自体移植治疗 MDS、MDS-AML

MDS 包括了一组预后和发展不同阶段的恶性疾病，allo-HSCT 是目前唯一可以根治的方法。然而，研究表明对于 MDS-RAEB、MDS-AML 患者通过化疗达到完全缓解后，骨髓中存在正常造血干细胞。若能够采集到足够的自体造血干细胞，便可以对没有合适异基因供体的 MDS 患者进行自体移植。许多研究中心报道，继发 MDS 的 AML（MDS-AML）自体移植后疗效，2 年 DFS 仅是原发 AML 患者的一半。这一组患者具有如下特征：①达到血液学缓解，且缓解后异常的细胞遗传学消失；②缓解期采集到足够数量的造血干细胞。因此，建议对于不适合接受异基因移植的 MDS-AML 患者，若取得血液学和细胞遗传学缓解后，可以考虑进行 auto-HSCT 以期改善患者的生存。然而，auto-HSCT 治疗 MDS-AML 失败的主要原因是移植后复发。

（三）自体移植治疗急性早幼粒细胞白血病（APL）

由于 ATRA 诱导分化联合化疗以及砷剂的临床应用，使获得分子生物学完全缓解的 APL 患者的长期生存率达 90%~100%。即使对于 APL 复发患者，采用砷剂治疗及 ATRA 再次应用，相当一部分仍然可以获得分子生物学完全缓解。然而，再次缓解后如果没有有效的巩固治疗，多数患者面临分子生物学甚至血液学复发。因此，造血干细胞移植在 APL 中的地位，仅限于复发且不能获得持续分子生物学缓解的 APL 患者。

自体移植采用分子生物学检测阴性即,RT-PCR PML-RARA(-)的移植物,移植后疗效令人满意。Meloni 等报道了 15 例 APL 患者接受 auto-HSCT,结果表明 7 例移植物检测 MRD(+)患者移植后 9 个月内全部复发;而 8 例移植物 MRD(-)患者,移植后仅 1 例复发。来自 EBMT 的报告显示,APL-CR2 患者自体移植与异基因移植相比 OS、DFS、复发率、TRM 分别为,48%±12% 与 58%±11%,45%±10% 与 57%±10%,44%±10% 与 15%±9%,25%±12% 与 33%±9%。因此,建议对于 APL-CR2 患者,若骨髓检查 RT-PCR-PML-RARA(-)者,则进行 auto-HSCT;若骨髓检查 RT-PCR PML-RARA(+)者,并有合适供者,则进行 allo-HSCT。

七、移植后并发症及复发的预防

早期采用未经动员自体骨髓进行自体移植,有报道表明移植相关并发症和死亡率可达 5%~10%。其中早期并发症和死亡原因主要是植入及造血重建延迟引起的感染所致,而导致自体移植失败的主要原因是白血病复发。采用动员的自体外周血干细胞移植后,由于造血重建较自体骨髓移植明显加速,因而移植相关感染等并发症发生率和死亡率均明显降低。据 CIBMTR 统计数据表明,采用 PBSCT 后 TRM 小于 5%,在经验丰富的移植中心 PBSCT 移植后非复发死亡可达 0~3%。因此,EBMT 推荐 PBSCT 治疗 AML 及其他恶性血液系统疾病的年龄上限为 75 岁。

自体移植后早期,细菌和真菌感染的发生及其严重程度与患者粒细胞缺乏时间相关。随着感染监测诊断技术的进步以及新的抗感染手段不断发展,尤其是采用 PBSCT 作为移植物,自体移植后因细菌、真菌感染导致死亡的患者明显低于接受异基因移植者。而自体移植后包括 CMV、EBV、VZV 的病毒感染比例均小于异基因移植患者。对于病毒血清学检测阳性的患者,自体移植后还是要给予病毒的监测和预防。一般建议,对于疱疹病毒血清学检测阳性患者,移植后常规采用阿昔洛韦预防 3~6 个月。而来自西雅图的研究显示,159 例自体移植后患者移植前 CMV 血清学阳性患者中有 61% 出现 CMV 再活化,其中有 11 例患者发展为 CMV 病,9/11 为致死性 CMV 病。这一结果提示对于自体移植后 CMV 病还需采取强力有效的治疗措施。

自体移植后的晚期并发症同样需引起重视。由于自体移植的复发率高于异基因移植,且患者随访期短,因而对于自体移植后出现第二肿瘤鲜有报道。对于 AML 自体移植后继发白血病的比例低于淋巴瘤患者,这主要与淋巴瘤患者既往采用烷化剂化疗相关。采用清髓性预处理的患者,自体移植后多数同样会出现不孕不育,与异基因移植比较无显著差异。

关于自体移植后白血病复发的预防,对于 AML 患者移植后是否需要维持治疗目前还没有共识和有效方案,一般不建议采用化疗作为移植后的维持治疗。国内有些移植中心在自体移植后 1 年内,采用 2~3 次常规化疗作为移植后的维持治疗。由于病例数较少,缺乏研究数据来证实其有效性。而移植后免疫治疗对于预防 AML 患者自体移植后复发的研究报道结果不一。有研究提示,自体移植后应用 IL-2 预防白血病复发是安全的。然而各家采用的方案不同,不能证实其有效性。有Ⅱ期临床试验显示,移植后采用短程 IL-2 治疗,使 AML>CR1 患者取得 25% 的 5 年 DFS。Blaise 等报告,自体移植后采用序贯 IL-2 治疗 2 个月,结果表明 22 例 AML-CR1 患者,预计 3 年 DFS 达到 59%±11%,然而与未采用 IL-2 序贯治疗患者比较无显著差异。

其他免疫治疗有应用环孢素 A 诱导自体移植无抗宿主反应,然而有关临床试验结果未观察到患者的总体生存优势。有关肿瘤疫苗的应用,目前还处于临床试验初期阶段。

自体移植失败的主要原因是移植后复发。通过改进预处理方案以及移植后采用靶向药物作为维持治疗等可望改进自体移植的疗效,并作为部分不能耐受大剂量巩固化疗或无条件进行异基因造血干细胞患者治疗的选择。

总之,在过去的 20 年,自体造血干细胞移植已经成为 AML-CR 患者巩固治疗的选择之一。并且随着对于 AML 白血病细胞遗传学、分子生物学及其临床预后认识的深入,自体造血干细胞移植在不同预后组 AML 患者的临床应用和疗效更加清晰。结合诱导和巩固化疗后 MRD 水平等所建立的预后评估体系,也将有助于指导 AML 患者移植方式的选择。

(陈　欢)

主要参考文献

1. Vellenga E, putten WV, Gert J, et al. Autologous peripherial blood stem cell transplantation for acute myeloid leukemia. Blood, 2011, 118: 6037-6042.
2. Hong-Hu Zhu, Xiao-Hui Zhang, Ya-Zhen Qin, et al. MRD-directed risk-statification treatment may improve outcome of t(8;21)AML in the first complete remission: result from AML05 multicenter trial. Blood, 2013, 121 (20): 4056-4062.
3. Lemoli RM, D'Addio A, et al. Conditioning regimen using busulfan plus melphalan in hematopoietic stem cell transplantation: can this conditioning regimen be used in autologous or allogeneic transplantation for acute leukemia? Rev Bras Hematol Hemoter, 2011, 33 (3): 172-173.
4. Lemoli RM, D'Addio A, Marotta G, et al. BU/melphalan and auto-SCT in AML patients in first CR: a 'Gruppo Italiano Trapianto di Midollo Osseo (GITMO)' retrospective study. Bone Marrow Transplant, 2010, 45 (4): 640-646.
5. Gorin NC, Labopin M, Blaise D, et al. Optimizing the pretransplant regimen for autologous stem cell transplantation in acute myelogenous leukemia: Better outcomes with busulfan and melphalan compared with busulfan and cyclophosphamide in high risk patients autografted in first complete remission: A study from the acute leukemia working party of the EBMT. Am J Hematol, 2018, 93: 859-866.
6. Blume KG, Forman SJ, Appelbaum FR. Thomas Hematopoietic Cell Transplantation. Oxford: Blackwell Scientific Publications, 2004: 1221-1237.
7. Stein AS, O' Donnell MR, Slovak ML et al. Interleukin-2 following autologous stem cell transplant for adult patients with acute myeloid leukemia in first complete remission. J Clin Oncol, 2002, 21: 615-623.
8. Smith BD, Jones RJ, Lee SM, et al. Autologous bone marrow transplantation with 4-hydroperoxycyclophosphamide purging for acute myeloid leukaemia beyond first remission: a 10-year experience. Br J Haematol, 2002, 117: 907-913.
9. Linker CA, Damon LE, Ries CA, et al. Autologous stem cell transplantation for advanced acute myeloid leukemia. Bone Marrow Transplant, 2002, 29: 297-301.
10. Stein AS, O'Donnell MR, Slovak ML, et al. Interleukin-2 following autologous stem cell transplant for adult patients with acute myeloid leukemia in first complete remission. J Clin Oncol, 2002, 21: 615-623.

第四章

自身免疫性疾病

第一节 适应证及禁忌证

迄今,auto-HSCT 仍是唯一能使重症免疫性风湿病患者获得长期无症状缓解的治疗手段。第一届造血干细胞移植治疗自身免疫病(auto-immune disease,AD)国际会议于 1996 年 9 月在瑞士巴塞尔召开。与会学者认为 auto-HSCT 可作为一个探索性的治疗手段用于 AD 的治疗。原则上只有当 AD 严重到足以增加患者死亡风险时才考虑采用此治疗方法。移植时患者器官应未发生不可逆损害,以保证患者能从中受益。当时主要推荐的可以考虑 auto-HSCT 治疗的疾病有:风湿性疾病:系统性硬化病(systemic scleroderma,SSc)、免疫性肺动脉高压、坏死性血管炎、风湿性关节炎(伴严重并发症如坏死性血管炎、巩膜炎、伴不良预后因素、快速进展、关节破坏、常规治疗耐药)、系统性红斑狼疮(systemic lupus erythematosus,SLE)重要脏器受累且常规治疗无效、抗磷脂抗体综合征、严重的不能控制的冷球蛋白血症、儿童风湿病(系统性硬化伴肺纤维化、严重的皮肌炎伴肺纤维化、严重的坏死性血管炎)。神经系统疾病:多发性硬化、重症肌无力。血液系统疾病:严重难治的血小板减少、自身免疫性溶血性贫血、免疫性中性粒细胞减少及以上疾病的组合。其他:炎症性肠病如克罗恩病、自身免疫性糖尿病。

2012 年 EBMT 自身免疫病工作组(ADWP)在多项Ⅰ期及Ⅱ期研究的基础上对造血干细胞移植的类型、适应证及推荐强度作如下推荐(表 6-4-1)。

表 6-4-1 EBMT 造血干细胞移植的类型、适应证及推荐强度

疾病	同胞全相合供者	配型良好的非血缘供者	自体
成人:			
多发性硬化	探索中 /Ⅲ	不推荐 /Ⅲ	临床适用 /Ⅱ
系统性硬皮病	探索中 /Ⅲ	不推荐 /Ⅲ	临床适用 /Ⅱ
系统性红斑狼疮	探索中 /Ⅲ	不推荐 /Ⅲ	临床适用 /Ⅱ
克罗恩病	不推荐 /Ⅲ	不推荐 /Ⅲ	临床适用 /Ⅱ

续表

疾病	同胞全相合供者	配型良好的非血缘供者	自体
类风湿关节炎	不推荐/Ⅲ	不推荐/Ⅲ	临床适用/Ⅱ
血管炎	不推荐/Ⅲ	不推荐/Ⅲ	临床适用/Ⅱ
多发性肌炎、皮肌炎	不推荐/Ⅲ	不推荐/Ⅲ	临床适用/Ⅱ
慢性炎性多神经根脱髓鞘病	不推荐/Ⅲ	不推荐/Ⅲ	临床适用/Ⅱ
视神经脊髓炎	不推荐/Ⅲ	不推荐/Ⅲ	临床适用/Ⅱ
血细胞减少	临床适用/Ⅱ	探索中/Ⅲ	临床适用/Ⅱ
1型糖尿病	不推荐/Ⅲ	不推荐/Ⅲ	探索中/Ⅲ
难治性Ⅱ型乳糜泻	不推荐/Ⅲ	不推荐/Ⅲ	探索中/Ⅲ
儿童：			
幼年特发性关节炎	探索中/Ⅲ	不推荐/Ⅲ	临床适用/Ⅱ
幼年型系统性硬化	探索中/Ⅲ	不推荐/Ⅲ	临床适用/Ⅱ
幼年型红斑狼疮	探索中/Ⅲ	不推荐/Ⅲ	临床适用/Ⅱ
克罗恩病	不推荐/Ⅲ	不推荐/Ⅲ	临床适用/Ⅱ
血管炎	不推荐/Ⅲ	不推荐/Ⅲ	临床适用/Ⅱ
慢性炎性多神经根脱髓鞘病	不推荐/Ⅲ	不推荐/Ⅲ	临床适用/Ⅱ
血细胞减少	临床适用/Ⅱ	探索中/Ⅱ	临床适用/Ⅱ
1型糖尿病	不推荐/Ⅲ	不推荐/Ⅲ	探索中/Ⅲ

注：推荐强度Ⅰ：证据来源于至少一个规范进行的随机临床研究。Ⅱ：证据来源于至少一个设计良好的非随机临床研究。Ⅲ：证据来源于资深权威根据临床经验的意见、描述性研究或专家委员会的报告

Auto-HSCT治疗AD的可行性、有效性以及毒副作用在成人与儿童间不同。毒性作用及治疗相关死亡因供者来源、预处理强度及ADs的种类各异。为保证患者的安全，EBMT/ADWP及儿童疾病工作组联合推荐EBMT及国际细胞治疗协会组成联合评审委员会（Joint Accreditation Committee of International Society for Cellular Therapy and EBMT，JACIE）对auto-HSCT治疗AD的相关事宜进行评定认可。一般主要遵循以下原则：auto-HSCT可作为重症AD经常规治疗后病情仍进展的患者的二线或三线治疗（Ⅱ）。准备接受auto-HSCT治疗的患者应由JACIE或同等机构认可的由血液病及风湿免疫病专家联合组成的诊疗中心会诊（Ⅱ）。Auto-HSCT治疗AD应尽可能地纳入设施完善且能严格按GCP要求进行的，有严格入选标准及研究终点的Ⅱ期或Ⅲ期临床研究（Ⅲ）。当无临床研究方案可参与时，患者应在EBMT推荐的临床适用（clinical option，CO）的疾病及移植方法范围内选择，并经造血干细胞移植专家、自身免疫病诊疗专家等多学科会诊及临床研究伦理委员会批准（Ⅲ）。目前国内尚无相应的组织及对应的管理措施。计划开展此治疗的单位应遵循以上基本原则，根据ADs病种的不同与相应科室的专家讨论、协商，制定切实可行的治疗方案，在尽可能保障患者安全的情况下开展此项工作。

AD种类繁多。迄今，已有30余种疾病重症或难治性患者尝试了auto-HSCT治疗。每个病种的适应证均有其特殊性。然而下述情况不建议采用auto-HSCT治疗：①器官功能障碍：心脏：SSc患者左室射血分数<50%，其余病种<40%；未控制的室性心率失常；心包积液

大于 1cm。肾脏：SSc 患者肌酐清除率 <40ml/(min·m^2)，其余病种 <30ml/(min·m^2)。呼吸系统：SSc 患者肺一氧化碳弥散功能 < 预计值 40% 预示其肺动脉压力 >50%，对 MS 患者来说则提示由于呼吸肌累及造成的临床或亚临床通气损伤。消化系统：活动性消化道出血。②存在未控制的急、慢性感染：包括 HIV、HTLV-1 和 HTLV-2，乙肝表面抗原阳性及丙肝 PCR 阳性。③女性妊娠期。

关于 allo-HSCT，EBMT 专家组目前仅推荐同胞全相合的移植用于血细胞减少的患者，但未对引起血细胞减少的原发病加以定义。同时建议探索同胞全相合 allo-HSCT 用于多发性硬化（MS）、SSc、SLE、青少年特发性关节炎（JIA）的可能性。AD 种类繁多病情复杂，与缓解期的恶性血液病不同，患者体内免疫系统紊乱，重要脏器不同程度损害，移植过程的复杂性远高于恶性血液病患者。同时，移植后的 GVHD 亦是较难控制的 AD，故应慎重选择 allo-HSCT 治疗 AD。

第二节　造血干细胞的动员、采集、预处理方案

AD 患者行 auto-HSCT 可使用外周血造血干细胞亦可使用骨髓，后者多用于儿童。造血干细胞的动员方案与常用的治疗血液系统恶性疾病的方案相同。常用的动员方案为，环磷酰胺（CTX）2~4g/m^2 加粒细胞刺激因子（G-CSF）5~10μg/kg。美国医生 RK Burt 等 2001 年总结了世界范围内 24 个移植中心，187 例 AD 患者的外周血造血干细胞动员及采集情况。统计分析了 173 例患者中单独使用细胞刺激因子动员的共 56 例占 32.4%，环磷酰胺加刺激因子动员的患者共 117 例占 67.6%。单用刺激因子组动员后 5 例患者（8.9%）病情加重，无一例患者病情改善，2 例动员失败。环磷酰胺加刺激因子动员组无患者病情加重，26 例(22.2%)患者病情改善，但有 6 例动员失败，3 例死亡。死亡病例中 2 例为 SSc，1 例死于肺泡出血，1 例死于心肌梗死；另 1 例为 SLE，死于毛霉菌感染。Statkute L 等于 2007 年总结了 130 例 AD 患者使用 CTX+G-CSF 动员外周血造血干细胞(PBSC)的结果，其中 5 例动员后病情加重，2 例动员失败，1 例 SLE 患者采集后 2 周病情加重死亡。另有青少年特发性关节炎在动员及移植后发生致命性巨噬细胞活化综合征的报道。在 ITP、Evans 综合征动员过程中有发生致命性出血的报道，在克罗恩病动员过程中有继发威胁生命的败血症的报道。笔者曾观察了 16 例 AD 患者的造血干细胞动员采集情况。其中 1 例动员失败，1 例 MS 患者动员后发生尿崩症，2 例 SLE 患者发生感染。2015 年 Blank 等报告了以环磷酰胺 2g/m^2×1 天及 2g/m^2×2 天的动员造血干细胞的结果比较。患者组成为 SSc 15 例、MS 11 例、其他 9 例，其中 17 例患者采用环磷酰胺 2g/m^2×1 天；结果发现两组动员、采集效果无差异；CTX 2g/m^2×1 天组采集到的 CD34$^+$ 细胞为 8.0(2.9 - 32.9)×10^6/kg。作者认为对 AD 患者采用小剂量 CTX 动员造血干细胞是安全有效的。

1997 年 EBMT/ 欧洲抗风湿病联盟（EULAR）专家组建议去除移植物中的 T 细胞以减少复发的可能性。建议输入受者体内的 T 细胞应少于 1×10^5/kg，但迄今从 EBMT 登记的资料中尚无分析结果支持体外去除移植物中的 T 细胞能减少移植后疾病复发。一组 30 例 RA 患者的随机临床对照研究显示，使用 CD34$^+$ 细胞分选的方法去除移植物中的 T 细胞患者未从中受益。2015 年 Oliveira 等回顾分析了 138 例 SSc 患者的治疗效果。患者中 47% 接受了体外 CD34$^+$ 细胞分选的方法去除移植物中的 T 细胞。这些患者中有 83% 在移植前接受了

ATG 治疗,另 53% 的患者移植物未做去 T 处理,但这些患者 100% 使用了 ATG 或 CD52 单抗治疗。两组患者在总生存、无进展生存、疾病复发及进展率均无差异。EBMT/ADWP 建议体外移植物的去 T 处理不应作为常规使用,仅限于临床研究中使用。

2012 年 EBMT/ADWP 及儿童疾病工作组建议:AD 患者 PBSC 的动员、采集及干细胞处理应在 JACIE 或同等机构认可的单位进行。动员方案为 Cy 2~4g/m^2 加 G-CSF 5~10μg/kg(Ⅱ),回输给患者的 $CD34^+$ 细胞应不小于 2×10^6/kg。如方案中需做干细胞处理,则应采集移植需要量的 $CD34^+$ 细胞存做备份。动员失败的患者可做第二次动员或骨髓采集。二次动员可考虑使用 Plerixa,同时加用类固醇药物以防疾病加重。动员过程可增加死亡及并发症的风险。对 SSc 和 SLE 使用 CTX 时应警惕潜在的致死性心脏并发症;对 ITP 动员时应警惕致死性出血;对克罗恩病应预防性使用抗生素以减少严重感染的发生。总之,与血液系统疾病不同,AD 患者由于疾病的异质性,动员 PBSC 时患者已存在的脏器损伤及其程度均有差异。同时许多患者长期使用免疫抑制剂亦增加了感染及发生其他并发症的风险。因此应针对患者不同的情况严密观察,及时处理各种并发症,以减少相关风险。

1997 年 EBMT 推荐 4 个预处理方案用于 AD 的治疗。分别为:Cy 50mg/kg -5~-2 天 ±ATG;Cy 60mg/kg×2 天 +TBI;Bu 1mg/kg 每日 4 次 ×4 天 +Cy 60mg/kg×2 天;BEAM:BCNU 300mg/m^2,iv,-6 天,VP16 200mg/m^2,iv,每天分两次用,-5~-2 天,Ara-C 200mg/m^2,每天分两次用,-5~-2 天,美法仑 140mg/m^2 iv -1 天。

迄今,在近 20 多年的临床实践中,已见于文献的预处理方案主要有:Cy 单用、Cy/ATG、Cy/Campath1H、BEAM、Cy/TBI、Cy/TBI/ATG、Bu/Cy、Bu/Cy/ATG、Cy/TT 以及氟达拉滨为基础的方案。

Cy 为基础的方案多用于风湿性疾病如 SLE、SSc、类风湿关节炎(RA)等。Cy 或 Cy/ATG 方案最常用于 SLE,通常采用 50mg/kg 用 4 天 ±ATG。当造血干细胞动员及预处理均使用 Cy 时,动员时 Cy 应减量,同时动员及预处理之间应间隔数周以减轻心脏毒性。对长期使用类固醇药物合并 Cushing 综合征的患者,不应以实际体重计算 Cy 用量,应以标准体重或调整后的体重计算。RA 患者重要器官损伤较轻,故使用 Cy 或 Cy/ATG 方案时相对毒性较小。但对 SSc 患者则伴较高的心肺并发症相关的死亡。

Bu/Cy 方案有用于 MS 及 RA 的报道。白消安为脂溶性,易于通过血 - 脑屏障到达 MS 患者病变部位。但烷化剂对已有脱髓鞘病变神经细胞的作用及含大剂量烷化剂的预处理方案对神经系统的毒性尚不清楚。对 RA 患者,白消安对清除关节滑膜液中的巨噬细胞亦有优势,但对已有间质性肺炎的 RA 患者应注意白消安相关的肺损伤。BEAM 方案通常联合 ATG 使用,主要用于 MS。含放疗的方案在美国主要用于 MS 及 SSc,在欧洲主要用于 JIA。总体上含放疗的方案使用较少,在欧洲仅占 EBMT 统计资料的 6%,但在 JIA 患者约 45% 使用含 TBI 的预处理方案。

硬皮病合并肺病变者使用含 TBI 方案时应行肺部分屏蔽,否则可能出现致死性肺损伤。有患者使用 Cy/TBI/ATG 预处理后出现 PTLD 的报道。另有报道幼年型类风湿关节炎(JRA)患者预处理后给予强烈的 T 细胞去除,患者出现致死性巨噬细胞激活综合征。AD 患者移植后晚期治疗相关的器官损害较少,但血液系统疾病移植后发生的晚期并发症在 AD 患者移植后均可出现。例如:不育、TBI 后白内障、肿瘤等。同样,与动员方案相同,应根据不同的疾病及不同的器官损伤程度选择相应的预处理方案。有报道 AD 患者总体 TRM 为 8.6%,死亡率由高到低的顺序为 SSc、SLE、MS 及 RA。

2012 年 EBMT 将预处理方案粗略分为三类。高强度方案：包括含有 TBI 及大剂量白消安的方案。低强度方案：包括单用 Cy、单用美法仑及氟达拉滨为基础的方案。中等强度的方案：为一些联合方案如 BEAM、ATG 联合大剂量 Cy 或其他化疗药。方案强度与疗效关系密切，但高强度带来的疗效往往被相应的毒副作用及治疗相关死亡所抵消。因此 EBMT 建议高强度方案应严格限制在临床试验中。如患者处在表 7-4-1 临床适用位置，建议使用以下方案：Cy 200mg/kg 加多克隆或单克隆抗 T 细胞血清。Cy 120mg/kg 加氟达拉滨 150mg/kg 再加 ATG 或其他抗 T 细胞血清可用于儿童；MS 患者推荐 BEAM 加 ATG 及其他抗 T 细胞血清；抗 T 细胞血清可根据各移植中心的情况选择，如抗胸腺细胞球蛋白、抗淋巴细胞球蛋白、阿伦单抗等。

第三节　临床应用

1995 年起西方学者将 auto-HSCT 用于人类 AD 的治疗。据 EBMT/ADWP 的资料，截至 2018 年 2 月已有 40 个国家，267 个移植中心开展了此项工作，已有 30 多个病种，2500 余例接受自体或异基因 HSCT 治疗的 AD 患者在 EBMT/ADWP 登记。国内南京鼓楼医院自 1998 年起开展 auto-HSCT 治疗 SLE 工作，以后有郑州、北京、广州等多家移植中心开展此项工作。已有 SLE、MS、克罗恩病、MG、1 型糖尿病(T1DM)等共 100 余例患者接受了 auto-HSCT 治疗，同时南京、郑州等单位也参与了 EBMT/ADWP 的登记工作，2018 年国内的移植例数在参与登记的国家中居第 14 位。

2009 年 Dominique Farge 医生总结了 EBMT/ADWP 历时 12 年登记的接受 auto-HSCT 治疗的 900 例 AD 患者的情况。900 例患者来自 27 个国家的 172 个移植中心，其中 64% 为女性，中位年龄 35 岁(2.7~76 岁)，一些病种女性明显偏多如 RA(73%)、SSc(71%)、SLE(86%)。各个病种的例数为：MS 345 例、SSc 175 例、RA 89 例、SLE 85 例、JIA 65 例、HIC 37 例、其他 104 例。移植后 5 年 OS 为 85%，5 年 PFS 为 43%。移植后 100 天内 TRM 为 5%，随访至 2007 年 12 月时共死亡 111 例(12.3%)，其中原发病进展 43 例(38.7%)，移植相关死亡 59 例(53.1%)。移植相关死亡最主要原因为感染(占 45.8%)，其次为心脏毒性(8.4%)及出血(8.4%)。100 天内的移植相关死亡按病种分则为：MS 2%、SSc 6%、RA 1%、SLE 11%、JIA 11%、HIV 8%，可见 SLE 及 JIA 移植死亡率偏高。多因素分析示：100 天移植相关死亡因下列因素不同：AD 类型(P=0.03)、移植中心经验(P=0.003)。较高的 PFS 与下列因素相关：年龄小于 35 岁(P=0.004)、2000 年 12 月以后移植(p=0.0015)。疾病类型影响 OS，较高的 OS 与下列因素相关：移植中心经验(P<0.0001)、使用外周血单个核细胞(P<0.005)、年龄小于 35 岁(P=0.01)、移植前病程长与入组患者的中位时间(P=0.06)。

本研究的结果进一步肯定了 auto-HSCT 治疗 AD 的作用，随访资料显示 auto-HSCT 可诱导常规治疗无效的难治性 ADs 持续缓解达 5 年之久。疾病的类型是影响疗效的重要原因，移植中心的经验是减少移植相关死亡、提高总生存的重要因素。

2017 年 John A. Snowden 报道了 EBMT/ADWP 最新的统计资料，共有 40 个国家 247 个移植中心参与。从 1994 年 1 月到 2015 年 12 月，共有 2056 例患者(女性 62%，小于 18 岁者 8%)接受造血干细胞移植治疗 2097 例次。其中 1951 例患者接受一次 auto-HSCT(中位年龄

37 岁,3~6 岁);105 例接受 allo-HSCT(11%,中位年龄 12 岁,<1~76 岁);41 例患者接受了两次或三次移植治疗。主要的病种为:MS 839 例、结缔组织病 596 例、炎症性关节炎 178 例、炎症性肠病 191 例、免疫性血细胞减少 97 例。作者对 1839 例患者进行了统计分析,中位随访时间 34 个月(1~234 个月),3 年及 5 年总生存率(OS)分别为 89% 及 86%;无进展生存率(PFS)分别为 57% 和 49%;复发率 38% 及 46%;非复发死亡率(NRM)分别为 4.6% 及 5.3%。

第四节 多发性硬化

MS 是神经系统常见的慢性炎症性脱髓鞘病,欧洲成人发病率约 1/700。主要由自身反应性淋巴细胞损伤少突胶质细胞、髓鞘,导致脱髓鞘病变、神经元死亡及脑萎缩。多发性硬化患者若无活动受限则预后较好,10 年生存率可达 94%;若出现肢体活动明显受限,如需依赖轮椅活动者,10 年死亡率可高达 50%~70%。

1997 年希腊医生 A Fassas 报道了 15 例 MS 患者 auto-HSCT 的治疗情况。患者 8 例为原发进展型 MS,7 例为继发进展型 MS。移植前患者残疾状态扩展评分表(expanded disability status scale,EDSS)评分平均 6.0 分(5.0 分 ~7.5 分),临时神经症状测定量表(scripps neurologic rating scale,SNRS)评分平均 42 分(33 分 ~62 分)。患者经各种治疗无效后进入该研究。干细胞动员采用 CTX 4g/m^2 加 G-CSF/GM-CSF。预处理采用 BEAM 方案。移植后随访 6~18 个月,7 例 EDSS 评分改善,15 例 SNRS 评分改善。1 例于移植后 3 个月时病情恶化,2 例分别在移植后 3、9 个月复发。初步肯定了 auto-HSCT 在治疗 MS 患者时的疗效及安全性。2006 年 EBMT/ADWP 回顾分析了 183 例 MS 患者的治疗情况。进入研究的患者中继发进展型 99 例,原发进展型 2 例,复发 / 进展型 19 例,22 例为复发 / 缓解型,11 例分型不清。预处理方案有:BEAM±ATG,BCNU/Cy+ATG,TBI/Cy+ATG 等。中位随访 42 个月,总有效率(疾病稳定及改善)63%,病情加重 37%,移植相关死亡 5.3%。死亡患者均发生在 2000 年以前,53 例患者接受 BEAM+ATG 预处理,使用未对移植物去 T 处理的患者无一例死亡。笔者 2012 年在 Neurol Sci 发表了国内 25 例 MS 患者行 auto-HSCT 治疗后长期随访的结果。25 例患者中位随访 5 年时总体有效率 68%,其中症状改善 40%,疾病稳定 28%。32% 患者在中位时间 40 个月左右疾病进展,其中 2 例患者死亡。上述结果初步证实了 auto-HSCT 治疗 MS 的远期疗效。

2017 年 Muraro 等报道了在 EBMT 登记的 281 例 MS 患者的临床资料。患者来自 13 个国家 25 个移植中心,平均随访 6.6 年(0.2~16 年),78% 的患者为进展型 MS。患者造血干细胞动员前平均 EDSS 为 6.5(1.5~9),移植后 100 天内移植相关死亡 8 例(2.8%),5 年 PFS 为 46%,OS 为 93%。年轻患者、MS 复发类型、移植前较少使用免疫抑制治疗以及基线 EDSS 评分低等提示治疗效果佳。

截至 2018 年 2 月,在 EBMT 登记的 MS 患者已达 1187 例。EBMT 对 MS 患者实行 auto-HSCT 的适应证达成共识如下:患者处于复发 / 缓解期,临床及 MRI 均提示明显的炎症活动,即连续两次 MRI 扫描显示钆对比增强病变及和(或)新的 T2 损伤。经一线及公认的其他常规治疗病情仍加重(Ⅱ);"恶性"MS(Marburg 型),年内发生严重的神经功能障碍(Ⅱ);继发进展型 MS 仅在炎症活动明显时适应行 auto-HSCT 治疗。即临床复发或连续两次 MRI 扫描显示钆增强病变和(或)新的 T2 损伤,并且在年内表现为持续的临床相关的神经功能损伤加重

(Ⅱ);除非为“恶性”MS,患者如丧失步行能力,EDSS 评分大于 6.5 分则不适宜行 auto-HSCT 治疗(Ⅱ)。

第五节　系统性红斑狼疮

SLE 是多发于女性的最常见的 AD 之一。国内一项调查显示 SLE 患病率为 70/10 万,女性达 113/10 万。SLE 患者常因肾、肺、心、脑的累及而使疾病加重,治疗困难。活动性 SLE 的治疗约 20% 无效,初治有效患者约 50% 复发。5%~15% 发展为终末期疾病,10%~15% 的患者 10 年内死亡。

1997 年意大利医生 AM Marmont 报道了首例接受 auto-HSCT 治疗 SLE 患者的情况。患者预处理方案为 TT/Cy,移植物为去 T 细胞的自体骨髓单个核细胞。移植后获得临床缓解,后续随访 3 年后血清学复发。随后陆续有若干小样本的研究见于国内外刊物。

笔者自 1998 年起尝试用自体骨髓移植治疗 SLE,2001 年 4 月在《中华内科杂志》发表了对 3 例 SLE 患者行自体骨髓移植的治疗结果。3 例均为反复复发且常规治疗难以控制病情的患者。预处理方案为 CTX 加美法仑或 VP16。输入的骨髓单个核细胞为(1~2.03)$\times 10^8$/kg,CD34+ 细胞(5.16~6.95)$\times 10^6$/kg。移植后 2 周左右造血重建,3 例患者均获得临床及血清学缓解。在后期随访中 3 例均有疾病反复但症状较前减轻,使用小剂量类固醇激素即可控制。迄今国际上仅有两个比较大系列的报道。一篇发表于 2004 年,由 EBMT 及欧洲抗风湿病联盟(EULAR)总结了 23 个中心在 EBMT 登记的 53 例患者接受 auto-HSCT 治疗的情况。患者发病至移植的时间平均 59 个月(2~155 个月),女性占 83%,平均年龄 29 岁(9~52 个月),62% 的患者有肾脏病变。93% 的患者使用了 CTX 加 G-CSF 方案动员,42% 的患者行体外 T 细胞去除。预处理方案中 84% 使用了 CTX,76% 使用了 ATG,22% 的患者使用了淋巴结区照射。平均随访 26 个月,移植后 6 个月时评估 66% 的患者缓解,但随后 32% 复发。共有 12 例患者死亡。作者认为 auto-HSCT 治疗 SLE 有效但死亡率高,应长期使用免疫抑制剂以减少复发。另一篇报道发表于 2006 年,美国学者 Burt 报道了 50 例常规免疫抑制剂治疗无效的 SLE 患者接受 auto-HSCT 治疗的情况。患者均采用 CTX/G~CSF 动员,体外 $CD34^+$ 细胞富集法去除移植物中的 T 淋巴细胞,预处理方案为 CTX/ATG。结果显示,治疗相关死亡 4%,平均随访 29 个月(6 个月 ~7.5 年),5 年总生存率 84%,移植后 5 年无病生存率约 50%。二次分析证实患者肾功能稳定,狼疮活动指数、抗核抗体、抗双链 DNA 抗体、补体、肺 CO 弥散功能均明显改善。

2017 年北京协和医院冷晓梅等报道了 24 例 SLE 患者 auto-HSCT 后随访 10 年的结果。14 例狼疮肾炎的患者移植前尿蛋白平均 4.0g/24h,移植后 5 年时尿蛋白均消失,随访 10 年时尿蛋白仍为阴性。10 年 OS 及缓解状态生存率均为 86%。同年广州南方医院曹灿等报道了 22 例 SLE 患者的治疗情况,22 例患者移植后 100 天时抗核抗体、抗双链 DNA 抗体以及抗 SM 抗体滴度均明显下降,5 年 PFS 为 67.90%,OS 为 95.20%。

EBMT 推荐符合下列条件的 SLE 患者可选用 auto-HSCT 治疗:①处于疾病早期,根据人口学、临床及实验室特征,认定患者确有不良预后因素存在。②具备以下临床特征:持续或复发的活动性 SLE(BILAG A 级),使用过吗替麦考酚酯或环磷酰胺治疗,用或没用过抗 CD20 单抗或其他单抗,标准的正规治疗 6 个月后仍然类固醇药物依赖,同时具有确切的内脏累及。③符合下列条件之一被诊断为难治性 SLE 者：①肾脏累及，符合 BILAG A 级标准，12 个月内肾活检显示 WHO Ⅲ级或Ⅳ级肾小球肾炎的证据；②任何其他重要脏器累及伴 BILAG 神经系 A 级、心血管及肺 A 级、血管炎 A 级、自身免疫性血细胞减少 A 级；③伴有抗磷脂综合征，经最强的抗凝治疗仍有血栓发生。

第六节　系统性硬化

系统性硬化症（SSc）是一类病因不明的自身免疫病，早期治疗的目的在于阻止新的皮肤和脏器受累，晚期在于改善已有的症状。重型弥漫性 SSc 3~5 年生存率为 50%~70%。

Auto-HSCT 治疗 SSc 始于 1996 年。至 2018 年 2 月在 EBMT 登记的患者已有 500 余例。2001 年 EBMT 和 EULAR 发表了 1996—1999 年间，8 个国家 18 个移植中心 41 例 SSc 患者接受造血干细胞移植治疗的资料。41 例患者中 37 例为弥漫性 SSc（dcSSc），4 例为局限性 SSc（lcSSc），预处理方案主要为 CTX±ATG。中位随访时间 12 个月，皮肤评分改善大于 25% 的患者达 69%，7% 的患者皮肤评分恶化。肺功能无明显变化，5 例肾脏受累的患者 1 例恶化，但在可评估的患者中移植后均无新的肾脏累及出现，肺动脉高压亦无进展。19% 的患者移植后病情加重，移植相关死亡 7 例占 17%。虽然初步的疗效满意，但较高的治疗相关死亡率导致研究者对患者的入选标准做了调整。后续的观察研究发表与 2004 年，57 例患者，移植后 2/3 患者皮肤积分改善，治疗相关死亡 8.7%。2001 年起 3 个随机对照临床研究在北美及欧洲进行。ASSIST（The American Scleroderma Stem Cell Versus Immune Suppression Trial）是在北美进行的Ⅱ期临床试验，主要比较 auto-HSCT 与脉冲式 CTX 静脉注射治疗的疗效及安全性。46 个月中 64 例患者有 19 例入组。10 例患者随机到 auto-HSCT 组，9 例随机到脉冲式 CTX 静脉注射组。治疗后 12 个月时 auto-HSCT 组患者的病情均得到改善，而 CTX 组无一例改善。Auto-HSCT 组无一例治疗失败，而 CTX 组 8 例治疗失败。治疗开始后 1 年平均皮肤评分在 auto-HSCT 组减少，而 CTX 组增加。同时肺功能、用力肺活量等均有改善。研究因 auto-HSCT 组的明显受益而提前结束。ASTIS（The Autologous Stem Cell Transplantation International Scleroderma Trial）及 SCOT（The ‘Scleroderma：Cyclophosphamide Or Transplantation’）是分别在欧洲及北美进行的Ⅲ期临床研究。ASTIS 收集了欧洲的 156 例患者，auto-HSCT 组 79 例，CTX 脉冲治疗 12 个月组 77 例。研究终点为无事件生存（EFS：定义为入组时起至任何原因导致的死亡）。结果显示 auto-HSCT 组 EFS、OS 均明显好于 CTX 组。随访至 2012 年 3 月，40 例患者死亡，16 例在 auto-HSCT 组，24 例在 CTX 组。在 auto-HSCT 组 8 例（10%）患者为治疗相关死亡，而 CTX 组患者死因多数为疾病进展。

2018 年 1 月《新英格兰医学杂志》发表 SCOT 研究结果，该研究在北美进行，研究终点及对照与 ASTIS 相同但预处理方案中加入全身放疗（TBI）800cGy 及马抗人 ATG，同时采用 $CD34^+$ 分选的造血干细胞。结果显示，GRCS 评分（一个包含 EFS、最大肺活量、健康残疾指数评估问卷及改良的 Rodnan 皮肤评分的综合评分系统）移植组明显优于单用 CTX 组。随访 54 月时 EFS 移植组 79%，CTX 组 50%。随访 72 个月时 EFS、OS 移植组分别为 74%、86%，CTX 组分别为 47%、51%，治疗相关死亡移植组 6%，CTX 组 0%。

EBMT 认为 auto-HSCT 可作为早期 dcSSc 的治疗选择。2012 年 EBMT 推荐的患者选择条件为：dcSSc 患者自首次发作非雷诺病起病史小于 5 年，Rodnan 皮肤评分大于 15 分伴主要脏器累及，即至少有下列一项：①肺累及：肺一氧化碳弥散量和（或）用力肺活量小于预计值的70%；胸部CT或高分辨CT显示有肺纤维化迹象。②心脏累及：Ⅱ~Ⅲ级房室传导阻滞，心室内传导紊乱，电轴左偏，房室率紊乱，心包炎。③肾累及：无其他原因的蛋白尿大于0.3g/24小时。

第七节 类风湿关节炎及幼年特发性关节炎

RA是一种以慢性侵蚀性关节炎为特征的全身性AD，在我国的总患患者数逾500万。RA的病变特点为滑膜炎，以及由此造成的关节软骨和骨质破坏，最终导致关节畸形。如果不经过正规治疗，约75%的患者在3年内出现残疾。患者受累的关节数如超过20~30个，其5年死亡率分别为40%~60%。1997年澳大利亚医生Joske报道了首例auto-HSCT治疗RA的病例。迄今比较大系列的报道于2004年来自EBMT/ADWP。文章报道了73例RA患者，平均年龄42岁，74%为女性，86%类风湿因子阳性。移植前平均使用5种以上的抗风湿药物。预处理方案基本都为环磷酰胺200mg/kg，个别患者使用了ATG、白消安、氟达拉滨或TBI。28例患者外周血单个核细胞没做处理，其余的采取$CD34^+$细胞分选去除T淋巴细胞。中位随访16个月，67%的患者明显改善，仅1例死亡。与疗效相关的唯一因素是类风湿因子的存在与否，类风湿因子阴性的患者治疗反应好。患病时间、既往的治疗、移植物中T细胞去除与否与疗效无关。73%的患者在移植后6个月内有不同程度的复发，但复发后疾病较易控制，证实auto-HSCT对常规治疗无效的RA患者安全有效。但近年来肿瘤坏死因子阻断剂的出现使得难治性RA得到了有效地控制，auto-HSCT作为难治性RA的治疗手段仅限于那些肿瘤坏死因子阻断剂治疗无效的患者，使用已越来越少。

JIA是儿童时期一种常见的结缔组织疾病，以慢性关节滑膜炎为主要特征，可伴全身多脏器功能损害，是青少年致残和失明的主要疾病之一。虽然大部分患者常规治疗预后较好，但其中5%~10%的系统性或多关节损害的患者长期使用免疫抑制剂治疗疗效仍然不佳，这些患者的预计死亡率为2%~4%。1999年荷兰医生Nico Wulffraat最先报道了4例JIA患者接受auto-HSCT治疗的情况。患者3例为系统性JIA，1例为多关节受累。采用自体骨髓造血干细胞，以CD2、CD3单抗去T细胞，预处理方案为CTX 200mg/kg加ATG 20mg/kg加TBI 4Gy。移植后患者渐停原来服用的免疫抑制剂。随访6~18个月后关节肿胀、疼痛、晨僵明显好转，血沉、C反应蛋白、血红蛋白在6周内接近正常。2例患者出现水痘带状疱疹病毒疹，经阿昔洛韦治疗后得到控制，显示了明显的近期疗效及安全性。5年后（2004年）该研究组报道了34例JIA患儿的治疗结果。随访12~60个月，53%的患者在不服用药物治疗的情况下处于完全缓解状态，18%部分缓解（30%~70%改善），21%无效，治疗相关死亡3例（9%），疾病进展死亡2例（6%）。71%的患者中性粒细胞缺乏期并发感染，11例（32%）患者移植后3~18个月发生水痘-带状疱疹病毒感染，7例（20.58%）患者在移植后1~12个月发生巨细胞病毒感染或再激活。2例患者死于感染引起的巨噬细胞激活综合征（macrophage activation syndrome，MAS）。作者建议在预处理方案中去除TBI并且使用免疫球蛋白及抗病毒药直至$CD4^+$细胞计数正常。

2012年EBMT专家组关于JIA的共识为：auto-HSCT可以作为部分经过仔细筛选的JIA患者的治疗选择。患者应符合下列情况：①系统性发作伴多关节受累或多关节型发病；②对相当于 2mg/kg 泼尼松剂量(最大不超过 60mg/kg)的皮质类固醇药物连续 8 周治疗无反应;③对至少两种抗风湿药物反应不佳或不耐受,这些药物包括生物制剂如:依那西普、英夫利昔单抗、阿达木单抗、抗 IL1 受体制剂、抗 IL6 受体制剂;④不能接受抗风湿药物或皮质类固醇药物的毒副作用。需要注意的是,如患者有巨噬细胞激活综合征的病史或近期系统性疾病发作则应在预处理阶段使用环胞霉素联合泼尼松治疗。

第八节 炎性肠病

克罗恩病(Crohn disease,CD)是一种消化道的慢性、反复发作和非特异性的透壁性炎症性肠病。美国的发病率及患病率大约为 5/10 万和 90/10 万。我国发病数较少,据推测我国大陆地区 CD 发病率及患病率分别为 0.848/10 万和 2.29/10 万,但有逐渐增高的趋势。该病主要治疗药物有糖皮质激素、水杨酸制剂、免疫抑制剂、抗生素、甲氨蝶呤及生物制剂等。对于药物治疗无效、合并消化道梗阻、穿孔、消化道瘘、腹腔脓肿、难以控制的消化道出血的患者来说外科治疗不可避免,约半数以上的患者最终需手术。

2003 年美国医生 Richard K.Burt 首先报道了 2 例重症 CD 患者接受 auto-HSCT 的结果。两例患者的疾病活动指数(Crohn disease activity index,CDAI)均大于 250,造血干细胞动员方案为 CTX+G-CSF,回输的细胞为经磁珠分选去除 T 淋巴细胞的 $CD34^+$ 细胞。预处理方案为 CTX+ATG。移植后随访一年时两例患者均处于缓解状态(CDAI<100)。2010 年该研究组报道了 24 例患者的长期随访结果,患者移植后缓解率(CDAI<150)100%,无复发生存率在随访 1 年时 91%、2 年时 63%、3 年时 57%、4 年时 39%、5 年时 19%。1 例患者 3 年后死于意外事故。移植后 5 年患者缓解率 70%,80% 的患者不需要使用类固醇激素治疗,60% 患者无须 CD 相关的治疗。

笔者自 2004 年 1 月至 2006 年 8 月采用 auto-HSCT 治疗了 9 例 CD 患者,入选标准为对激素及免疫抑制剂治疗无效者,9 例 CD 患者的 CDAI 均值为 352.3(175~492),2 例大于 450 为严重型,6 例为活动型(150~450),1 例小于 200。动员方案为 CTX+G-CSF,采集的外周血单个核细胞采用 CliniMACS 系统做 $CD34^+$ 细胞分选以去除 T 淋巴细胞。平均回输 $CD34^+$ 细胞数 3.83×10^6/kg。移植后 3 个月,完全缓解 6 例,好转 2 例,仅 1 例无反应。但平均随访 20 个月时 4 例复发,且随访期间肠镜复查均无明显改善。

2018 年 5 月 EBMT/ADWP 报道了在 EBMT 登记的来自 7 个国家 19 个移植中心的 82 例患者。入选者均难以耐受现有的常规治疗,其中 74% 曾行外科手术治疗。移植治疗后中位随访 41 个月时,68% 的患者完全缓解或症状明显改善。随访期间 27% 的患者移植后无需任何治疗。在先前药物治疗无效或疗效丧失的患者,经移植后再用药物治疗,57% 的患者达完全缓解或症状明显改善。一例患者在移植后 56 天死于巨细胞病毒感染。

EBMT 专家组对 auto-HSCT 治疗 CD 的共识如下:①目前在无大系列研究结果的情况下,auto-HSCT 应作为经包括免疫抑制剂、抗肿瘤坏死因子单抗在内的多种治疗无效的重症 CD 患者的挽救治疗方法。②auto-HSCT 可考虑用于免疫抑制剂及生物治疗无效的活动性 CD 患者。疾病的活动性应经过内镜或 CT 检查证实。无论何时,在选用 auto-HSCT 之前,应根据患者的具体情况讨论包括手术在内的其他治疗方法的应用。③下列情况可考虑 auto-HSCT 治疗:治疗未控制的活动性疾病;病变广泛,手术治疗有短肠综合征风险;难治的结肠疾病及肛周损害,患者不接受结肠直肠切除术。④儿童 CD 患者需慎重考虑及征求专家的意见。

第九节 1 型糖尿病

1 型糖尿病(type 1 diabetes mellitus,T1DM)多发生在儿童和青少年,亦可发生于其他年龄段,在中国儿童中约为 0.9/10 万。患者起病急剧,体内胰岛素绝对不足,易发生酮症酸中毒,需终生使用胰岛素替代治疗,同时易合并大血管及微血管并发症,严重影响患者生活质量。T1DM 患者体内大部分可检测到胰岛素自身抗体(IAA)、胰岛细胞抗体(ICA)和谷氨酸脱羧酶抗体(GAD-Ab)等,现已基本明确 T1DM 是由免疫介导的胰岛 β 细胞选择性破坏所致,属于自体免疫性疾病范畴。因此国外学者曾尝试使用泼尼松、硫唑嘌呤、环磷酰胺等免疫抑制剂治疗 T1DM,部分患者可获得短暂的疗效。

2007 年巴西医生 J ú lio C.Voltarelli 报道了使用 auto-HSCT 治疗 T1DM 的结果。15 例患者入组,年龄 14~31 岁,从诊断 T1DM 到入组时间小于 6 周。患者均有高血糖、抗谷氨酸脱羧酶(GAD)抗体阳性。因首例患者合并有糖尿病酮症酸中毒且移植后病情无改善,以后入组的标准均排除具有酮症酸中毒的患者。造血干细胞动员采用 CTX+G-CSF,预处理方案为 CTX+ATG。中位随访 18.8 个月时(7~36 个月),14 例患者停用胰岛素,分别为 1 例患者停用 35 个月、4 例停用 21 个月,7 例达 6 个月以上,2 例停用分别为 5 个月及 1 个月。1 例患者移植后 1 年重新开始注射胰岛素。同时观察到 C 肽增加及 GAD 抗体水平的下降及稳定。1 例患者合并感染,2 例内分泌功能失调,无治疗相关死亡。2009 年该研究组又发表了后续的研究结果,证实移植后 C 肽的明显增高是患者摆脱胰岛素的重要因素。

笔者于 2006 年起开展 auto-HSCT 治疗 T1DM 工作,共有 16 例患者入组。首例患者合并有酮症酸中毒,移植时间为初次发病 8 周内。常规方法采集造血干细胞,CTX 预处理,移植后很快停用胰岛素,随访 26 个月时仍未用胰岛素,但随后失访。16 例患者中发病至移植的时间小于 3 个月者 5 例,大于 3 个月者 11 例。移植治疗后病程小于 3 个月者 4 例不需再注射胰岛素,但 2 例半年后复用。其余 11 例仅少数患者胰岛素用量减少,或低血糖发作减少。由此可见对于 auto-HSCT 治疗 T1DM,发病至移植的时间是影响疗效的重要因素。推测其原因主要是因为随着发病时间的延长患者胰腺内残存的 β 细胞数量逐渐较少,即使 auto-HSCT 终止了 β 细胞的再损伤,但残存的胰岛素生成细胞也难以产生足以维持血糖稳定的胰岛素量,从而导致治疗失败。

2015 年波兰医生 E Snarsli 报道了 24 例 T1DM 患者经 auto-HSCT 治疗后,在 52 个月的随访过程中有 87% 的患者至少维持了 9.5 个月不用胰岛素。整个参与研究的患者脱离胰岛素注射的平均时间 31 个月 (9.5~80 个月),至末次随访仍有 4 例患者无需胰岛素注射。移植前患者糖化血红蛋白的平均值为 10.9%,移植治疗后第 1~ 第 4 年的平均值分别为 5.9%、6.4%、6.8%、7.1%。1 例患者死于感染,余无严重治疗相关并发症。

EBMT/ADWP 认为 auto-HSCT 治疗 T1DM 的效果尚待研究,患者应进入经过批准的前瞻性临床研究方案接受治疗。

第十节 其他自身免疫病

至 2018 年 2 月,在 EBMT/ADWP 登记使用 AUTO-HSCT 治疗的自身免疫性疾病已有 30

多种。累计登记患者2553例，超过50例的主要有MS1187例、SSc520例、SLE116例、RA82例、JIA94例、CD176例，其余病种例数1~40余例不等且报道亦不多。其中血液系统疾病主要有ITP、免疫性溶血性贫血、Evans综合征、纯红细胞再障等。

2003年瑞士医生Richard D.Huhn报道了14例难治性ITP的治疗效果。入组患者均是经类固醇药物、脾切除、静脉丙种球蛋白、细胞毒药物及免疫调节剂等多种治疗无效的患者。G-CSF动员造血干细胞，$CD34^+$细胞分选去除移植物中的T细胞。预处理方案为CTX 50mg/(kg·d)共4天。移植后6例患者血小板大于$100\times10^9/L$并维持最长42个月，2例患者部分有效，表现为血小板升高大于基线水平，出血现象停止，医疗服务需求减少。移植过程中5例患者多个部位有不同程度的出血（膀胱、消化道、阴道、鼻）。所有患者粒缺发热期均予以了有效的抗生素治疗，其中8例患者合并抗生素治疗有效的G^+菌血症。

已尝试行auto-HSCT治疗的其他疾病主要有重症肌无力、多发性肌炎、皮肌炎、Sjogren病、银屑病、系统性血管炎、溃疡性结肠炎、TIDM、慢性炎性多神经根脱髓鞘病、难治性Ⅱ型乳糜泻等。但目前只局限于常规治疗无效的患者，且多为单中心研究。

造血干细胞移植治疗重症AD已有近20余年的经验，临床多学科的协作已使得这一领域取得可喜进展，相关的基础研究也在进行中。AD分布于临床多个专科，几乎每一个病种都有一些现有的常规治疗方法难以解决的问题。造血干细胞移植是血液病学领域广泛使用的成熟技术，利用其预处理方案对“异常免疫系统”强大的抑制或“清除”作用及造血干细胞对造血及免疫系统的重建作用，对这些难治性自身免疫性疾病可能产生满意的治疗效果。但是现在的大部分研究还局限在个案、单中心、小样本的描述性研究，前瞻性、大样本的多中心随机对照临床试验研究还不多。也只有经过严格设计的随机临床对照试验，证实患者接受造血干细胞移植后的受益超过这一治疗的毒副作用及疾病本身给患者造成的危害，auto-HSCT才能够成为大家认可的治疗临床治疗重症AD的合理选择。另外auto-HSCT对远期疗效及副作用目前也缺乏令人信服的临床数据，尤其是对儿童患者生长发育以及远期生活的影响均需在今后的研究中加以关注。尽管如此，现有的资料已足以证实auto-HSCT治疗部分重症AD的有效性及安全性。针对每个专科疾病的特殊性设定合理的适应证，以及造血干细胞移植技术本身怎样根据每种疾病的特殊性做相应的改变，是提高auto-HSCT治疗重症AD疗效的途径之一。要达成这一点需要多学科之间的密切协作。目前各学科针对难治性AD的新药、新的生物制剂及新的治疗方法不断涌现，auto-HSCT与这些新的治疗手段的联合亦是提高重症AD疗效的可能途径。相信auto-HSCT这一技术能在更广阔的领域内发挥其治疗疾病的作用。

（欧阳建）

参考文献

1. Tyndall A, Gratwohl A. Blood and marrow stem cell transplants in auto-immune disease: a consensus report written on behalf of the European League against Rheumatism (EULAR) and the European Group for Blood and Marrow Transplantation (EBMT). Bone Marrow Transplant, 1997, 19: 643-645.
2. Snowden JA, Saccardi R, Allez M, et al. Haematopoietic SCT in severe autoimmune diseases: updated guidelines of the European Group for Blood and Marrow Transplantation. Bone Marrow Transplant, 2012, 47: 770-790.
3. Burt RK, Slavin S, Burns WH, et al. Induction of tolerance in autoimmune diseases by hematopoietic stem cell

transplantation: getting closer to a cure? Blood, 2002, 99(3): 768-784.

4. Farge D, Labopin M, Tyndall A, et al. Autologous hematopoietic stem cell transplantation for autoimmune diseases: an observational study on 12 years' experience from the European Group for Blood and Marrow Transplantation Working Party on Autoimmune Diseases. Haematologica, 2009, 95: 1-9.
5. 欧阳建，孙凌云，杨永功，等. 自身骨髓移植治疗系统性红斑狼疮初探. 中华内科杂志，2001, 40(4): 229-231.
6. Chen B, Zhou M, Ouyang J, et al. Long-term efficacy of autologous haematopoietic stem cell transplantation in multiple sclerosis at a single institution in China. Neurol Sci, 2012, 33: 881-886.
7. Saccardi R, Kozak T, Bocelli-Tyndall C, et al. Autologous stem cell transplantation for progressive multiple sclerosis: Update of the European Group for Blood and Marrow Transplantation autoimmune diseases working party database. Multiple Sclerosis, 2006, 12(6): 814-823.
8. Alexandera T, Fargeb D, Badogliod M, et al. Hematopoietic stem cell therapy for autoimmune diseases - Clinical experience and mechanisms. J Autoimm, 2018, 92: 35 - 46.
9. Sullivan KM, Goldmuntz EA, Keyes-Elstein L, et al. Myeloablative autologous stem-cell transplantation for severe scleroderma. N Engl J Med, 2018, 378: 35-47.
10. Muraro PA, Pasquini M, Atkins HL, et al. Long-term Outcomes After Autologous Hematopoietic Stem Cell Transplantation for Multiple Sclerosis. JAMA Neurol, 2017, 74(4): 459-469.

第五章

移植后复发

自体造血干细胞移植(auto-HSCT)是治疗多种血液系统恶性疾病的有效手段。对于部分恶性淋巴瘤、多发性骨髓瘤,auto-HSCT是首选的巩固治疗措施;对少数AML、神经母细胞瘤、生殖细胞肿瘤及一些实体肿瘤,auto-HSCT可以改善无病生存。近年来,随着移植技术的进步自体移植术后TRM显著下降,移植后原发疾病的复发成为自体移植失败的主要原因。不同疾病类型及在不同阶段接受auto-HSCT其复发率不同。对于一些血液系统恶性疾病,目前主张在疾病早期阶段进行auto-HSCT,其原因为:①患者肿瘤负荷低,且对大剂量化疗敏感;②患者一般状况好,可耐受更大剂量放、化疗。auto-HSCT后,原发疾病一旦复发,预后差。虽然可以采取继续化疗、放疗或二次造血干细胞移植(主要为allo-HSCT),但肿瘤再缓解率低,TRM也显著增高,总体疗效差。随着细胞免疫治疗的进展和靶向药物的出现,auto-HSCT后采取细胞免疫治疗或靶向药物等维持治疗,有望降低auto-HSCT后的复发率,同样也可用于自体移植后复发的治疗。

第一节　复发及其预后

血液系统恶性疾病患者接受auto-HSCT后,75%患者的复发出现在移植后1年内。对于AML-CR1患者,自体移植后复发率30%-50%。对于AML,移植前的疾病状态等因素影响自体移植后复发,其他因素详见第六篇第三章。

Auto-HSCT后原发病一旦复发预后差,仅有约1/3患者对挽救性治疗有反应,而这一反应持续时间也相对短暂。一项研究报道了283例auto-HSCT后复发的AL、NHL、MM患者,其中229例再次接受化疗或放疗,结果仅有24%患者获得CR,19%患者取得PR。复发后患者的中位生存只有5个月,接受挽救性治疗患者的中位生存也仅有7个月。对于挽救性治疗有反应的患者,中位生存期15个月。由于脏器累积毒性,auto-HSCT复发后采用二次清髓性移植的TRM高达50%~70%,因此二次移植也不是最理想选择。

第二节 移植后复发的处理

一、化疗或放疗

自体移植后出现原发病血液学或髓外复发,一般首选再次化疗降低肿瘤负荷。化疗方案应选择可能对患者肿瘤细胞敏感的方案,包括新型化疗药物及靶向治疗药物。对于 AML 患者可选择 FLAG 方案或 CAG 方案再次诱导化疗。而对于 auto-HSCT 后复发时间大于 6~12 个月的 AML 患者,也可以选择首次诱导治疗有效的方案。对于单纯髓外复发者,一般不主张单纯放射治疗,需要联合化疗及生物治疗等措施。然而,移植后复发仅仅依靠单纯化疗很少能使患者获得长期生存。有报道显示,急性白血病自体移植后复发单纯采用化疗,只有不到 5% 的患者获得长期生存。

近年来,随着对白血病细胞遗传学和分子生物学特点认识的深入,以及针对白血病特异性基因靶向药物的研发和临床应用,增加了复发患者获得再次缓解的机会,并为进一步桥接 allo-HSCT 创造了有利条件。

二、二次移植

(一) 二次自体移植

有报道显示急性白血病首次自体移植后复发时间大于 7 个月,通过再次诱导取得 CR2 的患者接受二次自体移植,约 30% 可以获得长期无病生存。需要说明的是,这部分患者二次移植采用的干细胞为患者在 CR1 时采集,多数患者因无法获得可用于二次自体移植的干细胞,而无法进行二次自体移植。

(二) 异基因移植

1. 二次异基因移植疗效及预后因素　自体移植复发患者,如果有合适的供者且脏器功能可耐受二次移植,采用异基因移植是有效的治疗选择。EBMT 的研究资料显示,自体移植后复发的急性白血病患者,采用单纯化疗 2 年生存率仅 11%,而接受清髓性异基因移植 2 年 OS 为 32%。多因素分析显示影响二次移植生存的因素为,复发距自体移植时间大于 5 个月、患者年龄 <26 岁的患者生存期长。然而,许多研究显示清髓性二次移植 TRM 较高。来自西雅图的资料显示,59 例自体移植后复发的恶性血液病患者,采用清髓性异基因移植,供者来源包括亲缘相合、亲缘不合和非血缘供者,结果二次移植后 TRM 在 50% 以上。进一步分析提示移植前化疗达到 CR、年轻患者(<17 岁)、诊断为 AML 的患者二次移植预后好。儿童二次移植的效果好于成人。有报道显示一组 23 例儿童 AML、NHL 患者,自体移植后复发接受二次异基因移植,4 年 DFS 为 39%。另有研究显示,首次移植采用 Bu/Cy 预处理者,二次移植采用含 TBI 的预处理,移植后可以取得较好的无病生存。北京大学人民医院对首次自体移植后复发且没有同胞相合供者的患者采用亲缘单倍体移植作为挽救性治疗,尽管移植相关死亡率高(主要死亡原因为 GVHD 和感染),但仍不失为一个治疗选择。

2. 二次异基因移植的时机　自体移植后复发患者采用二次移植的预后除与患者年龄、缓解持续时间有关外,还与疾病复发程度、患者对化疗敏感性及二次移植前是否再次达到缓解有关。有研究表明,二次移植时疾病处于复发状态的患者,二次移植后失败率高。因此对于年轻、一般状况可耐受二次异基因移植患者，建议在首次移植后大于5~6个月，并经再诱导达到再次血液学缓解时进行二次移植。对于早期复发的耐药患者，可以不接受再诱导化疗，直接采用二次异基因移植作为挽救性治疗。

3. 二次异基因移植的预处理方案选择　早期二次异基因移植多采用清髓性预处理方案。通常对首次移植应用Bu/Cy方案的患者，二次移植多选用包含TBI的预处理；而在首次移植采用含TBI预处理的患者，二次移植选择非TBI方案。

二次移植采用清髓性预处理，TRM高达50%~70%，而非清髓性预处理方案可降低二次移植的TRM，同时保留GVT效应，从而提高二次移植后患者的长期生存。早期报道12例自体移植后复发患者，接受同胞全合allo-HSCT，采用Flu+Bu+ATG作为预处理方案，结果仅1例患者死于TRM，5例患者复发，6例患者随访23个月时仍然无病存活，34个月的OS、DFS分别为56%、50%。其他学者采用Cy/ATG加或不加胸腺照射的预处理方案，移植后5~6周未出现aGVHD，即采用DLI预防复发，结果13例有9例因移植后发生Ⅱ~Ⅳ度aGVHD未进行DLI，全组患者2年OS45%，DFS为37.5%。总之，对于auto-HSCT后复发患者采用非清髓性异基因移植，TRM显著降低。对移植后未出现急性GVHD患者可进行DLI加强GVT，减少复发改善患者长期生存。

然而，非清髓性异基因移植术后复发不能完全被GVT克服。因而，目前不少中心采用减低预处理剂量的RIC异基因移植作为auto-HSCT后复发的挽救性治疗。RIC移植可以通过增加非清髓预处理的剂量，增强对肿瘤细胞的杀伤，并可将TRM降低至20%~30%。研究表明对二次移植前疾病处于缓解状态、肿瘤细胞对化疗敏感及移植后出现慢性GVHD的患者，采用RIC移植预后较好。其次，对于GVT作用敏感的疾病，如CML、CLL、低度恶性淋巴瘤等，采用RIC异基因移植疗效较好。而对GVT效应不敏感疾病，如AML、中/高度恶性淋巴瘤、MM等，采用RIC的移植疗效较差。对于MM患者，自体移植后6个月内，不论疾病状态如何常规接受RIC的异基因移植，可以使部分MM患者达到治愈目的。

4. 异基因移植供者选择　二次异基因移植首选同胞全相合供者。若没有同胞相合供者，虽然亲缘配型不合移植TRM高达30%~40%，亲缘间配型不合的移植亦成为挽救性治疗措施之一。北京大学血液病研究所报道，对于具有复发高危因素的白血病患者，亲缘间配型不合移植复发率低于亲缘配型相合移植。因此，对于自体移植后复发患者，亲缘配型不合供者可作为二次移植的供者。有报道17例自体移植后复发患者，采用亲缘配型不合的allo-HSCT，中位随访68个月，有5例（29%）患者存活，多因素分析发现年龄<18岁、重要脏器功能良好的患者预后好。为减少移植后TRM，也有学者采用减低强度的预处理进行亲缘配型不合移植，也取得移植成功。

此外，采用非血缘配型相合/不合的供者进行二次异基因移植取得了同样的疗效。CIBMTR的资料显示，接受非血缘移植的302例自体移植后复发的AML，其中242例二次移植采用清髓性预处理方案，60例采用RIC移植。中位随访58（2~160）个月，1年TRM 44%，5年OS 32%，5年累计复发率22%。多因素分析显示，采用RIC预处理患者具有更好的OS（$P<0.001$），并且患者一般状况评分（KPS）≥90%、受者CMV（-），以及2次移植间隔>18个月的患者复发率低（$P<0.001$），LFS更长（$P=0.006$）。

也有报道应用脐带血移植作为自体移植后复发的挽救性治疗，患者取得缓解，而其长期疗效还有待观察。

总之，自体移植后复发患者是否采用积极的挽救性治疗，应依据对患者预后评估及患者的一般状况决定。对于年轻、复发时间大于自体移植后6个月的患者，如果有合适的异基因供者，可以采用异基因移植；对于二次移植前达到CR的患者建议采用RIC移植，降低移植相关并发症和死亡率。

三、靶向治疗药物应用

近年来，随着对于白血病细胞遗传学和分子生物学特点的认识，以及针对白血病特异性基因的靶向药物的研发和临床应用，增加了复发患者再次达到缓解的机会。

FLT3突变约占AML的30%。针对FLT3突变的一代抑制剂索拉菲尼单药治疗难治复发AML的总体反应率40%~50%；索拉菲尼联合化疗治疗伴FLT3/ITD阳性的难治复发AML的CR达75%~92%。无论是单药还是联合治疗FLT3(+)的复发患者，疗效维持时间均较短，因此建议桥接allo-HSCT作为巩固治疗。Metzelder等报道应用索拉菲尼治疗异基因移植后复发的FLT3(+)的AML患者CR 48%，CRI 21%，CMR 24%。还发现索拉菲尼与异基因供者T淋巴细胞具有协同抗白血病作用。因此，对伴有FLT3/ITD(+)的患者，接受自体移植后，既可以采用FLT3抑制剂作为维持治疗预防复发，亦可桥接异基因移植作为复发的挽救治疗。

此外，去甲基化药物作为急性白血病复发治疗，无论是是单药还是联合化疗均取得一定的疗效。有报道去甲基化药物联合FLT3抑制剂用于治疗复发的AML患者，总有效率46%~83%，CR率27%~80%。在其他一些恶性血液系统疾病，采用靶向治疗的药物可逆转auto-HSCT后复发。早期有报道采用免疫调节剂沙利度胺治疗自体移植后复发的MM患者，取得生物学疗效。有报道一组11例MM患者自体移植后复发，采用沙利度胺(中位剂量600mg/d)治疗，总有效率72%，其中36%患者单克隆免疫球蛋白下降50%，然而中位TTP(疾病进展时间)仅5个月。随后有研究显示采用沙利度胺联合地塞米松(TD)方案治疗复发的MM，无论是PR/CR还是PFS，均优于单用沙利度胺组。新一代的免疫调节剂来那度胺的问世，为自体移植后复发的MM患者提供了更加有效的治疗措施。来自美国和欧洲的2个多中心的Ⅲ期临床试验证实，对于难治/复发的MM，应用来那度胺/地塞米松治疗，与单纯用地塞米松比较反应率(CR+PR)、PFS、OS均具有显著优势。蛋白酶体抑制剂硼替佐米单药用于曾用过硼替佐米治疗的复发MM患者，治疗的总体反应率28%~44%，CR 2%~9%。对于多发性骨髓瘤患者，首次自移植后大于等于18~24个月出现疾病进展者，建议采用二次自体移植作为挽救性治疗；对于早期复发及具有高危复发危险因素MM，可以采用异基因移植作为巩固治疗。

对于病理证实具有$CD20^+$标记的淋巴瘤，无论移植前是否应用过CD20单抗(美罗华)治疗，自体移植后针对MRD或临床复发，再次采用CD20单抗仍然可以取得疗效。同样，auto-HSCT后复发的淋巴瘤患者在取得CR或PR后还需要采取巩固治疗。包括化疗联合靶向治疗、异基因造血干细胞移植等。

四、免疫治疗

近年来迅速发展的嵌合抗原受体T淋巴细胞(CAR-T)治疗，是通过体外培养针对白血病表面特异性抗原而选择性杀伤白血病的免疫治疗方法。其中针对B淋巴细胞表面抗原

CD19所设计的CAR-T在治疗复发B-ALL中取得巨大成功，CR率可达到90%。但对于表达$CD19^{+}$的B细胞淋巴瘤患者缓解率较B-ALL低，并且CAR-T治疗本身的疗效难以维持。复发的原因：CAR-T消失、白血病细胞丧失表面抗原、发生抗原阴性的白血病复发。为此，也促进了针对白血病细胞其他表面抗原（如$CD20^{+}$，$CD22^{+}$）而设计和制备的CAR-T，在治疗B-ALL、复发的B-NHL患者，总有效率大于80%。

此外，针对恶性血液系统肿瘤（包括白血病细胞）表面CD123+的抗体介导的免疫治疗和CAR-T治疗，旨在用于抗原阴性的恶性血液系统疾病，包括白血病复发。虽然临床前期，在小鼠体内研究证实CART-123可以有效根除CD123+AML细胞。目前还需要通过进行临床试验，以验证其在难治复发AML，MDS患者有效性和安全性。

第三节　复发的预防

Auto-HSCT后预防复发的策略总结见下表6-5-1。主要包括预处理方案的改进，移植物净化技术的成熟以及移植后维持治疗和免疫治疗等。随着移植技术的进步和支持治疗及抗感染措施的不断完善，特别是自体外周血干细胞移植（aPBSCT）日益广泛开展并代替自体骨髓移植使得自体移植相关并发症及死亡率明显降低，因而主张在疾病更早期阶段进行自体移植。例如对于中、高度NHL患者，具有复发高危因素，包括高国际预后指数及双打击型NHL患者，可以在CR1接受aPBSCT。

表6-5-1　自体移植后预防复发的策略

改进患者筛选标准
预处理方案中引用靶向治疗药物
二次移植（双次自体移植、自体-异基因移植）
改进净化技术（包括、体内、体外）
累及野照射（自体移植后）
移植后维持治疗（主要为靶向药物治疗，如FLT3抑制剂等）
移植后免疫治疗（CAR-T，抗体介导，细胞因子治疗等）

一、改进和加强预处理方案

改进预处理方案的研究如前所述，包括联合化疗；在预处理方案加入蒽环类药物（IDA）；治疗包括继发性AML及中、高危AML；接受自体移植与传统BUCY，CY/TBI预处理方案比较可以改善DFS。

关于在预处理方案中联合放射性核素偶联的单克隆抗体的研究已经有不少报道。将^{131}I偶联的CD20单抗，或^{90}Y偶联的CD22单抗用于淋巴瘤患者自体移植的预处理中。然而由于缺乏对照性研究，尚不能提供有力证据显示其肯定的疗效。一组52例复发的B细胞NHL患者，现采用^{131}I偶联的CD20单抗，待放射性物质在体内衰变完后，再给予VP16/Cy大剂量化疗。结果2年OS，PFS分别为为83%，68%且优于该中心历史对照研究结果。应用放射性物质与单克隆抗体偶联治疗最大问题是需要将接受治疗患者隔离，直到患者体内的放射性物质完全衰变。

二、受累野放射治疗

淋巴瘤、多发性骨髓瘤、白血病发病时伴有髓外浸润患者，自体移植后复发往往在原发疾病侵润部位发生。因此建议在 auto-HSCT 后，若原发髓外浸润病灶未完全清除，可以辅以局部野放射治疗，以进一步清除残留病灶，预防复发。有许多研究报告显示自体移植后对于残留病灶采用局部放疗可有效减少复发。同时也有报道显示，自体移植后进行局部照射也可以增加治疗相关并发症，包括严重并发症，如可逆性骨髓衰竭、可逆性肌病等。与传统 CT、MRI 比较，应用 PET-CT 可以更有效地判断残留肿块性质，指导医生对于患者选择性进行局部放疗。然而，进行二次活检才是目前公认的最为可靠的判断残留肿块性质的检查手段。

三、改进移植物净化技术

尽管没有随机对照研究证明体外净化可以改善预后，但是有回顾性研究支持采用净化的移植物可以改善自体移植后疗效。去除自体移植物肿瘤细胞污染方法包括。单克隆抗体、化疗及 $CD34^+$ 细胞阳性筛选等。详见前一章节。

四、移植后维持治疗

移植后维持治疗可以通过进一步杀灭患者体内 MRD，从而减少 auto-HSCT 后复发。依据白血病细胞的分子生物学特性，采用针对白血病特异性融合基因、突变的靶向药物作为维持治疗的措施备受关注。关于应用 FLT3 抑制剂作为 HSCT 后维持治疗，在回顾性研究中证实了其预防 FLT3/ITD(+)AML 复发的有效性和可行性。目前在全球正在开展前瞻性临床研究，评价 FLT3 抑制剂用于移植后维持治疗预防复发的安全性、有效性。

在 allo-HSCT 后去甲基化药物作为维持治疗显示：在移植后早期(30 天 ~2.5 个月)应用阿扎胞苷维持治疗，入组 45 例 AML 患者中，82% 患者移植前处于非 CR 状态，结果 1 年 DFS 为 58%。Pusic 报道异基因移植后应用地西他滨维持治疗(最多 8 疗程)2 年 OS 56%，累计复发率 28% 且多数患者(75%)会发生 3~4 度血液学毒性。

B 细胞 NHL 特别是套细胞淋巴瘤和滤泡性淋巴瘤。利妥昔单抗在预防 auto-HSCT 后复发中的应用不断增加。最早，斯坦福大学的研究者对于 35 例难治 / 复发 NHL 及完全缓解 NHL，在 auto-HSCT 后 +42 天开始，每周应用利妥昔单抗 375mg/m^2，共 4 周，以后在 +6 个月重复应用。2 年 EFS 和 OS 分别为 83%、88%(全体患者)。对于难治复发的弥漫大 B 细胞淋巴瘤，2 年无事件生存(EFS)和 OS 分别为 85%、81%。而该中心历史对照研究结果，2 年 EFS 和 OS 分别为 58%、62%。该研究虽然 3~4 度中性粒细胞缺乏发生率 45%，但未观察到发生严重感染。

另有来自德国的报道，自体移植后每月应用利妥昔单抗(剂量同前)作为维持治疗，27 例患者中 19% 发生粒细胞缺乏，其中 2 人出现严重感染。总之 auto-HSCT 后应用利妥昔单抗可有效降低 MRD 从而改善患者无病生存，但是应密切监测，预防粒细胞缺乏导致的严重感染。

在新药时代，目前主要采用免疫调节剂和蛋白酶体抑制剂作为 MM 自体移植后的维持治疗。沙利度胺的应用可以使 47%~77% MM 的缓解水平由 PR 提高到 CR 和 nCR。多中心随机对照研究显示，沙利度胺 100mg/d 作为 auto-HSCT 后维持治疗，可以有效提高患者的 EFS 和 OS，仅 19% 患者因沙利度胺不良反应而停止治疗。目前，推荐在自体移植后采用沙利度胺或 TD 方案预防 MM 的复发，应用时间至少为 6-12 个月或直到疾病进展。来那度胺由于不具有神经系统毒性，作为维持治疗具有较好的耐受性。有随机对照研究证实，来那度胺作为维持治疗可显著提高患者 PFS。来那度胺主要副作用是骨髓抑制及第二肿瘤发生率高于其它同类药物。对于高危 MM 患者，目前主张采用硼替佐米作为自体移植后的维持治疗，并可改善患者的无病生存。

五、移植后免疫治疗

自体移植后免疫治疗是基于如下假设，即移植后患者体内的正常免疫细胞可清除体内残留的肿瘤细胞。因此，针对 MRD 自体移植后患者采用免疫治疗更有利于取得疗效。随着免疫学研究的进展，使得免疫治疗的临床日益广泛。分述如下：

（一）细胞因子应用

动物实验证实 IL-2、IL-12、IL-15 可诱发机体免疫应答，其中关于 IL-2 的临床研究最为广泛。在自体移植后单独或联合应用 IL-2 作为免疫治疗预防疾病复发已有多项临床试验。由于有研究显示，自体移植后机体 IL-2 水平减低，从 auto-HSCT 后患者外周血分离出淋巴细胞，经体外 IL-2 刺激，可以产生免疫应答。因此，推测 auto-HSCT 后应用 IL-2 可调动机体免疫反应。Ⅰ期临床试验也证实应用不同剂量 IL-2 可使 $CD56^+$NK 细胞增加。Ⅱ期临床试验显示，AML 患者 auto-HSCT 后应用 IL-2 治疗，中位随访分别为 32、34 个月，DFS 均为 7 个月。在 ALL 患者接受 auto-HSCT 后的治疗，没有取得令人满意的疗效。在淋巴瘤患者，有报道 auto-HSCT 后采用 IL-2 3~6IU/m^2·d，联合 IFN-α，4 天 / 周，连用 4 周，中位随访 34 个月。尽管 86% 患者发生 2~4 度毒副反应，患者无病存活与该中心历史对照病例比较显著改善。此外，在 NHL 患者自体移植后，联合应用 IL-2、IFN-γ 作为免疫治疗，可延长患者 OS 及 PFS。虽然自体移植后应用 IL-2 可以发生较严重毒副反应，包括低血压、体重下降、毛细血管渗漏综合征甚至死亡，但是多数副反应是可逆性的，停药后可以恢复。

（二）单克隆抗体

Auto-HSCT 后采用针对肿瘤细胞特异性抗原的单克隆抗体，可以有效清除移植后残留肿瘤细胞，预防复发。其中 CD20 单抗（美罗华）应用最为广泛。首先对于病理表达 CD20 的恶性淋巴瘤患者，自体外周血干细胞动员采集前应用化疗（大剂量 Cy）联合美罗华作为动员化疗，并且在外周干细胞采集前再给予一剂美罗华 375mg/m^2，结果对于动员采集前 CD20 检测阳性患者，干细胞采集物检测，没有发现 $CD20^+$ 肿瘤细胞污染，因而证明 CD20 单抗对于采集物具有体内净化作用，此方案不影响干细胞（$CD34^+$ 细胞）的动员采集。其次，在淋巴瘤自体移植常规预处理方案（BEAM 方案）过程中及移植后应用 CD20 单抗，也取得令人满意的疗效，患者 EFS、OS 显著优于该中心历史对照研究。

（三）细胞因子诱导的 NK 细胞、CIK 细胞治疗

自体移植后，从患者体内分离得到的单个核细胞（PBMC）体外与 IL-2 一起培养可诱导产生 NK 细胞，然后输注给患者，同时再给患者注射 IL-2。小样本病例报道，其耐受性良好，但由于分离及体外培养所得到 NK 细胞数量有限，且体内同时应用 IL-2，因而难以评价其作用机制。分离外周血单个核细胞在体外加入（IFN-γ），CD3 单抗和 IL-2，体外培养 14-21 天可

以使 $CD3^+CD56^-$ 细胞扩增 1000 倍。这一细胞被称作 CIK 细胞来源于 T 淋巴细胞，并且分泌属于 Th1 类型的细胞因子，如 TNF、GM-CSF 以及上调使穿孔素、颗粒酶以及 Fas 配体产生功能的一些关键分子。因而，具有强大的细胞毒作用，其抗肿瘤作用被证明优于 IL-2 诱导的 NK 细胞活性。体外实验证实 CIK 细胞对于 OCI-Ly-3、SU-DHL-4（NHL）、K562 细胞及 Daudi（T-cell NHL）细胞均具有细胞毒作用。体内、外试验证实验 CIK 对于自体髓系白血病原始细胞具有细胞毒（溶解）作用，而对于淋巴系原始细胞没有作用。临床前试验已经证实可以从健康供者和恶性血液病患者的外周血干细胞中成功扩增。Ⅰ期临床试验应用 CIK 细胞治疗一组自体移植后复发、难治性 NHL 患者的安全性和可行性研究，输注的细胞数为 1×10^9、5×10^9、1×10^{10}，对于没有发生Ⅲ~Ⅳ度毒副反应的患者，可以多次输注，结果证明 CIK 治疗是安全可行的。国内王等报告应用化疗联合 CIK 治疗一组 NHL 患者，认为可以延长 NHL 患者 CR 时间。来自中国的学者通过体内外试验均证实急性白血病患者化疗后应用 CIK 治疗患者与未应用 CIK 患者比较可以有效降低髓系白血病细胞负荷，并改善患者无病生存。

（四）其他免疫治疗

细胞毒 T 淋巴细胞（CTL），体外将单个核细胞与 DC 细胞，及从肿瘤组织获取的表达抗原成分共同培养产生的特异性 CTL，其中 DC 细胞具有抗原呈递细胞作用。DC 细胞可以从外周血单个核细胞、$CD34^+$ 细胞经体外培养获得。而肿瘤抗原可以从肿瘤抗原 RNA、蛋白、肽段及肿瘤溶解产物中获取。有报道在 MM、NHL 患者自体移植后应用特异性 CTL 输注，并在体内检测到针对肿瘤细胞的特异性 CTL 存在。尽管如此，由于从肿瘤组织获取的抗原成分具有不稳定性和技术条件要求等限制，因而产生的特异性 CTL 反应具有不稳定性，所以使其在临床中应用的价值有待进一步评价。

此外，随着 CART 治疗恶性血液病复发的广泛应用，对抗原阴性的复发、$CD19^+$CAR-T 治疗失败的患者，有研究发现 $CD123^+$ 在复发的白血病细胞上表达，同时在白血病干细胞也有表达，因此设计同时针对 $CD19^+$ 及 $CD123^+$ 的 CAR-T 或仅针对 $CD123^+$CAR-T，不但将有助于治疗抗原阴性的白血病等恶性血液病；还有研究建议用于造血干细胞移植后症状前应用，以期减少复发。

此外，自体移植后应用 CSA，随后在停止应用 CSA 后诱发机体自身免疫反应（与 GVHD 作用相似）从而长生自身免疫细胞抗肿瘤细胞作用。这一自身 GVHD 反应已经在动物模型中得到证实。在临床Ⅰ/Ⅱ期临床试验也证实应用 CSP 1、2.5、3.75 mg/kg·d 共 28 天，结果患者出现类似于 GVHD 的皮肤表现。然而，缺乏对照研究评价这一治疗手段的有效性。

总之，HSCT 是治疗部分血液系统疾病的有效治疗手段，由于自体移植的安全性不断提高，使得许多患者可以在疾病的早期阶段接受 HSCT，从而降低移植后复发。同时 HSCT 后 MRD 是疾病复发的主要原因。Auto-HSCT 后密切监测 MRD，并针对 MRD 采用靶向药物治疗及免疫治疗，可更加有效预防和减少自体移植后复发。

（陈　欢）

主要参考文献

1. Olin RL, Vogl DT, Porter DL, et al. Second auto-SCT is safe and effective salvage therapyfor relapsed multiple myeloma. Bone Marrow Transplant, 2009, 43: 417-422.

2. Chang YJ, Wang Y, Liu YR, et al. Haploidentical allograft is superior to matchedsibling donor allograft in eradicating pre-transplantation minimal residualdisease of AML patients as determined by multiparameter flow cytometry: aretrospective and prospective analysis.J Hematol Oncol, 2017, 10(1): 134-147.
3. Ringden O, Labopin M, Gorin NC, et al. The dismal outcome in patients with acute leukaemia who relapse after an autograft is improved if a second autograft or a matched allograft is performed. Bone Marrow Transplant, 2000, 25: 1053-1058.
4. Sonneveld P, Avet-Loiseau H, Lonial S, et al. Treatment of multiple myeloma withhigh-risk cytogenetics: a consensus of the International Myeloma Working Group. Blood, 2016, 127(24): 2955-2962.
5. Attal M, Lauwers-Cances V, Gerald Marit G, et al. Lenalidomide Maintenance after Stem-Cell Transplantation for Multiple Myeloma. N Engl J Med 2012, 366: 1782-1791.
6. Tschan-Plessl A, Halter JP, Heim D, et al. Synergistic effect of sorafenib and cGvHD in patients with high risk FLT3-ITD+ AML allows long-term disease control after allogeneic transplantation. Ann Hematol, 2015, 94: 1899-1905.
7. Maude SL, Frey N, Shaw PA, et al. Chimeric antigen receptor T cells for sustained remissions in leukemia. N Engl J Med, 2014, 371: 1507-1517.
8. Ravandi F, Alattar ML, Grunwald MR, et al. Phase Ⅱ study of azacytidine plus sorafenib in patients with acute myeloid leukemia and FLT-3 internal tandem duplication mutation. Blood, 2013, 121: 4655-4662.
9. Ravandi F, Cortes J.E., Jones D., et al. Phase Ⅰ/Ⅱ study of combination therapy with sorafenib, idarubicin, and cytarabine in younger patients with acute myeloid leukemia. J Clin Oncol, 2010, 28: 1856-1862.
10. Metzelder SK, Schroeder T, Finck A, et al. High activity of sorafenib in FLT3-ITD positive acute myeloid leukemia synergizes with allo-immune effects to induce sustained responses. Leukemia, 2012, 26: 2353-2359.

第七篇

造血干细胞移植展望

干细胞已被用于治疗恶性血液病和心血管病等疾病，展现出巨大的发展潜力和广阔的应用前景。历经半个世纪的发展，造血干细胞移植引领了整个干细胞临床应用的潮流，已成为血液恶性肿瘤等疾病的一种规范化治疗手段。而近年来造血干细胞基础与临床研究的进展突破，使得其可能在未来的数年实现质的跨越，实现更广泛的应用，更好的疗效以及更简单的操作，乃至进化为靶向细胞治疗等领域全新的模式。本篇将从造血干细胞来源、移植技术、移植模式三个方面对未来造血干细胞移植的应用进行展望。

第一章

人人都能进行造血干细胞移植

找到合适的造血干细胞来源是进行移植的先决条件，长期以来同胞 HLA 相合供者的匮乏限制了造血干细胞移植的应用。而替代供者、自体干细胞及干细胞扩增技术的发展极大地丰富了干细胞来源，在解决供者来源瓶颈的基础上，还可能将根据患者的病情以及实验指标，分层选择最优化的供者。这种宏观和微观相结合的特点，将使得造血干细胞移植疗效更好，适应范围更广。

一、谁是最好的供者

替代供者（alternative donors）是指除 HLA 相合同胞以外的异体造血干细胞来源的供者，主要包括亲缘 HLA 单倍型相合供者、非血缘供者及脐带血。近年来，北京大学血液病研究所建立的 HLA 单倍体移植模式，很好地解决了 HLA 不合移植受者对造血干细胞的排斥及移植物抗宿主病问题，使得亲缘 HLA 不合移植的疗效与同胞 HLA 相合及非血缘移植相当，彻底解决了造血干细胞来源匮乏的问题。国际上去 T 细胞、不去 T 细胞等多种 HLA 不合移植模式的发展进一步巩固了亲缘 HLA 不合移植的地位。国际骨髓移植登记组（CIBMTR）数据显示 2007—2010 年 HLA 不合移植占异基因移植 3%~5%；欧洲血液和骨髓移植学会（EBMT）2011 年数据显示 HLA 不合移植比例上升至 6.8%；中国骨髓移植登记组 2012 年数据显示 HLA 不合移植比例超过 30%，成为 HLA 相合同胞以外最大的造血干细胞来源。单倍体移植体系的建立使得“人人都有干细胞来源”的时代的到来，必将在未来的造血干细胞移植体系中发挥更为重要的作用。

在人人都有供者的时代背景下，造血干细胞移植供者的更显著地问题已经不是来源，而是在众多供者来源中如何进行优化选择，回答谁是最佳供者的问题：

（一）HLA 相合供者是否一定是最优供者

HLA 同胞相合移植具有移植后 GVHD 发生率低、感染发生率低、医师经验相对丰富等优点。长期以来，HLA 相合的同胞供者被认为是 allo-HSCT 供者的首选。然而近年来单倍型相合移植模式在临床安全性及有效性方面大幅提高，正在或者已经在挑战以上经典原则。2011 年一项来自北京大学血液病研究所的回顾性研究对比了 HLA 单倍型移植（n=81）和同胞相合移植（n=36）治疗高危急性白血病的疗效，结果显示，对比同胞相合移植，虽然Ⅱ~Ⅳ度

aGVHD 发生率在单倍体移植中升高(49% vs. 24%,P=0.014),但是 2 年累计复发率在单倍体移植中显著降低(26% vs. 49%,P=0.008),3 年总体生存率在单倍体移植中显著升高(42% vs. 20%,P=0.048),提示单倍型移植具有更强的抗白血病作用。随后一项包含 639 例 AML 患者(回顾性 n=399,前瞻性 n=340)的大样本研究进一步显示,对于移植前多参数流式检测微小残留病灶(MRD)阳性的 AML 患者,单倍体移植比同胞相合移植具有更低的复发率(57% vs. 19%,P<0.001),更高的 DFS(29% vs. 73%,P<0.001)),和更高的 OS(33% vs. 75%,P=0.001)),提示对于移植前 MRD 阳性的 AML 患者,单倍体供者具有更优的疗效。以上研究结果提示,单倍型移植可能具有更强的移植物抗白血病(GVL)效应,对于高危急性白血病患者,单倍体供者可能优于同胞全合供者。未来,我们需要更多的研究对比 HLA 同胞相合移植、单倍型相合移植及其他移植模式在治疗血液恶性疾病中的疗效,对不同危险分层的疾病选择最优的供者,最大可能增强 GVL 效应且减少 GVHD 发生率。

再者,单倍体供者来源更加丰富,在具有多个单倍型供者的情况下该如何选择最佳供者?来自北京大学血液病研究所的数据显示,年轻供者和男性供者具有更低的非复发死亡率,以及更高的总体生存率;父亲供者相比母亲供者可获得更低的非复发死亡率、GVHD 发生率,以及更好的总体生存率;子女供者相比同胞供者具有更低的 GVHD 发生率。最新的一项多中心大样本研究入组 1199 例急性白血病 CR1 的患者,通过多因素分析发现供者/受者年龄大、女供男移植以及 ABO 血型不合移植是影响移植疗效的关键因素,而供者来源(HLA 同胞全合或单倍体)不影响移植预后。

(二) 供者选择需要考虑的几个关键要素

1. 患者原发病病情 高危、复发的恶性血液病患者往往没有充分的时间等待非血缘供者查询,同时非血缘供者也不易再次提供造血干细胞用以复发及移植并发症治疗。而亲缘供者具有以下优势:①方便及时进行 HLA 配型及体检,较非血缘移植更易把握最佳的移植窗口期;②不去 T 细胞的 HLA 亲缘不合移植较 HLA 相合非血缘移植可能具有更强的移植物抗白血病效应,白血病复发率更低;③亲缘供者方便再次采集造血干细胞进行供者淋巴细胞输注预防、干预、治疗恶性血液病复发,同时还可制备巨细胞病毒特异性胞毒性 T 细胞(CMV-CTL)治疗 CMV 血症等。

2. 生活质量 近年来,造血干细胞移植术后生活质量逐渐为人们所重视,成为与移植预后相当甚至更为重要的疗效评估指标。国内外资料显示儿童脐带血移植 cGVHD 发生率较低,因生活质量好经常作为儿童恶性血液病移植替代供者首选。体外去 T 细胞的 HLA 亲缘不合移植虽然排斥率较高,免疫重建延迟,复发率高,但其急、慢性 GVHD 发生率低,在许多更加重视生活质量的移植中心也作为供者来源的重要参考。

3. 经济状况 HLA 不合移植较 HLA 相合移植普遍采用更强的免疫抑制剂方案,如较多采用抗人胸腺球蛋白(ATG)和 CD25 单抗等药物;或采用体外 CD34 阳性分选等移植物组分处理步骤,其总体治疗费用偏高。

综上我们得出以下结论:随着单倍体技术的不断发展,HLA 同胞相合供者不一定总是首选的供者来源,移植疗效不取决于供受者 HLA 相合度而更多地取决于供受者关系。未来需要更多的研究来进一步回答谁是最佳供者的问题。根据不同的疾病,分层及个性化选择最佳供者。

二、iPS技术发展拓宽细胞免疫治疗的应用

诱导多能干细胞(induced pluripotent stem cells,iPS)是指利用生物和化学方法使已分化成熟的体细胞“返老还童”(即重编程,re-programming),形成多功能干细胞。利用iPS技术,患者有望使用自己的体细胞制备成干细胞进行修复治疗,是重要的潜在造血干细胞来源。

(一) iPS技术或可应用于激活自体干细胞

自体造血干细胞是来自血液病患者自身的成体干细胞,其优点是无免疫原性,体内重建良好,方便用于造血修复治疗。传统的auto-HSCT主要依靠动员患者骨髓的造血干细胞到外周血,进而通过单采获得。但采集效率依赖于患者的原发病疾病状态,并且其抗肿瘤效应偏弱,因此目前仍较多地在低危血液恶性肿瘤,如淋巴瘤、多发性骨髓瘤中应用。部分血液病,如再生障碍性贫血,无法获得足够的自体造血干细胞进行自体移植。而iPS技术的发展为激活自体干细胞提供了可能。如地中海贫血患者因遗传背景往往无合适的亲缘供者,我国采用非病毒技术对地中海贫血患者成体细胞进行重新编程,诱导成iPS细胞系,然后通过致病基因的原位修复,成功诱导出了功能完整的造血干细胞,在人源化动物模型上已观察到良好的造血重建,有希望成为地中海贫血移植治疗的细胞来源。

(二) iPS技术的应用可能为移植并发症患者提供细胞制品

单倍体移植的发展已基本解决了异基因造血干细胞移植供者来源问题,但移植后植入不良、GVHD、感染以及复发等仍是影响移植疗效的关键因素。在移植后造血重建尚未恢复之前,需要输注大量红细胞、血小板进行支持治疗。通过iPS技术生产获得血液制品(如血小板)将有希望解决目前血制品匮乏问题。在移植后免疫重建恢复之前,感染尤其是病毒感染是常见的并发症,病毒特异性T细胞(如CMV-CTL,EBV-CTL等)是移植后控制病毒感染的关键免疫细胞,而目前供者及第三方来源的病毒特异性T细胞存在培养周期长、来源受限、制备成本高等问题,通过iPS技术生产培养病毒特异性T细胞或能为治疗移植后病毒感染提供新的快速有效的细胞产品。

(三) iPS技术的优化

由于iPS细胞存在潜在致癌、致畸等安全性问题,到目前为止,iPS细胞转化形成的造血干细胞尚未应用于临床治疗。要得到安全实用的治疗型iPS细胞,避免使用整合性病毒以及有致癌性的外源基因是其主要攻关方向。在进入临床应用前,另外一个制约iPS细胞的关键问题是如何获取足够数量级的iPS细胞满足造血干细胞移植的需求。由于目前对造血干细胞的特性尚未透彻了解,所以现有的体外扩增体系如细胞因子支持体外扩增或基质支持下灌注培养,虽然可以获得不同阶段的造血细胞大量增殖,但扩增自我更新能力强、较为原始的造血干细胞量目前仍然比较困难。如何维持造血干细胞自我更新的特征,即“干性”,同时增加其扩增效率是未来干细胞研究的焦点。

综上,iPS技术的发展有望应用于激活自体干细胞,未来通过生物工程“制造”稳定的造血干细胞来源将不再是一个梦。同时通过iPS技术培养获得血液制品、病毒及肿瘤特异性T细胞、MSC等,将为解决移植后并发症提供更多可能途径。

(黄晓军)

第二章

造血干细胞移植技术进一步优化及规范

造血干细胞技术的核心即有效地获取干细胞来源,并使其在体内形成良好的功能用以治疗疾病。在“后供者来源匮乏”时代,造血干细胞移植研究的中心开始偏向干细胞体内功能形成机制:功能形成良好可治愈疾病,功能形成不良或缺陷则引起各种并发症。这些机制研究进展将大大推进移植并发症处理技术的进步。

复发防治、GVHD防治、预处理方案的不断进步促进了造血干细胞移植技术进一步优化及规范。以分层治疗和个性化治疗为特点的精准治疗不断推进,其中分层治疗指根据精确诊断和预后风险评估将患者分为不同亚群,根据亚群特点结合循证医学证据和临床试验进展选择最优的治疗策略;而个性化治疗是分层治疗的进一步拓展,即在分层基础上根据每个患者病情的动态变化和自身特点选择最优治疗策略。与传统依赖医生个人经验的治疗方法不同,分层治疗及个性化治疗均为依据精确诊断信息而进行规范化治疗,是造血干细胞移植技术发展的必然趋势。

一、移植后复发防治技术的优化及规范

复发是恶性血液病患者异基因造血干细胞移植后常见并发症和主要死亡原因之一,分别占同胞全合以及非血缘造血干细胞移植死亡原因的47%和33%。如何预测患者复发风险,并根据病情采取最合适的复发防治策略是造血干细胞移植的主要研究趋势,以下将分别从“移植后复发分层、复发治疗技术、复发防治体系的优化和规范”三个方面详述。

(一)移植后复发分层

对移植前处于完全缓解的患者,其移植后复发率并不尽相同。白血病微小残留病灶(MRD)诊断技术的进展,使我们找到特异性、非特异性基因或其他分子标记,对这些分子标记在移植后进行动态监测,能对白血病移植后复发的风险进行预测。如前所述,利用实时定量PCR技术监测移植后BCR-ABL水平,或对泛白血病基因WT1动态监测,能对白血病复发的概率做出评估;更为重要的是,基于这些分子标记预警的复发干预技术能明显降低移植后复发率,如标危白血病MRD^{+}患者干预后复发率可降低50%,累积复发率与MRD-患者类似。由于是移植后动态监测,因此此项技术不仅能筛选需要干预的目标群体,也能确定最佳干预时机,并根据患者具体病情形成个性化治疗方案。

对于难治复发白血病，常规挽救性移植虽可使部分患者达DFS，但移植后复发率仍高达60%~80%，大大超过CR状态移植的患者。因此，难治复发患者应采用与CR状态不同的移植方式。通过不断发现与移植后复发相关的新分子指标，未来尚有可能将移植后复发高危人群进行更为精确的分层，进而采用不同的移植策略，降低复发率。

（二）复发治疗技术

供者淋巴细胞输注、靶向药物、以及嵌合抗原受体T细胞（CAR-T）等免疫细胞回输方式的复发防治手段的多元化和不断优化，为建立与诊断分层相适应的复发防治体系奠定基础。

供者淋巴细胞输注(DLI)是公认最有效的治疗方法，但DLI具有GVHD风险、骨髓抑制、对急性白血病治疗效果差等缺陷，北京大学血液病研究所采用G-CSF动员的干祖细胞代替静态供者淋巴细胞采集物，结合短程免疫抑制剂预防DLI后GVHD，形成改良的DLI(mDLI)，减轻了DLI相关GVHD，且GVL效应未减弱，使之可以安全有效用于急慢性白血病移植后复发的治疗。近年来多项应用DLI预防、干预以及治疗移植后复发的研究取得良好疗效。未来，以移植后MRD以及GVHD监测为指导的多次DLI回输，将改善高危难治复发白血病患者移植预后。

关键致病基因靶向药物的出现为血液病治疗带来了革命性的改变，一方面改变了部分恶性血液病移植适应证，另外一方面则丰富了移植后复发治疗、干预的手段，如络氨酸激酶抑制剂（TKI）目前广泛用于Ph^{+}ALL和CML的移植后复发预防和个性化干预，与造血干细胞移植合力进一步降低复发率。

干扰素、白介素等免疫调节剂主要通过促进相应免疫细胞的增殖及增强功能来发挥治疗作用，如IL-2可以促进活性T淋巴细胞增生，北京大学血液病研究所发现小剂量IL-2注射有助于降低移植后白血病复发率，并前瞻性地将小剂量IL-2用于标危急性白血病移植后复发的预防。IFN-α可以增强NK细胞、巨噬细胞和T淋巴细胞的活力，目前也开始用于复发防治。

CAR-T细胞是治疗血液恶性肿瘤的新策略，近年来CAR-T技术不断发展成熟，在急性白血病和非霍奇金淋巴瘤的治疗上取得显著疗效。2017年来两款CAR-T疗法获FDA批准上市，更是推动了CAR-T细胞从临床前研究到临床应用的快速发展。在移植领域，CAR-T治疗桥接HSCT、CAR-T联合HSCT以及CAR-T治疗应用于HSCT后复发均取得一定疗效。

1. CAR-T作为移植前的桥接治疗研究取得了良好疗效。难治复发患者可通过移植前的CAR-T治疗降低肿瘤负荷甚至达到完全缓解状态，并以最佳的状态顺利桥接至移植，从而多项临床试验结果证实，CAR-T治疗B-ALL的缓解率可高达70.0%~93.5%，慢性B淋巴细胞白血病（B-CLL）可达57.1%，非霍奇金淋巴瘤（NHL）中可达33.3%~72.7%。然而CAR-T细胞在体内的存续时间较短，难以维持患者长期无病生存，需通过CAR-T治疗获得缓解的复发难治性血液肿瘤患者在缓解期内桥接移植，可有效降低原发病复发率，延长无病生存期。

2. CAR-T细胞对肿瘤细胞具有特异性杀伤活性，可提高抗白血病效率，在造血干细胞移植前后联合CAR-T细胞回输，可有效降低移植后复发率，同时可降低移植后并发症。来自国外的一项研究分别在7例auto-HSCT和19例allo-HSCT后2天及64天行自体或供者CAR-T细胞输注，结果显示auto-HSCT组30个月疾病无进展生存（DFS）率及总体生存（OS）

率为 83% 和 100%，allo-HSCT 组 12 个月 DFS 率及 OS 率为 53% 和 63%，证实 CAR-T 细胞可加强 GVT 效应，降低移植后复发率。

3. 对于移植后复发的患者，CAR-T 治疗同样具有良好的安全性及有效性。目前 CAR-T 细胞已应用于治疗移植后复发的 ALL、CLL 及 NHL 患者，总体有效率可高达 65.9%。与传统的二次移植及 DLI 相比，CAR-T 因其具有特异性，在提高抗肿瘤效应的同时不增加 GVHD 的发生，更安全，因此有望更多地应用于移植后复发及高危患者的治疗。

（三）复发防治体系的优化和规范

如前所述，我们展望未来能对患者移植后的复发进行分层。对难治复发的患者进行挽救性移植，其移植后复发率仍然高达 60%~80%，而 mDLI 能有效发挥抗白血病作用，因此，可将难治复发白血病患者移植后进行预防性 mDLI，然后持续 MRD 监测，从而整体降低复发率。

对于处于完全缓解状态的标危患者进行动态 MRD 监测，出现 MRD^+ 异常时予以不同措施干预，如根据 Ph^+ALL 患者病情可以给予 TKI 靶向药物，而对于其他白血病，可采用 mDLI、IL-2/IFN-α、免疫细胞回输等生物干预措施。对于血液学复发的患者，北京大学血液病研究所研究显示化疗联合 mDLI 疗效优于单独化疗，可采用化疗联合 mDLI 或靶向药物治疗。如此，白血病移植可实现分层：高危患者预防、标危患者预警干预，多种手段治疗移植后复发的综合防治体系，使造血干细胞移植术后复发实现可治、可控、可防，大大降低白血病移植后的复发率，提高患者无病生存率。

二、GVHD 防治技术的进步

GVHD 是造血干细胞移植术后的主要并发症和治疗相关死亡原因之一，如何有效地建立“预警 - 预测 - 干预”的体系是未来一段时间 GVHD 防治的关键问题。

（一）GVHD 风险预警预测

一系列具有潜在病理生理学作用的免疫细胞或分子在 GVHD 发病造成靶器官损害前即有特征表达，因此可作为 GVHD 预警预测的分子标记。如北京大学血液病研究所发现供受者 HLA/KIR 受体不合增加 GVHD 风险；移植物组分中的 CD4/CD8、Th17/Tc17、$CD4^+CD45RA^+CD62L^+T$、$CD56^{bright}NK$ 与 GVHD 发病正相关，$CD4^+CD25^-CD69^+Treg$、$CD62L^+$naive Treg、double-negative Treg 与 GVHD 发病负相关；移植后患者血清 2’3-IDO、LBP、IL-21、铜蓝蛋白等系列分子标记有助于 GVHD 鉴别诊断或预测发病。

根据这些分子标记，可以在移植预处理前，造血干细胞回输时、回输后不同时间点对患者 GVHD 风险进行预警预测、动态评估，从而筛选出 GVHD 高危患者，这将为 GVHD 分层干预奠定基础。北京大学血液病研究所最新的一项前瞻性随机对照研究，根据移植物组分中 $CD56^{bright}$ NK（$>1.9\times10^6$/kg）或者骨髓中 CD4∶CD8 比例（>1.16）对患者 GVHD 风险进行分层，对其中的高危组患者随机予以小剂量激素（0.5mg/kg·d 甲泼尼龙）预防（Group B）或不预防（Group C），低危组患者不预防（Group A），结果显示危险分层指导的小剂量激素预防可显著降低Ⅱ~Ⅳ度 GVHD 发生率，增加植入率，同时不增加感染发生率。

（二）GVHD 干预手段的进步

同上，GVHD 发病中的关键免疫细胞或分子也是新 GVHD 治疗手段的靶点。如活化 T 细胞标记 CD25、系统免疫激活标记 TNF-α、其相应的单克隆抗体均已成为重要的 GVHD 防治手段。小剂量甲氨蝶呤具有免疫调节作用,其作为急性 GVHD 一线、二线、挽救性治疗均取得良好疗效。而间充质干细胞(MSC)、调节性 T 细胞(Treg)为代表的过继免疫细胞输注,可以系统性地对活化炎性 T 细胞进行负向调控从而发挥抗 GVHD 作用。

MSC 是干细胞家族成员,有支持造血、促进干细胞植入、免疫调控和控制排异反应的作用。2004 年间充质干细胞首次被尝试用于治疗 1 例激素耐药的 4 度急性 GVHD 患者,结果疗效显著。随后,国内外多个治疗中心相继应用间充质干细胞治疗 GVHD,并取得一定疗效。在英国和欧盟的 GVHD 治疗指南中,英国血液学标准委员会推荐 MSC 作为治疗Ⅱ~Ⅳ度急性 GVHD 的三线治疗药物。GVHD 干预手段的进步和多元化为建立与 GVHD 风险分层相适应的干预体系奠定基础。

(三) 基于危险度分层的 GVHD 防控体系

如前所述,通过 HLA/KIR 配型、移植物免疫细胞组分等,在造血干细胞移植回输时即可对患者急性 GVHD 风险作出预测,对高危患者可提前应用小剂量糖皮质激素等措施进行预防,有望降低其发病风险。此后在固定时间点对移植患者进行急性 GVHD 分子标记的系统监测追踪及动态评估,对其中的高危患者采用分层乃至个性化的免疫抑制剂干预,如根据 MMF 药物受体的多态性调整 MMF 剂量等。而对于已发病的急性 GVHD 患者,则可在一线糖皮质激素治疗后及时评估分子标记,及时筛选出对一线方案不敏感的患者换用单克隆抗体、过继细胞输注等个性化的二线治疗方案。

综上,GVHD 机制的研究进展为其防治提供了越来越多的分子靶点,敏感性和特异性逐渐增强的分子指标进行有效组合有望建立系统的 GVHD 风险评估体系,进而像防治复发一样进行分层乃至个性化治疗,这将进一步改善 GVHD 疗效,并尽量保留移植物抗白血病效应(GVL),整体上改善患者预后和生活质量。

三、预处理技术的进步

随着预处理方案对白血病复发、植入不良等并发症的作用机制日渐明确,传统的清髓方案逐步演化出增强、减低强度预处理方案,乃至“微移植”方案,这种多元化的治疗方案进展为基于患者病情进行分层选择奠定基础。

北京大学血液病研究所采用“Bu+Cy+ATG”增强预处理方案进行非体外去 T 单倍型移植,植入率超过 99%,且发挥了更强的 GVL 效应,更加适用于高危及复发白血病患者。

减低强度预处理方案(RIC)日益成为标准清髓方案外的重要移植预处理选择,与清髓相比,RIC 最主要的优势源于预处理相关毒性的减少,因此可以使更多的因为高龄、脏器功能不良等不能耐受标准预处理强度的患者可以接受移植。RIC 对于一些进展不快,增殖速度慢,且对免疫治疗敏感的疾病,如慢性淋巴细胞白血病,低度恶性淋巴瘤等具有相对优势。

此外,单倍型外周血干细胞联合减低剂量预处理形成的“微移植”在中老年患者中已取得了良好的疗效,GVHD 发生率低。这项移植技术也逐渐推广到成人患者。微移植与传统 RIC 的主要区别是并未形成完全的供者嵌合,其疗效的细胞学基础仍有待进一步阐明。

与复发、GVHD 分层类似,未来可以根据患者原发病复发风险、患者一般状况、供者来源、生活质量 / 预后等信息进行分层,从而选择最适合的预处理方案,同时搭配与之对应的复发、GVHD 防控措施。如对白血病复发、移植物排斥高危患者采用增强型预处理方案，对疾病进展相对缓慢、脏器条件有限的患者采用 RIC 方案，对移植风险较高的中老年患者采用微移植方案等，这种预处理方案分层策略将是未来一段时间前瞻性临床试验的焦点。

（黄晓军）

第三章

造血干细胞移植展望

供者来源的多元化加之单倍体造血干细胞移植模式的进展使造血干细胞移植进入了一个“人人都有供者”的快速发展新时代，干细胞机制研究的进展加深了我们对移植并发症的认识，并开发出一系列防治并发症的新技术，进而形成规范化的治疗体系。

同时，随着免疫机制的研究快速进展，造血干细胞移植能够有效发挥移植物抗白血病(GVL)效应和造血修复作用的细胞学和分子学基础日渐明确，越来越多的前临床试验证明可以通过调节移植物组分、联合分子靶向药物等实现 GVHD-GVL 效应分离，例如将患者自体外周血单个核细胞通过非病毒载体转录单克隆抗体形成具有高效抗肿瘤作用的细胞。异体来源的细胞，如病毒特异性的 CTL 可用于造血干细胞移植后患者 CMV 等感染性疾病治疗，间充质干细胞(MSC)可用于移植后急、慢性移植物抗宿主病的治疗，以上这些细胞治疗均已在临床取得较好疗效。

因此，造血干细胞移植非常有希望转变为靶向性的细胞治疗。即根据患者疾病的分子学特点、造血干细胞来源、供受者遗传信息等资料优化预处理方案，进而形成最优化的移植物组分，乃至转入异源性基因进一步增强移植细胞对抗恶性肿瘤细胞、修复遗传性疾病的能力，从而最大程度地发挥其治疗作用而避免目前困扰移植的诸多并发症，这将是造血干细胞移植的新起点。

综上，造血干细胞来源的日渐丰富，造血干细胞移植技术的日渐成熟和规范，新的移植模式不断涌现，将使得移植患者的适应范围更广，疗效更好，生活质量更高，所有的这些都将促进一个“个性化移植时代”的到来，造血干细胞移植必将为守护人类健康贡献更多力量。

（黄晓军）

参考文献

1. Huang XJ, Zhu HH, Chang YJ, et al.The superiority of haploidentical related stem cell transplantation over chemotherapy alone as postremission treatment for patients with intermediate-or high-risk acute myeloid leukemia in first complete remission. Blood, 2012, 119:5584-5590.

2. Chang YJ, Huang XJ.Haploidentical bone marrow transplantation without T-cell depletion.Semin Oncol, 2012,

39:653-663.

3. Yan CH, Liu QF, Wu DP, et al. Prophylactic Donor Lymphocyte Infusion (DLI)Followed by Minimal Residual Disease and Graft-versus-Host Disease-Guided Multiple DLIs Could Improve Outcomes after Allogeneic Hematopoietic Stem Cell Transplantation in Patients with Refractory/Relapsed Acute Leukemia. Biol Blood Marrow Transplant, 2017, 23 (8): 1311-1319.
4. Wang Y, Wu DP, Liu QF, et al. Donor and recipient age, gender and ABO incompatibility regardless of donor source: validated criteria for donor selection for haematopoietic transplants. Leukemia, 2017.
5. Chang YJ, Xu LP, Wang Y, et al. Controlled, Randomized, Open-Label Trial of Risk-Stratified Corticosteroid Prevention of Acute Graft-Versus-Host Disease After Haploidentical Transplantation. J Clin Oncol, 2016, 34(16): 1855-1863.
6. Chang YJ, Luznik L, Fuchs EJ, et al. How do we choose the best donor for T-cell-replete, HLA-haploidentical transplantation? J Hematol Oncol, 2016, 9: 35.
7. Doehner H, Estey E, Grimwade D, et al. Diagnosis and management of AML in adults: 2017 ELN recommendations from an international expert panel. Blood, 2017, 129 (4): 424-447.
8. Takami A. Hematopoietic stem cell transplantation for acute myeloid leukemia. Int J Hematol, 2018, 107 (5): 513-518.
9. Xu L, Chen H, Chen J, Han M, et al. The consensus on indications, conditioning regimen, and donor selection of allogeneic hematopoietic cell transplantation for hematological diseases in China-recommendations from the Chinese Society of Hematology. J Hematol Oncol, 2018, 11 (1): 33.
10. Wang Y, Chang YJ, Xu LP, et al. Who is the best donor for a related HLA haplotype-mismatched transplant? Blood. 2014; 124 (6): 843-850.
11. Li Y, Hermanson DL, Moriarity BS, et al. Human iPSC-derived natural killer cells engineered with chimeric antigen receptors enhance anti tumor activity. Cell Stem Cell, 2018, 23: 1-12.
12. Bonifant CL, Velasquez MP, Gottschalk S. Advances in immunotherapy for pediatric acute myeloid leukemia. Expert Opin Biol Ther, 2018, 18 (1): 51-63.

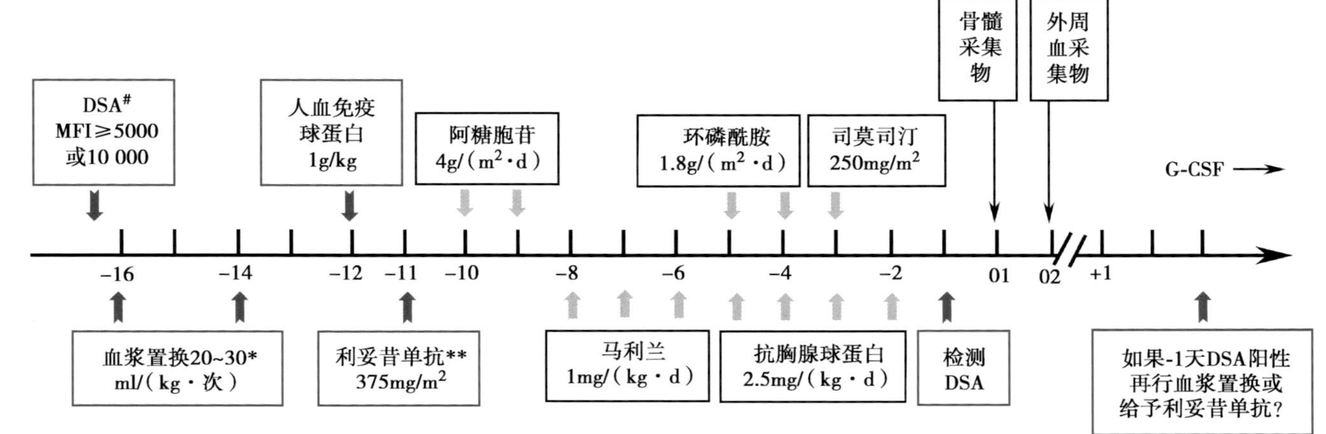

彩图 1-2-1 供者特异性 HLA 抗体阳性的单倍型相合移植、无关供者移植或脐血移植候选患者处理方案

注：# 关于 DSA 的 MFI 阈值目前尚有争议，多数学者赞同 5000，笔者所在中心由于 DSA MFI 2000~10 000 的患者进入临床试验，所以更换供者的阈值为 10 000；* 欧洲骨髓和血液移植登记组（EBMT）推荐血浆置换的血浆量为患者总体血浆量的 1~1.5 倍；** 可以应用硼替佐米 $1.3mg/m^2$，4~6 次替代或联合利妥昔单抗

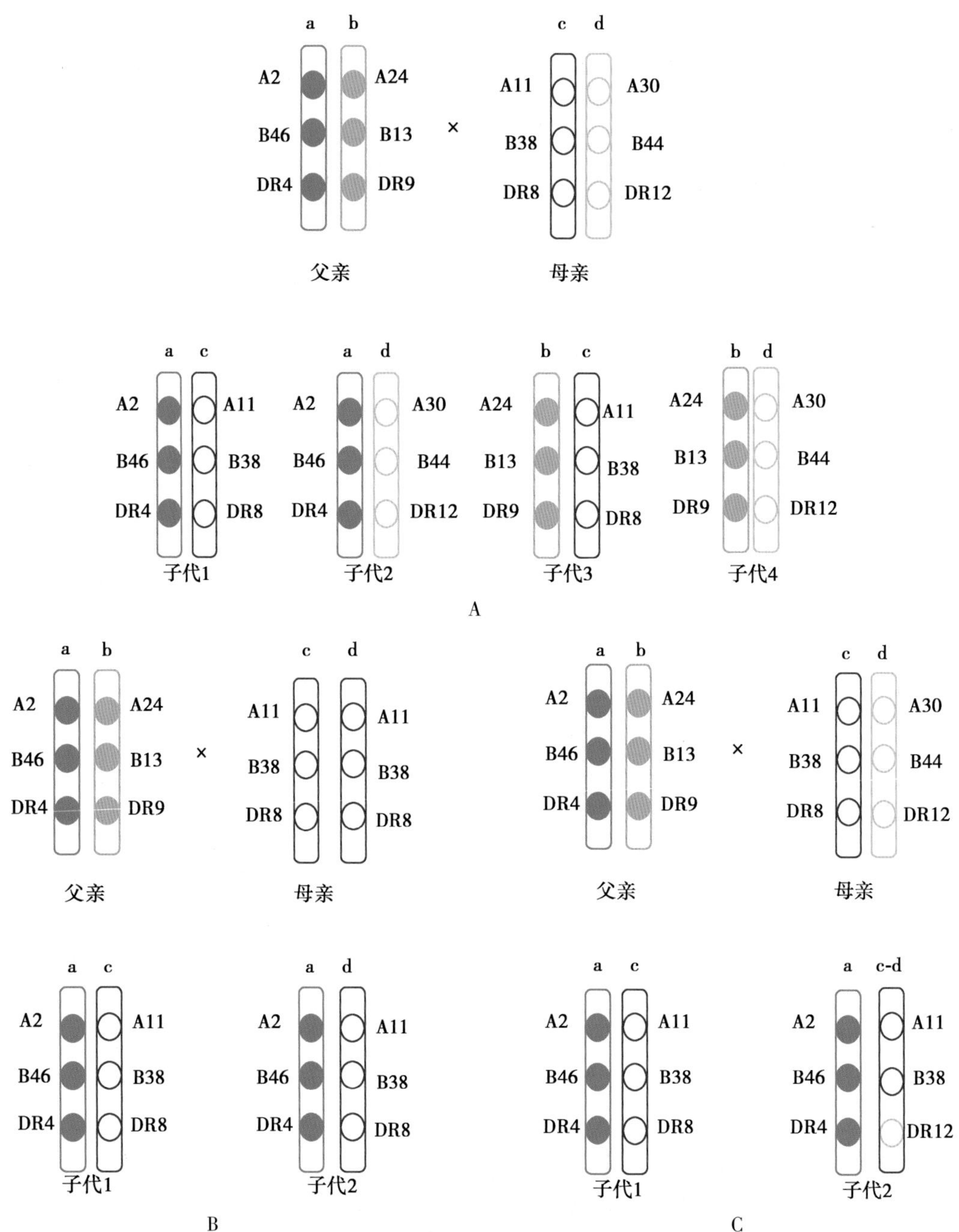

彩图 1-3-1 HLA 家系调查中可能出现的情况

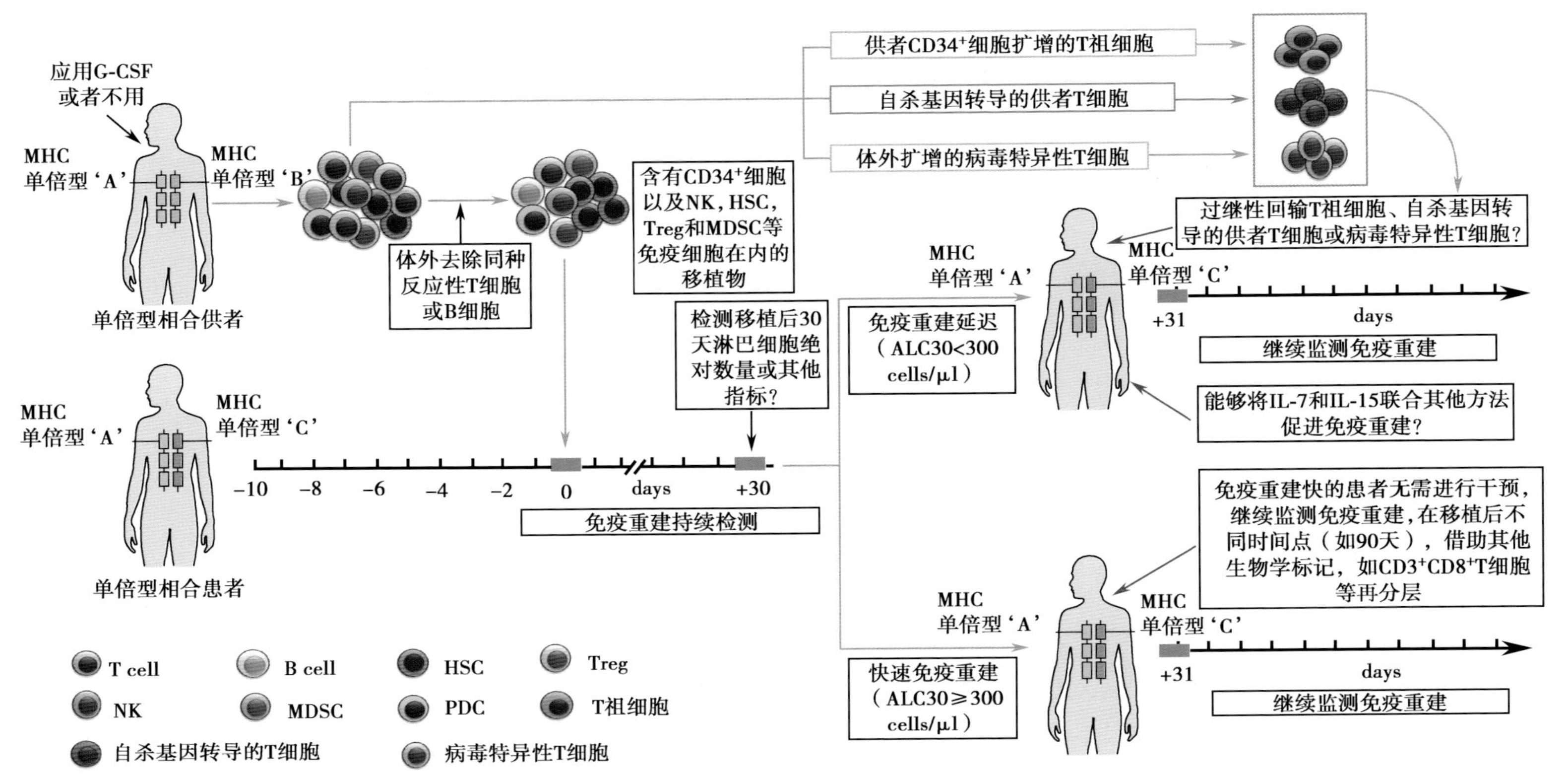

彩图 3-9-1　单倍型相合移植模式下的促免疫重建策略

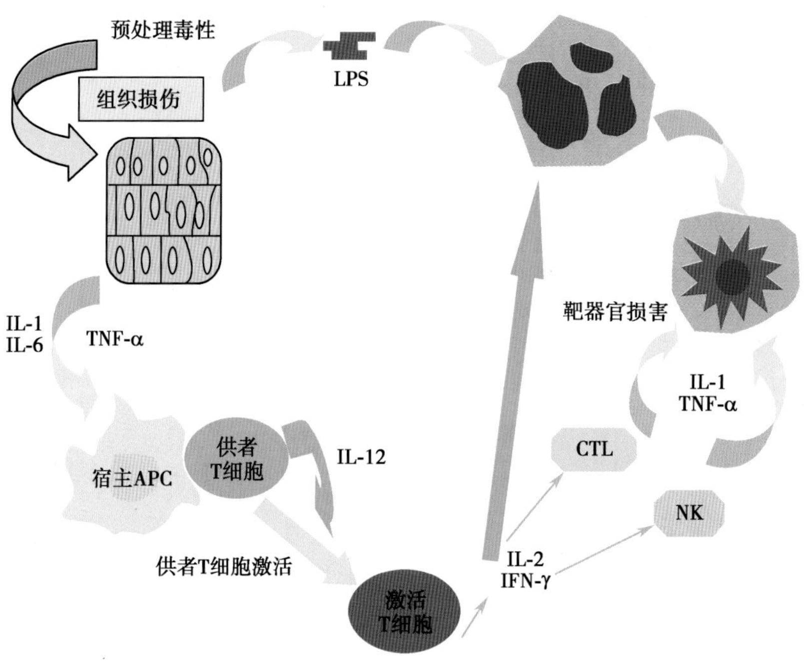

彩图 4-2-1　aGVHD 发生的病理机制